JN438986

임상의사로서 세포생리와 생화학을 연구한다는 것은 경이로움의 연속이었고, 우리가 인체라고 불렀던 창조물을 잠시 동안 응시할 수 있는 좋은 기회를 제공하여 주었다.

우리 모두는 그렇게 자유롭게 주어져 왔던, 인체가 질병의 증상을 나타내기 전까지 당연한 것으로 여겨 왔던 건강한 인체라는 선물에 고마워해야 할 것이다.

인체현상을 끊임없이 탐구하고자 하였던 나의 열정을 이해하고 지지해 주었던 내 아내에게 특별히 감사의 마음을 전한다. 그리고 내가 상상할 수 있는 것을 성취하도록 항상 응원해 준 내 아이들, 닉(Nick)과 매튜(Matthew)에게 고맙다는 말을 하고 싶다. 개인의 인간성과 우리의 공통점을 통합할 수 있는 감각과 지칠 줄 모르는 근면함을 심어 주신 나의 부모님께 감사드린다.

그리고 일생 동안 내가 만난 나의 스승님들과 참으로 신성한 인체에 대한 통찰력을 주신 신께도 감사드리고 싶다.

CHRIS D. MELETIS, ND

역자 서문

서양 기초의학과 동양 한의학을 동시에 전공하면서, 저 자신의 꿈은 질병으로 고통받는 사람들의 아픔을 치료하는 진정한 '醫者'가 되는 것이었습니다. 예로부터 인류는 인간의 질병을 치료하기 위하여 많은 노력을 기울여 왔습니다. 그러나 그 접근방법은 동서양이 판이하게 달랐습니다.

감초(甘草, licorice)라는 약초를 예를 들어 봅시다. HPLC와 같은 분석법이 발달하기 전에는 서양에서나 동양에서나 모두 감초를 그 자체로 먹거나 달여서 섭취하였습니다. 그러나 서양에서는 분리/분석법이 발달하여 약초를 분획화(fractionization)하고, 활성성분(active compound)을 분리(isolation)해 내었고, 이렇게 분리한 단일성분(single compound)을 활용하여 '양약'을 개발하였습니다. 반면, 동양에서는 감초(甘草) 하나보다는 작약(芍藥)을 같이 썼을 때 치료효능이 증대되는 것을 발견하여 작약감초탕(芍藥甘草湯)을 만들고, 여기에서 나아가 계피(桂皮), 생강(生薑), 대추(大棗), 당귀(當歸) 등을 넣어서 쌍화탕(雙和湯)이라는 '한약처방'을 만들어 환자를 치료하였습니다. 이러한 처방의 구성과 제형을 연구하는 분야가 바로 '방제학(方劑學)'입니다.

현대에 이르러 서양의학과 동양의학의 통합(integration)을 주장하는 의견이 많이 대두되고 있습니다. 『의사 · 한의사를 위한 자연의학 바이블』은 이러한 통합의학(integrative medicine)이라는 시대적 요구에 부응하여 집필된 바, 차후 이 항로의 새로운 모델을 선도해 나갈 것이라 믿습니다. 동서양 의학이 서로 대립하기보다는 고통받는 환자의 아픔을 우선 헤아려, 서로의 장점을 결합한 통합의학이 우리나라 나아가 전 인류의 미래의학으로 자리매김할 수 있기를 희망해 봅니다.

항상 나를 이끌어 주시는 하느님과 네 분의 부모님, 스승님들 그리고 동생들과 우리 가족, 아내 연주와 딸 서현이에게 무한한 사랑과 감사의 마음으로 이 책을 전하고 싶습니다.

2014년 이른봄

대구한의대 삼성캠퍼스에서 김영우 씀.

역자 서문

환자를 보면서 항상 느끼는 일이지만 환자를 치료하는 데 있어 한의학과 현대의학의 구분에 대해 무의미함을 많이 느낍니다. 환자의 치료에 있어 반드시 필요한 두 의학의 근본 바탕과 철학이 다르다는 이유로 서로를 배척함을 의사 스스로에게도 환자에게도 옳지 않은 결과를 가져올 것이 명약관화합니다. 이런 사정을 살필 때 현대의학과 한의학이 서로에게 도움을 줄 수 있는 학문이 이 책에 번역된 "자연의학"이 아닐까 합니다. 고대 한의학 서적에 적혀있는 '약식동원(藥食同原) 식약동원(食藥同原)'의 글귀와 동일한 의미를 고대 의성 히포크라테스 또한 주창했으니 "자연의학"은 의사, 한의사를 막론하고 반드시 배우고 익혀야 하는 학문임에 틀림이 없습니다. 적어도 자신에게 몸을 맡긴 환자의 절실함을 생각하고, 자신이 배우고 익힌 지식과 술기의 위대함을 알지만 자만하지 않는 소중한 동료 의사, 한의사에게 반드시 일독을 권하고자 합니다. 처음 출간되었을 당시 물을 건너온 따끈한 신판의 책을 거머쥐고 느꼈던 전율을 다른 모든 의사, 한의사들이 느껴 주길 기대합니다. 비록 처음 접하고 번역을 작정한 후 한참이 지난 이제야 출간되는 아쉬움이 따르지만, 나름의 주해를 가하여 최신의 지식을 전달하도록 노력하였습니다. 절차탁마하여 다음의 기회에는 최신의 지식과 더 많은 약용 식물 · 동물(한약)과 숨겨진 미네랄을 포함한 영양소 등을 모두 아우르는 양서(良書)를 집필하리라는 호기도 부려 보면서 '역자의 서'를 맺습니다.

내 열정의 근원이자, 내 인생의 전부인 사랑하는 혜정 · 사랑 · 다솜에게 이 책을 바칩니다.

이종진 배상

서 문

『의사 · 한의사를 위한 자연의학 바이블(Clinical Natural Medicine Handbook)』은 현대 의학적 지식이 다다르지 못한 중요한 빈 공간을 채우기 위해서 시작되었다. 즉, 통합적 진료를 원하는 임상의사들이 영양제, 건강기능식품, 한약을 포함하는 자연약초 등을 쉽게 사용할 수 있도록 하기위하여, 이러한 제품의 사용 가이드라인(guideline) 및 프로토콜(protocol), 임상 기반 연구문헌의 개괄(review) 등에 대한 정보를 가득 담고 있다. 이 책은 최신의, 권위있고, 과학적 문헌에 기반하여, 임상의사의 임상적 치료능력 향상을 위해 개업의사들에 의해 씌어졌으며, 환자 개개인의 특성에 맞춘 요양법과 치료법 향상을 위한 탄탄한 기초 지식을 제공한다.

이 책은 질병 또는 질환에 대한 심도 깊은 정보로 가득찬 서른 아홉 개의 장으로 이루어져 있고, 각각의 장은 이러한 질병을 치료하기 위한 치료법과 관리법에 대한 기초의학적, 영양학적, 식물학적 접근법들에 대해서 논의하고 있다. 실제 임상에서 기원한 이 책은 오늘날의 개업의사들이 자주 접할 수 있는 질병과 증상들에 초점이 맞추어져 있고, 아래와 같은 최신의 의학적, 기초과학적 연구결과들에 대한 풍부한 임상적 통찰력을 제고할 것이다.

- 유병율, 병태생리, 위험율, 임상증상들과 관련 상황 등을 포함하는 진단적 상세 정보들
- 의학적인 접근법(약물투여, 수술요법), 건강기능식품들, 약용식물들, 생활습관개선 및 많은 자연요법들로 구성되는 통합의학적 치료를 위한 가이드라인 및 프로토콜
- 영양제와 약물의 상호작용, 호르몬과 음식 알러지에 대한 설명들과 실험실에서 수행된 결과들의 해석 등을 포괄하는 처방 및 용량 설정의 상세 가이드
- 빠른 진단과 처방을 위한 Quick-reference chart

『의사 · 한의사를 위한 자연의학 바이블(Clinical Natural Medicine Handbook)』은 통합 진료를 원하는 의사, 한의사들이 그들의 임상능력을 갖추고, 강화시키고, 단단하게 할 수 있는 과학사실에 기반한 의학지식을 제공할 것이다. 또한, 이러한 지식들은 그들이 수행한 진료 방법의 치료율을 높이고, 표준적인 치료법을 만드는 계기가 될 것이다.

Contents

1

스트레스와 부신피로(adrenal fatigue)증후군

기능성질환 환자의 삶의 질 향상

인체는 언제나 믿을 수 없을 정도로 많은 스트레스에 직면해 있다. 스트레스는 어지럼증이 날 정도의 많은 종류로 분류될 수 있는데, 크게 만성스트레스와 급성스트레스로 나눌 수 있다. 항상성조절이 안 되는 기질적 스트레스가 있고, 사소한 일에도 신경질적일 수 있는 정신적 스트레스가 있다. 실제로, 신체질환의 50~80% 정도는 스트레스와 관련이 있다는 연구결과도 있다.[1] 정신적인 스트레스와 관련하여 사람을 흥분하게 만드는 역할을 하는 호르몬과 신경전달물질의 정교한 시스템이 인간을 동물보다 더욱 많은 정신적 스트레스를 받게 하고 있다.[2] 정신적 스트레스에는 두 가지 종류가 있는데, ① 이성적인 두려움(fear)과 ② 비이성적인 불안(anxiety)이다. 정신적 또는 육체적이든지, 이성적 또는 비이성적이든지, 스트레스의 본질에 관계없이 인체는 매우 예상가능한 방식으로 모든 스트레스에 반응한다. 1930년 초기에 Dr. Selye는 이러한 예상가능한 반응의 패턴을 일반적응증후군(general adaptation syndrome)이라고 명명하였다.[3] 정통의학적 또는 대체의학적 건강관리서비스제공자들은 모두 원칙적으로 같은 스트레스의 생의학모델과 이들의 효과를 공유하고 이용한다. 그러나 부신기능이상의 임상적 사례를 판별하기 위해 사용되어지는 진단방법들, 또는 이러한 환자를 치료하기 위해 사용되는 방법들에 관하여 말하자면 이러한 두 학파(정통의학/대체의학)의 임상수행방법은 다양하다고 하겠다.

부신(Adrenal gland)이 스트레스에 반응하는 방법

부신은 스트레스반응(stress response)의 중심에 있고 에피네프린(epinephrine)과 노르에피네프린(norepinephrine), 코티솔(cortisol) 등을 생산한다. 이 중 코티솔과 같은 스트레스호르몬은 인체가 스트레스에 적응하고, 그것을 극복하도록 도와준다. 스트레스에 대한 긴급경보나 즉각적인 반응은 생리적 현상으로서, 이러한 반응에 따라서 교감신경계가 내부 혹은 외부의 스트레스인자에 반응하여 우리의 몸은 '싸우고(fight), 도망가고(flight), 무서운(fright)' 상태(mode)로 변환된다. 인체가 이러한 생명을 위협하는 상황에 직면하게 되면 부신호르몬이 분비되어 심장박동수와 혈압이 높아지고, 뇌, 심장, 골격근 등 주요장기에 혈액이 대량으로 공급된다. 이러한 신체적 보상의 생리적 기작(physiologic compensation)은 스트레스반응의 핵심기작이며, 부신피로증후군의 임상증상이다. 스테로이드호르몬(steroid hormone)은 코티솔, 코르티코스테론(corticosterone), 테스토스테론, 에스트로겐, 17-하이드록시케토스테로이드(hydroxyketosteroids), DHEA(dehydroepiandrosterone), DHEA-황산염(DHEA-sulfate), 프레그네놀론(pregnenolone), 알도스테론(aldosterone), 안드로스텐디온(androstenedione), 프로게스테론, 그리고 호르몬생성의 다른 매개인자들을 포함하는데, 이들 호르몬의 대부분은 각기 다른 신체부위에서 생산되지만 알도스테론, 코르손, 히드로코티손(hydrocortisone)은 오직 부신에서만 생성된다. 알도스테론은 신장계(renal system)와 협력하여 나트륨(sodium)과 칼륨(potassium)의 균형을 유지하는데, 이러한 조절은 스트레스에 반응하고 체액균형(fluid balance)을 유지하는 능력을 비롯한 수많은 생리적 기능에서 아주 중요한 핵심요소이고, 혈압을 유지시키는 데 기여하기도 한다. 그러므로 '부신피로증후군'의 상태에서는 환자의 체액 균형기전에 변화가 생길 수 있는데, '손과 발의 부은 증상'이 가장 자주 발현되는 것으로 보고되고 있다.

최근 전통적 방법을 활용한 의학연구(conventional medical research)에서는 무증상부신피질질환(subclinical adrenocortical disease)은 부신기능부전(adrenal function failure)이 발생하지 않았는데도 생길 수 있다는 것을 증명하였다.[4] 기존의 연구를 통해서는 이러한 무증상질환의 진행에 대한 병인이 의학연구의 범위 안에서 완전히 증명되지 않았는데, 대체의학 관련 저널과 논문의 저자들은 심각하고 장기적인 스트레스가 "부신탈진(adrenal burnout)"으로 이끌 수 있다는 믿음을 오래전부터 표현하여 왔다.[5,6] 대부분 개개인들은 삶의 스트레스에 적응하고, 이러한 스트레스가 감소하였을 때 환자들은 호의적인 정신생리학적 반응을 경험하는데, 이는 스트레스와 생리적 기능의 관련성을 증명하는 것이다.[7] 그러나 인체가 스트레스에 적응할 수 없는 상태라면, '탈진증후군(staleness syndrome)' 또는 '부신기능저하(adrenal dysfunction)'를 나타낸다.[5,6,8] 이러한 질병을 경험한 사람들은 가정이나 직장에서 의례적인 수준의 활동도 수행할 수 없다. 그들은 매일 실행해야 하는 기능과 활동의 지속되는 침체로 괴로워할지도 모른다. 우울증과 활동의 뚜렷한 감소는 이러한 부적응증후군(maladaption syndrome)의 전형으로 생각된다.[9,10]

스트레스의 원인에 대한 생화학적 작용

스트레스의 관련 인자들에 대한 '싸우고, 도망가고, 무서운' 반응에는 카테콜아민(catecholamines)이 중요한 역할을 하는데, 이 물질은 단기고혈당증(short term hyperglycemia)을 유발함으로써 즉각적인 활동과 반응에 대해 인체가 준비할 수 있도록 하는 역할을 한다. 이와 같은 혈당(blood glucose)의 즉각적인 상승이 가능한 이유는 카테콜아민에 의해서 간에 축적된 글리코겐이 분해되고, 당신생이 빠른 속도로 이루어지기 때문이다. 카테콜아민은 또한 지방조직(adipose tissue)에 저장된 지방을 분해함으로써 저장된 에너지를 빠른 속도로 이용가능하게 만들어 준다. 스트레스에 대해 적응한다는 것은 기본적으로 에너지대사와 생물학적 기능에 많은 영향을 미치는 당코르티코이드(glucocorticoid) 부신피질호르몬이 주로 관여하는데, 이러한 물질들은 혈당을 높이고, 근육에 포함된 단백질분해와 간조직에서의 포도당신합성(gluconeogenesis)을 촉진하고, 지방산의 유동성을 증가시킨다.[11]

혈청 코티솔의 분비양상(diurnal pattern)이 정상적이라면 당코르티코이드수치는 자정~새벽 1시에 가장 낮고, 오전 6~8시에 가장 높다. 또한 일주기적으로 코티솔수치가 상승하거나 저하한다는 것은 시상하부-뇌하수체축(HPA; hypothalamus-pituitary axis) 활동의 불균형을 의미한다는 연구결과가 있다.[12] 이것은 환자의 코티솔수치와 해당 남성/여성의 임상적으로 호소하는 증상들에 의존하여 판단할 때, 기능항진(hyperfunction) 또는 기능저하(hypofunction)로 해석될 수 있다.

교감신경의 지속적인 항진상태는 보상단계(compensation stage) 또는 부신기능항진단계(adrenal hyperfunction stage)라고 특징지어 말할 수 있는데, HPA에 부차적인 영향을 미친다. 뇌하수체(pituitary gland)는 부신피질자극호르몬(ACTH; adrenocorticotropic hormone)을 분비함으로써 교감신경계에 반응하고, 부신은 코티솔과 안드로겐호르몬(androgen hormones)을 많이 생산함으로써 뇌하수체의 ACTH에 반응한다. 이러한 불완전한 기능항진(faulty hyperfunction)을 보상하기 위하여 HPA는 코티솔의 되먹임억제(feedback inhibition)에 덜 민감해진다. 혈청 코티솔수치가 높아졌을 때 포도당의 활용(glucose utilization)이 감소하고 인슐린저항성(insulin resistance)은 증가하며, 간에서의 포도당신합성이 증가하면서 혈당수치가 빠르게 상승한다. 더군다나 인체는 증가된 코티솔에 반응하는데, 에너지를 빨리 이용할 수 있게 하기 위해 저장된 단백질을 분해하여 포도당신합성에 아미노산을 공급하는 방식으로 반응한다.

부신기능항진은 인슐린저항, 고혈압, 경미한 비만, 혈청 지질(serum lipid) 및 중성지방(triglyceride)의 수치증가로 가는 경향들이 특징으로 갖는다. 게다가 높은 코티솔과 낮은 DHEA는 면역시스템을 억제한다는 보고가 있다.[13] 어떤 임상시험에서 조직연구(histologic study)를 통하여 생리적 또는 심리적 스트레스를 만성적으로 받고 있는 수영선수의 점막에 있는 분비성면역글로불린 A(sIgA; secretory immunoglobulin A)의 생산이 감소하였다는 것을 관찰하였다. 스트레스반응의 이러한 단계에서 운동선수 또는 사람들은 성적이나 일의 생산량이 떨어지고, 일반적인 무기력감에 대해 종종 괴로워할 것이다.

스트레스반응의 마지막 단계는 부신기능저하단계(adrenal hypofunction stage) 또는 피로단계(fatigue stage)인데, 코티솔과 다른 코르티코스테로이드호르몬(corticosteroid hormones)을 합성하는 인체의 능력이 눈에 띄게 약화된다. 과도한 피로감, 집중할 수 있는 인간의 능력저하, 알코올 저항능력의 취약성, 치료하기 어려운 두통, 혈압저하, 월경불순, 반응성저혈당증(reactive hypoglycemia), 탄수화물민감성(carbohydrate sensitivity) 등과 같은 증상이 결과적으로 따라올 수 있다.[14] 염증을 통제하는 힘이 약화된 상태를 가진 인체는 염증성질환이 생기기 쉬운 상태로 진행한다. 코티솔이 생산되지 않으면, 내인성염증아이코사노이드(endogenous inflammatory eicosanoid)와 염증성시토카인의 증가를 유도하고, 궁극적으로 조직손상과 퇴행성질환(degenerative disease)을 유발할 수 있다.[15]

스트레스가 인체에 미치는 영향

우리는 치료적으로 접근하기 어려운 재석회화 힘줄염(recalcitrant tendonitis) 때문에 조기에 은퇴해야 하는 30세의 마라톤선수의 이야기를 종종 듣게 된다. 이러한 상황은 단순히 생체역학(biomechanics)의 지식부족과 훈련계획 실패의 문제인가? 또는 선수들의 신체가 더 이상 엄청난 강도의 내인적 또는 외인적 스트레스(일, 가정에서의 책임감, 운동 등)를 견디지 못해서 생기는 부적응증후군으로 고통받고 있는 것인가? 통제받지 않은 스트레스는 개체 전체에 부담을 준다. 스트레스는 대사율(metabolic rate)을 높이고, 저장된 에너지원들의 이동이 일어나며, 궁극적으로 에너지부족을 보상하기 위해 근육단백질을 분해하는 결과를 초래한다.[16] 요약하면 인체는 어떠한 비용을 지불해서라도 항상성(homestasis)을 유지하려고 노력한다.

고강도의 운동이나 정신적인 스트레스, 다른 생활방식에 대한 도전과 같이 극심한 스트레스는 혈청 코티솔수치를 비정상적으로 증가시키고, 코티솔분비의 일주기리듬(circadian rhythm)도 비정상적으로 될 수 있다.[17] 계속해서 증가된 코티솔수치는 ACTH에 대한 부신반응성(adrenal responsiveness)을 저하시킬 수 있다.[18] 과도한 신체운동(overtraining) 초기에 뇌하수체는 ACTH분비를 증가시킴으로써 이러한 상황을 보상할 수 있으나, 계속되는 스트레스는 뇌하수체의 ACTH 분비량을 감소시키고, 따라서 자극에 대한 뇌하수체(pituitary gland)의 반응성이 저하된다. 증가된 코티솔수치의 상태가 오랫동안 지속되었을 때의 궁극적인 결과는 코르티코트로핀-분비호르몬(CRH; corticotropin-releasing hormone, 부신피질자극호르몬-분비촉진호르몬)과 ACTH분비억제, ACTH결핍에 대한 결과로서 다발층(zona fasciculata)과 망상층(zona reticularis)의 위축을 초래한다.[19] 마지막으로는 HPA축이 스트레스나 자극에 반응하지 않는다.[20] 억제된 내분비기능의 임상적 측정은 만성 "과스트레스증후군(overstress syndrome)"의 정확한 판정 및 적절한 치료에서 중요한 요소가 될 수 있다.[21]

스트레스반응은 또한 많은 호르몬에 영향을 끼치고 있는 것이 사실이다. 프로락틴(prolactin)은 뇌하수체로부터 분비되는데, 임신을 억제하는 작용을 가지고 있다. 췌장은 혈당을 높이는 글루카곤(glucagon)을 분비하도록 자극받는다. 항이뇨호르몬(antidiuretic hormone)인 바소프레신(vasopressin)도 뇌하수체에서 분비되는데 체액조절을 담당한다. 또한 스트레스반응은 성장호르몬, 황체형성호르몬(LH; luteinizing hormone), 테스토스테론, 갑상선분비호르몬(TRH; thyroid releasing hormone), 갑상선자극호르몬(TSH; thyroid sitmulating hormone), 인슐린 등의 분비를 억

제한다.[22,23]

스트레스와 심혈관계

스트레스는 심혈관계 건강상태와 관련 이환율 및 사망률에 영향을 미친다. 동맥경화, 고혈압, 뇌졸중, 고지혈증과 같은 질병은 만성스트레스 또는 반복된 급성스트레스와 관련이 있다. 스트레스는 기본적으로 인터루킨(interleukin)-6(IL-6) 시토카인(cytokine) 또는 CRP(C-reactive protein)를 통하여 염증을 증가시킨다고 알려져 있다.[24] 다른 위험인자가 없는 환자에서 발생하는 동맥경화증의 40%는 스트레스반응에 의한 염증이 원인이라는 연구결과도 있다.[25]

또한 에피네프린이 혈액응고를 증가시킨다는 보고가 있다. 아드레날린성수용체를 자극하면 혈소판이 활성화된다고 하는데, 이는 카테콜아민분비가 동맥경화환자에서 혈전증의 위험을 증가시킬 수 있다는 것을 암시한다.[26] 또 다른 연구에서는 호기성운동을 하는 동안 보여지는 노르에피네프린의 생리학적 정상수치가 아마도 혈소판의 재활성화와 혈액의 과응고를 증가시킬 것이라는 보고도 있다.[27]

고혈압은 또한 교감신경계와 HPA축의 생리학적 재활성화와 관련된다고 한다. 어떤 연구에서는 고혈압의 고위험군환자에서 정신적인 스트레스에 반응하여 코티솔, 혈압, 심박동의 증가가 보여진다고 보고하였고,[28] 급성심근경색으로 당뇨가 없는 환자를 대상으로 한 임상시험에서는 코티솔과 글루카곤의 증가는 인슐린저항성과 관련이 있다고 보고하였다.[29]

스트레스와 위장관계

스트레스는 과민성대장증후군(IBS), 소화성궤양질환 및 식욕변화와 관련이 있다. IBS는 복부불쾌감, 설사 혹은 변비 등을 주증상으로 하는데, IBS환자에서는 코티솔뿐만 아니라 염증성시토카인인 인터루킨-6, 인터루킨-8(IL-8)이 증가하여 있는 것을 관찰하였다. 또한 이러한 환자들은 CRH 주입에 대한 코티솔과 ACTH의 반응이 증강되어 나타났다.[30] IBS의 여성환자들을 대상으로 한 시험에서는 수축기혈압과 혈장 노르에피네프린수치가 식후에 급격히 증가하였다. 또한 과립백혈구(granulocyte)와 백혈구(leukocyte)가 식후에 증가하고, 자연살해세포(NK cell)와 단핵구(monocyte)가 감소하였는데, 이는 음식섭취에 의해 세포면역체계가 변화된 것을 나타내고, 이러한 반응은 아드레날린성 작용기전에 의해 매개될 가능성이 있다.[31] 또 다른 연구에서는 소변에 포함된 노르에피네프린, 에피네프린, 코티솔의 수치증가와 IBS와의 상관관계를 연구하였고,[32] 육체적 또는 정신적 스트레스들은 위궤양와 십이지장궤양을 유발할 수 있다는 것도 관찰하였다.[33] 어떤 역학연구에서는 스스로 인식할 수 있는 스트레스 또한 위궤양을 유발하였다고 보고하였다.[34] 또한, 십이지장궤양을 가진 젊은 환자들은 환경적인 스트레스에 대한 민감도가 증가된 위점막벽세포와 교감신경-부신시스템을 가진다는 것이 연구를 통해 증명되었다.[35]

스트레스와 신경계

스트레스는 다양한 심리상태뿐만 아니라 뇌의 생리적인 기능에도 영향을 미친다. 연구결과에서는 코티솔과 정신적 스트레스는 기억력을 손상시키는데, 특히 감정을 일깨우는 단어의 기억상실에 가장 큰 영향을 미치는 것으로 나타났다.[36] 또한, 스트레스에 의해 유도된 코티솔이 서술적인 기억(declarative memory)을 장기간 통합하는 데 영향을 미친다는 또 다른 연구결과가 있었다.[37] 스트레스와 당코르티코이드의 증가는 해마(hippocampus)의 크기와 기능에 영향을 미친다는 보고가 있었는데, 기억력과 관련된 활동의 감소를 의미하는 해마위축(hippocampal atrophy)과 건망증은 증가된 스트레스, 특히 외상후스트레스장애(post traumatic stress disorder)와 관련이 있었다.[38] 인지기능 또한 영향을 받는다는 연구결과는 높은 코티솔수치가 인지기능감소와 관련이 있다는 것을 암시하는데, 이러한 인지기능은 처리속도, 눈-손협조력(eye-hand coordination), 수행기능(executive functioning), 언어적 기억력과 학습, 시각적 기억력 등을 의미한다.[39]

더군다나 우울증환자에서 HPA축은 과잉활성화된 상태로 존재하고, 바소프레신수치 증가는 자살위험의 증가와 관련이 있다.[40] ACTH 자가항체(autoantibody)는 만성피로증후군, 신경성거식증(anorexia nervosa), 주요우울증(major depression) 등과 같은 질환과 관련이 있다. 이러한 자가항체는 HPA축을 파괴함으로써 코티솔의 감소를 유도한다.[41] 중년 이후의 우울증은 정상적인 코티솔수치의 증감과 관계있다는 연구결과들은 HPA축이 변화에 민감하다는 것을 암시하고 있다.[42] 또한 HPA축의 기능이상은 우울증에서뿐만 아니라 불안장애(anxiety disorder)와 공황장애(panic disorder)에서도 발견된다.[43]

스트레스와 면역계

스트레스에 반응하여 나타날 수 있는 코티솔분비는 면역체계억제를 유발할 수 있다. 코티솔: DHEA 비율의 상승은 이러한 면역력저하에 기여하는 중요한 인자라는 연구결과가 있는데, 이러한 경향은 노인에서 더욱 두드러졌다.[44] 생활스트레스와 상기도감염(URI; upper respiratory infections)과의 상관관계를 연구한 논문에서는 부정적인 사건들이 많이 일어나는 생활을 하고, 코티솔활성이 높은 사람에서 URI의 발병횟수가 증가하였다. 또한 스트레스가 상승할 때 자연살해세포(NK cell), CD8+세포의 활성이 낮아지고, URI의 발병이 증가한다고 보고하였다.[45]

자가면역질환도 스트레스반응의 비정상적인 조절과 관련이 있다. 류마티스관절염환자에서는 급성스트레스에 반응하는 코티솔이 낮았고, 염증성인터루킨-6의 수치가 높았다.[46] ACTH과 코티솔의 감소, CRH에 대한 부신-뇌하수체의 무딘 반응을 나타내는 쇼그렌증후군(Sjogrens syndrome)1) 환자에서도 HPA활성이 낮았다.[47]

---

1) 역자주: 자가면역질환, 구강건조증, 누선, 췌장과 위분비 이상, 관절염 등과 같은 증상 동반

스트레스와 비뇨생식계

자궁내막증은 가임기여성에게 영향을 주는 질환으로 자궁 이외에 존재하는 자궁내막조직, 생리통, 불임 등을 특징으로 한다. 최근의 연구에 따르면 자궁내막증의 심각성과 혈청 코티솔, 프로락틴의 증가 간에 직접적인 상관관계가 있다고 보고하였다.[48] 시험관아기를 시도하는 불임여성들은 임신여성에 비하여 코티솔과 프로락틴의 수치가 증가되어 있었는데, 불안감이 증가하면 시험관아기 성공률이 낮아질 수도 있다는 연구결과를 도출하였다.[49] 생식선호르몬 또한 스트레스에 의해 영향을 받는데, 스트레스가 테스토스테론수치를 유의하게 감소시켰다. 또한 에스트로겐은 심리학적 스트레스에 의해 자극되는 HPA축의 스트레스반응을 둔화시켰다. 갱년기여성들에서 에스트로겐보충요법을 실시한 결과에서는 코티솔, ACTH, 에피네프린, 노르에피네프린, 혈압 등의 지표를 낮추었다.[50]

스트레스와 몸무게의 관계

코티솔은 몸무게관리에서도 역할을 하는데, 복부비만증가 및 폭식은 코티솔수치의 증가와 관련이 있었다.[51] 당코르티코이드(glucocorticoid)는 식욕과 식욕을 관장하는 호르몬인 렙틴(leptin) 수치를 증가시킨다.[52] 또한 인지가능한 스트레스 증가는 혈청 렙틴농도의 증가와 상관관계가 있다.[53] 렙틴은 HPA축의 복잡한 요소인데, 연구에서 렙틴은 시상하부의 CRH 및 부신에서 ACTH 발현에 포함되고, 당코르티코이드에 의해 조절된다고 보고하였다. 더군다나 렙틴과 코티솔은 일주기리듬에서 역상관계를 보이는데, 이는 정기적인 되먹임고리의 조절을 암시한다.[54] 또한 식이량과 지방부피를 증가시키는 호르몬인 그렐린(ghrelin)의 분비가 스트레스에 의해 유도된 코티솔로 인해 증가하였다.[55]

스트레스와 질병을 극복하는 방법

성격과 기질이 스트레스에 대한 반응을 조절하는 데 중요한 역할을 하고, 왜 특정 성격을 가진 사람이 스트레스와 관련된 질환에 더 취약한지를 설명하는 데 도움을 준다. A형 성격(Type A personality)을 가진 사람은 경쟁심이 강하고 성급하며, 시간에 촉박하게 일을 하고 성취에 강렬히 몰입되어 있는 특징을 나타낸다. 많은 연구에서 이러한 유형의 성격은 심혈관계질환을 유발하는 독립적인 위험인자이며, 유병률과 사망률을 증가시킨다고 확인되었다.

적개심(hostility)은 A형 성격보다 스트레스와 관련된 질환에 걸릴 수 있는 보다 강력한 예측인자라는 최근의 연구결과가 있다. 다른 위험요소들을 배제했을 때 적개심 목록(inventory)에서 높은 점수를 받은 여성의 심혈관계질환 발생위험률은 35% 증가한다는 사실을 증명하였다.[57] 관상동맥질환으로 진단받은 젊은 환자들의 사망률이 증가하고 있는 것도 이러한 적개심과 관련이 있었다.[58] 적대적인 환자들은 혈청 총콜레스테롤, 호모시스테인(homocysteine), 그리고 CRP와 같은 염증지표 등의 수치가 높다는 것을 보고하였다.[59-61]

적대성과 우울증을 가진 환자에서 인터루킨-1(IL-1), 인터루킨-8(IL-8), TNF-알파(TNF-alpha)와 같은 염증성시토카인이 증가한다.[62] 더군다나 억제된 분노는 경동맥혈관벽 내막-중막(carotid artery intima-media)의 두께와 경직성이 증가하는 것과 관련이 있다고 보고하였다.[63] 다양한 스트레스요인들 또한 스트레스 이후 수축기혈압을 정상(baseline)으로 회복시키는 기능의 저하와 관련이 있었다.[64] 연구에서 대사증후군과 고강도의 적개심을 가진 환자들에서 심근경색증(myocardial infarction)이 발병할 위험도가 4배 높다는 사실을 증명하였다.[65] 여성의 경우에는 적개심, 분노, 우울증 등의 심리적 상황이 인슐린저항성, 공복인슐린 및 혈당의 수치증가와 상관관계가 있었다.[66] 고혈압 유발요인을 인지할 수 있는 통제력 상실과 심혈관계질환의 상호관련성을 제시하는 연구자들도 있다.[67]

스트레스와 관련된 질환 또한 성격과 관련이 있다. IBS가 있거나 없는 만성변비환자들을 대상으로 연구한 결과에서 높은 적개심을 가진 모든 그룹에서 만성변비와 높은 상관관계를 나타내었다.[68] 더군다나 염증성대장질환(inflammatory bowel disease)에 대한 연구에서 성숙한 심리적 방어기전을 가진 환자들의 치료 후 재발률 및 그로 인한 수술시행비율이 상대적으로 낮다는 결론을 내고 있다.[69]

코르티코스테로이드의 남용

코티손과 히드로코티손은 인체의 혈당을 조절하는 데 도움을 준다. 1940년대 이래로 코르티코스테로이드2)가 의학적으로 면역기능을 조절하거나 억제하는 방법으로 사용되어 왔다. 치료가능한 질환이 광범위하기 때문에 코르티코스테로이드는 관리가 어려운 류마티스관절염(rheumatoid arthritis)을 포함하는 모든 종류의 자가면역질환을 치료하기 위해 1차적으로 선택하는 "기적의 치료제"로서 알려져 있다. 그러나 임상의사와 연구자들이 코르티코스테로이드의 만성적인 사용이 가져다 주는 심각한 부작용을 발견하는 데에는 그리 오랜 시간이 필요하지 않았다. 이 약물의 광범위한 사용 직전에 무수한 환자들이 골다공증, 상처치유력 지연, 복부비만, 고혈압, 고지혈증, 혈류감소 등과 같은 의사들이 잘 관찰할 수 없었던 부작용들을 경험하였다. 잘 관리되지 않은 코르티코스테로이드의 복용은 부신피질기능항진 등을 원인으로 하여 일어나는 질환인 쿠싱증후군(Cushing's syndrome)3)과 유사한 증상을 초래할 수 있다. 그러나 매우 낮은 용량의 일시적인 코

2) 역자주: 부신피질호르몬 및 그와 유사한 화학물질의 총칭
3) 역자주: 부신대질에서 당코르티코이드가 만성적으로 과다하게 분비되는 질환. 증상은 얼굴이 달덩이처럼 둥글게 되고, 비정상적으로 목 뒤에 지방이 축적되며, 배에 지방이 축적되어 뚱뚱해지는 반면, 팔다리는 오히려 가늘어지는 중심성비만을 보인다.

티손복용은 심각한 부신고갈질환을 앓고 있는 환자들에게 도움을 줄 수 있다.

부신기능저하(Adrenal Dysfunction)의 진단

건강과 질병의 미묘한 균형의 항상성은 환자불균형의 근본적인 원인이 완전히 이해되거나 치료되지 않는다면 회복되지 않는다. 외부에서 합성된 호르몬 대체요법이나 대증요법들은 거의 대부분 단순히 증상들을 억제하는 것인데, 이러한 상태에서 질병은 그대로 진행 중임에도 불구하고 진단적으로 도움을 줄 수 있는 증상들은 사라진 상태가 된다. 부신불균형을 치료함에 있어서 단순히 검사실 검사나 증상들에 얽매이기보다는 전반적으로 임상에서 발현되는 현상들을 통합해서 보는 것이 필수적이다.

갑상선기능이상의 증상들이나 징후들이 검사실 검사결과를 과장되게 만들 수도 있는 것처럼 부신기능상태에 대한 검사는 검사실적 검사들을 배제한 채로 이루어져야 한다. 사실상 최근 많은 의학문헌에서 갑상선기능을 단순히 검사실 검사법으로 관찰함으로 인하여 발생되는 오진확률이 높은 진단법들에 대해 지적하고 있다. 부신피로의 주요한 원인은 낮은 강도의 스트레스가 지속되는 것인데, 이는 부신샘에 부담을 주고 급성스트레스에 적응하는 부신능력을 제한한다. 이러한 낮은 강도의 스트레스는 주로 감정적이거나 신체적인 폭발이나 수면부족에 의해 일어난다. 임상적으로 탈진과정에서 일어나는 이러한 징후들은 표준적인 휴식이나 이완으로는 해결되지 않는다.

부신기능이상과 관련된 많은 종류의 증상들이 문헌에서 보고되고 있는데, 이러한 증상들은 종종 생리적인 활동, 정신심리적/정보처리과정, 면역적/생화학적 지표들에 따라 분류할 수 있다.[70] 그러나 일부의 사람들이 경험하였던 증상 또는 생리적/심리적/감정적인 스트레스를 정확하게 묘사하는 환자 전원이 합의할 수 있는 증상군들은 현재까지 없다. 다수의 증상들은 부신고갈, 아드레날린성 부신피질기능저하증(hypoadrenocorticalism), 아드레날린성 부신피질기능항진증의 일반적인 범주에 의해 분류될 수 있는 어떠한 특정한 조합에 의해서는 존재하지 않는다.

아마도 부신불균형을 진단하고 치료함에 있어서 가장 혼란스럽고 논란이 많은 임상적인 요인들은 부신의 고갈 및 기능이상을 결론적으로 판단하기 위한 검사지표들을 규정짓고(codify) 있다. 증거에 기초한 임상술기의 방법으로 대체의학을 발전시키기 위해서는 부신고갈증상들을 진단할 수 있는 종합적인 접근법을 시술자에게 제공할 수 있는 도구들이 발달되어야 한다. 내분비검사법과 생리기능검사법 같은 생화학적 연구들을 결합한다면 임상의사들에게 환자들의 스트레스반응을 더 많이 이해할 수 있게 해 줄 것이다. 수많은 진단방법들이 제안되었고, 부신기능이상을 측정하고 치료하기 위해서 이용되었다. 이러한 검사법들의 일부분을 아래에서 언급하고 있다.

24시간 침샘 코티솔 양상(salivary cortisol pattern)

연구에서 혈청과는 반대되지만 침샘내의 코티솔과 DHEA의 수치를 측정하는 것이 부신의 기능을 가장 잘 표시할 수 있다고 제시해 주고 있다.[71-74] 그러나 식사에 의한 방해, 침샘분비물 및 점성의 하루 동안(diurnal) 차이점, 구강오염, 구강생태학과 관련된 잇몸질환과 문제들의 존재가능성 등과 같은 혼란요인들 때문에 이와 같은 검사방법들의 온전한 유효성에 대한 반론이 존재하는 것이 사실이다. 그러므로 이러한 침샘검사는 오전 7~8시, 정오, 오후 4~5시, 밤 11~12시의 4가지 시점으로 이루어져 있다.

> 증가된 스트레스를 보상하기 위해 수많은 사람들이
> 활기 넘치고 에너지를 증강시키는 물질들을 복용한다.

24시간 소변호르몬 프로파일(Urine Free-Hormone Profile)

부신피질자극호르몬(ACTH)은 생화학적 전령들의 복잡한 기전들 중의 한 부분이다. 그러므로 어떠한 특정 "신호전달과정"의 기능이상을 발생했다고 정확하게 규명하는 것은 어렵다. 이러한 복잡성 때문에 전반적인 검사실 검사들이 1차, 2차 스테로이드호르몬들과 그들의 주요대사체를 측정하기 위해 발달해 왔다. 이것들은 임상의사들에게 스트레스반응을 보다 확실히 측정할 수 있는 도구를 제공하는데, 이는 호르몬의 전구체와 대사체를 포함하는 전반적인 호르몬균형의 프로파일에 나타난다.[75]

24시간 소변검사법은 단순히 생리적 기능의 "snapshot(일부분)"만을 제공할지도 모르는 1회 소변검사와 혈액검사와는 대조적으로 부신샘의 전반적인 기능에 대한 정보를 보다 잘 제공해 줄 수 있다. 더군다나 24시간 소변검사는 자유 코티손과 코티솔의 비율을 측정하는데, 이는 활성코티솔을 불활성코티손으로 변환하는 효소인 11-베타-히드록시스테로이드탈수소효소(hydroxysteroid dehydrogenase)와 관련된 문제들을 규명하는 데 유용하다.

sIgA

면역활성을 조절하는 단백질인 sIgA는 자율신경계의 활성과 긴밀하게 결합되어 있다. 자율신경계의 변환과 기능이상은 침샘 구성성분과 분비변화를 관찰함으로써 측정될 수 있다. 의학연구자들은 최근에 운동과 만성적 스트레스와 같은 요인들이 면역글로불린과 단백질과 같은 침샘의 몇몇 구성요소들의 변화를 유도할 수도 있다고 발표하였다. 급성스트레스는 스트레스를 받은 직후 sIgA분비를 증가시키는 데 반해, 만성스트레스는 스트레스를 받은 몇 일 후에 sIgA분비의 감소를 유발한다.

혈장 글루타민(Glutamine)

글루타민은 체내에서 글루탐산(glutamic acid)으로부터 합성될 수 있기 때문에 조건적인 필수아미노산이라고 생각되고 있다. 글루타민은 인체에서 특정조직에서 항성성을 유지하는 많은 기능과 그 기능을 최적의 상태로 유지시켜 주는 중요한 조절자인데, 이러한 조직들은 장관과 면역체계 기능에 중요한 역할을 한다. 인체가 요구하는 글루타민의 양이 그것을 합성할 수 있는 양을 초과하는 특정 상황이 있을 수 있음을 과학자들은 인식하였는데, 이러한 상태는 고강도의 생리적 스트레스상황과 관련되어 있다. 이러한 만성적인 에너지분해(catabolic)와 같은 상황하에서 인체는 근육조직으로부터 글루타민을 공급한다. 글루타민은 수술과 다른 스트레스들에 의해 감소할 수도 있다.

혈중 총콜레스테롤

인체는 부신기능이상을 보상하기 위해 그 기능을 변환시킬 수 있기 때문에 스트레스는 콜레스테롤합성과 특정 지질단백질분자에 해로운 영향을 미칠 수 있다고 과학자들은 보고하였다. 체내 총콜레스테롤을 측정하면 부신기능변화와 콜레스테롤수치와의 상관관계를 관찰할 수 있다. 만성적인 스트레스는 LDL콜레스테롤상승과 HDL콜레스테롤저하와 관련이 있다.

혈청 페리틴(Ferritin)

페리틴은 인체가 철을 저장하고 있는 정도를 반영하는 중요한 지표이다. 페리틴검사법은 철결핍 또는 철과다를 진단할 수 있는 철 또는 총(total) 철결합능력검사법보다 훨씬 민감하다. 페리틴수치를 측정하는 것은 면역기능과 스트레스에 대한 생리적인 적응도를 측정하는 또 다른 수단이다. 혈청 페리틴농도는 육체적인 스트레스상황하에서 유의하게 감소할 수 있다.

아침 기초체온

코티솔은 갑상선-축의 기능에 심오한 억제작용을 한다. 코티솔이 증가한 상황에서 갑상선기능은 심각하게 손상하게 된다. 갑상선대사에서 이러한 변화들은 TSH(tyroid-stimulating hormone, 갑상선자극호르몬)를 억제하고, 말초기관에서 갑상선호르몬인 T4(티록신, thyroxine)가 보다 강력한 형태인 T3(triiodothyronine)로 변환되는 것을 억제한다. 이러한 효과는 T4의 T3로의 전환과 내재적인 somatostatin[4]에 의한 TSH의 억제에 영향을 미치는 탈요오드효소(5-deiodinase enzyme)의 억제작용으로부터 발생한다. 증가된 코티솔은 말초조직이 더 이상 갑상선호르몬에 반응하지 않도록 유도할 수 있다. 이것은 갑상선호르몬저항성상태인데, 갑상선호르몬수치가 정상인 데에도 불

4) 역자주: 성장호르몬분비를 억제하는 작용이 있는 호르몬. GIF(growth hormone release inhibiting factor)라고도 한다.

구하고 조직들은 갑상선신호에 효과적으로 반응하지 못하고, 기초체온저하와 같은 갑상선기능저하증의 증상들을 유발한다.

자세유지근평가법(Postural Muscle Assessment)

연구자들은 만성적인 스트레스를 받은 실험동물(rat)에서 근육 나트륨/칼륨 ATPase(adenosine triphosphatase) 활성이 제한되고, 코티솔수치가 낮아진 것을 확인하였는데, 이는 "나트륨/칼륨펌프의 적절한 기능을 가지기 위해서는 온전한 뇌하수체-부신축"을 가지는 것이 필수적이라는 것을 나타낸다.[77,78] 세포외 칼륨농도의 증가를 동반한 이러한 이온농도의 변화는 베타차단제를 처방받고 있는 환자에서 운동을 하는 동안 근육의 불편함을 유발할 수 있는 원인으로 제시되고 있다. 자세유지근육들(장딴지근, 가자미근, 안쪽넓다리뒤인대, 허벅지의 짧은모음근, 넓다리뒤인대 hamstrings, 허리근, 궁둥구멍근, 넓다리근막긴장근, 허리네모근, 척추기립근, 넓은등근, 위등세모근, 복장꼭지근, 어깨올림근, 큰가슴근, 팔뚝의 굽힘근들 등)은 스트레스상황하에서 수축될 수 있다. 그러므로 자세유지근의 상태를 측정하는 것은 스트레스로 인한 건강상태를 확인하는 데 이용될 수 있다.

부신피질기능이상(Adrenocortical Dysfunction)의 생약학적 치료법

스트레스증가를 보상하기 위하여 많은 사람들은 근육을 향상시키거나 에너지를 증가하는 물질을 찾고 있다. 약초나 영양학적 보충요법들이 어떤 종류의 인체의 파워를 향상시키는 것으로 생각되기도 하고, 이러한 자연요법들 중 베스트셀링 영양제품 중에는 연간 20~30억 달러의 매출을 기록하는 제품도 있다. 피루브산염(pyruvate), 크레아틴(creatine), 마황, 인삼, 과라나(guarana; *Paullinia cupana*)와 같은 다양한 자연 정력향상물질들이 동물실험을 통해 많이 보고되고 있음에도 불구하고 임상시험결과는 드물다. 적절한 임상연구의 부족, 영양보충제들의 일반의약품 판매 등은 이러한 자연강장보조제들의 효능과 안정성에 대한 연구가 시급함을 말해 주고 있다.

수행능력을 향상시킨다고 알려져 있는 생약학제제와 같은 천연물제제는 크레아틴과 피루브산염(pyruvate) 같은 영양물질, 과라나, 인삼, 가시오가피(eleuthero; *Eleutherococcus senticosus*), 오미자, 아쉬와간다(ashwagandha; *Withania somnifera*)와 같은 약초들을 포함한다.[79-81] 강장효과가 있다고 알려진 다른 약초들에는 커피, cola nut, 마황 등이 있다. 이러한 약초들의 강장효과는 마황에 포함된 에피네프린(epinephrine)의 효능과 유사한 작용을 하는 methylxanthine 성분을 커피와 cola nut이 함유하고 있기 때문이라고 생각된다. 임상시험에서 methylxanthine 그룹의 하나인 카페인은 운동 지속시간과 수행능력을 향상시킨다는 보고가 있다.[82]

아마도 대부분의 잘 이해되지 않는 부신강장약초들은 adaptogen들인데, adaptogen이라는 용어는 Israel Brekhman 박사에 의해 고안되었고, 약초에서 분리된 성분들을 묘사할 때 적절한 단

표 1-1. 부신피질(adrenocortical) 기능이상을 치료할 수 있는 약초들

약초명	R_χ	작용기전
감초(*Glycyrrhiza glabra*)	매일 1~2 g 복용(30 g까지 가능)	5β-환원효소 활성억제; 활성코티솔을 불활성코티손으로 변환시키는 11-베타-히드록시스테로이드탈수소효소 활성억제; 혈압상승 유도가능성
Hog weed (*Boerhaavia diffusa*)	알려지지 않음.	혈장 코티솔수치의 상승의 Buffer역할; 고강도 스트레스상황에서 부신코티솔 고갈을 반전시킴.
아쉬와간다(Ashwaganda; *Withania somnifera*)	신선한 식물의 액체추출물 10~60방울 3~4회 또는 캡슐 또는 Tea에 포함된 건초 매일 1~6 g[a]	당코르티코이드 유사효능
가시오가피 (Elurthero; *Eleutherococcus senticosus*)	건조한 식물의 액상추출물: 매일 20~60방울 1~4회	미네랄과 추출물에 결합: 20~60 당코르티코이드-수용체

[a] Tilgner S. *Herbal medicine: From the Heart of the Earth*. Cottage Grove, OR: Wise Acres Press, 1999.

어로 제시되고 있다. 1966년 Brekhman에 의해 처음 발견된 adaptogen은 인체가 비특이적으로 증강된 질병저항상태를 가지도록 의학적으로 효능이 입증된 물질들인데, 스트레스와 싸우고 비정상적인 자극들에 적응하도록 인체를 도와주는 물질들이다. 이러한 약초들은 운동과 같은 고용량, 고강도 스트레스에 장기간 동안 누적되어 노출될 때 이에 대한 개인의 저항성을 증강시켜 줄 수 있는 물질로서, 영양요법에 호감을 가지고 있는 내과의사들에게 많은 관심을 받아 왔다.

Adaptogenic 약초들에 대한 대부분의 연구는 가시오가피, 감초 등을 대상으로 시행되어 왔다. 감초의 알려진 작용기전은 활성코티솔을 불활성코티손으로 변환시키는 11-베타-히드록시스테로이드탈수효소(11-beta-hydroxysteroid dehydrogenase)의 활성을 통해 분해된 hydrocortisone의 양을 낮추는 것이다. 가시오가피는 당대사를 조절하고 면역작용을 증진함으로써 adaptogen으로 작용한다. 이러한 약초들은 먼저 adaptogen으로서 연구되었다. 또한 1세대 adaptogen들은 오미자, 영지버섯(reishi; *Ganoderma lucidum*) 등을 포함한다.[83]

Adaptogen과 같은 양질을 가지고 있다고 보고되어 온 몇몇 약초들도 있지만, 부신계 기능증강에 대한 그들의 작용이 완벽하게 연구되지는 않았다. 이러한 약초에는 아쉬와간다, gotu kola(*Centella asiatica*), wild oats, 황기, 하수오, 우엉, 가시오가피, 브라질인삼(suma) 등이 있다.

아쉬와간다(Ashwaganda; *Withania somnifera*)

아쉬와간다(윈터체리)는 아유르베다의학에서 사용되어 온 약초이다. 역사적으로 이 강장약초는

스트레스반응을 조절할 뿐만 아니라 항염증, 항암, 항산화 작용을 하는 것으로 잘 알려져 있다.[84] 동물실험에서 아쉬와간다 보충요법은 만성적으로 환경적인 스트레스에 노출되었을 때 스트레스 반응을 경감시켰는데, 우울, 혈당상승, 당부하, 코티솔증가, 인지력감소, 위장관궤양 등과 같은 증상들을 개선하였다.[85] 또 다른 실험들에서 아쉬와간다는 다른 치료 제제와 비교하였을 때 항우울과 항불안 활성을 나타내었다.[86] 어떤 연구에서는 환경스트레스에 의해 노출된 해마를 보호하는 신경보호작용을 나타내었는데, 대조군에 비하여 아쉬와간다투여군에서 해마 손상세포들의 숫자가 80% 정도 적었다.[87] 동물실험에서 또한 아쉬와간다 보충요법이 항산화효소를 증가시키고, 스트레스에 의해 유도된 소화기궤양을 억제시켰으며, CD4와 CD8+ cell의 수치가 유의하게 증가하였는데, Th1 면역반응의 활성을 증가시키는 것으로 면역조절작용이 있음을 시사한다.[88,89] 아쉬와간다 뿌리 또한 혈중 총지질량, 콜레스테롤, TG, 지질과산화를 억제하였고, 고지혈증동물에서 HDL수치를 증가시켰다.[90]

가시오가피(Eleuthero; *Eleutherococcus senticosus*)

가시오가피는 다양한 면역 및 스트레스 조절작용을 위해 사용되어 온 또 다른 강장약초이다. 육체적인 스트레스를 이용한 동물실험에서 가시오가피 보충요법은 혈청 코티솔 증가억제, 자연살해세포 활성저하억제, 육체적인 내구성 증가효과를 나타내었다.[91] 가시오가피에 있는 구성성분들 또한 면역자극, 항박테리아, 콜레스테롤저하, 항산화, 항암, 인슐린 조절작용을 나타내었다.[92]

인삼(한국인삼)

인삼은 전통적으로 사용되어 온 강장약초로서 스트레스, 피로, 면역기능을 조절하는 효능을 가졌다고 잘 알려져 있다. 인삼은 수많은 활성성분을 가지고 있는데, 가장 잘 알려진 것은 ginsenoside류라고 알려진 트리테르페노이드사포닌(triterpenoid saponin)이다. 연구에서 인삼사포닌은 직접적으로 HPA축에 영향을 미친다. 동물실험에서 이러한 사포닌투여는 ACTH와 코티솔의 혈중수치를 증가시켰고, dexamatasone은 이러한 자극을 억제하였는데, 이는 사포닌의 효과가 시상하부를 경유하여 작동한다는 것을 암시하고 있다.[93] 인삼 또한 갱년기여성에서 DHEA황산염을 증가시키고, 코티솔:DHEA의 비율을 개선하였다. 인삼은 Th1면역반응을 자극하였는데, 실험에서 IgA 생산 및 Th2시토카인인 인터루킨-2(IL-2), 인터페론-감마(IFN-γ)뿐만 아니라 인터루킨-10(IL-10)의 생성을 증가시켰고, 자연살해세포활성증가도 나타내었다.[94]

이러한 연구증거들은 인삼이 항산화, 항암, 항염증 작용을 한다는 것을 나타내고 있다. 인삼은 독성물질과 저산조증으로부터 뇌세포를 보호하고 인지능력을 개선하며, 동맥경화 및 고혈압의 치료효과가 있고 상처치유능력을 개선시키며, 알레르기반응을 감소시키고 인슐린민감도를 증가시킨다.[95]

홍경천, 바위돌꽃(*Rhodiola rosea*)

Rhodiola는 강장작용과 몸의 항상성유지를 위해 사용되어 온 또 다른 약초이다. 이중맹검교차 임상시험에서 Rhodiola 보충요법은 스트레스상황에서 정신적인 피로와 인지능력을 개선하였다.[96] Rhodiola는 또한 스트레스증가와 관련된 심근에서 카테콜아민의 유리 및 cAMP의 증가를 억제함으로써 스트레스유도성심장손상을 예방하였다.[97] Rhodiola는 다양한 다른 전통적인 효과를 가지고 있는데, 항우울과 항암 활성을 가지고 있고 육체적이고 정신적인 수행능력을 개선하며, 내재적인 진통펩타이드를 증가시켰다.[98]

녹차(*Camellia sinensis*)

녹차라고 알려진 *Camellia sinensis*는 항산화, 항염증, 항암 효과로 널리 알려져 있다. 또한 심혈관계의 건강을 개선하고 자외선으로부터 피부를 보호하며, 체중을 감소시키는 효과가 있다.[99] 테아닌(theanine)이라는 아미노산은 녹차의 구성성분인데, 임상시험에서 테아닌의 경구투여는 급성스트레스에 대한 교감신경반응을 감소시켰으며, 특히 심박동률과 침샘 IgA의 감소가 관찰되었다.[100] 테아닌은 뇌에서 도파민과 세로토닌의 수치를 증가시켰는데, 이것은 불안완화효과를 설명해준다.[101] 또한 동물실험에서 테아닌은 쥐에서 일시적으로 유도한 고혈압을 감소시켰다.[102]

캐모마일(*Matricaria chamomilla*)

*Chamomilla recutica*라고도 알려진 *Matricaria chamomilla*은 HPA축을 조절하는 물질로 알려져 있다. 동물실험에서 캐모마일 보충요법은 급성스트레스에 반응하는 코티솔의 수치를 낮추었다.[103] 더군다나 캐모마일의 흡입은 스트레스에 의해 유도된 ACTH의 수치증가를 억제하였다.[104] 캐모마일성분인 아피게닌(apigenin)은 benzodiazepine수용체에 결합하여 불안을 완화시키고, 정신을 안정하게 하는 효과를 가진다.[105]

홀리바질(Holy Basil; *Ocimim sanctum*)

연구에 의하면 홀리바질은 항산화제로 작용하여 스트레스호르몬의 수치를 낮추는 작용을 한다.[106] 이 약초는 아스피린이나 이부프로펜과 유사한 효력을 나타내는 강력한 항염증효과가 있다. 그러나 아스피린이나 이부프로펜과는 달리 홀리바질은 위내벽을 자극하지는 않는다. 동물실험에서 홀리바질은 흥분제와 항우울제와 같은 기분을 개선하는 다양한 약물들과 비슷한 효과를 나타내었다.

Adaptogenic 특징(에너지를 생기게 하는 특징)을 가지고 있는 식물들

American ginseng (*Panax quinquefolium*)
Ashwagandha (*Withania somnifera*)
Astragalus (*Astragalus membranaceus*) root
Borage (*Borago officinalis*)
Bupleurum (*Bupleurum chinense*)
Cola nut (*Cola nitida*)
Devil's club (*Oplopanax horridum*)
Echinacea (*Echinacea spp.*)
Ginseng (*Panax spp.*)
Korean ginseng (*Panax Ginseng*)
Licorice (*Glycyrrhiza glabra*)
Matricaria chamomile
Oats (*Avena sativa*)
Prickly ash (*Xanthoxylum clava-herculis*) bark
Siberian ginseng (*Eleutherococcus senticosus*)
Scullcap (*Scutellaria lateriflora*)
Suma (*Pfaffia paniculata*)
Turmeric (*Curcuma longa*)

From: Tilgner S. *Herbal medicine: From the Heart of the Earth.* Cottage Grove, OR: Wise Acres Press, 1999.

부신피질기능이상을 치료하기 위한 영양물질들

포페이티딜세린(Phophatidylserine)

Phophatidylserine은 뇌에서 높은 비율로 발견되는 내인적인 인지질이고, 신경기능에서 중요한 역할을 수행한다. 대두레시틴(soy lecithin) phophatidylserine은 adaptogen의 특징을 가지고 있고, HPA축을 조절하는 것으로 알려져 있다. 연구에서는 심리적인 스트레스하에서 phophatidylserine 보충요법은 혈청 코티솔, ACTH, 침샘 코티솔수치를 감소시켰다.[107] 더군다나 평균 이상의 신경질적 특징을 가지고 있는 환자를 대상으로 phophatidylserine 보충요법을 실시한 경우 기분을 전환시키고 스트레스가 낮아지는 느낌을 가지게 된다는 연구결과가 있다.[108] Phophatidylserine은 또한 노인환자에서 배우고 기억하는 기술과 같은 작업수행하는 데 필요한 인지기능을 향상시켰고,[109] 우울, 인지, 행동 등의 측면에서도 개선을 보이는 것을 관찰하였다.[110]

L-tyrosine과 L-phenylalanine

티로신(tyrosine)은 페닐알라닌(phenylalanine)으로부터 합성되는 필수적이지 않은 아미노산인데, 티록신(thyroxine), 카테콜아민, 노르에피네프린, 에피네프린의 도파민의 합성을 위한 전구체이다. 스트레스로 인한 수행능력 감소와 뇌에 저장된 노르에피네프린 고갈과의 연관성에 대한 연

표 1-2. 부신피질기능이상 치료를 위한 영양물질들

영양물질	Rχ	작용기전
비타민 C	1,000 mg, 하루 3번	스테로이드호르몬의 합성에 사용되는 복합기능 oxidase를 위한 환원제로서 작용[a]
Pantothenic acid	500 mg, 하루 2번	코르티코스테로이드 생성증가, ACTH에 대한 반응을 균질화(normalize)시킴.[b]
비타민 B 복합체	50~100 mg, 매일	메틸 group transfer와 메티오닌재생산을 도움
Phophatidylserine	500 mg, 하루 2번, 식전 15분	건강인에게 경구투여한 PS제품은 혈장 코티솔과 ACTH의 수치를 감소시킴.[c]
마그네슘	150 mg, 하루 3번	대부분의 ATP 의존적인 반응과 세포내 이차전령인 cAMP의 활성화를 위한 cofactor
아연	15 mg, 하루 2번, 식사와 함께 복용	아연결핍증은 산소 자유라디칼손상에 대한 세포막 감수성을 증가시킴.
알파리포산	150 mg, 하루 3번	TCA cycle을 위한 cofactor; 강력한 항산화제; 히드로코르티손이 T-helper 세포활성을 억제하는 것을 부분적으로 회복시킴.[d]
부신샘 보조제	400~500 mg 매일 또는 제품설명서에 따름	알려지지 않음; 더많은 연구가 요구됨.

[a]Kodama M, Inoue F, Kodama T. Intraperitoneal administration of ascorbic acid delays the turnover of labeled cortisol in plasma of ODA rat, but not Wistar rat: Evidence in support of the cardinal role of vitamin C in the progression of glucocorticoid synthesis. In Vivo 1996;10:97–110

[b]Pietrzik K, Ginta E. Response of hepatitis drug–metabolizing enzymes to immobilization stress in rats of various ages. *Acta Physiol Hungarica* 1993;81:29–35.

[c]Monteleone P, Maj M, Beinert L, et al. Blunting by chronic phosphatidylserine administration of the stress-induced activation of the hypothalamo-pituitary-adrenal axis in healthy men. *Eur J Clin Pharmacol* 1992;41:385–388.

[d]Ohmori H, Yamauchi T, Yamamoto I. Augmentation of the antibody response by lipoic acid in mice. *Jpn J Pharmacol* 1986;42:275–280.

ACTH, adrenocoricotropic hormone; ATP, adenosine triphosphate; cAMP, cyclic adensosine monophosphate; PS, phosphatidylserine.

구가 있었는데, 티로신 보충요법은 스트레스와 관련된 수행능력감소와 뇌에 저장된 노르에피네프린의 고갈을 개선하는 것으로 나타났다.[111] 또한 티로신보충제를 복용한 환자들은 정신적, 육체적 스트레스하에서 기억하고 일을 수행함에 있어서 더 우수한 능력을 보였고, 환자의 수축기혈압도 감소시켰다.[112]

아스코르빈산(Ascorbic acid, 비타민 C)

아스코르빈산, 즉 비타민 C는 인체가 많은 생리적 기능을 수행함에 있어서 중요하게 작용하는 수용성비타민이다. 항산화, 면역증진작용과 더불어 티로신, 트립토판, 노르에피네프린, 도파민, 티록신, 카르니틴(carnitine) 대사과정에 관여한다. 아스코르빈산 보충요법으로 심리적 스트레스에 미치는 효과를 관찰하는 연구가 수행되었는데, 아스코르빈산을 투여한 그룹에서 혈압항진감소, 스트레스반응감소, 코티솔수치 회복력증가 등을 관찰할 수 있었다.[113] 어떤 연구에서는 아스코르빈산 보충요법이 장기간 운동을 수행한 사람에서 시행되었는데, 운동 직후의 코티솔, 인터루킨-10(IL-10)과 인터루킨-1(IL-1) 수용체길항제의 수치가 유의하게 낮았다.[114] 또한 아스코르빈산이 결핍된 실험동물에서 혈청과 침샘의 코티솔수치가 유의적으로 높게 관찰되었다.[115]

비타민 B

피리독신, 티아민(thiamine), 판토텐산(pantothenic acid), 코발라민 등과 같은 비타민 B류들은 스트레스반응 및 스트레스와 관련된 질환을 치료하는 것으로 나타났다. 피리독신, 즉 비타민 B_6는 아미노산, 탄수화물, 지질 대사를 위해 요구되어지는데, 다양한 연구에서 스트레스반응을 조절한다고 알려져 있다. 동물연구에서 피리독신결핍은 고혈압을 유발하였고 교감신경계를 흥분시켰으며, 세로토닌, GABA, pyridoxal phosphate를 감소시켰는데, 이들을 대상으로 한 피리독신 보충요법은 발생한 증상들을 개선하였으며, GABA, 세로토닌, 노르에피네프린, 에피네프린의 수치를 정상으로 돌려놓았다.[116] 비타민 B_6는 심혈관계질환 위험증가와도 관련되는데, 비타민 B_6의 활성형인 Pyridoxal 5'-phosphate의 수치저하는 호모시스테인과 관련없는 염증표지자인 CRP의 증가와 관련이 있다.[117] 비타민 B_6, B_{12}, 엽산의 농도가 낮은 것은 호모시스테인증가 및 관상동맥 심장질환 위험도상승과도 관련이 있다.[118] 티아민, 즉 비타민 B_1은 동물실험에서 스트레스로 인한 허혈로부터 심장조직을 보호함으로써 항스트레스활성을 나타낸다.[119] 티아민결핍은 또한 기억력과 학습능력 저하와 관련이 있다.[120]

오메가-3 지방산(Omega-3 fatty acid)

EPA(eicosapentaenoic acid)와 DHA(docosahexaenoic acid)는 연어, 대구, 고등어, 송어, 정어리, 청어와 같은 물고기에서 높은 농도로 발견되는 오메가-3 지방산이다. 오메가-3 지방산 보충요법은 정신적 스트레스에 의해 유도된 스트레스반응을 감소시키는 것으로 연구되었는데, 사실상 에피네프린, 코티솔, 혈장 nonesterified fatty acid(NEFA), 에너지소비율이 모두 유의하게 감소하였다.[121] 생선오일은 인터루킨-1 알파(IL-1α), TNF-알파(TNF-α) 등 염증성시토카인을 저하하고, COX-2 발현을 감소시킴으로써 항염증작용을 나타낸다는 연구결과가 있다.[123] 생선오일은 또한 심혈관질환, 제2형 당뇨병, 대사성질환, 고지혈증, 우울증을 예방하는 데 효과가 있다.[124]

결론

재미있는 연구결과는 코티솔이 인체에 부정적인 요소들(negative affect)의 증가와 감소에 훨씬 더 강력하게 요동친다는 것이다. 이 연구에서 지표들은 활동적이고 재미있는 비디오를 보고 있는 건강한 30세 남성의 침샘 코티솔수치, 대화스트레스(speech stressor), 휴식제어(resting control) 등을 포함하고 있다. 실험에서 코티솔은 부정적인 요소들을 이야기하는 동안 증가하였고, 비디오를 시청하는 동안 급격히 감소하였다. 그래서 연구자들은 HPA축은 일반화된 활성화(generalized activation)에 의존하지 않고 부정적인 요소들의 변화에 의해 영향을 받고 있는 동적인 체계라는 결론을 도출하였다.[125] 많은 연구들에서 우리가 느끼는 다양한 감정과 교감신경과다활성화의 관련성을 지적하고 있는데,[3,126] 이러한 연구는 몸과 마음을 더 이상 분리된 반쪽으로 생각할 수 없다는 것을 확인시켜 주고 있다.

몸과 마음을 연결하는 작용기전이 무엇이든 간에 그것이 나타내는 바(the writing on the wall)는 아주 분명한데, 그것은 의학은 더 이상 인체의 구조를 인체의 기능에서 분리할 수 없다는 것이다. 궁극적으로 항상성을 회복하려면 인체의 어느 한 부분이 아니라 개체 전체를 치료하는 것이 요구된다는 것인데, 이는 우리가 매우 오래전부터 경험적으로 알아 왔던 것이다.[127] 부신피질기능에 관하여 영양학적 치료방법들을 시행하는 많은 의사들은 순수 육체적인 차원에 대해서도 부신피로를 치료해야 문제가 개선된다고 주장하고 있다. 이러한 종류의 치료법을 적용할 수 있는 증상들에는 급성바이러스질환, 알레르기, 습진(eczema), 접촉피부염(contact dermatitis), 두드러기(urticaria), 건선(psoriasis), 알레르기비염, 위염(gastritis), 골관절염(osteoarthritis), 류마티스관절염 등이 공통적으로 포함된다.

참고문헌

[1]Randolfi EA. Developing a stress management and relaxation center for the worksite. Worksite Health. 1997 Summer;4,(2):40–44.

[2]Sapolsky R. Stress and disease: Who gets sick and who stays well. Institute for CorTexT Research and Development, Stanford University, Department of Biological Sciences and Neuroscience. Spring 1995 lecture.

[3]Kovacs K, Selye H. The original and creative scientist. Ann NY Acad Sci. 1998;851:13–15.

[4]Terzolo M, Osella G, Ali A, Borretta G, Cesario F, Paccotti P, Angeli A. Subclinical Cushing's syndrome in adrenal incidentaloma. Clin Endocrinol. 1998;48(1):89–97.

[5]Tintera JW. Hypoadrenocorticism. Troy, NY: Hypoglycemia Foundation, Inc., 1980.

[6]Opstad K. Circadian rhythm of hormones is extinguished during prolonged physical stress, sleep and energy deficiency in young men. Eur J Endocrinol. 1994;131:56–66.

[7]Ronizo RA. Nutritional support for adrenal function. Am J Nat Med. 1998;5:12–17.

[8]Morgan WP, Brown DR, Raglin JS, O'Connor PJ, Ellickson KA. Psychological monitoring of overtraining and staleness. Br J Sports Med. 1987;21:408–414.

[9]Chrousos GP. Stressors, stress, and neuroendocrine integration of the adaptive response. Ann NY Acad Sci. 1998;851:311–356.

[10]Szabo S. Hans Selye and the development of the stress concept. Ann NY Acad Sci. 1998;851:19–27.

[11]Ronzio RA. Nutritional support for adrenal function. Am J Nat Med. 1998;5(5):12–17.

[12]Kelly GS. Nutritional and botanical interventions to assist with adaptation to stress. Alt Med Rev. 1999;4(4):249–265.

[13]Gleeson M, McDonald WA, Cripps AW, Pyne DB, Clancy RL, Fricker PA, Wlodarrczyk JH. Exercise, stress, and mucosal immunity in elite athletes. Adv Mucosal Immunol. 1995;2:571–574.

[14]Smith LL. Cytokine hypothesis of overtraining: A physiological adaptation to excessive stress? Med Sci

Sports Exerc. 2000;32(2):317–331.

[15]Heiderscheit BC, Hamil J, Van Emmerik REA. Q-angle influences on the variability of lower extremity coordination during running. Med Sci Sports Exerc. 1999;31(9):1313–1319.

[16]Stone D, Green C, Rao U, Aizawa H, Yamaji T, Niyibizi C, Carlin G, Woo SL. Cytokine-induced tendinitis: A preliminary study in rabbits. J Orthoped Res. 1999;17(2):168–177.

[17]Kreider RB, Fry AC, O'Toole ML. Overtraining in Sport. Champaign, IL: Human Kinetics, 1988.

[18]Lehmann M, Foster C, Hans-Harmann D, Gastman U. Autonomic imbalance hypothesis and overtraining syndrome. Med Sci Sports Exerc. 1998;30(7):1140–1145.

[19]Demitrack MA, Crofford LJ. Evidence for the pathophysiological implications of hypothalamic–pituitary–adrenal axis dysregulation in fibromyalgia and chronic fatigue syndrome. Ann NY Acad Sci. 1998;840(4):684–697.

[20]Greenspan FS, Strewler GJ. Basic and Clinical Endocrinology. Stamford, CT: Appleton and Lange/Simon & Schuster, 1997.

[21]Fry RW, Morton AR, Garcia-Webb P, Crawford GPM, Keast D. Biological responses to overload training in endurance sports. Eur J Appl Physiol. 1992;64:335–344.

[22]Tsigos C, Chrousos GP. Hypothalamic-pituitary-adrenal axis, neuroendocrine factors and stress. J Psychosom Res. 2002 Oct;53(4):865–871.

[23]Vaananen I, Vasankari T, Mantysaari M, Vihko V. Hormonal responses to 100 km cross-country skiing during 2 days. J Sports Med Phys Fitness. 2004 Sep;44(3):309–314.

[24]Black PH. The inflammatory response is an integral part of the stress response: Implications for atherosclerosis, insulin resistance, type II diabetes and metabolic syndrome X. Brain Behav Immun. 2003 Oct;17(5):350–364.

[25]Black PH, Garbutt LD. Stress, inflammation and cardiovascular disease. J Psychosom Res. 2002 Jan;52(1):1–23.

[26]von Kanel R, Dimsdale JE. Effects of sympathetic activation by adrenergic infusions on hemostasis in vivo. Eur J Haematol. 2000 Dec;65(6):357–369.

[27]Ikarugi H, Taka T, Nakajima S, Noguchi T, Watanabe S, Sasaki Y, Haga S, Ueda T, Seki J, Yamamoto J. Norepinephrine, but not epinephrine, enhances platelet reactivity and coagulation after exercise in humans. J Appl Physiol. 1999 Jan;86(1):133–138.

[28]al'Absi M, Wittmers LE Jr. Enhanced adrenocortical responses to stress in hypertension-prone men and women. Ann Behav Med. 2003 Winter;25(1):25–33.

[29]Nishio K, Shigemitsu M, Kusuyama T, Fukui T, Kawamura K, Itoh S, Konno N, Katagiri T. Insulin resistance in nondiabetic patients with acute myocardial infarction. Cardiovasc Revasc Med. 2006 Apr–Jun;7(2):54–60.

[30]Dinan TG, Quigley EM, Ahmed SM, Scully P, O'Brien S, O'Mahony L, O'Mahony S, Shanahan F, Keeling PW. Hypothalamic-pituitary-gut axis dysregulation in irritable bowel syndrome: plasma cytokines as a potential biomarker? Gastroenterology. 2006 Feb;130(2):304–311.

[31]Elsenbruch S, Holtmann G, Oezcan D, Lysson A, Janssen O, Goebel MU, Schedlowski M. Are there alterations of neuroendocrine and cellular immune responses to nutrients in women with irritable bowel syndrome? Am J Gastroenterol. 2004 Apr;99(4):703–710.

[32]Heitkemper M, Jarrett M, Cain K, Shaver J, Bond E, Woods NF, Walker E. Increased urine catecholamines and cortisol in women with irritable bowel syndrome. Am J Gastroenterol. 1996 May;91(5):906–913.

[33]Quan C, Talley NJ. Management of peptic ulcer disease not related to Helicobacter pylori or NSAIDs. Am J Gastroenterol. 2002 Dec;97(12):2950–2961.

[34]Anda RF, Williamson DF, Escobedo LG, Remington PL, Mast EE, Madans JH. Self-perceived stress and the risk of peptic ulcer disease. A longitudinal study of US adults. Arch Intern Med. 1992 Apr;152(4):829–833.

[35]Lazebnik LB, Arbuzova VG, Sokolova GN, Astaf 'eva OV, Petrako v AV, Nilova TV, Chikunova BZ. [Role of stress in the etiopathogenesis of duodenal ulcer in young patients] Eksp Klin Gastroenterol. 2002;(5):30–33, 126–127.

[36]Kuhlmann S, Piel M, Wolf OT. Impaired memory retrieval after psychosocial stress in healthy young

men. J Neurosci. 2005 Mar 16;25(11):2977–2982.

[37]Elzinga BM, Bakker A, Bremner JD. Stress-induced cortisol elevations are associated with impaired delayed, but not immediate recall. Psychiatry Res. 2005 Apr 30;134(3):211–223.

[38]Bremner JD. The relationship between cognitive and brain changes in posttraumatic stress disorder. Ann NY Acad Sci. 2006 Jul;1071:80–86.

[39]Lee BK, Glass TA, McAtee MJ, Wand GS, Bandeen-Roche K, Bolla KI, Schwartz BS. Associations of salivary cortisol with cognitive function in the Baltimore memory study. Arch Gen Psychiatry. 2007 Jul;64(7):810–818.

[40]Swaab DF, Bao AM, Lucassen PJ. The stress system in the human brain in depression and neurodegeneration. Ageing Res Rev. 2005 May;4(2):141–194.

[41]Wheatland R. Chronic ACTH autoantibodies are a significant pathological factor in the disruption of the hypothalamic-pituitary-adrenal axis in chronic fatigue syndrome, anorexia nervosa and major depression. Med Hypotheses. 2005;65(2):287–295.

[42]Penninx BW, Beekman AT, Bandinelli S, Corsi AM, Bremmer M, Hoogendijk WJ, Guralnik JM, Ferrucci L. Late-life depressive symptoms are associated with both hyperactivity and hypoactivity of the hypothalamo-pituitary-adrenal axis. Am J Geriatr Psychiatry. 2007 Jun;15(6):522–529.

[43]Erhardt A, Ising M, Unschuld PG, Kern N, Lucae S, Pu¨tz B, Uhr M, Binder EB, Holsboer F, Keck ME. Regulation of the hypothalamic-pituitary-adrenocortical system in patients with panic disorder. Neuropsychopharmacology. 2006 Nov;31(11):2515–2522. Epub 2006 Jul 12.

[44]Butcher SK, Killampalli V, Lascelles D, Wang K, Alpar EK, Lord JM. Raised cortisol:DHEA ratios in the elderly after injury: Potential impact upon neutrophil function and immunity. Aging Cell. 2005 Dec;4(6):319–324.

[45]Cohen S, Hamrick N, Rodriguez MS, Feldman PJ, Rabin BS, Manuck SB. Reactivity and vulnerability to stress-associated risk for upper respiratory illness. Psychosom Med. 2002 Mar–Apr;64(2):302–310.

[46]Eijsbouts AM, van den Hoogen FH, Laan RF, Hermus AR, Sweep CG, van de Putte LB. Hypothalamicpituitary-adrenal axis activity in patients with rheumatoid arthritis. Clin Exp Rheumatol. 2005 Sep–Oct;23(5):658–664.

[47]Johnson EO, Vlachoyiannopoulos PG, Skopouli FN, Tzioufas AG, Moutsopoulos HM. Hypofunction of the stress axis in Sjogren's syndrome. J Rheumatol. 1998 Aug;25(8):1508–1514.

[48]Lima AP, Moura MD, Rosa e Silva AA. Prolactin and cortisol levels in women with endometriosis. Braz J Med Biol Res. 2006 Aug;39(8):1121–1127.

[49]Csemiczky G, Landgren BM, Collins A. The influence of stress and state anxiety on the outcome of IVFtreatment: Psychological and endocrinological assessment of Swedish women entering IVF-treatment. Acta Obstet Gynecol Scand. 2000 Feb;79(2):113–118.

[50]Charney DS. Psychobiological mechanisms of resilience and vulnerability: Implications for successful adaptation to extreme stress. Am J Psychiatry. 2004 Feb;161(2):195–216.

[51]Gluck ME, Geliebter A, Lorence M. Cortisol stress response is positively correlated with central obesity in obese women with binge eating disorder (BED) before and after cognitive-behavioral treatment. Ann NY Acad Sci. 2004 Dec;1032:202–207.

[52]Dagogo-Jack S, Umamaheswaran I, Askari H, Tykodi G. Leptin response to glucocorticoid occurs at physiological doses and is abolished by fasting. Obes Res. 2003 Feb;11(2):232–237.

[53]Otsuka R, Yatsuya H, Tamakoshi K, Matsushita K, Wada K, Toyoshima H. Perceived psychological stress and serum leptin concentrations in Japanese men. Obesity (Silver Spring). 2006 Oct;14(10):1832–1838.

[54]Casanueva FF, Dieguez C. Neuroendocrine regulation and actions of leptin. Front Neuroendocrinol. 1999 Oct;20(4):317–363.

[55]Rouach V, Bloch M, Rosenberg N, Gilad S, Limor R, Stern N, Greenman Y. The acute ghrelin response to a psychological stress challenge does not predict the post-stress urge to eat. Psychoneuroendocrinology. 2007 Jul;32(6):693–702. Epub 2007 Jun 8.

[56]Everson-Rose SA, Lewis TT. Psychosocial factors and cardiovascular diseases. Annu Rev Public Health. 2005;26:469–500.

[57]Olson MB, Krantz DS, Kelsey SF, Pepine CJ, Sopko G, Handberg E, Rogers WJ, Gierach GL, McClure CK, Merz CN; WISE Study Group. Hostility scores are associated with increased risk of cardiovascular events

in women undergoing coronary angiography: A report from the NHLBI-Sponsored WISE Study. Psychosom Med. 2005 Jul–Aug;67(4):546–552.

[58]Boyle SH, Williams RB, Mark DB, Brummett BH, Siegler IC, Barefoot JC. Hostility, age, and mortality in a sample of cardiac patients. Am J Cardiol. 2005 Jul 1;96(1):64–66.

[59]Hillbrand M, Waite BM, Rosenstein M, Harackiewicz D, Lingswiler VM, Stehney M. Serum cholesterol concentrations and non-physical aggression in healthy adults. J Behav Med. 2005 Jun;28(3):295–299.

[60]Papageorgiou C, Pitsavos C, Panagiotakos DB, Kontoangelos K, Chrysohoou C, Papadimitriou GN, Rabavilas AD. Association between hostility and plasma total homocysteine concentrations in a general population sample. Neuropsychobiology. 2006;53(1):26–-32. Epub 2005 Nov 24.

[61]Coccaro EF. Association of C-reactive protein elevation with trait aggression and hostility in personality disordered subjects: a pilot study. J Psychiatr Res. 2006 Aug;40(5):460–465. Epub 2005 Jul 1.

[62]Suarez EC, Lewis JG, Krishnan RR, Young KH. Enhanced expression of cytokines and chemokines by blood monocytes to in vitro lipopolysaccharide stimulation are associated with hostility and severity of depressive symptoms in healthy women. Psychoneuroendocrinology. 2004 Oct;29(9):1119–1128.

[63]Anderson DE, Metter EJ, Hougaku H, Najjar SS. Suppressed anger is associated with increased carotid arterial stiffness in older adults. Am J Hypertens. 2006 Nov;19(11):1129–1134.

[64]Steptoe A, Marmot M. Psychosocial, hemostatic, and inflammatory correlates of delayed poststress blood pressure recovery. Psychosom Med. 2006 Jul–Aug;68(4):531–537.

[65]Todaro JF, Con A, Niaura R, Spiro A 3rd, Ward KD, Roytberg A. Combined effect of the metabolic syndrome and hostility on the incidence of myocardial infarction (the Normative Aging Study). Am J Cardiol. 2005 Jul 15;96(2):221–226.

[66]Suarez EC. Sex differences in the relation of depressive symptoms, hostility, and anger expression to indices of glucose metabolism in nondiabetic adults. Health Psychol. 2006 Jul;25(4):484–492.

[67]Pickering TG. Mental stress as a causal factor in the development of hypertension and cardiovascular disease. Curr Hypertens Rep. 2001 Jun;3(3):249–254.

[68]Dumitrascu DL, Acalovschi M, Pascu O. Hostility in patients with chronic constipation. Rom J Intern Med. 1998 Jul–Dec;36(3-4):239–243.

[69]Hyphantis TN, Triantafillidis JK, Pappa S, Mantas C, Kaltsouda A, Cherakakis P, Alamanos Y, Manousos ON, Mavreas VG. Defense mechanisms in inflammatory bowel disease. J Gastroenterol. 2005 Jan;40(1):24–30.

[70]Marsden P, McCullagh AG. Endocrinology: Management of Common Diseases in Family Practice. fsLancaster, England. PSG Publishing, 1985.

[71]Lac G, Lac N, Robert A. Steroid assays in saliva: A method to detect plasmatic contaminations. Arch Int Physiol Biochem. 1993;101:257–262.

[72]Vining RF, McGinley RA. The measurement of hormones in saliva: Possibilities and pitfalls. J Steroid Biochem. 1987;27:81–94.

[73]Tunn S, Mo¨llmann H, Barth J, Derendorf H, Krieg M. Simultaneous measurement of cortisol in serum and saliva after different forms of cortisol administration. Clin Chem. 1992;38:1491–1494.

[74]Peters JR, Walker RF, Riad-Fahmy D, Hall R. Salivary cortisol assays for assessing pituitary–adrenal reserve. Clin Endocrinol. 1982;17:583–592.

[75]Fitzgerald PA. Adrenal cortex physiology. In: Tierney Jr LM, McPhee J, Papadakis MA, eds. Current Medical Diagnosis and Treatment. Los Altos, CA: MA Lange Publishers, 1995.

[76]Marz RB. Medical Nutrition from Marz, 2nd Edition. Portland, OR. Omni-Press, 1997.

[77]Maffetone P. Complementary Sports Medicine. Champaign, IL: Human Kinetics, 1999.

[78]Davis JM. Carbohydrates, branched-chain amino acids, and endurance: The central fatigue hypothesis. Int J Sport Nutr. 1995;5:29–38.

[79]Saito H, Yoshido Y, Takagi K. Effect of Panax ginseng root on exhaustive exercise in mice. Jpn J Pharmacol. 1974;24:119–127.

[80]Luo YM, Cheng XJ, Yuan WX. Effects of ginseng root saponins and ginsenoside Rb1 on immunity in cold water swim stress mice and rats. Chung Kuo Yao Li Hsueh Pao. 1993;14:401–404.

[81]Nishibe S, Kinoshita H, Takeda H, Okano G. Phenolic compounds from stem bark of Acanthopanax senticosus and their pharmacological effect in chronic swimming stressed rats. Chem Pharm Bull.

1990;38:1763-1765.

[82]Dionne JY. An overview of ginseng and other adaptogenic herbs. Int J Integrative Med. 2000;(2):39-43.

[83]Filaretov AA, Bogdanova TS, Mitushov MI, et al. Effect of adaptogens on the activity of the pituitary-adrenocortical system in rats. Biull Eksp Biol Med. 1986;101:573-574.

[84]Mishra LC, Singh BB, Dag enais S. Scientific basis for the therapeutic use of Withania somnifera (ashwagandha): A review. Altern Med Rev. 2000 Aug;5(4):334-346.

[85]Bhattacharya SK, Muruganandam AV. Adaptogenic activity of Withania somnifera: an experimental study using a rat model of chronic stress. Pharmacol Biochem Behav. 2003 Jun;75(3):547-555.

[86]Bhattacharya SK, Bhattacharya A, Sairam K, Ghosal S. Anxiolytic-antidepressant activity of Withania somnifera glycowithanolides: An experimental study. Phytomedicine. 2000 Dec;7(6):463-469.

[87]Jain S, Shukla SD, Sharma K, Bhatnagar M. Neuroprotective effects of Withania somnifera Dunn. in hippocampal sub-regions of female albino rat. Phytother Res. 2001 Sep;15(6):544-548.

[88]Bhatnagar M, Sisodia SS, Bhatnagar R. Antiulcer and Antioxidant activity of asparagus racemosus WILLD and Withania somnifera DUNAL in rats. Ann NY Acad Sci. 2005 Nov;1056:261-278.

[89]Bani S, Gautam M, Sheikh FA, Khan B, Satti NK, Suri KA, Qazi GN, Patwardhan B. Selective Th1 upregulating activity of Withania somnifera aqueous extract in an experimental system using flow cytometry. J Ethnopharmacol. 2006 Aug 11;107(1):107-115. Epub 2006 Apr 5.

[90]Visavadiya NP, Narasimhacharya AV. Hypocholesteremic and antioxidant effects of Withania somnifera (Dunal) in hypercholesteremic rats. Phytomedicine. 2006 May 16;[Epub ahead of print]

[91]Kimura Y, Sumiyoshi M. Effects of various Eleutherococcus senticosus cortex on swimming time, natural killer activity and corticosterone level in forced swimming stressed mice. J Ethnopharmacol. 2004 Dec;95(2-3):447-453.

[92]Davydov M, Krikorian AD. Eleutherococcus senticosus (Rupr. & Maxim.) Maxim. (Araliaceae) as an adaptogen: a closer look. J Ethnopharmacol. 2000 Oct;72(3):345-393.

[93]Hiai S, Yokoyama H, Oura H, Yano S. Stimulation of pituitary-adrenocortical system by ginseng saponin. Endocrinol Jpn. 1979 Dec;26(6):661-665.

[94]Liou CJ, Huang WC, Tseng J. Short-term oral administration of ginseng extract induces type-1 cytokine production. Immunopharmacol Immunotoxicol. 2006;28(2):227-240.

[95]Radad K, Gille G, Liu L, Rausch WD. Use of ginseng in medicine with emphasis on neurodegenerative disorders. J Pharmacol Sci. 2006 Mar;100(3):175-186. Epub 2006 Mar 4.

[96]Darbinyan V, Kteyan A, Panossian A, Gabrielian E, Wikman G, Wagner H. Rhodiola rosea in stress induced fatigue—a double blind cross-over study of a standardized extract SHR-5 with a repeated low-dose regimen on the mental performance of healthy physicians during night duty. Phytomedicine. 2000 Oct;7(5):365-371.

[97]Maslova LV, Kondrat'ev BIu, Maslov LN, Lishmanov IuB. [The cardioprotective and antiadrenergic activity of an extract of Rhodiola rosea in stress] Eksp Klin Farmakol. 1994 Nov-Dec;57(6):61-63.

[98]Kelly GS. Rhodiola rosea: a possible plant adaptogen. Altern Med Rev. 2001 Jun;6(3):293-302.

[99]Nagle DG, Ferreira D, Zhou YD. Epigallocatechin-3-gallate (EGCG): chemical and biomedical perspectives. Phytochemistry. 2006 Sep;67(17):1849-1855. Epub 2006 Jul 31.

[100]Kimura K, Ozeki M, Juneja LR, Ohira H. l-Theanine reduces psychological and physiological stress responses. Biol Psychol. 2006 Aug 21;[Epub ahead of print]

[101]Yokogoshi H, Kobayashi M, Mochizuki M, Terashima T. Effect of theanine, r-glutamylethylamide, on brain monoamines and striatal dopamine release in conscious rats. Neurochem Res. 1998 May;23(5):667-673.

[102]Yokogoshi H, Kato Y, Sagesaka YM, Takihara-Matsuura T, Kakuda T, Takeuchi N. Reduction effect of theanine on blood pressure and brain 5-hydroxyindoles in spontaneously hypertensive rats. Biosci Biotechnol Biochem. 1995 Apr;59(4):615-618.

[103]Reis LS, Pardo PE, Oba E, Kronka Sdo N, Frazatti-Gallina NM. Matricaria chamomilla CH12 decreases handling stress in Nelore calves. J Vet Sci. 2006 Jun;7(2):189-192.

[104]Yamada K, Miura T, Mimaki Y, Sashida Y. Effect of inhalation of chamomile oil vapour on plasma ACTH level in ovariectomized-rat under restriction stress. Biol Pharm Bull. 1996 Sep;19(9):1244-1246.

[105]Viola H, Wasowski C, Levi de Stein M, Wolfman C, Silveira R, Dajas F, Medina JH, Paladini AC. Apigenin, a component of Matricaria recutita flowers, is a central benzodiazepine receptors-ligand with

anxiolytic effects. Planta Med. 1995 Jun;61(3):213-216.

[106]Jeffries W. The present status of ACTH, cortisone, and related steroids in clinical medicine. N Eng J Med 1955;253:441-446.

[107]Hellhammer J, Fries E, Buss C, Engert V, Tuch A, Rutenberg D, Hellhammer D. Effects of soy lecithin phosphatidic acid and phosphatidylserine complex (PAS) on the endocrine and psychological responses to mental stress. Stress. 2004 Jun;7(2):119-126.

[108]Benton D, Donohoe RT, Sillance B, Nabb S. The influence of phosphatidylserine supplementation on mood and heart rate when faced with an acute stressor. Nutr Neurosci. 2001;4(3):169-178.

[109]Crook TH, Tinklenberg J, Yesavage J, Petrie W, Nunzi MG, Massari DC. Effects of phosphatidylserine in age-associated memory impairment. Neurology. 1991 May;41(5):644-649.

[110]Maggioni M, Picotti GB, Bondiolotti GP, Panerai A, Cenacchi T, Nobile P, Brambilla F. Effects of phosphatidylserine therapy in geriatric patients with depressive disorders. Acta Psychiatr Scand. 1990 Mar;81(3):265-270.

[111]Salter CA. Dietary tyrosine as an aid to stress resistance among troops. Mil Med. 1989 Mar;154(3): 144-146.

[112]Deijen JB, Wientjes CJ, Vullinghs HF, Cloin PA, Langefeld JJ. Tyrosine improves cognitive performance and reduces blood pressure in cadets after one week of a combat training course. Brain Res Bull. 1999 Jan 15;48(2):203-209.

[113]Brody S, Preut R, Schommer K, Schurmeyer TH. A randomized controlled trial of high dose ascorbic acid for reduction of blood pressure, cortisol, and subjective responses to psychological stress. Psychopharmacology (Berl). 2002 Jan;159(3):319-124. Epub 2001 Nov 20.

[114]Peters EM, Anderson R, Nieman DC, Fickl H, Jogessar V. Vitamin C supplementation attenuates the increases in circulating cortisol, adrenaline and anti-inflammatory polypeptides following ultramarathon running. Int J Sports Med. 2001 Oct;22(7):537-543.

[115]Enwonwu CO, Sawiris P, Chanaud N. Effect of marginal ascorbic acid deficiency on saliva level of cortisol in the guinea pig. Arch Oral Biol. 1995 Aug;40(8):737-742.

[116]Paulose CS, Dakshinamurti K, Packer S, Stephens NL. Sympathetic stimulation and hypertension in the pyridoxine-deficient adult rat. Hypertension. 1988 Apr;11(4):387-391.

[117]Friso S, Jacques PF, Wilson PW, Rosenberg IH, Selhub J. Low circulating vitamin B(6) is associated with elevation of the inflammation marker C-reactive protein independently of plasma homocysteine levels. Circulation. 2001 Jun 12;103(23):2788-2791.

[118]Folsom AR, Nieto FJ, McGovern PG, Tsai MY, Malinow MR, Eckfeldt JH, Hess DL, Davis CE. Prospective study of coronary heart disease incidence in relation to fasting total homocysteine, related genetic polymorphisms, and B vitamins: The Atherosclerosis Risk in Communities (ARIC) study. Circulation. 1998 Jul 21;98(3):204-210.

[119]Vinogradov VV, Shneider AB, Senkevich SB. Thiamine cardiotropism. Cor Vasa. 1991;33(3):254-262.

[120]Nakagawasai O, Yamadera F, Iwasaki K, Arai H, Taniguchi R, Tan-No K, Sasaki H, Tadano T. Effect of kami-untan-to on the impairment of learning and memory induced by thiamine-deficient feeding in mice. Neuroscience. 2004;125(1):233-241.

[121]Delarue J, Matzinger O, Binnert C, Schneiter P, Chiolero R, Tappy L. Fish oil prevents the adrenal activation elicited by mental stress in healthy men. Diabetes Metab. 2003 Jun;29(3):289-295.

[122]Curtis CL, Hughes CE, Flannery CR, Little CB, Harwood JL, Caterson B. N-3 fatty acids specifically modulate catabolic factors involved in articular cartilage degradation. J Biol Chem. 2000 Jan 14;275(2): 721-724.

[123]Moriguchi T, Greiner RS, Salem N Jr. Behavioral deficits associated with dietary induction of decreased brain docosahexaenoic acid concentration. J Neurochem. 2000 Dec;75(6):2563-2573.

[124]Hutchins H, Vega CP. Omega-3 fatty acids: Recommendations for therapeutics and prevention. Med-GenMed. 2005 Oct 19;7(4):18.

[125]Pagani M, Lucini D, Mela GS, Langewitz W, Malliani A. Sympathetic overactivity in subjects complaining of unexplained fatigue. Clin Sci. 1994;87(6):655-661.

[126]Urhausen A, Gabriel HH, Kindermann W. Impaired pituitary hormonal response to exhaustive exercise in overtrained endurance athletes. Med Sci Sports Exerc. 1998;30(3):407-414.

[127]DiGiovanna EL, Schiowitz S. An Osteopathic Approach to Diagnosis and Treatment. Philadelphia: JB Lippincott, 1997.

2

남성갱년기를 치료하는 총체적인 방법

남성갱년기(andropause)는 최근 들어 언론에 많이 논의되어 오고 있다. 이것은 원래 1940년대 중반 JAMA(Journal of the American Medical Association)[1]에서 "남성갱년기(Male climacteric)"라고 묘사한 데에서 유래하는데, 최근 많은 관심을 가지게 되었다. JAMA의 한 연구에서 Heller와 Myers는 이러한 남성갱년기를 치료하기 위하여 테스토스테론 대체요법의 장점을 보고했고, 여기서 그들은 대체요법과 치료를 보증하는 실질적인 의학적인 문제로서 치료방법을 확립하기도 하였다. 비록 남성갱년기의 사례가 오래전에 보고되었다고 할지라도 실질적인 치료관점에서 남성갱년기의 의학적 타당성에 대한 다양한 상충하는 의견들이 있었기 때문에 많은 주목받기 어려웠고, "남성폐경(male menopause)"이라는 모호한 명명은 질병인식에 대한 문제점들을 만들었다. 더군다나 비교적 불편한 치료법들과 남성의 낮은 병원내원율(여성은 남성보다 내원율이 150% 정도 높다)은 남성갱년기를 의학적 치료에서 뒷전으로 만들어 버렸다.

남성갱년기라는 용어는 테스토스테론, 디하이드로에피안드로스테론(DHEA)과 안드로스텐디온(androstenedione)을 포함하는 안드로겐(androgen) 수치가 저하된 상태를 의미한다. "남성호르몬"이라고 잘못 명명된 이러한 물질들은 실질적으로는 남성과 여성에서 동시에 발견된다. 테스토스테론은 20대 중반에 정점을 이루다가 서서히 하강하기 시작하여 해가 갈수록 인체에서 함량이 감소하는데, 총테스토스테론은 약 1.6%까지, 유리테스토스테론(free testosterone)은 2%까지, 생리적으로 이용가능한 테스토스테론은 2.5%까지 감소한다. 이 문제를 보다 복잡하게 만드는 것은 성호르몬과 결합한 글로불린(SHBG; sex-hormone binding globulin)이 매년 1.6%씩 증가하는 데 있다.[2] 총테스토스테론 양의 측정에 기반해서는 55세 이상 남성의 약 20%가 생식기능저하(hypogonadal)라고 생각되고[3], 생리적으로 이용가능한 테스토스테론의 양적 측정에 기반해서는 50세 이상 남성의 약 50%가 생식기능저하라고 간주된다.[4] 최근의 연구는 30세 이상 남성의 4명 중 1명이 적은 양의 테스토스테론을 가지고 있다고 보고하고 있다.[5]

남성갱년기의 생화학적 연구

건장한 젊은 남성의 고환은 거의 95%의 안드로겐을 생산하는데, 이러한 안드로겐의 대부분은 테스토스테론이고 하루에 약 10 mg에 해당하는 양이다. 안드로겐의 나머지 5%는 전구체분자

(precursor molecule)인 DHEA의 부신샘(adrenal-gland) 생성물로부터 유래한다. 이러한 안드로겐의 생산은 시상하부-뇌하수체축(hypothalamic-pituitary axis)에서 자극되는데, 시상하부의 고나도트로핀분비호르몬(GnRH; gonadotropin releasing hormone)은 뇌하수체에서 황체형성호르몬(LH; luteinizing hormone)과 난포자극호르몬(FSH; follicle stimulating hormone)의 분비를 자극한다. 황체형성호르몬은 고환에서 테스토스테론의 생산을 증가시키고, 난포자극호르몬은 정자생산(spermatogenesis)에 영향을 미친다. 에스트로겐 또한 남성갱년기의 원인인데, 생물학적으로 가장 활동적인 형태의 에스트로겐인 남성에스트라디올의 25%는 고환에서, 75%는 뇌지방조직, 간 등에서 생성된다.

테스토스테론은 매우 유해한(ever-demonized) 효소인 5-알파-환원효소(5-alpha-reductase)에 의해 디하이드로테스토스테론(DHT; dihydrotestosterone)으로 대사되거나 아니면 방향화효소(enzyme aromatase)에 의해 에스트라디올로 변형되는데, 이때 DHT는 유전성남성대머리와 전립선비대증의 원인으로 생각되고 있다.[6] DHT는 안드로겐수용체(androgen receptors)와 훨씬 더 강력한 친화력으로 결합하기 때문에 테스토스테론수용체의 훨씬 더 강력한(최대 4배) 활성화제(activator)로 작용한다.

테스토스테론의 거의 98%는 혈장단백질과 결합한 상태, 즉 사용할 수 없는 상태로 인체를 순환하는 반면, 유리테스토스테론으로 알려진 나머지 2%의 테스토스테론이 호르몬의 생물학적 활동의 거의 모든 부분을 담당하고 있다. 결합테스토스테론 가운데 40%는 SHBG와 단단하게 결합되어 있고, 나머지 58%는 알부민과 상대적으로 약하게 결합하고 있어서 훨씬 더 빠르게 사용할 수 있다. 여기서 생물학적으로 이용가능한 것(bioavailable)은 2%의 유리테스토스테론과 58%의 알부민 결합테스토스테론이다.[7] SHBG와 결합한 테스토스테론의 양은 나이가 들면서 늘어나는 반면, 유리테스토스테론의 양은 나이가 들면서 줄어든다.[8] 테스토스테론수치가 떨어지면 간에서 SHBG생산을 늘리고, 에스트로겐도 남성의 신체에서 SHBG를 증가시킬 것이다. 그런데 SHBG 결합테스토스테론 양이 증가하면 생물학적으로 이용가능한 테스토스테론이 부족함에도 불구하고, 총테스토스테론의 혈청농도는 정상범위에 있게 된다. 신체는 과도한 안드로겐을 가지고 있을 때 SHBG가 낮아지는 경향을 나타내는데, 이로 인하여 총테스토스테론수치는 정상범위에 있게 되지만 생물학적으로 이용가능한 테스토스테론수치는 높아지게 된다.

노화과정(Aging process)

노화는 낮아진 안드로겐수치와 관계있다는 것은 분명하다. 5~10년이라는 짧은 기간 동안 호르몬수치가 집중적으로 감소하는 여성폐경기(menopause)에 비해 남성갱년기에는 안드로겐의 점차적 감소를 특징으로 한다. 이러한 호르몬감소의 점진성이라는 특징으로 인해 호르몬의 완전결핍상태를 초래하지는 않기 때문에 "중년남성 안드로겐의 감소(ADAM; androgen decline in aging males)" 또는 "중년남성 안드로겐의 부분적인 감소(alternative partial androgen decline in aging males)"와 같은 다양한 용어들이 사용된다. 안드로겐수치가 증상을 발현할 정도로 낮아지는 경우를 남성갱년기라고 명명하는데[9], 이러한 용어는 중년남성의 성적 기능이 자연적으로 쇠퇴하는 상황을 생리학적으로 정의하는 용어이다. 비록 여성에 비해서는 정도가 훨씬 덜하지만 노화가 진행됨으로써 남성의 테스토스테론이 감소하는 것은 FSH와 LH의 수치가 증가하는 것과 관계가 있다. 일시적인 LH의 증가와 함께 테스토스테론수치가 감소하는 것은 고나도트로핀분비호르몬이 노화로 인해 손상됨을 암시한다.[10]

테스토스테론은 정자생성에 관련하여 보조적인 역할만 담당하기 때문에 갱년기남성의 생식력은 거의 영향을 받지 않을지도 모르지만, 비정상적인 형태와 저하된 운동상태를 가지는 정자의 수는 증가한다.[11] 그런데 이런 상태는 폐경에 의해 난소가 닫히면서 생식기능이 사라지는 여성의 경우와는 전혀 다르다. 성호르몬의 고갈에 따른 최종결과(end result)는 남녀 간에 거의 차이가 없는데, 근육과 골밀도, 인지기능이 저하되고 관상동맥질환과 심근경색증의 발병위험도가 높아진다. 안드로겐이 뼈의 발달과 인지기능에 어떻게 영향을 미치는지에 대한 정확한 메커니즘은 아직 확인되지 않았다. 그러나 안드로겐이 보호효과를 가진다는 것은 명확하다.[12]

남성 성행위능력의 발달과 유지를 담당하는 테스토스테론은 비교적 정상적 수치(suboptimal level)에서 근육약화, 골손실, 체중증가(주로 지방조직), 점진적인 안면노화 등을 포함하는 신체변화를 최소화하도록 유도한다. 테스토스테론수치가 계속해서 낮게 유지된다면 기억력상실(memory loss), 발기부전, 일반적인 피로(general fatigue), 정신적 과민성(irritability)과 같은 변화가 인체에 나타난다. 나이가 들면서 성욕이 감퇴한다면 노화에 따른 테스토스테론감소를 처음으로 인식하는 계기가 될 수도 있다. 테스토스테론감소와 결과적으로 성욕이 감퇴하는 것은 성에 대한 관심, 시각적인 자극, 사업, 스포츠, 신체적인 활동에 대한 전반적인 흥미가 모두 저하되는 상황으로 이어지기도 한다. 일반적으로 40대와 50대 남성, 때로는 심지어 30대에 테스토스테론의 생산이 현저하게 감소하기 시작하고 특히 50~55세 사이에 가장 많이 감소한다. 갱년기남성이 모두 동일한 증상을 나타내는 것은 아니지만 가장 많이 발견되는 증상은 삶의 질(well-being) 저하와 성기능 변화에 따라 수반되는 정신적인 변화가 가장 많이 발견된다. 60대 이상 남성들을 대상으로 시행한 임상연구에서 조사대상자 중 성욕감퇴와 발기부전 46%, 전신피로 41%, 기억력상실 36%의 발병률을 나타내었다.[13] 그러나 연구자들은 이러한 증상의 발현과 테스토스테론수치의 상관관계는 개인 간의 편차가 크다며, 추가적인 연구의 필요성을 제기하였다.

임상평가

정확한 병력, 신체검사, 검사실검사 등은 남성갱년기에 관여하는 인자들을 알아내고 질병을 진단하는 데 필수적이다. 병력에 대한 적절한 질문들은 발기부전을 유발하는 두 가지 요인인 성욕상실과 진성발기부전 사이의 구별에 초점을 맞추어야 한다. 과도한 음주는 안드로겐생산을 억제할 수 있는데, 많은 요인들이 진단을 혼란스럽게 한다. 만성질환과 정신적/육체적 스트레스, spironolactone, digoxin, cimetidine과 같은 의약품복용은 테스토스테론수치를 낮출 수 있다. 인슐린저항성, 비만, 당뇨와 같은 질환은 생식기능저하증(hypogonadism)과 관련이 있는 반면,[10,14,15] 빈혈과 갑상선기능저하증은 피로를 느끼게 하고 성욕을 감퇴시킨다. Kallman증후군, 클라인펠터(Klinefelter)증후군, Prader-Willi증후군과 같은 많은 빈도를 나타내지 않지만 생식기능을 저하시키는 질환군들도 반드시 고려되어야 한다.

치료

남성갱년기증상으로 괴로워하는 많은 남성들은 종종 질환의 특이적 증상 또는 관련 의학적 증상만 치료하기를 원하기도 한다. 예를 들어, 남성갱년기환자가 내원하였는데 의사가 우울의 근원에 대한 진실된 고민을 하기보다는 단순한 우울증으로 진단하고 항우울제를 처방하였다고 가정하자. 행복하지도 않고 100% 만족하지도 않는 사람들에게 현재 자주 처방되는 항우울제는 이러한 질병을(항우울제가 더욱더 성욕감퇴를 증가시킨는 것은 말할 것도 없이) 계속해서 더욱 복잡한 방향으로 진행하게 한다. 임상의들은 반드시 환자의 전체적인 양상을 관찰해야 하는데, 이러한 환자의 전반적인 징후들에 대한 총체적(holistic)인 접근법에는 호르몬 대체요법(HRT; hormone replacement therapy), 약초를 이용한 치료, 영양보충, 운동 등이 있다. 이러한 치료법들은 일차적으로 인체의 호르몬수치를 보존하고, 균형을 맞추는 데 초점이 맞추어져 있다.

남성갱년기 증상과 관련된 상태들

- 발기부전
- 성욕상실
- 기분장애, 우울증, 피곤함, 과민성 등을 포함하는 심리적인 변화
- 수면장애
- 집중력장애
- 근육의 양과 강도의 감소
- 골다공증
- 체지방증가
- 기억력감퇴

호르몬 대체요법

호르몬 대체요법의 논의(HRT controversies)

여성갱년기와 마찬가지로 남성갱년기는 생활습관개선, 영양개선, 약초요법, 호르몬 대체요법(HRT)을 함께 사용할 수 있다. 여성갱년기를 치료하기 위해 시행되어 왔던 합성프로게스테론의 분자인 progestin과 에스테르화된 에스트로겐요법에 대한 최근의 반대 의견들에 의해 임상의사들이 처방하는 방식을 개선하는 작은 혁명이 일어났다. 대중매체와 연구결과물 같은 여러 가지 사건들이 호르몬 대체요법을 성공시키기 위해 생체와 동일한 호르몬을 사용하는 데 대한 관심을 이끌어 낸 것이다. 이러한 경향의 시작이 남성에서 호르몬 대체요법을 사용할 경우에까지 영향을 미쳤는데, 이러한 것 중에는 DHEA, 안드로스텐디온(남성호르몬의 안드로겐스테로이드의 하나), pregnenolone과 같은 호르몬의 전구물질과 테스토스테론 등이 있다. 다른 자연의학적인 방법들과 함께 사용한다면 남성갱년기치료는 훨씬 수월한데, 논란의 여지가 있으므로 앞으로 토론하고자 한다.

테스토스테론 대체요법

남성갱년기증상이 있는 남성들의 테스토스테론과 안드로겐 대체요법에 관련된 지식의 기반은 이제 막 생리학적 수준에서 연구가 진행되고 있고, 또한 선택할 수 있는 다양한 대증요법(allopathic choices)이 있는 여성에 비하여 남성갱년기치료는 전통의학(conventional medicine)에서 수용되는 경우도 상대적으로 드물다. 여성호르몬의 주기적인 특징 때문에 여성들은 의심할 여지없이 훨씬 더 변화가 심하고 결과적으로 증상도 뚜렷하다. 이러한 상황이 월경과 폐경기를 "의료화(medicalization)"시키는 데 부분적으로 기여했고, 호르몬 대체요법 중 한 가지 또는 몇 가지를 같이 실시한다면 발생하는 거의 모든 변화(perturbation)에 대비할 수 있다.

그러나 남성을 위한 치료방법과 호르몬 대체요법은 여성에 비해 매우 제한적인 것이 사실이다. 실제로 의학계는 전립선비대와 전립선암과 같은 전립선특수질환의 원인이 테스토스테론 단독으로 유발하는 증상이라는 입장을 오랫동안 고수해 왔으나 이것이 호르몬 단독의 문제가 아니라는 증거가 조금씩 쌓여 가고 있다. 이러한 증거들에는 노화에 따른 에스트로겐축적이 중년 이후 전립선질환의 발병에 있어서 1차적 요인으로 추정되지만 테스토스테론과 DHT는 오히려 2차적인 역할을 하거나 촉진인자(promoter)로서 작용한다는 내용을 포괄한다.[17] 또 다른 연구에서는 테스토스테론, SHBG 또는 안드로스텐디온의 체내농도와 전립선암발병률이 관계없다고 발표하였는데, 이는 안드로겐이 향후 전립선질환의 유일한 유발인자라는 개념을 정면으로 반박하는 것이다.[18] 뿐만 아니라 노화가 진행되면서 테스토스테론수치가 내려가기 시작하고, 동시에 전립선비대증발병률이 상승하는데, 이는 전립선비대가 테스토스테론이 전립선에 누적되기 때문이라는 것이

표 2-1. 용량표

치료제	용량
호르몬 대체요법	많은 시험법을 통해 개개인의 치료기초력을 평가한 후에 측정되어야 함.; 전형적으로 다른 방법들을 모두 사용한 후에 사용함.
테스토스테론 대체요법	전형적으로 5~10 mg부터 시작함.
DHEA	하루 25~50 mg
Chrysin	하루 500~750 mg
아연	하루 30 mg[a]
남가새(Puncture Vine) or Tribulus(*Tribulus terrestris*)	다양함.; 매일 250~1500 mg; furostanol로 알려진 steroidal saponins를 30~45% 함유한 표준 제품
정력나무(*Potency wood*)	1~2 mL, 추출물 형태, 하루 2번

[a] 아연(zinc) 보충요법을 시행하는 환자들은 구리(copper) 보충요법을 반드시 병행하여 시행한다.

과거의 이론이었다. 그러나 테스토스테론수치가 정점이고, 대부분 노출이 발생하는 시기의 발병률에 초점을 맞추어 보면 아이러니하게도 20~40대 전립선질환의 발병률이 가장 낮다.[19]

테스토스테론은 주로 인체의 지방저장고(fat stores)에서 에스트로겐으로 가장 쉽게 형태변형, 즉 방향족화(aromatization)된다. 그러므로 신체가 노화하고 체중이 증가하면 방향족화효소시스템에 에너지가 공급되어 에스트라디올수치가 상승하는 결과를 나타내는데, 아마도 전립선질환을 촉진할 수도 있다. 이와는 반대로 테스토스테론이 5-알파-환원효소(5-alpha-reductase)를 통해 대사될 때 안드로겐 관련 질환의 원인으로 인식되고 있는 DHT 분자로 변형된다. 테스토스테론의 대사경로를 살펴보았을 때 2가지의 주요경로가 있는데, ① 에스트라디올로 되는 방향족화효소 경로와 ② DHT로 되는 5-알파-환원효소 경로가 있다. 아직 증명되지 않았지만 생각할 만한 가설은 5-알파-환원효소를 억제함으로써 테스토스테론 대사과정에서 "백업(backup)"이 생성되고, 이에 따라 테스토스테론이 방향족화효소에 의해 분해되는데, 이는 에스트라디올수치의 상승을 유도하고 문제를 악화시킨다는 가설이다. 이 문제는 남성의 인체에서 에스트로겐의 영향력을 약화시키고 테스토스테론의 영향력을 강화함으로써 에스트로겐과 테스토스테론의 균형을 젊을 때의 상태로 회복하면 해결될 수 있다.

이것은 테스토스테론-에스트로겐비율의 증가법이라고 언급되는데, 종종 테스토스테론 보충요법을 하루 5~10 mg씩 투여하거나 식물성에스트로겐(phytoestrogens), 식이요법, 운동, 건강기능성식품 등을 활용하는 것과 같은 방법으로 인체에서 에스트로겐의 부하를 낮춤으로써 달성될 수 있다. 더군다나 어떤 의사들은 프로게스테론을 남성에게 처방하여 인체에서 에스트로겐효과를 더욱 억제함으로써 이러한 요법을 보완한다. 안드로겐 대체요법을 시행하기 전 또는 도중이라도 임상시험을 시작할 때는 전립선검사를 반드시 시행하여야 하고, 3개월과 6개월 후에 전립선특이항

남성갱년기와 진단적으로 감별해야 하는 질환들

- 당뇨, 신부전, 간경화, 빈혈 또는 갑상성기능저하증
- 우울
- 알코올남용/영양결핍은 알부민수치의 감소를 유발할 수 있음.
- 테스토스테론의 비정상 일주기리듬
- Cimetidine, digoxin, spironolactone 또는 항우울제와 같은 약물복용
- 수술, 중증화상, 교통사고와 같은 급성스트레스
- 격렬한 운동(athleticism)
- 그 외의 요소들, 시상하부-뇌하수체종양, 쿠싱증후군, 혈색소침착증(hemochromatosis), Kallman 증후군, 클라인펠터증후군, Prader-Willi증후군 등

원수치를 측정해야 하는데, 만일 잠재적인 전립선질환증상이 발견되었다면 이후 매 6개월마다 수치를 점검해야 한다.

Dehydroepiandrosterone(DHEA)

DHEA는 노화과정과 그 과정에서 일어나는 몇 가지 "증상"들을 지연시키는 하나의 방법으로 알려져 왔다. DHEA의 효과는 증가한 체중을 되돌리고, 근력과 지구력, 인지력, 면역력을 증가시키며, 전반적인 에너지력을 상승시킨다. 그러나 보다 정확하게 DHEA는 노인들의 부신기능저하와 안드로겐결핍증을 치료하기 위해 사용된다. DHEA는 간과 부신, 남성의 정소에서 생성되는데, 인체에서는 DHEA의 황산화된 형태인 DHEA-S의 형태로 저장된다. DHEA는 안드로겐과 에스트로겐 모두의 전구체인 안드로스텐디온으로 전환될 수 있다.[20] DHEA수치는 여성보다는 남성에서 높고, 여성/남성 모두에서 나이가 들수록 점점 감소한다. 흥미롭게도 모든 노인 인구에서 모두 이러한 감소현상을 경험하는 것은 아닌데, 약 1/3가량의 노인에서는 DHEA가 오히려 증가하기도 한다.[21] DHEA 보충요법은 성별 의존적 안드로겐과 에스트로겐의 비율을 바꾸어 놓을 수도 있지만 각각의 성별에서 증가되어 있는 호르몬의 전체 양은 다르다.

남성들이 DHEA를 복용하면 안드로겐보다는 아니지만 에스트로겐이 증가하는 것을 경험할 수 있고, 여성들은 DHEA를 복용 후에 에스트로겐증가는 거의 없고, 안드로겐이 상당히 많이 증가하는 것을 경험할 수 있다.[22] DHEA의 이러한 안드로겐과 에스트로겐의 생성효과는 호르몬전구체의 유익한 효과 때문이라고 생각되어진다.[23] 24주 이상 동안 DHEA를 복용한 남성에서 발기부전이 감소하고 오르가즘, 성욕 및 전반적인 성적 만족도가 모두 개선되었다.[24] 지금까지의 연구는 비록 DHEA의 사용량이 적고 사용기간도 짧았지만 양성 모두에게 DHEA를 사용하는 것에 대한 많은 논란이 있기는 하다. 그리고 시험관내 실험에서 DHEA는 에스트로겐수용체에 의존적 유방

암세포를 증식시킬 수 있었는데, 비록 이러한 실험결과가 시험관내에서 일어난 것일지라도 여성에서 사용할 때에는 반드시 주의해야 한다.[25]

운동(Exercise)

테스토스테론감소는 복합적인 원인을 가지고 있으며, 이 호르몬수치는 다양한 방법으로 증가될 수 있다. 아마도 가장 게을리할 수 있는 의학적 치료방법일지도 모르지만 운동은 중년남성의 테스토스테론수치를 개선할 수 있고, 뿐만 아니라 남성갱년기와 관련된 골소실, 체중증가, 근육소실, 수면과 정신장애 등도 극복할 수 있다고 한다. 적당한 신체적 활동은 혈청 테스토스테론수치 39%, SHBG 19%, 유리테스토스테론 23%, 총혈청단백질 13%를 상승시키는 것으로 나타났는데, 운동의 이러한 효과는 주로 운동요법을 실시하는 동안 발생하는 것으로 나타났다.[26] 본 연구에서 테스토스테론수치가 일시적으로 상승하기도 하였는데, 이것은 SHBG농도가 상승해서 나타나는 결과 때문인 것으로 생각된다. 운동 후 임상시험자의 테스토스테론수치가 정상수준으로 회복되었다는 것은 혈액농축(hemoconcentration)이 테스토스테론수치상승에 일정한 역할을 했을 수도 있다는 것을 암시하고 있다. 반면 이러한 테스토스테론수치상승이 오직 SHBG의 상승과 관련되어 있다는 연구결과도 있는데, 적당한 운동요법을 오랜 기간 동안 실시하면 유리테스토스테론이 증가하지만, 이러한 증가는 SHBG 결합력(binding affinity)의 변화와는 관련이 없다고 보고하였다.[27]

또 다른 연구의 결과물들은 운동에 의해 유발되는 테스토스테론의 증가는 고환의 교감신경자극(sympathetic stimulation)을 통해 매개된다는 것을 제시하고 있다. 이러한 효과는 다양한 연구에서 증명되었는데, LH, FSH, 프로락틴, 테스토스테론, 유리테스토스테론의 혈중수치를 운동 전후에 측정한 결과 LH, FSH, 프로락틴은 운동 후에 통계적 변화가 없었으나 유리테스토스테론과 총테스토스테론수치는 운동과 관련하여 유의하게 증가한 것을 확인하였다.[28] 이와 같이 신체적 운동은 거의 모든 질병에서 환자에게 많은 이익을 가져다 주었는데, 갱년기를 경험하는 남성에서도 확실히 도움을 준다고 생각된다. 운동은 갱년기와 관련된 변화를 상쇄할 뿐만 아니라 최소한 일시적일지라도 혈청 테스토스테론수치를 높여 준다. 운동을 한 후에 기분이 좋아지는 것이 중년에서 특히 광범위하게 나타나는데, 이러한 운동의 기분개선효과를 부분적으로 설명할지도 모른다.

방향화효소(Aromatase) 억제제

앞에서 언급한 방향화효소는 남성에서 테스토스테론수치를 낮추어 주는 부분적인 효과가 있는데, 테스토스테론분자를 에스트라디올분자로 바꾸어 주는 과정에 의해서 이러한 효과가 나타난다. 방향화효소는 안드로겐(안드로스텐디온과 테스토스테론 등)을 에스트로겐으로 변환시키는 과정을 통하여 에스트로겐합성의 속도조절단계를 촉매하는 cytochrome-p450효소인데, 이 효소는 또한 에스트로겐합성효소로도 알려져 있다. 이 효소의 활성을 억제함으로써 테스토스테론이 에스트라디올로 형태변환(transformation)되는 과정(즉, 테스토스테론수치가 감소되는 과정)이 늦어질 수 있다.

방향화효소억제제는 여성/남성 모두에서 유용하고, 여성에서 방향화효소는 저장된 안드로겐을 에스트로겐으로 형태를 변환시키는데, 이러한 효능을 이용하여 방향화효소억제제는 에스트로겐의존성 암을 치료하기 위한 항암제로 사용되고 있다. 현재 3가지 종류의 방향화효소억제제가 미국FDA의 승인을 받았는데, anastrazole(Arimidex), exemestane(Aromasin)과 letrozole(Femara)은 에스트로겐의존성유방암이 처음 발병하였거나 재발한 것에 상관없이 주요치료제로 사용되고 있다.

크리신(Chrysin)

자연적으로 유래한 가장 강력한 방향화효소억제제는 아마도 크리신인데, 이 물질은 인간에스트로겐방향화효소의 가장 강력한 억제제들 중의 하나이다. 크리신은 플라보노이드 중의 flavone 계열로서 다양한 식물에 포함되어 있는데, 가장 대표적인 약초는 시계풀(*Passiflora coerulea*)이다. 크리신의 다른 기원은 레몬제라늄, 꿀, 벌프로폴리스 같은 제라늄종과 소나무 같은 침엽수종 등을 포함한다. 안드로스텐디온과 테스토스테론의 방향족화(aromatization)를 억제하는 크리신의 효과는 시험관내에서 증명되었지만 동물실험이 필수적인데, 다른 연구에서 보고된 크리신의 효능으로는 ① 식물에스트로겐효과(알파, 베타 에스트로겐수용체와 약하게 결합함), ② 항산화효과(xanthine oxidase와 그 결과로 생성되는 요산을 억제하고, 활성산소를 제거함), ③ 불안완화작용(GABA 수용체인 benzodiazepine 수용체에 결합함) 등이 있다.[29-31]

크리신에 대한 많은 연구가 시험관내에서 실행되었는데, 이것은 방향화효소를 억제하는 크리신의 효과가 강력하다는 것을 시사하는 바이다.[32] 그러나 임상시험에서 크리신을 안드로스텐디온과 DHEA와 같은 안드로겐전구물질과 함께 사용하였을 경우, 크리신의 테스토스테론증가효과가 나타나지 않았다.[33] 사실 이 flavone물질은 장과 간에서 자신의 체외배출을 촉진하는 UGT1A1과 같은 효소를 유도한다고 알려져 있다.[34] 그럼에도 불구하고 추정적 결론을 바탕으로 한 마케팅 덕분에 크리신은 신체적인 활동을 증가시키는 물질을 진정으로 원하고 있는 운동선수들에 의해 광범위하게 사용되고 있다. 방향화효소억제제를 사용하는 최종목표는 결국 테스토스테론이 에스트로겐으로 형태변환하는 것을 예방함으로써 테스토스테론수치를 보존하는 것이다.

리그난(Lignan)과 플라보노이드(Flavonoid)

다양한 리그난과 플라보노이드들이 방향화효소를 억제하는 효과를 나타내었다. 리그난은 약한 에스트로겐효과를 가지므로 항에스트로겐효과를 나타낼 수 있는 식물에스트로겐들이 있다. 아피게닌(apigenin), 퀴세틴(quercetin), 제니스테인(genistein), 다이드제인(daidzein), biochanin A, zearalenone 등과 같은 리그난과 플라보노이드들은 시험관내에서 방향화효소를 억제할 수 있다고 연구되었다.[35] 콩과 붉은클로버에서 발견되는 isoflavone인 제니스테인(genistein), 아마씨(flaxseed)에 함유된 리그난인 enterolactone, enterodiol은 유방암세포에서 방향화효소를 억제하여 에스트라디올과 에스트론의 생성을 억제하였다.[36] 이러한 리그난과 플라보노이드의 기원인 아마씨와 콩의 소비가 증가함에 따라 방향화효소억제작용과 호르몬 의존적 암예방에 미치는 이러한 물질의 연구가 계속해서 증가하고 있다.

아연(Zinc)

아연은 남성의 건강문제를 예방하고 치료하는 효능으로 오랫동안 각광받아 왔던 물질이다. 아연은 체내에 약 2 g 정도로 비교적 풍부하게 함유되어 있고, 다른 효소들과 다양한 협동작용을 하므로 전반적인 건강을 유지하는 데 미네랄이 중요한 역할을 한다. 즉, 아연의 양이 부족하면 혈청 테스토스테론의 양과 정액의 양에 부정적인 영향을 미친다.[37] 남성갱년기증상에 국한되지 않더라도 정액내 아연의 양은 정자의 숫자와 직접적인 상관관계를 나타내고 있다.[38] 전립선에 많은 양의 아연이 저장되어 있고, 전립선의 아연함유량과 초기전립선 증식과의 관련성 때문에 아연은 전립선질환을 영양학적 방법으로 치료하고자 하는 사람들에서 각광받고 있다.[39] 또한 아연은 테스토스테론을 DHT로 변화시키는 효소인 5-알파-환원효소의 억제제로서도 작용한다.[40]

기타 생약학적 치료법들

남가새(Puncture Vine)

남가새로 알려진 tribulus(*Tribulus terrestris*)는 역사적으로 발기부전을 치료하기 위한 강장식물로 사용되어 왔다. Tribulus는 뇌하수체에서 분비되는 황체형성호르몬(LH)의 수치를 증가시킴으로써 간접적으로 테스토스테론의 양을 증가시킨다고 생각되고 있는데, tribulus의 활성성분으로는 사포닌이 잘 알려져 있다.[41] Tribulus와 안드로겐의 수치를 상승시키는 기능에 대한 정확한 연구는 아직 미미한데, 거세한 실험동물을 이용하여 테스토스테론과 tribulus추출물의 효능을 비교한 실험이 있었다. 연구결과 테스토스테론과 tribulus추출물을 동시에 투여한 경우에만 안드로겐의 활성이 증가한다는 것을 발견하였는데, 전립선무게와 발기지표인 해면체내 혈압이 증가하는 것을 관찰하였다. 이를 통하여 연구자는 비록 안드로겐을 실제로 측정할 수는 없었지만 tribulus가 안드로겐을 증가시킨다는 효과가 있다는 결론을 내렸다.[42]

전통의학에서 토착적으로 에너지와 생기를 증진시키기 위하여 사용되어 온 이 약초의 명성이 현대에서 실제 의학적으로 사용할 수 있는 많은 증거들을 확보하는 원동력이 되었다. 그러나 tribulus가 성욕과 안드로겐을 증진시키는 전망 있는 약초임에는 틀림없지만 보다 많은 연구가 필요한 것도 사실이다.

정력나무(Potency wood)

정력나무로 알려져 있는 무이라푸아마(Muira Puama)는 브라질 아마존지역과 아마존우림에서 유래했다. 남아메리카대륙의 토착민들에 의해 오랫동안 사용되어 온 무이라는 성기능약화와 대머리를 치료하는 약제로서 명성이 높다. 1950년 브라질약전에 포함되어 지금도 여전히 높은 가치를 자랑하는 이 약초는 강력한 정력제로 인식되어 있다. 활성성분으로는 지방산, 알칼로이드, sesquiterpene, monoterpene 등을 포함한다.[43]

이 약초의 효과를 알기 위하여 몇 가지 종류의 임상시험이 실시되었는데, 특히 남성갱년기를 치료하는 데 적용될 수 있는 결과들이 있다. 성욕감소와 발기부전을 경험한 남성들을 대상으로 약초의 효능을 시험하였는데, 이 약초를 복용한 환자들의 62%가 성욕과 관련된 긍정적인 결과가 있었고, 발기부전환자 중 51%에서 강력한 신체변화를 가져오는 데 도움을 주었다는 결론을 내렸다.[44] 성욕이 감퇴한 남성을 대상으로 무이라푸아마추출물의 효과를 시험하였는데, 약초 1.5 g을 매일 투여한 결과 85% 환자에서 성욕증진, 90% 환자에서는 발기지속능력의 상승, 약초를 투여받은 모든 환자에서 성교횟수가 증가했다는 결과를 관찰하였다.[45] 이 약초는 성행위능력을 개선한다는 측면에서 갱년기증상을 겪는 남성들에게 도움이 될 것으로 생각된다. 그러나 약초의 효능기전에 대한 추가연구가 요구된다.

결론

여성갱년기보다는 더욱 복잡하지만 남성갱년기증상은 호르몬 대체요법, 운동, 다양한 보충제 등을 포함한 다양한 방법으로 치료가능한 질환이다. 정확하게 진단하고 혼란을 주는 요인들을 배제하여 개개인에게 맞는 치료법을 선택하는 것이 가장 중요하다고 하겠다.

참고문헌

[1]Heller CG, Myers GB. The male climacteric: Its symptomatology, diagnosis and treatment. JAMA. 1944;126:472.

[2]Feldman HA, Longcope C, Derby CA, et al. Age trends in the level of serum testosterone and other hormones in middle-aged men: Longitudinal results from the Massachusetts male aging study. J Clin

Endocrinol Metab. 2002;87:589–598.

[3]Tenover JS. Androgen administration to aging men. Endocrinol Metab Clin North Am. 1994;23:877–892.

[4]Sih R, Morley JE, Kaiser FE. Testosterone replacement in older hypogonadal men: A 12-month randomized controlled trial. J Clin Endocrinol Metab. 1997;82:1661–1667.

[5]Araujo AB, Esche GR, Kupelian V, O' 'Donnell AB, Travison TG, Williams RE, Clark RV, McKinlay JB. Prevalence of symptomatic androgen deficiency in men. J Clin Endocrinol Metab. 2007 Nov;92(11):4241–4247. Epub 2007 Aug 14.

[6]Nieschlag E, Behre HM, eds. Testosterone: Action, Deficiency, Substitution, 2nd Edition. Berlin: Springer-Verlag, 1998:58–66.

[7]Basaria S, Dobs AS. Hypogonadism and androgen replacement therapy in elderly men. Am J Med. 2001;110:563–572.

[8]Gray A, Feldman HA, McKinlay JB. Age, disease, and changing sex hormone levels in middle-aged men: Results of the Massachusetts Male Aging Study. J Clin Endocrinol Metab. 1991;73:1016–1025.

[9]Morales A, Heaton JP, Carson CC III. Andropause: A misnomer for a true clinical entity. J Urol. 2000;163:705–712.

[10]Vermeulen A, Kaufman JM. Ageing of the hypothalamo-pituitary-testicular axis in men. Horm Res. 1995;43(1–3):25–28.

[11]Gallardo E, Simon C, Levy M. Effect of age on sperm fertility potential: Oocyte donation as a model. Fertil Steril. 1996;66:260–264.

[12]Barrett-Connor E, Goodman-Gruen D, Patay B. Endogenous sex hormones and cognitive function in older men. J Clin Endocrinol Metab. 1999;84:3681–3685.

[13]Tan RS. Andropause: Introducing the concept of "relative hypogonadism" in aging males [letter]. Int J Impot Res. 2002;14:319.

[14]Smith KW, Feldman HA, McKinlay JB. Construction and field validation of a self-administered screener for testosterone deficiency (hypogonadism) in ageing men. Clin Endocrinol (Oxf). 2000;53:703–711.

[15]Marin P, Holmang S, Jonsson L. The effects of testosterone treatment on body composition and metabolism in middle-aged obese men. Int J Obes Relat Metab Disord. 1992;16:991–997.

[16]Bestul MB, McCollum M, Hansen LB, Saseen JJ. Impact of the women's health initiative trial results on hormone replacement therapy. Pharmacotherapy. 2004;24:495–499.

[17]de Lignieres, B. Transdermal dihydrotestosterone treatment of "andropause." Ann Med. 1993;25:235–241.

[18]Heikkila R, Aho K, Heliovaara M, Hakama M, Marniemi J, Reunanen A, Knekt P. Serum testosterone and sex hormone–binding globulin concentrations and the risk of prostate carcinoma: A longitudinal study. Cancer. 1999;86:312–315.

[19]Vermeulen A. Dehydroepiandrosterone sulfate and aging. Ann NY Acad Sci. 1995;774:121–127.

[20]Oelkers W. Dehydroepiandrosterone for adrenal insufficiency [editorial]. N Engl J Med. 1999;341:1073–1074.

[21]Tilvis RS, Kahonen M, Harkonen M. Dehydroepiandrosterone sulfate, diseases and mortality in a general aged population. Aging (Milano). 1999;11:30–34.

[22]Arlt W, Haas J, Callies F. Biotransformation of oral dehydroepiandrosterone in elderly men: Significant increase in circulating estrogens. J Clin Endocrinol Metab. 1999;84:2170–2176.

[23]Ebeling P, Koivisto VA. Physiological importance of dehydroepiandrosterone. Lancet. 1994;343:1479–1481.

[24]Reiter WJ, Pycha A, Schatzl G, et al. Dehydroepiandrosterone in the treatment of erectile dysfunction: A prospective, double-blind, randomized, placebo-controlled study. Urol. 1999;53:590–595.

[25]Calhoun KE, Pommier RF, Muller P, et al. Dehydroepiandrosterone sulfate causes proliferation of estrogen receptor–positive breast cancer cells despite treatment with fulvestrant. Arch Surg 2003;138:879–883.

[26]Zmuda JM, Thompson PD, Winters SJ. Exercise increases serum testosterone and sex hormone–binding globulin levels in older men. Metabolism. 1996;45:935–939.

[27]Fahrner CL, Hackney AC. Effects of endurance exercise on free testosterone concentration and the binding affinity of sex hormone binding globulin (SHBG). Int J Sports Med. 1998;19:12–15.

[28]Vogel RB, Books CA, Ketchum C, Zauner CW, Murray FT. Increase of free and total testosterone during

submaximal exercise in normal males. Med Sci Sports Exerc. 1985;17:119–123.

[29]Jeong HJ, Shin YG, Kim IH, Pezzuto JM. Inhibition of aromatase activity by flavonoids. Arch Pharm Res. 1999;22:309–312.

[30]Nagao A, Seki M, Kobayashi H. Inhibition of xanthene oxidase by flavonoids. Biosci Biotechnol Biochem. 1999;63:1787–1790.

[31]Wolfman C, Viola H, Paladini A, et al. Possible anxiolytic effects of chrysin, a central benzodiazepine receptor ligand isolated from Passiflora coerulea. Pharmacol Biochem Behav. 1994;47:1–4.

[32]Kellis JT Jr, Vickery LE. Inhibition of human estrogen synthetase (aromatase) by flavones. Science. 1984;225:1032–1034.

[33]Brown GA, Vukovich MD, Reifenrath TA, et al. Effects of anabolic precursors on serum testosterone concentrations and adaptations to resistance training in young men. Int J Sport Nutr Exerc Metab. 2000; 10:340–359.

[34]Walle T, Otake Y, Galijatovic A. Induction of UDP-glucuronosyltransferase UGT1A1 by the flavonoid chrysin in the human hepatoma cell line hep G2. Drug Metab Dispos. 2000;28:1077–1082.

[35]Lacey M, Bohday J, Fonseka SM, Ullah AI, Whitehead SA. Dose-response effects of phytoestrogens on the activity and expression of 3beta-hydroxysteroid dehydrogenase and aromatase in human granulosa-luteal cells. J Steroid Biochem Mol Biol. 2005 Aug;96(3-4):279–286.

[36]Brooks JD, Thompson LU. Mammalian lignans and genistein decrease the activities of aromatase and 17beta-hydroxysteroid dehydrogenase in MCF-7 cells. J Steroid Biochem Mol Biol. 2005 Apr;94(5):461–467. Epub 2005 Mar 16.

[37]Hunt CD, Johnson PE, Herbel J, Mullen LK. Effects of dietary zinc depletion on seminal volume and zinc loss, serum testosterone concentrations, and sperm morphology in young men. Am J Clin Nutr. 1992;56:148–157.

[38]Fuse H, Kazama T, Ohta S, Fujiuchi Y. Relationship between zinc concentrations in seminal plasma and various sperm parameters. Int Urol Nephrol. 1999;31:401–408.

[39]Miller AL. Benign prostatic hyperplasia: Nutritional and botanical therapeutic options. Alt Med Rev. 1996;1:18–25

[40]Om AS, Chung KW. Dietary zinc deficiency alters 5 alpha-reduction and aromatization of testosterone and androgen and estrogen receptors in rat liver. J Nutr. 1996;126:842–848.

[41]Cai L, Wu Y, Zhang J, Pei F, Xu Y, Xie S, Xu D. Steroidal saponins from Tribulus terrestris. Planta Med. 2001;67:196–198.

[42]Gauthaman K, Adaikan PG, Prasad RN. Aphrodisiac properties of Tribulus terrestris extract (Protodioscin) in normal and castrated rats. Life Sci. 2002;71:1385–1396.

[43]Auterhoff, H. Lipophilic constituents of Muira puama. Arch Pharm Ber Dtsch Pharm Ges. 1971;304:223–228.

[44]Waynberg J. Contributions to the clinical validation of the traditional use of Ptychopetalum guyanna [presentation]. First International Congress on Ethnopharmacology. Strasbourg, France, June 5–9, 1990.

[45]Waynberg J. Male sexual asthenia—interest in a traditional plant-derived medication. Ethnopharmacology. Mar 1995.

3

노화를 늦추는 영양 및 생약학적 접근법

인류구성원들의 나이가 들고 장수하는 사람들이 증가하면서 생물학적 노화에 관한 연구가 대두되기 시작하였다. 2003년 질병통제예방센터(CDC; The Centers for Discase Control and Prevention)에 따르면 약 3,590만 명의 미국인들이 65세 이상이고, 이러한 인구들의 25% 이상이 건강하지 않은 삶을 살고 있다고 발표하였다.[1] 미국인구조사국은 2030년까지 약 20%의 미국인들이 65세가 넘을 것으로 추정하였는데, 이는 100년 전의 4%에 비교해 보았을 때 상당한 수치이다.[2] 세포노화의 기전은 아직 잘 알려져 있지 않고, 많은 이론들이 노화 때 일어나는 생리학적 기능의 감퇴를 설명하기 위해 제시되고 있다. 증가된 질병과 죽음의 위험요소들, 삶의 질 저하, 건강유지비용증가 등의 문제들 때문에 노화와 장수에 대한 연구는 노화와 관련된 다양한 문제들을 해결하기 위하여 필수적이다. 세포노화 및 노화와 관련된 질병을 감소시키기 위한 다양한 영양소와 치료방법들이 제시되고 있다.

노화의 이론

세포노화와 관련된 다양한 이론들이 있다. 이러한 이론들은 상호배타적이지 않고, 상호보완적인 관계를 가진다. 노화는 초기에는 유전학적으로 계획된 세포죽음의 결과라고 믿어져 왔고, 또한 노화는 세포손상과 핵/미토콘드리아DNA변형의 결과라고 제시되었다. 노화가 세포손상의 결과라고 제시하고 있는 증거들을 보았을 때 노화를 조절할 수 있는 다양한 방법들도 가능할 것이라는 것을 암시하고 있다.

산화스트레스(Oxidative stress)와 자유라디칼(free radical)

자유라디칼에 의해 일어나는 산화적 손상은 노화원인에 대해 가장 잘 알려지고 광범위하게 받아들여지는 이론이다. 이렇게 반응성이 강한 분자들은 많은 생화학적 반응들과 외부노출을 통해 인체내로 들어옴으로써 생기게 된다. 이 이론의 근본적인 개념은 산화촉진제(면역방어와 세포신호전달 등과 같은 일을 하는 데 필요한)와 항산화제(산화촉진제가 인체에 지나친 손상을 주지 않도록 하는)의 양이 유동적이어서 서로 이동(shift)한다는 것이다. 이러한 이동은 산화스트레스를 증가시키고 세포기능을 저하시키며 노화를 촉진한다. 이 이론은 우선 세 가지 현상에 기초하는데, ① 자유라디칼은 반응이 극도로 강하고, ② 몸안에서 산소와 질소로부터 계속 생산되며, ③ 체내 방어체계는 자유라디칼의 독작용을 통제하기 위해 존재한다는 것이다.[3] 자유라디칼은 세포를 손상시키고 DNA돌연변이를 유발하는 분자와 반응하고, 많은 질병과정과 관련되어 있다. 많은 연구에서 산화적 손상의 축적은 노화과정 중에 발생하는 기능소실을 증가시키고, 산화적 손상을 감소시키는 치료제는 노화와 관련된 기능소실을 지연시키는 것으로 보여져 왔다. 또 다른 연구에서는 산화스트레스의 증가가 염증매개체들의 증가를 유발하고 관절염, 죽상경화증(atherosclerosis), 골다공증 그리고 치매와 같은 노화와 관련된 염증성질환을 유발한다고 보고하였다.

미토콘드리아의 손상

미토콘드리아는 인체에 의해 사용되는 ATP의 형태를 사용하는 대부분의 에너지를 생산한다. 산화적 인산화는 전자전달계를 통해서 대부분의 ATP를 생산한다. 노화는 미토콘드리아에서 일어나는 산화적 인산화의 효율을 감소시키는 것으로 생각된다. 구체적으로 노화는 세포의 에너지생산을 감소시키고, 기질을 손상시키며, 자유라디칼의 생산을 증가시킨다. 노화로 인한 근육의 질량과 기능쇠퇴는 근육세포내 미토콘드리아의 손상과 연관된다. 어떤 연구에서 노화는 미토콘드리아 숫자가 감소하고 크기가 커지면서 미토콘드리아가 ATP를 만드는 효율성이 떨어지는 현상과 연관성이 있을 것이라고 보고하였다. 적은 양의 반응성산소종(ROS)은 몇 가지 세포기능을 억제하고, 전사인자활성을 위한 2nd messenger로서 작용하기 위한 에너지생산과정을 통해 형성된다.

세포들은 과다한 ROS가 일으킬 수 있는 손상을 방지하기 위한 다양한 항산화효소들을 가지고 있다. 산화적 인산화와 항산화 효소과정에 요구되는 효소들은 나이가 들면서 감소하는 반면, 시토크롬산화효소가 완전히 결손된 세포들의 숫자는 증가한다. 더욱이 미토콘드리아에 존재하는 DNA는 핵에 존재하는 DNA보다 자유라디칼에 의한 손상과 돌연변이에 더욱 민감하다. 연구자들은 체세포분열이 끝난 세포에서 나타날 수 있는 미토콘드리아DNA의 돌연변이는 30대 중반을 넘어선 이후부터 체내에 축적되기 시작한다고 발표하였다. 이러한 돌연변이는 단백질 전사(transcription)와 번역(translation) 과정을 손상시키고, 세포호흡을 감소시킨다. 미토콘드리아 DNA의 돌연변이가 증가한 인간세포는 ATP생산율이 떨어지고 ROS방출률이 증가한다는 연구결과가 있다. 또한 미토콘드리아의 막전위(membrane potential)도 노화와 함께 감소하는 것으로 나타났는데, 이것은 양성자누출(proton leakage)을 증가시키고, ATP생산을 감소시켜서 세포호흡의 효율에 부정적인 영향을 미친다. 또한 미트콘드리아의 손상과 그 결과로 인한 미토콘드리아의 기능저하는 세포사멸을 유도한다. 산화수치의 상승은 미토콘드리아의 막전위활성을 증가시키는데, 이것은 세포사멸촉진단백질(proapoptotic protein)의 미토콘드리아방출을 유도한다.

말단소체(Telomere)

말단소체는 진핵생물 염색체(chromosome)의 끝부분에 반복적으로 연속되는 서열인데, 염색체를 보호하고 안정화시키는 역할을 한다. 말단소체는 lagging DNA strand를 복사하기 위한 DNA polymerase의 무능함(inability) 때문에 일반적으로는 복제될 때마다 줄어든다. 말단소체복원효소(telomerase)는 말단소체를 합성하는 역전사효소이다. 대부분의 인간세포에는 말단소체복원효소가 결핍되어 있어서 말단소체를 소모하게 한다. 짧은 말단소체들은 세포주기를 되돌릴 수 없게 정지(세포노화 senescence와 세포자멸사 apoptosis)시킨다. 암세포는 말단소체복원효소의 발현을 증가시킴으로서 암세포의 수명을 연장시켜 온 것으로 드러났는데, 대략 90%의 암세포에서 말단소체복원효소 활동은 높게 유지되어 있었다.

산화적 손상은 말단소체의 단축을 가속화시키고, 항산화제는 이를 느리게 하는 것으로 보인다. 연구결과 말단소체의 길이는 유전적으로 특징지어져 있고, 여성의 말단소체가 남성보다 길다고 보고하였다. 또한 비만과 흡연이 말단소체의 길이를 감소시키는 것으로 나타났다. 에스트로겐과 프로게스테론 호르몬요법을 장기간 동안 받은 폐경기여성들을 대상으로 한 연구에서 호르몬요법을 시행하지 않은 여성들보다 호르몬요법을 시행받은 여성들의 말단소체가 더 긴 것을 확인하였다. 더군다나 우울증환자들은 유의하게 짧은 말단소체를 가지고 있는 것으로 나타났는데, 이러한 결과는 기분장애와 이환율/치사율의 관련성을 암시하고 있다. 또 다른 연구에서 스트레스를 많이 받은 여성의 경우에는 말단소체복원효소의 활동성이 낮았고, 말단소체도 짧았다. 또한 혈관세포에서 말단소체가 짧아지는 것은 내피세포기능이상과 죽상경화증형성과 관계가 있는 것으로 보인다는 연구결과도 있다.

신경계와 내분비계 기능장애

이 이론은 노화는 나이 많은 사람들에서 흔히 나타나는 내분비기능장애에 의해서 유발된다는 것을 암시하고 있다. 호르몬분비의 변화, 촉진성이나 억제성 자극에 대한 수용체민감도상실, 내분비샘의 해부학적 변화, 그리고 호르몬이동의 변화가 노화에 따라 발생한다. 많은 호르몬은 노화가 진행될수록 감소하는데, 송과체(pineal gland, 일주기리듬 조절담당)에서 분비되는 멜라토닌(melatonin)도 노화에 따라서 감소된다. 구체적으로 나이가 든다는 것은 혈장 멜라토닌수치감소와 멜라토닌수치증가의 지연과 직접적으로 비례관계를 나타낸다. 성장호르몬은 10년마다 대략 14%씩 감소하는데, 60세 이후의 성장호르몬수치는 30~40대와 비교해서 대략 50~70%가 감소되어 있다. 에스트로겐과 테스토스테론 같은 스테로이드호르몬 또한 나이가 들수록 감소하는데, 흥미롭게도 에스트로겐은 말단소체복원효소활성을 증가시키는 것으로 보인다. 동물연구에서는 테스토스테론이 말단소체복원효소활성을 감소시킬 수도 있다는 결과를 도출하였다.

교차결합(Cross-linkages)

단백질과 몇몇 고분자들에서 교차결합반응이 일어날 수 있는데, 이러한 반응이 일어난 후 단백질은 탄력성(elastic)과 가용성(soluble)이 떨어지고, 효소에 의해 잘 분해(digestible)되지도 않는다. 이 이론은 대형분자들이 세포손상과 세포죽음을 유발하는 교차결합제제(cross-linking agent)에 노출될 때 교차결합이 일어난다고 한다. 최종당화산물(AGEs; advanced glycation endproducts)은 환원당(reducing sugar)과 생물학적 단백질들 사이의 반응에 의해 생성되고, 당화된 단백질(glycated protein)은 안정적이고 시간이 지나면 축적된다. AGEs는 교차결합하는 분자들과 반응하는데, 이러한 반응들은 몇 가지 질병들의 병리와 연관되어 있다. 당뇨병과 같은 고혈당상태에서는 단백질의 당화(glycosylation)가 증가되어 있는데, 이런 사실은 이러한 반응들이 일어나는 만성질환이 증가한 것을 설명할 수 있을지도 모른다. 콜라겐교차결합은 손상과 골관절염의 저항력 저하를 유도할 수 있는 연골경화(cartilage stiffness)를 증가시킬 수 있다. 혈관과 심장근의 탄력성저하, 고혈압, 내피기능장애 그리고 죽상경화증의 형성은 AGE축적증가와 관련이 있다. 단백질 교차결합은 알츠하이머를 가진 사람들의 뇌에서도 발견되고, 백내장도 안구에서 일어나는 교차결합과 관련이 있다는 연구결과가 있다.

영양학적 보충요법에 기반한 항노화치료법들

칼로리제한

칼로리제한은 노화와 장수의 연구에 있어서 가장 각광받는 치료법 중의 하나이다. 다양한 동물을 이용한 실험에서 칼로리제한은 수명을 연장시키고, 노화와 관련된 질환의 발생률을 낮추었다. 칼로리제한에 대한 연구로는 금식에 의해 어떠한 생화학적 신호경로가 영향을 받는지, 유도되는 스트레스반응은 무엇인지 등 많은 연구가 존재한다. 임상시험을 통한 연구에서 칼로리제한은 에너지대사과정을 변경하고, 자유라디칼생산을 억제하고, 내분비기능을 변화시켰다.[38] 원숭이를 이용한 실험에서 30%의 칼로리를 낮추었을 때 체온이 저하하고, 에너지소비가 감소하는 것을 관찰하였다.[39] 칼로리제한은 또한 sirtuin으로 알려진 NAD-의존적 단백질의 탈아세틸화효소의 수치를 증가시켰는데, 이는 에너지대사와 관련된 유전자 발현 및 억제 과정에 포함되고, 수명의 증가와 관련이 있는 효소이다.[40] 특히 이 단백질은 DNA손상을 치유할 시간을 세포에게 제공하여 세포의 자멸사를 억제하고 DNA손상으로부터 세포를 생존시키는 p53을 탈아세틸화시키고 불활성화시킨다.[41] p53은 원래 종양억제인자인데, 노화와 암의 균형에 중요한 역할을 한다. 또 다른 연구에서 칼로리제한은 쥐의 근육에서 미토콘드리아 양성자누출, 세포산소소모, ROS생성 등을 억제하였다.[42] 더군다나 칼로리제한은 인슐린과 T3(triiodothyronine)의 분비를 감소시켰다.[43] 인슐린대체요법은 미토콘드리아에서 ROS형성을 증가시킴으로써 칼로리제한의 장점을 역전시켰다.[44]

항노화 보충제들

- Dimethyl amino ethanol(DMAE)
- Dehydroepiandrosterone(DHEA)
- 성장호르몬
- 멜라토닌(melatonin)
- 카르노신(carnosine)
- 니아신아미드(niacinamide)
- 보조효소 Q10(coenzyme Q10)
- 레즈베라트롤(resveratrol)
- 글루타티온(glutathione)
- 비타민 E
- 비타민 C
- 베타카로틴(β-carotene)
- 알파리포산(α-lipoic acid)
- 황기(astragalus, *Astragalus membranaceus*)
- 은행나무잎(ginkgo, *Ginkgo biloba*)

항산화제는 비록 생명을 연장시킬 수는 없지만, 죽상경화증, 신경변성뇌질환, 안구질환 등과 같은 노화 관련 질환 또는 암을 앓고 있는 환자의 삶을 조금 더 풍요롭게 해 줌으로써 그들의 삶의 질을 개선해 줄 가능성이 있다.[96]

쥐를 이용한 실험에서 칼로리제한이 노화와 관련된 글루타티온(GSH)과 thioredoxin 시스템의 기능저하를 방어하였는데, 이는 칼로리제한의 항산화기능을 지지해 주고 있다.[45] 이러한 치료법은 노화에 따라 감소할 수 있는 DNA polymerase의 활성과 신뢰도를 증가시킴으로써 DNA손상과 돌연변이를 낮추고, DNA치유를 증가시킨다.[46] DNA 손상과 관련될 수 있는 암과 노화와 관련된 면역학적 결함들 또한 칼로리제한과정에서 감소될 수 있다.[47] 칼로리제한은 지방조직으로부터 분비되는 호르몬인 렙틴(leptin)의 분비를 감소시키는데, 이러한 렙틴의 농도변화는 갑상샘, 생식샘, 성장호르몬축을 억제하는 반면, 부신축을 활성화시킬 수 있다는 보고가 있다. 연구에서 렙틴은 스트레스에 의해 유도되는 대사적이고 내분비적인 적응경로에서 통합적인 역할을 하고, 칼로리제한과 수명연장을 연결시킬 수 있는 중요한 단서이다.[48] 칼로리제한은 또한 스트레스성자극에 의해 유도되고 세포를 보호할 수 있는 열충격단백질(heat-shock protein)의 수치를 변화시킬 수 있다는 보고가 있는데, 열충격단백질은 심장조직에서 나이가 들면서 감소하고, 식이를 제한하면 이러한 과정이 역전되는 것이 동물실험에서 관찰된 바 있다.[49]

적절한 흡수유지

만족스럽게 노화되기 위한 또 다른 중요한 요소는 우리가 먹는 음식을 적절히 흡수하는 것이다. 적절한 흡수에 중요한 요소는 충분한 염산(HCl)인데, 산성환경은 아연, 철, 칼슘과 같은 미네랄흡수를 최적화하며, 비타민 B_{12}의 흡수를 위해 필수적이다.[50-52] 한 연구에서는 산도를 낮추는 약물인 Prilosec[5)]의 복용이 비타민 B_{12}의 흡수를 낮추는 것으로 보고하였는데, 이러한 경향은 산

5) 역자주: 위산분비억제제, AstraZeneca(Wayne, Pennsylvania)

표 3-1. 노화와 관련된 건강문제를 극복하기 위한 예방전략

문제점들	환자들과 상담할 내용들
심장병	레즈베라트롤을 함유한 짙고 붉은 보라색깔의 플라보노이드가 풍부한 야채와 과일의 섭취를 늘려라. 이들은 조직에 항산화능력을 제공함으로써 혈관병의 손상을 예방할 것이다. (8장 심혈관질환 참조)
뇌혈관 사고	마늘과 냉수성 어류(cold water fish) 같은 음식을 섭취하여 혈액농도를 적절하게 유지하라. Nattokinase, serapeptase, 강황 같은 보충제제를 섭취하라. (8장 심혈관질환 참조)
당뇨	적절한 양의 전곡미네랄을 섭취하라. 단백질과 식이섬유의 함유량이 적은 탄수화물섭취를 피하라. 크롬 보충요법을 실시하라. (11장 당뇨병 참조)
골관절염	글루코사민 또는 히알루론산(hyaluronic acid)과 같은 관절을 튼튼하게 할 수 있는 보충제제의 섭취를 고려하라.
암	간과 위장관의 해독화기전을 향상시켜 주는 리모넨 같은 식물성화학물(phytochemical) 또는 indole-3 carbinol, 설포라판(sulforaphane) 같은 식이성 glucosinolate 등이 풍부한 과일과 야채를 섭취함으로써 인체의 해독기능을 충분히 상향조절한다. 남성의 경우에는 전립선건강을 위해 리코펜(lycopene)의 섭취를, 여성의 경우에는 이소플라본(isoflavone) 섭취를 고려해야 하는데, 이러한 물질들은 항산화기전을 도움으로 유전적 손상을 예방해 준다.
폐감염	점막의 습도와 온전함을 유지하기 위하여 물의 섭취를 늘려라. 금연하고 간접흡연 및 먼지, 화학적 유독가스와 같은 환경오염물질의 노출을 피하라.

성으로 잘 알려져 있는 크랜베리주스를 같이 먹었을 때에 회복되었다.[53] 비타민 B_{12}와 Prilosec의 이러한 상관관계는 아마도 산도를 낮추는 다른 약물에도 확대되어 이해할 수 있다. 노인환자에서 이러한 철분과 비타민 B_{12}의 흡수실패는 빈혈을 유발하여 불필요한 피로와 우울증을 일으킨다. 더군다나 노인환자의 1/4이 비타민 B_{12}뿐만 아니라 엽산과 비타민 B_6의 일일권장복용량의 75% 이하를 소비한다는 보고가 있다.[54] 이것은 호모시스테인생산을 제한하는 데 요구되는 비타민 B의 수치보다 낮아서 호모시스테인이 많이 생산되고, 이러한 증가는 경동맥협착증발병을 증가시킨다는 데이터모니터링결과가 있기 때문에 이러한 보고는 비교적 명확해진다.[55-57] 결론적으로 위장관에서 적당한 산성환경을 유지하는 것은 음식에 포함되어 우리 몸으로 들어올 수 있는 수많은 박테리아를 죽이는 데 도움을 준다.

DMAE(Dimethylaminoethanol)

데아놀(deanol)로도 알려진 DMAE는 인지기능을 개선할 수 있는 항산화요법으로서 연구되어 온 자연적으로 발생하는 물질인데, 콜린의 전구체이고 아세틸콜린수치를 증가시킨다.[58] DMAE는 모든 노화조직에 축적되는 노화 관련 지방갈색소(lipofuscin)의 침착을 중단시킨다. 지방갈색소가 증가된 세포는 리소좀(lysosome) 기능을 저하시켜서 기능이 교란된 미토콘드리아의 축적과 ROS

증가를 유도하기 때문에 이러한 갈색소의 생산중단은 중요한 의미를 가진다.[59] DMAE는 또한 자유라디칼제거제로 작용함으로써 단백질교차결합 정도를 감소시킨다.[60]

DHEA(Dehydroepiandrosterone)

DHEA는 부신피질뿐만 아니라 간, 뇌, 고환에서 일차적으로 생산되는 스테로이드호르몬인데, 안드로스텐디온의 전구체이고 안드로겐과 에스트로겐으로 전환될 수도 있다. DHEA는 20세에 가장 높은 농도로 존재하다가 나이가 들면서 점점 감소한다.[61] DHEA는 수많은 노화와 관련된 질환과 관련하여 연구되어 오고 있는데, 낮은 DHEA수치가 심혈관질환(CVD), 암, 비만, 면역결핍, 인슐린저항성, 우울증 등의 질병과 관련이 있다는 보고가 있다.[62] 1년 동안 50 mg의 DHEA를 매일 투여한 환자를 대상으로 한 임상시험에서 60세 이상의 남성과 여성에서 모두 골밀도가 증가하였고, 내장지방과 피하지방을 낮추고, 혈중 인슐린을 감소시켰다.[63,64] 또 다른 연구에서는 노인환자를 대상으로 50 mg의 DHEA를 단기간 매일 투여한 결과 동맥경화를 예방하는 효과가 있다고 발표하였는데, 이러한 DHEA투여는 혈소판 cGMP 및 산화질소(NO)의 생산증가, PAI(plasminogen activator inhibitor)와 LDL콜레스테롤의 수치감소, 테스토스테론과 에스트라디올의 증가를 나타내었다.[65] 또 다른 연구에서는 울혈성심부전(CHF)을 가진 노인환자에서 정상인에 비하여 DHEA황산염(DHEAS; DHEA sulfate)의 수치가 낮은 것을 관찰하였는데, DHEAS의 감소가 울혈성심부전의 심각성과 비례하고, 산화스트레스증가와 관련된다는 결과를 도출하였다.[66] 최근의 연구에서는 또한 웨이트훈련과 병행하여 DHEA를 노인환자에게 투여하였을 경우에 웨이트훈련만 실시한 군에 비하여 근육의 질량과 강도를 증가시켰다.[67]

중년에 발생한 경도/중등도의 우울증을 가진 45~65세 환자를 대상으로 DHEA 보충요법의 효과를 실험한 임상시험에서 6주 동안 DHEA를 투여한 군에서 해밀턴우울평가척도(HRSD; Hamilton Rating Scale for Depression)의 현저한 개선을 나타내었다.[68]

> 노인환자에서 잠재적인 항산화능력을 증가시키기 위해
> 소량의 멜라토닌을 복용하는 것을 권장하는 것은 타당하다.

성장호르몬(Growth hormone)

성장호르몬(GH)은 뇌하수체에서 분비되는데 IGF-1(insulin-like growth factor-1)을 통하여 직접 혹은 간접적으로 효과를 나타내며, GH와 IGF-1은 나이가 들수록 현저히 감소한다. 낮은 IGF-1 수치는 죽상경화, 심혈관질환, 치매, 근육감소증 같은 수많은 노화 관련 질환과 연관이 있다.[69] IGF-1은 혈관내피세포와 혈관평활근세포에서 혈관을 보호하는 산화질소생성을 자극할 수 있다.[70] IGF-1은 또한 세포자멸사를 억제하고, 뇌세포를 보호하는 효능을 가진다.[71] 더군다나 혈

청 IGF-1의 수치가 높으면 근육강도와 신체수행능력이 증대된다.[72]

멜라토닌(Melatonin)

멜라토닌은 일차적으로 송과체(pineal gland)에서 야간에 분비되는 호르몬으로서 일주기리듬을 조절한다.[73] 멜라토닌의 총배출량(output)과 리듬(rhythmicity)은 모두 나이가 들면서 감소한다. 멜라토닌은 자유라디칼제거제로서 작용하고 항산화효소의 발현을 조절하기 때문에 산화스트레스로부터 보호작용을 나타낸다.[74] 이 호르몬은 또한 면역을 자극하는 좋은 효과도 나타낸다. 노화와 관련된 체액성, 선천성, 세포성 면역감소는 노인에게 질병, 신체적인 퇴화, 암 등의 발병을 유발하는데, 멜라토닌은 세포성과 선천성 면역력을 증가시킨다는 연구결과가 있다. 이 호르몬은 과립구, NK세포, 대식세포의 전구세포(progenitor cell)와 몇몇 시토카인(cytokine) 분비를 자극한다.[75]

멜라토닌은 또한 T-helper세포의 생산을 증가시키고, 미토콘드리아 기능에 직접적으로 영향을 미친다.[76] 멜라토닌의 자유라디칼활성은 미토콘드리아내의 글루타티온(GSH) 감소를 제한하고, 미토콘드리아 단백질과 DNA 손상을 감소시키는데, 이러한 과정을 통하여 전자전달계의 기능을 보다 효율적으로 하여 ATP의 생산증가를 유도한다. 이러한 활성은 미토콘드리아의 전이통로(transition pore)를 열어서 세포자멸사를 유도할 수 있는 미토콘드리아막전압의 감소를 예방한다.[77] 멜라토닌은 또한 뇌보호활성을 나타내고 알츠하이머병의 진행을 느리게 할 수 있다.[78] 멜라토닌은 생리적/약물학적 농도에서 항암활성을 나타내는데, 종양세포의 확산을 억제하고 종양세포 분화와 세포자멸사를 촉진하며, 종양세포의 리놀레산(linoleic acid) 흡수를 억제한다.[79] 야간에 조명증가에 의해 유발되는 멜라토닌합성의 감소는 암세포확산을 증가시킨다는 연구결과가 있다.[80]

카르노신(Carnosine)

카르노신은 β-알라닌과 L-히스티딘으로 이루어진 dipeptide이다. 이것은 골격근, 심근, 뇌에서 높은 농도로 발견된다.[81] 임상시험에서는 나이가 들면서 근육카르노신수치가 감소한다는 것을 발견하였는데, 10세부터 70세까지 63%가 감소하였다.[82] 카르노신의 다양한 생화학적 작용들에 대한 연구가 진행되어 왔는데, 대부분 항노화특징에 대한 보고들이다. 카르노신은 활성금속을 킬레이트화하는 작용을 할뿐만 아니라 지질산화를 억제하고, 자유라디칼로부터 세포막을 보호한다.[83] 카르노신은 인간섬유세포의 생존기간을 연장하였는데, 이것은 아마도 말단소체복원효소의 자연감소와 말단소체(telomere) DNA에 대한 손상을 감소시키는 영양성분의 능력 때문이라고 생각되고 있다.[84] 그리고 카르노신은 노화 자체와 노화 관련 질환에서 중요한 역할을 하는 교차결합(cross-linking), glycation, 단백질 carbonyl group 및 AGEs의 형성을 예방할 수 있다는 연구결과가 있다.[85] 카르노신은 또한 아밀로이드펩타이드, MDA(malondialdehyde), hypochloride가 세포에 미치는 독작용을 억제한다는 보고도 있다.[86]

니아신아미드(Niacinamide)

니아신아미드(비타민 B_3)는 니코틴아미드로도 알려져 있는데, 니아신(niacin)의 amide형태이고, 다양한 생화학적 반응들에 필수적인 인자이다. 니아신은 NAD(nicotinamide adenine dinucleotide)와 NADP(NAD phosphate)의 전구체인데, NAD와 NADP는 산화환원반응과 ATP생합성에 필수적이다. 니코틴아미드는 세포대사, 세포생존기간, 미토콘드리아막전위를 조절하는 데 필수적이다.[87] 연구에서 니코틴아미드는 노화된 인간섬유세포의 노화현상을 되돌려 놓았다. 이 연구에서 니코틴아미드에 노출된 노화세포는 복제잠재력과 히스톤 acetyltransferase의 활성이 증가하는 것이 관찰되었는데, 이는 변화된 유전자발현이 회복된 것을 암시한다.[88] 니아신이 노화와 관련된 인지기능저하와 알츠하이머병에 대해 보호작용을 나타낸다는 연구결과들이 있는데, 음식에서 추출한 니아신을 고농도로 복용한 결과 매년마다 저하되는 인지력의 감퇴속도를 늦출 수 있었다.[89] 니아신 보충요법은 또한 죽상경화증, 고지질혈증, 관상동맥질환 같은 노화와 관련된 심혈관질환을 가진 환자들에게 도움을 준다는 보고가 있다.[90,91]

보조효소 Q10(CoQ10)

보조효소 Q10 또는 ubiquinone은 인체에서 만들어지는 성분이고, 기본적으로 항산화, 막안정화, 세포호흡의 보조인자로서 작용한다. CoQ10 보충요법은 심혈관질환, 신경계질환, 암 등을 치료하는 효과가 있다고 보고되고 있다. 연구에서 울혈성심부전(CHF)환자에게 CoQ10 보충요법을 실시한 결과 심박출률(ejection fraction), 일회심박출량(stroke volume), 총심박출량(cardiac output) 등의 개선을 나타내었다.[92] 12주간의 CoQ10 보충요법은 수축기혈압을 평균 17.8 mmHg로 감소시키는 결과를 나타내었다.[93] 또 다른 연구에서는 급성심근경색증발병 후 CoQ10 120 mg을 28일 동안 복용한 결과 협심증, 부정맥, 좌심실기능부전, 심장 관련 질환 및 산화적인 자유라디칼생성 등이 감소하였다고 보고되었다.[94] CoQ10은 파킨슨병, 루게릭병, 헌팅턴무도병, 프리드리히운동실조증과 같은 미토콘드리아기능부전과 산화적 손상에 의해 유발되는 신경변성질환을 가진 환자들에서 기능저하를 늦출 수 있는 작용이 있는 것으로 보이는 것이 사실이다.[95] CoQ10 보충요법은 또한 편두통을 예방하는 치료법으로 효과적이다.[96] 더군다나 어떤 연구에서는 CoQ10이 면역조절작용 또는 항암작용이 있다는 증거를 제시하기도 한다.[97]

레즈베라트롤(Resveratrol)

레즈베라트롤은 포도껍질과 딸기에 대량으로 함유된 자연적인 폴리페놀(polyphenol)인데, 항산화, 항염증, 항암, 항노화 작용을 가진다는 연구결과들이 광범위하게 존재한다. 연구에서 레즈베라트롤은 sirtuin이라는 분자를 활성화시켜 칼로리를 제한하는 효과와 같은 작용을 함으로써 단순유기체의 수명을 연장시켰다고 한다.[98] 또 다른 연구에서 레즈베라트롤은 염증성매개물질억제를 통하여 종양의 생성시작과 촉진, 진행 등을 억제함으로써 암예방효능이 있다는 결과를 보고하였다.[99] 이 약물은 또한 혈소판응집, LDL산화, 허혈재관류(ischemia-reperfusion)에 의한 심근손상 등을 감소시키는 것과 같은 심장보호작용을 나타낸다.[100] 뇌졸중, 뇌출혈, 헌팅턴무도병, 알츠하이머병과 같은 노화와 관련된 신경계질환은 레즈베라트롤에 의해 개선될 수 있다고 제시하는 연구결과도 있다.[101]

글루타티온(Glutathione)

글루타티온은 간에서 생산과 저장을 하는 모든 종류의 세포액(cytosol)에서 만들어지는 tripeptide인데, 산화스트레스를 유발하는 자유라디칼을 없애고 DNA합성과 면역기능을 조절하며, 외독소와 대사물들을 해독화한다.[102] 혈장글루타티온수치는 노인들에서 유의하게 감소되어 있고, 노인들에서 발견되는 글루타티온은 보다 산화된 상태로 존재하여 증가된 산화적 스트레스 상태를 암시해 주고 있다.[103] 산화스트레스와 글루타티온고갈은 파킨슨병, 루게릭병, 알츠하이머병 등과 같은 신경변성질환을 일으키는 원인이 된다.[104] 산화된 글루타티온이 증가하는 것은 흡연, 화학치료, 심혈관질환이나 제2형 당뇨병과 같은 노화 관련 질환에서 관찰된다.[105] 169명의 건강한 사람을 대상으로 한 임상시험에서 20~39세에 비하여 60~79세에서 혈중 글루타티온수치가 유의하게 감소(약 17%)했다는 결과를 발표하였다.[106] 어떤 실험에서는 혈중 글루타티온수치와 관절염, 녹내장, 천식, 폐기종, 심장질환, 당뇨병 등과 같은 질환의 이환율과 발생률 사이의 연관성을 찾고자 하였는데, 그 결과 화를 억누르는 것과 같은 다른 인자들도 질병의 이환율과 관련 있기는 하지만, 지금까지 발견된 인자 중 가장 강력한 관련성을 가지는 것은 혈중 글루타티온수치의 저하라고 결론지었다.[107]

다른 항산화제들(Antioxidants)

비타민 E, 비타민 C, β-카로틴, α-리포산과 같은 항노화작용이 있다고 보고되는 다양한 항산화제들이 있다. 대부분 모든 노화 관련 질환들은 산화와 자유라디칼에 의한 손상으로 유발되거나 증강된다. 비록 항산화제가 삶을 연장시킬 수는 없다고 하더라도 암, 죽상경화증, 신경변성질환 그리고 안과질환과 같은 나이와 연관되는 질병을 가진 환자들에게 유익함을 제공함으로써 삶의 질을 향상시킬 수도 있다고 한다.[108] 연구결과, 비타민 C와 비타민 E, 아연, 셀레늄 그리고 베타카로틴과 같은 항산화제를 사용하는 보충제제들이 백혈구기능을 향상시키고, 미성숙하게 성장한 동물들의 산화-환원균형을 회복시킨다.[109] 더욱이 비타민 C와 비타민 E, 카로티노이드와 같은 항산화제들은 DNA손상과 세포의 악성변종을 감소시키고, 암이나 허혈성심장질환, 백내장 등의 위험도를 낮추는 것과 관련성이 있다.[110]

항산화효소체계들은 과산화물 음이온을 과산화수소로 바꾼 뒤 물 또는 물+산소를 주기 위해

표 3-2. 노화기간 동안 항산화능력을 도와줄 수 있는 중요한 영양소들

영양소	성인 복용량범위	사용근거
아연	하루 15~30 mg	혈관내피세포벽에 있는 항산화효소를 도움.
셀레늄	하루 200 μg	항산화효소를 도움.
비타민 C	하루 500~1,000 mg	수용성항산화제
비타민 E	하루 400~1,200 IU	지용성항산화제
보조효소 Q10	하루 30~150 mg	심장내 미토콘드리아를 보호하는 지용성항산화제
올리브오일	음식에 넣을 만큼	세포막에 있는 monounsaturated fatty acid 농도 증가 및 자유라디칼억제
N-acetylcystein(NAC)	하루 500~1,500 mg	glutathione 생산보조제
카로틴(carotenes)	하루 25,000~300,000 IU	조직과 혈중 카로틴수치의 증가는 장수와 관련되어 있음.
Trans-레즈베라트롤 (resveratrol)	하루 100~300 mg	항산화제, sirtuin(SIRT-1 gene) 활성화

서 세포액과 미토콘드리아 안에서 함께 작용한다. 아연과 구리를 공동인자로서 필요로 하는 몇 가지 형태인 슈퍼옥사이드디스뮤테이스(SOD; superoxide dismutase)가 있다.[111] SOD는 과산화물을 산소와 과산화수소로 변화시키는 반응에 촉매작용을 한다. 또한 글루타티온과산화효소의 세 가지 형태가 있는데, 이 효소는 글루타티온과 과산화수소를 글루타티온이황화물(glutathione disulfate)과 물로 변환시킨다. 글루타티온과산화효소는 셀레늄을 공동인자로 필요로 한다.[112] 글루타티온환원효소는 글루타티온이황화물을 다시 환원된 글루타티온으로 바꾼다. 생물학적 경로의 단계에 따라서 생화학적 공동인자에 관해 잘 걸러진 것은 그 과정을 지속하기 위한 것이다. 이것은 또한 첫 번째와 두 번째 과정 사이에서 매우 반응성이 강한 하이드록실라디칼을 생산하기 위해 중요한데, 과산화수소가 철과 같은 금속에 추가적인 반응을 할 수 있기 때문이다.

비타민 E 또한 면역세포와 혈관벽에 있는 내피세포 사이에 상호작용을 조절할 수 있다.[113] 그리고 이러한 반응은 비타민 E 보충제가 심혈관계에 유익함을 주는 것을 잘 설명해 줄 수 있다. 최근 연구에서는 매일 비타민 E 1200 IU(국제 단위)를 투여했을 때는 매일 400 IU를 투여했을 때보다 확실히 더 많은 세포보호를 나타내는 것으로 보아 비타민 E의 LDL산화방지가 명백히 용량의존적이라는 결론을 내렸다.[114] CoQ10과 올리브오일의 보충제효과를 시험한 예비연구에서 연구자들은 두 가지 모두 미토콘드리아막을 자유라디칼손상으로부터 보호할 수 있다고 밝혔다.[115] CoQ10은 성공적으로 자유라디칼을 바로 제거하는 반면에 올리브오일의 첨가는 많은 불포화결합을 가지고 있는 지방산으로서 자유라디칼손상을 방지하는 것이 아니라 단일불포화지방산(monounsaturated fatty acids)의 세포막농도를 증가시킴으로써 산화적 손상을 예방한다. 추가적으로 올리브오일은 직접적인 자유라디칼제거 활성효능을 가지는 폴리페놀(polyphenol)이 풍부한 원

료이다.

비타민 E의 특정한 형태인 토코트리에놀(tocotrienol)은 높은 콜레스테롤수치를 효율적으로 감소시켜 주는 것으로 알려져 있다. 토코트리에놀은 또한 인체에서 대동맥의 수축기혈압을 특히 낮춰 주고, 항산화능력의 총량을 9.2% 증가하도록 유도하였다.[116] 한 연구에서는 고콜레스테롤혈증 실험자들이 매일 200 mg의 감마토코트리에놀을 4주 동안 투여받았을 때 혈청 콜레스테롤이 31% 감소했다고 보고하였다.[117] 토코트리에놀에서 발견된 델타와 감마 이성질체(isomer)는 분자의 머리영역에 있는 메틸기의 위치(location)와 치환(substitution) 때문에 콜레스테롤을 낮추는 데 효율적이다. 또한 토코트리에놀은 HMG-CoA환원효소의 활동을 억제함으로써 지질농도를 낮추는 데 긍정적인 영향을 준다.[118]

최근 전립선암을 앓고 있는 317명의 환자와 480명의 대조군을 대상으로 단일불포화지방산 섭취효과를 실험하였다. 이 연구에서 생선오일과 같은 단일불포화지방산을 최고로 많이 섭취한 환자군에서 전립선암의 상대적인 위험률이 반으로 줄어드는 것을 관찰하였다.[119] 전립선암과 알코올 섭취의 위험성을 조사한 최근 연구에서 밝혀진 전립선암의 위험성에 대한 추가적인 고려사항에 대한 연구결과는 매주 96 g의 알코올보다 많은 양의 알코올을 섭취한 남성은 그렇지 않은 남성보다 전립선암의 위험이 3배나 높다는 것을 관찰하였다.[120] 게다가 동일한 연구에서 비만남성은 상대적으로 높은 위험성을 가지고 있다고 밝혀졌다.

최대수명을 달성하기 위해 환자를 도와줄 수 있는 중요한 또 하나의 항산화제가 바로 카로티노이드(carotenoid)이다. 총카로티노이드(카로틴 carotene + 크산토필 xanthophyll)의 수치를 조사한 한 연구에서 혈청 및 뇌 내부의 카로티노이드수치와 인간을 포함한 8개의 포유류종의 최대수명 사이에서 긍정적인 상관관계가 있다는 것을 알아내었다.[121] 하지만 이러한 상관관계는 레티놀(retinol)에서는 나타나지 않았다. 이러한 연구결과가 생명연장과 총카로티노이드수치 사이의 인과관계를 나타내 주는 것은 아니지만 이것은 몇 가지 포유류종 간 연구로 지지되고 있는 하나의 추세를 밝힌 것이다.

단일불포화지방산을 가장 많이 섭취한 환자군에서
전립선암의 상대위험률이 반으로 줄어드는 것을 관찰하였다.

더욱이 카로티노이드 엽황소(xanthophyll), 루테인(lutein)과 제아잔틴(zeaxanthin)은 인간의 나이에 따른 눈의 건강에 있어서 중요한 역할을 할 수도 있다.[122] 망막은 그것의 산소소비 즉, 고도불포화지방산의 높은 양 때문에 자유라디칼손상에 매우 민감하고 가시광선에 노출된다.[123] 그리고 루테인보충제가 노안에서 자유라디칼손상으로부터 완벽히 방지해 주는 "마법의 총알"은 아닐지라도, 1,354명의 코호트연구를 통해 밝혀진 것은 루테인섭취를 가장 많이 한 5분위군 사람들은 루테인섭취를 가장 적게 한 5분위군 사람들에 비하여 백내장으로 발전되는 사람의 숫자가 절반밖에 되지 않았다는 사실이다.[124] (13장 안과질환 참조)

노화방지 약초들

황기(Astragalus)

황기(*Astragalus membranaceus*)는 뛰어난 항산화능력 때문에 생약학적으로 빈번히 사용된다. 이 약초가 자유라디칼을 억제하고 지질과산화를 낮추고 항산화효소를 증가시킨다는 연구결과가 있다.[125] 연구들은 또한 황기가 심장보호와 면역자극효과를 가진다고 보고하였다.[126,127] 황기의 성분인 astragaloside는 쥐에서 노화를 늦추고 뇌기능을 향상시키며, 세포면역을 증가시키는 것을 근거로 하여 황기가 노화방지에 효과가 있다는 것을 지적하였다.[128]

은행(Ginkgo)

은행나무(*Ginkgo biloba*)의 잎은 항산화, 항암, 그리고 자유라디칼 청소작용과 혈액의 미세순환을 향상시키고 산화손상으로부터 신경세포를 보호한다. 이 약초는 혈소판응집을 감소시키고 산화질소(NO)를 유도한다.[129] 연구에서 은행은 심장보호작용과 동맥과 정맥의 기능부전을 가진 환자에게 유익함을 제공하고, 혈전증을 예방하는 작용이 있다고 보고하였다.[130] 더욱이 은행나무는 노화와 관련되어 인지능력이 쇠퇴하는 알츠하이머병의 발병을 늦추게 하는 능력이 있는 것으로 잘 알려져 있다.[131] 가벼운 치매를 가지고 있는 309명의 환자들을 대상으로 연구하였는데, 환자들에게 각 120 mg의 은행나무추출물 또는 위약을 1년 동안 매일 복용하도록 하였다.[132] 6개월 동안 은행나무추출물을 복용한 27%의 환자들은 다양한 인지검사에서 정상 정도까지 향상되는 것을 경험하였다. 위약효과를 받은 피실험자들은 반대로 14%만이 인지검사에서 능력이 향상되는 것을 경험하였다. 더욱이 과학자들은 치매로 이환되는 상황에서 은행나무의 효과를 실험하였다. 112명의 만성뇌질환환자들은 하루에 은행나뭇잎 120 mg을 복용했을 때 혈액과 산소의 흐름이 특히 향상되었다.[133] 뇌로 가는 손상된 혈액과 산소의 흐름은 알츠하이머병의 발전에 아마도 중요한 요인이 될 것이다.

석송(club moss, *Huperzia serrata*)

석송(뱀톱)의 특정한 종류에서 추출된 huperzine-A는 인지증강인자(cognitive enhancer)로 빈번히 사용되는 약초이다. 450명 이상의 사람을 대상으로 한 세 개의 이중맹검임상시험결과 huperzine-A는 알츠하이머병과 치매 같은 형태의 질병증상을 개선시킬 수 있다는 것을 증명하였다.[134-136]

빈포세틴(Vinpocetine)

빈포세틴 또 다른 종류의 인지증강인자이다. 일반적인 periwinkle(Vinca minor)의 구성요소인 vincamine으로부터 추출되었다. 16주 동안 이중맹검위약대조군 임상시험을 통해 관찰한 결과에서 빈포세틴을 투여한 203명의 환자군에서 증상의 효과적인 개선이 있는 것을 관찰하였다.[137]

결론

많은 연구들에서 노화과정을 이해하고, 보다 강력한 항노화방법들에 대한 연구를 수행하고 있다. 사람들은 나이가 들수록 노화를 늦추고 삶의 질을 향상시키기 위한 잠재적인 치료제를 발굴하는 중요성이 커지고 있다. 연구결과에서 항산화활성을 가지는 많은 치료제들이 노화방지에 일반적인 치료제로서 좀 더 많이 사용될 것으로 생각된다.

참고문헌

[1]Centers for Disease Control Fast Stats. Online document at: www.cdc.gov/nchs/fastats/older_americans.htm. Accessed August 18, 2006.

[2]U.S. Bureau of the Census. Statistical Abstract of the United States: 1994, 114th Edition. Washington, DC: U.S. Government Printing Office, 1994.

[3]Crastes de Paulet, A. Free radicals and ageing: Review. Ann Biol Clin (Paris). 1990;48(5):323–330.

[4]Kregel KC, Zhang HJ. An integrated view of oxidative stress in aging: Basic mechanisms, functional effects and pathological considerations. Am J Physiol Regul Integr Comp Physiol. 2006 Aug 17;[Epub ahead of print].

[5]Martin I, Grotewiel MS. Oxidative damage and age-related functional declines. Mech Ageing Dev. 2006;127:411–423.

[6]Chung HY, Sung B, Jung KJ, et al. The molecular inflammatory process in aging. Antioxid Redox Signal. 2006;8(3–4):572–581.

[7]Lesnefsky EJ, Hoppel CL. Oxidative phosphorylation and aging. Ageing Res Rev. 2006;5:402–433.

[8]Dirks AJ, Hofer T, Marzetti E, et al. Mitochondrial DNA mutations, energy metabolism and apoptosis in aging muscle. Ageing Res Rev. 2006;5:179–195.

[9]Sato T, Tauchi H. The formation of enlarged and giant mitochondria in the aging process of human hepatic cells. Acta Pathol Jpn. 1975;25:403–412.

[10]Felty Q, Xiong WC, Sun D, et al. Estrogen-induced mitochondrial reactive oxygen species as signaltransducing messengers. Biochemistry. 2005;44:6900–6909.

[11]Cortopassi GA, Wong A. Mitochondria in organismal aging and degeneration. Biochim Biophys Acta. 1999;1410:183–193.

[12]Richter C. Oxidative damage to mitochondrial DNA and its relationship to ageing. Int J Biochem Cell Biol. 1995;27:647–653.

[13]Fahn HJ, Wang LS, Hsieh RH, et al. Age-related 4977 bp deletion in human lung mitochondrial DNA. Am J Respir Crit Care Med. 1996;154(4pt1):1141–1145.

[14]Wei YH, Lee HC. Oxidative stress, mitochondrial DNA mutation, and impairment of antioxidant enzymes in aging. Exp Biol Med (Maywood). 2002;227:671–682.

[15]Harper ME, Monemdjou S, Ramsey JJ, Weindruch R. Age-related increase in mitochondrial proton leak

and decrease in ATP turnover reactions in mouse hepatocytes. Am J Physiol. 1998;275(2pt1):E197–E206.

[16]Mather M, Rottenberg H. Aging enhances the activation of the permeability transition pore in mitochondria. Biochem Biophys Res Commun. 2000;273:603–608.

[17]Shin JS, Hong A, Solomon MJ, Lee CS. The role of telomeres and telomerase in the pathology of human cancer and aging. Pathology. 2006;38:103–113.

[18]Blasco MA. Telomeres and human disease: Ageing, cancer and beyond. Nat Rev Genet. 2005;6:611–622.

[19]Ahmed A, Tollefsbol TO. Telomerase, telomerase inhibition, and cancer. J Anti-Aging Med. 2003;6:315–325.

[20]von Zglinicki T. Oxidative stress shortens telomeres. Trends Biochem Sci. 2002;27:339–344.

[21]Aviv A. Telomeres, sex, reactive oxygen species, and human cardiovascular aging. J Mol Med. 2002;80:689–695.

[22]Valdes AM, Andrew T, Gardner JP, et al. Obesity, cigarette smoking, and telomere length in women. Lancet. 2005;366:662–664.

[23]Lee DC, Im JA, Kim JH, et al. Effect of long-term hormone therapy on telomere length in postmenopausal women. Yonsei Med J. 2005;46:471–479.

[24]Simon NM, Smoller JW, McNamara KL, et al. Telomere shortening and mood disorders: Preliminary support for a chronic stress model of accelerated aging. Biol Psychiatry. 2006;60:432–435.

[25]Epel ES, Blackburn EH, Lin J, et al. Accelerated telomere shortening in response to life stress. Proc Natl Acad Sci USA. 2004;101:17312–17315.

[26]Minamino T, Komuro I. Role of telomere in endothelial dysfunction in atherosclerosis. Curr Opin Lipidol. 2002;13:537–543.

[27]Mooradian AD. Mechanisms of age-related endocrine alterations: Part I. Drugs Aging. 1993;3:81–97.

[28]Nair NP, Hariharasubramanian N, Pilapil C, et al. Plasma melatonin—an index of brain aging in humans? Biol Psychiatry. 1986;21:141–150.

[29]Blackman MR. Age-related alterations in sleep quality and neuroendocrine function: Interrelationships and implications. JAMA. 2000; 284:879–881.

[30]Noth RH, Mazzaferri EL. Age and the endocrine system. Clin Geriatr Med. 1985;1:223–250.

[31]Sato R, Maesawa C, Fujisawa K, et al. Prevention of critical telomere shortening by oestradiol in human normal hepatic cultured cells and carbon tetrachloride induced rat liver fibrosis. Gut. 2004;53:1001–1009.

[32]Meeker AK, Sommerfeld HJ, Coffey DS. Telomerase is activated in the prostate and seminal vesicles of the castrated rat. Endocrinology. 1996; 137:5743–5746.

[33]Wautier JL, Guillausseau PJ. Advanced glycation end products, their receptors and diabetic angiopathy. Diabetes Metab. 2001;27(5pt1):535–542.

[34]Verzijl N, DeGroot J, Ben ZC, et al. Cross-linking by advanced glycation end products increases the stiffness of the collagen network in human articular cartilage: A possible mechanism through which age is a risk factor for osteoarthritis. Arthritis Rheum. 2002;46:114–123.

[35]Zieman SJ, Kass DA. Advanced glycation endproduct cross-linking in the cardiovascular system: Potential therapeutic target for cardiovascular disease. Drugs. 2004;64:459–470.

[36]Munch G, Thome J, Foley P, et al. Advanced glycation endproducts in ageing and Alzheimer's disease. Brain Res Brain Res Rev. 1997;23(1–2):134–143.

[37]Bellows JG, Bellows RT. Cross-linkage theory of senile cataracts. Ann Ophthalmol. 1976;8:129–135.

[38]Heilbronn LK, de Jonge L, Frisard MI, et al., and the Pennington CALERIE Team. Effect of 6-month calorie restriction on biomarkers of longevity, metabolic adaptation, and oxidative stress in overweight individuals: A randomized controlled trial. JAMA. 2006;295:1539–1548.

[39]Lane MA, Baer DJ, Rumpler WV, et al. Calorie restriction lowers body temperature in rhesus monkeys, consistent with a postulated anti-aging mechanism in rodents. Proc Natl Acad Sci USA. 1996;93:4159–4164.

[40]Hallows WC, Lee S, Denu JM. Sirtuins deacetylate and activate mammalian acetyl-CoA synthetases. Proc Natl Acad Sci USA. 2006;103: 10230–10235.

[41]Chen WY, Wang DH, Yen RC. Tumor suppressor HIC1 directly regulates SIRT1 to modulate p53-dependent DNA-damage responses. Cell. 2005;123:437–448.

[42]Bevilacqua L, Ramsey JJ, Hagopian K, et al. Effects of short- and medium-term calorie restriction on muscle mitochondrial proton leak and reactive oxygen species production. Am J Physiol Endocrinol Metab.

2004;286:E852–E861.
[43]Merry BJ. Molecular mechanisms linking calorie restriction and longevity. Int J Biochem Cell Biol. 2002;34:1340–1354.
[44]Lambert AJ, Wang B, Merry BJ. Exogenous insulin can reverse the effects of caloric restriction on mitochondria. Biochem Biophys Res Commun. 2004;316:1196–1201.
[45]Cho CG, Kim HJ, Chung SW, et al. Modulation of glutathione and thioredoxin systems by calorie restriction during the aging process. Exp Gerontol. 2003;38:539–548.
[46]Srivastava VK, Miller SD, Busbee DL. Aging and DNA polymerase alpha: Modulation by dietary restriction. J Nutr Health Aging. 1999; 3:111–120.
[47]Raffoul JJ, Guo Z, Soofi A, Heydari AR. Caloric restriction and genomic stability. J Nutr Health Aging. 1999;3:102–110.
[48]Shimokawa I, Higami Y. Leptin signaling and aging: Insight from caloric restriction. Mech Ageing Dev. 2001;122:1511–1519.
[49]Colotti C, Cavallini G, Vitale RL, et al. Effects of aging and anti-aging caloric restrictions on carbonyl and heat shock protein levels and expression. Biogerontology. 2005;6:397–406.
[50]Baulieu EE, et al. Dehydroepiandrosterone (DHEA), DHEA sulfate, and aging: Contribution of the DHEAge study to a sociobiomedical issue. Proc Natl Acad Sci. 97(8):4279–4284, 2000.
[51]Brewer GJ. Effect of intragastric pH on the absorption of oral zinc acetate and zinc oxide in young health volunteers. J Parent Ent Nutr. 1995;19:393–397.
[52]Jacobs A, Rhodes J. Gastric factors influencing iron absorption in anaemic patients. Scan J Hemat. 1967;4:105–110.
[53]Mahoney AW, Hendricks DG. Role of gastric acid in the utilization of dietary calcium by the rat. Nutr Metab. 1974;16:375–382.
[54]Saltzman JR, Kemp JA, Golner BB, Pedrosa MC, Dallal GE, Russell RM. Effect of hypochlorhydria due to omeprazole treatment or atrophic gastritis on protein-bound vitamin B12 absorption. J Am Coll Nutr. 1994;13(6):584–591.
[55]Garry PJ, Goodwin JS, Hunt WC, et al. Nutritional status in a healthy elderly population: Dietary and supplemental intakes. Am J Clin Nutr. 1982;36:319–331.
[56]Selhub J, Jacques PF, Bostom AG, et al. Association between plasma homocysteine concentrations and extracranial carotid–artery stenosis. N Eng J Med. 1995;332:286–291.
[57]Selhub J, Jacques PF, Wilson PW, et al. Vitamin status and intake as primary determinants of homocysteinemia in an elderly population. JAMA. 1993;270(22):2693–2698.
[58]Grossman R. The role of dimethylaminoethanol in cosmetic dermatology. Am J Clin Dermatol. 2005;6:39–47.
[59]Terman A, Brunk UT. Oxidative stress, accumulation of biological "garbage," and aging. Antioxid Redox Signal. 2006;8(1–2):197–204.
[60]Nagy I, Nagy K. On the role of cross-linking of cellular proteins in aging. Mech Ageing Dev. 1980;14(1–2):245–251.
[61]Orentreich N, Brind JL, Rizer RL, Vogelman JH. Age changes and sex differences in serum dehydroepiandrosterone sulfate concentrations throughout adulthood. J Clin Endocrinol Metab. 1984;59:551–555.
[62]Tchernof A, Labrie F. Dehydroepiandrosterone, obesity and cardiovascular disease risk: A review of human studies. Eur J Endocrinol. 2004;151:1–14.
[63]Jankowski CM, Gozansky WS, Schwartz RS, et al. Effects of dehydroepiandrosterone replacement therapy on bone mineral density in older adults: A randomized, controlled trial. J Clin Endocrinol Metab. 2006;91:2986–2993.
[64]Villareal DT, Holloszy JO. Effect of DHEA on abdominal fat and insulin action in elderly women and men: A randomized controlled trial. JAMA. 2004;292:2243–2248.
[65]Martina V, Benso A, Gigliardi VR, et al. Short-term dehydroepiandrosterone treatment increases platelet cGMP production in elderly male subjects. Clin Endocrinol (Oxf). 2006;64:260–264.
[66]Moriyama Y, Yasue H, Yoshimura M. The plasma levels of dehydroepiandrosterone sulfate are decreased in patients with chronic heart failure in proportion to the severity. J Clin Endocrinol Metab.

2000;85:1834–1840.
[67]Villareal D, Holloszy JO. DHEA enhances effects of weight training on muscle mass and strength in elderly women and men. Am J Physiol Endocrinol Metab. 2006;291:E1003–E1008.
[68]Schmidt PJ, Daly RC, Bloch M, et al. Dehydroepiandrosterone monotherapy in midlife-onset major and minor depression. Arch Gen Psychiatry. 2005;62:154–162.
[69]Ceda GP, Dall' Aglio E, Maggio M, et al. Clinical implications of the reduced activity of the GH-IGF-I axis in older men [proceedings]. J Endocrinol Invest. 2005;28(11suppl):96–100.
[70]Yang AL, Chao JI, Lee SD. Altered insulin-mediated and insulin-like growth factor–1-mediated vasorelaxation in aortas of obese Zucker rats. Int J Obes (Lond). 2006 May 9;[Epub ahead of print].
[71]Aberg ND, Brywe KG, Isgaard J. Aspects of growth hormone an insulin-like growth factor-I related to neuroprotection, regeneration, and functional plasticity in the adult brain. Sci World J. 2006;6:53–80.
[72]Onder G, Liperoti R, Russo A, et al. Body mass index, free insulin growth factor 1 and physical function among older adults: Results from the ilSIRENTE study. Am J Physiol Endocrinol Metab. 2006;291:E829–E834.
[73]Zhou JN, Liu RY, van Heerikhuize J, et al. Alterations in the circadian rhythm of salivary melatonin begin during middle-age. J Pineal Res. 2003;34:11–16.
[74]Suzen S. Recent developments of melatonin related antioxidant compounds. Comb Chem High Throughput Screen. 2006;9:409–419.
[75]Srinivasan V, Maestroni G, Cardinali D, et al. Melatonin, immune function and aging. Immun Ageing. 2005;2:17.
[76]Currier NL, Sun LZ, Miller SC. Exogenous melatonin: Quantitative enhancement in vivo of cells mediating non-specific immunity. J Neuroimmunol. 2000;104:101–108.
[77]Leon J, Acuna-Castroviejo D, Escames G, et al. Melatonin mitigates mitochondrial malfunction. J Pineal Res. 2005;38:1–9.
[78]Srinivasan V, Pandi-Perumal SR, Maestroni GJ. Role of melatonin in neurodegenerative diseases. Neurotox Res. 2005;7:293–318.
[79]Blask DE, Dauchy RT, Sauer LA. Putting cancer to sleep at night: The neuroendocrine/circadian melatonin signal. Endocrine. 2005;27:179–188.
[80]Blask DE, Dauchy RT, Sauer LA, Krause JA, et al. Light during darkness, melatonin suppression and cancer progression. Neuro Endocrinol Lett. 2002 Jul;23(suppl2):52–56.
[81]Jackson MC, Lenney JF. The distribution of carnosine and related dipeptides in rat and human tissues. Inflamm Res. 1996;45:132–135.
[82]Stuerenburg HJ. The roles of carnosine in aging of skeletal muscle and in neuromuscular diseases. Biochemistry (Mosc). 2000;65:862–865.
[83]Guiotto A, Calderan A, Ruzza P, Borin G. Carnosine and carnosinerelated antioxidants: A review. Curr Med Chem. 2005;12:2293–2315.
[84]Shao L, Li QH, Tan Z. L-carnosine reduces telomere damage and shortening rate in cultured normal fibroblasts. Biochem Biophys Res Commun. 2004 Nov 12;324:931–936.
[85]Hipkiss AR. Would carnosine or a carnivorous diet help suppress aging and associated pathologies? Ann NY Acad Sci. 2006;1067:369–374.
[86]Wang AM, Ma C, Xie ZH, Shen F. Use of carnosine as a natural antisenescence drug for human beings. Biochemistry (Mosc). 2000;65:869–871.
[87]Li F, Chong ZZ, Maiese K. Cell life versus cell longevity: The mysteries surrounding the NAD+ precursor nicotinamide. Curr Med Chem. 2006;13:883–895.
[88]Matuoka K, Chen KY, Takenawa T. Rapid reversion of aging phenotypes by nicotinamide through possible modulation of histone acetylation. Cell Mol Life Sci. 2001;58:2108–2116.
[89]Morris MC, Evans DA, Bienias JL, et al. Dietary niacin and the risk of incident Alzheimer's disease and of cognitive decline. J Neurol Neurosurg Psychiatry. 2004;75:1093–1099.
[90]Guyton JR. Effect of niacin on atherosclerotic cardiovascular disease. Am J Cardiol. 1998;82(12A):18U–23U;discussion 39U–41U.
[91]Wieneke H, Schmermund A, Erbel R. Niacin—an additive therapeutic approach for optimizing lipid profile [in German]. Med Klin (Munich). 2005;100:186–192.

[92]Soja AM, Mortensen SA. Treatment of congestive heart failure with coenzyme Q10 illuminated by metaanalyses of clinical trials. Mol Aspects Med. 1997;18(suppl):S159–S168.

[93]Burke BE, Neuenschwander R, Olson RD. Randomized, double-blind, placebo-controlled trial of coenzyme Q10 in isolated systolic hypertension. South Med J. 2001;94:1112–1117.

[94]Singh RB, Wander GS, Rastogi A, et al. Randomized, double-blind placebo-controlled trial of coenzyme Q10 in patients with acute myocardial infarction. Cardiovasc Drugs Ther. 1998;12:347–353.

[95]Shults CW. Coenzyme Q10 in neurodegenerative diseases. Curr Med Chem. 2003;10:1917–1921.

[96]Sandor PS, Di Clemente L, Coppola G, et al. Efficacy of coenzyme Q10 in migraine prophylaxis: A randomized controlled trial. Neurology. 2005;64:713–715.

[97]Folkers K, Brown R, Judy WV, Morita M. Survival of cancer patients on therapy with coenzyme Q10. Biochem Biophys Res Commun. 1993;192:241–245.

[98]Labinskyy N, Csiszar A, Veress G, et al. Vascular dysfunction in aging: Potential effects of resveratrol, an anti-inflammatory phytoestrogen. Curr Med Chem. 2006;13:989–996.

[99]de la Lastra CA, Villegas I. Resveratrol as an anti-inflammatory and anti-aging agent: Mechanisms and clinical implications. Mol Nutr Food Res. 2005;49:405–430.

[10]0Bradamante S, Barenghi L, Villa A. Cardiovascular protective effects of resveratrol. Cardiovasc Drug Rev. 2004;22:169–188.

[101]Anekonda TS. Resveratrol—A boon for treating Alzheimer's disease? Brain Res Brain Res Rev. 2006;52:316–326.

[102]Lu SC. Regulation of hepatic glutathione synthesis: Current concepts and controversies. FASEB J. 1999;13:1169–1183.

[103]Samiec PS, Drews-Botsch C, Flagg EW, et al. Glutathione in human plasma: Decline in association with aging, age-related macular degeneration, and diabetes. Free Radic Biol Med. 1998;24:699–704.

[104]Bains JS, Shaw CA. Neurodegenerative disorders in humans: The role of glutathione in oxidative stressmediated neuronal death. Brain Res Brain Res Rev. 1997;25:335–358.

[105]Jones DP. Extracellular redox state: Refining the definition of oxidative stress in aging. Rejuvenation Res. 2006;9:169–181.

[106]Lang CA, Naryshkin S, Schneider DL, Mills BJ, Lindeman RD. Low blood glutathione levels in healthy aging adults. J Lab Clin Med. 1992;120(5):720–725.

[107]Julius M, Lang CA, Gleiberman L, Harburg E, DiFranceisco W, Schork A. Glutathione and morbidity in a community-based sample of elderly. J Clin Epidemiol. 1994;47(9):1021–1026.

[108]Bonnefoy M, Drai J, Kostka T. Antioxidants to slow aging, facts and perspectives [in French]. Presse Med. 2002;31:1174–1184.

[109]Alvarado C, Alvarez P, Puerto M, et al. Dietary supplementation with antioxidants improves functions and decreases oxidative stress of leukocytes from prematurely aging mice. Nutrition. 2006;22(7–8):767–777.

[110]Sies H, Stahl W, Sundquist AR. Antioxidant functions of vitamins: Vitamins E and C, beta-carotene, and other carotenoids. Ann NY Acad Sci. 1992;669:7–20.

[111]Parge HE, Getzoff ED, Scandella CS, Hallewell RA, Tainer JA. Crystallographic characterization of recombinant human CuZn superoxide dismutase. J Biol Chem. 1986;261:1615–1618.

[112]Marks DB, Marks AD, Smith CM. Basic Medical Biochemistry: A Clinical Approach. Baltimore: Williams & Wilkins, 1996, 337.

[113]Meydani M. Dietary antioxidants modulation of ageing and immune-endothelial cell interaction. Mech Ageing Dev. 1999;111(2–3):123–132.

[114]Fuller CJ, Huet BA, Jiala I. Effects of increasing doses of alpha-tocopherol in providing protection of low-density lipoprotein from oxidation. Am J Cardiol. 1998;81(2):231–233.

[115]Huertas JR, et al. Virgin olive oil and coenzyme Q10 protect heart mitochondria from peroxidative damage during aging. Biofactors. 1999;9(2–4):337–343.

[116]Rasool A.h.g, Yuen KH, Yusoff K, Wong AR, Rahman AR. Dose dependent elevation of plasma tocotrienol levels and its effect on arterial compliance, plasma total antioxidant status, and lipid profile in healthy humans supplemented with tocotrienol rich vitamin E. J Nutr Sci Vitaminol. 2006;52:473–478.

[117]Qureshi AA, Qureshi N, Wright JJ, Shen Z, Kramer G, Gapor A, Chong YH, DeWitt G, Ong A, Peterson DM, et al. Lowering of serum cholesterol in hypercholesterolemic humans by tocotrienols (palmvitee). Am

J Clin Nutr. 1991 Apr;53(4 suppl):1021S–1026S.

[118]Parker RA, Pearce BC, Clark RW, Gordon DA, Wright JJ. Tocotrienols regulate cholesterol production in mammalian cells by post-transcriptional suppression of 3-hydroxy-3-methylglutaryl-coenzyme A reductase. J Biol Chem. 1993;268:11230–11238.

[119]Norrish AE, Jackson RT, Sharpe SJ, Skeaff CM. Men who consume vegetable oils rich in monounsaturated fat: Their dietary patterns and risk of prostate cancer. Cancer Causes Control. 2000;11(7):609–615.

[120]Putnam SD, et al. Lifestyle and anthropometric risk factors for prostate cancer in a cohort of Iowa men. Ann Epidemiol. 2000;10(6):361–369.

[121]Cutler RG. Carotenoids and retinol: Their possible importance in determining longevity o f primate species. Proc Natl Acad Sci. 1984;81:7627–7631.

[122]Moeller SM, Jacques PF, Blumberg JB. The potential role of dietary xanthophylls in cataract and age–related macular degeneration: Review. J Am Coll Nutr. 2000;19(5 suppl.):522S–527S.

[123]Beatty S, Koh H, Phil M, Henson D, Boulton M. The role of oxidative stress in the pathogenesis of age-related macular degeneration. Surv Ophthalmol. 2000;45(2):115–134.

[124]Lyle BJ, Mares-Perlman JA, Klein BE, Klein R, Greger JL. Antioxidant intake and risk of incident agerelated nuclear cataracts in the Beaver Dam Eye Study. Am J Epidemiol. 1999;149(9):801–809.

[125]Ko JK, Lam FY, Cheung AP. Amelioration of experimental colitis by Astragalus membranaceus through anti-oxidation and inhibition of adhesion molecule synthesis. World J Gastroenterol. 2005;11:5787–5794.

[126]Zhang WD, Chen H, Zhang C, et al. Astragaloside IV from Astragalus membranaceus shows cardioprotection during myocardial ischemia in vivo and in vitro. Planta Med. 2006;72:4–8.

[127]Shao BM, Xu W, Dai H, et al. A study on the immune receptors for polysaccharides from the roots of Astragalus membranaceus, a Chinese medicinal herb. Biochem Biophys Res Commun. 2004;320:1103–1111.

[128]Lei H, Wang B, Li WP, et al. Anti-aging effect of astragalosides and its mechanism of action. Acta Pharmacol Sin. 2003;24:230–234.

[129]Dubey AK, Shankar PR, Upadhyaya D, Deshpande VY. Ginkgo biloba—an appraisal. Kathmandu Univ Med J (KUMJ). 2004;2:225–229.

[130]Zhou W, Chai H, Lin PH, et al. Clinical use and molecular mechanisms of action of extract of Ginkgo biloba leaves in cardiovascular diseases. Cardiovasc Drug Rev. 2004;22:309–319.

[131]Bidzan L, Biliekiewicz A, Turczynski J. Preliminary assessment of Ginkgo biloba (Ginkofar) in patients with dementia [in Polish]. Psychiatr Pol. 2005;39:559–566.

[132]Kanowski S, Hoerr R. Proof of the efficacy of the Ginkgo biloba special extract egb76 1 in outpatients suffering from mild to moderate primary degenerative dementia of the Alzheimer type of multi-infarct dementia. Phytomedicine. 1997;4: 215–222.

[133]Le Bars PL, Katz MM, Berman N, et al. A placebo-controlled, double-blind, randomized trial of an extract of Ginkgo biloba for dementia. North American EGb Study Group. JAMA. 1997;278:1327–1332.

[134]Xu SS, Gao ZX, Weng Z. Efficacy of tablet huperzine-A on memory, cognition, and behavior in Alzheimer's disease. Zhongguo Yao Li XueBao. 1995;16:391–395.

[135]Zhang RW, Tang XC, Han YY. Drug evaluation of huperzine A in the treatment of senile memory disorders [in Chinese; English abstract]. Zhongguo Yao Li XueBao. 1991;12:250–252.

[136]Zhang Z, Wang X, Chen Q. Clinical efficacy and safety of huperzine alpha in treatment of mild to moderate Alzheimer disease: A placebo-controlled, double-blind, randomized trial. Zhonghua Yi XueZaZhi. 2002;82:941–944.

[137]Szatmari SZ, Whitehouse PJ. Vinpocetine for cognitive impairment and dementia. Cochrane Database Syst Rev. 2003;CD003119.

4

자연에 존재하는 진정한 정력제(Aphrodisiacs)

성관계를 자연스럽게 발전시키는 방법

40대 이상 52% 남성은 어떤 형태로든지 발기부전을 겪고 있는 것으로 추정되는데, 거의 1억 5천만 명이 영향을 받고 있다는 추산이다.[1,2] 여성에 관한 이러한 통계는 이용하기 어려운데, 여성의 성적 반응에 대한 기존연구는 거의 없고 여성의 외적 반응을 수량화하기도 어렵기 때문일 것이다. 그러나 남녀의 생리적, 생화학적, 심리적 반응은 주로 양성 모두에서 작동할 것이므로 치료법에 대해 어느 정도 교차되는 부분이 있을 것이라 짐작된다. 사실 이는 임상시험을 통해 같은 개념의 혈액공급증대와 신경학적 지지가 도움이 된다는 것으로 증명되었다. 따라서 남성 또는 여성, 모두의 성적 반응문제를 치료할 때는 건강한 심혈관계, 신경계 그리고 심리적 상태가 최상의 성기능을 위한 것이란 점에 장기적 초점이 맞추어져야 한다.

임상에서 남성과 여성 모두 그들 나이를 이유로 스스로 성생활에 소극적이게 되는 경우를 너무도 자주 발견하게 된다. 이는 불행한 일로 온당한 범위내에서 만족스러운 성생활의 기쁨을 제한하는 나이란 없기 때문이다. 자연의학관점에서 볼 때 건강한 성생활능력을 가지는 것은 건강 전반의 지표와도 같다. 성욕감퇴나 성기능저하를 진단하는 경우에는 정신적 건강, 신경학적 건강, 순환기계에 초점을 맞춘 심장, 호르몬건강 등을 완전하게 검사하는 것이 가장 먼저 해야 할 일 가운데 하나이다. 20대 이상 남성의 4분의 1은 테스토스테론수치가 눈에 띄게 낮을 것으로 추정된다. 임상적으로 테스토스테론의 낮은 수치는 예상 폐경기로부터 최소한 10년 이상 빠른 시점의 여성들에서도 주목할 만하다.

전세계의 전통의학치료의사들과 내과의사들은 남성과 여성들에 있어서 성적인 욕망과 기능을 개선할 수 있는 자연적인 치료방법들이 많이 있다는 것을 오랫동안 알고 있었다. 동양인들은 이러한 욕망을 자극하거나 인내력을 향상시키기 위한 강장요법으로서 수천 년 동안 인삼을 사용하여 왔다. 이와 유사하게 인도인삼이라고 알려진 아쉬와간다(ashwagandha, *Withania somniferum*)가 수세기 동안 정력을 증강시키기 위해 사용되어 왔다. 전 세계적으로 사람들은 임상시험을 통해서 증명될 수 있는 지속시간이 긴 정력제와 최음제를 찾고 있다. 그러나 전반적인 자연의학으로부터 성적 능력을 포함하는 인체기능을 개선하는 가장 좋은 방법은 전반적인 몸의 건강을 향상시키는 것이다. 환자들이 몸의 상태가 좋다고 느끼면 느낄수록 성행위에 대한 만족감이나 그들의 성적 능력 또한 증폭되는 것이 사실이기 때문이다.

공통분모들(Common Denominators)

임상적으로 논의해서 성적인 즐거움을 강화하고자 하는 환자들 사이에서 발견되는 몇 가지를 경향이 있다. 그런데 흥미롭게도 이러한 조언을 구하고자 하는 사람들 대부분은 성적 기능저하의 시점에 있는 것이 아니라 이미 만족하고 있는 성생활을 유지하고 있거나 증강시키기를 원하는 시점에 있다는 것이다. 또한 성적 능력에 남/녀의 차이가 나는 특별한 기여요인들 이외에 정도의 차이는 있을지라도 반드시 진단되어야 하는 중요한 세 가지 건강문제들이 있는데, 성행위와 임상적 치료 두 가지 모두에 대해 공통부분이 많다는 것을 기억해야 한다.

가장 중요한 것은 바로 심혈관질환, 신경계질환 그리고 전반적인 정신상태, 세 가지이다. 그러므로 이러한 점을 잘 인지하고 성적 능력향상을 위한 전략을 세우는 것이 좋다. 다시 말하면 환자들과 의사들은 건강문제 또는 건강의 최적 상태에 관련된 문제들에 초점을 맞출 때 성적 기능을 향상시키고자 하는 욕망은 부수적으로 달성되기 마련이다. 따라서 최상의 성적 즐거움을 위해 요구되는 전반적인 건강상태에 대하여 보다 더 자세하게 관찰하는 것이 중요하다.

심혈관계의 건강

심혈관계가 성적 만족도와 관계가 있다는 것은 일리가 있는데, 충분한 혈류는 남녀 모두에게 최적의 성기능발휘를 위한 결정적인 요소이기 때문이다. 남성과 여성의 발기조직(erectile tissue)은 이들이 적절하게 분포되어 있을 때 더욱 민감하고 즉각적으로 반응하게 된다. 미국인의 43%가 심혈관질환으로 사망한다는 통계를 고려한다면 이러한 근본적인 건강측면에 초점을 맞추는 것이 성생활 만족도문제에 대해 의미 있는 결실을 산출할 수 있다고 보는 것이 당연하다. 이 통계를 더 면밀히 살펴보자.

미국인의 43%가 심혈관계의 점진적인 악화로 인해 사망에 이른다면, 다양한 심장병을 앓고 있는 많은 사람들이 성기능에 영향을 받고 있다고 추론할 수 있다. 이처럼 성기에 공급되는 혈류가 감소할 때 궁극적으로 성기능이 저하된다는 사실은 그리 놀랍지 않다. 이러한 서구세계의 문제는 미국의 식단과 생활방식에 기인한 것이기 때문에 선택의 연속이긴 하지만 상황을 바꿀 수도 있다. 건강한 심혈관계유지에 대한 투자는 진정 더 나은 성생활 이상의 것을 성취할 것이다. 이와 같은 중요한 생활방식의 변화는 더 오래 살고, 향상된 삶의 질을 위한 토대를 구축한다.

신경근계의 건강

만약 우리가 주위에 있는 아픈 친구, 친지, 가족들을 생각해 볼 때 신경근계질환과 신경계질환이 우위를 차지하고 있음은 자명한 사실이다. 우리 모두는 주위의 누군가가 요통, 근육통, 신경병 등을 앓고 있다는 것을 알고 있다. 신경계통이 최상의 건강상태를 유지하지 못한다면 구심성과

표 4-1. 성적 기능을 향상시키는 자연보충제효능의 성별에 따른 차이점

	남성	여성
아르기닌(arginine)	○	○
승마(black cohosh, *Cimicifuga racemosa*)	×	△
당귀(*Angelica sinensis*)	×	△
필수지방산	△	△
꽃가루	△	×
ɣ-oryzanol	×	△
은행(ginkgo, *Ginkgo biloba*)	○	○
인삼(*Panax ginseng*)	○ / △	○ / △
무이라푸아마(muira puama, *Ptychopetalum guyanna*)	○	○
Saw palmetto(*Serenoa repens*)	△	×
Stinging nettle(*Uritica dioica*)	△	×
Wild yam(*Dioscorea spp.*)	×	△
아연	△	×

○=직접적인 성기능 향상효과
△=간접적인 성기능 향상효과
×=증명되지 않음.

원심성 신경자극이 신경전도를 하는 데 있어 효율성이 떨어질 것이 분명하다. 그러므로 신경계통의 건강을 위하여 비타민 B_1, B_2, B_6, B_{12}와 같은 영양보충요법을 실시하는 것은 중요하다.[3]

> 인간의 전반적인 생식기능과 성적 기능을 유지하는 데에서
> 아연보다 더 중요한 단일영양소는 없다.

심리적 건강

정신건강은 또 다른 커다란 문제인데, 성적 문제를 가진 남성들 중 10% 정도에서 정신병, 스트레스, 욕구, 슬픔, 행위의 욕망 결과로 나타나는 정신적인 상태에 기인한다고 한다. 또한 우리는 이러한 요인들에 영향을 받는 같은 숫자의 여성들이 있다고 추정해 볼 수도 있다. 왜냐하면 여성/남성 모두는 성적 만족도를 차치해 두고라도 인간의 전반적인 삶의 경험에 영향을 미치는 강력한 요인, 즉 정신건강에 영향을 받기 때문이다. 이를 다루는 것을 통해 우리는 환자가 매일 겪게 되는 성적 경험과 기능을 개선하는 것을 도와줄 수 있다.

일반적으로 욕망과 스트레스를 가지고 있는 환자들을 치료할 수 있는 수많은 자연의학적 치료방법들이 존재하는데, 인삼(*Panax ginseng*), kava(*Piper methysticum*), St. John's wort (*Hypericum perforatum*), 비타민 B 복합체, 감초(*Glycyrrhiza glabra*) 등이 이에 속한다.[4]

의약품

환자의 성생활을 방해할 수 있는 의약품 또한 존재한다. 총체적 만족도의 관점에서 볼 때 비록 이러한 의약품은 대다수 여성들보다 남성들에게 큰 영향을 미치며, 이러한 의약품을 사용할 때에는 복용하는 기간 동안 환자들의 성적 기능변화 정도를 계속 관찰하는 것이 중요하다. 또한 약물의 비용과 약물이 가져다 주는 효과의 비율도 반드시 고려되어야 할 것이다. 부작용을 발생시키는 일반적인 의약품들에는 항우울제, 정신병약, 항콜린제, 항고혈압약물, 항히스타민약물 등이 있다.

남성의 건강에서 고려사항

전립선의 건강이 성기능향상에 가장 중요한 역할을 한다는 사실을 잊어버릴 때가 종종 있다. 이 호두크기의 작은 기관이 실제로 성적 흥분을 유도할 수 있다는 연구결과는 많이 있다. 전립선의 건강은 젊은 시절부터 신경을 많이 써야 하는데, 30세 이하에서 약 5~10%의 남성들에서 전립선비대증을 가지고 있으며, 85세까지는 약 90%의 남성들 이 질환을 앓고 있다. 전립선비대증의 초기증상은 소변배출체계의 변화에서 찾을 수 있는데, 전통적으로 소변 후 방울이 떨어진다든지, 소변배출의 시작이 어렵다든지, 불완전한 배뇨감각이 있다든지, 오줌줄기가 갈라진다든지 등이 있다.

전립선질환은 질병이 발생하기 전에 예방하는 것이 최선의 방법이다. 그러므로 환자들이 최상의 성적 능력을 유지하기 위해서는 자신의 전립선을 소중히 보살피는 것이 아주 중요하다는 사실을 강력하게 확신시켜 주어야 한다. 특별히 남성의 건강문제를 도와주는 멀티비타민제제들이 많이 나와 있는데, 전립선건강을 유지해 주는 적정량의 아연과 함께 saw palmetto(*Serenoa repens*), pygeum(*Pygeum africanus*) 등의 약초들이 포함되어 있다.

생활습관 또한 전립선건강에 영향을 미칠 수 있다. 한 대형연구에서는 알코올섭취가 남성의 성생활에 부정적인 영향을 미칠 수 있다고 보고하였다.[5] 6,500명 이상의 남성을 대상으로 한 임상시험에서 한 달에 700 mL 이상의 알코올을 섭취하면 전립선이 비대해진다는 연구결과를 내놓았다. 전립선에 미치는 영향 이외에도 알코올은 아주 적은 양을 섭취하더라도 성적 기능의 직접적인 저하를 유발할 수 있다.

인간의 전반적인 생식기능과 성기능을 유지하는 데에는 아연보다 중요한 단일영양소는 없다. 실제로 전립선은 인간의 몸에서 가장 큰 아연저장고이다. 아연은 발기기능과 정자의 질을 포함하여 전반적인 정력을 보장하는 것을 돕는다.[6,7] 식이요법 또한 전립선의 건강에 중요한 영향을 미친다. 고단백식사를 하는 것은 5-알파 환원효소(5-alpha reductase)의 활성을 억제할 수 있는데, 이 효소는 테스토스테론을 좀 더 강력한 디하이드로-테스토스테론(DHT; dihydrotestosterone)으로 바꿀 수 있다. 그런데 DHT는 그 수치가 상승될 경우에 전립선의 성장을 유도하고, 골반울혈과 배뇨기능저하를 유도한다. 이와는 반대로 고탄수화물식사를 할 경우에는 DHT가 상승하는 것을 관찰할 수 있는데, 건강한 전립선을 유지하기 위해서 요구되는 균형 잡힌 식단으로 단백질 44%, 복합탄수화물 35%, 불포화지방산 21%가 추천된다.[8]

이러한 금주, 특별한 식이조절요법과 함께 몇 가지의 자연약초요법을 더한다면 전립선으로 인해 유발되는 배뇨 및 성적 문제들을 잘 예방할 수 있을 것이다. 전립선과 생식능력의 건강증진을 위해 가장 잘 알려진 보충제는 아연, saw palmetto, stinging nettles(*Urtica dioica*), pygeum, 필수지방산, 꽃가루(flower pollen) 등인데, 금연과 운동, 다이어트를 병행한다면 훨씬 더 효과적일 것이다.

여성의 건강에서 고려사항

여성의 성적 능력을 극대화하기 위한 천연물질을 살펴볼 때 동양의 전통의학에서는 여성호르몬을 조절할 수 있는 약초들에 초점을 맞추어 왔다. 이러한 약초들은 혈류를 개선하는 작용이 있기도 하고, 여성이 최상의 성적 만족을 느낄 수 있도록 하는 작용이 있기도 하다. 후자의 효능에 대해서는 남성/여성 모두의 성기능을 향상시키는 영양성분들에 대해 논의할 때 더욱 자세히 알아보도록 하겠다.

여성에게 특히 좋은 약초들로는 당귀(*Angelica sinensis*), 승마(*Cimicifuga racemosa*), chaste tree(*Vitex agnus castus*), 야생참마(*Dioscorea villosa*) 등이 있다. 이러한 약초들은 각각 인체의 호르몬균형을 조절하고, 강화해 주는 능력을 가지고 있다. 이들 모두 전통적으로 월경전증후군과 갱년기증후군의 증상과 징후를 개선하는 데 사용되어 왔다(16장 여성의 호르몬 건강 참조). 본초 생약학적 접근법을 넘어서 전체적으로 건강을 개선하는 방법도 환자의 삶의 질을 향상시키고, 성기능을 최상의 상태로 끌어올리는 데 중요하다. 생활방식을 개선할 수 있는 공통된 방법은 금연을 실시하고, 규칙적인 운동을 하며, 제한된 음주습관을 가지고, 몸에 좋은 음식을 적절히 먹는 것이다. 흡연은 호르몬불균형을 유발하여 조기폐경을 유발할 가능성을 증가시킨다.

폐경은 생식능력에 중요한 역할을 하는 에스트로겐수치가 낮아지는 현상이다.[9] 연구결과에 따르면 운동은 신체의 바디라인을 보기 좋게 유지해 주는 작용은 물론, 이에 더하여 1주일에 평균 3.5번의 운동을 실시한 중년의 여성들은 그렇지 않은 여성들에 비해 갱년기에 나타나는 일과성열감의 횟수가 적었고 정도가 약했다.[10] 간단히 말하면 환자들은 자신의 몸상태를 좋게 느끼면 느낄수록 최상의 성적 만족도를 가질 수 있을 것이다.

전호르몬(pro-hormonal) 효과를 나타내는 음식물들은 호르몬기능을 개선하는 작용을 하는데, 이러한 음식에는 대두제품, 셀러리, 회향(fennel), 파슬리(parsley), 다양한 견과류, 아마씨(flax seeds)를 포함하는 종자류 등이 있다.[11] 이러한 음식물을 많이 섭취하는 문화권에 있는 여성들은 서구권에 있는 여성들보다 월경전증후군과 갱년기증후군의 증상과 징후가 훨씬 약했는데, 이러한 음식섭취가 많은 역할을 했을 것이라고 생각해 볼 수 있다. 여성의 성적 건강을 향상시키는 다른 보충제들로는 호르몬증상의 균형을 조절해 주는 쌀겨기름, 세포에너지생산을 도와주고 근육경련을 막아 주는 마그네슘, 질건조증 또는 호르몬의존성질염을 경감시켜 주는 비타민 E 보충제들이 있다.

표 4-2. 성적 기능을 향상시키는 자연보충제제

약용식물	추천 용량	주의사항
승마(black cohosh, *Cimicifuga racemosa*)	500 mg, 하루 2~3회	임신과 수유기 사용금지, 생리주기변화 가능함.
당귀(*Angelica sinensis*)	500 mg, 하루 3~4회	임신과 수유기 사용금지, 생리주기변화 가능함.
필수지방산	2,000 mg, 하루 3회	—[a]
꽃가루	120 mg, 하루 3회	—
ɣ-oryzanol	300 mg, 하루 1~2회	—
은행(ginkgo, *Ginkgo biloba*)	60~120 mg, 하루 3회	혈액희석효과가 있기 때문에 수술 2~3일 전 복용금지, 만약 다른 혈액희석제제와 같이 복용한다면 면밀한 관찰이 필요함.
인삼(*Panax ginseng*)	100~200 mg, 하루 2회	고혈압, 심장질환, 신장질환 사용금지, 항우울제, 심장병약, 인슐린 등의 의약품과 상호작용 가능성 있음.
무이라푸아마(muira puama, *Ptychopetalum guyanna*)	250 mg, 하루 3회	—
Pygeum africanum(*Pygeum africanus*)	100 mg, 하루 3회 (표준추출물 기준)	—
Saw palmetto(*Serenoa repens*)	160 mg, 하루 2~3회 (표준추출물 기준)	—
Stinging nettle(*Uritica dioica*)	450 mg, 하루 2~3회 (냉동건조제품 기준)	임신과 수유기 사용금지, 생리주기변화 가능함.
Wild yam(*Dioscorea spp.*)	500 mg, 하루 3회	임신과 수유기 사용금지, 생리주기변화 가능함.
Chaste tree (*Vitex agnus castus*)	175~225 mg, 하루 1회 (표준추출물 기준)	—

참조: 상기 용량은 환자의 기초체력을 고려하여 판단하고, 환자의 특이 징후와 증상에 맞게 자연보충제제를 투여할 것
[a] 문헌에서 보고되지 않음.

성적 능력향상을 위한 건강보조식품

아르기닌(Arginine)

아르기닌은 산화질소(NO; nitric oxide)의 형성을 위해 요구되어지는 아미노산으로서 발기조직에서 혈류유지를 위해 중요한 역할을 하고 있다. 동물실험과 임상시험에서 아르기닌은 발기반응을 개선한다고 보고되고 있다.[13,14] 그러므로 남성발기와 여성음핵충혈능력을 모두 개선해 줄 것으로 기대된다.[15] 그리고 골반내 혈류개선을 통하여 질내 윤활작용이 개선될 것이라는 보고도 있다. 아르기닌은 임상사례의 80%에서 효과가 있다고 증명되었고, 여기에 성기능을 증가시키기 위한 혈액순환 개선작용이 있었다(35장 산화질소 참조).

> 환자가 좋은 느낌을 느낄수록 그들은 최선의 성기능을 가질 가능성이 높다.

은행(Ginkgo)

은행(*Ginkgo biloba*)은 혈관확장작용이 있어서 발기부전이 있는 남성들을 치료할 수 있다고 알려져 있다. 은행을 복용한 발기부전남성들에서 의미 있는 좋은 결과를 나타내었다는 두 가지 보고가 있다.[16,17] 은행의 혈관확장효과는 최상의 성기능을 갖고자 하는 남성과 여성 모두에게 도움을 주고 있다. 은행은 아르기닌과 마찬가지로 혈류를 개선하는 천연물인데도 강력한 항산화작용, 혈관안정화효과를 가지고 있다. 그러므로 은행은 이들 질환의 치료제이자 동시에 인체를 건강하게 하는 작용도 가지는데, 이는 미세혈관혈류를 개선하고, 혈관 및 평활근 이완작용을 통하여 일어나고 있다.[18] 은행과 인삼은 모두 평활근을 이완하여 혈류를 개선한다고 알려져 있다.[19]

무이라푸아마(Muira Puama)

프랑스에서 성에 대한 연구를 위하여 파리에 설립한 The Institute for Sexology라는 연구센터에서 성욕구가 부족하거나 발기불능/발기유지불능을 가진 남성 262명을 대상으로 무이라푸아마(*Ptychopetalum guyanna*)로 발기조직 및 성욕에 미치는 효과에 대한 연구를 진행하였다. 남아메리카에서 온 이 약초를 2주 동안 투여한 결과에서 발기불능환자의 51%에서 호전효과를 보였으며, 62%의 환자가 성욕증가를 나타내었다고 보고하였다.[20] 이 약초는 인지감수성을 증가시켜 성적 반응을 최대로 느낄 수 있게 하는데, 이러한 효과는 임상치료에서도 동일하게 나타난다. 무이라푸아마의 효과에 대해 여성을 대상으로 한 임상시험이 필요한 것도 사실이지만, 남성의 경우에 비추어 볼 때 여성에서도 이점이 있을 것이라 생각된다.

어떤 연구에서 무이라푸아마는 발기능력과 성욕을 동시에 증진시켰다.

결론

지금까지 살펴보았던 이러한 약초들은 성적 능력의 증강을 위해 성공적으로 사용되었던 수많은 약초들의 대표적인 예에 불과하다. 야생귀리, yohimbe(*Pausinystalia yohimbe*), 아쉬와간다, sarsaparilla(*Smilax officinalis*), puncture vine(*Tribulus terrestris*), horny goat weed(*Epimedium spp.*), damiana(*Turnera diffusa*) 등이 대표적이다. 이 중 damiana는 특이하게 동물실험에서 식물성 황체호르몬(phyto-progestin)수용체 활성을(일반 황체호르몬수용체가 아니라) 조절하여 성적 교미능력을 향상시킨다는 보고가 있다.[21,22] 그러나 이러한 자연의학요법들이 가지는 좋은 효과를 달성하기 위한 핵심은 환자 개개인이 가지고 있는 증상과 징후들을 종합하여 올바르게 처방하는 것이다. 그러므로 성기능장애로 보고된 43%의 미국여성과 31%의 미국남성을 치료하는 과정을 통해 얻어진 결론은,[23] 궁극적인 성적 능력은 곧 증진된 지구력으로 인생을 즐기기 위한, 강인하고 잘 발달된 신체에 달려 있다는 것이라고 하겠다.

참고문헌

[1]Safarinejad MR, Hosseini S. Erectile dysfunction: clinical guidelines (1). Urol J. 2004 Summer;1(3):133-147.

[2]Travison TG, Shabsigh R, Araujo AB, Kupelian V, O'Donnell AB, McKinlay JB. The natural progression and remission of erectile dysfunction: results from the Massachusetts Male Aging Study. J Urol. 2007 Jan;177(1):241-246; discussion 246.

[3]Jones CL, et al. Pyridoxine deficiency: A factor in diabetic neuropathy. J Am Pod Assoc. 1978;68:646-665.

[4]Bhattacharya SK, et al. Anxiolytic activity of Panax ginseng roots: An experimental study. J Ethnopharmacol. 1991;34:87-92.

[5]Chylou PH, et al. A prospective study of alcohol, diet, and other lifestyle factors in relation to obstructive uropathy. Prostate. 1993;22:253-264.

[6]Prasad AS. Zinc in growth and development and spectrum of human zinc deficiency. J Am Coll Nutr. 1988;7:377-384.

[7]Netter A, et al. Effect of zinc administration on plasma testosterone, dihydrotestosterone and sperm count. Arch Androl. 1981;7:69-73.

[8]Kappas A, et al. Nutrition-endocrine interactions: Induction of reciprocal changes in the delta-5-alphareduction of testosterone and the cytochrome P-450-dependent oxidation of estradiol by dietary macronutrients in man. Proc Natl Acad Sci. 1983;80:7646-7649.

[9]Midgette AS, et al. Cigarette smoking and the risk of natural menopause. Epidemiology. 1990;1:474-480.

[10]Slaven L, et al. Mood and symptom reporting among middle aged women: The relationship between menopausal status, hormone replacement therapy and exercise participation. Health Psychol. 1997;16:203-208.

[11]Aldercreutz H, et al. Phyto-estrogens and Western diseases. Ann Med. 1997;29:95–120.

[12]Yoshino K. Effects of gamma-oryzanol on hyper lipidemic subjects. Current Ther Res. 1989;45:543–552.

[13]Jung HC, et al. Role of nitric oxide in penile erection. Yonsei Med J. 1997;38:261–269.

[14]Ito T, et al. A double blind placebo controlled study of Arginmax, a natural dietary supplement for enhancement of male sexual function. American Urological Association (AUA) Western Section Meeting, presentation 1999.

[15]Goldstein I, et al. Vasculogenic female sexual dysfunction: Vaginal engorgement and clitoral erectile insufficiency syndromes. Int J Impot Res. 1998;10(suppl.):S84–S90.

[16]Sohn M, et al. Ginkgo biloba extract in the therapy of erectile dysfunction. J Sex Educ Ther. 1991;17:53–61.

[17]Sikora R, et al. Ginkgo biloba extract in the therapy of erectile dysfunction. J Urol. 1989;141:188.

[18]Welt K, et al. Protective effects of Ginkgo biloba EXTRACT Egb 761 on the myocardium of experimentally diabetic rats. Exp Toxicol Pathol. 1999;51:213–222.

[19]Chen X, et al. Extracts of Ginkgo biloba and ginsenoside exert cerebral vasodilation via a nitric oxide pathway. Clin Exp Pharmacol Physiol. 1997;24:958–959.

[20]Waynberg J. Aphrodisiacs: Contribution to the clinical validation of the traditional use of Ptychopetalum guyanna. First International Congress on Ethnopharmacology, Strasbourg, France, presentation June 5–9, 1990.

[21]Artletti R, et al. Stimulating properties of Turnera diffusa and Pfaffia paniculata extracts on the sexual behavior of male rats. Psychopharmacology. 1999;1:15–19.

[22]Zava DT, et al. Estrogen and progestin bioactivity of foods, herbs and spices. Proc Soc Exp Biol Med. 1998;217:369–378.

[23]Laumann EO, et al. Sexual dysfunction in the United States. JAMA. 1999;281:537–544.

5

수면무호흡—수면 중인 세계를 깨우는 질환

삶을 제대로 살기 위해

수면무호흡은 헤모글로빈의 산소포화도저하에 따른 상기도폐쇄가 수면 동안 일어나는 증상으로 정의된다. 이러한 질환은 수면 동안의 호흡중단이나 호흡저하를 특징으로 한다. 수면무호흡증으로 인한 사망률과 사망자수가 점점 늘어나고 있으므로 연구를 시작해야 할 충분한 시점이 되었다고 생각된다.[1] 수면무호흡증은 전형적으로 폐쇄성, 중심성 또는 복합형으로 나뉘는데, 중심성수면무호흡증은 적어도 10초 동안의 무호흡증상을 동반하여 중추신경계(CNS)의 신경결손유도를 시작한다.[2] 폐쇄성수면무호흡증(OSA; obstructive sleep apnea)은 상기도폐쇄로 인하여 환자가 호흡하려고 시도함에도 불구하고 호흡중단이 일어나는 것으로 수면무호흡증의 전형이라고 할 수 있다. 복합형수면무호흡증은 상기도폐쇄와 호흡노력의 결손이 동반된 질환형이라 할 수 있다. 수면에 의한 호흡곤란은 코골이, 상기도저항증후군, OSA와 같은 수면 관련 질환군으로 일반적으로 분류한다.

유병률(Prevalence)

산업화국가에서 OSA는 약 4%의 남성과 2%의 여성에서 흔히 발병한다.[3] OSA의 유병률은 나이가 들어 감에 따라 증가하는데, 노인남성의 31%, 노인여성의 19%가 이 질환을 가지고 있다는 보고가 있다.[4] 어린이에서도 이 질환이 나타나는데, 0.7~3%의 비율로 발병하고, 미취학아동에서 발병이 가장 많다.[5] 그러나 많은 연구에서 나타나는 이러한 수치는 정확한 진단이 어렵고, 비용이 많이 드는 수면무호흡증의 특징을 감안한다면 최저치라고 생각할 수 있다.[6] 수면무호흡증은 환자들과 가족들의 일상생활에 큰 영향을 미칠 수 있는 질환이다. OSA의 전조증상인 코골이는 흔한데, 29.5%의 남성, 8.9%의 여성들이 습관적인 코골이를 하고, 9.4%의 남성, 2.1%의 여성이 심각한 코골이증상을 가지며, 이러한 심각한 코골이는 같이 생활하고 잠자는 가족들의 수면을 방해하여 동침을 불가능하게 할 수 있다고 한다.[7]

위험인자와 원인

수면무호흡증은 남성들에서 흔히 발견되고, 나이가 들수록 유병률이 증가하며 백인보다는 흑인에서 주로 나타난다.[8] 특히 흡연과 음주를 하는 비만한 40세 이상의 남성들은 코골이와 OSA의 발병위험이 높다고 하겠다.[7] 비만은 OSA의 강력한 유발인자 중의 하나인데, BMI(신체비만지수)가 1만큼 증가할 때마다 OSA 발병위험이 4배 증가한다는 보고도 있다. 목둘레도 OSA의 강력한 유발요인인데, 상체 또는 중심부 비만일 경우에 일반적인 비만보다 OSA의 발병위험이 높다.[9] 갑상선기능저하증과 갱년기 또한 OSA의 발병과 관련성이 있다고 한다.[10,11] 수면무호흡증을 유발할 수 있는 많은 해부학적 결함과 병리학적 원인들이 있다. OSA를 가진 비만환자들은 후두덮개 후부의 오목이 증가되는데, 이러한 형태학적 변화는 증가된 BMI와 연관되어 기도의 봉쇄와 OSA의 발병을 증가시킨다.[12]

수면무호흡증은 일반적으로 피로, 과도한 낮잠, 두통, 생각이 없어지는 등의 증상이 있고, 만성적인 코골이, 우울, 개인적인 성향의 변화 등도 같이 동반된다.[2] 아이들은 종종 주의력결핍, 지적능력저하, 과다활동, 공격성 등의 증상이 있고, 낮에 잠을 자는 증상을 드물게 동반하기도 한다.[5] 더군다나 여성에서 특이적으로 나타나는 증상으로는 우울증, 갑상선기능저하증, 불면증 등이 있다.[13]

수면무호흡의 병태생리학

수면무호흡(sleep apnea) 가운데 가장 흔한 형태인 OSA에서 일어나는 폐쇄는 비강(nasal cavity), 비인두(nasopharynx), 혀를 포함하여 다양한 부분에서 발생할 수 있다. 이러한 부분들이 좁아질 때 주어지는 기류의 양(airflow volume)을 생산하기 위해서는 보다 큰 음압(negative pressure)이 요구된다. 확장근(dilator muscle)이 인두근육에 긴장을 제공하면서 기도개방을 유지하지만, OSA에서 일어나는 기도봉합을 상쇄하기에는 충분하지 않다. 더군다나 증가된 비강저항(nasal resistance)은 인두의 붕괴가능성을 증가시킬 수 있다. 비강폐쇄는 인두편도(adenoids) 또는 구개편도(palatine tonsils)의 비대로부터 종종 유발된다.[2] 뇌에 존재하는 화학수용체의 이산화탄소(CO_2)에 대한 민감성이 떨어지기 때문에 심지어 이산화탄소가 증가할 때에도 이러한 수용체가 폐환기의 속도와 깊이를 변화시킴으로써 적절히 상쇄하지 못할 수도 있다. 이러한 상태는 호흡노력이 실제로 증가해야 하는 상황일 때에도 오히려 감소하는 결과를 초래하는데, 부분적이거나 총체적인 기도붕괴와 폐에서의 가스교환을 제한하게 된다. 궁극적으로 이것은 저산소증, 과탄산증의 상태를 유발하여 호흡충동(respiratory drive)을 증가시킨다. 그러나 심각한 저산소증-과탄산증상태에서는 폐쇄상태를 극복하고, 특이적인 이러한 상황을 종결하기에 적절한 호흡노력을 자극해야 한다. 구체적으로 말하면 환기를 증가시키기 위한 일차적인 자극은 대동맥궁, 뇌줄기(brain stem), 경동맥소체 등에 존재하는 이산화탄소수치에 민감한 화학수용체에서 시작된다. 더군다나 호흡에서의 변화는 흉강내 압력변화를 유발하는데, 이러한 상태는 심실충만, 정맥환류, 심방성나트륨이뇨펩티드분비 등과 같은 심혈관계반응에도 영향을 미친다.[2] 무호흡이 발생하는 동안 저산소증과 과탄산증은 또한 교감신경활성을 증가시킨다. 이러한 활성화는 말초저항증가, 혈관수축, 혈압상승 등을 포함하는 많은 심혈관계병변을 나타낸다. 흥미롭게도 교감신경활성이 OSA 환자뿐만 아니라 낮시간(daytime)에도 증가된다는 보고가 있는데, 이러한 증가는 낮시간의 고혈압과 부정맥의 원인일 수도 있음을 여러 가지 연구에서 암시하고 있다.[14]

수면무호흡의 진단

수면무호흡-호흡저하는 다양한 방법에 의해 진단될 수 있다. 수면하는 동안 무호흡과 호흡저하가 시간당 발생하는 횟수는 무호흡-저호흡지수(AHI; Apnea-Hypopnea Index)로 계량화할 수 있다. 더군다나 수면 중 산소불포화(oxygen desaturation)의 심각성은 맥박산소측정기 또는 동맥혈가스를 통해 측정할 수 있다. 무호흡과 관련된 가장 흔한 증상인 낮시간 졸림의 심각성은 다중수면잠복검사(MSLT; Multiple Sleep Latency Test)를 이용하여 수면잠복시간으로 측정될 수 있다. 야간평균수면잠복기가 10분 이하라면 과다수면일지도 모른다.

수면무호흡은 진단율이 낮을 때가 종종 있다. 실제로 OSA임상사례의 80~90%는 진단받지 않는 것으로 여겨진다.[15] 어떤 연구에서는 본태성고혈압환자의 30%가 진단을 제대로 받지 않아 OSA를 치료하지 못한다고 보고하였다.[16] OSA진단은 진단적 정의를 만들기 위해 수면다원검사(polysomnography)[6)]를 이용하는데, 철저한 병력검사와 신체검사를 포함한다. 병력은 반드시 만성코골이, 과다한 낮시간 졸림, 그리고 수면무호흡과 관련된 모든 의학적 상태를 측정해야 한다. 낮시간 졸림을 측정하는 많은 질문지법이 있으며, 수면잠복시간도 이러한 방식으로 가능하다. 신체검사는 반드시 확장된 아데노이드, 비중격만곡(septal deviation), 비용종과 같이 기도폐쇄를 일으킬 수도 있는 해부학적 비정상상태를 반드시 확인해야 한다. 광섬유내시경검사법은 좁아진 인두(pharyngeal narrowing)를 관찰할 수 있는데, 수면다원검사를 통해 확진한다. 비록 정확도가 약간 떨어지는 단점이 있지만, 진단을 위해 가정에서 사용할 수 있으며, 가격도 비교적 저렴한 휴대용진단장치도 개발되어 있다.[17]

---

6) 수면 중에 발생하는 질환은 일반적인 질환처럼 한 장기의 문제라기보다는 여러 장기의 복합적인 문제로 생겨나는 경우가 많다. 이러한 수면 중 질환들을 진단하기 위해서는 뇌기능상태를 알기 위한 뇌파검사(EEG), 눈 움직임을 보기 위한 안전도검사(EOG), 근육상태를 알기 위한 근전도검사(EMG), 심장리듬을 보기 위한 심전도(ECG), 전체적인 상태를 보기 위한 비디오촬영 등을 같이 시행하면서 대개 하룻밤 정도 수면을 취하면서 검사한다. — 서울대학교병원 자료

수면무호흡과 관련된 건강상태

- 고혈압
- 죽상경화증
- 빈맥
- 서맥
- 심실전위(ventricular ectopy)
- 뇌졸중
- 관상동맥질환
- 울혈성심부전
- 폐성심(cor pulmonale)
- 당뇨병
- 위식도역류질환
- 치매
- 우울증
- 공격성(aggressiveness)
- 과다활동(hyperactivity)

수면무호흡의 위험인자들

- 코골이
- BMI증가
- 목둘레증가
- 노화
- 남성
- 아프리카계 미국인
- 흡연
- 음주
- 여성갱년기
- 남성갱년기

수면무호흡이 건강에 미치는 영향

수면무호흡은 종종 극도로 낮에 잠이 오게 만들거나, 다른 수면부족 증상들을 많이 나타내는데, 이러한 수면부족은 예상치 못한 사고를 유발하거나, 이로 인한 사망률의 증가를 유도하게 된다. 운전기사를 대상으로 한 임상시험에서 자동차사고는 코골이를 하고, 낮잠을 자는 사람에서 더욱 증가하였다.[18] 수면무호흡은 과도한 수면 이외에도 다른 여러 가지 문제들을 유발한다.

염증과 심혈관질환

수면무호흡은 염증표지자(marker)들을 증가시키는데, 이것은 심혈관계 건강에 유해한 기전으로 작용할 가능성이 있다. 예를 들어, CRP(C-reactive protein)는 관상동맥질환이나 죽상경화증(atherosclerosis)과 관련이 있는 염증표지자인데, OSA를 가진 남성을 대상으로 한 임상시험에서 증가한 AHI(무호흡-호흡저하지수)와 증가한 CRP수치가 직접적인 상관관계를 나타내었다.[19]

더군다나 인터루킨-6(IL-6), TNF-알파(TNF-alpha)와 같은 염증표지자들이 OSA를 가진 환자들에서 유의하게 상승된 것을 관찰하였다.[20] OSA환자에서 많이 증가된 것으로 보고되고 있는 CD-40 ligand(리간드)가 염증매개물질의 생산을 증가시키고, 죽상경화증의 발병과정에 관여한다는 연구결과도 있다.[21] 비강지속성기도양압(nCPAP; nasal continuous positive airway pressure)을 치료하면 이러한 염증표지자를 개선한다.[22] OSA를 가진 환자에서 혈소판활성과 혈소판응집이 증가하고, 피브리노겐과 플라스미노겐의 활성인자가 증가하며, 피브리노겐을 분해하는 기능이 감소하는 증상이 발견되었다는 연구결과가 있다.[23] 혈관이완을 억제하는 혈관내피조직 기능저하현상도 보고되었는데, 비강지속성기도양압(nCPAP)[7)] 방법으로 치료하면 혈관에서 산화질소(NO; nitric oxide)의 배출을 증가시켜 혈관내피를 통한 혈관확장이 증가한다고 한다.[24]

> 수면무호흡은 비정상 당대사과정, 인슐린저항성, 제2형 당뇨병을 유발할 수 있는 위험인자이다.

심장부정맥(Cardiac arrhythmia)

서맥과 빈맥의 발병확률이 수면무호흡환자에서 증가하고 있다. 수면무호흡을 가진 많은 환자를 대상으로 한 임상시험에서 48%의 환자에서 야간수면 동안 부정맥의 증상이 나타났는데, 이러한 부정맥빈도가 증가하는 것은 무호흡횟수의 증가 및 고도산소포화도 감소증상의 발생과 직접적인 관련이 있다는 연구결과가 있었다.[25,26] 깨어 있는 동안에도 환자들의 몇몇에서는 심장부정맥증상이 나타났고, 기관절개는 이러한 부정맥의 발병을 대부분 낮추었다.[25] 다른 종류의 부정맥이 수면무호흡환자에서 나타났는데, 심실전위(ventricular ectopy), 심실성빈맥, 조기심실수축, 심방심실동맥차단(atrioventricular block), 동정지(sinus arrest) 등의 증상이 있었다.[27]

고혈압

OSA를 가진 환자들 중 약 50%에서 고혈압이 나타났는데, 이러한 관련성 또한 비만이 혈압에 미치는 영향에 의한 결과일 수도 있다.[28] 심각한 OSA는 수면무호흡과 낮시간 동안의 고혈압증상과 직접적인 연관관계를 나타내었다. 그리고 싸우거나 도망가는 반응(fight-or-flight reaction)을 유도하는 교감신경활동증가는 혈압을 상승시킬 수 있는 위험인자로 생각될 수 있다.[29] 그러므로 nCPAP를 이용한 OSA 환자의 치료는 낮시간 또는 밤시간의 취침시간 동안 혈압을 낮추어 주는 것이라고 한다.[30]

뇌졸중(Stroke)

OSA는 뇌졸중 또는 일과성허혈을 유발할 수 있는 독립적인 위험인자이다.[31] 치료를 받지 않은 OSA환자는 nCPAP로 치료받은 환자에 비하여 뇌졸중이 1번 이상 발병하고, 뇌졸중으로 인한 사망률과 사망자수가 증가한다는 보고가 있다.[32]

---

7) 역자주: 지속적 기도양압요법(CPAP therapy, continuous positive airway pressure therapy). 코를 통해 압력을 가진 공기를 불어넣어서 기도가 막히지 않게 받쳐 주는 요법

당뇨(Diabete)

수면무호흡은 비정상적인 당대사과정, 인슐린저항성, 제2형 당뇨병을 유발할 수 있는 위험인자이다.[33,34] OSA와 제2형 당뇨병을 가진 환자를 대상으로 nCPAP로 치료하였을 경우에 인슐린민감도가 증가하고, HbA1c수치가 감소하는 것을 관찰하였다.[35]

위식도역류질환(Gastroesophageal reflux disease)

위식도역류질환(GERD)의 발병률은 OSA를 가진 환자에서 증가한다. GERD의 질병진행도는 AHI(무호흡-호흡저하지수)가 증가할수록 증가한다는 보고가 있다.[36] OSA환자에서 GERD를 치료하면 수면 중에 깨어나는 증상을 낮출 수 있다는 보고도 있다.[37]

정신적 상태(Psychiatric Condition)

퇴역군인을 대상으로 한 연구에서 수면무호흡환자들의 정신질환발병률이 높은 것으로 나타났다. 우울증, 분노, 불면증, 정신병, 외상후스트레스장애와 같은 정신질환들이 주로 나타났다.[38] 그런데 nCPAP를 이용하여 치료하였을 때에는 이러한 우울증상이 개선되는 것을 관찰하였다.[39]

아동과 수면무호흡

아동들에서 호흡으로 인한 수면장애증상은 어른의 수면무호흡증상과 다른 특징을 가지고 있다. OSA를 가진 아동들은 종종 성장호르몬생성저하로 인한 체중저하를 동반한다. 이러한 상태는 종종 성장의 실패로부터 오는데, 즉 영양결핍은 낮은 체중을 유발하고, 조직에 영양분을 공급할 산소결핍은 인체의 성장을 제한하며 호르몬생성에 부정적인 영향을 미치는 것이다.

OSA를 가진 아동들은 또한 성장호르몬과 깊은 관련이 있는 인슐린성장인자-1(IGF-1; Insulin growth factor-1), IGF-결합단백질(IGF-binding protein)의 수치가 낮다. OSA를 가진 아동들이 체중저하를 나타내는 것을 설명하는 또 다른 이론으로는 아데노이드비후에 따른 거식증(anorexia), 연하곤란(dysphagia) 또는 호흡노력증가로 인한 칼로리소모증가 등이 있다. 아동들은 또한 코골이, 학교학습장애, 공격성, 과다활동 등의 경향을 나타낸다.[5] 주의력결핍과다활동장애(ADHD)아동들의 33%가 습관적인 코골이증상을 가지고 있다는 보고도 있다.[40] 아동들에서 나타나는 OSA의 가장 흔한 원인으로는 구개편도비대인데, 구개편도가 비대한 아동 중 28%가 과다활동과 같은 행동에서의 변화를 나타내었다고 한다.[5]

수면무호흡을 치료하는 의학의 전통적인 방법

수면무호흡을 치료함에 있어서는 종종 nCPAP, BiPAP(이중기도양압, Bi-level Positive Airway Pressure), 구강기구 또는 수술적 치료 등이 이용된다.

① nCPAP는 인두붕괴(collapse)를 예방하기 위해 압력을 불어넣어 지지역할을 하도록 하는 것인데, 심각한 수면무호흡증을 완화시킬 수 있는 첫 번째 치료방법으로 생각되고 있다. 한 연구에서 nCPAP가 AHI를 60%까지 감소시켰다고 하는데, nCPAP의 부작용으로는 콧물(rhinorrhea), 건조함, 점액생성증가, 재채기 등이 있다.[41] 또한 10~50% 또는 그 이상의 환자에서 nCPAP가 효과가 없는 것이 관찰되어 치료를 중단하였다.[41]

② 구강기구는 심각하지 않은 수면무호흡을 가진 환자이거나 nCPAP에 저항성이 있거나 편안하지 않은 환자에게 사용할 수 있다. 이러한 기구들은 하악골 또는 혀의 위치를 변화시켜서 치료효과를 나타내는데, nCPAP보다 효과는 덜하지만 환자들은 이러한 기구를 사용하는 데 더욱 편안해하는 모습을 보였다. 그러나 구강기구를 오랫동안 사용할 경우에는 치아이동과 공간변화 등이 생길 수 있다.[42]

③ 수면무호흡을 치료하기 위해서 효과가 다양한 많은 수술법들이 존재한다. 대부분의 과정들은 기도를 막는 것들을 제거하고, 혀 안쪽의 공간을 확보하는 방법을 시도한다. 이러한 방법들에는 구개수구개인두성형술(uvulopalatoplasty), 비중격성형술(septoplasty), 비갑개절제술(turbinectomy), 정중선혀절제술(midline glossectomy), 상하악절골술(maxillomandibular osteotomy), 기관절개술(tracheotomy) 등이 포함된다.

대체의학치료와 생활방식변화

몇 가지의 생활방식변화가 수면무호흡의 심각성을 개선할 수 있다. 환자들은 반드시 한쪽으로 누워서 자는 것을 교육받아야 한다. 체중감소는 필수적인데, BMI와 목둘레의 증가는 OSA와의 관련성이 뚜렷하기 때문이다. 심지어 체중의 미세한 감소도 수면무호흡을 낮출 수 있는데, 10% 체중증가는 32%의 AHI증가를 가져왔고, 10% 체중감소는 26%의 AHI감소를 유발하였다.[43] 이와 함께 금주와 진정제복용중단 또한 강조되어야 한다.

비록 수면무호흡을 치료할 수 있는 대체의학적 방법들에 대한 연구가 부족한 것이 사실이지만, 수면무호흡을 유발한다고 알려진 유발인자와 생화학적 반응을 바꿀 수 있는 잘 연구된 자연치료법들이 있다. 이러한 자연요법들은 대체요법으로 중요할 수도 있는데, 특히 nCPAP/BiPAP 치료법들로 경감되지 않거나, 많은 의학적인 방법들과 병행실시될 때 더욱 중요하다고 하겠다. 식이요법, 영양보충제, 환경요인의 개선들이 수면 중 호흡장애증상을 개선할 것이다. 염증과 알레르기의 치료 또한 OSA치료에서 무엇보다 중요하다. 알레르기는 아데노이드와 편도의 크기를 증가시킬 수 있고, 비강호흡을 방해하는 점액생산을 증가시킬 수 있다.

N-Aceyl-Cysteine(NAC)

NAC는 L-cysteine의 아세틸화된 에스테르인데, 인체내 항산화작용에서 중요한 역할을 하는 글루타티온수치를 상승시킬 수 있는 중요한 물질이다. NAC은 또한 진해거담제로서 폐의 건강도를 증가시켜 주고, 항염증작용을 가지는 것으로 알려져 있는데, OSA환자를 대상으로 한 연구에서 NAC은 TNF-alpha와 같은 염증매개시토카인생성을 감소시키는 것으로 나타났다.[44,45]

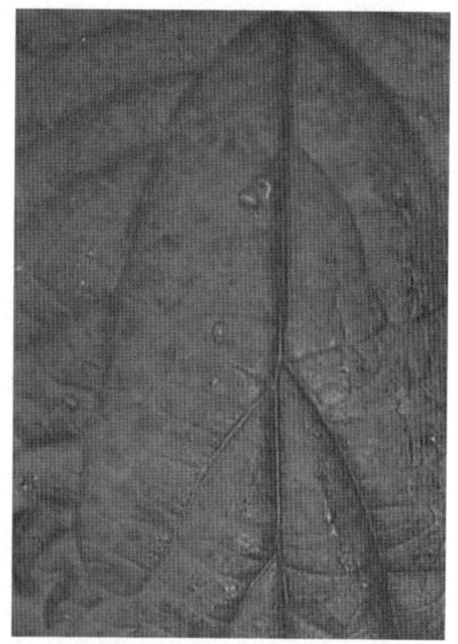

그림 5-1. Stinging nettle(*Urtica dioica*)

필수지방산

필수지방산(EFA; Essential fatty acid)은 인체에서 만들어지지 않고, 음식으로부터 섭취해야 한다. Docosahexaenoic acid(DHA)와 Eicosapentaenoin (EPA)와 같은 오메가-3지방산, gamma-linolenic acid(GLA)와 같은 오메가-6지방산은 이들이 지닌 강력한 항염증작용을 이용하기 위해 영양보충제로 섭취하기도 한다. EPA와 DHA는 생선기름에 많이 함유되어 있고, 모두 항염증 및 항혈전 작용을 나타낸다. 특히 EPA의 혈관보호작용은 중성지방(TG)을 낮추고 고밀도지질단백질(HDL)을 높이며, 부정맥을 예방하는 작용이 있다고 알려져 있다.[46]

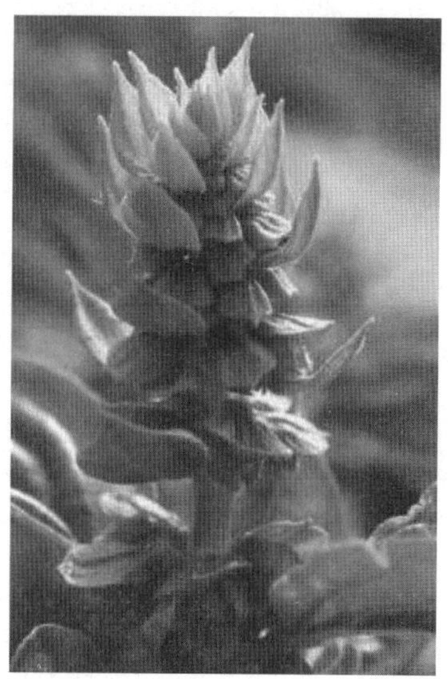

그림 5-2. Basil(*Ocimum spp.*)

EPA와 DHA는 또한 염증반응에 관여하는 신호물질인 아라키돈산(AA; arachidonic acid)과 경쟁하는 염증성아이코사노이드(inflammatory eicosanoid)를 감소시킨다. 생선오일 또한 이러한 염증성시토카인수치를 낮추어 준다.[47] GLA는 달맞이 종자유, black currant oil, borage seed oil 등에서 흔히 발견되는데, 아라키돈산에서 염증성류코트리엔(inflammatory leukotriene)이 생성되는 것을 억제하여 염증반응을 감소하는 물질로 알려져 있다.[48]

비타민 C(Vitamin C)

비타민 C는 항산화와 항히스타민을 포함하는 다양한 작용을 나타낸다. OSA환자를 대상으로 한 임상시험에서 혈관내피세포의 기능저하와 산화적 스트레스와의 관련성을 실험하였는데, 그 결과 비타민 C를 투여한 군에서 내피세포의존적인 혈관이완능력이 개선되는 것을 관찰하였다. 이 연구를 통하여 항산화를 이용한 치료법이 OSA와 관련이 깊은 심혈관기능이상을 치료할 것으로 기대하고 있다.[49]

퀴세틴(Quercetin)

퀴세틴은 항히스타민, 항염증, 항산화 작용을 가지기 때문에 알레르기를 치료하는 데 사용되어 온 플라보노이드이다. 이 물질은 딸기, 양배추, 사과, 녹차, 양파, 적포도주 등에 많이 함유되어 있는데, 비만세포와 호염기세포로부터 히스타민이 분비되는 것을 억제한다고 알려져 있다.[50] (히스타민은 폐의 수축, 코막힘, 재채기 등의 알레르기증상을 유발하는 화학적 매개물질이다.) 퀴세틴의 흡수율은 다양할 수 있는데, papain 또는 bromelain과 섞어서 복용하면 더욱 좋다.

브로멜라인(Bromelain)

브로멜라인은 파인애플에서 나온 단백질을 가수분해하는 효소인데 항염증, 섬유소용해와 항혈소판응집 등의 작용을 나타낸다.[51] 연구에서 브로멜라인은 아라키돈산회로를 방해하여 염증성아이코사노이드의 생성을 감소시켰다.[52]

유칼립투스(Eucalyptus)

역사적으로 유칼립투스(*Eucalyptus globulus*)는 천식과 기관지염 같은 다양한 염증성호흡기질환을 치료하는 데 사용되어 왔다.[53] 유칼립투스의 잎과 가지로부터 추출한 유칼립투스오일은 구성성분인 eucalyptol을 60~90% 정도 함유하고 있다. Eucalyptol을 이용한 연구에서 강력한 항염증, 점액용해, 진통효과가 있는 것으로 나타났는데, 아라키돈산대사물질 및 TNF-알파와 같은 염증성시토카인의 생성을 억제한다.[54]

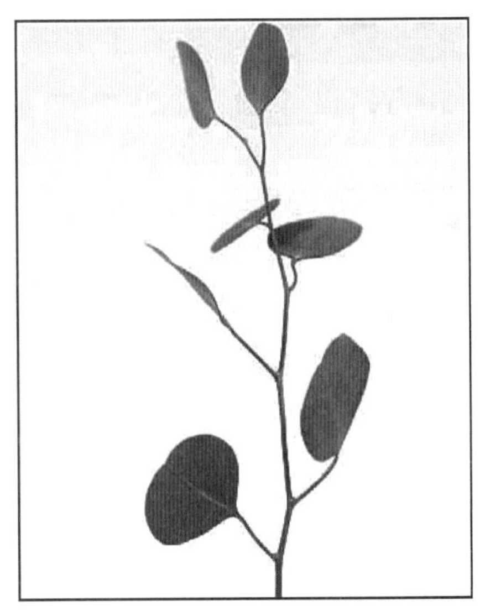

그림 5-3. Eucalyptus(*Eucalyptus globulus*)

쐐기풀(Stinging nettle)

쐐기풀(*Urtica Dioica*) 잎은 비타민 C, 비타민

E, 카로티노이드(carotenoid), 칼슘, 칼륨, 퀴세틴과 루틴(rutin) 같은 플라보노이드를 함유하고 있다. 이 약초는 유효한 항염증작용을 가지기 때문에 알레르기성비염을 치료하는 작용이 있다고 보고되고 있다.[55] 연구에서 쐐기풀에 함유된 퀴세틴이 비만세포를 안정화시키고 히스타민분비를 억제할 수 있는 가능성이 있다고 보고하였다.[50]

Beefsteak plant

Beefsteak plant(*Perilla frutescens*)는 로즈마린산(rosmarinic acid), luteolin과 같은 여러 가지 활성성분을 함유하고 있다. 로즈마린산은 바질, 샐비어(sage), 민트, 로즈마리, 들깻잎을 포함하는 Lamiaceae속에 속하는 식물들에 함유되어 있는 식물성폴리페놀이다.[56] 들깻잎추출물 보충제 또는 로즈마린산을 먹었을 때에 알레르기반응이 경감되는 것을 관찰하였다.[57,58] 또한 동물실험에서도 들깻잎추출물의 경구투여는 TNF-알파의 생성을 감소시켜 알레르기반응과 염증반응을 억제하였다.[59] 로즈마린산이 풍부한 들깻잎추출물은 계절성알레르기성비염을 가진 환자를 치료하는 데 좋은 효과가 있었다.[58] 로즈마린산과 같이 들깻잎 종류의 식물에서 많이 발견되는 luteolin은 강력한 항알레르기 특징을 가지는 식물성플라보노이드이다.[59]

감초뿌리(Licorice Root)

감초는 종종 위식도역류병(GERD)과 위궤양 같은 위장관질환을 치료하기 위해 사용되었다. 글

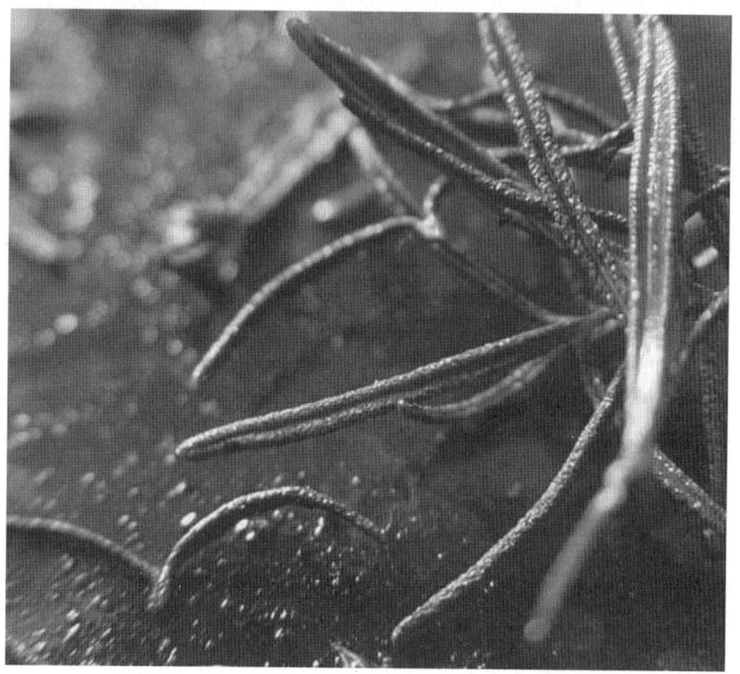

그림 5-4. Rosemary (*Rosmarinus officinalis*).

리시리진을 없앤 감초(DGL; deglycyrrhizinated licorice)가 위에서 위선세포의 분화를 촉진하고, 점액분비를 자극한다는 연구결과는 상당히 흥미롭다. 위에서의 이러한 점액분비증가는 적어도 감초의 이로운 측면을 설명할 수 있을 것이다. DGL은 또한 위궤양을 유도하는 헬리코박터파이로리균에 작용하는 항균작용을 나타내는 플라보노이드를 함유하고 있다. GERD는 인두염과 부비동염(sinusitis) 등을 유발하여 무호흡을 증가시킬 수 있기 때문에 수면무호흡증환자에서 GERD를 치료하는 것은 매우 중요하다. 카페인, 민트, 초콜릿, 지방, 매운 음식, 토마토, 알코올 등을 피하는 것은 위산역류를 피할 수 있는 좋은 방법이다. 더군다나 잠잘 때 상체를 높이고 자는 것은 야간성위식도역류증상을 낮출 수 있다.[60]

Methylsulfonylmethane과 히알루론산(Hyaluronic acid)

Methylsulfonylmethane(MSM)과 히알루론산은 모두 결합조직의 형태를 유지하여 기도의 세포기질을 구성하는 강도와 견고함을 유지시키기 위해서 필수적인 인자들이다. MSM은 항염증과 항산화작용으로 잘 알려져 있는데, 입증되지는 않았지만 MSM은 코골이, 알레르기성비염과 같은 많은 질환들을 치료하는 데 유효하다는 결과도 있다.[61] Glycosaminoglycan인 히알루론산은 코골이와 기도결합조직의 통합성을 견고히 하는 효과가 있다고 알려져 있다.[62] 히알루론산의 점도탄력성의 우수성 덕분에 기도를 감싸고 있는 결합조직을 강화하고, 폐쇄를 막는 작용을 할 수도 있다.

음식조절(Diet)

식이요법은 염증과 점액생산에 영향을 미칠 수 있다. 과일과 야채가 풍부한 식이는 알레르기증상을 낮출 수 있는 비타민과 플라보노이드를 많이 제공해 준다. EPA(Eicosapentaenoic acid)가 높고, 동물성식품(예를 들어 유제품과 고기)이 낮은 식사를 하면 염증을 줄일 수 있다. (동물성식품은 AA의 함량이 높아서 염증성아이코사노이드의 증가를 유도한다.) 더군다나 감자, 토마토, 가지, 후추와 같은 가짓과에 속하는 식물들은 염증성인자의 발현을 증가시키기도 한다. 임상적으로 관찰해 보았을 때 유제품, 바나나, 감귤류 등의 점액을 생성시키는 음식들은 (비록 논란의 여지는 있지만) 이로울 수 있다.

무호흡을 억제하기 위해 식이를 개선할 때에는 음식알레르기도 반드시 고려해야 한다. 많은 환자들이 염증성반응을 증가시키고, 몸의 전반적인 스트레스를 증가시키는 잠재적인 음식알레르기를 가지고 있기 때문이다. 이는 다양한 형태의 시험법들이 있는데, 음식에 있는 면역글로불린 IgE와 IgG항체를 즉각적으로 측정함으로써 알아볼 수 있다.

환경적인 요소(Environment)

환경알레르기들(environmental allergies)은 중요한 호흡기계 자극제들이다. 기도개방을 저해할 수 있는 비강과 인두울혈(pharyngeal congestion)을 최소화하기 위하여 알레르기를 통제하는 것은 무엇보다도 중요하다. 알레르기를 치료하는 최선의 방법은 환자가 증상을 유발하는 물질을 회피하도록 권고하는 것이다. 환경알레르기를 일으킬 가능성이 있는 물질을 최대한 제거해야 하며, 베개와 매트리스에는 먼지나 진드기로부터 보호하기 위해 커버를 씌워야 하고, 침구류는 반드시 매우 뜨거운 물로 자주 빨아야 한다. 침실에서 먼지가 잘 달라붙을 수 있는 카펫과 관련 물품을 제거하는 것은 먼지와 집먼지진드기 예방에 도움이 된다. 잠자리에 들기 전에 샤워를 하거나 머리를 감는 것 또한 추천되는 방법이다. 집안에 있는 모든 곰팡이는 반드시 적극적으로 제거해야 한다. 애완동물은 침실에서 멀리 떨어진 곳에서 키워야 하고, 정기적으로 목욕시켜야 한다. 가정과 직장에서 고효율입자흡수필터를 사용하면 공기의 질을 개선할 수 있고, 꽃가루노출도 줄일 수 있으며, 담배는 피우지 않는 것이 바람직하다.

입증된 것은 아니지만 일화적인 기록물에서 수면무호흡의 다양한 치료방법을 제안하고 있는데, 비강스프레이, 비강확장기, 자석매트리스와 자석베개 등이다.[63] 코골이를 치료하기 위한 방향오일스프레이(essential oil spray)와 가글액도 효과가 있다고 이미 확인되었다. 또한 임상사례를 보고한 논문에서는 최면(hypnosis)을 코골이의 효과적인 치료방법으로 제시하고 있다.[65] 살찌지 않은 코골이환자가 주기적으로 적절한 시간 동안 노래를 연습하면 코골이가 감소한다는 연구결과도 있다.[66] 비정상호흡을 통제하기 위한 바이오피드백(biofeedback)8) 훈련도 치료에 도움이 되는 것으로 나타났다. 바이오피드백이 무호흡의 지속시간을 단축시켜서 결과적으로 높은 산소포화도를 유지한다는 연구결과가 있다.[67]

결론

수면무호흡증은 이 질환으로 인한 이환율과 사망률이 증가하고 있기 때문에 철저한 연구가 보증되어야 하는 의학적 질환이다. 그러나 수면무호흡증으로 인해 많은 환자의 삶의 질이 매우 저하됨에도 불구하고, 환자들은 종종 진단을 제대로 받지 못한 경우가 있다. 만약 환자가 피로, 과다한 졸림(excess sleepiness), 수면부족, 원인불명의 전신증상으로 괴로워한다면 수면무호흡증의 잠재적인 존재가능성을 반드시 면밀하게 확인해야 한다. 많은 치료법이 수면무호흡증에 도움이 될 수 있다고 제시되어 있으나 질병치료를 위한 최선의 전략은 여전히 체중감량과 positive airflow therapy9)이다. 그럼에도 불구하고 보조요법을 통해서도 심각한 수면무호흡증과 코골이를 억제하는 데 도움을 줄 수 있다.

---

8) 역자주: 생리적 반응을 측정하여 훈련을 통해 신호의 불균형을 정상적으로 반응하게 훈련하는 프로그램.

9) 역자주: 지속적 기도양압요법(CPAP therapy, continuous positive airway pressure therapy). 코를 통해 압력을 가진 공기를 불어넣어서 기도가 막히지 않게 받쳐 주는 요법

참고문헌

[1]Fletcher EC. Obstructive sleep apnoea and cardiovascular morbidity. Monaldi Arch Chest Dis. 1996;51:77–80.

[2]Cutler MJ, Hamden AL, et al. Sleep apnea: From the nose to the heart. J Am Board Fam Pract. 2002;15:128–141.

3Young T, Palta M, Dempsey J, et al. The occurrence of sleep-disordered breathing among middle-aged adults. N Engl J Med. 1993;328:1230–1235.

[4]Ancoli-Israel S, Kripke DF, Mason W. Characteristics of obstructive and central sleep apnea in the elderly: An interim report. Biol Psychiatry. 1987;22:741–750.

[5]Balbani AP, Weber SA, Montovani JC. Update in obstructive sleep apnea syndrome in children. Rev Bras Otorrinolaryngol (Engl Ed). 2005;71:74–80.

[6]Pang KP, Terris DJ. Screening for obstructive sleep apnea: An evidence-based analysis. Am J Otolaryngol. 2006;27:112–118.

[7]Kara CO, Zencir M, Topuz B, et al. The prevalence of snoring in the adult population. Kulak Burun Bogaz Ihtis Derg. 2005;14(1–2):18–24.

[8]Ancoli-Israel S, Klauber MR, Stepnowsky C, et al. Sleep-disordered breathing in African-American elderly. Am J Respir Crit Care Med. 1995;152(6pt1):1946–1949.

[9]Schafer H, Pauleit D, Sudhop T, et al. Body fat distribution, serum leptin, and cardiovascular risk factors in men with obstructive sleep apnea. Chest. 2002;122:829–839.

[10]Resta O, Pannacciulli N, Di Gioia G, et al. High prevalence of previously unknown subclinical hypothyroidism in obese patients referred to a sleep clinic for sleep disordered breathing. Nutr Metab Cardiovasc Dis. 2004;14:248–253.

[11]Resta O, Bonfitto P, Sabato R, et al. Prevalence of obstructive sleep apnoea in a sample of obese women: Effect of menopause. Diabetes Nutr Metab. 2004;17:296–303.

[12]Gazayerli M, Bleibel W, Elhorr A, et al. A correlation between the shape of the epiglottis and obstructive sleep apnea. Surg Endosc. 2006 Mar 16;[Epub ahead of print].

[13]Shepertycky MR, Banno K, Kryger MH. Differences between men and women in the clinical presentation of patients diagnosed with obstructive sleep apnea syndrome. Sleep. 2005;28:309–314.

[14]Sin DD, Fitzgerald F, Parker JD, et al. Relationship of systolic BP to obstructive sleep apnea in patients with heart failure. Chest. 2003;123:1536–1543.

[15]Silverberg DS, Iaina A, Oksenberg A. Treating obstructive sleep apnea improves essential hypertension and quality of life. Am Fam Physician. 2002;65(2):229–236.

[16]Fletcher EC. The relationship between systemic hypertension and obstructive sleep apnea: Facts and theory. Am J Med. 1995;98:118–128.

[17]Yin M, Miyazaki S, Ishikawa K. Evaluation of type 3 portable monitoring in unattended home setting for suspected sleep apnea: Factors that may affect its accuracy. Otolaryngol Head Neck Surg. 2006;134:204–209.

[18]Perez-Chada D, Videla AJ, O'Flaherty ME, et al. Sleep habits and accident risk among truck drivers: A cross-sectional study in Argentina. Sleep. 2005;28:1103–1108.

[19]Kokturk O, Ciftci TU, Mollarecep E, Ciftci B. Elevated C-reactive protein levels and increased cardiovascular risk in patients with obstructive sleep apnea syndrome. Int Heart J. 2005;46:801–809.

[20]Teramoto S, Yamamoto H, Yamaguchi Y, et al. Obstructive sleep apnea causes systemic inflammation and metabolic syndrome. Chest. 2005;127:1074–1075.

[21]Dyugovskaya L, Lavie P, Lavie L. Lymphocyte activation as a possible measure of atherosclerotic risk in patients with sleep apnea. Ann NY Acad Sci. 2005;1051:340–350.

[22]Hatipoglu U, Rubinstein I. Inflammation and obstructive sleep apnea syndrome: How many ways do I look at thee? Chest. 2004;126:1–2.

[23]Kasasbeh E, Chi DS, Krishnaswamy G. Inflammatory aspects of sleep apnea and their cardiovascular consequences. South Med J. 2006;99:58–67;quiz:68–99,81.

[24]Lattimore JD, Wilcox I, Skilton M, et al. Treatment of obstructive sleep apnoea leads to improved

microvascular endothelial function in the systemic circulation. Thorax. 2006;Mar 14;[Epub ahead of print].

[25]Guilleminault C, Connolly SJ, Winkle RA. Cardiac arrhythmia and conduction disturbances during sleep in 400 patients with sleep apnea syndrome. Am J Cardiol. 1983;52:490–494.

[26]Harbison J, O'Reilly P, McNicholas WT. Cardiac rhythm disturbances in the obstructive sleep apnea syndrome: Effects of nasal continuous positive airway pressure therapy. Chest. 2000;118:591–595.

[27]Flemons WW, Remmers JE, Gillis AM. Sleep apnea and cardiac arrhythmias: Is there a relationship? Am Rev Respir Dis. 1993;148:618–621.

[28]Millman RP, Redline S, Carlisle CC, et al. Daytime hypertension in obstructive sleep apnea: Prevalence and contributing risk factors. Chest. 1991;99:861–866.

[29]Carlson JT, Hedner JA, Ejnell H, et al. High prevalence of hypertension in sleep apnea patients independent of obesity. Am J Respir Crit Care Med. 1994;150:72–77.

[30]Suzuki M, Otsuka K, Guilleminault C. Long-term nasal continuous positive airway pressure administration can normalize hypertension in obstructive sleep apnea patients. Sleep. 1993;16:545–549.

[31]Yaggi HK, Concato J, Kernan WN, et al. Obstructive sleep apnea as a risk factor for stroke and death. N Engl J Med. 2005;353:2034–2041.

[32]Grigg-Damberger M. Why a polysomnogram should become part of the diagnostic evaluation of stroke and transient ischemic attack. J Clin Neurophysiol. 2006;23:21–38.

[33]Punjabi NM, Polotsky VY. Disorders of glucose metabolism in sleep apnea. J Appl Physiol. 2005;99:1998–2007.

[34]Harsch IA, Hahn EG, Konturek PC. Insulin resistance and other metabolic aspects of the obstructive sleep apnea syndrome. Med Sci Monitor. 2005;11:RA70–RA75.

[35]Hassaballa HA, Tulaimat A, Herdegen JJ, Mokhlesi B. The effect of continuous positive airway pressure on glucose control in diabetic patients with severe obstructive sleep apnea. Sleep Breath. 2005;9:176–180.

[36]Demeter P, Visy KV, Magyar P. Correlation between severity of endoscopic findings and apneahypopnea index in patients with gastroesophageal reflux disease and obstructive sleep apnea. World J Gastroenterol. 2005;11:839–841.

[37]Zanation AM, Senior BA. The relationship between extraesophageal reflux (EER) and obstructive sleep apnea (OSA). Sleep Med Rev. 2005;9:453–458.

[38]Sharafkhaneh A, Giray N, Richardson P, et al. Association of psychiatric disorders and sleep apnea in a large cohort. Sleep. 2005;28:1405–1411.

[39]Schwartz DJ, Kohler WC, Karatinos G. Symptoms of depression in individuals with obstructive sleep apnea may be amenable to treatment with continuous positive airway pressure. Chest. 2005;128: 1304–1309.

[40]Chervin RD, Dillon JE, Bassetti C, et al. Symptoms of sleep disorders, inattention, and hyperactivity in children. Sleep. 1997;20:1185–1192.

[41]Clark GT, Blumenfeld I, Yoffe N, et al. A crossover study comparing the efficacy of continuous positive airway pressure with anterior mandibular positioning devices on patients with obstructive sleep apnea. Chest. 1996;109:1478–1483.

[42]Almeida FR, Lowe AA, Otsuka R, et al. Long-term sequelae of oral appliance therapy in obstructive sleep apnea patients: Part 2. Study-model analysis. Am J Orthod Dentofacial Orthop. 2006;129:205–213.

[43]Peppard PE, Young T, Palta M, et al. Longitudinal study of moderate weight change and sleep-disordered breathing. JAMA. 2000;284:3015–3021.

[44]Kelly GS. Clinical applications of N-acetylcysteine. Altern Med Rev. 1998;3:114–127.

[45]Gillissen A, Nowak D. Characterization of N-acetylcysteine and ambroxol in anti-oxidant therapy. Respir Med. 1998;92:609–623.

[46]Erkkila AT, Lehto S, Pyorala K, Uusitupa MI. n-3 Fatty acids and 5-y risks of death and cardiovascular disease events in patients with coronary artery disease. Am J Clin Nutr. 2003;78:65–71.

[47]Connor WE. N-3 Fatty acids from fish and fish oil: Panacea or nostrum? Am J Clin Nutr. 2001;74;415–416.

[48]Fan YY, Chapkin RS. Importance of dietary gamma-linolenic acid in human health and nutrition. J Nutr. 1998;128:1411–1414.

[49]Grebe M, Eisele HJ, Weissmann N, et al. Antioxidant vitamin C improves endothelial function in obstructive sleep apnea. Am J Respir Crit Care Med. 2006;Jan 26;[Epub ahead of print].

[50]Anonymous. Quercetin. Alt Med Rev. 1998;3:140–143.

[51]Taussig SJ, Batkin S. Bromelain, the enzyme complex of pineapple (Ananas comosus) and its clinical application: An update. J Ethnopharmacol. 1988;22:191–203.

[52]Vellini M, Desideri D, Milanese A, et al. Possible involvement of eicosanoids in the pharmacological action of bromelain. Arzneimittelforschung. 1986;36:110–112.

[53]Silva J, Abebe W, Sousa SM, et al. Analgesic and anti-inflammatory effects of essential oils of eucalyptus. J Ethnopharmacol. 2003;89(2–3):277–283.

[54]Juergens UR, Dethlefsen U, Steinkamp G, et al. Anti-inflammatory activity of 1.8-cineol (eucalyptol) in bronchial asthma: A double-blind placebo-controlled trial. Respir Med. 2003;97:250–256.

[55]Mittman P. Randomized, double-blind study of freeze-dried Urtica dioica in the treatment of allergic rhinitis. Planta Med. 1990;56:44–47.

[56]al-Sereiti MR, Abu-Amer KM, Sen P. Pharmacology of rosemary (Rosmarinus officinalis Linn.) and its therapeutic potentials. Indian J Exp Biol. 1999;37:124–130.

[57]Makino T, Furuta A, Fujii H, et al. Effect of oral treatment of Perilla frutescens and its constituents on type-I allergy in mice. Biol Pharm Bull. 2001;24:1206–1209.

[58]Takano H, Osakabe N, Sanbongi C, et al. Extract of Perilla frutescens enriched for rosmarinic acid, a polyphenolic phytochemical, inhibits seasonal allergic rhinoconjunctivitis in humans. Exp Biol Med (Maywood). 2004;229:247–254.

[59]Ueda H, Yamazaki C, Yamazaki M. Luteolin as an anti-inflammatory and anti-allergic constituent of Perilla frutescens. Biol Pharm Bull. 2002;25:1197–1202.

[60]Ahuja V, Yencha MW, Lassen LF. Head and neck manifestations of gastroesophageal reflux disease. Am Fam Physician. 1999;60:873–880,885–886.

[61]Anonymous. Methylsulfonylmethane (MSM) [monograph]. Altern Med Rev. 2003;8:438–441.

[62]Arrich J, Piribauer F, Mad P, et al. Intra-articular hyaluronic acid for the treatment of osteoarthritis of the knee: Systematic review and meta-analysis. CMAJ. 2005;172:1039–1043.

[63]Hein H. The sleep apnoea syndromes: Alternative therapies. Pneumologie. 2004;58:325–329.

[64]Prichard AJ. The use of essential oils to treat snoring. Phytother Res. 2004;18:696–699.

[65]Ewin DM. Single-visit hypnotic cure of stentorian snoring: A brief communication. Int J Clin Exp Hypnosis. 2004;52:400–403.

[66]Ojay A, Ernst E. Can singing exercises reduce snoring? A pilot study. Complement Ther Med. 2000;8:151–156.

[67]Badia P, Harsh J, Culpepper J, Shaffer J. Behavioral control of abnormal breathing in sleep. J Behav Med. 1988;11:585–592.

6

천식(Asthma)

질병의 원인치료 및 기도건강기반 확보

통계자료를 분석해 보면 최근 20년 동안 산업화된 나라, 특히 미국에서 천식의 발병률이 증가하고 있다는 사실을 알 수 있다. 질병통제예방센터(The Centers for Disease Control and Prevention)는 1980년 이후로 천식환자의 수가 증가하고 있다고 발표하였는데, 이러한 통계에는 천식과 관련한 응급실 내원, 입원, 사망자수에서 인종별, 지역별 격차와 사망률이 커지는 것을 포함하고 있다.[1] 2005년 인구의 약 7.7%(2,220만 명)가 천식을 가지고 있었는데,[2] 천식의 이러한 증가에 대한 다양한 원인은 공기오염으로부터 잘못된 유전자에 이르기까지 다양하게 망라되고 있다. 최근 20년간 천식에 대한 의학계의 초점도 천식을 만성염증질환이라고 이해하는 방향으로 변화했고, 이러한 인식의 변화로 인하여 치료의 초점이 코르티코스테로이드10)의 장기간흡입을 주요 치료방법으로 하는 질병예방 쪽으로 이동하였다. 이러한 치료에 대한 초점이 변화함에도 불구하고 천식에 대한 부정적인 통계들이 계속적으로 보고되었다. 대체의학이 발전하면서 내과의사들은 천식을 효과적으로 치료할 수 있는 방법을 예전보다 훨씬 많이 선택할 수 있게 되었다.

천식은 유전적, 알레르기적, 환경적, 영양학적 요소가 다양하게 관련된 질병과정이며, 천식이 사람에게 영향을 끼쳐서 나타나는 증상은 개개인마다 다르다. 현재의 내과의사들은 천식의 많은 유발요인과 이용가능한 다양한 대체의학적 방법들을 파악해야 하는데, 천식의 주류적인 치료 및 예방법으로는 증가하는 천식유병률을 억제할 수 없기 때문이다. 공기의 질 같은 요인들은 내과의사가 조절할 수 있는 범위 밖에 있는 요소가 될 수 있는 반면에, 다른 촉발원인들은 영양학적 또는 생약학적 보충제(botanical supplementation), 생활방식의 변화를 통하여 약물학적 치료효과를 크게 증강시킬 것이다(표 6-1 참조).

천식의 발병기전과 병태생리학

천식은 기도의 만성염증질환인데, 다양한 세포와 세포 관련 인자(cellular element), 특히 비만세포, 호산구, T림프구, 대식세포, 호중구, 상피세포 등이 각각 여러 가지 역할을 담당하고 있다.

---

10) 역자주: 부신피질호르몬 및 그와 유사한 화학물질의 총칭

천식에 관련된 사실들[a]

유병률

- 천식은 나이, 성별, 인종에 상관없이 1980년대 초기 이후로 계속해서 증가하고 있다. 특히 어린이와 흑인에서 발병률이 높다.
- 약 2,220만 명의 미국인이 천식을 앓고 있고, 이 중 500만 명은 18세 이하 청소년이다. 천식은 청소년기에 영향을 미치는 가장 흔한 만성질환이다.

사망

- 11명의 미국인들이 천식으로 매일 사망한다.
- 1979~1992년 사이에 천식으로 인한 사망률은 전반적으로 58% 상승하였다.
- 19세 이하 어린이에서 천식으로 인한 사망률은 1980년 이래로 80% 증가하였다.
- 환자가 여성일 경우 그리고 흑인일 경우에는 천식으로 인하여 사망할 확률이 높다.

비용

- 천식을 치료하는 데 지출되는 1년 총비용이 180억 달러인데, 이 중 100억 달러는 직접적인 비용이고, 80억 달러는 간접적인 비용이다.
- 입원은 가장 비싼 비용을 지출하게 하는 단일항목이다.
- 5~17세 아동들에서 만성질환천식이 결석의 가장 큰 원인인데, 연간 100만 일 이상의 등교일 손실을 가져온다. 다른 아동기질환에 비하여 천식은 입원해야 할 확률이 높기 때문이다.
- 천식이 있는 어린이들은 연간 약 800만 일 이상을 침대에서 소비한다.
- 성인에서 천식은 일자리를 잃게 만드는 4번째 원인이며, 연간 900만 일의 작업일 손실을 가져왔다.
- 천식으로 인하여 진료실을 연간 180만 번, 응급실을 연간 100만 번 방문하였다.
- 천식으로 인하여 매년 약 50만 번 입원하는데, 여성이 더 많이 입원하게 되고, 흑인이 입원할 확률은 백인보다 3.5배 높다.

인종간의 차이점

- 흑인이 천식 때문에 입원하거나 천식으로 인하여 사망할 확률은 백인보다 약 3배 이상 높다.
- 천식의 유병률, 이환율, 사망률에서 인종 간의 차이점은 빈곤, 도시공기의 질, 실내의 알레르기유발물질, 부적절한 환자교육, 의료의 질 등과 깊은 관련성을 가진다.

[a] 미국 천식과 알레르기재단, 20번가 1233번지, NW, Suite 402, Washington, D.C., 20036.

이러한 세포와 세포인자가 호흡기라고 하는 한곳에 모여들어 활성화하면, 천명(wheezing), 가슴통증, 기침과 같이 매일 재발되는 증상이 나타나는데 밤과 이른 아침에 더욱 심하다. 이런 증상들은 기도폐쇄의 확산과 관련된 증상들로서 치료에 의해 일시적으로 회복될 수 있다. 이러한 질환에 이환되기 쉬운 체질적 인자들이 다양한 자극들에 대한 기관지과다반응(bronchial hyperreactivity)을 증가시킨다.

아동기에 나타나는 천식증상들은 아토피피부질환과 종종 관련되는데, 아토피는 면역글로불린

E(IgE)가 환경항원(예를 들어, 집먼지진드기 배설물, 동물비듬단백질, 곰팡이포자 등)에 반응하여 B림프구에 의해 생산되는 유전적 민감반응이다. 이때 생기는 IgE항체는 백혈구(leukocytes)에 존재하는 다양한 수용체와 결합하는데, 일단 문제가 되는 항원이 몇 가지 IgE항체의 Fab분절에 결합하면 염증성시토카인(inflammatory cytokines)이 분비된다. 비만세포에 의해 유리되는 히스타민과 류코트리엔(leukotriene)은 항원노출 1시간 이내에 기관지평활근수축을 자극한다. 특히 호산구는 기도상피세포를 직접적으로 손상시키는 주요기저단백질(MBP)과 같은 파괴물질을 분비하여 기관지반응성을 증가시키고, 비만세포와 호염구에 의한 과립분비를 촉진한다. 더군다나 호산구에 의해 분비되는 류코트리엔은 기도에 존재하는 평활근을 더욱 수축시키고, 혈관투과성을 증가시키며, 추가적인 호산구의 동원을 유발한다.

Th2:Th1 비율이론

기도염증이 천식병태생리학의 대들보라는 사실은 이미 잘 확립되어 있다. 그러나 천식에서 발생하는 면역체계의 다양한 작용들을 고려한다면 염증은 모호한 표현(nebulous descriptor)이라고 할 수 있을 것이다. 병리학적 염증과정에 대한 새로운 이론들은 정상적인 양성항원에 대한 CD4+T세포의 비정상적 반응을 천식 관련 염증상태의 선동자(instigator)로 묘사하고 있다. 보다 구체적으로는 CD4+T세포를 구성하는 Th2세포(Th2 subset cell)가 인터루킨(IL) -4, -5, -6, -9, -10, -13 등의 생산에 관여한다. 이러한 시토카인은 비만세포, 호염구, 호산구, B세포를 동원하고 분화시키는데, 이러한 세포들이 체액성면역(humoral immunity)과 전반적인 알레르기반응에 있어서 주요한 역할을 담당한다. 이와 달리 CD4+T세포의 Th1세포는 인터페론-감마(interferon-γ)와 IL-2를 생산하는데, 이들은 박테리아 또는 바이러스의 침입이 있을 때 세포방어를 담당하는 면역반응을 만드는 데 쓰인다. 이상적으로 Th2세포와 Th1세포가 생산하는 시토카인들은 서로 길항하면서도 기능에 있어서 비교적인 균형을 이룬다.

천식염증과정은 Th2 표현형(phenotype)이 우세한 방향성을 가지는 Th1과 Th2 시토카인생산 불균형의 결과라는 이론에 따라, 현재 천식이 Th2매개질환으로 대개 알려져 있다.[3] 천식염증이 Th2가 매개된 기전 또는 Th1과 Th2의 불균형에 의한 결과라는 가설은 매우 그럴듯 한 것도 사실이다. Th2세포의 우세로 인하여 Th2와 Th1이 생후 1년 이상 불균형상태를 나타내는 신생아는 알레르기질환과 천식에 이환되기 쉽다는 사실을 관찰하였다.[4] 더군다나 Th1매개반응을 증강시키는 억제요소들이 천식에 취약한 환자의 Th1:Th2 균형을 회복시킬 수 있다고 생각된다. 천식환자들을 대상으로 한 임상연구에서 Th subset과 시토카인, 총혈청 IgE, 호산구수치, 환기기능 등과의 관계를 분석하였다. 그 결과, 급성 또는 안정적 천식을 가진 환자군에서 Th2:Th1의 비율이 대조군, 즉 정상인에 비하여 유의하게 높았고, Th2수치는 IL-4, 총혈청 IgE, 호산구의 총수치와 정비례하였다. 연구대상자들의 1초 강제호기폐활량(FEV)$_1$ 수치는 Th1수치와는 비례하고, Th2수치와는 반비례관계에 있었다.[5]

위생학 가설

최근 알레르기질환의 위험요인이 갖는 양상에 대한 분석작업이 유럽에서 시행되었는데, 이 연구결과는 위생가설(hygiene hypothesis)이라고 알려져 있는 천식의 발병증가에 관한 인과론(causal theory)을 이끌어 냈다. 위생의 진보가 유년기의 감염노출에 의해 제공되는 아토피와 천식에 대한 체내의 보호영향력을 제거한다고 규정한다. 그러나 이 가설에 대한 의문이 미국에서 제기되었는데, 이유는 1970년대부터 천식의 발병률이 가장 크게 증가한 곳이 위생환경이 좋지 않은 가난한 사람들이 살고 있는 도심에서 발생하였기 때문이다.

역사적인 관점에서 보면 미국빈곤층에서 호흡기알레르기가 최근 증가하는 패턴을 나타내는 것은 음식감염, 분변-구강감염(orofecal infection) 등의 감소를 특징으로 하는 서구화와 관련된 여러 가지 부수적인 현상의 결과라고 생각할 수 있는데, 이러한 서구화는 지난 150년간 천식의 발병률을 사회경제계급(socioeconomic strata)의 최고상위계층으로부터 극빈민층으로 하향이동시켰다.[6] 이 이론과 관련하여 유아가 Th1세포를 증가시키는 요인(형제의 감염, 생후 6개월 동안 주간탁아소위탁, 예방접종의 빈번한 회피)에 노출된다는 것은 Th1과 Th2의 균형이 회복되면서 앞으로 남은 인생 동안 천식이나 알레르기의 발병률이 줄어드는 결과를 나타내기도 한다. 그러나 이러한 노출은 생후 첫 1년이 경과되기 전에 발생해야 효과를 제대로 볼 수 있을 것이다.

어떤 실험에서는 마이코박테리아균주의 실험적인 사용을 통해 Th2면역반응이 Th1면역반응으로 전환되는 것을 증명하였는데, 이를 통해 쥐에서 알레르기가 발생하는 것이 예방되었고, Th1반응에 의해 특징지어지는 자가면역질환도 치료되었다.[7] 흥미로운 것은 자가면역질환과 알레르기질환의 발생률이 같이 평형적인 증가를 나타낸다는 것이다. Th1, Th2 세포비율 재균형이론은 아직 완전히 증명되지 않았고, 추측에 근거한 부분도 많은 것이 사실인데, 이는 천식과 알레르기의 면역학적 질병원인을 완전히 이해하지 못하기 때문이다.

위식도역류질환(GERD; asroesophageal Reflux Disease)

천식과 위식도역류질환(GERD)의 다양한 관련성이 최근 임상연구에서 밝혀졌는데, 천식환자들의 GERD의 유병률이 천식이 없는 정상인에 비해 일반적으로 높고, GERD를 앓고 있는 천식환자들은 천식증상으로 입원할 가능성도 높은 것으로 나타났다. 알부테롤(albuterol)과 같은 천식치료제는 하부식도괄약근의 압력과 식도의 수축진폭(contraction amplitude)을 낮추고, 경구 프리드니손(prednisone)은 식도산(esophageal acid)의 접촉시간을 증가시키는데, 호흡기계질환의 증상들은 식도산의 노출 정도와 상관관계가 있기 때문이다.[8] 이러한 발견들은 천식환자의 천식치료제가 GERD의 발병을 촉진하는 인자로서 작용할 가능성을 제시하고 있다. 천식을 앓고 있는 어린이의 GERD발병률은 거의 50~60%인데, 이 수치는 일반인의 발병률에 비해 높은 것이다.[9] 그러나 이것이 새롭게 발견된 관련성은 아니지만, 많은 연구에서 천식과 GERD의 관계를 규정하는 중에 있는데, 이는 아직 무엇이 원인이고 무엇이 결과인지 명확하게 규명되지 않았기 때문이다. GERD와 천식의 관계를 둘러싼 몇 가지 가설들은 어떻게 GERD가 기관지폐쇄를 유발하는지, 그리고 이러한 폐쇄가 GERD를 어떻게 악화시키는지에 초점이 맞추어져 있다.

실제로, 식도와 폐는 다양한 기전을 통해 상호작용하고 있는데, 자세한 기전은 다음과 같다.

① 식도산자극에 의해 유도되는 기관지경련은 원거리의 식도산이 기도반응성을 유발하는 미주신경매개반사를 통하여 촉진될 수 있다.

② 식도산이 기도의 과민성을 증가시켜 기관지반응의 신경생리학적 증강에 의해 기관지경련이 발생할 수도 있다.

③ 미세한 양의 식도산이 흡입되어 기도반응성을 유도하여 발생하는 미세흡입에 의해 기관지경련이 발생할 수도 있다.[10]

천식환자들이 GERD로 이환될 가능성에는 자율신경계조절장애(autonomic dysregulation), 흉부와 복부 사이의 기압차이상승, 기관지확장제복용, 열공탈장(hiatal hernia), 횡격막기능이상 등이 요인으로 작용한다. 항역류치료법(예를 들어 히스타민-2 수용체길항제)을 이용한 임상시험결과, 그 효과는 확실하지 않았으며, 야간천식증상이 약간 경감되었지만 눈에 띄는 이점은 없었다.[11] 양성자펌프억제제(PPI)와 항역류수술(antireflux surgery)의 사용에 대한 연구는 현재진행형이다. 이러한 연구들로부터 도출되는 결과가 서로 잘 맞지 않을 때도 있음에도 불구하고 GERD와 천식의 분명한 관계를 증명하는 의학논문들도 많은 것이 사실이다. 히스타민-2 수용체길항제와 양성자펌프억제제를 투여하여 천식을 치료하고자 하는 것은 약물의 효과로 인해 위산의 분비가 줄어들어 음식단백질을 분해할 정도로 충분하지 않아서 환자에서 음식의 알레르기반응을 유도하고 영양분의 흡수를 감소시킬 수도 있다.[12]

음식알레르기

천식은 전반적인 항원부하를 증가시키는 만성적인 음식알레르기의 주요한 증상 가운데 하나이다. 음식과 관련된 알레르기현상은 임상적으로 즉시 또는 수시간에서 수일 후에 천식환자에서 나타나는데, 음식단백질에 있는 IgE, IgG의 B림프구에 의해 특별히 생성되어 과민하게 증가된다.

기관지수축증상이 있는 20~60% 환자들에서 음식섭취에 의해 이러한 증상이 생긴다고 보고되고 있다.[13] 한 연구에서는 어릴 때 예전에 있었던 음식알레르기를 제거한 그룹의 환자에서는 제거를 하지 않은 그룹에 비하여 천식의 동반증상이 감소하고, 알레르기의 경향으로 발전하는 것이 억제되는 것(총 IgE, 특이 IgE 생성이 감소하는 것으로 특징지어지는)이 관찰되었다.[14]

위장관의 증가된 투과성과 종합적인 증상들은 천식이 없는 환자들에 비하여 천식이 있는 환자군에서 높은 비율로 관찰되었는데, 이것은 아마도 천식성천명과 같은 음식과 관련된 알레르기증상의 기원을 조금이나마 설명해 주고 있다.[15] 임상적으로 알려져 있거나 의심되는 음식알레르기의 근원들을 규명하고 제거하는 것은 환자 개개인에서 천식증상들을 제거해 주는 데 많은 도움을 줄 것이라고 생각된다(17장 음식알레르기 참조).

비타민과 미네랄 이론

피리독신(Pyridoxine)

피리독신(비타민 B_6)의 활성형태로서 우리 몸에서 관찰할 수 있는 형태인 pyridoxal-5-phosphate는 theophylline에 의해 고갈된다고 오랫동안 알려져 왔는데, 이것은 천식을 치료하는 데 이제까지 사용된 적이 거의 없는 약물이다. 현재 또는 과거의 theophylline사용에 관한 내용은 잠시 접어두고, 천식환자들은 이 비타민의 순환수치가 낮은 경향을 나타내는데, 피리독신 50 mg을 하루 두 번 투여한 천식환자에서는 약을 복용하는 동안 천식횟수와 정도가 눈에 띄게 감소했다는 임상시험결과가 있다.[16] 그러나 당시 연구에서 피리독신 보충요법의 효능에 대한 정확한 기전은 제시하지 못하고 있다. 또 다른 임상시험에서 천식이 있는 76명의 어린이를 대상으로 실시되었는데, 5개월 동안 매일 200 mg의 피리독신을 복용하였을 때 천식의 증상들이 유의하게 감소하여 천식을 위한 약물용량을 감소시켰다는 보고가 있다.[17] 그러나 다른 결과도 있는데, 9주 동안 300 mg의 피리독신을 복용하여도 최대호기유량(PEFR), 노력호기량(FEV_1), 천식증상점수의 개선은 거의 없었다는 보고도 있다.[18] 이와 같은 연구의 예시들은 천식을 가진 환자들에게 비타민 B_6 보충요법의 영역에서 보다 많은 연구가 필요함을 잘 보여 주고 있다.

아스코르빈산(Ascorbic Acid)

특정 알레르기항원들이 천식을 가진 환자에서 호중구유래의 호흡파열(respiratory burst)을 시작할 수 있다고 증명되었기 때문에 ROS(reaction oxygen species)는 천식의 질병진행과정에 관여한다고 생각되어지고 있다.[19] 활성산소종(ROS)과 활성질소종(RNS)에 과도하게 노출되면 전반적인 산화스트레스가 가해져서 단백질, 지질, DNA구조의 손상을 가져온다. 천식이 있는 환자의 폐에 가해지는 산화스트레스는 내재적인 염증성경로를 통해서만 유발되는 것이 아니라 오염된 공기와

표 6-1. 천식을 치료하기 위한 보충제와 약초들

보충제와 약초들	용량
피리독신(Pyridoxine) (비타민 B_6)	25~50 mg, 하루 2번
아스코르빈산(ascorbic acid) (비타민 C)	하루 2,000~3,000 mg, 나누어 복용
마그네슘	250~500 mg, 하루 3번
필수지방산(EPA+DHA)	하루 2,000~3,000 mg, 나누어 복용
Tylophora(*Tylophora asthmatica*)	Tylophora 말린 잎: 200 mg 하루 2번 알코올추출물: 40 mg, 하루 2번
Coleus(*Coleus forskohlii*)	18% forskolin을 함유한 표준추출물: 50 mg 하루 3번

EPA=eicosapentaenoic acid; DHA=docosahexaenoic acid.

담배연기 같은 환경적 노출에 의해서도 일어난다. 내재적인 항산화방어인자를 공고히 하는 치료법은 알레르기성호흡곤란으로 고통받고 있는 환자들을 위한 보조요법으로 강력히 추천되고 있다.

아스코르빈산(비타민 C)은 중요한 항산화비타민들 중 하나로 폐의 내부를 감싸고 있는 세포외액에 풍부하기 때문에 비타민 C의 결핍은 폐기능장애와 관련이 있다고 알려져 있다. 한 연구는 천식환자들의 유발객담(induced sputum)의 세포기(cellular phase)와 액체기(fluid phase) 분획의 아스코르빈산수치가 유의하게 낮다고 보고하였는데, 이는 아스코르빈산결핍이 기도염증의 결과이거나 천식의 병태생리학적 유발인자일 가능성을 제시하고 있다.[21] 멕시코시티에 살고 있는 천식을 가진 어린이를 대상으로 19개월 동안 비타민 E 50 IU와 비타민 C 250 mg 복합보충제를 매일 투여한 후, 매주 두 번씩 폐기능검사를 시행하였는데, 대조군과 투여군에서 강제호기량(forced expiratory flow)(25~75)과 최대호기량(peak expiratory flow)의 유의한 변화를 나타내었다. 이러한 결과는 항산화 보충요법(특히 비타민 C)의 실시가 공기오염물질이 환자에게 미치는 유해효과를 조절할 수 있고, 오존이 유발할 수 있는 심각한 어린이천식을 예방할 수 있다는 것을 암시하고 있다.[22]

천식증상을 예방하는 방법으로서 음식에 포함된 항산화제를 먹는 방법에 대한 연구가 있었다. 귤(citrus) 또는 키위를 일주일에 5~7회 먹은 어린이가 일주일에 1회 먹은 어린이에 비해서 천명(wheezing)의 발생률이 유의적으로 낮았는데, 이는 아주 중요한 예방적인 방법이다. 이러한 유병률 차이는 비록 용량반응성은 명확하지 않으나 일주일에 과일을 1~2회 먹은 어린이와 일주일 동안 전혀 과일을 먹지 않은 어린이 사이에서도 발견되었다.[23] 그러므로 소량의 비타민 C라도 섭취하는 것은 어린이천식의 예방에 효과가 있을 것으로 생각된다. 운동성천식(exercise induced asthma)을 예방할 목적으로 아스코르빈산을 예방적으로 투여하는 것은 의학문헌에서 광범위하게 기술하고 있는데, 대부분의 연구에서 비타민 C의 복용은 운동에 의해 유도되는 천식증상을 완화하는 데는 어느 정도 효과가 있지만 폐기능검사의 결과에는 거의 변화가 없었다고 보고하였다.

이러한 연구에서 도출되는 핵심적인 결론은 비타민 C가 운동유발성 천식환자들의 기도과민증상에 대해 경도에서 중등도 정도의 보호효과만을 가지고 있다는 것이다.[24]

천식과 알레르기를 치료하기 위해 비타민 C를 사용하는 방법에 대한 연구결과를 광범위하게 분석한 결과에서 폐기능검사, 메타콜린, 히스타민, 알레르기유발물질의 기관지자극, 림프구기능과 운동성, 폐감염률의 감소 등에서 긍정적인 효과를 나타내었다. 이들 연구에서 피부의 과민반응 또는 보다 특이적인 면역학적 지표들을 측정하였을 경우에는 호전결과가 없었다. 이러한 주요한 연구는 비타민 C와 천식을 연구하는 연구자들의 대다수가 천식을 치료하기 위한 비타민 C 보충요법을 단기적으로 사용하거나, 즉각적인 효과에 치중하고 있다는 것을 보여 주고 있다.[25]

> 항산화 보충요법(특히 비타민 C)은 공기오염물질이 환자에게 미치는
> 악영향을 조절할 수 있고, 오존이 유발할 수 있는
> 심각한 어린이천식을 예방할 수 있다.

마그네슘(Magnesium)

마그네슘과 칼슘은 호흡기계의 구조와 기능적인 측면에서 다양한 역할을 하고 있다. 마그네슘은 칼슘의 길항제로 작용하므로, 마그네슘결핍은 칼슘활동의 증가를 유도한다. 이러한 점은 중요한데, 특히 마그네슘결핍으로 칼슘의 세포내 유입이 증가함으로써 기관지평활근수축의 결과로 나타나는 천식환자에서는 더욱 중요하다.[26] 근육원성으로 유도되는 활동전위와 자율신경전달물질들은 세포질내 칼슘농도를 변화시킬 수 있다. 높아진 활동전위는 세포질내 칼슘농도를 증가시키고, 이것은 질병발생을 유발할 수 있는 연결고리역할을 한다. 마그네슘은 또한 세기관지를 둘러싸고 있는 미세근육조직과 같은 평활근을 이완시킨다.

부적당한 마그네슘수치는 이론적으로 천식악화에 기여할 수 있다.[27] 그런데 흥미로운 것은 지난 20년간 미국에서는 칼슘의 전반적인 섭취량은 증가한 반면, 마그네슘섭취량은 변화가 없었고, 그동안 천식 유행은 계속 증가세를 유지하고 있다는 사실이다. 마그네슘은 천식증상예방을 위한 중요한 인자이며, 급성천식발생을 치료하기 위한 응급처치로서 마그네슘을 정맥주사하는 방법이 있다. 마그네슘은 생리학적으로 칼슘길항제(calcium antagonist)로서 역할을 수행하고 근육이완을 유도하기 때문이다.[28] 어떤 연구에서 만성천식환자들은 저마그네슘혈증(hypomagnesemia) 증상을 나타내었는데, 이 증상과 기도의 과민반응성, 천명, 폐의 전반적인 기능 손상이 관련되어 있었다. 더군다나 만성천식과 낮은 마그네슘수치를 가진 환자군은 마그네슘수치가 정상적인 천식환자군에 비해 훨씬 더 자주 입원한다는 사실을 보고하였다.

저마그네슘혈증은 고도천식환자의 천식증상과도 관련되어 있다.[29] 적혈구의 마그네슘농도는 메타콜린을 흡입시킨 후 기관지반응성(bronchial reactivity)과 유의적인 역상관계가 있는 것으로 나

타났는데, 천식환자군에서 저마그네슘혈증이 발생한 비율은 40%였으나 천식이 없는 대조군에서는 11%였다.[30] 이러한 결과에 기초하여 보았을 때, 천식환자들에서 마그네슘수치의 정상화와 안정화는 필수적인 것으로 보인다. 의학적인 치료방법으로서 마그네슘은 체내 안전성에서도 좋은 기록을 가지고 있다. 마그네슘은 거의 대부분 신장에서 배출되기 때문에 신장병, 장운동저하(intestinal hypomotility), 만성변비환자들에서는 마그네슘 과용량복용이 발생할 수 있다.

오메가-3 지방산

세포막의 구성성분인 아라키돈산(AA)은 최종대사산물로서 염증의 강력한 매개체인 전염증성 2-시리즈 프로스타글란딘과 4-시리즈 류코트리엔을 생산한다. 아라키돈산은 면역자극에 반응하여 인지질가수분해효소 A2(phospholipase A2)에 의해 면역세포의 인지질층으로부터 유래한다. 시스테인과 결합한 류코트리엔(cysteinyl leukotriene) C4, D4, E4 등은 천식의 중요한 매개체이고, 시토카인기능을 조절한다. 류코트리엔 B4가 백혈구화학주성(chemotaxis)과 기관지수축을 촉진하는 반면, 이러한 류코트리엔 C4, D4, E4 등은 기관지평활근, 혈관, 점액분비세포와 같은 다양한 기전으로 천식의 병리적인 상태에 관여한다.[31] 염증성과정에서 유래하는 면역세포들은 AA와 같은 n-6 PUFA(고도불포화지방산, polyunsaturated fatty acid)을 많이 함유하고, n-3 PUFA를 적게 함유하는데, 이 두 가지의 지방산은 구조적으로나 기능적으로 완전히 다르다.

n-3 PUFAs EPA(eicosapentaenoic acid)와 DHA(docosahexaenoic acid)는 기름기가 많은 생선오일에 함유되어 있으며, 항염증작용을 하고 천식증상을 예방한다는 것은 의학문헌에서 전반적으로 지적하고 있다. 생선오일을 이용한 보충요법에서 EPA가 염증성세포막에서 발생하는 AA를 부분적으로 대체하는 결과를 가져와서 AA에 의해 생길 수 있는 염증성매개물질의 생성을 줄일 수 있기 때문이다. 그러나 이러한 반응이 n-3 PUFA의 항염증효과의 전부를 설명하는 것은 아니다. 동물과 인간을 대상으로 한 연구에서 n-3 PUFAs의 다른 항염증효과들이 세포막구성의 변화(composition alteration)를 유발함으로써 발생할 수 있다는 결론을 내렸는데, 세포막구성의 변화는 염증성시토카인의 생산이 억제되고, 변형된 유전자가 발현(altered gene expression)하면서 나타날 수 있는 부착분자발현(adhesion molecule expression)11) 억제 등을 포괄한다.[32] 기관지천식을 가진 어린이 29명을 대상으로 10개월 동안 생선오일 보충식이를 실시한 결과, 치료군에서 천식증상의 수치(score)와 아세틸콜린의 민감성이 낮아졌으나 대조군에서는 변화가 없었다.[33] 치료군의 어린이들은 EPA 84 mg, DHA 36 mg을 함유한 생선오일 캡슐을 투여받았으며, EPA와 DHA의 하루 복용량은 체중 1 kg당 각각 17.0~26.8과 7.3~11.5 mg이었고, 대조군 어린이들은 올리브오일이 300 mg 함유된 캡슐을 투여받았다. 부작용은 발견되지 않았는데, 생선오일섭취는 림프구증식, T세포 매개 세포독성, 자연살해세포(NK cell)의 활성화, 단핵구와 호중구의 화학주성

11) 역자주: 염증반응에서 순환하는 염증세포가 염증부위에 안착하기 위해서 부착분자의 발현이 필수적이다.

(chemotaxis), MHC class II(major histocompatibility complex II) 발현과 항원표출, 염증성시토카인(IL-1, IL-6, TNF-α)의 생산, 부착분자발현 등이 모두 감소하는 결과를 나타내었다.[34] 이러한 연구결과들은 생선오일 보충요법이 천식의 염증진행을 억제하는 능력을 가지고 있음을 증명하고 있다. 이와 같은 결과에 기초할 때 생선오일이 첨가된 음식을 섭취하면 천식증상을 억제하고 폐기능을 개선할 것으로 기대된다. 연구결과의 대부분에서 적정투여량을 제시하고 있지는 않으나 대부분의 연구에서 EPA와 DHA를 모두 함유한 생선오일을 하루 500~3,000 mg 정도 투여했다.

약초의학(Botanical Medicine)

Coleus(꿀풀과의 관엽식물)

콜레우스(*Coleus forskohlii*)는 인도에서 천식을 치료하기 위해 전통적으로 사용되어 온 민트계열(mint family)에 속하는 식물이다. 이 식물의 활성성분인 forskolin은 혈압을 낮추고 진경작용을 나타내는데,[35] adenylate cyclase의 활성화를 작용기전으로 가지고 있다. 이러한 작용은 세포내 cAMP(cyclic adenosine monophosphate)의 함량을 증가시켜서 비만세포의 탈과립(degranulation), 히스타민방출, 평활근이완을 억제하는 등 다양한 생리적이고 생화학적인 효과를 나타낸다.[36]

천식을 치료하기 위한 약물 중 일부분에서는 adenylate cyclase(코르티코스테로이드)를 자극하는 수용체와 결합하거나 cAMP 분해에 관여하는 인산디에스테르가수분해효소(phosphodiesterase)를 억제하는 제제를 사용함으로써 cAMP의 수치를 증가시키는 방향으로 디자인되고 있다. 한 예로서 methylxanthine 유래의 theophylline이라는 의약품이 있는데, 부작용 및 용량설정 문제 때문에 천식치료제로서 사용할 수 없었다. cAMP에 미치는 forskolin의 효과는 기관지를 이완시키고, 천식 증상을 개선하는 것인데,[37] 이 약물은 히스타민분비를 막는 작용을 함께 가지고 있기 때문에 알레르기성 천식환자에서는 더욱 유효하다고 하겠다.[38] 그런데 forskolin은 경구투여시 흡수율이 낮으므로 천식치료를 위한 대부분의 경우에는 forskolin을 흡입시킨다.

Tylophora

Tylophora(*Tylophora asthmatica*)는 인도에서 자생하는 또 다른 약초인데, 항천식, 항염증, 항아나필락시스 성분이 있다.[39] 이 식물은 알칼로이드성분인 tylophorine, tylophorinine이 이러한 효과를 나타내는 주요활성성분으로 알려져 있다.[40] 110명의 천식환자를 대상으로 한 임상시험에서 일주일 동안 매일 tylophora의 잎을 씹고 삼키게 하였는데, 일주일이 지난 후 62%의 환자에서 천식증상들이 조금 또는 완전히 치료되는 것을 관찰하였고, 이러한 효과는 시험이 끝난 후 몇 주 동안 지속되었다.[41] 또 다른 시험에서는 약초를 복용한 천식환자들의 폐기능이 향상되었고 야

간증상들이 개선되었으며, 이러한 효과는 시험이 끝난 후 7일 동안 지속되었다.[42]

머위(Butterbur)

머위(*Petasites hybridus*)의 가장 잘 알려진 활성성분은 sesquiterpene성분인 petasin과 isopetasin이다. 다양한 연구에서 머위는 알레르기비염에서 치료효과를 보고하였는데, 머위 보충요법은 히스타민과 류코트리엔의 수치를 유의하게 낮추는 효과를 나타내었다.[43] 천식환자 64명의 어른과 16명의 어린이를 대상으로 2개월 동안 머위 보충요법을 실시하는 전향적인 임상시험의 연구결과에서는 천식의 횟수, 기간, 정도가 모두 감소하였고, 최대유량(peak flow), 노력호기량(FEV_1) 등의 모든 측정에서 개선되는 것을 관찰하였다. 더군다나 임상시험 이전에 천식치료제를 복용하고 있었던 환자들 중 40%에서 임상시험이 끝날 때에는 이러한 천식치료제의 복용량을 낮추는 결과도 나타났다.[44]

코르티코스테로이드를 정기적으로 흡입하는 16명의 아토피천식환자를 대상으로 실시한 무작위 교차위약대조군 임상시험에서는 일주일 동안 하루 두 번 25 mg의 머위 보충요법을 실시하였다. 그 결과 호기산화질소의 양이 눈에 띄게 감소하였고, 혈청 호산성양이온단백질과 말초혈관호산구 개수가 유의하게 줄어드는 것을 관찰하였다.[45]

퀘세틴(Quercetin)

퀘세틴은 항산화와 항염증을 가진 뛰어난 물질로서 의학적으로 많이 사용되는 플라보노이드인데, 염증매개물질인 류코트리엔, 프로스타글란딘뿐만 아니라 cyclooxygenase와 lipooxygenase의 효소활성을 억제한다.[46] 퀘세틴은 또한 비만세포와 호염기세포로부터 방출되는 히스타민의 유리를 억제하는데,[47] 비만세포는 면역을 조절하는 특징을 가지는 전염증성시토카인의 생산을 억제한다. 인간비만세포계를 이용하여 퀘세틴의 염증성시토카인에 미치는 효과를 관찰하였다. 그 결과에서 퀘세틴은 TNF-α, IL-1β, IL-6, IL-8의 유전자 발현과 생성을 억제시켰는데, 이는 퀘세틴이 천식 같은 비만세포유래의 알레르기성염증질환을 치료할 수 있는 가능성을 말해 주고 있다고 하겠다.[48] 시험관내 실험에서도 퀘세틴은 쥐의 복막비만세포로부터 유리되는 히스타민을 억제하였는데, 화학적으로 유도한 히스타민방출은 95%, 면역학적으로 유도한 히스타민방출은 97%까지 유리되는 히스타민을 억제하는 것을 관찰하였다.[49] 비록 천식환자를 대상으로 한 퀘세틴의 임상시험결과가 부족하지만 이 물질이 갖고 있는 강력한 항히스타민작용과 항염증작용은 임상에서 적용가능성을 제시해 주고 있다.

Pycnogenol

Pycnogenol(*Pinus pinaster*)은 상표가 등록된 소나무(trademarked pine bark)의 추출물인데, 항

알레르기를 치료하기 위해서는 알레르기요인들에 노출되는 것을 최소화하고, 알레르기반응을 억제할 수 있는 건강한 신체를 만드는 것이 중요하다는 것을 환자들에게 충분히 교육해야 한다. 치료 목표는 간단한데, 다음과 같은 방법을 통하여 알레르기노출에 대한 부담을 최소화하는 것이다.

- 꽃가루(화분)의 분포를 확인한다.
- 꽃가루(화분)가 최고조에 이르는 초저녁에는 실내에 있는다.
- 창문을 닫고 수면한다.
- 자동차의 창문을 닫고 운전한다.
- 잔디를 손질하고 바깥일을 할 때에는 마스크를 착용한다.
- 꽃가루(화분)이 눈에 들어가는 것을 막기 위하여 안경/선글라스로 눈을 보호한다.
- 하루 동안 모아 온 알레르기유발물질들을 씻어 내기 위해 자기 전에 샤워한다.
- 적절한 습도를 유지한다. ─촉촉한 점막이 자극에 잘 견딘다.
- 음식알레르기를 체크한다.
- 집 안에 있는 곰팡이와 밀두균을 최소화한다.
- 침실에 공기필터/HEPA필터를 사용한다.
- 가정과 직장의 중앙환기시스템을 청소한다.
- 꽃가루(화분)와 알레르기유발물질을 지니고 있는 실내/실외 애완동물을 기억한다.
- HEPA 진공청소기로 카펫을 정기적으로 청소한다.

염증과 항산화 기능을 가진다. Pycnogenol 보충요법이 천식(경도에서 중등도)에 미치는 영향을 시험하기 위해 6~18세의 천식환자 60명을 대상으로 3개월 동안 무작위 이중맹검위약대조군 임상시험을 실시하였다. 그 결과 pycnogenol을 복용한 군에서 폐기능향상과 천식증상개선, 복용 중이었던 천식 흡입치료제의 용량감소, 배뇨 중의 류코트리엔 감소효과가 나타났다.[50] 또 다른 무작위 이중맹검위약대조군 임상시험이 실시되었는데, 중증천식환자 26명을 대상으로 pycnogenol 하루 최대 200 mg(1 mg/lb)의 용량을 투여하였다. 대부분의 환자에서 pycnogenol 보충요법이 긍적적인 효과가 나타났음을 확인하였고, 부작용은 거의 발견되지 않았으며, pycnogenol 투여군에서 혈청 류코트리엔의 유의한 감소가 나타났다.[51]

결론

다른 만성질환과 같이 천식은 최근 20년 동안 발병률이 증가하여 왔다. 서양의 주류 치료의학에서는 기관지를 개방하기 위하여 베타아드레날린작용제(beta-adrenergic agonist)를 사용해 오고 있는데, 코르티코스테로이드가 천식의 중요한 부분인 염증성요소들을 예방하는 데 사용되어 왔다. Th2:Th1 균형이론과 위생가설(hygiene hypothesis) 같은 천식 발병기전(pathogenesis)에 관한 비교적 새로운 관점은 천식치료법의 새로운 기반을 마련할 수 있는 흥미로운 기회를 제공한다. 천식치료에 있어서 보조요법들에 대한 연구는 계속되어야 하는데, 많은 치료법들이 좋은 결과를 가져왔다는 예비연구가 있는 것도 사실이다. 아스코르빈산, 마그네슘, 생선오일, 약초 등의 잘 알려진 보충제들을 사용한 천식예방법은 기관지과다반응(bronchial hyper-reactivity)을 예방하고, 유해한 염증반응을 억제하는 데 유의한 효과를 제공할 것이다.

참고문헌

[1]Mannino DM, Homa DM, Pertowski CA. Surveillance for asthma: United States, 1960-1995. CDC Surveillance Summaries, April 24, 1998. MMWR 1998;47(SS-1)1-28.

[2]National Center for Health Statisitics. Asthma Prevalence, Health Care Use and Mortality: United States, 2003-05. Available at: www.cdc.gov/nchs/products/pubs/pubd/hestats/ashtma03-05/asthma03-05.htm. Accessed November 15, 2007.

[3]Matsuda H, Suda T, Hashizume H, Yokomura K, Asada K, Suzuki K, Chida K, Nakamura H. Alteration of balance between myeloid dendritic cells and plasmacytoid dendritic cells in peripheral blood of patients with asthma. Am J Respir Crit Care Med. 2002;166:1050-1054.

[4]Busse WW, Lemanske Jr RF. Asthma. N Engl J Med. 2001;344:350-362.

[5]Wang Q, Lin J, Sun H. The study of T helper cell subsets and relationship to relative cytokines and ventilatory function in asthmatic patients [in Chinese]. Zhonghua Jie He He Hu Xi Za Zhi. 2000;23(3):147-150.

[6]Matricardi PM, Bouygue GR, Tripodi S. Inner-city asthma and the hygiene hypothesis. Ann Allergy Asthma Immunol. 2002;89(6[suppl 1]):69-74.

[7]Zuany-Amorim C, Sawicka E, Manlius C, Le Moine A, Brunet LR, Kemeny DM, Bowen G, Rook G, Walker C. Suppression of airway eosinophilia by killed Mycobacterium vaccae-induced allergen-specific regulatory T-cells. Nat Med. 2002;8:625-629.

[8]Harding SM. Acid reflux and asthma. Curr Opin Pulm Med. 2003;9:42-45.

[9]Wasowska-Krolikowska K, Toporowska-Kowalska E, Krogulska A. Asthma and gastroesophageal reflux in children. Med Sci Monit. 2002;8:RA64-RA71.

[10]Harding SM. Gastroesophageal reflux, asthma, and mechanisms of interaction. Am J Med. 2001;111 (suppl 8A):8S-12S.

[11]Sontag SJ. Gastroesophageal reflux and asthma. Am J Med. 1997;103(5A[suppl]):84S-90S.

[12]Wright JV. Treatment of childhood asthma with parenteral vitamin B12, gastric re-acidification, and attention to food allergy, magnesium, and pyridoxine: Three case reports with background and an integrated hypothesis. J Nutr Med. 1990;1:277-282.

[13]Baker JC, Duncanson RC, Tunnicliffe WS, Ayres JG. Development of a standardized methodology for double-blind, placebo-controlled food challenge in patients with brittle asthma and perceived food intolerance. J Am Diet Assoc. 2000;100:1361-1367.

[14]Ito S, Mikawa H. Immunological aspects of asthma (prophylaxis). Acta Paediatr Jpn. 1990;32:192-196.

[15]Benard A, Desreumeaux P, Huglo D, et al. Clinical aspects of allergic disease: Increased intestinal permeability in bronchial asthma. J Allergy Clin Immunol. 1996;97:1173-1178.

[16]Reynolds RD, Natta CL. Depressed plasma pyridoxal phosphate concentrations in adult asthmatics. Am J Clin Nutr. 1985;41:684-688.

[17]Collipp PJ, Goldzier 3rd S, Weiss N, Soleymani Y, Snyder R. Pyridoxine treatment of childhood bronchial asthma. Ann Allergy. 1975;35:93-97.

[18]Sur S, Camara M, Buchmeier A, Morgan S, Nelson HS. Double-blind trial of pyridoxine (vitamin B6) in the treatment of steroid-dependent asthma. Ann Allergy. 1993;70:147-152.

[19]Monteseirin J, Camacho MJ, Bonilla I, De la Calle A, Guardia P, Conde J, Sobrino F. Respiratory burst in neutrophils from asthmatic patients. J Asthma. 2002;39:619-624.

[20]Bowler RP, Crapo JD. Oxidative stress in allergic respiratory diseases. J Allergy Clin Immunol. 2002;110:349-356.

[21]Kongerud J, Crissman K, Hatch G, Alexis N. Ascorbic acid is decreased in induced sputum of mild asthmatics. Inhal Toxicol. 2003;15:101–109.
[22]Romieu I, Sienra-Monge JJ, Ramirez-Aguilar M, Tellez-Rojo MM, Moreno-Macias H, Reyes-Ruiz NI, del Rio-Navarro BE, Ruiz-Navarro MX, Hatch G, Slade R, Hernandez-Avila M. Antioxidant supplementation and lung functions among children with asthma exposed to high levels of air pollutants. Am J Respir Crit Care Med. 2002;166:703–709.
[23]Forastiere F, Pistelli R, Sestini P, Fortes C, Renzoni E, Rusconi F, Dell'Orco V, Ciccone G, Bisanti L. Consumption of fresh fruit rich in vitamin C and wheezing symptoms in children. SIDRIA Collaborative Group, Italy [Italian Studies on Respiratory Disorders in Children and the Environment]. Thorax. 2000;55(4): 283–238.
[24]Cohen HA, Neuman I, Nahum H. Blocking effect of vitamin C in exercise-induced asthma. Arch Pediatr Adolesc Med. 1997;151:367–370.
[25]Bielory L, Gandhi R. Asthma and vitamin C. Ann Allergy. 1994;73:89–96.
[26]Landon RA, Young EA. Role of magnesium in regulation of lung function. J Am Diet Assoc. 1993;93:674–677.
[27]Skotnicki AB, Jablonski MJ, Musial J, Swadzba J. The role of magnesium in the pathogenesis and therapy of bronchial asthma [in Polish]. Przegl Lek. 1997;54:630–633.
[28]Gulhas N, Durmus M, Demirbilek S, Togal T, Ozturk E, Ersoy MO. The use of magnesium to prevent laryngospasm after tonsillectomy and adenoidectomy: A preliminary study. Paediatr Anaesth. 2003;13:43–47.
[29]Alamoudi OS. Hypomagnesaemia in chronic, stable asthmatics: Prevalence, correlation with severity and hospitalization. Eur Respir J. 2000;16:427–431.
[30]Hashimoto Y, Nishimura Y, Maeda H, Yokoyama M. Assessment of magnesium status in patients with bronchial asthma. J Asthma. 2000;37:489–496.
[31]Hamid Q, Tulic MK, Liu MC, Moqbel R. Inflammatory cells in asthma: Mechanisms and implications for therapy. J Allergy Clin Immunol. 2003;111(1[suppl]):S5–S12; discussion S12–S17.
[32]Calder PC. Dietary modification of inflammation with lipids. Proc Nutr Soc. 2002;61:345–358.
[33]Nagakura T, Matsuda S, Shichijyo K, Sugimoto H, Hata K. Dietary supplementation with fish oil rich in omega-3 polyunsaturated fatty acids in children with bronchial asthma. Eur Respir J. 2000;16:861–865.
[34]Calder PC. Immunoregulatory and anti-inflammatory effects of n-3 polyunsaturated fatty acids. Braz J Med Biol Res. 1998;31:467–490.
[35]Ammon HPT, Muller, AB: Forskolin: From Ayurvedic remedy to a modern agent. Planta Medica. 1985;51;473–477.
[36]Seamon KB, Daly JW: Forskolin: A unique diterpene activator of cAMP-generating systems. J Cyclic Nucleotide Res. 1981;7:201–224.
[37]Kreutner W. Bronchodilatory and antiallergy activity of forskolin. Eur J Pharmacol. 1985;111:1–8.
[38]Lichey I, Friedrich T, Priesnitz M, Biamino G, Usinger P, Huckauf H. Effect of forskolin on methacholine-induced bronchoconstriction in extrinsic asthmatics. Lancet. 1984;21:167.
[39]Shivpuri DN, Menon MPS, Prakash D. A crossover double-blind study on Tylophora indica in the treatment of asthma and allergic rhinitis. J Allergy. 1969;43:145–150.
[40]Miller AL. The etiologies, pathophysiology, and alternative/complementary treatment of asthma. Altern Med Rev. 2001;6:20–47.
[41]Thiruvengadam KV, Haranath K, Sudarsan S, et al. Tylophora indica in bronchial asthma: A controlled comparison with a standard anti-asthmatic drug. J Indian Med Assoc. 1978;71:172–176.
[42]Ganguly T, Sainis KB. Inhibition of cellular immune responses by Tylophora indica in experimental models. Phytomedicine. 2001;8:348–355.
[43]Thomet OA, Schapowal A, Heinisch IV, Wiesmann UN, Simon HU. Anti-inflammatory activity of an extract of Petasites hybridus in allergic rhinitis. Int Immunopharmacol. 2002 Jun;2(7):997–1006.
[44]Danesch UC. Petasites hybridus (Butterbur root) extract in the treatment of asthma—an open trial. Altern Med Rev. 2004 Mar;9(1):54–62.
[45]Lee DK, Haggart K, Robb FM, Lipworth BJ. Butterbur, a herbal remedy, confers complementary antiinflammatory activity in asthmatic patients receiving inhaled corticosteroids. Clin Exp Allergy. 2004 Jan;34(1):110–114.

[46]Anon. Quercetin. Altern Med Rev. 1998 Apr;3(2):140–143.

[47]Fox CC, Wolf EJ, Kagey-Sobotka A, Lichtenstein LM. Comparison of human lung and intestinal mast cells. J Allergy Clin Immunol. 1988 Jan;81(1):89–94.

[48]Min YD, Choi CH, Bark H, Son HY, Park HH, Lee S, Park JW, Park EK, Shin HI, Kim SH. Quercetin inhibits expression of inflammatory cytokines through attenuation of NF-kappaB and p38 MAPK in HMC-1 human mast cell line. Inflamm Res. 2007 May;56(5):210–215.

[49]Haggag EG, Abou-Moustafa MA, Boucher W, Theoharides TC. The effect of a herbal water-extract on histamine release from mast cells and on allergic asthma. J Herb Pharmacother. 2003;3(4):41–54.

[50]Lau BH, Riesen SK, Truong KP, Lau EW, Rohdewald P, Barreta RA. Pycnogenol as an adjunct in the management of childhood asthma. J Asthma. 2004;41(8):825–832.

[51]Hosseini S, Pishnamazi S, Sadrzadeh SM, Farid F, Farid R, Watson RR. Pycnogenol® in the management of asthma. J Med Food. 2001 Winter;4(4):201–209.

7

자폐증은 미국의 건강상태를 나타내는 '광부의 카나리아(coal miner's canary)12)'인가?

고전적 의미의 자폐범위장애(ASD; autism spectrum disorders)가 현재 광범위하게 연구되고 있는 이유는 아마도 1991년과 1997년 사이에 유아자폐증발병률이 556%나 증가했다는 보고 때문일 것이다.[1] 자폐장애(autistic disorder) 또는 고전적자폐증(classic autism)에 더하여, ASD는 5개의 전반발달장애(PDD; pervasive developmental disorder)로 구성되어 있는데, 이는 미국정신의학회(APA; American Psychiatric Association)가 발간한 정신질환의 진단 및 통계매뉴얼(*Diagnostic and Statistical Manual of Mental Disorder*) 4판에 서술되어 있다. 이곳에 서술된 나머지 4개는 아스퍼거장애(Asperger's disorder), 붕괴정신병(disintegrative disorder), 별도로 지정되지 않은 PPD (PDD-NOS, not otherwise specified) 또는 비정형자폐증(atypical autism), 그리고 단일유전자결손으로 출생 후에 발생하는 뇌발달 유전질환인 레트장애(Rett's disorder) 등이다.[2]

ASD는 3가지 행동영역의 손상을 특징으로 한다. 첫 번째는 사회적 관계성인데, 상호교류적 사회적 관계성의 결핍; 언어적 의사소통능력의 발달이 늦어지거나 이러한 능력의 부재; 얼굴표정, 몸짓, 눈-눈 접촉 등의 비언어적 신호에 어려움을 파악하는 데 어려움을 갖는 등의 특징을 가진다. 두 번째는 의사소통(communication)이다. 의사소통, 상상놀이(imaginative play) 등 정상아동들이 가지는 흥미와 활동범위에 일반적으로 결함이 나타난다. 세 번째는 ASD를 가진 환자들은 종종 반복적이고 정형화되어 있는 행동을 하고, 제한적인 관심영역을 가지고, 운동매너리즘(motor mannerism)이 반복적으로 나타나는데, 사회적 기준에 적절히 맞추고, 그들이 원하는 것을 충족하기 위해서는 엄격한 훈련과 의식교육절차가 요구된다.

유병률

국립질병관리소(CDC)의 자폐증과 발달장애(developmental disabilities) 감시네트워크에 의해 2000~2002년까지 출판된 자료에 따르면 미국내 몇몇 지역에 있는 150명의 8세 아동 중 1명이 ASD를 가지고 있다고 한다.[3] 이 자료에서는 지역적인 차이가 컸는데, 뉴저지에서 1,000명당

12) 역자주: 옛날에 광부들은 탄광에 들어갈 때 카나리아를 데리고 갔다고 한다. 왜냐하면 카나리아는 호흡기가 약해 탄광의 공기가 탁할 때는 바로 반응을 보이기 때문이다.

10.6명으로 가장 높았고, 앨라바마에서 1,000명당 3.3명꼴로 발생률이 가장 낮았다.[3] 이러한 수치들은 1990년에 발표되었던 1,000명당 1명꼴로 ASD가 발병한다는 보고와는 다른 결과이다. 이러한 것으로 추측해 보았을 때 21세 이하의 미국젊은이 중 560,000명이 ASD를 가지고 있다는 계산이 나온다.[4] 또한 성비에서는 4:1의 비율로 남성이 여성보다 발생빈도가 높았다.[4]

원인과 병태생리학

ASD가 나타내는 다양한 병리학적 현상들에 기초하여 많은 가능성을 제시하고 있음에도 불구하고, ASD의 발병원인은 현재까지 알려져 있지 않고, 연구가 계속해서 진행중에 있다. 자폐증과 관련된 의학적인 증상들은 간질, 결절성경화증(tuberous sclerosis), 시력감퇴, 청각소실, 신경섬유종(neurofibromatosis) 등이 포함된다.

유전(Genetic)

연구결과에서 ASD는 유전성이 강력하다고 제시하고 있는데, 어떤 통계자료에서는 유전율(heritability)이 90%에 도달한다고 추정하기도 한다.[5] 그러나 쌍둥이를 대상으로 한 연구와 표현형(phenotypic expression)의 발현 다양성에 대한 연구는 환경요인도 ASD의 발생에 중요한 역할을 한다는 것을 제시해 주고 있다. 한 연구에서 일란성쌍둥이의 경우에 고전적 자폐증에서 60% 이상 일치하는 증상을 나타내지만, 이란성쌍둥이는 거의 일치율이 없었다고 보고하였다. PPD로 진단받은 사례로 연구범위를 확장하였을 때는 일란성쌍둥이의 일치율은 92%로 상승하는 반면, 이란성쌍둥이의 일치율은 겨우 10%였다.[1] 자폐아동의 형제는 2~8%의 자폐증 발병빈도를 나타내는데, 이는 일반인에서 자폐증이 발병할 확률보다 훨씬 높은 수치이다.[1]

산소를 품고 있는 자유라디칼이 만들어 내는 산화스트레스는 자폐범위장애의 원인적인 역할을 하고 있다.

유전자스크리닝(genetic screening) 결과는 최소 10개의 유전자가 자폐증의 발병원인과 관련이 있을 것이라는 것을 암시하고 있는데, 현재 이러한 가능성을 위해서 수많은 유전자를 연구하고 있다. 예를 들면 7q31-q33, 15q11-q13, FOXP2, RAY1/ST7, IMMP2L에 있는 인간유전체(human genome)의 언어영역에 있는 유전자들, 7q22-q33에 있는 RELN 유전자, gamma-amino-butyric acid(GABA) A수용체의 유전자들(subunit), 15q11-q13의 UBE3A 유전자, 17q11-q12의 세로토닌 운반체(SERT; serotonin transporter) 유전자, 그리고 3q25-p26의 옥시토신(oxytocin) 수용체 유전자 등이 이에 해당한다.[1] 15번 염색체중복(chromosome 15 duplications)도 다양한 정도의 언어발달

지연, 운동실조, 간질, 정신지체, 비정상적인 얼굴 형태와 상관관계가 있기 때문에 종종 분석되고 있다. 또한 멜라토닌합성을 이끄는 대사경로에서 마지막 효소를 암호화하는 유전자인 ASMT의 1차적인 결함의 결과로서 생기는 멜라토닌의 생성저하가 ASD의 위험요소임을 지적하고 있는 연구결과도 있다.[6]

부모의 영향과 주산기(perinatal) 발달

건강한 아이를 둔 부모에서보다 자폐아를 둔 부모에서 훨씬 더 자주 나타나는 특징과 개성들이 있다는 연구보고가 있다. 엄마 또는 아빠의 나이가 많은 것은 자손에서 ASD발병확률이 높아지는 것과 관련이 있었다.[7] 더군다나 임신 중반 3개월 동안 알레르기 또는 천식을 경험한 산모는 ASD를 가진 아이를 낳을 확률이 2배 높았다.[8] 이와 비슷한 연구에서는 ASD의 발병위험도 증가와 관련된 자가면역질환으로 엄마의 건선을 꼽았는데, 다른 연구에서는 엄마의 궤양성대장염과 아빠의 제1형 당뇨병은 자폐아의 출생확률을 높인다고 보고하였다.[9]

많은 경우에 자폐아에서 나타나는 대뇌의 비정상적 발달이 임신 30주 이전에 나타나는 것으로 알려졌는데, 출산전후 위험요소와 자폐와의 관련성을 연구한 논문에서 임신초기의 산모흡연, 임신주수에 비해 작은 태아크기, 서구권 밖에서의 출산, 선천적 기형, 제왕절개분만, 5-minute Apgar score가 7 이하인 경우 등은 모두 자폐아의 위험을 증가시킨다고 보고하였다.[10,11] 아이의 자폐증과 아빠의 정신분열성정신병과 연관 질환의 병력 사이의 관련성에 대한 연구도 있었으며, 정신병으로 진단된 엄마에서 태어난 아이들 사이에서 자폐아의 발병비율이 2배 더 커진다는 연구결과도 있었다.[12,13] 자폐아의 위험 또한 도시에서 출산하는 비율이 높아짐에 따라 점점 증가한다.[13]

신경계 기능이상

자폐증에서는 대뇌피질의 회백질과 백질의 용적이 일반적으로 모두 유의하게 증가한다는 보고가 있다. 이것은 출생시에는 정상적인 머리둘레를 가진다고 하더라도 생후 12개월째에 시작하는 비정상적 성장률 증가에 의해 나타난다.[14] 다른 연구에서는 ASD를 가진 아동에서 소뇌의 편도핵(amygdala)과 해마(hippocampus)의 쌍방비대와 대뇌용적 증가가 있다고 보고하였다.[15] MRI를 이용한 최근의 연구에서도 자폐환자에서 피질신경의 연결성이 떨어지고, 뇌량(corpus callosum, 쌍방으로 활성화된 대뇌의 많은 부분의 소통을 담당하는 구조)이 정상보다 훨씬 작은 것을 관찰하였다.[16] 비록 이러한 상태의 발병빈도는 잘 알려져 있지 않지만, 왼손잡이거나 왼쪽 눈과 코를 잘 사용하는 아이의 비율이 자폐아동에서 훨씬 높은 빈도로 나타났다.[17]

소화기계 기능이상

ASD를 가진 아동들은 소화기계 기능이상을 종종 호소한다. 한 연구에서는 ASD를 가진 70%의 아동이 이러한 증상의 병력을 가지고 있다고 보고하였는데, 이는 정상아동이 나타내는 28%의 발병률에 비하면 높은 수치이다.[18] 이 연구에서 가장 흔한 소화기계 기능이상증상으로는 비정상적 배변패턴이었다.[18] ASD를 가진 아동을 대상으로 소화기계 기능이상 여부를 조사한 또 다른 연구에서는 가장 흔한 불편함이 만성설사, 가스배출, 복부불편감과 팽만이었다.[19] 역류성식도염도 69% 이상, 만성위염은 41%, 만성십이지장염은 66%의 ASD아동에서 나타났다. 더군다나 58%의 아이들은 장내 탄수화물소화효소의 활성저하, 75%에서는 세크레틴(secretin) 정맥주사 후 췌담관액배출(pancreaticobiliary fluid output) 증가가 관찰되었다.[19] ASD아동에서는 또한 비정상 장내 세균도 관찰되었는데, 독소를 생산한다고 알려진 *Clostridium histolyticum*의 발병률이 증가하였다고 보고하였다.[20]

내분비와 대사 기능이상

다양한 연구들이 ASD아동에서 내분비와 대사 기능이상의 가능성을 제시하고 있다. 이러한 아동들은 혈중 DHEA(dehydroepiandrosterone)와 총테스토스테론수치가 나이와 성별의 평균값보다 유의하게 높게 나타난다는 연구결과가 있다.[21] ASD를 가진 아동들은 또한 혈청 난포자극호르몬, 혈장 환원-글루타티온, 혈장 시스테인, 혈장 메티오닌, 혈청 시스타티오닌의 수치가 비정상으로 나타났다는 연구가 있다. 또한 이 연구를 시행하였던 연구자들은 ASD를 가진 특정아이에서 해독화과정에 중요한 메티오닌주기에서 trans-sulfuration을 위한 메커니즘과 안드로겐신호전달체계 사이의 관계성이 있는데, 이러한 관계성이 안드로겐과잉행동(hyper-androgenic behavior)과 비정상발달을 유발한다고 제시하고 있다.[21] 또 다른 임상시험에서는 ASD를 가진 아이에서 유리카르니틴과 총카르니틴의 수치가 낮고, 암모니아와 알라닌의 수치가 높은 것으로 나타났는데, 이는 중등도의 미토콘드리아기능저하의 가능성을 암시하고 있다고 하겠다.[22]

산화스트레스

산소를 가지고 있는 자유라디칼에 의한 산화스트레스는 ASD에서 중요한 역할을 한다. 자폐증을 가진 환자에서 적혈구 산화질소의 증가, 혈장 글루타티온항산화효소 활성증가 등의 증상이 나타난다.[23] 또한 한 연구에서는 자폐증환자에서 항산화효소인 SOD(superoxide dismutase)와 xanthine산화효소의 수치가 증가되어 있다고 보고하였다.[24]

자폐증환자는 또한 지질과산화가 증가하고, 자폐아동에서 항산화활성을 나타내는 철결합단백질(transferrin)과 구리결합단백질(ceruloplasmin)의 수치가 유의하게 감소했으며, 이는 언어발달장애와 연관된다고 보고하였다.[25] 또한 자폐아동은 총호모시스테인의 양이 증가되어 있었는데, 이러한 결과는 적혈구 글루타티온과산화효소 활성감소와 비타민 B_{12}의 수치가 낮은 것과 깊이 연관지을 수 있다.[26]

면역학적 기능저하

여러 연구에서 ASD 어린이들의 면역기능에 비정상적인 문제가 있다는 사실을 지적하였다. 이러한 어린이를 대상으로 연구를 실시한 결과, IL-4를 만드는 CD4, CD8 림프구비율이 유의하게 증가하였고, IL-2와 인터페론-감마(interferon-γ)를 형성하는 CD4, CD8 세포는 상대적으로 감소하는 것으로 나타났는데, 이는 세포면역(cellular immunity)의 손상과 Th1/Th2 시토카인의 불균형을 나타내고 있다.[27] ASD아동의 면역글로불린(Ig) 수치에 대한 연구에서 총혈청단백질 및 혈청 IgG, IgG2, IgG4의 유의한 증가를 관찰하였고, 총혈청단백질, 혈청 감마글로불린과 사회성결여의 문제 사이에 연관성이 있다는 사실도 증명하였다.[28] 최근 자폐아를 출산한 산모에서 출생전에 발현되는 뇌항원에 대해 특이적인 반응을 하는 혈청항체를 발견하였는데, 이는 이러한 특이항체가 태반장벽을 통과하여 태아의 뇌발달에 영향을 미칠 가능성을 제시하고 있다.[29] 다른 면역학적 연구결과에서 자폐증을 가진 아이들이 대조군에 비하여 홍역바이러스에 대한 항체수치가 아주 높은 것으로 나타났는데, 자폐아동의 83%가 이러한 항체를 갖고 있었고, 정상아동이나 자폐아동의 형제들은 이런 항체를 보유하지 않았다.[30] 그럼에도 불구하고 이하선염이나 풍진에 대한 항체는 증가되지 않았다.[30]

일부 자폐아동의 경우에 수초염기단백질(anti-MBP, myelin basic protein)과 뉴런-액손미세섬유단백질(anti-NAFP; neuron-axon filament protein) 같은 뇌단백질에 대한 자가항체(anti-MBP, anti-NAFP)를 가지고 있는 것으로 나타났다. 자가항체와 홍역에 대한 항체(measles-IgG), human herpes virus 6(HHV-6-IgG)에 대한 항체와의 관련성을 연구한 논문에서 홍역 IgG와 HHV-6-IgG에 양성반응을 보이는 혈청은 anti-MBP와 anti-NAFP 항체를 가지고 있었는데, 이러한 결과는 자폐증의 원인이 바이러스에 의해 유도된 자가면역이 될 수 있음을 암시하고 있다.[31] 또한 선천성풍진(congenital rubella infection)도 자폐증, 행동장애, 정신지체와 연관관계를 가진다.[32]

홍역-볼거리-풍진(MMR; measles-mumps-rubella) 백신이 자폐증의 원인인지라는 것에 대하여는 논란이 아주 많은데, 대다수의 연구에서는 이러한 상관관계를 지지하지 않는다.[33] 이러한 가능성은 MMR 백신투여 직후에 바로 나타나는 소화기계증상과 일종의 퇴행성자폐증 간의 관련성에 근거를 두고 있다.[34] 자폐아동뿐만 아니라, 크론병이나 궤양성대장염환자에서 발견되는 창자(intestine)에서 살고 있는 홍역바이러스의 발견은 자폐증에 존재하는 자가면역질환에 대해 어느 정도 설명해 주고 있다.[34]

자폐아동이 중금속을 배출하는 능력이 떨어진다는 이론을 지지하는 연구결과들이 있다.

수은, 중금속, 백신

에틸수은(ethylmercury)을 함유한 백신의 보존성티메로살(preservative thimerosal) 때문에, 예방접종 때마다 증가하는 수은의 체내 축적용량과 신경발달장애가 관련 있다는 역학적 증거(epidemiologic evidence)가 논란이 되고 있다.[35] 각 백신의 수은함유량에 기초할 때 디프테리아-파상풍-백일해(DTP; diphtheria tetanus pertussis) 백신과 헤모필루스독감 b형(Hib; Haemophilus influenza type b) 백신을 접종간격에 맞게 2, 4, 6 그리고 15~18개월의 일정으로 투여받은 아이들은 DTP/Hib(DTPH) 복합백신을 한번에 맞은 아이들에 비하여 수은에 노출된 정도가 약 100 μg 높을 것이다. 백신부작용 보고체계(VAERS; Vaccine Adverse Event Reporting System)에 따르면 DTP백신과 Hib백신을 별도로 투여받은 아이는 DTPH복합백신을 한번에 투여받은 아이들에 비해 자폐증 및 관련 질병의 발생비율이 유의하게 높은 것은 이러한 원인이 있을 것이라고 지적하였다.[36] 이러한 보고서가 채택된 이후로 티메로살(thimerosal)은 대부분의 백신에서 제거되었다.

한편으로 자폐아동들이 중금속을 배출하는 능력이 떨어진다는 연구결과들도 있다.[37-39] 자폐아동의 머리카락을 연구한 논문에서 비소, 카드뮴, 납의 농도가 대조군에 비하여 유의하게 낮은 것을 관찰하였는데, 이것은 이러한 세 가지 종류의 금속 배출률이 떨어진다는 것을 암시한다.[37] ASD아동의 유치(baby teeth)에서 일반아동에 비하여 2.1배 높은 수은농도가 관찰되는데, 이는 태아발달과 유아기 동안 독성금속에 누적되어 노출되었을 가능성에 대한 좋은 지표이다.[38] 이 연구에서 ASD아동의 경우, 생후 12개월 동안에 경구항생제 투여용량이 정상아동보다 유의하게 높은 것으로 나타났는데, 이것이 수은을 배출하는 아동의 능력을 떨어뜨리게 하는 원인일 수 있다. 왜냐하면, 쥐를 이용하여 실험한 결과에서 항생제가 장내세균총(gut flora)의 변화를 일으켜 수은배출을 억제하는 것을 관찰하였기 때문이다.[38] 자폐아동들의 유아기(childhood) 머리카락 샘플의 수은농도가 대조군에 비해 훨씬 낮은 것을 발견한 한 연구에서는 이러한 자폐아동의 엄마들이 아말감을 이용한 치아의 충전(amalgam filling), 티메로살이 함유된 Rho D Ig의 주사를 통한 수은노출수준이 대조군에 비해 유의하게 높은 것을 관찰하였다.[39] 또한 환경에 방출되는 수은이 매번 1,000 lb 증가할 때 특수교육을 받아야 할 빈도는 43% 증가하고, 자폐아동의 발생비율이 61% 상승한다는 것을 텍사스에서 실시된 연구에서 발견하였다.[40]

세로토닌(serotonin)

많은 피상적인 연구(cursory study)에서는 자폐증환자에서 진행되는 세로토닌대사와 측정가능한 아민(amine)수치가 비정상이라는 것을 지적하고 있다. 이 분야의 결과 중에서 세로토닌의 혈소판수치가 대조군에 비해 매우 높으며, 아민의 혈소판수치와 비정상적 언어발달 사이에는 관련성이 있다는 연구결과가 있다.[41] 또 다른 연구에서는 자폐아동을 둔 엄마들에서는 정상아동을 둔 엄마들보다 낮은 혈장 세로토닌수치가 관찰되었다.[42] 세로토닌 대사전구체(metabolic precursor)인 5-하이드록시트립토판(5-HT, hydroxytryptophan) 보충제는 자폐증집단에서 대조군보다 훨씬 높은 세로토닌의 수치상승을 나타내었다는 결과가 있다.[43] 세로토닌수송체(serotonin transporter)를 암호화(encoding)하는 유전자와 세로토닌의 합성에 필요한 효소의 비정상 상태를 자폐증과 관련하여 현재 연구 중이다.

ASD의 진단

ASD의 진단은 대개 CHAT(Checklist for Autism in Toddlers), M-CHAT(Modified-CHAT), CHAT-23, PDDST(Pervasive Developmental Disorders Screening Test), STAT(Screening Tool for Autism in Two-year-old)와 같은 도구를 이용하여 2~3세 사이에 시행된다.

치료

ASD의 광범위한 증상은 질환의 다양한 치료법을 만들어 내었는데, ① 행동학적이고 정신적 치료법, ② 작업, 말, 음악, 감각을 통합한 치료법, ③ 면역요법, ④ 영양학적 치료법, 킬레이트화(chelation)와 비타민 등 다른 영양소의 보충요법을 포함하는 다양한 대체의학치료법 등을 포함한다. 자폐증을 치료하기 위해 연구되었던 다양한 치료법들과 효과에 대하여 지금부터 토론해 보고자 한다.

면역치료법

자폐증의 위장관계 증상들이 점액분비조직의 면역결핍으로부터 유래되었다고 하는 이론을 검증하기 위해서 자폐증이 있는 남성을 대상으로 캡슐화한 면역글로불린(Ig)의 효과를 시험하였는데, Ig를 투여한 환자에서 행동적인 개선뿐만 아니라 위장관계 증상과 징후들이 좋아지는 것을 관찰하였다.[44]

아스코르빈산(Ascorbic acid)

자폐아동을 대상으로 한 이중맹검위약대조군 임상시험에서 아스코르빈산투여는 자폐아동의 증상을 경감시키는 효과를 나타내었는데, 이러한 연구결과는 이 비타민이 도파민으로 활성화되는 작용기전을 가지고 있다는 동물실험결과를 지지하고 있고, 이는 자폐아동들에서 도파민이 높은 상태(hyperdopaminergic)가 된다는 연구결과와 관련이 있다.[45-47] 또한 아스코르빈산의 항산화작용이 자폐증의 치료에 도움이 될 것으로 생각된다.

카르노신(carnosine)

알라닌과 히스티딘의 디펩티드(dipeptide) 형태인 카르노신은 항산화, 항당화반응(antiglycating) 억제효능과 더불어 중금속과 결합하는 효능을 가진다. ASD아동을 대상으로 한 임상시험에서 L-카르노신 800 mg을 매일 8주 동안 투여하였을 경우에 자폐증상을 현저히 개선하는 것으로 나타났는데, 이러한 결과는 Receptive One-Word Vocabulary 시험법과 Gilliam Austism Rating Scale의 행동, 사회화, 의사소통을 측정하여 개별점수와 총점을 평가하는 방식으로 진행되었다.[48]

> 매일 1.5 g의 오메가-3 지방산 보충요법을 시행한 ASD아동들은 과잉행동과 고정행동이 개선되었다.

비타민 보충요법

ASD 아동들에게 종합비타민/미네랄보충제를 투여하여 수면과 소화기계 증상들에서 현저한 개선효과가 있는 것이 한 임상시험에서 관찰되었다.[48] 임상시험 전에 측정한 비타민 B_6 수치가 자폐증그룹에서 정상의 75% 수준으로 나타났는데, 이는 자폐아동에서 피리독살효소에 의한 피리독살이 피리독살-5-인산으로의 전환에 문제가 있다는 이전의 연구결과를 뒷받침해 주고 있고, 비타민 B_6 또는 P5P 보충요법은 자폐증치료에 중요하다는 것을 지적해 주고 있다.[49,50]

또한 적혈구내 마그네슘수치가 낮은 것은 PDD를 가진 아동에서 나타났는데, 비타민 B_6를 매일 0.6 mg/kg 또는 마그네슘을 매일 6 mg/kg 복용하였을 때 70%의 아동에서 현저한 증상개선 효과가 나타났고 부작용은 없었다.[51]

다른 영양소결핍과 비정상수치가 자폐아동에서 발견되는데, 마리카락을 분석한 결과에서 정상아동에 비하여 리튬과 요오드는 45%, 크롬은 38% 정도로 낮게 나왔다. 또한 근긴장이 낮아진 자폐아동에서는 아연수치가 31% 높았고, 칼륨은 66% 낮았는데, 이러한 결과는 자폐증을 치료하기 위한 영양 보충요법의 새로운 길을 제시해 주고 있다.[52]

오메가-3 지방산

ASD아동을 대상으로 6주 동안 매일 1.5 g의 eicosapentaenoic acid(EPA)와 docosahexaenoic acid(DHA) 오메가-3 지방산 보충요법을 시행하면서 시험을 진행하였는데, 과잉행동과 고정행동이 개선되는 것을 관찰하였다.[53]

음식조절(Diet)

글루텐(gluten)과 카세인(casein)이 적은 음식을 먹는 것이 자폐아동의 증상을 개선하는지에 대한 정확한 결과는 아직까지는 없지만, 자폐아를 대상으로 한 작은 임상시험에서 글루텐과 카세인이 제한된 식사를 한 아이들에서 유의하게 더 좋은 발달을 보이는 것으로 관찰되었다.[54] 자폐아에서 카세인, 베타-락토글로불린(β-lactoglobulin), 락트알부민(lactalbumin)에 대한 항체가 높은 수치로 존재하는 것에서 보여 주는 것과 같이 음식알레르기 또한 자폐증 동반증상들에 중요한 역할을 할 수 있는데, 8주 동안 이러한 3가지 성분을 제거한 음식을 먹었을 경우에 행동증상들이 개선되는 효과를 나타내었다.[55] 그러나 글루텐과 카세인이 결핍된 음식이 자폐증에 미치는 효과를 관찰하기 위해 작은 이중맹검위약대조군 임상시험이 실시되었는데, 결과에서는 비록 부모가 아이의 상태가 개선되었다고 진술했음에도 불구하고, 유의하게 치료효과를 관찰하는 데에는 실패하였다.[56] 또 다른 연구에서는 6개월 동안의 케톤체생성식사(ketogenic diet)가 자폐아의 60%에서 행동을 개선했다는 보고도 있다.[57]

킬레이트화(Chelation)

Meso-2, 3-Dimercapto succinic acid(DMSA)와 leuprolide acetate의 복합체를 이용한 임상시험이 실시되었는데, 이 시험은 ASD가 메티오닌주기의 trans-sulfuration과 안드로겐 신호전달체계 사이의 관계에서 기인한다는 개념을 증명하기 위해 고안되었고, 이러한 개념은 메티오닌, trans-sulfuration과 관련된 해독화과정이 자폐아동에서 비정상으로 작동한다는 이전의 연구결과와 일치한다.[58] 그 결과 증상의 현저한 개선을 가져왔는데, 심각도를 70~79%에서 40~49%로 감소시켰고, 행동, 사회성, 인지능력에서 눈에 띄게 향상되었다. 자폐아를 대상으로 한 다른 임상시험에서는 항안드로겐과 항중금속 치료법이 실시되었는데, 소변내 중금속수치가 상승하였고, 혈중안드로겐수치가 낮아졌다.[59]

약물치료

정신병약인 risperidone은 자해행동, 심각하게 떼쓰는 행동, 공격적 행동으로 특징지어지는 5~16세 아동들에서 ASD를 치료하기 위해 미국식품의약안전청(FDA)의 승인을 받았다. Risperidone은 이러한 아동들의 사회적 반응과 비언어적 대화를 증가시켰고, 과잉행동과 공격성을 감소시켰다.[60] 세로토닌재흡수억제제(SSRIs; selective serotonin reuptake inhibitors)를 이용한 치료는 불안과 반복적인 행동을 포함하는 ASD의 전형적인 증상을 개선하였고, 전반적인 기능을 향상시켰다.[61]

행동치료

ASD치료에서 집중적인 치료는 그렇지 않은 경우에 비하여 더욱 좋은 결과를 가져오는데, 몇 가지 행동치료법들이 도움을 준다. 초기에 적용될 수 있는 것은 1주일에 30분 동안 집에서 할 수 있는 치료법들이 행동을 개선하는 데 도움을 준다.[62] 미취학아동을 대상으로 오랫동안 관찰한 결과, 집중적인 행동치료를 받았던 미취학아동들은 그렇지 않은 아동에 비하여 평균 11.5년 더 오랫동안 치료효과가 지속되었다.[63]

세크레틴(Secretin)

소화기계와 뇌에서 기능하는 펩타이드인 세크레틴은 자폐증을 개선하는 데 효과가 있을 수 있다는 입증되지 않은 증거에 기반하여 이 펩타이드에 관한 연구가 진행되었는데 대부분의 연구에서 치료효과를 발견하는 데에는 실패하였다.[64]

결론

현재 수많은 연구들이 자폐증의 질병원인을 규명하고 있다. 자폐증의 표현형(phenotype)이 차이가 큰 것은 질병원인이 복합적이고, 유전적 요소와 환경적 요소가 함께 결합되어 있을 가능성이 높음을 나타낸다. 대체의학적 치료법은 기존의 의학에서 사용하고 있는 자폐아동의 행동교정 치료방법을 도와줄 수 있다. 조용한 위험에 민감성을 가지고 있는 광부의 카나리아(coal miner's canary)와 같이 지난 10년간 ASD의 드라마틱한 증가는 미국문화에(현재에는 우리나라에까지) 잘못된 무언가가 있다고 경고하고 있다.

참고문헌

[1]Muhle R, Trentacoste SV, Rapin I. The genetics of autism. Pediatrics. 2004;113:e472–e486.

[2]American Psychiatric Association. Diagnostic and Statistical Manual of Mental Disorders, 4th Edition. Arlington, VA: American Psychiatric Association, 1994.

[3]Autism and Developmental Disabilities Monitoring Network Surveillance, Centers for Disease Control and Prevention. Autism and Developmental Disabilities Monitoring Network Surveillance Year 2002: Prevalence of autism spectrum disorders—autism and developmental disabilities monitoring network, 14 sites, United States, 2002. MMWR Surveill Summ. 2007;56:12–28.

[4]Autism Information Center, Centers for Disease Control and Prevention. Online document at: www.cdc.gov/ncbddd/autism/faq_prevalence.htm. Accessed May 20, 2007.

[5]Santangelo SL, Tsatsanis K. What is known about autism: Genes, brain, and behavior. Am J Pharmacogenomics. 2005;5:71–92.

[6]Melke J, Goubran Botros H, Chaste P, et al. Abnormal melatonin synthesis in autism spectrum disorders. Mol Psychiatry. 2007;May 15;[Epub ahead of print].

[7]Croen LA, Najjar DV, Fireman B, Grether JK. Maternal and paternal age and risk of autism spectrum disorders. Arch Pediatr Adolesc Med. 2007;161:334–340.

[8]Croen LA, Grether JK, Yoshida CK, et al. Maternal autoimmune diseases, asthma and allergies, and childhood autism spectrum disorders: A case-control study. Arch Pediatr Adolesc Med. 2005;159:151–157.

[9]Mouridsen SE, Rich B, Isager T, Nedergaard NJ. Autoimmune diseases in parents of children with infantile autism: A case-control study. Dev Med Child Neurol. 2007;49:429–432.

[10]Halsey NA, Hyman SL; Conference Writing Panel. Measles–mumps–rubella vaccine and autistic spectrum disorder: Report from the New Challenges in Childhood Immunizations Conference convened in Oak Brook, Illinois, June 12–13, 2000. Pediatrics. 2001;107:E84.

[11]Hultman CM, Sparen P, Cnattingius S. Perinatal risk factors for infantile autism. Epidemiology. 2002;13:417–423.

[12]Larsson HJ, Eaton WW, Madsen KM, et al. Risk factors for autism: Perinatal factors, parental psychiatric history, and socioeconomic status. Am J Epidemiol. 2005;161:916–925;discussion:926–928.

[13]Lauritsen MB, Pedersen CB, Mortensen PB. Effects of familial risk factors and place of birth on the risk of autism: A nationwide register-based study. J Child Psychol Psychiatry. 2005;46:963–971.

[14]Hazlett HC, Poe M, Gerig G, et al. Magnetic resonance imaging and head circumference study of brain size in autism: Birth through age 2 years. Arch Gen Psychiatry. 2005;62:1366–1376.

[15]Sparks BF, Friedman SD, Shaw DW, et al. Brain structural abnormalities in young children with autism spectrum disorder. Neurology. 2002;59:184–192.

[16]Just MA, Cherkassky VL, Keller TA, et al. Functional and anatomical cortical underconnectivity in autism: Evidence from an fMRI study of an executive function task and corpus callosum morphometry. Cereb Cortex. 2007;17:951–961.

[17]Dane S, Balci N. Handedness, eyedness and nasal cycle in children with autism. Int J Dev Neurosci. 2007;25:223–226.

[18]Valicenti-McDermott M, McVicar K, Rapin I, et al. Frequency of gastrointestinal symptoms in children with autistic spectrum disorders and association with family history of autoimmune disease. J Dev Behav Pediatr. 2006;27(2suppl):S128–S136.

[19]Horvath K, Papadimitriou JC, Rabsztyn A, et al. Gastrointestinal abnormalities in children with autistic disorder. J Pediatr. 1999;135:559–563.

[20]Parracho HM, Bingham MO, Gibson GR, McCartney AL. Differences between the gut microflora of children with autistic spectrum disorders and that of healthy children. J Med Microbiol. 2005;54(pt10):987–991.

[21]Geier DA, Geier MR. A clinical and laboratory evaluation of methionine cycle-transsulfuration and androgen pathway markers in children with autistic disorders. Horm Res. 2006;66:182–188.

[22]Filipek PA, Juranek J, Nguyen MT, et al. Relative carnitine deficiency in autism. J Autism Dev Disord 2004;34:615–623.

[23]Sogut S, Zoroglu SS, Ozyurt H, et al. Changes in nitric oxide levels and antioxidant enzyme activities may have a role in the pathophysiological mechanisms involved in autism. Clin Chim Acta. 2003;331(1–2):111–117.

[24]Zoroglu SS, Armutcu F, Ozen S, et al. Increased oxidative stress and altered activities of erythrocyte free radical scavenging enzymes in autism. Eur Arch Psychiatry Clin Neurosci. 2004;254:143–147.

[25]Chauhan A, Chauhan V, Brown WT, Cohen I. Oxidative stress in autism: Increased lipid peroxidation and reduced serum levels of ceruloplasmin and transferrin—the antioxidant proteins. Life Sci. 2004;75:2539–2549.

[26]Pasca SP, Nemes B, Vlase L, et al. High levels of homocysteine and low serum paraoxonase 1 arylesterase activity in children with autism. Life Sci. 2006;78:2244–2248.

[27]Gupta S, Aggarwal S, Rashanravan B, Lee T. Th1- and Th2-like cytokines in CD4+ and CD8+ T cells in autism. J Neuroimmunol. 1998;85:106–109.

[28]Croonenberghs J, Wauters A, Devreese K, et al. Increased serum albumin, gamma globulin, immunoglobulin IgG, and IgG2 and IgG4 in autism. Psychol Med. 2002;32:1457–1463.

[29]Zimmerman AW, Connors SL, Matteson KJ, et al. Maternal antibrain antibodies in autism. Brain Behav Immunol. 2007;21:351–357.

[30]Singh VK, Jensen RL. Elevated levels of measles antibodies in children with autism. Pediatr Neurol. 2003;28:292–294.

[31]Singh VK, Lin SX, Yang VC. Serological association of measles virus and human herpes virus-6 with brain autoantibodies in autism. Clin Immunol Immunopathol. 1998;89:105–108.

[32]Chess S, Fernandez P, Korn S. Behavioral consequences of congenital rubella. J Pediatr. 1978;93:699–703.

[33]Wilson K, Mills E, Ross C, et al. Association of autistic spectrum disorder and the measles, mumps, and rubella vaccine: A systematic review of current epidemiological evidence. Arch Pediatr Adolesc Med. 2003;157:628–634.

[34]Kawashima H, Mori T, Kashiwagi Y, et al. Detection and sequencing of measles virus from peripheral mononuclear cells from patients with inflammatory bowel disease and autism. Dig Dis Sci. 2000;45:723–729.

[35]Geier DA, Geier MR. A comparative evaluation of the effects of MMR immunization and mercury doses from thimerosal-containing childhood vaccines on the population prevalence of autism. Med Sci Monit. 2004;10:PI33–P139.

[36]Geier DA, Geier MR. An evaluation of the effects of thimerosal on neurodevelopmental disorders reported following DTP and Hib vaccines in comparison to DTPH vaccine in the United States. J Toxicol Environ Health [A]. 2006;69:1481–1495.

[37]Kern JK, Grannemann BD, Trivedi MH, Adams JB. Sulfhydryl-reactive metals in autism. J Toxicol Environ Health [A]. 2007;70:715–721.

[38]Adams JB, Romdalvik J, Ramanujam VM, Legator MS. Mercury, lead, and zinc in baby teeth of children with autism versus controls. J Toxicol Environ Health [A]. 2007;70:1046–1051.

[39]Holmes AS, Blaxill MF, Haley BE. Reduced levels of mercury in first baby haircuts of autistic children. Int J Toxicol. 2003;22:277–285.

[40]Palmer RF, Blanchard S, Stein Z, et al. Environmental mercury release, special education rates, and autism disorder: An ecological study of Texas. Health Place. 2006;12:203–209.

[41]Hranilovic D, Bujas-Petkovic Z, Vragovic R, et al. Hyperserotonemia in adults with autistic disorder. J Autism Dev Disord. 2006;December 13;[Epub ahead of print].

[42]Connors SL, Matteson KJ, Sega GA, et al. Plasma serotonin in autism. Pediatr Neurol. 2006;35:182–186.

[43]Croonenberghs J, Verkerk R, Scharpe S, et al. Serotonergic disturbances in autistic disorder: L-5-hydroxytryptophan administration to autistic youngsters increases the blood concentrations of serotonin in patients but not in controls. Life Sci. 2005;76:2171–2183.

[44]Schneider CK, Melmed RD, Barstow LE, et al. Oral human immunoglobulin for children with autism and gastrointestinal dysfunction: A prospective, open-label study. J Autism Dev Disord. 2006;36:1053–1064.

[45]Dolske MC, Spollen J, McKay S, et al. A preliminary trial of ascorbic acid as supplemental therapy for autism. Prog Neuropsychopharmacol Biol Psychiatry. 1993;17:765–774.

[46]Previc FH. Prenatal influences on brain dopamine and their relevance to the rising incidence of autism. Med Hypoth. 2007;68:46–60.

[47]Kimura K, Sidhu A. Ascorbic acid inhibits 125I-SCH 23982 binding but increases the affinity of dopamine for D1 dopamine receptors. J Neurochem. 1994 Dec;63(6):2093–2098.

[48]Chez MG, Buchanan CP, Aimonovitch MC, et al. Double-blind, placebo-controlled study of L-carnosine supplementation in children with autistic spectrum disorders. J Child Neurol. 2002;17:833–837.

[49]Adams JB, Holloway C. Pilot study of a moderate dose multivitamin/mineral supplement for children with autistic spectrum disorder. J Altern Complement Med. 2004;10:1033–1039.

[50]Adams JB, George F, Audhya T. Abnormally high plasma levels of vitamin B6 in children with autism not taking supplements compared to controls not taking supplements. J Altern Complement Med. 2006;12:59–63.

[51]Mousain-Bosc M, Roche M, Polge A, Pradal-Prat D, et al. Improvement of neurobehavioral disorders in children supplemented with magnesium–vitamin B6: II. Pervasive developmental disorder-autism. Magnes Res. 2006;19:53–62.

[52]Adams JB, Holloway CE, George F, Quig D. Analyses of toxic metals and essential minerals in the hair of Arizona children with autism and associated conditions, and their mothers. Biol Trace Elem Res. 2006;110:193–209.

[53]Amminger GP, Berger GE, Schafer MR, et al. Omega-3 fatty acids supplementation in children with autism: A double-blind randomized, placebo-controlled pilot study. Biol Psychiatry. 2007;61:551–553.

[54]Knivsberg AM, Reichelt KL, Hoien T, Nodland M. A randomised, controlled study of dietary intervention in autistic syndromes. Nutr Neurosci. 2002;5:251–261.

[55]Lucarelli S, Frediani T, Zingoni AM, et al. Food allergy and infantile autism. Panminerva Med. 1995;37:137–141.

[56]Elder JH, Shankar M, Shuster J, et al. The gluten-free, casein-free diet in autism: Results of a preliminary double blind clinical trial. J Autism Dev Disord. 2006;36:413–420.

[57]Evangeliou A, Vlachonikolis I, Mihailidou H, et al. Application of a ketogenic diet in children with autistic behavior: Pilot study. J Child Neurol. 2003;18:113–118.

[58]James SJ, Cutler P, Melnyk S, et al. Metabolic biomarkers of increased oxidative stress and impaired methylation capacity in children with autism. Am J Clin Nutr. 2004;80:1611–1617.

[59]Geier DA, Geier MR. A clinical trial of combined anti-androgen and anti–heavy metal therapy in autistic disorders. Neurol Endocrinol Lett. 2006;27:833–838.

[60]Nagaraj R, Singhi P, Malhi P. Risperidone in children with autism: Randomized, placebo-controlled, double-blind study. J Child Neurol. 2006;21:450–455.

[61]Kolevzon A, Mathewson KA, Hollander E. Selective serotonin reuptake inhibitors in autism: A review of efficacy and tolerability. J Clin Psychiatry. 2006;67:407–414.

[62]Reed P, Osborne LA, Corness M. Brief report: Relative effectiveness of different home-based behavioral approaches to early teaching intervention. J Autism Dev Disord. 2006;December 19;[Epub ahead of print].

[63]McEachin JJ, Smith T, Lovaas OI. Long-term outcome for children with autism who received early intensive behavioral treatment. Am J Ment Retard. 1993;97:359–372;discussion:373–391.

[64]Pallanti S, Lassi S, La Malfa G, et al. Short report: Autistic gastrointestinal and eating symptoms treated with secretin: A subtype of autism. Clin Pract Epidemiol Ment Health. 2005;1:24.

8

심혈관질환

식물유래의약품(Phytochemical) 및 영양학적 예방과 치료

2004년 미국심장협회(AHA; American Heart Association)의 자료에 따르면 약 8,000만 명의 성인(미국성인의 대략 3분의 1 정도)이 다양한 형태의 심혈관질환(CVD)을 앓고 있는 것으로 추정된다고 발표하였다. 이러한 CVD에는 고혈압, 뇌졸중, 관상동맥질환, 협심증, 심근경색증, 심부전 등을 포함한다. 각 질환을 살펴보면 고혈압 7,200만 명, 심근경색증 790만 명, 협심증 520만 명, 뇌졸중 560만 명 정도이다.[1] CVD로 사망한 사람이 전체 사망자의 36.3%를 차지하였으며(사망자 2.8명당 1명, 2004년), 이 중 65세 이상의 미국인은 147,000명 이상이다.[2]

CVD는 남녀를 가리지 않고 죽음에 이르게 할 뿐만 아니라 삶의 질도 떨어뜨리고 있다. 1분당 72번의 박동수를 가진 사람의 심장은 하루에 103,680회의 박동한다. 더욱 놀라운 것은 인체는 6만 마일에 달하는 혈관을 통해 영양소를 공급받고 있는 75조 개의 세포로 구성되어 있다는 사실이다. 참으로 인체에 존재하는 모든 세포는 500분의 1 인치도 안 되는 거리에서 각각 개별적인 혈액을 공급받고 있다. 심혈관질환은 현대의학에서 가장 큰 건강관심사들 중의 하나인데, 매 33초마다 1명의 미국인이 심혈관질환으로 사망하고 있다고 추정된다. 단지 미국에 국한된 문제가 아니라 심혈관질환은 전 세계 모든 산업국가의 국민들에게 영향을 미치고 있다.

미국심장협회는 "노화, 남성, 유전"은 통제할 수 없는 심장병위험인자라고 규정하였다. 흡연, 고콜레스테롤혈증, 고혈압, 운동부족, 비만/과체중, 당뇨병은 조절가능한 심장병위험요인이다. 미국심장협회가 규정한 다른 심장병위험인자는 스트레스와 그에 따른 반응, 성호르몬, 피임약, 과다한 음주 등을 포함한다.[3] 이러한 문제가 광범위하게 인지되고 있고, CVD의 위험성을 일깨우기 위한 집중적인 교육적 노력이 실시되고 있음에도 불구하고, 미국을 비롯한 전 세계에서 매년 많은 수의 사람들이 계속해서 CVD로 진단을 받고 있다.

CVD에 대한 새로운 연구결과들과 의학적 관점들은 표준지질검사(standard lipid profile)를 비롯한 이 질병의 검사와 예방에 초점을 맞추기 시작하였다. 호모시스테인(homocysteine), C-반응단백질(CRP; c-reactive protein), 섬유소원(fibrinogen)은 심혈관위험인자 측정에 대한 새로운 검사방법들로 대두되었고, 자연유래의약품(naturally derived medicines)에 대한 연구도 CVD의 새로운 예방법과 실현가능한 치료법을 제시해 주고 있다.

지질량(Lipid Level)

지질기준표지판(standard lipid panel)은 총콜레스테롤, 중성지방(TG), 고밀도지단백(HDL)콜레스테롤, 저밀도지단백(LDL)콜레스테롤, 초저밀도지단백(VLDL)콜레스테롤의 혈중농도에 대한 정보를 제공한다. 그러나 이러한 수치에서 "평균"이라고 적혀 있는 환자들도 안심하는 것은 금물이다. 왜냐하면 이러한 경우의 "평균"이라고 하는 것은 심장질환으로 죽을 확률이 50% 이상이라는 것을 의미하기 때문이다.

다른 지질들, 그리고 지질 관련 심혈관위험인자로는 아포지질단백질(apolipoprotein) A-1과 B, 그리고 지질단백질(lipoprotein) 등을 포함한다. 아포지질단백질 A-1은 HDL콜레스테롤의 주요 단백질성분이며, HDL의 형성에 필수적인 2가지 효소의 활성화를 담당하고 있다. 이것은 HDL 수치와 죽상경화증의 발병률관계에서 중요한 역할을 한다. 아포지질단백질 B는 LDL콜레스테롤의 주요 단백질성분이며, 간에서 일어나는 LDL의 선택적 흡수과정에서 중요한 역할을 담당하고 있다. 관상동맥질환환자들과 건강한 집단의 지질, 지질단백질, 아포지질단백질에 대한 검사를 혈관촬영법(angiography)을 통해 시행하였을 때 관상동맥질환은 아포지질단백질 B와 A-I의 비율(apo B/apo A-I)과 가장 강력한 연관성이 있었다.[4]

이와 유사하게 CAD의 발병률증가와 관련된 위험요인을 조사하기 위하여 관상동맥협착증(coronary artery stenosis)을 가진 환자군과 그렇지 않은 환자군을 대상으로 혈중 지질지표(lipid parameters)를 측정하였다. 그 결과 남성의 경우에 총콜레스테롤수치와 apo B/apo A-I의 비율이 CAD를 가진 환자군과 그렇지 않은 군에서 유의한 차이가 있었고, 여성에서는 중성지방(triglyceride)과 apo B/apo A-I의 비율에서 두 군 간에 유의한 차이를 나타내었다. 총콜레스테롤과 중성지방, LDL수치가 가장 낮은 4분위수(quartile)와 HDL수치가 가장 높은 4분위수를 통한 검사에서 단지 apo B/apo A-I의 비율뿐만 남녀의 CAD와 연관되어 있다는 것이 밝혀졌으므로 남성과 여성 모두에서 CAD가 발병한 군과 정상인 군의 유일한 차이를 나타내는 매개변수는 apo B/apo A-I의 비율이다.[5]

지질단백질(a)은 아포지질단백질 A와 LDL의 복합체이며, 혈중농도 수치상승은 죽상경화증, 심혈관질환 발병위험 증가와 관련이 있다. 지질단백질(a)은 죽상경화증발생과정에서 LDL과 유사한 역할을 하는데, 혈관벽에 위치하다가 산화되어 죽상경화성혈전형성(atherosclerotic plaque)에 관련되는 대식세포유래의 거품세포(foam cell)를 형성한다. 지질단백질(a)은 또한 플라스미노겐활성화억제와 플라스미노겐활성화억제제(PAI-1; plasminogen activator inhibitor) 분비촉진의 결과로서 혈전을 유발하는 특징(pro-thrombotic)을 갖기도 한다.

국립콜레스테롤 교육프로그램(National Cholesterol Education Program)의 추천에 따르면 이러한 검사실 검사결과는 심장동맥질환의 발병위험을 측정할 수 있는 유용한 지표를 제시하고 있다. 개별적인 수치와 혈중 지질프로파일의 개별적인 요인 간의 비율은 환자들을 저위험군, 중등도위험군, 고위험군으로 분류할 수 있는 정보를 제공한다. 위험과 관련하여 소위 '정상'수치는 CVD의 명확한 증거가 없는 환자군으로부터 도출된 것인데, 이 수치 자체로는 부정확하다. 왜냐하면 이러한 환자들은 임상시험 전(preclinical)에 CVD가 발생했을 수도 있으므로 진정으로 위험이 전혀 없는 상태의 집단을 반영하지 못하기 때문이다. 콜레스테롤수치는 개인에 따라서 고려할 만한 정도의 변동폭을 가지는데, 며칠 사이에도 15% 정도의 변동폭을 가질 수 있고, 하루 중에도 최대 8%까지 변동폭을 나타낼 수 있다. 심지어 자세를 변경하기만 하여도 콜레스테롤수치를 달라지게 할 수 있는데, 휴식(recumbency)은 콜레스테롤수치를 15%까지 저하시킬 수 있다.[6] 비록 콜레스테롤이 예전에 비하여 더 이상 CVD의 중요한 요인으로 생각되지 않는다고 할지라도 콜레스테롤수치를 낮추는 데에는 여전히 대단히 많은 관심을 가지고 있는 것이 사실이다. 그러나 현재의 연구는 LDL, HDL, 총콜레스테롤의 중량에 초점이 있는 것이 아니라, 작은 LDL입자가 가지는 위험도 증가와 LDL입자의 불어난 숫자에 초점이 맞추어져 있다. 그리고 산화된 LDL의 역할을 측정하는 것 또한 전반적인 심혈관발병위험을 측정한다는 측면에서 중요성이 증가하고 있다.

대체의학을 시술하는 의료인들은 표준의료업자(예; 의사)보다 훨씬 더 많은 지질에 대한 정보를 이용하는데, 이러한 ACM시술자들은 콜레스테롤과 LDL, VLDL을 낮추고, HDL을 올려 주는 데 효과가 있고 부작용이 적은 자연기반 의학기술을 사용한다. 더군다나 그들은 전통적인 statin요법과 병행할 때 더 큰 효과를 발휘할 수 있는 심장질환을 예방하고 치료하는 데 더 많은 지식을 가지고 있다. 아래에서 언급하게 될 식물유래의약품들은 콜레스테롤, HDL, LDL, VLDL, TG 등의 수치를 개선하는 데 이용된다. 임상의사는 콜레스테롤이 에스트로겐, 프로게스테론, 테스토스테론, 당질스테로이드, 비타민 D와 같은 호르몬전구체의 구성요소로서 인체에 필수적으로 많은 사용목적이 있고, 인체에 존재하는 각각의 세포구성성분이 된다는 것을 기억해야 한다. 콜레스테롤은 분명히 위험요소이지만 다른 위험인자들과 결합할 때는 질병유발인자로 작동한다는 측면에서 콜레스테롤 자체만을 유일한 질병원인으로 지목해서는 안 된다.

몰약(Myrrh)

Guggulipid로 알려진 *Commiphora mukul*은 인도유래 미르나무의 표준화된 추출물이다. 이 의료용 약초는 Z-guggulsterone, E-Z-guggulsterone 등의 2가지 활성성분을 가지는데, 둘 다 총콜레스테롤과 중성지방을 낮추고 HDL을 높여 준다.[7] 이들 식물스테로이드는 콜레스테롤의 항상성을 조절하는 담즙산수용체인 FXR(farnesoid X receptor)의 길항제로서 작용한다.[8] 더욱 정확하게는 LDL콜레스테롤의 지방대사를 증가시킨다.[9]

Guggulsterone 25 mg을 함유한 표준화된 guggulipid를 하루 두 번 24주 동안 31명의 환자를 대상으로 실험한 결과에서 총콜레스테롤 11.7%, LDL 12.5%, 중성지방 12%, 총콜레스테롤/HDL

비율을 11%까지 감소시켰다.[10] 다만 HDL수치 자체는 변함이 없었다. 또 타기관 임상시험에서 205명의 환자에게 하루 두 번 guggulipid 500 mg을 투여한 결과는 평균콜레스테롤 11%, 중성지방 16.8% 감소하였고, HDL은 60% 증가하였다.[11]

비록 이러한 연구가 guggulipid의 장점을 부각시킴에도 불구하고 최근의 연구에서는 이러한 결과를 증명할 수 없었다. 무작위 이중맹검위약대조군 임상시험에서 1,000 mg의 캡슐에 평균 21 mg의 guggulsterone, 즉 guggulsterone 2.5%를 함유한 guggulipid가 있는 표준화된 guggul 추출물 1,000 mg, 2,000 mg의 고지방식이(Western diet)를 8주 동안 섭취한 고콜레스테롤혈증 환자에게 하루 3번 매일 투여하였다. 그 결과에서 guggulipid 보충요법은 혈중 총콜레스테롤, HDL, 중성지방, VDLD의 수치에 의미 있는 변화를 유발하지 않았다.[12] 또한 guggul추출물은 설사와 피부발진 같은 부작용이 가끔 발생한다는 보고도 있다.[13]

마늘(Garlic)

마늘(allium sativum)과 그 유도체들은 죽상경화증, 고지혈증, 고혈압, 당뇨 및 대사질환을 예방하고 치료한다고 널리 알려져 있는데, 이러한 결과는 수많은 임상시험에서 증명되었다.[14] 마늘의 약리학적 효능은 알리신(allicin), ajoene과 다른 유기유황(organosulfur) 성분들에서 기원한다.[15] 마늘의 효과는 사실상, 마늘의 활성성분의 생산에 관여하는 주요물질인 알리신에 의해 좌우된다.

마늘이 콜레스테롤을 저하시키는 특성(hypocholesterolemic properties)은 아직도 잘 알려지지 않았고, 작용기전도 완전하게 밝혀지지 않았다. 마늘에 대한 많은 연구에서 긍정적인 결과들이 보고되고 있는데, 실험에서 마늘은 총콜레스테롤, LDL, 중성지방수치를 개선하였다.[16] 전형적인 마늘가공품을 4~25주 동안 투여한 결과 혈청 콜레스테롤수치를 4~12% 낮춘 반면, 스타틴약물(statin drugs)13)은 혈청 콜레스테롤수치를 17~32% 낮추었다. 이중맹검위약대조군 임상시험에서 알리신을 1.3% 함유한 표준화된 마늘분말 800 mg을 고콜레스테롤혈증환자들에게 16주 동안 매일 투여한 결과에서 평균 혈청 콜레스테롤이 266 mg/dL에서 235 mg/dL로 12% 저하하였고, 평균 중성지방수치는 226 mg/dL에서 188 mg/dL로 17% 저하하였는데, 이러한 효과는 총콜레스테롤수치가

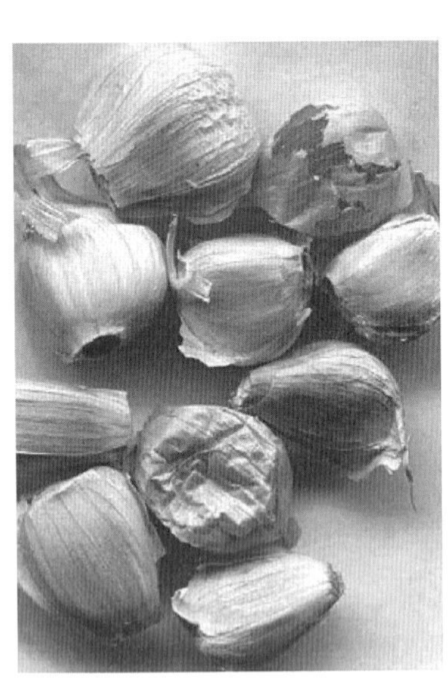

그림 8-1. 마늘(Alium satiuum)

13) 역자주: statin 계열 약물은 현재 고지혈증을 치료하기 위해 사용되는 약으로, HMG-coA reductase를 억제하여 지질의 생산을 저해시키는 효과를 가진다.

250~300 mg/dL 정도인 환자들에서 가장 효과적이었다.[17] 이와 반대로 이러한 긍정적인 결과를 나타내지 않는 연구결과도 있다. 최근의 연구에서 경증의 고콜레스테롤혈증환자들에게 천연마늘, 분말마늘보충제, 오래된 마늘추출물보충제를 6개월간 투여한 결과, LDL, HDL, 중성지방, 총콜레스테롤:HDL 비율에서 통계적으로 의미 있는 효과가 없었다.[18]

마늘의 수용성(hydrophilic) 성분과 지용성(hydrophobic) 성분에 대한 최근의 연구결과에 따르면 마늘의 수용성성분과 지용성성분이 모두 콜레스테롤합성을 억제하는 능력을 가지고 있다고 발표하였다. 마늘추출물의 이러한 콜레스테롤저하효과는 주로 수용성 황(sulfur) 성분이 간에서 콜레스테롤합성을 억제함으로써 나타난다는 것을 확인하였다.[19] 또 다른 연구에서는 콜레스테롤 생합성경로(biosynthetic pathway)의 잠재적 부위(potential sites)에 대한 억제효과를 나타냄으로써 이러한 효과가 있다는 것이 증명되었다. 생마늘추출물, 16가지의 수용성/지용성 마늘 유도체들(derivatives)이 재조합인간스쿠알렌모노옥게네이즈(recombinant human squalene monooxygenase)와 관련되는지에 대한 연구가 진행되었는데, 스쿠알렌모노옥게네이즈는 콜레스테롤생합성의 하위경로(downstream pathway) 2단계, 즉 율속단계(rate-limiting step)로 생각되는 과정을 촉매하는 것으로 나타났다. 이러한 연구결과는 마늘이 콜레스테롤생합성을 억제함에 있어서 스쿠알렌모노옥게네이즈를 표적효소(target enzyme)로 지칭하고 있음을 보여 주고 있다.[20] 마늘의 콜레스테롤 억제효과를 확인하기 위한 또 다른 연구에서 마늘가공품(석유에테르 petroleum ether, 메탄올 그리고 생마늘추출물의 수용성분획)이 [1-14C]아세테이트(acetate), [2-3H]글리세롤(glycerol)과 콜레스테롤, 지방산, 글리세롤지질(glycerol lipids) 합성에 미치는 영향을 쥐의 간세포(rat hepatocyte) 모델을 이용하여 연구를 진행하였다. 연구결과, 마늘이 간에서 콜레스테롤생합성을 억제함으로써 콜레스테롤수치를 낮추고, 지방산합성을 억제함으로서 중성지방수치를 낮춘다는 결론을 제시하였다.[21] 마늘과 마늘추출물은 부작용이 거의 없고 비용면에서도 매우 효율적인 고콜레스테롤혈증 치료방법인데, 숨 쉴 때 악취가 나고(malodorous breath)과 몸에서 냄새가 나는 것(body odor)이 부작용으로 종종 보고된다.

아티초크(Artichoke)

아티초크(*Cynara scolymus*) 추출물은 혈청 총콜레스테롤과 LDL수치를 낮추고, LDL/HDL의 비율을 증가시키는 효능이 있다.[22] 이러한 작용의 새로운 기전에 대한 다양한 설명이 있는데, 어떤 연구에서는 콜레스테롤을 저하시키는 방법으로 잘 알려진 담즙분비촉진에 의해서 아티초크의 효능이 나타난다고 보고하였고, 또한 어떤 연구에서는 위장관이 비어 있는 것(gastric emptying)을 억제함으로써 아티초크가 콜레스테롤을 낮춘다고 보고하였다. 이 약초가 좋은 효과를 낸다고 하더라도 다양한 생화학적 경로를 경유할 수 있기 때문에, 여기에서 다루고 있는 최근의 연구결과들도 아티초크가 담즙배출촉진제(cholagogue)로서 작용한다는 생각을 배제할 수는 없다.

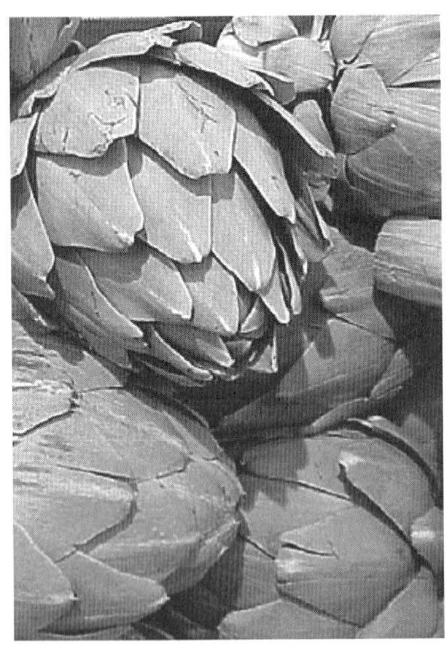

그림 8-2. 아티초크(*Cynara scolymus*)

아티초크의 지질을 낮추는 효과에 대한 연구결과는 이러한 효과가 하이드록시메틸글루타릴 Co-A 환원효소(HMG-CoA-reductase; hydroxymethyglutaryl-CoA-reductase)의 활성을 간접적으로 억제함으로써 생긴다는 것을 보여 주고 있다.[23] 더군다나 이 연구에서 아티초크의 다양한 주요활성성분을 연구하였는데, 시나로시드(cynaroside)보다 구체적으로 말하면 그것의 어글라이콘(aglycone)인 루테올린(luteolin)이 억제작용을 하는 주요성분이었고, 클로로겐산(chlorogenic acid)은 효과가 낮았으며, 카페인산, 시나린(cynarin), 디카페올리퀴닌산(dicaffeoylquinic acid)은 콜레스테롤을 낮추는 효과가 거의 없었다. 아티초크잎의 메탄올추출물은 다량의 올리브오일을 투여한 쥐(mouse)의 중성지방수치상승을 억제하는 것으로 나타났는데, 이러한 효과의 활성성분은 세스퀴테르펜(sesquiterpenes) (예; cynaropicrin, aquerin B, grosheimin)과 새롭게 발견된 3가지의 세스퀴테르펜 글리코시드(sesquiterpene glycosides) (예; cynarascolosides A, B, C)이었다.[24] 이번 연구에서 위배출(gastric emptying)을 억제하는 것은 고지혈증을 억제하는 효과(antihyperlipidemic activity)가 있는 것으로 확인되었다. 아티초크는 부작용이 거의 없는데, 장내 가스가 발생하는 현상(flatulence)이 가장 많이 보고된 부작용이다.[25] 그리고 시나로피크린(cynaropicrin)으로 인해 발생하는 체외 부작용인 알레르기접촉피부병(allergic contact dermatitis)을 제외하면 다른 체내 부작용과 관련한 내용이 논문에 전혀 언급되어 있지 않다.[26] 현재 아티초크의 연구결과들은 매우 적은 것이 사실이지만, 이 식물이 신뢰할 만한 지질경감효능제로서 긍정적으로 사용될 수 있음을 지지하는 데이터가 존재하는 것도 사실이다.

쿠루쿠민(Curcumin)

매운 강황(*Curcuma longa*)에서 기원한 노란색깔의 성분인 쿠루쿠민과 그것과 구조적으로 비슷한 성분인 Curcuminoids는 항염증, 항산화, 콜레스테롤저하, 항발암물질 등의 다양한 약리학적 작용을 가진다. 이러한 작용에 대한 기전은 아직 정확하게 밝혀지지 않고 있지만 염증과 관련되는 전사인자인 NF-kappaB에 의해 조절되는 COX-2의 발현를 억제하고, 항산화효소발현과 관련되는 전사인자인 Nrf2를 활성화시키는 쿠루쿠민의 효능이 항염증 및 항암작용과 관련 있을 것이라는 연구결과가 많이 보고되고 있다.[27] Curcuminoids 또한 지방산의 대사과정을 변화시킴으로써 지질수치를 낮추는 효과가 있다고 생각되어진다.[28]

Wistar rat를 이용한 실험에서는 4주 동안 고지방식이를 실시한 후 쿠루쿠민 5 g/kg을 함유한 식이로 변환한 결과 apolipoprotein A가 증가하고, 혈청 콜레스테롤과 중성지방의 함량이 낮아지는 것을 관찰하였는데, 이러한 효과는 식이가 끝난 후 2주 동안 지속되었다.[29] 이러한 고지질 동물모델을 이용한 시험은 많이 진행되어 왔지만 인간을 대상으로 한 임상시험은 거의 시행되지 않고 있다. 그러나 이러한 모델에 기반하여 생각해 보았을 때 쿠루쿠민은 죽상경화질환을 예방하고 관리하는 데 도움을 줄 수 있는 중요한 수단임은 분명하다고 하겠다.

토코트리에놀(Tocotrienol)

비타민 E의 특이 형태인 토코트리에놀은 증가된 콜레스테롤을 낮추는 데 효과가 있다고 알려져 있다. 감마-토코트리에놀 200 mg을 4주 동안 매일 복용한 고콜레스테롤혈증환자들에서 혈청 콜레스테롤이 31% 감소하였다.[30] 토코트리에놀에서 발견되는 델타 및 감마 이성질체는 토코트리에놀 분자들의 머리부위(head region)에 있는 메틸그룹을 대체하여 그 자리에 위치하기 때문에 콜레스테롤을 낮추는 데 효과적이다. 토코트리에놀류는 콜레스테롤 생성에 관여하는 효소인 HMG-CoA 환원효소의 활성을 억제함으로써 지질수치를 낮춘다.[31] 토코트리에놀류는 임상시험에서 수축기혈압을 의미 있게 낮추었고, 인체항산화상태를 9.2% 개선하였다.[32]

홍국(Red yeast rice)

홍국은 쌀에서 자라는 *Monascuc purpureus*라는 효모의 생산물, 즉 *Monascuc purpureus*에 의한 쌀의 발효과정으로부터 생성된 물질이다. 홍국은 콜레스테롤생성에 관여하는 효소인 HMG-CoA환원효소의 활성을 억제하는 mevinic acids를 함유하고 있어서 statin약제들과 비슷하게 콜레스테롤생합성을 억제한다. 임상연구에서 홍국 보충요법은 고지질혈증환자들의 총콜레스테롤, LDL, 중성지방수치를 상당히 낮추었다.[33]

Monacolins라고도 알려진 mevinic acids 중에서 가장 높은 농도로 존재하는 성분이 monacolin K인데, 이것은 mevinolin 또는 lovastatin으로 알려져 있다. 미국에서 많이 처방되는 의약품들은 monacolin K를 적게 함유하고 있어서 콜레스테롤을 효과적으로 낮추지 못하고 있다. 더군다나 어떤 의약품은 올바르지 않은 쌀의 발효과정을 통하여 발생되는 citrinin이라는 신장독성유발물질이 포함되기도 한다. 그러므로 환자들은 citrinin이 없는 monocolin K라고 판정되어진 표준화된 의약품만을 사용하도록 해야 한다. 그리고 HMG-CoA환원효소억제제들은 보조효소 Q10(Coenzyme Q10, CoQ10)의 생합성을 억제함으로 CoQ10 보충제를 홍국과 함께 반드시 복용해야 한다.

니아신(Niacin)과 비타민 B류들

니아신(비타민 B_3)은 수용성비타민인데, FDA는 고지질혈증을 치료하기 위한 고농도니아신의 사용을 허가하였다. 이러한 효과는 다양한 연구를 통하여 증명되었는데, 지질대사기능이 교란된 환자를 대상으로 한 임상시험에서 환자들은 7.4개월 동안 하루평균 1,297 mg의 지속적으로 방출하는(time-released) 니아신을 복용하였다. 그 결과 HDL수치가 18% 증가하였고, LDL수치는 13%, 중성지방수치는 20% 감소하였다.[34] 니아신은 종종 statin요법과 함께 처방되는데, 심장질환 위험을 가진 환자들을 대상으로 statin요법과 서방형(prolonged release) 니아신병행요법을 시행한 결과 HDL 23% 증가, 중성지방 15% 및 LDL 4%의 감소효과가 나타났다.[35] 가장 흔한 부작용은 홍조(flushing)였다.

지질하위분류(lipid subclasses)를 분석한 결과 죽상경화증의 특성(atherogenic)을 가장 강하게 나타내는 것은 크기가 작고 밀도 있는 LDL과 크기가 큰 VLDL 하위분류들인 것으로 나타낸 반면, 에스테르화된 콜레스테롤(esterified cholesterol)을 말초조직에서 간으로 운반하는 크기가 큰 HDL2하위분류는 심장질환을 예방하는 경향이 있는 것으로 생각되고 있다. 니아신은 총지질(total lipids)을 낮추는 효과에 더하여 LDL입자의 크기를 증가시키고, 크기가 작은 LDL을 죽상경화증의 형성을 낮추는 크기가 큰 LDL하위분류로 변형을 유도할 뿐만 아니라 훨씬 큰 VLDL하위분류의 농도를 낮추는 것으로 나타났다.[36] 54명의 관상동맥질환환자들을 대상으로 3개월 동안 기존의 치료에 니아신을 첨가하여 임상시험을 진행하였는데, 그 결과 총콜레스테롤수치와 LDL수치는 변화가 없었음에도 불구하고, HDL수치는 7.5% 증가하였고 중성지방수치는 15% 저하되었다. 니아신의 첨가는 대형입자 HDL을 32% 증가시키고, 소형입자 LDL을 12% 감소시키는 결과를 나타내었다. 니아신은 염증표지자(inflammatory markers)도 감소시켰는데, 지질단백질과 연관이 있는 인지질가수분해효소(phospholipase) A2가 20% 감소하고 C 반응성단백질(CRP)이 15% 감소하는 효과도 나타내었다.[37] 대사증후군환자를 대상으로 한 임상시험에서 52주 동안 매일 100 mg의 니아신을 투여한 군에서 경동맥내막 중간두께(carotid intimal medial thickness)가 감소하고, 혈관내피기능(endothelial function)이 22% 개선되었으며, hsCRP 20%가 감소했다. 이에 더하여 HDL의 증가 및 LDL과 중성지방의 감소하는 결과가 나타났다.[38]

니아신아미드(Niacinamide)는 홍조를 유발하지 않았지만 고지질혈증을 치료하는 데에 효과가 없었다. 고용량의 니아신은 호모시스테인(homocysteine)의 수치를 의미 있게 증가시킬 수 있는데, 한 연구에서는 17~55% 정도 증가시켰다고 한다.[39] 그러므로 고용량의 니아신은 엽산과 다른 비타민 B류들과 함께 보충요법으로 시행해야 한다.

비타민 B류로 오랫동안 생각되어 온 콜린(choline)은 인체에서 매우 극소량만이 생산된다고 알려져 있는데, 포스파티딜콜린(phophatidylcholine) 형태로서 콜린은 인체에 존재하는 콜레스테롤의 용해도를 증가시키고, 콜레스테롤수치를 낮추며 혈소판응집을 억제한다.[40] 혈중 콜레스테롤과 중성지방이 높은 32명의 환자를 대상으로 한 연구에서 30일 동안 하루 3번 식전에 3.5 g의 포스파티딜콜린을 매일 복용한 결과에서 콜레스테롤은 35%, 중성지방은 33% 낮추었고, HDL을 46% 증가시켰다.[41]

생선오일(Fishoils)

오메가-3 지방산의 심장보호효과는 부정맥, 죽상경화증, 염증, 혈전증과 혈관내피기능(endothelial function)을 개선하는 효과에 주로 기인하며, 혈압과 혈중 중성지방수치를 낮추기도 한다.[42] 이때 EPA(eicosapentaenoic acid)와 DHA(docosahexaenoic acid)가 중성지방수치를 낮추는 역할을 주로 수행한다. 오메가-3 지방산을 처방하는 것은 미국식품약청(FDA)으로부터 승인을 받았으며, 중성지방수치가 매우 높은 환자를 치료하기 위해 매일 2~4 g의 오메가-3 지방산을 보조요법으로 처방할 수 있다. 혈중 중성지방수치가 500 mg/dL 이상인 환자들에게 EPA와 DHA를 매일 약 4 g씩 투여하였을 경우에 중성지방 45%, 초저밀도지질단백질(VLDL)콜레스테롤 50% 이상이 감소하는 효과가 있는 것으로 밝혀졌다.[43]

심근경색증에서 회복된 환자 11,000명을 대상으로 실시한 초대형 무작위 임상시험에서 3.5년간 매일 n-3 PUFA(polyunsaturated fatty acids) 1 g과 비타민 E 300 mg을 함께 투여하거나, 각각 하나만 투여하거나, 전혀 투여하지 않은 군으로 나누어 진행한 결과에서 n-3 PUFA를 투여한 군의 사망위험도가 매우 낮은 것을 관찰할 수 있었다(그러나 비타민 E는 아님). 그리고 이 연구에서 총사망률이 20% 감소하였는데, 이것은 갑작스런 죽음(급사)이 45% 감소한 데에서 기인한 것이다.[44,45] 또한, 고중성지질혈증(hypertriglyceridemia) 환자들을 대상으로 3개월 동안 무작위 이중맹검위약대조군 임상시험을 실시하였는데, 실험군에서는 DHA를 매일 3 g씩 투여하고, 대조군에서는 올리브오일을 투여하였다. DHA를 투여한 실험군에서 공복시 중성지방 24% 감소, VLDL 92%가 감소하는 효과가 있었고, 중간밀도지질단백질(intermediate-density lipoprotein)의 경우에는 45일 만에 53%가 감소하는 결과가 나타났다.[46] 중성지방수치가 200 mg/dL 이상인 관상동맥질환환자들을 대상으로 실시된 전향적 무작위 이중맹검임상시험을 8주 동안 실시하였는데, DHA 1,000 mg 투여한 군과 DHA와 EPA 혼합제제 1,252 mg을 투여한 군으로 나누어 진행하였다. 그 결과 두 군 사이에서는 의미 있는 차이점이 발견되지 않았고, 두 군 모두에서 중성지방수치가 평균 18.3~21.8% 감소한 것을 관찰하였다.[47]

염증표지자(Markers of Inflammation)

C 반응성단백(CRP; C-Reactive Protein)

심장동맥질환(CHD) 위험의 중요한 표지자인 CRP는 혈중농도가 염증자극에 반응하여 상승되는 비특이적인 급성반응단백질이다. CRP는 염증표지자일 뿐만 아니라 염증 연쇄반응(cascade)을 증폭시키는 매개인자로도 작용하는데, CRP수치의 증가는 초기 박테리아감염, 활성류마티스질환, Crohn's disease, 급성심근경색과 이어지는 정신적 외상(trauma)이라고 생각할 수 있다. 허혈성 흉통을 앓고 있는 환자에게 CRP의 증가는 병원에 입원할 수도 있다는 부정적인 징후로 받아들여질 수 있다. 외관상으로 건강한 사람에서 CRP증가는 동맥경화의 위험성증가 또는 인체의 어느 부위에 있을지도 모르는 만성염증으로 인한 심혈관질환의 위험도증가로 생각될 수 있다. CRP가 증가되면 일반적으로 아스피린예방법(aspirin prophylaxis)과 statins와 같은 고지혈증치료제를 투여한다. 비만 자체가 CHD의 위험성을 높이는 위험인자로서 잘 알려져 있는데, 인체지방감소를 통해 CRP를 낮춘다면, CRP뿐만 아니라 심장동맥질환(CHD)도 함께 치료될 것이다. 특히 고감도 CRP(hsCRP)는 CHD의 가장 확실한 진단표지자로 생각되고 있고, 비만, 노화, 흡연, 혈압, 고지혈증 등과 같은 질환과 연관되어 있다.[48] 또한, 증가된 CRP의 가장 잘 알려진 원인들 중 하나는 치주질환(periodontal disease)이라고 한다.

대체의학 관련 시술자들은 특별한 이유 없이 CRP가 상승되어 있는 심혈관질환(CVD) 환자들에게 CRP가 또 하나의 CVD 위험요인이라고 생각하고 있다. 이러한 CRP수치상승과 심혈관질환의 강력한 상관관계는 심혈관질환이 단순히 지질축적으로 인해 유발되는 질환이 아니라 혈관내피(endothelium)의 염증과 혈액의 응고항진성(hypercoagulability)을 수반하는 염증질환이라는 병리학적 개념을 지지하고 있다. 결론적으로 심혈관질환을 예방하는 가장 효과적인 전략은 전신성염증(systemic inflammation)을 줄이는 것이며, CRP는 이러한 전략의 효과를 위한 기준점이 된다. 현재 의학적 견해로는 CRP를 CVD의 직접적인 원인으로 간주하고 있지 않기 때문에 CRP수치상승을 CVD에 대한 경고신호 정도로 간주해야 할 것이다. 그러나 최근의 연구결과에서는 심근경색재발위험 또는 관상동맥질환으로 인한 사망에서 CRP의 중요성을 보고하고 있다. 이 연구는 치료 후의 LDL콜레스테롤수치에 상관없이 CRP수치가 낮은 환자에서 치료예후가 좋다는 결론을 내렸다.[49] 또 다른 연구에서 관상동맥질환을 가진 환자에서 죽상경화증의 진행을 위한 위험인자가 CRP라는 연구결과를 도출하였다.[50]

섬유소원(Fibrinogen)

섬유소원은 독립적으로 지속적이며 강력하게 CVD의 위험도와 관련이 깊다고 알려진 인자인데, 이러한 사실은 전향적 역학시험과 임상시험의 결과를 통해 증명되어져 왔다.[51] 그러나 CVD에서 섬유소원증가의 원인은 아직 완전히 증명된 것은 아닌데, 동맥경화가 진행되는 과정에 포함되는 세포들이 생성하는 시토카인(cytokine)이 초기반응을 유도하여 섬유소원수치를 증가시킨다고 생각되어진다. 섬유소원은 트롬빈(thrombin)을 위한 기질을 형성하는 것과 같이 심혈관계에서 중요한 역할을 하고, 응고신호전달경로의 마지막 단계로 작용한다. 또한 섬유소원은 혈소판응집에 필수적이고 혈관내피세포 활동을 조절하며, 평활근세포의 성장과 이동을 촉진하고, 수용체와 결합하여 섬유소용해효소(plasmin)와 결합하여 상호작용한다.[52] CVD 발병에 작용하는 섬유소원의 역할은 아직 완전히 밝혀져 있지는 않지만, 섬유소원이 중요한 심혈관질환의 진단표지자인 것은 사실이다.

CRP와 섬유소원이 인체내에서 진행되고 있는 염증상태를 표시하는 사인(signature)이라는 지식을 가지고 있는 대체의학시술자들은 이러한 사인을 심혈관계에서 염증이 진행되고 있음을 나타내는 신호로 사용하고 있으며, 인체에서 이러한 사인을 낮추는 방향으로 치료방법을 설계하고 있다. 염증의 진행은 죽상경화증발생과 질병확대를 촉진하는 가장 중요한 원인으로 생각된다.[53] CRP와 섬유소원의 수치가 상승한 병적 상태는 식이조절, 보충제를 이용한 방법, 생약을 이용한 의학(botanical medicines) 등을 포괄하는 전반적인 항염증접근법을 통해 간접적으로 치료될 수 있다. 섬유소원은 당뇨병환자, 비만인, 주로 앉아서 생활하는 사람들, 흡연하는 환자들에서 높은 수치를 나타낸다고 알려져 있다. 심지어 건강한 사람들도 섬유소원수치가 10년마다 25 mg/dL까지 증가하는 것으로 나타났다.[54] 뿐만 아니라 직업을 잃는 것과 같은 사회적 스트레스의 증가는 섬유소원수치를 상승시키는데, 이는 스트레스증가와 심장병위험률증가 사이에 상관관계가 있음을 제시하고 있다.[55] 혈장 섬유소원수치가 낮은 환자는 혈청 LDL콜레스테롤수치가 상승함에도 불구하고, 관상동맥질환의 발생률이 낮다는 연구결과도 존재한다. 혈청 LDL콜레스테롤수치가 높고, 혈장 섬유소원농도가 높은 환자들은 관상동맥질환의 위험이 6.1배 높았다.[56]

염증의 치료

Nattokinase와 Serrapeptase

Nattokinase는 발효된 콩의 생성물인 낫토(natto)로부터 기원하는 섬유소용해효소(fibrinolytic enzyme)인데, plasminogen activator inhibitor-1(PAI-1)을 불활성화시킴으로써 활성을 나타낸다.[57] 섬유소를 분해하는 이 효소의 활성은 plasmin보다 4배 이상 강력하였다.[58] 동물실험을 통해 살펴본 결과 nattokinase 보충요법은 혈관손상 후 혈관내벽이 두터워지는 현상을 억제하였다.[59] 또한 한 연구에서 nattokinase는 내피세포손상에 의해 혈전이 형성되는 부위에서 혈전용해작용을 증가시킨다.[60]

Serrapeptase는 원래 누에(silkworm)로부터 분리된 단백분해효소인데, 항염증과 섬유소분해활성을 가지고 부종을 감소시킨다. 이중맹검위약대조군 임상시험에서 serrapeptase 보충요법은 염증을 빠르게 감소시켰고, ENT증상들로 괴로워하는 환자들의 증상을 감소시켜 주었다.[61] 현재 serrapeptase와 심혈관질환과의 관련성에 대한 연구는 없지만 serrapeptase가 이러한 질환과 관련된 염증을 치료하는 데 효과가 있을 것이라고 생각된다.

바질(*Ocimum sanctum*), 생강(*Zingiber officinale*), *Boswellia serrata*, 녹차, *Perilla frutescens*

등이 항염증작용을 가진 약초들이다(20장 염증성질환을 치료하는 자연의학 접근법 참조).

생선오일(Fish Oils)

생선오일과 생선오일 보충요법의 항염증효능은 천식, 류마티스관절염, 피부질환, 항산화요법과 같이 만성염증질환을 치료하기 위한 연구에서 광범위하게 증명되고 있는데, 이번 장에서는 생선오일이 CRP수치에 미치는 효과에 대해 논의해 보고자 한다.

269명의 환자를 대상으로 한 연구에서 시험 전에 CRP수치 및 과립백혈구(granulocyte)막에 존재하는 생선 기원 n-3-불포화지방산(n-3-polyunsatumted fatty acid)의 함유량을 측정하고 혈관을 촬영하였다. CRP수치가 낮은 환자에서는 높은 환자보다 과립백혈구에 높은 농도의 DHA(docosahexaenoic acid)가 함유되어 있었다. 그래서 연구자들은 CRP와 DHA의 역상관계에 기반하여 DHA의 항염증효과가 생선을 먹으면 관상동맥질환의 위험을 낮출 수도 있다는 이론의 새로운 기전을 제시해 줄 것이라고 가정하였다.[62]

채식요법 또는 생선오일 보충요법이 만성염증질환을 가진 환자의 증상을 개선시킨다는 결과들은 생선오일이 증가된 CRP수치를 가진 환자들을 치료하는 데 유용하다는 결론을 제시해 주고 있다. 연구자들은 90 mg의 아라키돈산(arachidonic acid)과 생선오일 30 mg/kg 이하를 매일 제공하는 항염증식사가 적혈구지질의 지방산구성요소, 아이코사노이드, 염증성시토카인에 미치는 효능에 대한 연구를 진행하였다. 연구 전에 비하여 보충요법을 투여한 환자들의 적혈구지질에서 EPA(eicosapentaenoic acid)의 함유농도가 높았고, 류코트리엔 B4, 11-dehydrothromboxane B(2), 프로스타글란딘대사체들의 형성이 감소한 것을 관찰하였다.[63] 아라키돈산이 적은 식사를 하고 EPA 보충요법을 실시한 결과 염증의 생리적 표지자들이 감소하였는데, CRP와 같은 염증성심

심장동맥질환을 예방하거나 치료하기 위한 자연적 치료법들

환자들에게 알려 주어야 할 것들

- Guggulipid추출물 : 500 mg 정제 하루 3번(guggulsterone 25 mg 함유한 표준추출물 기준)
- 생선오일(EPA+DHA) : 하루 2~3 g
- 마늘 : 알리신(allicin) 하루 4,000 μg
- Artichoke(*Cynara scolymus*, 아티초크) : 하루 500 mg(표준추출물 기준)
- 쿠루쿠민(curcumin) : 200~400 mg, 하루 3번, 식간에 복용
- Bromelain : 500 mg, 하루 3번, 식간에 복용(1,800~2,000 milk-cotting units 또는 gelatin-digesting units 함유한 표준추출물 기준)
- 비타민 B류 : B_6: 하루 10 mg; B_{12}: 하루 400 μg; 엽산: 하루 1 mg
- 비타민 E(토코페롤 복합체) : 하루 800 IU

EPA=에이코사펜타에노익산 DHA=도코사헥사에노익산

혈관질환 표지자가 증가한 환자들을 치료하는 학문적 근거를 제공해 주고 있다.

비타민 E

비타민 E는 널리 연구된 또 하나의 부차적인 치료요법(adjunctive therapy)으로서 신체전반에 걸쳐 다양한 효과를 나타내고, 특히 염증질환을 치료하는 효과를 갖고 있다. 비타민 E는 8가지 다른 형태로 존재하는데, 4가지 토코페롤(tocopherols)과 4가지 토코트리에놀(tocotrienols)을 포함한다. 비타민 E는 항죽종형성효과(anti-atherogenic effect)를 가지는 강력한 항산화제이기 때문에 심혈관질환의 예방과 치료에 초점이 맞추어 대단한 주목을 끌어왔다. 비타민 E는 LDL의 산화, 염증성시토카인억제, 그리고 CRP수치의 조절적 측면에서 인체에 좋은 효과를 발휘한다.[64] 알파토코페롤(alpha-tocopherol)을 매일 1,200 IU씩 투여한 환자를 대상으로 한 임상시험에서 5개월 후 인터루킨-6(interleukin-6, IL-6)와 hsCRP의 수치가 의미 있게 감소한 것을 관찰하였다.[65] 어떤 연구에서는 비타민 E는 항염증효과와 CRP억제효과의 측면에서 최대 1,200 IU까지 용량반응성(dose response effect)을 가진다고 보고하였다.[66] 3개월 동안 비타민 E 1,200 IU를 투여한 환자를 대상으로 한 임상연구에서 당뇨병이 없는 대조군의 CRP수치는 33% 저하하였고, 제2형 당뇨병환자 실험군의 CRP수치는 25% 저하한 것을 관찰하였다.[45] 4주 동안 비타민 E 800 IU를 투여한 비슷한 형태의 임상연구에서도 CRP수치가 48% 저하한 것을 관찰하였다.[67] 알파토코페롤 보충요법을 시행함에 있어서 용량은 최대 1,200 IU를 투여해도 인체에 무해한 것으로 생각된다.[68]

그러나 심혈관질환치료에 대한 비타민 E 보충요법의 효과에 대한 결과들은 이견이 있는 것이 사실인데, 아마도 알파토코페롤만 예외적으로 사용했기 때문일지도 모른다. 여러 가지 연구결과를 살펴보았을 때 알파토코페롤 보충요법은 감마토코페롤의 혈청농도를 평균 58% 고갈시킨다는 보고가 있다.[69] 몇 가지 증거들에서는 감마토코페롤이 알파토코페롤보다 훨씬 더 강력하다고 제시하고 있는데, 이러한 효능에는 혈소판응집(platelet aggregation) 감소, 폐쇄성혈전(occlusive thrombus) 지연, 동맥초과산화물음이온(arterial superoxide anion) 감소, 지질과산화(lipid peroxidation)와 LDL 산화 감소, 내재성과산화물제거효소(SOD; superoxide dismutase)의 활성증가 등을 포함한다.[70] 감마토코페롤을 많이 함유한 토코페롤혼합물과 알파토코페롤의 효능을 비교한 8주간의 임상시험에서 토코페롤혼합물을 투여한 군에서 혈소판응집 예방효과가 뛰어났고, 증가된 산화질소(NO; nitric oxide)의 배출 및 혈관내피성산화질소합성효소(eNOS; endothelial constitutive NO synthase)의 활성화는 잘 조절되었다.[71] (토코트리에놀에 대한 이전 장을 참고할 것)

마늘(Garlic)

마늘은 혈중 지질수치를 낮추는 효과와 더불어 CVD와 관련된 혈소판기능의 불일치를 치료하는 데 뛰어난 효과를 가지고 있다. 한 임상시험에서 성숙한 마늘추출물 보충요법을 실시하는 동안 혈소판응집과 섬유소원과의 접착이 감소하는 것을 관찰하였다.[72] 또 다른 연구에서 환자의 혈액을 laminar-flow chamber에서 관찰한 결과와 마늘을 투여한 결과에서 혈소판의 섬유소원으로의 접착이 약 30% 감소하였다.[73] 혈소판활성을 억제하는 마늘의 이러한 효능은 단순히 섬유소원 증가증상을 치료하기 위해 마늘을 사용하는 것을 넘어서 CVD를 예방하고 치료하기 위해 마늘을 사용하도록 하고 있다.

Bromelain

Bromelain은 sulfhydryl단백분해효소그룹을 포함하고 있는데, 파인애플(*Ananas comosus*)로부터 얻을 수 있다. Bromelain은 전형적으로 기원식물의 과일 또는 줄기로부터 얻을 수 있는데, 대부분의 상업적인 기원은 줄기로부터 얻은 것이다. 단백질분해역할 이외에 bromelain은 과산화효소(peroxidase), 산성인산분해효소(acid phosphotase), 단백질분해효소억제제(protease inhibitor)로서의 역할을 포함하고 있다. 단백질을 분해하는 효능을 가진 분획을 정제하면 생리학적 활성이 떨어지는 데 반해, bromelain 전체 추출물은 혈소판응집억제, 섬유소분해작용(fibrinolytic activity), 항염증활성, 시토카인조절의 역할을 하였고, 또한 점질다당분해효과(mucolytic effect) 및 심혈관과 순환계의 상태개선효과를 나타내었다.[74]

Bromelain의 섬유소분해작용은 플라스미노겐이 플라스민으로 전환된 결과라고 생각되는데, 이는 피브린분해를 통해 응집작용기전을 제한한다.[75] Bromelain은 in vivo에서보다 in vitro에서 섬유소분해작용이 훨씬 더 뛰어난데, 이는 혈장에 존재하는 단백분해효소억제효소 때문이다.[52] Bromelain은 혈청 섬유소원을 농도 의존적으로 감소시켰는데, 고농도에서는 프로트롬빈과 트롬보플라스틴 활성화시간(activated partial thromboplastin time)이 연장되었다.[76]

호모시스테인(Homocysteine)

심혈관질환의 증가된 발병위험률과 관련하여 혈장 아미노산 호모시스테인수치의 상승은 유전, 심리, 그리고 영양학적 요인에 의해 영향을 받는다. 전체적으로 호모시스테인수치의 상승은 죽상경화증과 혈전색전증의 독립적인 예측인자이며, 관상동맥질환, 심근경색증, 폐쇄성말초혈관병, 폐쇄성뇌질환, 망막혈관질환(retinal vascular disease) 등의 발병위험률상승과 연관성이 있다.[77] 아울러 호모시스테인수치증가는 알츠하이머병, 인지손상, 출산합병증, 골다공증(osteoporosis) 등의 질환이 발병하는 위험도증가와 관련이 있다는 연구결과가 있다.[78] 또한, 혈장 호모시스테인증가는 심혈관질환의 발생시점보다 선행하기 때문에 호모시스테인혈증(homocysteinemia)과 CVD는 인과관계가 있다.[79]

호모시스테인의 바람직한 혈장수치는 10 μmol/L 미만인데, 경증, 중등도, 중증 호모시스테인혈증의 혈장농도는 각각 15~25; 25~50; 50~500 μmol/L이다. 호모시스테인 수치는 평균적혈구용적(MCV; mean corpuscular volume)의 증가가 없어도 상승할 수 있는데, 만약 환자의 MCV가 92를 초과하고(즉, 80~100 범위에 있고), 골다공증, 알츠하이머병, 심장병의 가족력 또는 기왕력을 가지고 있다면 호모시스테인수치를 검사하는 것은 필수적이다. 예방의학을 실시함에 있어서 호모시스테인수치를 검사하는 것은 항상 일상선별검사(routine screening)의 하나이다.

비타민 B

증가된 호모시스테인수치를 상쇄할 수 있는 영양학적 요소에는 비타민 B_{12}, B_6, B_2 그리고 엽산 등이 있다. 이들 비타민수치는 혈장 호모시스테인농도와 역상관계를 이루고 있는 것으로 나타났는데, 따라서 이들 비타민과 의학적 치료법을 동시에 사용하면 호모시스테인수치를 낮추는 데 효과적일 수 있다.[80] 이러한 비타민 보충요법에 더하여 녹색채소와 과일, 비타민 B가 풍부한 음식, 그리고 엽산을 섭취하도록 권고하고 있다.

자연요법을 이용하는 의사가 일반적인 건강예측인자로서 인체의 영양상태에 대한 자신의 특이적인 주관에 따라 강력하게 주장하지 않는다면, 호모시스테인혈증의 표준검사실값(standard laboratory value)에 관해서 대증요법을 이용하는 의사와 자연요법을 이용하는 의사와의 의견에 차이가 거의 없을 것이다. 호모시스테인혈증과 관상동맥질환을 가지고 있는 환자는 엽산 1 mg, 비타민 B_{12} 400 μg, 비타민 B_6 10 mg을 매일 섭취하도록 권고되는데, 이러한 요법의 부작용은 비교적 잘 알려져 있지 않다.[81] 더군다나 호모시스테인혈증을 치료하는 것에는 메티오닌(methionine)이 적게 함유된 식사(low-methionine diet)를 포함하는데, 왜냐하면 호모시스테인은 메티오닌대사의 중간생산물이기 때문이다. 메티오닌이 풍부한 음식에는 체다치즈(cheddar cheese), 달걀, 닭고기, 쇠고기 등이 있다.

식이요법(Dietary Intervention)

식이요법은 심혈관질환의 중요한 치료방식이 될 수 있다. 정통지중해식식사(mediterranean diet)가 심혈관질환을 가진 환자에서 효과적이라는 사실이 보고되고 있는데, 이것은 적당한 열량을 섭취할 수 있고, 동물성기름이 적으며, 올리브오일(virgin olive oil), 생선, 곡물, 콩, 견과류, 채소 등을 많이 먹고, 주기적으로 적당한 양의 와인을 마시기 때문이다. 심혈관질환위험도가 높은 372명을 대상으로 한 무작위 임상시험에서 첫 번째 군은 저지방식사를 했고, 두 번째 군은 정통지중해식식사와 올리브오일, 세 번째 군은 정통지중해식식사와 견과류를 섭취하도록 하였다. 3개월 지난 후 정통지중해식식사를 했던 2개 군에서 산화된 LDL수치의 평균은 감소하였으나, 저지방식사를 한 첫 번째 군에서 LDL수치의 평균은 변화가 없었다.[82] 또 다른 연구에서는 심혈관질환 고위험환자를 대상으로 지중해식식사가 심혈관 염증표지자(inflammatory marker)에 미치는 영향을 분석하였는데, 과일과 곡물의 높은 섭취는 IL-6 농도저하와 상관관계가 있는 것으로 나타났으며, 견과류와 올리브오일을 많이 섭취한 군에서는 혈중 VCAM-1, ICAM-1, IL-6, CRP의 수치가 가장 낮은 것을 관찰하였다.[83] 정통지중해식식사는 또한 심혈관질환위험이 높은 환자군에서 혈당(serum glucose), 수축기혈압, 콜레스테롤:HDL 비율을 모두 낮추는 것으로 확인되었다.[84] 3개월 동안 실시한 연구에서 정통지중해식식사는 심혈관질환발병위험을 15% 낮추는 효과가 있는 것을 보였고,[85] 4년간 관찰한 또 다른 연구에서는 지중해식 식사를 실시하였을 경우에 CHD재발위험도가 50~70% 저하되었다는 연구결과도 있다.[86]

미정제곡물(전곡, whole grains)을 이용한 식이요법도 심혈관질환발병위험을 낮추는 것과 관련이 있는데, 이는 복합탄수화물, 식이섬유, 미네랄, 비타민, 항산화제를 공급하기 때문이다. 전곡식이요법은 또한 고혈압, 심근경색증, 심부전의 발병위험을 낮춘다는 연구결과도 있다.[87] 전곡 식이요법이 죽상경화증에 미치는 영향을 평가한 연구결과도 있다. 실험에서 전곡 식이요법을 실시하고 경동맥내막 중간두께를 측정하였는데, 전곡의 섭취와 경동맥내막 중간두께의 비대는 역상관계가 있는 것으로 나타났다.[88] 곡물식사가 고혈압환자의 고혈압치료제 복용필요성에 미치는 영향을 분석하기 위하여 고혈압환자를 대상으로 한 무작위 임상시험이 12주 동안 실시되었는데, 환자들은 귀리(oat)를 포함한 2가지 미정제 곡물식사 또는 밀이 포함된 2가지 정제된 곡물식사를 제공받았다. 그 결과에서 귀리 식이집단의 73% 환자와 밀 식이집단의 42% 환자에서 고혈압치료제 복용을 중단할 수 있거나 복용량을 절반으로 줄일 수 있었다. 복용량이 줄어들지 않은 치료그룹의 환자혈압도 상당한 감소를 나타내었다. 귀리 식이집단은 총콜레스테롤 24 mg/dL, LDL 16.2 mg/dL, 혈장 포도당수치 15.03 mg/dL가 감소하는 것을 경험하였다.[89]

녹차에 함유되어 있는 폴리페놀(polyphenols), 특히 EGCG(epigallocatechin gallate)의 항산화와 항염증효과도 오랫동안 연구되어 오고 있다. 심혈관질환에 관해서 이러한 카테킨(catechin)류들은 산화된 LDL과 같은 죽상경화증, 지질과산화(lipid peroxidation)의 표지자(markers)를 감소시키는 것으로 나타났다.[90] 어떤 연구에서 녹차소비량을 분석한 결과 CAD가 없는 정상인들의 녹차소비량이 CAD가 발병한 환자군에 비해 훨씬 높았고, 녹차섭취와 CAD발병률은 역상관계에 있다는 것도 발견하였다.[91] 이중맹검임상시험에서 2주간의 준비기간을 가진 후 카테킨이 풍부하게 함유된 녹차추출물 보충요법을 내장지방비만(visceral fat-type) 환자군을 대상으로 12주 동안 투여하였다. 그 결과, 수축기혈압이 130 mmHg 이상인 환자들을 포함한 카테킨 군에서 수축기혈압의 큰 감소가 관찰되었다. 더군다나 체중, 체질량지수(body mass index), 체지방률(body fat ratio), 체지방질량(body fat mass), 허리둘레, 엉덩이둘레, 내장지방부위, 피하지방부위가 줄어든 정도는 카테킨 투여집단이 대조군에 비해 훨씬 컸다.[92]

결론

심혈관질환(CVD)을 치료하려는 식물화학적인 치료법들은 혈액과 관련된 질환 및 심혈관질환 위험인자들을 낮출 수 있는 좋은 방법들을 제시하고 있다. 이러한 종류의 질병을 치료하는 가장 좋은 방법은 '예방'인데, 다양한 종류의 의학전문가들도 이러한 질병을 완전히 예방하는 것은 쉽지 않다. 그런데 자연-기반의학들은 심장질환의 임상적 진단 전후에 사용할 수 있다. 그러므로 지금보다 더욱 새로운 심혈관위험인자들이 규명되고 증명된다면 영양학적 치료가 이러한 위험요소를 예방하는 데 더욱더 중요한 역할을 할 것으로 기대한다.

참고문헌

[1]American Heart Association. Heart Disease and Stroke Statistics—2007 Update. Online document available at: www.americanheart.org/downloadable/heart/1166712318459HS_StatsInsideText.pdf. Accessed October 20, 2007.

[2]Rosamond W, Flegal K, Friday G, Furie K, Go A, Greenlund K, Haase N, Ho M, Howard V, Kissela B, Kittner S, Lloyd-Jones D, McDermott M, Meigs J, Moy C, Nichol G, O'Donnell CJ, Roger V, Rumsfeld J, Sorlie P, Steinberger J, Thom T, Wasserthiel-Smoller S, Hong Y; American Heart Association Statistics Committee and Stroke Statistics Subcommittee. Heart disease and stroke statistics—2007 update: a report from the American Heart Association Statistics Committee and Stroke Statistics Subcommittee. Circulation. 2007 Feb 6;115(5):e69–171. Epub 2006 Dec 28.

[3]The Expert Panel. Summary of the second report of the national cholesterol education panel (NCEP) expert panel on detection, evaluation, and treatment of high blood cholesterol in adults (Adult Treatment Panel II). JAMA. 1993;269:1421–1426,3015–3023.

[4]Sahi N, Pahlajani DB, Sainani GS. Apolipoproteins A-1 and B as predictors of angiographically assessed coronary artery disease. J Assoc Physicians India. 1993 Nov;41(11):713–715.

[5]Kim HK, Chang SA, Choi EK, Kim YJ, Kim HS, Sohn DW, Oh BH, Lee MM, Park YB, Choi YS. Association between plasma lipids, and apolipoproteins and coronary artery disease: A cross-sectional study in a low-risk Korean population. Int J Cardiol. 2005 Jun 8;101(3):435–440.

[6]Pagana KD, Pagana TJ. Mosby's Manual of Diagnostic and Laboratory Tests. St. Louis: Mosby, 1998.

[7]Satyavati GV. Gugulipid: A promising hypolipidaemic agent from gum guggul. Econ Med Plant Res. 1991;5:48–82.

[8]Urizar NL, Moore DD. Gugulipid: A natural cholesterol-lowering agent. Annu Rev Nutr. 2003;[Epub ahead of print].

[9]Nityanand S, Srivastava JS, Asthana OP. Clinical trials with gugulipid a new hypolipaedemic agent. J Assoc Phys India. 1989;37:321–328.

[10]Singh RB, Niaz MA, Ghosh S. Hypolipidemic and antioxidant effects of Commiphora mukul as an adjunct to dietary therapy in patients with hypercholesterolemia. Cardiovasc Drugs Ther. 1994;8:659–664.

[11]Nityanand S, Srivastava JS, Asthana OP. Clinical trials with gugulipid: A new hypolipidaemic agent. J Assoc Phys India. 1989;37:323–328.

[12]Szapary PO, Wolfe ML, Bloedon LT, Cucchiara AJ, DerMarderosian AH, Cirigliano MD, Rader DJ. Guggulipid for the treatment of hypercholesterolemia: A randomized controlled trial. JAMA. 2003 Aug 13;290(6):765–772.

[13]Pizzorno ME Jr., Murray M. Encyclopedia of Natural Medicine. Rocklin, CA: Prima Publishers, 1998.

[14]Banerjee SK, Maulik SK. Effect of garlic on cardiovascular disorders: A review. Nutr J. 2002;1:4.

[15]Ali M, Thomson M, Afzal M. Garlic and onions: Their effect on eicosanoid metabolism and its clinical

relevance. Prostaglandins Leukot Essent Fatty Acids. 2000;62:55–73.
[16]Stevinson C, Pittler MH, Ernst E. Garlic for treating hypercholesterolemia: A meta-analysis of randomized clinical trials. Ann Intern Med. 2000;133:420–429.
[17]Mader FH. Treatment of hyperlipidaemia with garlic-powder tablets: Evidence from the German Association of General Practitioners' multicentric placebo-controlled double-blind study. Arzneimittelforschung. 1990;40:1111–1116.
[18]Gardner CD, Lawson LD, Block E, Chatterjee LM, Kiazand A, Balise RR, Kraemer HC. Effect of raw garlic vs commercial garlic supplements on plasma lipid concentrations in adults with moderate hypercholesterolemia: A randomized clinical trial. Arch Intern Med. 2007 Feb 26;167(4):346–353.
[19]Yeh YY, Liu L. Cholesterol-lowering effect of garlic extracts and organosulfur compounds: Human and animal studies. J Nutr. 2001;131(suppl.3):989S–993S.
[20]Gupta N, Porter TD. Garlic and garlic-derived compounds inhibit human squalene monooxygenase. J Nutr. 2001;131:1662–1667.
[21]Yeh YY, Yeh SM. Garlic reduces plasma lipids by inhibiting hepatic cholesterol and triacylglycerol synthesis. Lipids. 1994;29:189–193.
[22]Englisch W, Beckers C, Unkauf M, et al. Efficacy of artichoke dry extract in patients with hyperlipoproteinemia. Arzneimittelforschung. 2000;50:260–265.
[23]Gebhardt R. Inhibition of cholesterol biosynthesis in primary cultured rat hepatocytes by artichoke (Cynara scolymus L.) extracts. J Pharmacol Exp Ther. 1998;386:1122–1128.
[24]Shimoda H, Ninomiya K, Nishida N, Yoshino T, Morikawa T, Matsuda H, Yoshikawa M. Anti-hyperlipidemic sesquiterpenes and new sesquiterpene glycosides from the leaves of artichoke (Cynara scolymus L.): Structure requirement and mode of action. Bioorg Med Chem Lett. 2003;13:223–228.
[25]Walker AF, Middleton RW, Petrowicz O. Artichoke leaf extract reduces symptoms of irritable bowel syndrome in a post-marketing surveillance study. Phytother Res. 2001;15:58–61.
[26]Leung AY, Foster S. Encyclopedia of Common Natural Ingredients Used in Food, Drugs and Cosmetics, 2nd Edition. New York: John Wiley & Sons, 1996.
[27]Divya CS, Pillai MR. Antitumor action of curcumin in human papillomavirus associated cells involves downregulation of viral oncogenes, prevention of NFkB and AP-1 translocation, and modulation of apoptosis. Mol Carcinog. 2006 May;45(5):320–332.
[28]Asai A, Miyazawa T. Dietary curcuminoids prevent high-fat diet-induced lipid accumulation in rat liver and epididymal adipose tissue. J Nutr. 2001;131:2932–2935.
[29]Wang S, Chen B, Sun C. Regulation effect of curcumin on blood lipids and antioxidation in hyperlipidemia rats [in Chinese]. Wei Sheng Yan Jiu. 2000;29:240–242.
[30]Qureshi AA, Qureshi N, Wright JJ, Shen Z, Kramer G, Gapor A, Chong YH, DeWitt G, Ong A, Peterson DM, et al. Lowering of serum cholesterol in hypercholesterolemic humans by tocotrienols (palmvitee). Am J Clin Nutr. 1991 Apr;53(4 suppl):1021S–1026S.
[31]Parker RA, Pearce BC, Clark RW, Gordon DA, Wright JJ. Tocotrienols regulate cholesterol production in mammalian cells by post-transcriptional suppression of 3-hydroxy-3-methylglutaryl-coenzyme A reductase. J Biol Chem. 1993;268:11230–11238.
[32]Rasool A.h.g, Yuen KH, Yusoff K, Wong AR, Rahman AR. Dose dependent elevation of plasma tocotrienol levels and its effect on arterial compliance, plasma total antioxidant status, and lipid profile in healthy humans supplemented with tocotrienol rich vitamin E. J Nutr Sci Vitaminol. 2006;52:473–478.
[33]Heber D, Yip I, Ashley JM, Elashoff DA, Elashoff RM, Go VL. Cholesterol-lowering effects of a proprietary Chinese red-yeast-rice dietary supplement. Am J Clin Nutr. 1999 Feb;69(2):231–236.
[34]Squires RW, Allison TG, Gau GT, Miller TD, Kottke BA. Low-dose, time-release nicotinic acid: effects in selected patients with low concentrations of high-density lipoprotein cholesterol. Mayo Clin Proc. 1992 Sep;67(9):855–860.
[35]Birjmohun RS, Kastelein JJ, Poldermans D, Stroes ES, Hostalek U, Assmann G. Safety and tolerability of prolonged-release nicotinic acid in statin-treated patients. Curr Med Res Opin. 2007 Jul;23(7):1707–1713.
[36]Morgan JM, Carey CM, Lincoff A, Capuzzi DM. The effects of niacin on lipoprotein subclass distribution. Prev Cardiol. 2004 Fall;7(4):182–187.
[37]Kuvin JT, Dave DM, Sliney KA, Mooney P, Patel AR, Kimmelstiel CD, Karas RH. Effects of

extendedrelease niacin on lipoprotein particle size, distribution, and inflammatory markers in patients with coronary artery disease. Am J Cardiol. 2006 Sep 15;98(6):743–745. Epub 2006 Jul 26.

[38]Thoenes M, Oguchi A, Nagamia S, Vaccari CS, Hammoud R, Umpierrez GE, Khan BV. The effects of extended-release niacin on carotid intimal media thickness, endothelial function and inflammatory markers in patients with the metabolic syndrome. Int J Clin Pract. 2007 Nov;61(11):1942–1948.

[39]Garg R, Malinow M, Pettinger M, Upson B, Hunninghake D. Niacin treatment increases plasma homocyst(e)ine levels. Am Heart J. 1999 Dec;138(6 Pt 1):1082–1087.

[40]Brook JG, Linn S, Aviram M. Dietary soya lecithin decreases plama triglyceride levels and inhibits collagen- and ADP- induced platelet aggregation. Biochem Med Metabol Biol. 1986;35;31–39.

[41]Wojcicki J. Clinical evaluation of lecithin as a lipid-lowering agent. Phytotherapy Res. 1995;9:597–599.

[42]Schwalfenberg G. Omega-3 fatty acids: their beneficial role in cardiovascular health. Can Fam Physician. 2006 Jun;52:734–740.

[43]McKenney JM, Sica D. Role of prescription omega-3 fatty acids in the treatment of hypertriglyceridemia. Pharmacotherapy. 2007 May;27(5):715–728.

[44]Anon. Dietary supplementation with n-3 polyunsaturated fatty acids and vitamin E after myocardial infarction: Results of the GISSI-Prevenzione trial. Gruppo Italiano per lo Studio della Sopravvivenza nell'Infarto miocardico. Lancet. 1999 Aug 7;354(9177):447–455.

[45]Verboom CN; Critical Analysis of GISSI-Prevenzione Trial. Highly purified omega-3 polyunsaturated fatty acids are effective as adjunct therapy for secondary prevention of myocardial infarction. Herz. 2006 Dec;31(suppl 3):49–59.

[46]Kelley DS, Siegel D, Vemuri M, Mackey BE. Docosahexaenoic acid supplementation improves fasting and postprandial lipid profiles in hypertriglyceridemic men. Am J Clin Nutr. 2007 Aug;86(2):324–333.

[47]Schwellenbach LJ, Olson KL, McConnell KJ, Stolcpart RS, Nash JD, Merenich JA; Clinical Pharmacy Cardiac Risk Service Study Group. The triglyceride-lowering effects of a modest dose of docosahexaenoic acid alone versus in combination with low dose eicosapentaenoic acid in patients with coronary artery disease and elevated triglycerides. J Am Coll Nutr. 2006 Dec;25(6):480–485.

[48]Saito M, Ishimitsu T, Minami J, Ono H, Ohrui M, Matsuoka H. Relations of plasma high-sensitivity C-reactive protein to traditional cardiovascular risk factors. Atherosclerosis. 2003;167:73–79.

[49]Ridker PM, Cannon CP, Morrow D, Rifai N, Rose LM, McCabe CH, Pfeffer MA, Braunwald E; Pravastatin or Atorvastatin Evaluation and Infection Therapy-Thrombolysis in Myocardial Infarction 22 (PROVE IT-TIMI 22) Investigators. C-reactive protein levels and outcomes after statin therapy. N Engl J Med. 2005 Jan 6;352(1):20–28.

[50]Nissen SE, Tuzcu EM, Schoenhagen P, Crowe T, Sasiela WJ, Tsai J, Orazem J, Magorien RD, O'Shaughnessy C, Ganz P; Reversal of Atherosclerosis with Aggressive Lipid Lowering (REVERSAL) Investigators. Statin therapy, LDL cholesterol, C-reactive protein, and coronary artery disease. N Engl J Med. 2005 Jan 6;352(1):29–38.

[51]Koenig W. Fibrin(ogen) in cardiovascular disease: An update. Thromb Haemost. 2003;89:601–609.

[52]Canseco-Avila LM, Jerjes-Sánchez C, Ortiz-López R, Rojas-Martínez A, Guzmán-Ramírez D. [Fibrinogen. Cardiovascular risk factor or marker?] Arch Cardiol Mex. 2006 Oct-Dec;76(suppl 4):S158–172.

[53]Morrow DA, Ridker PM. C-reactive protein, inflammation, and coronary risk. Med Clin North Am. 2000;84:149–161.

[54]Hager K, Felicetti M, Seefried G, Platt D. Fibrinogen and aging. Aging (Milano). 1994 Apr;6(2):133–138.

[55]Clays E, De Bacquer D, Delanghe J, Kittel F, Van Renterghem L, De Backer G. Associations between dimensions of job stress and biomarkers of inflammation and infection. J Occup Environ Med. 2005 Sep; 47(9):878–883.

[56]Heinrich J, Balleisen L, Schulte H, Assmann G, van de Loo J. Fibrinogen and factor VII in the prediction of coronary risk. Results from the PROCAM study in healthy men. Arterioscler Thromb. 1994 Jan;14(1):54–59.

[57]Urano T, Ihara H, Umemura K, Suzuki Y, Oike M, Akita S, Tsukamoto Y, Suzuki I, Takada A. The profibrinolytic enzyme subtilisin NAT purified from Bacillus subtilis Cleaves and inactivates plasminogen activator inhibitor type 1. J Biol Chem. 2001 Jul 6;276(27):24690–24696. Epub 2001 Apr 26.

[58]Fujita M, Hong K, Ito Y, Fujii R, Kariya K, Nishimuro S. Thrombolytic effect of nattokinase on a

chemically induced thrombosis model in rat. Biol Pharm Bull. 1995 Oct;18(10):1387–1391.

[59]Suzuki Y, Kondo K, Ichise H, Tsukamoto Y, Urano T, Umemura K. Dietary supplementation with fermented soybeans suppresses intimal thickening. Nutrition. 2003 Mar;19(3):261–264.

[60]Suzuki Y, Kondo K, Matsumoto Y, Zhao BQ, Otsuguro K, Maeda T, Tsukamoto Y, Urano T, Umemura K. Dietary supplementation of fermented soybean, natto, suppresses intimal thickening and modulates the lysis of mural thrombi after endothelial injury in rat femoral artery. Life Sci. 2003 Jul 25;73(10):1289–1298.

[61]Mazzone A, Catalani M, Costanzo M, Drusian A, Mandoli A, Russo S, Guarini E, Vesperini G. Evaluation of Serratia peptidase in acute or chronic inflammation of otorhinolaryngology pathology: A multicentre, double-blind, randomized trial versus placebo. J Int Med Res. 1990 Sep–Oct;18(5):379–388.

[62]Madsen T, Skou HA, Hansen VE, Fog L, Christensen JH, Toft E, Schmidt EB. C-reactive protein, dietary n-3 fatty acids, and the extent of coronary artery disease. Am J Cardiol. 2001;88:1139–1142.

[63]Adam O, Beringer C, Kless T, Lemmen C, Adam A, Wiseman M, Adam P, Klimmek R, Forth W. Antiinflammatory effects of a low arachidonic acid diet and fish oil in patients with rheumatoid arthritis. Rheumatol Int. 2003;23:27–36.

[64]Jialal I, Devaraj S, Venugopal SK. Oxidative stress, inflammation, and diabetic vasculopathies: The role of a-tocopherol therapy. Free Radic Res. 2002;36:1331–1336.

[65]Devaraj S, Jialal I. a-Tocopherol supplementation decreases serum C-reactive protein and monocyte interleukin-6 levels in normal volunteers and type 2 diabetic patients. Free Radic Biol Med. 2000;29:790–792.

[66]Dieber-Rotheneder M, Puhl H, Waeg G. Effect of oral supplementation with D-a-tocopherol on the vitamin E content of human low density lipoproteins and resistance to oxidation. J Lipid Res. 1991;32:1325–1332.

[67]Upritchard JE, Sutherland WH, Mann JI. Effect of supplementation with tomato juice, vitamin E, and vitamin C on LDL oxidation and products of inflammatory activity in type 2 diabetes. Diabetes Care. 2000; 23:733–738.

[68]Kappus H, Diplock AT. Tolerance and safety of vitamin E: A toxicological position report. Free Radic Biol Med. 1992;13:55–74.

[69]Huang HY, Appel LJ. Supplementation of diets with alpha-tocopherol reduces serum concentrations of gamma- and delta-tocopherol in humans. J Nutr. 2003 Oct;133(10):3137–3140.

[70]Saldeen T, Li D, Mehta JL. Differential effects of alpha- and gamma-tocopherol on low-density lipoprotein oxidation, superoxide activity, platelet aggregation and arterial thrombogenesis. J Am Coll Cardiol. 1999 Oct;34(4):1208–1215.

[71]Liu M, Wallmon A, Olsson-Mortlock C, Wallin R, Saldeen T. Mixed tocopherols inhibit platelet aggregation in humans: Potential mechanisms. Am J Clin Nutr. 2003 Mar;77(3):700–706.

[72]Steiner M, Li W. Aged garlic extract, a modulator of cardiovascular risk factors: A dose-finding study on the effects of AGE on platelet functions. J Nutr. 2001;131(suppl. 3):980S–984S.

[73]Steiner M, Lin RS. Changes in platelet function and susceptibility of lipoproteins to oxidation associated with administration of aged garlic extract. J Cardiovasc Pharmacol. 1998;31:904–908.

[74]Kelly, GS. Bromelain: A literature review and discussion of [sic] its therapeutic applications. Alt Med Rev. 1996;1:243–257.

[75]De-Giuli M, Pirotta F. Bromelain: Interaction with some protease inhibitors and rabbit specific antiserum. Drugs Exp Clin Res. 1978;4:21–23.

[76]Livio M, Bertoni MP, De Gaetano G. Effect of bromelain on fibrinogen level, prothrombin complex factors and platelet aggregation in the rat— preliminary report. Drugs Exp Clin Res. 1978;4:49–53.

[77]Miller AL, Kelly GS. Homocysteine metabolism: Nutritional modulation and impact on health and disease. Altern Med Rev. 1997;2:234–254.

[78]Herrmann W. Significance of hyperhomocysteinemia. Clin Lab. 2006;52(7–8):367–374.

[79]Graham IM, O'Callaghan P. Vitamins, homocysteine and cardiovascular risk. Cardiovasc Drugs Ther. 2002;16:383–389.

[80]Krishnaswamy K, Lakshmi AV. Role of nutritional supplementation in reducing the levels of homocysteine. J Assoc Physicians India. 2002;50(suppl.):36–42.

[81]O'Connor JJ, Meurer LN. Should patients with coronary disease and high homocysteine take folic acid? J Fam Pract. 2003;52:16–18.

[82]Fitó M, Guxens M, Corella D, Sáez G, Estruch R, de la Torre R, Francés F, Cabezas C, López-Sabater Mdel C, Marrugat J, García-Arellano A, Arós F, Ruiz-Gutierrez V, Ros E, Salas-Salvadó J, Fiol M, Solá R, Covas MI; for the PREDIMED Study Investigators. Effect of a traditional Mediterranean diet on lipoprotein oxidation: a randomized controlled trial. Arch Intern Med. 2007 Jun 11;167(11):1195-1203.

[83]Salas-Salvadó J, Garcia-Arellano A, Estruch R, Marquez-Sandoval F, Corella D, Fiol M, Gómez-Gracia E, Viñles E, Arós F, Herrera C, Lahoz C, Lapetra J, Perona JS, Muñz-Aguado D, Martínez-González MA, Ros E. Components of the mediterranean-type food pattern and serum inflammatory markers among patients at high risk for cardiovascular disease. Eur J Clin Nutr. 2007 Apr 18;[Epub ahead of print].

[84]Estruch R, Martínez-González MA, Corella D, Salas-Salvadó J, Ruiz-Gutiérrez V, Covas MI, Fiol M, Gómez-Gracia E, López-Sabater MC, Vinyoles E, Arós F, Conde M, Lahoz C, Lapetra J, Sáez G, Ros E; PREDIMED Study Investigators. Effects of a Mediterranean-style diet on cardiovascular risk factors: a randomized trial. Ann Intern Med. 2006 Jul 4;145(1):1-11.

[85]Vincent-Baudry S, Defoort C, Gerber M, Bernard MC, Verger P, Helal O, Portugal H, Planells R, Grolier P, Amiot-Carlin MJ, Vague P, Lairon D. The Medi-RIVAGE study: reduction of cardiovascular disease risk factors after a 3-mo intervention with a Mediterranean-type diet or a low-fat diet. Am J Clin Nutr. 2005 Nov;82(5):964-971.

[86]de Lorgeril M, Salen P. The Mediterranean-style diet for the prevention of cardiovascular diseases. Public Health Nutr. 2006 Feb;9(1A):118-123.

[87]Djoussé L, Gaziano JM. Breakfast cereals and risk of heart failure in the physicians' health study I. Arch Intern Med. 2007 Oct 22;167(19):2080-2085.

[88]Mellen PB, Liese AD, Tooze JA, Vitolins MZ, Wagenknecht LE, Herrington DM. Whole-grain intake and carotid artery atherosclerosis in a multiethnic cohort: The Insulin Resistance Atherosclerosis Study. Am J Clin Nutr. 2007 Jun;85(6):1495-1502.

[89]Pins JJ, Geleva D, Keenan JM, Frazel C, O'Connor PJ, Cherney LM. Do whole-grain oat cereals reduce the need for antihypertensive medications and improve blood pressure control? J Fam Pract. 2002 Apr;51(4):353-359.

[90]Sung H, Min WK, Lee W, Chun S, Park H, Lee YW, Jang S, Lee DH. The effects of green tea ingestion over four weeks on atherosclerotic markers. Ann Clin Biochem. 2005 Jul;42(Pt 4):292-297.

[91]Sano J, Inami S, Seimiya K, Ohba T, Sakai S, Takano T, Mizuno K. Effects of green tea intake on the development of coronary artery disease. Circ J. 2004 Jul;68(7):665-670.

[92]Nagao T, Hase T, Tokimitsu I. A green tea extract high in catechins reduces body fat and cardiovascular risks in humans. Obesity (Silver Spring). 2007 Jun;15(6):1473-1483.

9

인체의 정화

매일 일어나는 필수적인 과정들

독성물질에 대한 노출은 환자들이 불가항력적으로 매일 직면하게 되는 일상생활이자 건강에 위험을 줄 수 있는 요인이기도 하다. 그러므로 이러한 독성자극을 잘 조절하고 어떻게 독성물질을 배출하는지 이해하는 것이 중요하다. 이것은 또한 인간의 몸이 대사과정으로부터 만들어 내는 독성물질과도 관련이 있다. 그러므로 이번 장에서는 어떤 독성물질이 있는지, 해독화과정은 어떠한지를 알아보고, 또한 인체가 스스로를 보호하기 위해서 어떻게 기능하는지에 대해서도 살펴보고자 한다.

그렇다면 독소(toxin)란 무엇일까? 독소는 살아 있는 세포에 기능적 또는 구조적으로 효능을 나타내는 물질이다. 인체에는 영향을 받을 수 있는 수만 가지의 독소물질이 존재함에도 불구하고, 그들은 다음과 같이 다섯 가지의 일반적인 그룹으로 나뉠 수 있다. ① 독성 화학물질, ② 내독소와 외독소, ③ 중금속, ④ 식이성분해산물, ⑤ 대사불균형으로 인한 생산물이다.

환경화학물질(Environmental Chemical)

환경화학물질은 거의 모든 것을 포함하며, 처방약품, 비처방약품, 불법약물, 담배, 술, 살충제 등에 한정되지 않는다(표 9-1 참조). 만약 당신이 독성화학물은 잠재적으로 인간의 삶에 어떠한 영향을 미치는지를 관찰하고자 한다면, 근교나 그곳의 집을 방문해 보기만 하면 된다. 거기에는 초목이 무성하고 잡초가 없는 잔디, 비옥하면서 병충해가 없는 정원을 발견할 수 있는데, 이들은 제초제와 살충제의 결과물이다. 그곳에는 세제와 곰팡이제거제 덕분에 '깔끔함의 신선함'이 느껴지는 반짝이는 집도 있고, 여름철 동안 가스를 배출하는 반짝이는 비닐바닥과 구석구석에 스며있는 탈취화학약품도 있다. 이 모두는 서구인들이 요람에서부터 죽음에 이르기까지 매일 접촉하는 것들이다. 집에서 벗어나는 순간 교실, 사무실, 슈퍼마켓, 자동차 등에서 더 많은 화학독소물질과 맞닥뜨리게 된다.

표 9-1. 흔한 환경화학물질

화학물질	인체 침입경로	인체에 대한 영향
Phthalates	플라스틱, 플라스틱병, 플라스틱랩	호르몬작용교란
Polychlorinated biphenyl (PCB)	오염된 물고기	암, 인지기능저하, 갑상선파괴
중금속	치아의 아말감충전, 물고기, 물	많은 신경계질환, 자가면역질환
휘발성유기화합물 (volatile organic compounds)	물, 세제, 페인트	암, 기억력장애
다이옥신	동물지방	암, 생식기장애
염소(chlorine)	가정세제, 오염된 공기와 물	호흡기질환, 피부자극
파라벤(parabens)	화장품방부제, 산업생산물	에스트로겐활성(발정성의 활성)
인공착색제, 조미료, 감미료, 방부제	가공품	암, 신경계질환

미생물독소(Microbial Toxin)

발암물질인 독성아민류 또는 다른 유해화학물질들은 인간환경에 존재하는 병원성물질 또는 인체에 존재하는 미생물에 의해 생성된다. 미생물에서 나오는 독성물질들은 오염된 음식을 먹거나 장내미생물이 잘못될 경우에 생성된다. 보틀리눔과 살모넬라 식중독 이외에 잘 알려지지 않은 독성자극들은 장내세균의 부조화로부터 기인한다. 이러한 상태는 직접적으로 독성물질을 만들어 낼 수도 있고, 인체 친화적인 미생물의 적절한 기능을 유지하는 대사과정이 손상을 받아서 생길 수도 있다. 항생제의 사용과 구강오염으로부터 기인하는 부조화는 잠재적인 독성부담을 증가시킨다. 연구에서 제산요법에서와 같이 낮은 위산에서 발견되는 박테리아는 위암발병에 기인한다고 알려진 니트로사민(nitrosamine)과 유사한 N-nitroso 성분들의 생산을 유도한다.[1] 더군다나 아플라톡신과 같은 진균독(mycotoxins)은 특정 곰팡이 또는 음식물에서 생성될 수 있는 독성대사체들인데, 1상 대사반응을 거쳐 강력한 발암물질로 전환될 수 있다. 2상 해독화과정은 아플라톡신대사에서 발암성에 대해 인체를 보호한다고 알려져 있다.

식이성분해산물(Dietary Breakdown Product)

단백질대사의 독성분해산물은 요산과 암모니아를 포함한다. 입력(input)이 출력(output)과 동일하다는 말을 뒤집어 보면 출력과 입력이 동일하다고 생각할 수도 있다. 음식의 분해를 통해 인체에 영양분을 공급하는 과정을 거치면서 독성대사산물이 형성된다. 그러므로 환자가 균형 잡힌 식단을 유지하면서 생화학적 회로를 압박하고, 이미 장애가 되어 있는 해독화과정에 추가부담을 줄 수 있는 초과량을 피하는 것이 중요하다. 많은 실험실에서 현재 해독화과정 및 세포내 에너지생산을 위해 필요한 유기산들의 인체수용능력정보를 다양하게 제공해 주고 있다.

> 독성물질에 대한 노출을 규명하고 예방하는 것이
> 노출자극의 유해효과를 최소화할 수 있는 길이다.

중금속(Heavy Metal)

알루미늄, 비소, 카드뮴, 납, 수은, 니켈 등과 같은 중금속들은 살충제, 조리기구, 페인트, 캔음료, 담배, 납땜, 치과치료, 오염된 물고기, 화장품, 제산제 및 산업적인 생산물과 부산물 등 인간의 환경에 항상 존재하는 것들이다. 배터리제조업자, 주유소노동자, 농부, 인쇄업자, 보석업자, 치과의사와 같은 일에 종사하는 사람들은 중금속에 노출될 위험이 일반인들보다 훨씬 크다.

대사불균형으로 인한 산물

생리학적, 심리학적, 병리학적 스트레스의 근원들은 대사균형을 교란시키고, 과도한 독성부담을 인체에 전가하는 원인들이다. 수많은 질환과 스트레스원인들이 정상적인 인체기능수행을 저해하고 있다. 산화스트레스, 생리적 스트레스, 병리적 스트레스들이 이러한 손상에 깊숙이 관여하고 있다. 이러한 스트레스들은 직접적으로 자유라디칼을 생산시켜서 그들이 극복할 수 있는 정상적인 생화학적 과정들의 손상을 유발함으로써 비정상적 상황이 발생하게 되고 질병이 진행된다. 이러한 질병의 발생과정은 인체의 균형을 완전히 파괴하는 결과를 가져오기도 하는데, 단백질의 당화(glycosylation) 및 소르비톨(sorbitol)의 축적을 특징으로 하는 당뇨병 같은 질환에서 나타나는 것과 같다. 최종당화산물(AGE; advanced glycation end-product)은 식이로도 섭취가 가능한데, 지방, 육류, 식육가공품 등을 오래 가열할 때 흔히 나타난다. 혈중 AGE교차결합(AGE cross-linking)은 AGE를 함유하고 있는 식품을 섭취하였을 때 상당히 증가하였다.[3] 동물실험에서도 고지방식이를 실시하였을 때 비만, 조직손상, 높은 AGE수치를 나타내는 것을 관찰할 수 있었다.[4] AGE가 포함되는 생리학적 반응들은 당뇨와 심혈관질환을 비롯한 다양한 질환의 발병과 관련이 있는데, AGE가 환자 개개인의 총독성자극을 증가시켜서 해독화과정의 부담을 가중시키기 때문이라고 생각된다.

독성위험을 조절하는 방법

건강함(wellness)이란 건강(health)을 유지하는 항상성의 균형이 이루어지고 유지될 때 일어나

표 9-2. 해독화과정의 기능이상[11]

기능이상	증상
1단계	
1상 대사효소 – 과다활성	약 500 g의 카페인음료를 먹고도 숙면가능
1상 대사효소 – 활성저하	적은 양의 카페인이 불면을 유발하고, 향수와 화학적 냄새들이 환자를 고통스럽게 함.
2단계	
2상 대사효소 – 활성저하	
아미노산 포합	임신중독증 유발, 위장관독성 유발
글루쿠론화(glucuronidatioin)	황색 눈(간염과 관련 없음.)[a], 길버트증후군
글루타티온(glutathione) 포합	독성물질에 만성적으로 노출될 수 있음.
황산화(sulfation)	위장염, 과민성대장, 장세포(enterocyte) 손상 등을 포함하는 위장관계 독성유발
설폭시화(sulfoxidation)	샐러드바의 샐러드와 구입가능한 감자샐러드에 있는 아황산(sulfite)에 대한 반응성저하, 먹는 것을 뱉을 정도의 반응성기도질환, 마늘과민증, 아스파라거스에 의한 소변악취

[a] 눈동자가 황색을 띠면 어떠한 환자라도 반드시 간질환을 더욱 심도 깊게 진단해야 한다.

는 인체의 상태이다. 독성물질에 대한 개인적 또는 환경적 노출은 섬세하게 조절된 항상성상태를 위협하고 있다. 그러므로 독성물질에 대한 노출을 규명하고 예방하는 것이 노출자극의 유해효과를 최소화할 수 있다. 독성물질에 노출되었다는 위험존재를 알려 주는 일반적인 신호와 징후에는 당뇨병, 울혈성심부전, 비만, 알코올남용의 병력, 건선 같은 피부질환, 산업장 또는 가정에서의 화학물질에 대한 심각한 노출, 의약품남용, 호르몬 대체요법과 경구피임약을 포함하는 호르몬치료, 간, 신장, 내장기관의 질환상태 등을 포함한다. 또한 자가면역질환, 면역저하, 만성염증 같은 질환은 독성물질에 노출되었을 때 흔히 보여지는 면역계의 기능이상질환들이다. 아래에서는 가장 주요한 예방과 해독화과정의 기전에 대하여 언급하고 있는데, 독성자극의 위험요소들을 어떻게 하면 가장 잘 극복할 수 있는지, 그것의 자연스러운 치료는 어떠한 것인지에 대하여 심도 깊게 다루고 있다.[5,6]

해독화과정

인체는 두 가지 방법 ① 배출, ② 중화로 독성물질을 해독화시킨다. 배출과 제거는 소변(신장) 또는 대변(간과 대장)을 통해 이루어지고, 피부와 폐는 이러한 과정을 지지해 준다. 중화는 제거의 과정 동안 배출되는 독성물질이 보다 쉽게 제거되도록 하는 일련의 복잡한 대사과정이다. 해독화과정의 작동이 원활하지 않을 때에는 독소들이 체내에 축적되며, 특히 지방조직에 축적되어진다.

그러므로 급격한 체중감소를 경험한 환자(지방조직으로부터 독소의 급격한 방출)에게 항산화기능과 해독화효소를 증강할 수 있는 영양소들의 중요성이 강조되고 있다.

간(Liver)

간은 인체내에서 가장 중요한 해독화장기이다. 해부학적 관점에서 볼 때 간은 분당 2 L의 혈액과 함께 많은 독소들을 정화한다. 간은 지용성독소를 배출하기 위해 담즙과 콜레스테롤을 합성한다. 현미경적 관점에서 간은 화학적 독소를 중화한다. 현미경적 관점은 다음을 포함한다.

- 여과 : 간은 내장에서 오는 혈액을 정화한다. 질병이 없는 정상신체라고 한다면 간은 혈류가 체내 순환과정으로 들어가기 전에 99%의 박테리아와 다른 독소들을 제거한다. 이러한 정화과정은 내독소, 항원항체복합체, 특정 외부단백질, 다양한 화학물질들이 혈류내로 들어가는 것을 최소화시켜 준다.
- 담즙 : 매일 간은 지용성독성물질들이 대장으로 들어가 배출될 수 있게 하는 담즙의 1/4을 생성하고 분비한다. 그러나 대장내 불충분한 섬유소나 박테리아과증식으로부터 나오는 베타-글루쿠론화는 매일 독성물질의 재흡수를 촉진시켜서 인체의 총독성부담률을 증가시킨다.

현미경적 관점으로 볼 때 독소들은 중화되는데, 그 과정에서 두 가지 독특한 단계로 나뉜다. 1상의 단계는 독성물질을 2상 해독화과정으로 넘어가기 쉽게 하는 포합반응이다. 이렇게 중화되는 화학성분들은 약물, 살충제, 호르몬, 염증성화학물질, 장에서부터 흡수되는 독소들을 포함한다. 1상 해독화과정은 화학적으로 보다 활성화된 물질을 생산하므로 이러한 대사중간체를 제거하기 위해 적절한 2상 해독화과정이 요구된다.

1상 해독화과정

일반적으로 1상 해독화과정은 시토크롬 P450이라고 불리는 50~100개의 효소그룹으로 기능한다. 이러한 과정의 기능은 개개인의 영양상태, 유전적 병인, 화학독소의 노출 정도에 의존한다. 그러므로 불충분한 해독화과정으로부터 생길 수 있는 개개인의 위험도는 너무나 다양하다. 사실 이것은 환자의 적응력과 증상의 다양성을 설명할 수 있는데, 개개인에 따라 담배와 같은 환경유해물질로부터 암 같은 질병이 진행될 수도 있고, 그렇지 않을 수도 있다.

환자위험도의 임상측정은 ① 독성 정도, ② 배출능력, 두 가지로 고려할 수 있다. 일상 해독화기능은 나이가 들수록 약해지는데, 그 이유는 간을 통과하는 혈류가 나이가 듦에 따라 감소하기 때문이다. 실제로 해독화능력이 감소한 노인에서 약물부작용이 증가한다는 보고도 있다. 건강한

표 9-3. 1상과 2상 해독화의 조절제들[a]

		유도		억제	
		1상 효소	2상 효소	1상 효소	2상 효소
약물들	Acid blockers			○	
	술	○			
	항히스타민제			○	
	Ascorboc acid	○			
	Benzodiazepines			○	
	경구피임약		○		
	Ketoconazole			○	
	흡연	○	○		
	NSAIDs				○
	Phenobarbital	○	○		
	Probenecid				○
	Sulfaphenazole			○	
	Sulfonamides	○			
	스테로이드 제제	○			
음식/약초/영양제	Betaine		○		
	브로콜리	○	○		
	방울양배추(brussels sprouts)	○	○		
	양배추	○	○		
	Caraway	○	○		
	고춧가루(capsaicin)			○	
	숯불갈비	○			
	Choline		○		
	Clove oil			○	
	Cobalamin(비타민 B_{12})		○		
	Cobalamin결핍				○
	Curcumin(강황)		○	○	
	Cysteine		○		
	Dill	○	○		
	생선오일		○		
	엽산		○		
	엽산결핍				○
	Glycine		○		
	글루타티온결핍				○
	포도주스			○	
	Limonene(peel)	○	○		
	메티오닌		○		
	Molybdenum결핍				○
	N-acetylcysteine(NAC)			○	
	Niacin(비타민 B_3)	○			
	오렌지	○			
	판토텐산(pantothenic acid) 결핍				○
	단백질(고)	○			
	단백질(저)				○
	Rivoflavin(비타민 B_2)	○			
	Rivoflavin결핍(비타민 B_2)				○
	셀레늄결핍				○
	St. John's wort(*Hypericum perforatum*)	○			
	Tangerines	○			

		유도		억제	
		1상 효소	2상 효소	1상 효소	2상 효소
음식/약초/영양제	Tangerines	○			
	타우린		○		
	비타민 C	○			
	비타민 C결핍				○
	아연결핍				○
화학 독성물질	공기오염원	○			
	사염화탄소	○			
	다이옥신	○			
	내독소/외독소			○	
	제초제	○			
	살충제	○			
	용액매연(solvent fumes)	○			
	Tartrazine				○

[a] 2상 해독화효소의 복잡함 때문에 상기한 유도와 억제작용을 나타내는 물질들은 2상 해독화시스템 안에서 각자의 신호경로를 가지는데, 여기서는 일반적인 형태만 제시하고 있다.

는 독소들은 2상 해독화과정에 의한 중화반응에 요구되는 활성산소를 생성하기 때문에 반드시 항산화적 보호가 필요하다. 그러므로 활성산소로부터 우리 몸을 보호하기 위한 항산화물질의 요구를 최소화하고, 극도로 활동적인 중간체의 축적을 예방하기 위해 1상과 2상 과정의 조화가 중요하다. 다양한 약물, 음식, 영양소, 화학물질들은 1상, 2상 해독화과정을 조화롭지 않게(desynchronized) 유도할 수 있다. 1상, 2상 해독화과정의 효율에 영향을 미치는 요소들은 표 9-3에 요약되어 있다.

이러한 과정을 유도하고 억제할 수 있는 다양한 물질들이 존재한다. 예를 들어 어떤 약물을 복용하고 있는 환자가 naringenin이 풍부한 포도 또는 포도주스를 먹을 경우에는 심각한 결과(예; nifedipine)를 초래할 수도 있다.

2상 해독화과정

2상 해독화과정은 독성물질별로 각각이 가지는 기능에 따라 잘 정의된 해독화과정으로 나뉠 수 있다. 2상 해독화과정은 기본적으로 아세틸화, 아미노산결합, 글루쿠로닐화, 글루타티온(GSH, glutathione)의 결합, 메틸레이션, 황산화, 설폭시화를 포함한다.

아세틸화(Acetylation)

독성물질이 아세틸조효소(acetyl coenzyme)와 결합하면 술파제(sulfa drug)의 배출을 촉진한다. 아세틸화는 pantothenic acid, 티아민과 비타민 C에 의존적이다. 통호밀과 효모 같이 비타민 B

가 풍부한 물질, 양배추와 피망 같이 비타민 C가 풍부한 식품이 여기에 해당된다.

> 많은 질병상태가 2상 해독화과정인
> 아미노산결합과정의 기능이상과 관련이 있다.

아미노산결합(Aminoacid's Conjugation)

다양한 아미노산(arginine, glutamine, glycine, ornithine, taurine과 같은)이 독소와 결합해서 그들을 중화시킨다. 글라이신은 2상 해독화과정에 가장 많이 관여하는 아미노산이다. 많은 질병상태가 아미노산결합과정의 상태와 관련이 있다. 알코올성간질환, 관절염, 암, 간염, 갑상선기능저하증 등이 여기에 해당된다. 저단백질식사는 이러한 해독화체계를 파괴할 수 있다.

글루쿠로닐화(glucuronidation)

독성물질이 글루쿠론산과 결합하는 글루쿠로닐화과정은 아스피린, 멘톨, 합성바닐라, 식품첨가물, 호르몬과 같은 다양한 물질들의 해독화를 돕는다. 길버트질환은 20명 중 1명 꼴로 나타나는데, 공복시 혈중 빌리루빈수치가 1.2~3.0 mg/dL로 나타난다. 빌리루빈은 UGT1A1에 의해 결합되어 대사된다. 글루쿠로닐화를 촉진하는 S-adenylmethionine(SAMe)을 복용하면 이러한 상태에 처해 있는 환자를 치료할 수 있다.[10] 십자화과채소섭취는 또한 이러한 채소에서 발견되는 sulforaphane 덕분에 빌리루빈수치를 낮춰 준다. 캐러웨이유(caraway oil), 감피(citrus peel), 딜위드씨(dill weed seed) 등과 같이 리모닌(limonene)이 풍부한 음식물 섭취가 글루쿠로닐화에 필요한 효소인 UGT의 임상적인 중요성을 지지해 주고 있다.

글루타티온(Glutathione) 결합

이 과정은 지용성독성물질을 수용성으로 바꾸어서 신장을 통해 배출될 수 있게 하는 과정이다. 이 과정은 글루타티온 의존적이기 때문에 체내에 충분하게 시스테인(cycsteine)과 메티오닌(methionine)이 존재할 때 작동하게 된다. 만성적인 알코올섭취는 산화스트레스를 증가시키고, 글루타티온수치를 감소시킨다. 비타민 C의 섭취는 체내 글루타티온수치를 보존하는 데 효과적으로 알려져 있다.[12,13] 오렌지껍질, 오일, 카레, 돼지감자(artichoke), 딜(dill), 캐러웨이씨(caraway seed) 등과 같이 글루타티온결합을 촉진하는 음식물의 소비는 치료적으로 추천된다. 만약 1상 대사효소과정이 과도한 산화스트레스를 일으킨다면, 글루타티온은 고갈될 것이고, 클루타티온-결합과정은 지연될 것이다.

메틸화(Methylation)

메틸화과정은 독성물질에 메틸그룹이 결합하는 과정을 의미한다. 기본적인 메틸그룹은 SAMe로부터 생산되는데, SAMe 합성을 위해서는 충분한 양의 메티오닌, 콜린, 비타민 B_{12}, 엽산 등이 요구된다. 곡물, 비타민 B_6의 원천인 콩(legumes), 엽산의 소스인 녹색잎 야채, 비타민 B_{12}가 풍부한 동물식품과 효모 등이 이 영양소가 풍부한 음식물이다.

황산화(Sulfation)

황을 포함하는 성분들은 잠재적으로 독성작용을 나타내는 스테로이드호르몬, 갑상선호르몬과 결합할 수 있고, 신경전달물질의 제거를 촉진시킬 수 있다. 단백질이 적게 함유되어 시스테인과 메티오닌이 적은 식사를 하면 황산화과정이 억제된다. 하루에 비타민 B_6 100 mg 이상을 섭취하거나 과도한 molybdenum을 소비하면 이러한 과정이 지연될 수 있다.[14] 타우린과 황이 풍부한 브로콜리, 방울양배추(brussels sprout), 계란노른자, 마늘, 붉은고추 등을 많이 먹으면 황산화활성이 증가할 수 있다.

> 암발생의 90% 이상은 환경적으로 노출된 화학독성물질이
> 원인이라고 생각된다.

설폭시화(Sulfoxidation)

황산산화효소(sulfite oxydase)는 아황산을 황산으로 바꾸어 주는 것과 같이 독성물질의 대사를 도와준다. 이러한 해독화과정은 아황산을 포함하고 있는 약품과 식품의 제거를 위해 필수적인 과정이다. 아황산의 원류는 쉽게 구입할 수 있는 감자샐러드, 건조된 과일, 샐러드바의 샐러드 등의 가공된 식품과 천식에 작용하는 몇몇 약품들을 포함한다. 이 과정은 molybdenum에 의해 지지되는데, 아황산산화효소가 이러한 종류의 미량미네랄(trace mineral)에 의존적이기 때문이다. 콩(legumes)과 통밀은 미량미네랄이 풍부한 토양에서 자라는 한 일반적으로 molybdenum이 높게 함유되어 있다.

체내의 해독화과정을 지지해 주는 것들

간에서 해독화과정의 주요기전을 전반적으로 살펴보았는데, 1상과 2상 해독화단계 사이의 적절한 균형을 유지하면서 질병치료를 위한 필수인자들(essentials)에 초점을 맞추는 것이 현명할 것이다. 공기오염원, 담배, 오염된 음식, 해독화과정에 필수적인 영양소를 고갈시키는 대사길항물질에 발견되는 환경적인 독성화학물질에 노출되는 것은 90% 이상의 발암원인을 차지한다.[16,17] 그러므로 해독화과정이 잘 작동하게끔 해 주는 영양물질과 약초들을 잘 선택한다면 삶의 질을 향상시킬 수 있고, 급성반응과 과도한 독성자극에 따른 반응을 경감시키며, 환자의 삶을 보호하는 방향으로 이끌 수 있다. 중요한 약초나 영양소, 식이성분들은 현재 급성 또는 만성 독성의 잠재적 임상치료제로 사용될 수 있는데, 다음 장에서는 각 환자의 상태에 따라 처방될 수 있는 이러한 약초, 영양소, 식이성분 등에 대해 알아보고자 한다.

약초(Botanical)

쿠루쿠민(Curcumin)

강황(*Curcuma longa*)의 구성요소로 종종 사용되는 이 약초성분은 항산화와 항염증 작용의 특징을 가진다. 쿠루쿠민은 숯불에 구운 고기를 먹을 때 생기는 벤조파이렌(benzopyrene)의 발암효과를 억제하는 작용을 한다. 이 약초는 2상 해독화과정을 유도하면서 1상 해독화과정을 억제하는 효과도 가진다. 강황 1.5 g을 30일 동안 흡연자 16명과 비흡연자 6명에게 투여하였을 때 흡연자에서 돌연변이유발물질(mutagen)의 소변배출률이 비흡연자와 비슷해지는 것을 관찰하였다. 이 연구에서 강황이 1상 해독화과정을 억제하여 발암률증가의 주요원인인 담배부산물의 독성대사체로의 변환과 축적되는 과정을 효과적으로 억제하는 것을 관찰하였다.

큰엉겅퀴(Milk Thistle)

큰엉겅퀴(*Silybum marianum*)의 추출물인 실리마린(silymarin)은 항산화와 간보호 작용으로 잘 알려져 있다. 독성물질에 노출되어 인체의 부하가 증가할 때 특별히 간을 지지하고 보호하는 것은 생존을 위해 필수적인데, 이것은 인체를 해독화한다고 한다. 이 약초의 항산화효능은 비타민 C 또는 비타민 E의 능력보다 몇 배 이상 우수한 효과를 나타낸다고 알려져 있다. 실리마린은 글루타티온고갈을 방지함으로써 해독화과정을 돕는데, 실제로 실리마린투여는 35% 이상의 글루타티온증가효과를 나타내었고, 동물실험에서는 50% 이상의 간내 글루타티온수치를 증가시켰다.[19]

기타 약초들

간의 해독화과정을 도와주는 다양한 약초들이 존재한다.

- 녹차(*Camellia sinensis*): 간에서 2상 해독화효소의 활성을 증가시킨다.[20]
- 오미자(*Schisandra chinensis*): 간에서 글루타티온, 글루코즈-6-인산(glucose-6-phosphate), 글루타티온환원효소의 활성을 증가시키고, 1상 대사효소를 유도한다.[21,22]

식이적 접근법

음식에서 발견되는 섬유질, 인돌(indole), 엘라그산(ellagic acids), 리모넨 등이 해독화과정에 도움을 준다.

섬유질(Fiber)

충분한 섬유질섭취는 다양한 방법으로 해독화과정에 도움을 준다. 기본적으로 섬유질은 배설되는 독성물질에 착상해 장에서 재흡수되는 것을 막아 주고, 장내 체류시간을 적절히 조절해 주며, 대장의 연동운동을 증가시켜 준다. 매일 충분히 일어나는 대장운동의 중요성은 아무리 강조해도 지나치지 않다. 대변이 직장에 오래 머물수록 더욱 더 많은 독성물질들이 재흡수되기 때문에, 인체전체에서 보면 독성부담이 더욱 증가되는 것이다. 섬유질이 풍부한 식사습관 또한 내독소생성을 방지할 수 있는 건강한 장내미생물의 작용을 도와준다.

> 독성물질을 해독화하는 과정은 끊임없는 과정의 연속이다.

글루코시놀레이트(Glucosinolates)

브로콜리, 방울양배추, 양배추 같은 Brassica계에 속하는 식물들은 인돌-3-카르비놀(indole-3-carbinol), 설포라판(sulforaphane)을 포함하는 glucosinolates를 풍부하게 포함하고 있다. 이 군들의 성분은 1상과 2상 해독화과정을 도와준다.[23] 그러므로 이러한 음식물들은 직간접적으로 항암활성특징을 나타낸다. 설포라판은 현재 강력한 항암제로 연구되고 있다. 설포라판의 활성은 글루타티온증가, 2상 해독화과정의 증가, 암형성에 관여할 수도 있는 1상 대사과정의 감소, 암세포의 자멸사유도 및 세포주기억제, 항염증작용 등을 포함한다.

엘라그산(Ellagic acids)

엘라그산은 산딸기, 딸기, 블랙베리(blackberry), 석류(pomegranate), 호두(walnut) 등의 구성성분이다. 엘라그산은 항산화, 항염증, 자유라디칼의 제거기능을 가지고 있다. 이것은 또한 2상 해독화과정을 지지하는 물질로 많은 연구에서 입증되었다.[25]

리모넨(Limonene)

오렌지, 밀감(tangerine), 캐러웨이, 딜씨(dill seed) 등에 포함되어 있는 암예방물질인 리모넨은 항암활성을 가지고, 1상, 2상 해독화과정을 유도한다고 알려져 있다.[26]

영양성분(Nutrient)

구리(Copper)

구리의 풍부한 미네랄은 1상 해독화과정을 위해 필요하다. 구리가 부족하다고 진단되지 않거나 체내에 과도한 아연이 존재한다고 확진되거나, 아연 보충요법이 수주 이상 매일 30 mg을 초과한 경우에 구리 보충요법은 대개 필요 없다. 이는 구리가 해독화과정을 지지할 수 있는 아연으로 대체될 수 있다는 것은 중요한 점이라고 하겠다.

글루타티온(Glutathione)

시스테인, 글루탐산, 글리신으로 이루어진 이 트리펩타이드(tripeptide)는 1상 해독화과정 중에 생길 수 있는 자유라디칼을 중화하는 항산화과정에 있어서 가장 중요한 인자이다. 또한 글루타티온은 2상 해독화과정에도 주요하게 관여하고 있다. 고도의 독성부담이 1상 대사과정을 유도하고 자유라디칼을 발생시킬 때 증가된 글루타티온은 글루타티온고갈을 막음으로써 글루타티온 의존적인 2상 해독화과정의 중단을 막을 수 있다. 글루타티온은 식품과 보충요법을 통해 이용가능한데, 식품원료로는 신선한 과일과 채소(예; 아스파라거스, 아보카도 avocado, 호두), 조리된 육류와 생선 등을 포함한다. 글루타티온보충제는 효과가 다양하게 나타나는데, 때로는 글루타티온 혈중수치상승에 미미한 효과를 나타낼 때도 있다. 그러나 비타민 C, 알파리포산, 글리신, 메티오닌, N-아세틸-시스테인(NAC; N-acetyl-cysteine)은 글루타티온의 합성을 도와주며, 비타민 C와 NAC를 병용하면 효과가 가장 좋다. 유전적으로 글루타티온이 결손된 환자를 대상으로 한 임상시험에서 환자들에게 매일 3,000 mg의 비타민 C 또는 300 mg의 NAC를 1~2주 동안 복용하게 하였다. 비타민 C 보충제는 적혈구의 GSH를 4배, 혈장 GSH를 8배 상승시켰고, NAC보충제는 백혈구 GSH를 3.5배, 혈장 GSH를 2~5배 상승시켰다.[27] 또한 유장단백질 보충요법도 글루타티온수치를 의미 있게 증가시켰는데, 2주 동안 유장단백질을 매일 45 g 복용하였더니 림프구 글루타티온이 24% 증가하였다.[28]

마그네슘(Magnesium)

마그네슘 결핍은 적절한 1상 해독화과정을 막는다. 마그네슘이 부족한 사람들이 약물을 복용하면 독성반응이 증가된다.

메티오닌(Methionine)

메티오닌은 2상 해독화과정에 있어서 매우 중요한 작용을 한다. 독성유발인자가 증가하였을 경우에 메티오닌은 시스테인과 글루타티온으로 변환되어 강력한 해독화과정을 수행한다. 그런데 메티오닌은 호모시스테인생산과정을 과도하게 활성화할 수 있기 때문에 호모시스테인을 시스테인으로 바꾸어 주는 엽산, 베테인(betaine), 메틸코발아민(methylcobalamin)을 통한 메틸그룹의 적절한 보충이 실시되지 않을 경우에는 다른 접근법이 먼저 실시되어야 한다. 만약 메티오닌이 사용된다면 호모시스테인수치를 잘 관찰하는 것이 중요하다.

N-아세틸-시스테인(NAC)

시스테인의 형태에서 황이 풍부한 형태인 NAC는 글루타티온 의존 해독화과정을 도와준다('글루타티온' 장 참조).

비타민 C

수용성의 강력한 항산화물질이면서 1상 해독화과정에 필수적인 비타민 C는 자유라디칼로 인한 손상을 줄이고, 글루타티온을 보존해 준다('글루타티온' 장 참조).

아연(Zinc)

1상 해독화과정에 필수적인 이 다면적 미네랄은 항산화와 면역증강작용을 가지고 있다. 아연 보충요법은 다양한 이유로 인하여 권장되고 있는데, 특히 장기간의 아연 보충요법은 남성환자에서 더욱 중요하다고 하겠다. 왜냐하면, 5-알파-환원효소(5-alpha-reductase)가 테스토스테론을 디히드로테스토스테론(dihydrotestosterone)으로 전환시키는 과정을 아연이 억제하기 때문에 테스토스테론의 양을 보존할 수 있다.

다른 보충요법들

앞서 언급하였던 성분들은 단지 수많은 잠재적인 치료요법들 중에서 대표적인 것들이다. 이외에도 콜린(choline), 이노시톨, 민들레(dandelion, *Taraxacum officinale*), 돼지감자, 근대(beet greens), 셀레늄, 비타민 B 및 각종 아미노산이 있다.

해독화과정의 불균형을 암시할 수 있는 증상들

간의 해독화기능을 측정할 수 있는 다양한 방법들이 존재한다. 타이레놀(acetaminophen), 카페인, 다른 화학물질들을 복용하기 전후에 대사체의 양을 측정하면 개개인의 해독화기능에 대한 상세한 정보를 얻을 수 있다. 1상, 2상 해독화효소의 유전적 다형성(polymorphism)을 시험해 보는 것 또한 가능하고, 독성자극에 대한 반응을 예측할 수 있는 좋은 방법이다. 그런데 개개인마다 해독화기능이 제대로 작동하는지의 여부에 대한 즉각적이면서 다양한 반응들이 있다. 표 9-2에 흔히 관찰할 수 있는 해독화과정의 기능이상과 그것의 증상을 요약해 놓았다.

결론

독성물질을 해독화하는 과정은 끊임없이 연속되지만, 이러한 인체의 해독화기전은 과장된 것일 수 있다. 사실상 무엇보다 인체를 보호하는 방어기제를 충분히 발휘할 수 있도록 준비하는 것이 중요하다. 그리고 더욱 중요한 것은 인체에 들어오는 독성물질의 총량을 최소화하도록 노력하는 것이라 하겠다. 수많은 해독화물질이 1상과 2상 해독화과정의 불균형을 최소화하고, 균형을 맞추기 위해 이용될 수 있다. 또한 공복시에 사용할 때는 이러한 해독화물질이 항산화물질과 같이 사용될 수 있는데, 환자의 체중감소는 의도성의 여부를 떠나 분비된 독성물질을 항상 그의 체내에 머무르게 하기 때문이다. 마지막으로 독성물질에 노출되면 즉각적으로 또는 질병의 진행과정에서 극단적이고 지속적이며, 비가역적인 손상을 인체에 유발한다. 질병에 걸렸을 때에는 증상을 확대하는 방향으로 질병을 진행시키는 체내의 촉발원인이 존재하는데, 질병예방에 초점을 맞추는 의사가 이러한 촉발원인을 찾아서 질병진행과정 자체를 치료한다면 성공적인 결과를 가져올 수 있을 것이다.

참고문헌

[1]Calmels S, Béréziat JC, Ohshima H, Bartsch H. Bacterial formation of N-nitroso compounds from administered precursors in the rat stomach after omeprazole-induced achlorhydria. Carcinogenesis. 1991 Mar;12(3):435-439.

[2]Goldberg T, Cai W, Peppa M, Dardaine V, Baliga BS, Uribarri J, Vlassara H. Advanced glycoxidation end products in commonly consumed foods. J Am Diet Assoc. 2004 Aug;104(8):1287-1291.

[3]Koschinsky T, He CJ, Mitsuhashi T, Bucala R, Liu C, Buenting C, Heitmann K, Vlassara H. Orally absorbed reactive glycation products (glycotoxins): An environmental risk factor in diabetic nephropathy. Proc Natl Acad Sci USA. 1997 Jun 10;94(12):6474-6479.

[4]Li SY, Liu Y, Sigmon VK, McCort A, Ren J. High-fat diet enhances visceral advanced glycation end products, nuclear O-Glc-Nac modification, p38 mitogen-activated protein kinase activation and apoptosis. Diabetes Obes Metab. 2005 Jul;7(4):448-454.

[5]Gallagher JE, et al. Comparison of DNA adduct levels in human placenta from polychlorinated biphenyl exposed women and smokers in which CYP 1A1 levels are similarly elevated. Terato Carcino Mutagens. 1994;14:183–192.

[6]Lindstrom K. et al. Occupational solvent exposure and neuropsychiatric disorders. Scan J Work Environ Health. 1984;10:321–323.

[7]Campbell ME, et al. Biotransformation of caffeine, paraxanthine, theophylline and theobromine by polycyclic aromatic hydrocarboninducable cytochrome P-450 in human liver microsomes. Drug Metab Dis. 1987;15:237–249.

[8]Yee GC, et al. Effect of grapefruit juice on blood cyclospor in concentration. Lancet. 1995;345:955–956.

[9]Skvortsova RI, et al. Role of vitamin factor in preventing phenol poisoning, Vopr Pitan. 1981;2:32–35.

[10]Bobardieri G, et al. Effects of SAMe in the treatment of Gilbert's syndrome. Curr Ther Res. 1985;37:580–585.

[11]Peterson S, Bigler J, Horner NK, Potter JD, Lampe JW. Cruciferae interact with the UGT1A1*28 polymorphism to determine serum bilirubin levels in humans. J Nutr. 2005 May;135(5):1051–1055.

[12]Pemberton PW, Smith A, Warnes TW. Non-invasive monitoring of oxidant stress in alcoholic liver disease. Scand J Gastroenterol. 2005 Sep;40(9):1102–1108.

[13]Witschi A, et al. The systemic availability of oral glutathione. Eur J Clin Pharmacol. 1992;43:667–669.

[14]Barzatt R, et al. Inhibition of phenol sulfotransferase by pryidoxal phosphate. Biochem Pharmacol. 1994;47:2087–2095.

[15]Birkmayer JGD, et al. Biological and clinical relevance of trace elements. Arztl Lab. 1990;36:284–287.

[16]Lichtenstein P, Holm NV, Verkasalo PK, Iliadou A, Kaprio J, Koskenvuo M, Pukkala E, Skytthe A, Hemminki K. Environmental and heritable factors in the causation of cancer—analysis of cohorts of twins from Sweden, Denmark, and Finland. N Engl J Med. 2000;343:78–85.

[17]Murray MT, et al., Encyclopedia of Natural Medicine, 2nd Edition. Rocklin, CA: Prima Publishing, 1998.

[18]Polasa K, et al. Effect of turmeric on urinary mutagens in smokers. Mutagenesis. 1992;7:107–109.

[19]Valensuela A, et al. Selectivity of silymarin on the increase of the glutathione content in different tissues of the rat. Planta Med. 1989;55:420–422.

[20]Yu R, Jiao JJ, Duh JL, Gudehithlu K, Tan TH, Kong AN. Activation of mitogen-activated protein kinases by green tea polyphenols: potential signaling pathways in the regulation of antioxidant-responsive elementmediated phase II enzyme gene expression. Carcinogenesis. 1997 Feb;18(2):451–456.

[21]Zhu M, Yeung RY, Lin KF, Li RC. Improvement of phase I drug metabolism with Schisandra chinensis against CCl4 hepatotoxicity in a rat model. Planta Med. 2000 Aug;66(6):521–525.

[22]Chiu PY, Mak DH, Poon MK, Ko KM. In vivo antioxidant action of a lignan-enriched extract of Schisandra fruit and an anthraquinone-containing extract of Polygonum root in comparison with schisandrin B and emodin. Planta Med. 2002 Nov;68(11):951–956.

[23]Beecher CWW. Cancer preventive properties of varieties of Brassica oleracea: A review. Am J Clin Nutr. 1994;59(suppl.):1166–1170.

[24]Zhang Y, Callaway EC. High cellular accumulation of sulphoraphane, a dietary anticarcinogen, is followed by rapid transporter-mediated export as a glutathione conjugate. Biochem J. 2002 May 15;364(Pt 1):301–307.

[25]Barch DH, Rundhaugen LM, Stoner GD, Pillay NS, Rosche WA. Structure-function relationships of the dietary anticarcinogen ellagic acid. Carcinogenesis. 1996 Feb;17(2):265–269.

[26]Crowell PL, et al. Chemoprevention and therapy of cancer by D-Limonene. Crit Rev Oncogenesis. 1994; 5:1–22.

[27]Jain A, et al. Effect of ascorbate or N-acetylcysteine treatment in a patient with hereditary glutathione synthetase deficiency. J Pediatr. 1994;124:229–233.

[28]Zavorsky GS, Kubow S, Grey V, Riverin V, Lands LC. An open-label dose-response study of lymphocyte glutathione levels in healthy men and women receiving pressurized whey protein isolate supplements. Int J Food Sci Nutr. 2007 Sep;58(6):429–436.

10

결장암(Colon Cancer)

예방을 위한 영양학적 전략

우리 주위에는 현재 결장암을 앓고 있는 사람도 있고, 앞으로 생길 수도 있다. 결장직장암은 미국에서 암으로 인한 사망원인 중에서 세 번째 내에 든다. 미국국립질병관리본부(CDC)에 따르면 2003년 한 해 동안 73,182명의 남성과 70,763명의 여성이 결장직장암으로 진단받았고, 27,990명의 남성과 27,793명의 여성이 결장직장암으로 사망하였다.[1] 결장암의 가장 큰 위험인자는 비만과 채소, 생선, 곡물섭취의 과소로 나타났다.[2] 또 다른 위험인자로는 가족성용종증과 같은 유전학적 성향 또는 만성궤양성결장염과 같은 것들이 있다. 이번 장에서는 영양제와 보충요법이 튼튼하고 암을 예방할 수 있는 결장을 유지하는 데 얼마나 중요한 작용을 하는지에 대한 여러 가지 증거들을 알아보고자 한다.

섬유질의 역할은 무엇인가?

섬유질이 풍부한 식사를 하는 것이 결장암(colon cancer)을 예방할 수 있다고 하는 주장이 처음 제기된 이래로, 자극성(irritating) 2차 담즙산(bile acids)의 감소, 체류시간(transit time) 감소 및 결장 pH하락 등을 포함하는 몇 가지 잠재적인 암예방기전이 제시되고, 다양한 연구가 실시되고 있다.[4-6] 최근에 도출된 2가지의 연구결과가 많은 주목을 받고 있으며, 이들은 저명한 저널인 뉴잉글랜드의학저널(NEJM; New England Journal of Medicine)에 게재되었는데, 이들의 내용은 식이섬유섭취의 이익에 대해 결론을 내리는 데 실패했다.[7,8]

첫 번째 연구는 1999년 출판된 간호사들을 대상으로 한 전향적 임상시험으로서 식이섬유나 곡물, 과일, 채소에 함유된 섬유의 섭취가 결장암 또는 선종(adenoma)의 예방에 아무런 효과도 나타내지 않았다는 연구내용이었다.[6] 이 연구는 대규모로 매우 원활히 진행되었는데, 발암 및 항암에 대한 영양학적 프로그램(Nutritional Carcinogenesis and Chemoprevention Program, Valhalla, New York)을 주관하는 뛰어난 연구자 Bandaru S. Reddy 박사가 재미있는 의견을 덧붙였다. Reddy 박사는 제90회 미국암연구협회(AACR; American Association for Cancer Research)의 기조강연에서 간호사들을 대상으로 한 연구결과에서 대해 발표하였는데, 연구결과 일일평균 식이섬유 섭취량이 가장 적은 경우에 9.8 g, 가장 많은 경우는 24.8 g이었고, 그중에서 곡물섬유섭취량은

1.0~4.8 g 범위였다고 지적하였다. 이와 달리 핀란드연구자들은 당시의 연구에서 일일평균 섬유섭취량은 35 g, 일일 평균 곡물섬유섭취량은 17~21 g 범위였다고 발표하였다.[9,10] 이러한 차이는 섬유섭취의 총량뿐만 아니라 특정한 종류의 섬유소가 미치는 영향을 고려하는 것이 필수적임을 말해 주고 있다. 간호사들을 대상으로 실시된 임상시험결과는 분명히 실제적으로 이용가능하지만 의미 있는 결론을 도출할 수 있는 연구집단이냐라는 측면에서 볼 때 곡물섬유섭취량이 충분히 높지 않았을 수도 있다.

> 최근의 연구에 따르면 밀기울(wheat bran)의 지질용해성부분은 화학적으로 유도한 결장암의 성장을 억제한다고 밝혀졌다.

2000년에 출판된 두 번째 연구에서는 지방섭취량을 줄이고 식이섬유, 과일과 채소의 섭취량을 크게 늘린 저지방-고섬유식이요법이 결장암의 이전단계인 결장직장선종(colorectal adenomas)의 재발률에 미치는 효과에 대해 연구하였는데, 958명의 치료군과 947명의 대조군 간의 차이를 발견하지 못했다고 보고하였다.[7] 교신 저자가 본 연구와 관련하여 지적한 바와 같이,[11] 이와 같은 연구에서 환자들이 요구사항을 준수하는지 정확하게 측정하기 어려웠을 것이고, 성공적으로 새로운 식사습관에 길들이는 것이 성취하기 어려운 과제였을 수도 있다. 또한, 본 연구결과는 결장직장선종 과거력을 가지고 있는 환자들에서 저지방-고섬유식이요법이 기대했던 만큼 긍정적인 효과를 나타내지 못할 수도 있다는 사실을 보여준다. 그러나 이번 연구결과가 하나의 사례라고 하더라도, 이번 부정적 연구결과를 결장직장선종 과거력을 가지고 있지 않는 일반집단군에게 적용할 수 있다는 의미는 아니다. 게다가 식이성곡물섬유섭취가 이로운 효능을 가질 수 있다고 생각되는 몇 가지 이유들도 있다.

예를 들어, 밀기울(wheat bran)로부터 얻은 섬유질은 특별히 주목할 만한 가치가 있는데, 다양한 기전을 통해 결장암위험도를 가능성이 있기 때문이다. 곡물섬유가 높은 식이를 하면 몸에 이롭다는 근거들 중 한 가지는 이것이 결장점막(colonic mucosa)을 자극하는 2차 담즙산의 양을 감소시키는 것이다. 사실 이러한 2차 담즙산 가운데 최소한 한 가지인, 디옥시콜린산(deoxycholic acid)은 대장상피세포(epithelial cell)의 증식을 촉진시킨다.[12] 전형적인 서구식식사에 더하여 밀기울을 매일 10 g씩 섭취한 경우에는 디옥시콜린산을 비롯한 담즙산이 의미 있게 감소되었다는 연구결과가 있었는데, 귀리(oat bran)를 섭취한 경우에는 이러한 효능이 발견되지 않았다.[13] 또한 식이성탄수화물, 특히 분해가 잘 되지 않는 전분(degradation-resistant starches)과 식이성섬유에 함유된 탄수화물을 섭취하면 결장에서 발효과정이 일어나고, acetate, propionate, butyrate와 같은 짧은사슬지방산(SCFA, short chain fatty acids)이 형성된다. 이러한 SCFA류들이 실험실적으로 유도된 암세포주(cell line)에서 증식과 이동을 억제한다는 보고가 있다('Prebiotics와 Probiotics' 장 참조).

대장의 건강을 유지하는 데 보조적인 역할을 수행할 수 있는 밀기울의 여러 가지 분획(fraction)들이 있다는 연구결과가 있다. 예를 들어, 피트산(phytic acid) 또는 이노시톨-6-인산(inositol-6-phosphate)이라고 알려진 성분은 항산화제(antioxidant)이고 자연살해세포(NK cell; natural killer cell)의 활성화를 유도하는 물질로서 화학적으로 유도한 발암성동물실험모델에서 암의 생성(carcinogenesis)을 억제한다는 보고가 있었다.[14] 더군다나, 식이섬유는 밀기울이 절반 이하로 이루어져 있으며, 페놀산(phenolic acids), 리그난(lignans), 플라보노이드(flavonoids)와 같은 다른 구성성분들도 존재한다는 사실을 잊지 않는 것이 중요하다.[15] 사실 플라보노이드의 핵심구조(core structure)인 플라본(flavone)은 현재 확립되어 있는 항암제인 camptothecin보다 인간결장암세포의 세포자멸사(apoptosis)를 훨씬 더 강력하게 유도한다는 사실이 최근에 증명되었다.[16]

결장암의 위험도를 증가시키는 요인들

- 낮은 수치의 항산화제(비타민 A, C, E)
- 매일 쇠고기 소비
- 정제된 탄수화물의 고용량섭취
- 다양성 청소년의 폴립증(polyposis)
- Gardner's syndrome
- Crohn's disease
- 궤양성결장염
- 결장암 또는 결장용종의 과거력
- 가족성폴립증(polyposis)
- 결장암 또는 결장용종의 가족력

게다가 최근의 연구에서 밀기울의 지질용해성부분은 화학적으로 유도한 결장암의 성장을 억제한다고 밝혀졌다.[17] 당시 연구에서 연구자들은 밀기울의 다른 분획을 보충시킨 식이를 실험용 쥐에게 투여하였고, 7주차에는 일주일에 2번 발암물질인 azoxymethane을 복강주사하였다. 처음에는 피틴산(phytate)과 지질이 결손된 밀기울을 먹이고, 계속해서 밀기울에 브랜오일(bran oil)과 피트산을 보강하였다. 그 결과 종양발생률과 그 수가 현저히 감소한 것을 발견하였다. 다른 쥐들에서는 피틴산과 지질이 결손된 밀기울을 먹인 후, 피트산만 보강하고 브랜오일을 보강하지 않았다. 그 결과 종양발생률과 그 수가 줄어들지 않았다. 이러한 연구결과는 브랜오일이 결장암예방에 효과가 있다는 것을 지적해 주고 있다. 이에 더하여 일반 밀기울을 먹인 쥐들과 브랜오일과 피트산이 결손된 밀기울을 먹인 쥐들을 비교하였을 때, 결손된 밀기울을 먹인 쥐들이 사이클로옥시게나제(COX; cyclooxygenase)와 COX-2의 효소활성이 증가한 것을 확인하였다.

중대한 연구에 의하면 임상시험 초기에 매일 400 μg 이상의 엽산섭취는 대장암위험을 의미 있게 낮추는 결과를 가져왔다.

장염의 영양학적 측면

COX-1과 COX-2에 의해 조절되는 것들과 같은 염증과정(inflammatory process)이 결장암에서 가지는 역할은 아주 중요하다. 비스테로이드항염증약물(NSAIDs)의 사용과 결장암위험과의 확실한 역상관계가 몇몇 연구에서 증명되었는데,[18,19] 이러한 사실은 보건당국이 아스피린을 예방약으로 추천하게 하는 증거를 제공해 왔다. NSAIDs의 결장암예방효과의 기전으로 제시된 것들 중 하나는 COX의 효소활성을 억제함으로써 잠재적으로 종양형성을 매개할 수 있는 프로스타글란딘의 생성을 억제하는 것이다. COX-2를 특이적으로 저해하는 제제를 개발하는 것이 비특이적인 NSAIDs의 부작용(예; 소화관출혈과 신장손상 등)은 나타내지 않고, 치료적인 효능만 가지고자 하는 것일 수도 있다. 그러나 이러한 시도는 DHA(decosahexaenoic acid), EPA(eicosapentaenoic acid)와 같은 생선오일에 함유된 오메가-3 지방산 보충요법을 비롯한 광범위한 항염증방법이 분명한 효능이 있다는 것을 반증해 주고 있다. 또한 연구자들은 오메가-3 지방산이 가지는 항염증효능의 다양한 기전을 지적한 바 있다.[20,21] 예를 들어, 이들 지방산은 아라키돈산(AA; arachidonic acid)을 대신해 세포막으로부터 유리될 수 있으며, 이어지는 산화과정에 AA와 직접적으로 경쟁한다. 이러한 산화과정에는 COX, 리폭시게나아제(LOX; lipoxygenase) 및 P450 모노옥시게나아제(monooxygenase) 등 다양한 경로가 있는데, 이들 지방산은 또한 최소한 부분적으로라도 이러한 경로를 직접적으로 억제할 수 있다. 그러나 COX 활동의 생산물이 결장암생성의 유일한 발생요인이 아니기 때문에 COX-2의 특이적 단독억제보다는 포괄적인 억제전략이 보다 유용하다. 예를 들어 리폭시게나아제(LOX)의 경로에서 생성되는 산물 가운데 하나인 12(S)-HETE는 종양이 전이할 수 있는 능력을 증가시킬 수 있다는 보고가 있다.[22]

지방산의 다른 효능에 관련된 연구결과도 논의할 가치가 있는데, 적어도 화학적으로 유도된 결장암의 경우에 생선오일을 먹인 동물군의 종양발생률 및 크기가 쇠기름(beef tallow), 콩기름(soybean oil), 알카나오일(alkana oil)을 먹인 동물군에 비하여 의미 있는 감소를 나타내었다는 연구결과가 있다.[23] 그리고 곡물식이섬유와 오메가-3 지방산을 많이 함유한 식사를 섭취하는 것이 중요한 것은 분명한데, 다른 요인들 또한 고려되어야 한다. 최근 유럽에서 실시한 연구에서 체중을 적절히 유지하고 운동을 주기적으로 하는 것이 결장암발병률을 낮추는 데 중요한 인자임을 제시하였다.[24]

대장의 건강에 있어서 건강한 장내미생물총(gut microflora)의 중요성에 관심을 끌게 하는 증거들이 있다. 예를 들어, oligofructose와 이눌린(inulin) 같은 발효성프로바이오틱스(fermentable probiotics)를 먹으면 비피더스균(bifidobacteria)을 비롯하여 우리 몸에 친화적인 박테리아의 성장을 증가시킨다는 보고가 있다.[25,26] 이러한 인간친화적인 박테리아가 증가할 때 결장점막세포의 성장과 종양 오르니틴탈카르복실화효소(ornithine decarboxylase), ras-p21과 같은 종양표지자

표 10-1. 결장암의 예방: 환자들에게 교육해야 할 것들

대장암의 예방을 위해 제안되는 것들	환자들에게 교육해야 할 것들
식이성곡물의 섭취증가	식이성곡물 매일 대략 20 g 섭취
오메가-3 지방산증가	매주 연어와 같은 냉수성 어류(cold water fish)를 식사에 첨가하거나 매일 씨분말(flaxmeal) 또는 냉압착된(cold pressed) 아마씨(flaxseed) 2,000 mg 3번 첨가
건강한 장내세균(gut flora) 지지	몸에 좋은 박테리아의 성장에 필수적인 oligosacchrides를 함유한 다양하고 신선한 과일과 야채를 먹거나; 비피더스균과 lactobacillus를 함유하는 질 좋은 바이오유 보충요법을 고려
엽산	매일 적어도 400 μg를 제공해 주는 질 좋은 비타민복합제를 복용
비타민 E(ɣ 또는 복합 토코페롤)	매일 400~1,200 IU 섭취
쿠루쿠민(Curcumin)	매일 쿠루쿠민 36~180 mg을 함유한 강황추출물 440~2,200 mg 복용
셀레늄(Selenium)	매일 200 μg 섭취
칼슘(Calcium)	매일 1,200 μg 섭취
비타민 D	매일 1,000~2,000 IU 섭취

(tumor biomarker)들이 감소된다는 연구결과가 있다.[25] 비피더스균에 의해 만들어지는 산물 중 하나인 뷰티르산(butyrate)이 대장암에서 중요한 역할을 할 수도 있다는 연구결과도 있는데, 결장염(colitis) 단독 또는 결장염과 결장암을 동시에 가지는 동물군모델에 뷰티르산관장(butyrate enemas)을 실시한 결과 모두 실험동물의 종양발병률이 크게 감소하였고, 종양의 크기도 상당히 감소하였다. 또한 결장염에 걸린 쥐들의 글루타민대사(glutamine metabolism)가 정상화되는 것을 관찰하였다고 하였다.[27]

환자들에게 장내미생물의 건강을 유지하면서 곡물섬유와 오메가-3 지방산이 풍부하게 함유된 음식을 많이 섭취하도록 교육하는 것은 중요하다. 이와 더불어, 건강과 암이 없는 결장을 유지하는 측면에서 매우 중요한 역할을 하는 몇 가지 핵심영양소들이 있는데 표 10-1에 요약되어 있다.

주요영양소

엽산(Folic Acid)

결장에 특히 중요한 영양소는 엽산이다. 1998년 88,000명 이상의 간호사들을 통한 전향적인 임상연구에서 하루 400 μg 이상의 엽산섭취가 비타민 A, C, D, E의 섭취와 같은 다른 영양소보다 결장암위험인자를 의미 있게 억제한다는 결과를 발표하였다. 더군다나 엽산을 포함한 비타민제제를 15년 동안 복용한 여성의 경우는 그렇지 않은 여성에 비하여 결장암발병률이 강력하게

억제되는 것을 발견하였다.[28] 연구결과에서 엽산을 포함한 멀티비타민제제를 복용한 55~69세 여성들의 결장암 비교위험도(RR; Relative risk)는 0.25였다.

몇 년 동안의 복용으로 인한 이러한 경이적인 발병억제는 엽산복용의 이로운 측면에 대해 중요한 지표로 활용될 뿐만 아니라 평생 동안 지속적으로 복용하는 멀티비타민제제에서 공급하는 필수비타민과 미네랄 섭취의 상승효과지표로도 이용될 수 있다. 또한 영양보충제를 복용하는 집단과 복용하지 않는 집단 간의 의미 있는 계적 차이점을 보기 위해서는 몇 년의 기간이 걸린다는 것을 기억하는 것도 필요하다.

초기 DNA손상을 막고, 손상의 진행을 막는 쿠루쿠민(Curcumin)의 능력이 쿠루쿠민을 아주 유망한 인체보호제로 만들었다.

적당한 엽산섭취의 중요성을 부각시킬 수 있는 또 하나의 전향적인 임상시험결과가 있었는데, 메티오닌(methionine)의 수치가 낮고 알코올의 섭취가 많은 경우에 엽산효과가 강력하였다는 것이다.[29] 약 48,000명의 남성을 대상으로 한 시험에서 하루에 2병 이상의 음주를 하는 사람들에서는 술을 마시지 않거나 1/4병 이하의 술을 마시는 사람보다 결장암발병률이 더 많이(거의 두 배 이상) 증가하는 것이 관찰되었다. 하루 2병 이상의 술을 마시고, 엽산과 메티오닌 섭취가 적은 식사를 하는 남성은 모든 종류의 결장암발병률이 3배 이상 높았고, 원위부결장암의 발병률도 지속적으로 높았다.

엽산이 결장암을 예방한다는 기전의 연구가 수행되고 있는데, 그중 최근의 연구에서는 엽산의 중요한 작용 중의 하나로 종양억제유전자인 p53의 DNA를 안정화시킨다는 것을 밝혀내었다.[30] 이 결과와 대조적으로 최근의 또 다른 연구에서는 1,021명의 결장직장암의 과거력을 가진 남성과 여성을 대상으로 한 이중맹검임상시험이 시행되었는데, 환자들은 매일 1 mg의 엽산 또는 위약을 투여받았다. 이 시험결과에서 엽산보충제의 섭취는 3가지 또는 그 이상의 선종 및 비직장계통의 암을 가질 위험과 관련이 있었는데, 적어도 하나의 궤양이 발병할 확률이 엽산을 섭취한 그룹(11.6%)에서 위약그룹(6.9%)보다 높았다.

비타민 E

55~69세 여성 35,000명을 대상으로 한 전향적 임상시험에서 결장암의 위험성을 낮출 수 있는 비타민으로 밝혀진 것이 비타민 E이다.[32] 다른 비타민을 섭취한 환자군에서는 결장암발병률을 낮추는 데 실패했지만 비타민 E의 식사 및 보충요법을 실시한 군에서는 결장암발병률을 낮추는 데 성공하였다. 비타민 E를 가장 많이 복용한 군에서 결장암발병의 비교위험도(RR)는 (비타민 E를 가장 적게 복용한 군에 비하여) 0.32이었다.

쿠루쿠민(Curcumin)

쿠루쿠민은 연구가치가 풍부한 또 하나의 물질이다. 이 영양소는 매운 카레의 구성성분이기도 하다. 항염증제제로 광범위하게 사용되고 있는 쿠루쿠민은 동물실험에서 아라키돈산(AA)의 대사를 억제하고, 화학적으로 유발된 결장암의 발병을 예방하였다.[33] 쿠루쿠민의 항종양효과는 종양생성의 초기(initial stage)에서부터 후기악성단계(late premalignant progression stage)에 이르기까지 광범위한데, 이 시기 동안 쿠루쿠민은 암세포자멸사를 유도하는 것으로 알려져 있다.[34] 더군다나 쿠루쿠민은 TNF유도성NF-kappaB의 활성을 조절하여 COX-2와 cyclin D1 단백질발현을 억제할 뿐만 아니라 암세포증식 또한 억제한다. 초기의 DNA손상을 막고, 손상의 진행을 막는 쿠루쿠민의 능력은 쿠루쿠민을 아주 유망한 인체보호제로 만들었다.

셀레늄(Selenium)

중요한 영양소 중에는 셀레늄이 있다. 이 영양소의 중요성은 셀레늄의 복용과 결장암발병률과의 관계를 증명하는 역학연구결과 알려졌다.[36] 이러한 관계는 셀레늄으로 강화한 맥주효모를 이용한 전향적 임상시험의 결과로부터 확인되었다.[37] 연구기간 동안 셀레늄을 하루에 200 μg씩 복용한 환자군에서 결장암, 폐암, 전립선암의 발병률이 현저히 낮아지는 것을 확인할 수 있었다. 다른 동물실험에서는 브로콜리에서 생성될 수 있는 것과 같은 모양의 자연적인 셀레늄이 화학적으로 유도한 전암성병소의 발생을 억제하는 것으로 나타났는데, 이러한 연구결과는 천연물이면서 활용가능한 셀레늄이 암예방물질로서 유효하다는 것을 암시하고 있다.

칼슘(Calcium)

결장암의 재발방지와 예방에 있어서 잘 연구되어 있는 영양소가 칼슘이다. 최근 결장직장선종으로 진단받은 930명의 환자를 대상으로 한 임상시험에서 환자들은 3 g의 탄산칼슘(1,200 mg의 기초칼슘) 또는 위약을 투여받았고, 4년 동안 관찰되었다.[38] 적어도 한 번 이상의 조사를 받은 913명의 환자들 중에서 결장암발병률이 미미한 감소가 있는 것을 관찰할 수 있었는데, 칼슘을 투여받은 군에서 127명의 환자(31%), 위약을 투여받은 군에서는 159명의 환자(59%)에서 적어도 하나의 선종이 발견되었다. 그러나 식이섬유가 용종의 재발에 미치는 영향에 대해 초기에 인용된 연구결과와 마찬가지로 선종의 병력이 있는 환자를 대상으로 한 이러한 연구결과가 선종의 병력이 없는 환자군에게까지 확대할 수 있는지에 대해서는 여전히 모호하다. 사실 암병력이 없는 사람을 대상으로 한 전향적 임상시험에서는 어떠한 정확한 결과도 나타나지 않고 있는데, 초기에 칼슘이 통계적으로 의미 있는 보호효과를 나타냈어도 그 효과가 나이와 총에너지섭취량을 더했을 경우에는 의미가 없었다.[39] 칼슘의 강력한 보호효과는 나타나지 않았으나 연구의 결론은 칼슘이 저렴하고 광범위하게 이용가능한 치료제이기 때문에 암보호의 전략에 있어서 추천될 수 있다는 것이었다.

칼슘 D-glucarate는 D-glucarate의 칼슘염형태이다. 칼슘 D-glucarate의 보조요법은 결장미생물에 의해서 생성될 수 있는 베타-글루쿠론산분해효소(beta-glucuronidase)를 억제할 수 있다는 것이다. 증가한 베타-글루쿠론산분해효소의 활성은 결장암을 포함하여 다양한 암발병률증가와 관련된다고 알려져 있다.[40] 실험적으로 유도된 결장암을 가진 쥐에서 칼슘 D-glucarate를 32주 동안 투여하였더니 결장암발병률과 암크기의 모든 측면에서 결장선종의 전반적인 유도가 억제되었다.[41]

비타민 D

비타민 D의 수치는 암발생과 연관성이 있다고 보고되어 오고 있다. 최근의 연구에 의하면 아주 높은 비타민 D_3 수치를 가진 사람들은 결장암발병률이 의미 있게 낮다고 한다.[42] 현재 미국에서 비타민 D의 적절한 섭취량은 하루 230 IU이다. 최근 연구에서는 하루 비타민 D_3를 1,000~2,000 IU를 복용하면 결장암발병률을 50%까지 낮출 수 있다고 하였다.[43] 혈청 25-hydroxyvitamin D의 농도는 갱년기여성의 중요한 암발생전구지표로 알려져 있는데, 비타민 D와 칼슘의 섭취로 모든 암의 발생을 낮출 수 있다는 연구결과도 있다.[44]

비타민 D에는 암세포의 성장을 억제시킬 수 있는 작용이 있다. 실제 결장암환자에서 비타민 D의 활성대사체인 1,25(OH)2D3의 혈청농도와 결장직장선종발생과 역상관계가 있다는 보고가 있었다. 1,25(OH)2D3은 결장내피세포성장을 억제한다고 알려져 있기 때문에 이것의 혈중농도저하는 결장직장암세포의 성장을 촉진할 가능성이 있다.[45] 세포성장을 억제하는 비타민 D의 항암효과는 세포자멸사유도, 암전이억제, 항암단백질발현조절 및 세포성장주기억제 등을 포함하는 다양한 기전이라 생각되고 있다.[46]

결합리놀레산(CLA; Conjugated Linoleic Acid)

CLA의 두 가지 이성질체가 가지는 인간결장암세포주에 대한 항암효과가 연구되어 왔다. 이 두 가지 이성질체는 효과적으로 암세포의 성장을 억제하였다.[47] 동물실험에서 CLA의 투여는 복강내에서 암세포전이를 의미 있게 억제하였다. 나아가 CLA를 투여한 실험동물의 생존율도 현저히 증가되었다.[48]

마늘(Garlic)

마늘소비가 결장암의 발생률을 억제한다는 다양한 분석결과가 있었다. 고농도의 마늘추출물을 이용한 이중맹검임상시험이 결장암환자를 대상으로 12개월 동안 시행되었다. 그 결과에서는 마늘추출물을 투여한 환자군에서 결장선종의 크기와 개수가 강력히 억제되었다.[49] 또 다른 임상시험에서는 마늘추출물을 투여받은 결장암환자에서 결장선종의 크기와 개수가 29% 억제되는 것을 관찰했다. 메타분석법을 통한 연구에서도 마늘 보충요법은 대장암발병의 비교위험도를 30% 낮추었다고 결과가 보고되었다.[50]

녹차(Green Tea)

녹차의 소비가 미치는 암에 대한 다양한 억제작용이 여러 가지 방면으로 연구되고 있다. 몇몇 연구에서는 녹차의 polyphenol인 EGCG가 강력한 암예방물질이면서 결장직장암을 억제하고, 다양한 암의 형성과 성장을 억제한다고 보고하였다. 최근 화학적으로 유도한 결장암을 가진 실험동물에 물 또는 녹차를 4~8주간 투여한 결과에서 녹차는 새로운 암형성을 강력히 억제하였다. 그러나 이미 존재하고 있는 거대종양에는 효과가 없었다. 녹차섭취는 초기의 결장암발병에 관련되는 생체지표를 낮추었다.[51] 다른 연구에서는 40~70세의 중국여성을 대상으로 녹차의 효능을 조사하였다. 이 연구에서는 초기부터 규칙적으로 녹차를 마신 여성에서는 규칙적이지 않게 마신 여성에 비해서 결장암발병률이 37% 감소하는 효과를 보였다. 또한 이러한 위험도감소는 녹차를 마시는 동안 계속해서 지속되었다. 실제로 실험의 초기부터 끝까지 지속적으로 녹차를 소비한 여성들은 결장암발병률이 57%까지 낮아지는 것을 관찰하였다.[52]

Prebiotics와 Probiotics

젖산균(Lactobacillus) 또는 비피더스균 같은 probiotics는 장질환에 효과가 있고, 식이섬유와 식이전분 같은 prebiotics는 장내 특정 미생물의 성장과 활성을 촉진한다고 알려져 있다. 동물실험에서 젖산박테리아의 투여는 화학적으로 유도한 종양형성을 예방하였다.[53] 사람에게 prebiotics를 투여한 결과 probiotic박테리아를 증가시키고 병원성박테리아를 억제하였으며, 암진행을 촉진하는 효소의 활성을 억제하였고, 유익한 short-chain fatty acids(SCFAs)의 양을 증가시켰다.[54]

이전에 언급한 바와 같이 SCFAs의 생성증가는 결장의 pH를 낮추어 결장암발병률을 감소시킨다.[55] 또한 동물을 이용한 실험에서 연구자들은 short-chain fructo-oligosaccharides를 고농도로 함유한 식이요법이 결장암의 발생률을 강력히 억제한다는 것도 발견하였다.[56] SCFAs는 장에서 다양한 작용을 하는데, 장내점막흡수율을 증가시키고 성장을 촉진한다. 특히 butyrate는 결장세포의 주요한 에너지공급원으로 점막세포의 회복을 돕는다고 알려져 있다. SCFAs는 또한 결장에서 물과 염분의 흡수를 촉진한다.[57] 더군다나 SCFAs는 결장내용물이 역류하는 잠재적인 위해로부터 회장점막을 보호하기 위해서 회장을 비우도록 수축과 단축 작용을 자극함으로써 내장기관의 운동을 촉진한다.[58] 한편으로는 장내점막을 주로 보호하는 점액분비가 SCFAs, 특히 butyrate에 의해 촉진된다는 보고도 있다.[59]

Butyrate, propionate 그리고 아세테이트는 인간결장암세포의 성장, 이동, 전이, 분화를 억제하였다.[60] 특히 butyrate는 염증성결장질환(IBD)과 암을 예방하고 염증표지자의 발현을 억제하였다.[61] 또한 butyrate는 결장암 세포주기억제 및 세포자멸사촉진을 통해 결장암을 예방한다고 알려져 있다. 실제 butyrate는 결장세포에서 실험적으로 유도한 DNA손상을 50% 정도 억제하였다.[62]

결론

결장암을 예방하는 데에 각종 영양학적 방법에 대한 의문점들이 아직까지 많은 것은 사실이다. 특히 다양한 식이섬유들이 결장암예방에 미치는 효과에 대한 연구가 지속될 것이다. 지금까지는 장내미생물을 조절하고 장염을 억제하는 것에 대한 중요성이 강조되어 왔다. 그리고 결장암을 예방하는 데 있어서 각종 중요한 영양소들(엽산, 비타민 D, 비타민 E, 쿠루쿠민, 셀레늄, 칼슘 등)의 역할이 연구되어 왔다. 앞으로 인체의 중요한 영양소들의 다양한 역할연구를 통해, 그들의 독특하고 상호협동적인 활동의 효능이 환자의 암을 예방하거나 치료할 가능성을 증가시켜 줄 것이다.

참고문헌

[1]Center for Disease Control and Prevention. Colorectal Cancer: Statistics. Available at: www.cdc.gov/cancer/colorectal/statistics. Accessed November 13, 2007.

[2]Hill MJ Mechanisms of diet and colon carcinogenesis [review]. Eur J Cancer Prev. 1999;8(suppl. 1):S95–S98.

[3]Burkitt DP. Epidemiology of cancer of the colon and rectum. Cancer. 1971;28(1):3–13.

[4]Kritchevsky D. Epidemiology of fibre, resistant starch and colorectal cancer. Eur J Cancer Prev. 1995;4(5):345–352.

[5]Reddy BS, et al. Biochemical epidemiology of colon cancer: Effect of types of dietary fiber on fecal mutagens, acid, and neutral sterols in healthy subjects. Cancer Res. 1989;49(16):4629–4635.

[6]Reddy BS, Engle A, Simi B, Goldman M. Effect of dietary fiber on colonic bacterial enzymes and bile acids in relation to colon cancer. Gastroenterology. 1992;102(5):1475–1482.

[7]Fuchs C, et al. Dietary fiber and the risk of colorectal cancer and adenoma in women. N Engl J Med. 1999;340(3):169–176.

[8]Schatzin A, et al. Lack of effect of a low-fat, high-fiber diet on the recurrence of colorectal adenoma: Polyp Prevention Trial Study Group. N Engl J Med. 2000;342(16):1149–1155.

[9]Reddy BS. The fourth DeWitt S. Goodman Lecture: Novel approaches to the prevention of colon cancer by nutritional manipulation and chemoprevention. Cancer Epidemiol Biol Prev. 2000;9:239–247.

[10]Reddy BS, Hedges,AR, Laakso K, Wynder EL. Metabolic epidemiology of large bowel cancer: Fecal bulk and constituents of high-risk North American and low-risk Finnish population. Cancer. 1978;42(6):2832–2838.

[11]Gerber M, Ornish D. Letters to the editor [two letters published together]. N Engl J Med. 2000;343(10):736–77.

[12]Ochsenkuhn T, et al. Colonic mucosal proliferation is related to serum deoxycholic acid levels. Cancer. 1999;85(8):1664–1669.

[13]Reddy BS, Engle A, Katsifis S, Simi B, Bartram HP, Perrino P, Mahan C. Biochemical epidemiology of colon cancer: Effect of types of dietary fiber on fecal mutagens, acid, and neutral sterols in healthy subjects. Cancer Res. 1989;49(16):4629–4635.

[14]Reddy BS. Prevention of colon carcinogenesis by compounds of dietary fiber [review]. Anticancer Res.

1999;19(5A):3681-3683.
[15]Ferguson LR, Harris PJ. Protection against cancer by wheat bran: Role of dietary fibre and phytochemicals [review]. Eur J Cancer Prev. 1999;8(1):17-25.
[16]Wenzel U, Kuntz S, Brendel MD, Daniel H. Dietary flavone is a potent apoptosis inducer in human colon carcinoma cells. Cancer Res. 2000;60(14):3823-3831.
[17]Reddy BS, Hirrose Y, Cohen LA, Simi B, Coom I, Rao CV. Preventive potential of wheat bran fractions against experimental colon carcinogenesis: Implications for human colon cancer prevention. Cancer Res. 2000;60(17):4792-4797.
[18]Kune GA, Kune S, Watson LF. Colorectal cancer risk, chronic illness, operations and medications: Casecontrol results from the Melbourne Colorectal Cancer Study. Cancer Res. 1988;48(15):4399-4404.
[19]Thun MH, Namboodiri MM, Heath CW. Aspirin use and reduced risk of colorectal cancer. N Engl J Med. 1991;325(23):1593-1596.
[20]Heller A, Koch T, Schmeck J, van Ackern K. Lipid mediators in inflammatory disorders [review]. Drugs. 1998;55(4):487-496.
[21]Sperling RI. Dietary omega-3-fatty acids: Effects on lipid mediators of inflammation and rheumatoid arthritis [review]. Rheum Dis Clin North Am. 1991;17(2):373-389.
[22]Taylor JD. Lipoxygenase regulation of membrane expression of tumor cell glycoproteins and subsequent metastasis. Adv Pros taglandin Thromboxane Leukotr iene Res. 1989;19:439-443.
[23]Zhou S, Wang G, Chen B, Wang P. Effect of dietary fatty acids on tumorigenesis of colon cancer induced by methyl nitrosourea in rats. J Environ Pathol Toxicol Oncol. 2000;19(1-2):81-86.
[24]Giacosa A, Franceschi S, La Vecchia C, Favero A, Andreatta R. Energy intake, overweight, physical exercise and colorectal cancer risk [review]. Eur J Cancer Prev. 1999;8(suppl. 1):S53-S60.
[25]Campbell JM, Fahey GC Jr., Wolf BW. Selected indigestible oligosaccharides affect large bowel mass, cecal and fecal short-chain fatty acids, pH and microflora in rats. J Nutr. 1997;127(1):130-136.
[26]Reddy BS. Possible mechanism by which pro- and prebiotics influence colon carcinogenesis and tumor growth [review]. J Nutr. 1999;129(7[suppl.]):1478S-1482S.
[27]D'Agenio G, Cosenza V, Delle Cave M, Lovino P, Delle Valle N, Lombardi G, Mazzacca G. Butyrate enemas in experimental colitis and protection against large bowel cancer in a rat model. Gastroenterology. 1996;110(6):1727-1734.
[28]Giovannucci E, et al. Multivitamin use, folate, and colon cancer in women in the Nurses' Health Study. Ann Intern Med. 1998;129(7):517-524.
[29]Giovannucci E, Rimm EB, Ascherio A, Stampfer MJ, Colditz GA, Willett WC. Alcohol, low-methionine-low-folate diets, and risk of colon cancer in men. J Natl Cancer Inst. 1995;87(4):265-273.
[30]Kim YI, Shirwadkar S, Choi SW, Puchyr M, Wang Y, Mason JB. Effects of dietary folate on DNA strand breaks within mutation-prone exons of the p53 gene in rat colon. Gastroenterology. 2000;119(1):151-161.
[31]Cole BF, Baron JA, Sandler RS, Haile RW, Ahnen DJ, Bresalier RS, McKeown-Eyssen G, Summers RW, Rothstein RI, Burke CA, Snover DC, Church TR, Allen JI, Robertson DJ, Beck GJ, Bond JH, Byers T, Mandel JS, Mott LA, Pearson LH, Barry EL, Rees JR, Marcon N, Saibil F, Ueland PM, Greenberg ER; Polyp Prevention Study Group. Folic acid for the prevention of colorectal adenomas: a randomized clinical trial. JAMA. 2007 Jun 6;297(21):2351-2359.
[32]Potter JD, et al. Reduced risk of colon cancer with high intake of vitamin E: The Iowa Women's Health Study. Cancer Res. 1993;53(18):4230-4270.
[33]Rao CV, Simi B, Reddy BS. Inhibition by dietary curcumin of azoxymethane-induced ornithine decarboxylase, tyrosine protein kinase, archidonic acid metabolism and aberrant crypt foci in the rat colon. Carcinogenesis. 1993;14(11):2219-2225.
[34]Kawamori T, et al. Chemopreventive effect of curcumin, a naturally occurring anti-inflammatory agent, during the promotion/progression stages of colon cancer. Cancer Res. 1999;59(3):597-601.
[35]Takada Y, Bhardwaj A, Potdar P, Aggarwal BB. Nonsteroidal anti-inflammatory agents differ in their ability to suppress NF-kappaB activation, inhibition of expression of cyclooxygenase-2 and cyclin D1, and abrogation of tumor cell proliferation. Oncogene. 2004 Dec 9;23(57):9247-9258.
[36]Clark LC. The epidemiology of selenium and cancer. Fed Proc. 1985;44(9):2584-2589.
[37]Combs GF Jr, Clark LC, Turnball BW. Reduction of cancer mortality and incidence by selenium

supplementation. Med Klin. 1997;92(suppl. 3):42–55.

[38]Baron JA, Beach M, Mandel JS, van Stolk RU, Haile RW, Sandler RS, Rothstein R, Summers RW, Snover DC, Beck GJ, Bond JH, Greenberg ER. Calcium supplements for the prevention of colorectal adenomas. Calcium Polyp Prevention Study Group. N Engl J Med. 1999 Jan 14;340(2):101–107.

[39]Kearney J, et al. Calcium, vitamin D, and dairy foods and the occurrence of colon cancer in men. Am J Epidemiol. 1996;143(9):907–917.

[40]Anon. Calcium-D-glucarate. Altern Med Rev. 2002 Aug;7(4):336–339.

[41]Dwivedi C, Oredipe OA, Barth RF, Downie AA, Webb TE. Effects of the experimental chemopreventative agent, glucarate, on intestinal carcinogenesis in rats. Carcinogenesis. 1989 Aug;10(8):1539–1541.

[42]Garland, CF, et al. What is the dose-response relationship between vitamin D and cancer risk? Nutrition Reviews. 2007;65;8 (suppl.):91–95.

[43]Gorham ED, Garland CF, Garland FC, Grant WB, Mohr SB, Lipkin M, Newmark HL, Giovannucci E, Wei M, Holick MF. Vitamin D and prevention of colorectal cancer. J Steroid Biochem Mol Biol. 2005 Oct;97(1-2):179–194. Epub 2005 Oct 19.

[44]Lappe JM, Travers-Gustafson D, Davies KM, Recker RR, Heaney RP. Vitamin D and calcium supplementation reduces cancer risk: Results of a randomized trial. Am J Clin Nutr. 2007 Jun;85(6):1586–1591.

[45]Niv Y, Sperber AD, Figer A, Igael D, Shany S, Fraser G, Schwartz B. In colorectal carcinoma patients, serum vitamin D levels vary according to stage of the carcinoma. Cancer. 1999 Aug 1;86(3):391–397.

[46]Harris DM, Go VL. Vitamin D and colon carcinogenesis. J Nutr. 2004 Dec;134(12 suppl.):3463S–3471S.

[47]Cho HJ, Kim EJ, Lim SS, Kim MK, Sung MK, Kim JS, Park JH. Trans-10,cis-12, not cis-9,trans-11, conjugated linoleic acid inhibits G1-S progression in HT-29 human colon cancer cells. J Nutr. 2006 Apr;136(4):893–898.

[48]Kuniyasu H, Yoshida K, Sasaki T, Sasahira T, Fujii K, Ohmori H. Conjugated linoleic acid inhibits peritoneal metastasis in human gastrointestinal cancer cells. Int J Cancer. 2006 Feb 1;118(3):571–576.

[49]Tanaka S, Haruma K, Yoshihara M, Kajiyama G, Kira K, Amagase H, Chayama K. Aged garlic extract has potential suppressive effect on colorectal adenomas in humans. J Nutr. 2006 Mar;136(3 suppl.):821S–826S.

[50]Ngo SN, Williams DB, Cobiac L, Head RJ. Does garlic reduce risk of colorectal cancer? A systematic review. J Nutr. 2007 Oct;137(10):2264–2269.

[51]Issa AY, Volate SR, Muga SJ, Nitcheva D, Smith T, Wargovich MJ. Green tea selectively targets initial stages of intestinal carcinogenesis in the AOM-ApcMin mouse model. Carcinogenesis. 2007 Sep;28(9):1978–1984. Epub 2007 Jul 17.

[52]Yang G, Shu XO, Li H, Chow WH, Ji BT, Zhang X, Gao YT, Zheng W. Prospective Cohort Study of Green Tea Consumption and Colorectal Cancer Risk in Women. Cancer Epidemiology Biomarkers & Prevention. 2007 Jun.16:1219–1223.

[53]Challa A, Rao DR, Chawan CB, Shackelford L. Bifidobacterium longum and lactulose suppress azoxymethane-induced colonic aberrant crypt foci in rats. Carcinogenesis. 1997;18:517–521.

[54]Ballongue J, Schumann C, Quignon P. Effects of lactulose and lactitol on colonic microflora and enzymatic activity. Scand J Gastroenterol Suppl. 1997;222:41–44.

[55]Segal I, Hassan H, Walker ARP, Becker P, Braganza J. Fecal short chain fatty acids in South African urban Africans and whites. Dis Colon Rectum. 1995;38:732–734

[56]Pierre F, Perrin P, Champ M, Bornet F, Meflah K, Menanteau J. Short-chain fructo-oligosaccharides reduce the occurrence of colon tumors and develop gut-associated lymphoid tissue in Min mice. Cancer Res. 1997 Jan 15;57(2):225–228.

[57]D'Argenio G, Mazzacca G. Short-chain fatty acid in the human colon. Relation to inflammatory bowel diseases and colon cancer. Adv Exp Med Biol. 1999;472:149–158.

[58]Cherbut C, Aubé AC, Blottie`re HM, Galmiche JP. Effects of short-chain fatty acids on gastrointestinal motility. Scand J Gastroenterol. 1997;222(suppl.):58–61.

[59]Shimotoyodome A, Meguro S, Hase T, Tokimitsu I, Sakata T. Short chain fatty acids but not lactate or succinate stimulate mucus release in the rat colon. Comp Biochem Physiol A Mol Integr Physiol. 2000

Apr;125(4):525–531.

[60]Fu H, Shi YQ, Mo SJ. Effect of short-chain fatty acids on the proliferation and differentiation of the human colonic adenocarcinoma cell line Caco-2. Chin J Dig Dis. 2004;5(3):115–117.

[61]Andoh A, Tsujikawa T, Fujiyama Y. Role of dietary fiber and short-chain fatty acids in the colon. Curr Pharm Des. 2003;9(4):347–358.

[62]Rosignoli P, Fabiani R, De Bartolomeo A, Spinozzi F, Agea E, Pelli MA, Morozzi G. Protective activity of butyrate on hydrogen peroxide-induced DNA damage in isolated human colonocytes and HT29 tumour cells. Carcinogenesis. 2001 Oct;22(10):1675–1680.

11

당뇨병 예방과 관리의 자연적 접근방법

미국당뇨병학회에 따르면 미국 전체인구의 약 7%에 해당하는 2,080만 명 정도의 당뇨병환자가 있다고 한다. 그리고 이러한 추정환자 중 약 620만 명은 아직 진단받지 못하고 있다. 더군다나 "당뇨"라고 진단받을 수는 없지만 정상혈당치보다 높은 수치를 갖고 있는 예비당뇨병환자들이 미국내에 5,400만 명가량 존재하고 있다.[1] 제1형과 제2형 당뇨병에 기인한 고혈당은 당뇨병환자들을 각종 관련 질환으로 유도한다. 인슐린분비의 저하 또는 인슐린이용률의 저하를 보상하고자 하는 이러한 환자들은 망막병증, 신장병증, 신경장애 및 죽상경화증 같은 다양한 합병증에 직면해 있다.

이 같은 당뇨병을 예방하고 치료하는 데의 핵심은 인체가 어떻게 근본적인 에너지원, 즉 혈당대사를 조절하는지, 또한 영양보충제, 식이개선제, 보충적인 생약제제들이 어떻게 당대사개선을 위하여 이용될 수 있는지를 이해하는 것이다.

생리학: 진행성당화최종산물(AGE), 교차결합(cross-linking), 혈당상승

혈당(blood sugar)의 상승은 인체 내에서 여러 가지 생리적 반응을 유발하고, 이로 인해 다양한 질병을 발생시킨다. 이러한 생리적 반응들 가운데 하나가 당(sugar)이 단백질에 삽입되는 현상, 즉 글리코실화(glycosylation)라는 과정이며, 진행성당화최종산물(AGE; advanced glycosylation end product)은 이러한 환원된 당이 생물학적 단백질(biological protein)과 결합하는 과정에 의해 형성된다. 이러한 반응은 비가역적이며, 당이 삽입된 단백질은 인체에 점차 축적된다. 진행성당화최종산물(AGE product)로 잘 알려진 한 가지 예로는 헤모글로빈 A1C가 있는데, 당뇨병환자의 장기간 혈당통제를 측정하기 위하여 헤모글로빈 A1C가 자주 사용된다.

어떤 연구자들은 AGE가 형성되는 것이 신장에 의해 배설되는 노화분자들을 인식하는 신호로서 작용하는 정상적인 생리과정이라고도 하는데, 실질적으로 나이가 들면 이러한 노화분자의 배설은 감소한다. AGE의 형성과 축적은 순환하는 당의 수치와 산화스트레스가 높은 당뇨병일 경우 매우 빨라진다.[2] 제1형 당뇨병으로 진단받은 사람들을 대상으로 염증표지자, AGE 수치와 식후혈당치를 비교하는 임상연구를 진행하였는데, 식후혈당치가 증가하였을 경우에 AGE와 염증표지자의 수치가 크게 증가하였다.[3] AGE는 또한 지방, 육류, 육류대체물(meat substitute) 같은 음식을

표 11-1. 당뇨병에서 흔한 합병증들

당뇨병의 합병증	2차적인 질환들의 통계들[a]
심장병	당뇨병환자가 심장병으로 사망할 확률은 당뇨병이 없는 환자보다 2~4배 높음.
뇌졸중	당뇨병환자는 뇌졸중에 대한 위험성이 2~4배 높고, 뇌졸중으로 인해 사망할 위험성이 2.8배 높음.
고혈압	당뇨병환자의 73%가 고혈압을 가지고 있음.
망막병증	당뇨병은 20~74세 성인에서 새로운 시력상실을 일으킬 수 있음.
신경계	당뇨병환자의 60~70%에서 경도-중등도의 신경계질환을 가지고 있음.
절단(Amputation)	당뇨병환자들은 절단을 경험할 확률이 정상인보다 10배 높음.
치과질환	당뇨병환자들의 1/3에서는 이빨에서 잇몸까지 5 mm 이상의 접합상실을 나타내는 심각한 치주질환을 가지고 있음.
신장질환	당뇨병은 2002년에 새로 발병한 신부전의 44%에서 원인을 제공함.
대사증후군	약 4,700만 명의 미국거주자들은 대사증후군이 있음.[b]

[a] 미국당뇨병학회 자료[68]
[b] 24장 대사증후군 참조

장시간 가열하거나 삶을 때 형성되어 음식과 함께 자연스럽게 섭취된다.[4] 신장기능이 정상인의 경우에는 섭취된 AGE의 약 1/3 정도는 48시간 이내에 소변으로 배출되는데, 신장병이 있을 때는 배출량이 감소한다. 이 연구에서는 AGE가 함유된 음식을 먹은 후 혈청 AGE 교차결합이 의미있게 증가한다는 것을 발견하였다.[5] 동물실험에서도 고지방식사가 비만, 조직손상, AGE의 증가와 관련성이 있다고 보고하였다.[6] AGE는 흡연을 통해서도 흡입되며,[7] AGE가 포함된 반응은 수많은 질병의 병리학에 함축되어 있다.

AGE가 분자들과 반응하면 교차결합(Cross-linkge)이 일어나는데, 단백질과 지질 등의 대형분자도 교차결합반응이 일어날 수 있다. 교차결합은 해당물질의 탄력성을 감소시키고 분해효소(degradation enzyme)를 통한 세포내 소화를 어렵게 만든다. 당뇨병 같은 질병상태에서는 단백질의 글리코실화가 증가된 양상을 나타내는데, 이러한 질환에서 보여지는 만성질환의 증가와 글리코실화는 연관관계가 있을 수 있다.[8] AGE는 또한 당뇨병환자들의 신경계질환, 신장병, 안과질환에서 발견되는 혈관변성(vascular change)과 관련이 있는 것으로 추정된다.[9]

AGE과 심혈관질환

AGE의 축적은 죽상경화판형성, 심혈관기능저하, 내피세포기능저하 및 고혈압과 같은 심혈관계 이상 및 질환과 관련이 있다.[10] 보다 자세히 설명하면, AGE들은 혈관평활근에서 내피유래이완인자인 산화질소(NO)의 생성을 저하시키는 것으로 알려져 있다. NO의 분비저하는 혈관탄력성을 손상시키고, 고혈압, 죽상경화증, 당뇨병 등에서 보이는 병리학적 변화들과 관련이 있다.[11] AGE들은 또한 RAGE와 같은 세포수용체와 결합하여 이들 수용체의 만성활성화를 유도하는데, 연구

에 따르면 RAGE의 활성화는 염증 및 세포손상표지자들의 증가를 유도한다고 알려져 있다.[12]

AGE와 대사증후군

대사증후군은 중심성비만, 중성지방(TG)과 저밀도지단백(LDL)의 상승, 고밀도지단백(HDL)콜레스테롤 저하, 혈압상승, 염증증가 및 인슐린저항성으로 특징지어지는 의학적 용어이다. AGE의 축적과 RAGE의 발현은 이러한 증후군과 관련성이 있다. 내분비성 RAGE(esRAGE)로 알려진 RAGE 변종(variant)은 AGE의 디코이(decoy)수용체로 알려져 있고, esRAGE의 증가는 죽상경화증 및 대사증후군을 보호하는 작용을 한다고 보여진다. 더군다나 esRAGE의 수치는 BMI, 혈압, 인슐린저항성과 혈중 중성지방량과 반비례하였다.[13](대사증후군에 관해서는 24장 참조)

AGE는 당뇨병과 관련된 유일한 질병원인은 아니다. 당독성과 지질독성은 당뇨병을 유도하고 발전시키는 데에 가장 중요한 원인인자이다. 예를 들어, 고혈당은 산화스트레스를 유도하고, 단백질과 지질에 주요손상을 유발한다.[14] 또한 세포내 지질축적은 세포내 신호전달체계와 인산화체계를 파괴하여 만성염증을 유발한다. 더군다나 고혈당은 죽종형성이상지질혈증과 내피세포기능저하 같은 여러 가지 병리학적 결과를 낳는다고 알려져 있다.[15]

당대사를 위한 영양보충제 및 생약제제들

크롬(Chromium)

3가 크롬은 당대사에서 가장 많이 연구된 영양분 중의 하나이다. 크롬보충제의 중요성을 제기한 한 논문에서는 제2형 당뇨병환자 93명과 건강인 33명을 대상으로 공복시 혈당과 이차소변검사표본으로 연구를 진행하였다. 연구에서 당뇨병환자의 평균 혈중크롬수치는 정상인에 비하여 약 33%가 낮았고, 소변내 크롬수치는 거의 100% 높았다.[16] 또한 정상인은 공복시 혈중크롬수치와 인슐린수치가 반비례하는데, 당뇨병환자에서는 상관관계가 없었다. 그리고 몇 년 동안 관찰한 결과, 당뇨병의 초기에는 혈중 크롬과 혈당이 반비례하는 것이 관찰되었는데, 이러한 현상은 2년 지난 후 사라졌다. 저자들은 수년에 걸친 크롬소실이 당뇨병환자에 이미 존재하고 있는 크롬결핍증을 악화시키고, 나아가 인슐린저항성형성에 기여할지도 모른다는 가설을 제시하였다.

최근 제2형 당뇨병환자를 대상으로 한 여러 논문에서 크롬 보충요법이 좋은 결과를 나타내는 것을 보고한 바 있다.[17] 보고된 다수의 이점들은 공복시 혈당의 개선, 당부하회복, 고밀도지질단백질(HDL)의 증가 등을 포함한다. 이러한 대사향상은 지방세포와 비만세포에서 인슐린수용체 수의 증가 및 인슐린감수성을 증가시킬 수 있는 인슐린수용체의 인산화증가와 같은 다양한 기전으로 설명될 수 있다. 인슐린수용체의 인산화증가와 같은 이차적인 작용기전은 차치하고라도 크롬이 분자적 수준에서 어떻게 작동하는지에 대한 연구는 계속 진행되고 있다.

표 11-2. 당대사를 조절하는 주요영양소들

보충제	용량	비고
크롬(polynicotinate 또는 picolinate)	매일 크롬 200~1,000 μg	작용시간이 〈10일 또는〉 3개월까지 다양함.
바나듐(황산)	매일 150 μg~50 mg 바나듐-황산염복합제제	소화기계 불내성징후들을 주의 깊게 관찰할 것. 여기에 μg의 적은 용량까지 기록해 두었는데 때로는 이러한 극소량도 필요함. 만약 여기에 기록된 바와 같이 mg 같은 대용량을 투여할 경우는 매우 주의 깊게 관찰하고, 보조효소 Q10과 동시에 복용하는 것도 요구될 수 있음.
니아신아미드(비타민 B_3)	25 mg/kg	간효소 수치와 혈당을 관찰할 것.
비타민 B 복합체	복합체 100 mg	소화기계부담을 줄일 수 있는 음식섭취(B_1, B_6, B_{12}를 포함).
망간(maganese)	매일 10~30 mg	점진적인 용량증가가 추천됨.
마그네슘	매일 350~500 mg	만약 설사(loose stool)가 관찰된다면 용량을 나누는 것이 필수적임(aspartate/citrate).
비오틴(Biotin)	매일 16 mg	혈당수치를 자주 체크하면서 1주일 동안 시험 복용을 실시할 것.

GI=gastrointestinal

최근에 제시된 모델에 따르면[18] 저분자량올리고펩타이드(low-molecular-weight oligopeptide)와 결합하기 위해서는 4분자의 크롬이온이 필요하고, 형성된 올리고펩타이드(oligopeptide)와 크롬복합체는 인슐린수용체의 인산화부위에 결합할 수 있는 구조적인 모양을 가진다고 가정하고 있다. 이 모델에서 중요한 점은 크롬의 활성형태에서 크롬이온을 세포내로 들어가게 하기 위하여 크롬이 먼저 과산화라디칼을 형성하는 환원반응을 수행해야 한다는 것이다. 이러한 크롬환원으로부터 나오는 과산화라디칼은 DNA손상을 유발한다고 보고되었다.[19] 비록 지금까지는 증거가 미약하다고 할지라도 고농도의 크롬 보충요법은 항산화효능을 포함하여 인체에 유익한 작용을 많이 하고 있다고 생각된다.

> 제1형 당뇨병으로 최초로 진단받은 몇몇 환자들은 니아신아미드(niacinamide)로 당뇨가 완전히 회복된 것을 경험하였다고 한다.

크롬 보충요법이 당대사에 좋지 않은 영향을 미친다고 보고하고 있는 연구들도 있는데,[20] 이러한 연구에서는 대개 크롬을 하루권장용량인 200 μg보다 적게 사용하거나 크롬 폴리니코틴

(polynicotinate) 또는 피콜린(picolinate)과 같이 생물학적으로 이용가능하지 않는 형태의 크롬으로 연구한 것들이 대부분이다. 문헌에 기록된 크롬 보충요법의 일반적인 용량은 하루에 200~1,000 μg이고, 용량이 많을수록 더 좋은 작용을 기대할 수 있다. 또한 설탕섭취는 크롬의 소변배출을 촉진하다고 환자들에게 교육하는 것도 중요하다고 하겠다.[21]

바나듐(Vanadium)

바나듐은 전이원소로서 주기율표에서 크롬 바로 옆에 위치하고 있는데, 이것은 당대사에 미치는 효과들에 대한 연구도 진행되어 왔다. 6주 동안 하루에 바나듐 150 mg 또는 300 mg을 복용한 환자를 대상으로 한 임상시험에서 150 mg을 복용한 5명 중 3명, 300 mg을 복용한 8명 중 4명에서 당대사의 개선효과가 나타났다.[22] 바나듐은 공복혈당 및 당화된 헤모글로빈의 감소 측면에서 아주 완전하지는 않지만 중요하고 충분한 효과를 나타내었다. 더군다나 이번 연구에서 바나듐은 근골격계에서 인슐린수용체의 수와 인산화를 조절한다는 것도 밝혀졌다.

또 다른 연구에서는 2~3주 동안 바나딜황산염(vanadyl sulfate)을 하루 100 mg 복용한 환자에서 당뇨가 개선되는 것을 볼 수 있었고, 이러한 혈당개선은 보충요법이 끝난 후 2~4주 동안 계속되었다(표 11-2).[23,24] 심지어 적은 용량의 바나딜황산염(하루 100 mg)도 소화기계과민증(intolerance)을 억제하였다는 것이 중요하다(표 11-2). 바나듐의 다른 유기체인 BMOV[bis(maltolato)-oxovanadium]는 작은 쥐 동물모델에서도 혈당을 낮추는 데 효과적이었다. 그러나 BMOV는 바나딜황산염 하루복용량의 절반에 해당되는 양으로도 혈당을 저하시키는 데 효과적으로 나타났다. 고용량의 바나딜황산염은 당뇨동물모델의 산화스트레스를 증가시키는 것으로 나타났고, 바나듐보충제와 항산화물질과의 병용요법이 좋을 것으로 기대된다.[25]

> 마그네슘수치가 낮은 당뇨병환자에서 3개월 동안 마그네슘 보충요법은 이러한 문제를 회복시킨다는 연구결과가 있다.

비타민 B

수용성비타민 B는 해당작용(glycolysis)과 Krebs회로를 통해 당대사에 필요한 많은 효소들을 위한 보조인자(cofactor)로 요구되므로 당뇨에서도 중요성이 부각되고 있다. 예를 들어, 비타민 B_6의 경우에 당뇨환자 518명을 대상으로 한 연구에서 25%의 당뇨환자에서 피리독살(pyridoxal) 수치가 371명의 대조군에 비하여 현저히 낮은 것을 관찰하였다.[26] 또한 당뇨성신경병증이 있는 환자와 신경병증이 없는 당뇨환자 각각 50명을 비교한 연구에서 신경병증이 있는 당뇨환자군에서 혈중 피리독살수치가 현저히 저하되어 있는 것을 관찰하였다.[27]

또한 비타민 B 보충요법이 가지는 임상적 효과를 증명하는 다양한 임상시험들이 진행되고 있다. 한 연구에서는 당뇨성신경병증이 있는 24명의 환자를 대상으로 비타민 B_6, B_{12}, 보다 지용성으로 변화시킨 비타민 B_1 복합체의 유용성을 연구하였다. 이 연구에서 12개월간 비타민 B 복합체를 투여하였을 경우에 비골신경의 신경전도속도와 진동인식의 역치가 현저히 향상되는 것을 관찰할 수 있었다.[28]

당뇨에 미치는 비타민 B의 효과에 대한 중요한 연구가 수년 전에 수행되었는데, 인슐린을 투여하지 않은 제1형 당뇨병환자들 가운데 하루 16 mg의 biotin을 투여한 군과 위약을 투여한 군으로 나누어 시험을 진행하였다.[29] 위약을 투여한 군에 비해 1주일 동안 biotin을 투여한 군에서 혈당수치가 의미 있게 개선되는 것을 관찰할 수 있었다(Biotin그룹: 126 mg/dL; 위약그룹: 266 mg/dL). 또한 제1형 당뇨병을 가진 환자군과 정상인군에서 조직 biotin과 혈중 biotin 양을 비교하였을 때 조직-혈중 biotin비율이 공복시 혈당이 높은 군에서 (정상인군에 비해) 상승되어 있는 것을 관찰하였다. 다음 연구에서는 biotin이 혈당을 조절하는지에 대한 과학적 근거를 마련하고, biotin이 당뇨가 있는 사람과 없는 사람 사이에서 어떻게 다르게 이용될 수 있는지에 대한 차이점을 살피는 연구가 지속될 것이다.

니아신아미드(niacinamide) 또한 실험동물수준에서 제1형 당뇨병을 예방한다고 알려졌으므로 특별히 언급할 가치가 있다고 생각된다. 이러한 관찰은 6개의 이중맹검시험을 포함하고 있으며, 적어도 10개의 임상시험에서 관찰된 결과이다. 시험 당시 5년 이하의 제1형 당뇨병력을 가진 환자를 대상으로 실시했는데, 제1형 당뇨병으로 새로 진단받은 몇몇 환자들이 니아신아미드치료를 통하여 완전히 회복되는 것을 관찰할 수 있었고, 인슐린요구저하, 베타세포 및 인체 대사조절기능의 향상 등의 긍정적인 효과가 관찰되었다.[30,31]

인도 키노나무(Pterocarpus)

에피카테킨(epicatechin)14)이 풍부한 아유르베다식물인 인도 키노나무(*Pterocarpus marsupium*)는 제1형, 제2형 당뇨병환자에게 도움을 준다고 알려져 있다. 동물을 이용한 실험에서 alloxan 독극물로 췌장베타세포가 파괴된 쥐에게 에피카테킨(epicatechin) 고용량을 정맥투여하였을 때 혈당이 정상치로 돌아오는 것을 관찰하였다.[32] 췌장의 조직학적 검증에서도 베타세포의 재생이 관찰되었다. 인도에서 시행된 임상시험에서도 최근에 제2형 당뇨병으로 진단받은 97명의 환자에게 12주 동안 에피카테킨을 투여한 결과 67명이 공복 및 식후 혈당을 정상적으로 조절할 수 있는 것이 관찰되었다. 복용량은 2~4 g의 범위이고, 부작용은 아직까지 보고되지 않았다.[33]

호로파(Fenugreek)

탈지호로파(*Trigonella foenumgracum*)의 씨앗분말 50 g을 10일 동안 점심과 저녁 식사에 투여

14) 역자주: 플라보노이드(flavonoid)의 한 종류

표 11-3. 당뇨병을 치료하는 데 고려할 수 있는 약초들

약초명	용량	비고
여주(bitter melon, *Momordica charantia*)	하루 15~50 g	낮은 용량부터 점차 증량
호로파(fenugreek, *Trigonella foenumgracum*)	하루 15~50 g	용량을 나누어 복용
가가이모과잎(gymnema, *Gymnema sylvestre*)	400 mg 추출물	혈당을 수시로 체크
코로솔산(corosolic acid, *Lagerstroemia speciosa*)	32~48 mg	복용하는 동안 주의 깊게 관찰
인도 키노나무(pterocarpus, *Pterocarpus marsupium*)	다양함.	추출법에 따라 용량 다양
남가새(puncture vine or tribulus, *Tribulus terrestris*)	다양함.	하루 250~1,500 mg; furostanol로 알려진 steroidal 사포닌 30~45% 함유한 것으로 표준화

받은 제1형 당뇨병환자를 대상으로 한 시험에서 24시간 소변내 당배출이 54%까지 감소하는 것을 관찰하였다. 섬유질의 원천을 이용한 이 연구에서의 성과는 혈중 HDL은 변함 없었지만 혈중 콜레스테롤, LDL, VLDL 및 중성지방의 함량을 감소시켰다는 것이다.[34] 제2형 당뇨병환자를 이용한 또 다른 시험에서는 매일 1 mg의 호로파씨앗분말보충제를 2개월 동안 투여한 결과 혈당개선, 인슐린저항성과 혈중 중성지방의 감소 및 HDL의 증가를 보였다.[35] 동물실험에서는 이러한 호로파의 작용기전에 대한 연구가 수행되었는데, 호로파의 수용성식이섬유분획을 보충제로 투여한 제1형, 제2형 당뇨병쥐 동물모델에서 당의 섭취와 흡수의 감소가 관찰되었고, 말초적인 인슐린작용 및 항산화상태의 증가가 관찰되었다.[36]

여주(Bitter Melon)

여주(*Momordica charantia*)는 전통적으로 혈당을 잘 조절한다고 알려진 식물이다. 제2형 당뇨병을 가진 9명의 환자를 대상으로 한 시험에서 여주의 액체추출물을 투여하였을 때 경구당부하검사(당 50 g)에서 혈당의 수치를 유의하게 낮추는 것으로 나타났다. 이러한 개선효과는 혈중 인슐린수치를 증가시킨 것과는 상관이 없었다.[37] 보통 수준의 인슐린비의존성당뇨병을 가진 100명을 대상으로 한 임상시험에서 여주의 식물성과육을 갈아 만든 현탁액을 마시게 하여 효과를 관찰하였다. 그 결과 86%의 환자에서는 공복과 식후 혈당을 모두 낮추었고, 5%의 환자에서는 공복시 혈당만 낮추었다.[38] 여주 전체식물의 추출물은 동물모델에서 혈당강하작용 이외에 혈압을 낮추는 효과까지 있었다.[39] 동물모델에서는 여주의 항당뇨기전에 대한 연구가 있었다. 여주추출물을 동

물에 투여한 결과 간조직에서 당생성감소, 랑게르한스섬의 변화된 조직학적 구조개선, 말초 당이용률 개선 및 혈중 단백질수치증가와 같은 효과를 나타내었다.[40]

가가이모과잎(Gymnema)

가가이모과잎(*Gymnema sylvestre*)의 액체추출물은 제1형 또는 제2형 당뇨병환자를 치료할 가능성이 있다. 제1형 당뇨병을 가진 27명의 환자를 대상으로 한 임상시험에서 400 mg의 가가이모과잎추출물을 투여하였을 경우에 인슐린요구량, 공복시 혈당, 당화된 헤모글로빈, 단백질의 감소효과가 나타났다.[41] 유사한 연구로 가가이모과잎 액체추출물 400 mg을 매일 18~20개월 동안 22명의 제2형 당뇨병환자에게 복용시켰더니 제1형 당뇨병환자의 연구에서 사용되었던 생체지표들의 의미 있는 감소가 나타났다.[42] 제2형 당뇨병환자를 이용한 이번 실험의 중요한 부분은 가가이모과잎이 이미 사용되고 있는 다른 상용약물과 같이 복용하여도 안전하다는 것이다. 22명의 환자들 중 5명은 그들의 기존 복용약물을 끊고 가가이모과잎추출물만으로도 상태를 조절할 수 있었다.

계피(肉桂, 시나몬, Cinnamon)

계피(*Cinnamomum cassia*)는 당뇨병에 효과적인 약물로 잘 알려져 있다. 제2형 당뇨병환자를 대상으로 한 무작위 이중맹검임상시험에서 매일 3 g의 계피파우더를 물에 녹여서 경구로 투여하였다. 그 결과 계피투여군에서 공복시 혈당의 의미 있는 감소(10.3%)가 나타났는데, 보다 높은 혈당치를 나타내었던 환자에서 계피투여는 더욱 좋은 효과를 나타내었다.[43] 제2형 당뇨병환자를 이용한 또 다른 시험에서 계피보충제 1, 3, 6 g의 혈당 및 혈중 지질량에 대한 효과를 관찰하였다. 40일 동안 투여한 결과 세 가지 용량 모두에서 공복시 혈당감소(18~29%), 혈중 중성지방감소(23~30%), LDL콜레스테롤(7~27%) 및 총콜레스테롤(12~26%)의 의미 있는 개선이 관찰되었다.[44] 또한 건강인을 대상으로 계피의 효능을 시험하였는데, 6 g의 계피파우더를 밥과 함께 섞어 먹인 후 음식물이 위를 통과하는 속도와 식후혈당을 측정하였다. 계피파우더를 첨가한 밥을 먹은 정상인에서 음식물통과속도가 현저히 감소되는 것을 관찰할 수 있었는데, 이러한 것은 식후혈당을 낮추는 기전을 조금이나마 설명하는 것으로 생각된다.[45]

프렌치라일락(Goats Rue)

프렌치라일락(French lilac, *Galega officinalis*)은 당뇨병치료를 위해서 전통적으로 사용되어 왔으나, 지금은 인체독성유발가능성이 있어서 많이 사용되지는 않는다. 이 약초는 항혈소판응집 및 항균작용이 입증되어 있다.[46,47] 혈당저하의 활성성분으로는 galegine, isomylene guanidine이 알려져 있다. 현재 임상에서 광범위하게 처방되고 있는 메트포르민(Metformin)은 guanidine의 유도체이며, 혈당저하에 효과가 있다.[48]

카르노신(Carnosine)

카르노신은 베타-알라닌(alanine)과 L-히스티딘(histidine)으로 구성된 디펩티드(dipeptide)이다. 이는 동물조직 특히 골격근, 심근 및 뇌에서 높은 농도로 발견된다.[49] 연구에서 카르노신은 AGE의 형성 및 교차결합(cross-linking), 당화반응(glycation), 단백질의 카르보닐그룹(carbonyl group) 형성을 예방하는 것으로 나타났다.[50] 근육의 카르노신수치는 나이에 따라 뚜렷이 감소하였는데, 10세에서 70세까지 약 63%가 저하된 것이 관찰되었다.[51] 또한 카르노신은 항산화제로 작용하여 지질산화를 예방하고 산화적 손상으로부터 세포막을 보호하며, 백혈구의 기능을 조절하고, 반응성 금속을 킬레이팅(chelating)한다. 사실상 카르노신은 DNA-단백질, 단백질-단백질의 교차결합반응을 막음으로써 지질과산화로부터 생성되는 대사체를 제거한다. 이러한 연구결과들은 카르노신 식이요법이 높은 혈당 및 노화와 관련된 질환에 유효할 것이라고 제시하고 있다.[52]

예비조사에서 AGE가 세포의 증식(proliferation)과 죽음(death)을 증가시킨다는 연구결과가 있었다. AGE를 넣어서 배양한 피부세포는 7일째에 세포사가 증가하였고, 10일까지 지속되었다. AGE세포수용체를 인식하는 항체를 이용한 실험에서도 비슷한 연구결과가 나타났다. L-카르노신과 같은 항산화제를 이용한 이러한 세포배양방식은 AGE-유도성세포사를 막았는데, 이러한 연구결과들은 산화스트레스로 인한 손상이 AGE-유도성세포사와 관련이 있을 수 있음을 시사하고 있다.[53]

리포산(Lipoic acid)

알파리포산(ALA; alpha-lipoic acid)은 강력한 항산화제이며, 자유라디칼제거제이다. ALA는 물과 기름에도 잘 녹으며, 인체의 내인성(endogenous) 항산화인자를 재생시킬 수 있다. ALA는 당뇨병환자에서 혈당을 저하시킬 수 있고, 당뇨병과 관련된 2차적인 질병들을 예방할 수 있다. ALA 보충요법은 제2형 당뇨병환자에서 인슐린민감성을 증가시켰고,[54] 또한 비만과 당뇨가 있는 쥐를 이용한 실험에서 당뇨병의 발병을 예방할 수 있었다. 이 모델에서 ALA는 체중감소, 췌장베타세포파괴예방, 골격근과 췌장에서 중성지방축적 감소효과를 나타내었다.[55]

ALA는 당화반응(glycation)을 억제하는 효과도 보인다. ALA를 고과당(high fructose)식이를 한 쥐에 투여하였다. 그 결과 ALA를 투여한 군에서 혈당, 단백질당화반응, 헤모글로빈당화반응, 프룩토사민(fructosamine)이 현저히 낮아지는 것을 관찰하였다. ALA는 세포수준에서도 당화반응을 억제하고, 당화반응의 최종산물축적을 억제하였다.[56] 또 다른 동물실험에서 아포지질단백질 E가 결손된 쥐에 고지방식이를 실시하였는데, ALA가 당뇨병에서 죽상경화증 및 심혈관질환에 미치는 영향을 관찰할 수 있었다. ALA는 총콜레스테롤을 증가시키고 죽상경화증의 병변(lesion)을 완전히 방어하였으며, 혈당감소 및 췌장내 인슐린생성세포의 회복에도 효과가 있었다.[57]

당뇨병성 다발신경병증을 가진 환자를 대상으로 ALA의 경구투여효과를 관찰하였다. 5주 동안

600, 1,200, 1,800 mg을 매일 투여한 환자군에서 당뇨병성원위대칭다발신경병증 증상이 효과적으로 감소하였다.[58] 더군다나 당뇨병쥐에 ALA의 환원형인 디히드로리포산(dihydrolipoic acid)을 경구투여하였을 경우에 백내장의 발병 및 진행을 억제시키는 것을 관찰하였다.[59]

경고(Caveat)

당대사에 중요한 영양제 보충요법을 고혈당환자에게 시행할 경우에는 치료하는 동안 치명적인 저혈당을 방지하기 위하여 지속적으로 혈당을 관찰하는 것이 중요하다. 보다 자세한 사항은 표 11-2를 참고하기 바란다.

> 초기의 DNA손상을 막고, 손상의 진행을 막는 쿠루쿠민(Curcumin)의 능력은 쿠루쿠민을 아주 유망한 인체보호제로 만들었다.

당뇨병치료에서 식사요법

식사요법은 당뇨병의 예방과 치료에 아주 유력한 방법이다. 예를 들어, 제2형 당뇨병으로 진행될 위험이 높은 환자를 치료하는 임상의사가 있다면, 의사는 환자가 고인슐린혈증(hyperinsulinemia)이나 고혈당(hyperglycemia)이 진행되기 전에 곡물섬유(cereal fiber) 식이의 장점을 강조하는 것이 현명하다. 6년 동안 65,173명의 여성을 대상으로 한 전향적 임상시험에서 연구자들은 환자들 식사의 혈당지수(glycemic index)15)와 제2형 당뇨병 발병위험도의 관련성을 연구하였다.[60] 이번 임상연구에서 평균혈당지수가 가장 높은 5분위(quintile)군에 속하는 여성들은 평균혈당지수가 가장 낮은 군에 속하는 여성들에 비해 제2형 당뇨병의 발병위험률이 높은 것으로 나타났다. 곡물섬유섭취량과 당뇨병발병위험률의 상관관계분석에서 보여지는 바와 같이 개개인이 섭취하는 음식유형이 질병발생의 가장 강력한 유발인자들 중 하나였다. 조사대상 중 곡물섬유 평균섭취량이 가장 많은 5분위군(7.5 g/일)의 제2형 당뇨병 발생 비교위험도는 가장 적은 5분위군(2.0 g/일)과 비교했을 때 0.72였고, 당부하가 높고 곡물섬유가 적은 음식을 섭취한 5분위군의 제2형 당뇨병 발생위험률은 그렇지 않은 5분위군과 비교하였을 때 당뇨병발생 비교위험도가 2.50이었다. 연구팀에서 42,000명의 남성들을 대상으로 한 전향적 임상연구에서도 비슷한 연구결과가 나왔다.[61]

15) 역자주: 혈당지수란 음식이 혈당을 증가시킬 가능성과 인슐린에 대한 요구량을 나타내는 지표인데, 흰밀빵, 으깬 감자, 흰쌀, 탄산음료 등과 같은 음식은 높은 혈당지수를 나타내고, 사과와 오렌지주스는 중간 수준의 혈당지수, 브로콜리(broccoli)와 땅콩버터 같이 가공되지 않은 천연섬유를 유지한 물질들은 낮은 수준의 혈당지수를 나타낸다.

이번 연구에서 발견한 중요한 또 하나의 관계는 당뇨병위험과 마그네슘섭취의 관련성이다. 여성들을 대상으로 실시된 임상시험에서 마그네슘을 하루평균 222 mg 섭취하는 여성들과 비교할 때 하루평균 338 mg 섭취하는 여성들의 제2형 당뇨병이 발생할 위험률은 0.62이었다. 마그네슘 결핍은 보충제섭취를 통하여 쉽게 해결할 수 있기 때문에 이것을 기억하는 것은 정말 중요하다. 비록 제2형 당뇨병으로 이미 진단받은 사람들은 마그네슘 보충요법이 혈당억제를 개선하지 않는다는 결과도 있으나, 마그네슘수치는 당뇨병환자들에서 대체적으로 낮고, 마그네슘 보충요법을 3개월간 실시하면 이러한 당뇨 관련 문제들을 되돌리는 데 적당하다는 연구결과도 있기 때문이다.[62]

제1형 또는 제2형 당뇨병으로 진단받은 환자 모두를 치료하는 데 특히 유용한 섬유의 한 형태는 콩(legumes)에 포함되어 있는 섬유이다. 제1형 당뇨병환자 9명과 제2형 당뇨병환자 18명을 대상으로 한 임상시험에서 6주 동안 콩이 듬뿍 들어간 고탄수화물식사를 하고, 나머지 6주 동안 저탄수화물식사를 하였다. 그 결과, 당뇨병의 종류에 상관없이 콩을 풍부하게 섭취한 환자는 식전 또는 식후 평균혈당수치가 유의하게 감소하였고, 소변으로 나오는 당의 양도 눈에 띄게 적었다.

당뇨병환자에서 더욱 고려해야 할 사항은 그들이 소비하는 단백질의 양과 신장건강의 관련성이다. 자주 언급되는 한 가설은 너무 많은 단백질섭취는 신장 여과과다(hyperfiltration)와 사구체 고혈압(glomerular hypertension)을 유도하고, 일부 당뇨병환자에서는 신장기능저하 및 신장병증(nephropathy)을 유발한다는 것이다.[64] 당뇨병환자의 단백질섭취량제한은 사구체여과율(GFR; glomerular filtration rate)과 알부민배출량을 감소시킨다는 것이 임상시험에서 도출되었는데, 이러한 가설을 지지해 주고 있다.[65,66] 당뇨병환자들에서 단백질섭취량과 신장건강 사이의 관계는 매우 복잡한 것이며, 이것은 전문내과서적을 참고하기 바란다.

일부 단백질(특히 쇠고기 유래)은 식후 신장혈류량과 GFR을 증가시키는 반면, 콩(soy)은 식후 신장기능에 영향을 미치지 않는다는 연구결과가 있는데, 여기서 고려할 수 있는 한 가지 흥미로운 가설은 동물성단백질을 콩으로 대체하면 당뇨병환자들을 신장병증으로부터 보호할 수 있다는 것이다.[67] 불행하게도 이러한 가설을 증명하기 위해 예비임상연구(pilot study)가 진행되었는데, 단백질섭취량의 절반을 콩단백질로 대체한 제2형 당뇨병을 가진 8명의 남성에서 단백뇨(proteinuria)의 감소는 관찰되지 않았다. 그러나 이 연구결과는 단백질섭취가 당뇨병환자들의 신장건강에 미치는 영향은 단백질의 섭취유형에 의존할 수도 있다는 개념을 다시 생각할 수 있도록 도와주었기 때문에 의미가 있다. 당뇨병환자들을 위한 완벽한 식사가 무엇인지는 아직 많은 연구가 필요하지만, 어떤 형태의 단백질이 신장기능을 가장 효과적으로 보존하고, 신장병증의 발생을 지연시킬 수 있는지에 대한 이해는 미래의 연구를 위해서 분명히 유익한 분야일 것이다.

결론

당뇨병을 치료하기 위한 영양보충제, 식사개선, 식물성약품들의 이점을 최대한 활용하기 위하여 연구해야 할 과제들이 아직도 많이 있다. 그러나 현재 이용가능한 많은 정보들은 환자들이 보다 오랫동안, 보다 건강하게 살기 위해 노력할 만한 가치가 있는 잠재적인 많은 치료방법을 제공하고 있다.

참고문헌

[1]American Diabetes Association. Diabetes Statistics. Available at: www.diabetes.org/diabetes-statistics.jsp. Accessed November 11, 2007.

[2]Forbes JM, Soldatos G, Thomas MC. Below the radar: Advanced glycation end products that detour "around the side." Is HbA1c not an accurate enough predictor of long term progression and glycaemic control in diabetes? Clin Biochem Rev. 2005 Nov;26(4):123–134.

[3]Ahmed N, Babaei-Jadidi R, Howell SK, Thornalley PJ, Beisswenger PJ. Glycated and oxidized protein degradation products are indicators of fasting and postprandial hyperglycemia in diabetes. Diabetes Care. 2005 Oct;28(10):2465–2471.

[4]Goldberg T, Cai W, Peppa M, Dardaine V, Baliga BS, Uribarri J, Vlassara H. Advanced glycoxidation end products in commonly consumed foods. J Am Diet Assoc. 2004 Aug;104(8):1287–1291.

[5]Koschinsky T, He CJ, Mitsuhashi T, Bucala R, Liu C, Buenting C, Heitmann K, Vlassara H. Orally absorbed reactive glycation products (glycotoxins): An environmental risk factor in diabetic nephropathy. Proc Natl Acad Sci USA. 1997 Jun 10;94(12):6474–6479.

[6]Li SY, Liu Y, Sigmon VK, McCort A, Ren J. High-fat diet enhances visceral advanced glycation end products, nuclear O-Glc-Nac modification, p38 mitogen-activated protein kinase activation and apoptosis. Diabetes Obes Metab. 2005 Jul;7(4):448–454.

[7]Cerami C, Founds H, Nicholl I, Mitsuhashi T, Giordano D, Vanpatten S, Lee A, Al-Abed Y, Vlassara H, Bucala R, Cerami A. Tobacco smoke is a source of toxic reactive glycation products. Proc Natl Acad Sci USA. 1997 Dec 9;94(25):13915–13920.

[8]Wautier JL, Guillausseau PJ. Advanced glycation end products, their receptors and diabetic angiopathy. Diabetes Metab. 2001 Nov;27(5 Pt 1):535–542.

[9]Huebschmann AG, Regensteiner JG, Vlassara H, Reusch JE. Diabetes and advanced glycoxidation end products. Diabetes Care. 2006 Jun;29(6):1420–1432.

[10]Zieman SJ, Kass DA. Advanced glycation endproduct crosslinking in the cardiovascular system: Potential therapeutic target for cardiovascular disease. Drugs. 2004;64(5):459–470.

[11]Bucala R, Tracey KJ, Cerami A. Advanced glycosylation products quench nitric oxide and mediate defective endothelium-dependent vasodilatation in experimental diabetes. J Clin Invest. 1991 Feb;87(2):432–438.

[12]Wendt TM, Tanji N, Guo J, Kislinger TR, Qu W, Lu Y, Bucciarelli LG, Rong LL, Moser B, Markowitz GS, Stein G, Bierhaus A, Liliensiek B, Arnold B, Nawroth PP, Stern DM, D'Agati VD, Schmidt AM. RAGE drives the development of glomerulosclerosis and implicates podocyte activation in the pathogenesis of diabetic nephropathy. Am J Pathol. 2003 Apr;162(4):1123–1137.

[13]Koyama H, Shoji T, Yokoyama H, Motoyama K, Mori K, Fukumoto S, Emoto M, Shoji T, Tamei H, Matsuki H, Sakurai S, Yamamoto Y, Yonekura H, Watanabe T, Yamamoto H, Nishizawa Y. Plasma level of endogenous secretory RAGE is associated with components of the metabolic syndrome and atherosclerosis. Arterioscler Thromb Vasc Biol. 2005 Dec;25(12):2587–2593. Epub 2005 Oct 13.

[14]Ramakrishna V, Jailkhani R. Oxidative stress in non-insulin-dependent diabetes mellitus (NIDDM)

patients. Acta Diabetol. 2007 Oct 9;[Epub ahead of print].

[15]Rebolledo OR, Actis Dato SM. Postprandial hyperglycemia and hyperlipidemia-generated glycoxidative stress: its contribution to the pathogenesis of diabetes complications. Eur Rev Med Pharmacol Sci. 2005 Jul-Aug;9(4):191-208.

[16]Morris BW, MacNeil S, Hardisty CA, Heller S, Burgin C, Gray TA. Chromium homeostasis in patients with type II (NIDDM) diabetes. J Trace Elem Med Biol. 1999;13(1-2):57-61.

[17]Anderson RA. Chromium, glucose tolerance and diabetes. J Am Coll Nutr. 1998;17:548-555.

[18]Sun Y, Ramirez J, Woski SA, Vincent JB. The binding of trivalent chromium to low-molecular-weight chromium-binding substance (LMWCr) and the transfer of chromium from transferrin and chromium picolinate to LMWCr. J Biol Inorg Chem. 2000;5(1):129-136.

[19]Speetjens JK, Collins RA, Vincent JB, Woski SA. The nutritional supplement chromium(III) tris(picolinate) cleaves DNA. Chem Res Toxicol. 1999 Jun;12(6):483-487.

[20]Trow LG, et al. Lack of effect of dietary chromium supplementation on glucose tolerance, plasma insulin and lipoprotein levels in patients with type 2 diabetes. Int J Vitam Nutr Res. 2000;70(1):14-18.

[21]Kozlovsky AS, Moser PB, Reiser S, Anderson RA. Effects of diets high in simple sugars on urinary chromium losses. Metabolism. 1986;35:515-518.

[22]Goldfine AB, et al. Metabolic effects of vanadyl sulfate in humans with non-insulin-dependent diabetes mellitus: In vivo and in vitro studies. Metabolism. 2000;49(3):400-410.

[23]Boden G, Chen X, Ruiz J, van Rossum GD, Turco S. Effects of vanadyl sulfate on carbohydrate and lipid metabolism in patients with non-insulin-dependent diabetes mellitus. Metabolism. 1996;45(9):1130-1135.

[24]Cohen N, Halberstam M, Shlimovich P, Chang CJ, Shamoon H, Rossetti L. Oral vanadyl sulfate improves hepatic and peripheral insulin sensitivity in patients with non-insulin-dependent diabetes mellitus. J Clin Invest. 1995;95(6):2501-2509.

[25]Tas S, Sarandol E, Ayvalik SZ, Serdar Z, Dirican M. Vanadyl sulfate, taurine, and combined vanadyl sulfate and taurine treatments in diabetic rats: Effects on the oxidative and antioxidative systems. Arch Med Res. 2007 Apr;38(3):276-283. Epub 2007 Jan 22.

[26]Davis RE, Calder JS, Curnow DH. Serum pyridoxal and folate concentrations in diabetics. Pathology. 1976;8(2):151-156.

[27]McCann VJ, Davis RE. Serum pyridoxal concentrations in patients with diabetic neuropathy. Aust NZ J Med. 1978;8(3):259-261.

[28]Stracke H, Lindemann A, Federlin K. A benfotiamine-vitamin B combination in treatment of diabetic polyneuropathy. Exp Clin Endocrinol Diabetes. 1999;104(4):311-316.

[29]Coggeshall JC, Heggers JP, Robson MC, Baker H. Biotin status and plasma glucose in diabetics. Ann NY Acad Sci. 1985;447:389-392.

[30]Cleary JP, Vitamin B3 in the treatment of diabetes mellitus: Case reports and review of literature. J Nutr Med. 1990;1:217-225.

[31]Mandrup T, et al. Nicotinamide in the prevention of insulin dependent diabetes mellitus. Diabetes Metabol Rev. 1993;9:295-309.

[32]Chakravarthy BK, Gupta S, Gode KD. Functional beta cell regeneration in the islets of pancreas in alloxan induced diabetic rats by (-)-epicatechin. Life Sci. 1982;31(24):2693-2697.

[33]Indian Council of Medical Research (ICMR), Collaborating Centres, New Delhi [no authors listed]. Flexible dose open trial of Vijayasar in cases of newly diagnosed non-insulin-dependent diabetes mellitus. Indian J Med Res. 1998;108:24-29.

[34]Sharma RD, Roghurem TC, Rao NS. Effect of fenugreek seeds on blood glucose and serum lipids in type 1 diabetes. Eur J Clin Nutr. 1990;44(4):301-306.

[35]Gupta A, Gupta R, Lal B. Effect of Trigonella foenum-graecum (fenugreek) seeds on glycaemic control and insulin resistance in type 2 diabetes mellitus: A double blind placebo controlled study. J Assoc Physicians India. 2001 Nov;49:1057-1061.

[36]Hannan JM, Ali L, Rokeya B, Khaleque J, Akhter M, Flatt PR, Abdel-Wahab YH. Soluble dietary fibre fraction of Trigonella foenum-graecum (fenugreek) seed improves glucose homeostasis in animal models of type 1 and type 2 diabetes by delaying carbohydrate digestion and absorption, and enhancing insulin

action. Br J Nutr. 2007 Mar;97(3):514–521.

[37]Leatherdale BA, et al. Improvement in glucose tolerance due to Momordica charantia (karela). Br Med J (Clin Res Ed). 1981;282(6279):1823–1824.

[38]Ahmad N, Hassan MR, Halder H, Bennoor KS. Effect of Momordica charantia (Karolla) extracts on fasting and postprandial serum glucose levels in NIDDM patients. Bangladesh Med Res Counc Bull. 1999 Apr;25(1):11–13.

[39]Ojewole JA, Adewole SO, Olayiwola G. Hypoglycaemic and hypotensive effects of Momordica charantia Linn (Cucurbitaceae) whole-plant aqueous extract in rats. Cardiovasc J S Afr. 2006 Sep–Oct;17(5):227–232.

[40]Fernandes NP, Lagishetty CV, Panda VS, Naik SR. An experimental evaluation of the anti-diabetic and antilipidemic properties of a standardized Momordica charantia fruit extract. BMC Complement Altern Med. 2007 Sep 24;7:29.

[41]Shanmugasundaram ER, et al. Use of Gymnema sylvestre leaf extract in the control of blood glucose in insulin-dependent diabetes mellitus. J Ethnopharmacol. 1990;30(3):281–294.

[42]Shanmugasundaram ER, et al. Antidiabetic effect of a leaf extract from Gymnema sylvestre in non–insulin-dependent diabetes mellitus patients. J Ethnopharmacol. 1990;30(3):295–300.

[43]Mang B, Wolters M, Schmitt B, Kelb K, Lichtinghagen R, Stichtenoth DO, Hahn A. Effects of a cinnamon extract on plasma glucose, HbA, and serum lipids in diabetes mellitus type 2. Eur J Clin Invest. 2006 May;36(5):340–344.

[44]Khan A, Safdar M, Ali Khan MM, Khattak KN, Anderson RA. Cinnamon improves glucose and lipids of people with type 2 diabetes. Diabetes Care. 2003 Dec;26(12):3215–3218.

[45]Hlebowicz J, Darwiche G, Bjo¨rgell O, Almér LO. Effect of cinnamon on postprandial blood glucose, gastric emptying, and satiety in healthy subjects. Am J Clin Nutr. 2007 Jun;85(6):1552–1556.

[46]Atanasov AT, Tchorbanov B. Anti-platelet fraction from Galega officinalis L. inhibits platelet aggregation. J Med Food. 2002 Winter;5(4):229–234.

[47]Pundarikakshudu K, Patel JK, Bodar MS, Deans SG. Anti-bacterial activity of Galega officinalis L. (Goat's Rue). J Ethnopharmacol. 2001 Sep;77(1):111–112.

[48]Witters LA. The blooming of the French lilac. J Clin Invest. 2001 Oct;108(8):1105–1107.

[49]Jackson MC, Lenney JF. The distribution of carnosine and related dipeptides in rat and human tissues. Inflamm Res. 1996 Mar;45(3):132–135.

[50]Hipkiss AR. Would carnosine or a carnivorous diet help suppress aging and associated pathologies? Ann NY Acad Sci. 2006 May;1067:369–374.

[51]Stuerenburg HJ. The roles of carnosine in aging of skeletal muscle and in neuromuscular diseases. Biochemistry (Mosc). 2000 Jul;65(7):862–865.

[52]Guiotto A, Calderan A, Ruzza P, Borin G. Carnosine and carnosine-related antioxidants: A review. Curr Med Chem. 2005;12(20):2293–2315.

[53]Peterszegi G, Molinari J, Ravelojaona V, Robert L. Effect of advanced glycation end-products on cell proliferation and cell death. Pathol Biol (Paris). 2006 Sep;54(7):396–404. Epub 2006 Aug 21.

[54]Kamenova P. Improvement of insulin sensitivity in patients with type 2 diabetes mellitus after oral administration of alpha-lipoic acid. Hormones (Athens). 2006 Oct–Dec;5(4):251–258.

[55]Song KH, Lee WJ, Koh JM, Kim HS, Youn JY, Park HS, Koh EH, Kim MS, Youn JH, Lee KU, Park JY. alpha-Lipoic acid prevents diabetes mellitus in diabetes-prone obese rats. Biochem Biophys Res Commun. 2005 Jan 7;326(1):197–202.

[56]Thirunavukkarasu V, Anitha Nandhini AT, Anuradha CV. Lipoic acid improves glucose utilization and prevents protein glycation and AGE formation. Pharmazie. 2005 Oct;60(10):772–775.

[57]Yi X, Maeda N. alpha-Lipoic acid prevents the increase in atherosclerosis induced by diabetes in apolipoprotein E-deficient mice fed high-fat/low-cholesterol diet. Diabetes. 2006 Aug;55(8):2238–2244.

[58]Tang J, Wingerchuk DM, Crum BA, Rubin DI, Demaerschalk BM. Alpha-lipoic acid may improve symptomatic diabetic polyneuropathy. Neurologist. 2007 May;13(3):164–167.

[59]Kojima M, Sun L, Hata I, Sakamoto Y, Sasaki H, Sasaki K. Efficacy of alpha-lipoic acid against diabetic cataract in rat. Jpn J Ophthalmol. 2007 Jan–Feb;51(1):10–13. Epub 2007 Feb 9.

[60]Salmeron J, et al. Dietary fiber, glycemic load, and risk of non–insulin dependent diabetes mellitus in women. JAMA. 1997;277(6):472–477.

[61]Saleron J, et al. Dietary fiber, glycemic load, and risk of NIDDM in men. Diabetes Care. 1997;20(4):545–550.
[62]Eibl NL, Schmack CJ, Kopp HP, et al. Hypomagnesemia in type II diabetes: Effect of a 3-month replacement therapy. Diabetes Care. 1996;18(2):188–192.
[63]Simpson HC, et al. A high carbohydrate leguminous fibre diet improves all aspects of diabetic control. Lancet. 1981;(8210):1–5.
[64]Brenner BM, Meyer TW, Hostetter TH. Dietary protein intake and the progressive nature of kidney disease: The role of hemodynamically mediated glomerular injury in the pathogenesis of progressive glomerular sclerosis in aging, renal ablation, and intrinsic renal disease. N Engl J Med. 1982;307:652–659.
[65]Cohen D, Dodds R, Viberti G. Effect of protein restriction in insulin dependent diabetics at risk of nephropathy. Br Med J (Clin Res Ed). 1987;294(6575):795–798.
[66]Pedersen MM, et al. Renal effects from limitation of high dietary protein in normoalbuminuric diabetic patients. Kidney Int. 1989;27(suppl.):S115–S121.
[67]Anderson JW, Blake JE, Turner J, Smith B. Effects of soy protein on renal function and proteinuria in patients with type 2 diabetes. Am J Clin Nutr. 1998;68(6 suppl.):1347S–1353S.
[68]American Diabetes Association. Complications of Diabetes in the United States. Available at: www.diabetes.org/diabetes-statistics/complications.jsp. Accessed November 11, 2007.

12
자궁내막증(Endometriosis)을 치료하는 자연요법

자궁내막증은 자궁외부에 자궁내막조직이 자라는 것으로 흔한 부인과질환이라고 할 수 있다. 미국여성의 약 10% 정도, 가임기여성의 경우 약 500만 명 정도가 이 질환의 영향하에 있을 것이라고 추정된다.[1] 만성골반통증을 가진 여성 중 약 20%, 불임여성의 30~45% 정도가 자궁내막증을 가지고 있다.[2] 자궁외부에 존재하는 자궁내막조직은 에스트로겐과 프로게스테론으로부터 오는 호르몬신호에 정상적으로 반응한다. 이러한 호르몬들은 자궁에서와 같이 종종 복강내에 존재하는 조직의 주기적인 성장과 출혈을 유발한다. 유착과 염증반응 또한 이 조직이 많은 부위에서 종종 발생한다. 자궁내막증의 질병원인은 잘 알려져 있지 않고, 현재의 이론으로 이 질환의 모든 것을 설명하기는 불가능하다. 그러나 환경적인 에스트로겐의 독소물질, 스트레스, 면역기능이상 등이 질환의 발병요인 또는 진행요인과 연관되어 있을 것임을 제시하는 증거가 축적되고 있다.

원인(Etiology)

한 연구에서 자궁내막증의 발병이 유전적 상관관계를 가진다는 것을 밝혀냈다. 자궁내막증의 병력이 있는 일도친족(first-degree relatives)16) 여성의 경우에 자궁내막증의 발병위험도가 10배나 높았다.[3] 게다가 자궁내막증의 가족력이 있는 여성들은 통계적으로 발병시기가 빠르고, 질병의 심각도 또한 높을 가능성이 있다.[4] 근래의 연구결과에서는 산화적스트레스(oxidative stress), 환경독소에의 노출, 면역기능장애가 자궁내막증의 발병과 진행을 유발하는 요인일 수 있음을 제시한다. 다이옥신(dioxin), 폴리염화비페닐(PCBs; polychlorinated biphenyls)과 같은 염소화탄화수소(chlorinated hydrocarbon)는 면역체계와 내분비계(endocrine system)에 부정적인 영향을 미치는데, 이는 자궁내막증과도 연관되어 있다. 예를 들어 원숭이를 대상으로 입증된 몇몇 연구에서 다이옥신의 노출수준과 자궁내막증의 심각도 사이에 직접적인 상관관계가 있는 것으로 나타났다. 원숭이실험은 면역체계의 기능장애가 자궁내막증이 있는 여성의 면역이상반응과 유사함을 보여 주었다.[5,6]

연구들은 또한 다이옥신이 스테로이드수용체(steroid receptor)의 표현양상(이에 따른 호르몬발현의 변화)을 조절하고 자연살해(NK; natural killer cell)세포의 활동을 저하시키며, T림프구를 억제하

16) 역자주: 우리나라의 경우 1, 2촌에 해당하는 부모, 자식, 형제, 자매를 가리킨다.

고 복강대식세포(peritoneal macrophage)를 자극함으로써 혈관신생(angiogenesis)과 시토카인농도 및 성장인자에 영향을 미친다는 사실도 밝혀냈다.[7-9] 다이옥신과 PCB는 면역체계를 억제하고 생식능력을 손상시키며, 각종 암, 당뇨, 심혈관질환의 발병위험을 증가시키고, 기억력을 손상시킨다. 주로 동물지방, 생선 같은 식품, 살충제, 그리고 다른 환경전염원을 통해 다이옥신과 PCB에 노출된다.[10-14] 28일 이하의 생리주기, 5일 혹은 그 이상 지속되는 대량생리, 7일 이상 지속되는 생리, 에스트로겐의 수치상승과 같은 다른 위험요인들도 자궁내막증과 연관되어 있다. 자궁내막증의 발병은 체지방증가, 고지방식단, 운동부족, 자궁내 피임기구(intrauterine device)의 사용과도 관련된다.[15] 소규모연구에서 연구원들은 붉은색의 자연모발과 질병발병률 간의 의미 있는 연관관계가 있음을 알아냈다.[16]

증상(Symptom)

전통적으로 자궁내막증환자들은 만성 또는 주기적으로 골반통증을 느끼고 불임증상을 나타낸다. 통증은 대개 생리 1~2일 전에 시작되는데, 몇 일 혹은 생리기간 동안 지속된다. 부가적인 증상으로 성교통증(dyspareunia), 비정상 자궁출혈(uterine bleeding), 배변 · 배뇨 시의 주기적 통증, 혈뇨 · 혈변, 변비, 설사, 구토, 실신 등이 포함하기도 한다. 그러나 자궁내막증을 진단받은 여성 중에 1/3은 아무 증상도 겪지 않는다. 골반통증의 중증도(severity)는 신경말단의 유착근접도와 관련될 수 있지만 질병의 진행 정도와는 관련이 없다(아래 '자궁내막증의 증상들' 박스 참조).[17]

병리학(Pathology)

자궁내막종(endometriomas)은 주로 난소, 난관(자궁관), 복막내층, 자궁경부, 결장, 맹장, 질, 자궁천골, 넓은인대(broad ligament) 및 원인대(round ligament)에서 발견되는 경우가 많다. 몇몇 경우에는 방광, 신장, 음문(vulva), 팔, 다리, 폐, 코점막(nasal mucosa), 척추, 이전의 수술절개부위에서도 유착이 발견되기도 한다.[2] 자궁내막증여성의 2/3에서는 난소가 원발성부위이다. 30%

자궁내막증의 증상들

- 만성골반통증
- 불임
- 성교통증
- 비정상적 자궁출혈
- 배변·배뇨 시의 주기적인 통증
- 배변·배뇨 시의 출혈
- 변비, 설사
- 메스꺼움, 구토
- 실신

의 발병률은 국소림프절과 관련이 있고, 10~15%의 여성에서는 S상결장(sigmoid colon)에서 발병한다.[2]

면역체계는 자궁내막증의 발생, 진행, 증상과 관련된다. 자궁내막증여성의 체액성면역반응과 세포매개성 면역반응은 모두 비정상적이다. 체액성면역반응은 면역글로불린 E(IgE), IgG, IgD, IgA, IgM과 항체에 영향을 받는다. T림프구는 세포성면역반응을 중계하는데, 그 막에 수용기가 있으며, 이 수용기는 항원에 즉각적으로 반응한다. 이 수용기와 결합한 항원은 면역 및 염증세포를 활성화시킴으로써 대량의 시토카인을 분비, 염증과 조직손상을 유도한다. 연구들은 이러한 많은 염증 관련 물질이 자궁내막증여성의 복막에서 증가한다고 보고하였다.[18] 자궁내막증여성들의 경우는 자연살해세포, 세포독성 T세포, B림프구, 대식세포, 단핵구와 같은 면역기능세포에 이상이 있고,[19] 이소성자궁내막세포(ectopic endometrial cell)의 파괴를 담당하는 자연살해세포의 기능과 농축도가 감소된다.[18,20] 연구들은 여성환자들에서 세포독성 T세포의 수는 감소되고, 억제 T세포의 수는 증가된다는 것도 밝혀냈다. 억제 T세포는 외부물질이나 숙주에 대한 면역반응을 줄인다. 이 세포의 증가는 이소성자궁내막세포를 발견하고 제거하는 면역체계기능을 떨어뜨릴 수 있다.[21]

복강대식세포의 수치가 자궁내막증여성들에서 높아졌다는 것도 알려졌다. 복강대식세포는 프로스타글란딘, 피브로넥틴, 인테그린 같은 세포매개체와 자궁내막증진행을 촉진하는 다른 시토카인을 분비한다. 자궁내막증환자들의 대식세포는 탐식활동을 하지 않는 것으로 보이는데, 대식세포의 이러한 탐식작용정지는 복막강의 이소성자궁내막조직 존재가능성을 설명해 준다.[22] 다른 연구들에서는 자연살해세포를 억제하는 시토카인 TGF-β(transforming qrowth factor-β)를 높은 수치로 분비하는 동시에 흉터와 섬유증이 증가하는 것도 밝혀냈다.[23] TGF-β는 혈관신생을 자극하여 이소성자궁내막조직이 자체적으로 혈액을 공급받을 수 있도록 만들기도 한다.[23] 종양괴사인자(TNF-α), 인터루킨-1(IL-1), IL-6과 같은 염증유발성시토카인 또한 자궁내막증환자의 복막액에서 증가된다.[18] 연구원들은 B림프구의 항체생산이 자궁내막증으로 인해 IgG, IgM 항체가 증가한 여성들에서 비정상적으로 이루어진다는 것도 밝혀냈다. 그리고 이소성자궁내막증에 대항하는 자가항체가 자궁경부분비물과 질분비물 그리고 혈청에서 발견되었다.[24,25]

스트레스도 자궁내막증의 발병과 진행에 일정역할을 한다. 연구에서는 자궁내막증환자들의 스트레스반응호르몬들이 증가했음을 보여 주었다. 스트레스반응의 주요 글루코코르티코이드인 코티솔(cortisol)의 수치는 자궁내막증의 정도와 비례한다. 프로락틴 역시 질병의 심각도 증가와 더불어 수치가 상승하며, 불임의 요인이 될 수 있다. 또한 높아진 코티솔수치는 자연살해세포와 T림프구의 억제와 같은 면역반응에 부정적인 영향을 미치는 것으로 알려져 있으며, 자궁내막증환자는 특히 비정상적이다.[26]

연구원들은 자궁내막증을 루푸스(lupus), 류마티스관절염(RA), 다발성경화증, 쇼그렌증후군과

자궁내막증의 진단을 위한 방법들

- 신체검사(physical examination)
- 초음파 또는 MRI
- 복강경 또는 개복술
- 혈청 CA-125 검사법

같은 질병과 관련시키고 있는데, 이는 자궁내막증이 자가면역질환 유발요인을 가지고 있을 수도 있음을 암시한다. 섬유근육통, 만성피로증후군, 갑상선기능저하증, 알레르기, 천식, 습진과 같은 다른 증상들도 자궁내막증의 여성들에서 흔하게 발생하였다.[27] 자궁내막증은 난소암과 비호지킨 림프종(non-Hodgkin's lymphoma)의 발병위험과도 관련된다.[28,29]

진단

자궁내막증은 증상이 너무 다양하기 때문에 종종 진단을 내리기가 쉽지 않다. 고정된 후굴모양의 자궁, 비대한 난소, 자궁천골인대의 신생물 등이 환자를 진단할 때 종종 드러나는 증상들이다. 질내초음파를 시행하면 난소, 장 또는 방광의 자궁내막조직을 발견하기 쉽지만, 직장질내, 질내 또는 자궁천골내에 존재하는 자궁내막조직을 찾아내기는 어렵다. CA-125는 자궁내막증을 나타내는 혈액검사인데 민감도가 낮아서 진단목적으로 사용하기는 어렵다. 생검을 위한 복강경은 정확한 진단을 제공한다('자궁내막증 진단을 위한 방법들' 박스 참조).

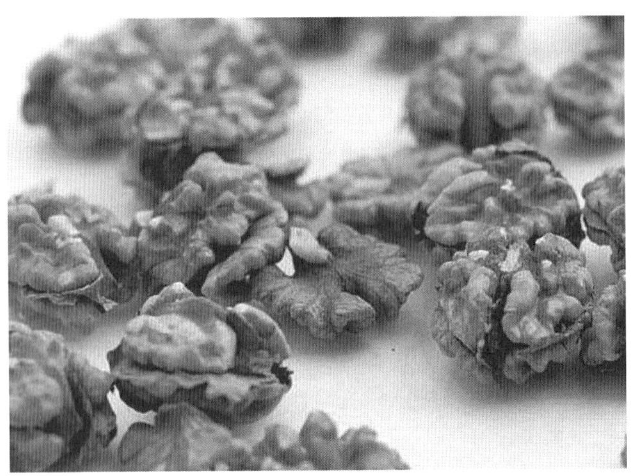

그림 12-1. Walnuts

전통적인 치료법

전통적인 치료방법은 주로 에스트로겐자극을 낮추고 고통을 줄이며, 수태력을 유지하는 데 초점을 맞추고 있다. 복강경으로 진단을 시행할 때 보여지는 부분을 제거함으로써 치료를 시작할 수 있다. 자궁내막조직은 호르몬에 반응하므로 호르몬요법이 종종 시행되는데, 실제로 에스트로겐은 비정상적인 자궁내막병변을 증가시키는 반면, 프로게스테론과 안드로겐은 해당병변의 크기를 줄이는 것으로 알려져 있다. 그러나 호르몬요법은 자궁내막증을 완벽하게 치료하지는 못하고, 약물요법을 시행하지 않으면 대부분 다시 재발한다.

약물들

비스테로이드항염증약물(NSAIDs)은 골반통을 치료하기 위해 자주 처방된다. 프로스타글란딘이 자궁내막증과 관련된 통증을 담당하는데, NSAIDs은 프로스타글란딘의 합성을 억제하기 때문에 통증을 줄일 수 있다. 이 질환을 치료하기 위해 종종 사용되는 호르몬요법은 네 가지이며, ① 다나졸(danazol)-뇌하수체에서 분비되는 난포자극호르몬(FSH)과 황체형성호르몬(LH)을 억제하는 약한 안드로겐역할을 함으로써 배란과 월경을 억제, ② 경구피임약, ③ 황체호르몬, ④ FSH, LH를 억제하여 배란을 방해하는 성선자극호르몬-방출호르몬(GnRH)작용제(agonist) 등이다. 연구에서는 경구피임약의 치료가 여성의 67% 이상에서 효과를 나타낸다는 것을 확인하였다[30](‘자궁내막증을 치료하기 위한 약물학적 접근’ 박스 참조).

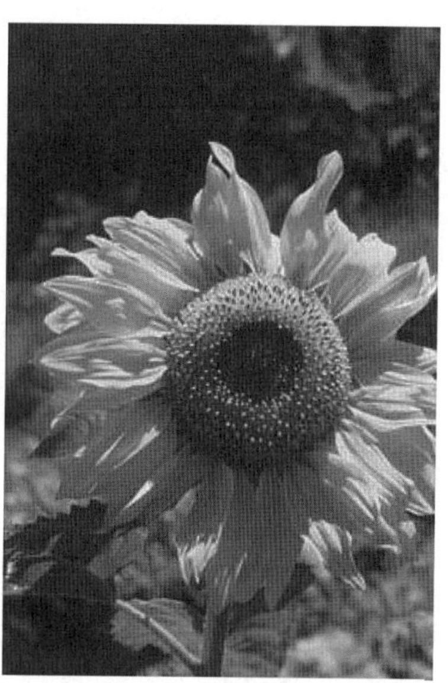

그림 12-2. 해바라기

자궁내막증을 치료하기 위한 약물학적 접근

- 비스테로이드항염증약물
- 다나졸(danazol)
- 경구피임약
- 프로게스틴(progestin)
- 성선자극호르몬-방출호르몬(GnRH, gonadotrophin releasing hormone)작용제(agonist)

영양학적 및 생약학적 치료법

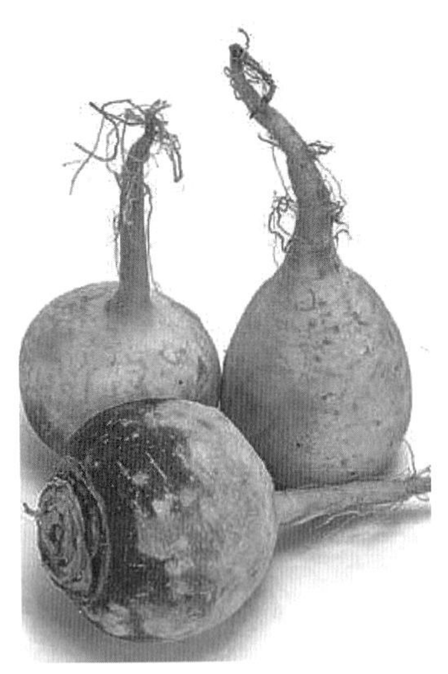

그림 12-3. Turnip

지방산 보충요법

EPA, DHA, ALA, GLP의 보충요법은 염증을 치료할 수 있다. 오메가-3 지방산 EPA와 DHA는 lipo-oxygenase, cyclo-oxygenase 신호경로에서 아라키돈산(AA)과 경쟁하여 염증성아이코사노이드(inflammatory eicosanoids)의 수치를 낮춘다.[31-33] EPA, DHA가 풍부한 생선오일은 IL-1, IL-2, TNF와 같은 염증성시토카인의 생성을 억제한다. 이러한 생선오일은 또한 B림프구, T림프구의 합성을 억제하고, 항체생산을 감소한다.[34-37]

서양지치(barage, *Borago officinalis*)오일, 달맞이꽃(*Oenothera biennis*)오일, 검은건포도(*Ribes nigrum*)오일 등에서 나오는 오메가-6 지방산인 GLA는 인체에서 대사되어 프로스타글란딘의 염증작용을 제어하고, 염증성류코트리엔을 형성하는 아라키돈산을 억제한다.[38] 리놀렌산(LA)은 오메가-6 지방산으로 GLA의 전구체이며, 항염증경로를 자극하는 효과가 있다. 이러한 리놀렌산은 종종 옥수수, 홍화, 참깨, 대두, 해바라기, 호두, 포도씨, 맥아 등에서 추출한 것으로 기름에 많이 포함되어 있다. ALA는 오메가-3 지방산인데 EPA의 전구체이고, 아마(flax, *Linum usitatissimum*), 평지씨(rapeseed, *Brassica napus*), 대두(Glycine soja), 호두, 호박씨, 들깨씨 등에 많이 함유되어 있다. Delta-6-desaturase는 LA와 ALA를 GLA와 EPA로 전환시키는 효소로 마그네슘과 비타민 B_6, 아연을 보조인자(cofactor)로서 필요로 하는데, 이러한 보조인자들이 결핍되어 필수지방산(EFA) 보충요법이 종종 실패하는 경우도 있다. 어떠한 환자에서는 이러한 전환효소가 부족하기 때문에 EPA/DHA, GLA를 직접 처방해야 할 경우도 있다.

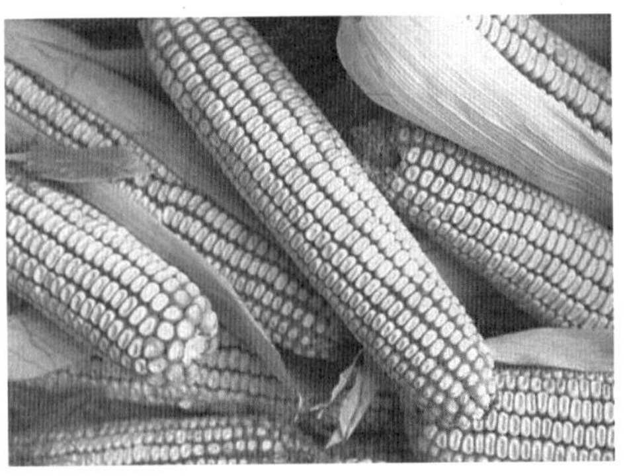

그림 12-4. 옥수수

비타민 E

리폭시게나제(lipoxygenase)는 염증작용의 강력한 매개물질인 류코트리엔을 아라키돈산으로부터 변환시켜 주는 효소이다. 비타민 E는 프로스타글란딘 E2와 류코트리엔 B4의 형성을 억제함으로써 cyclo-oxygenase의 경로를 변환시킨다.

감마토코페롤은 미국식단에서 가장 흔히 발견되는 비타민 E의 형태인데, 자궁내막증여성에서 흔히 상승되어 있는 TNF-알파수치를 낮추어 준다.[39] 어떤 연구에서는 비타민 E 숙신산(succinate)과 비타민 A가 다이옥신손상으로부터 인체를 보호한다는 결과를 발표하였다.[40,41] 그러나 지나친 고농도의 비타민 E 보충요법은 항혈소판응집작용을 가지므로 항응고제와 항혈전제의 병용 여부에 상관없이 혈액을 묽게 하고, 출혈의 가능성을 증가시킬 수 있다.[41]

비타민 C

비타민 C는 T림프구의 활성, 포식세포(phagocyte)의 기능, 백혈구의 이동성, 인터페론의 생산을 증가시킨다. 자궁내막증여성에서는 비정상적인 포식세포, 항체, 시토카인 등이 발견되기 때문에 비타민 C는 좋은 치료제가 될 수 있다. 또한 비타민 C는 항산화제이기 때문에 활성산소가 세포와 조직을 손상시키고, 질병을 유발하는 것을 억제하는 작용도 한다. 이러한 보호작용은 다이옥신과 PCBs 등으로부터 인체조직을 보호한다. 높은 에스트로겐수치를 가지거나 경구피임약을 복용한다거나, 흡연을 하는 여성들은 비타민 C의 체외배출이 증가하여 체내에 낮은 수치로 존재할 가능성이 있으므로 보다 높은 농도의 비타민 C 보충요법이 필요하다.[42,43]

베타카로틴(Beta-Carotene)

베타카로틴은 지질과산화와 자유라디칼로서 DNA손상을 예방하는 기능이 있다.[44,45] 베타카로틴은 또한 자연살해세포의 기능을 증가시킬 수 있다.[46] 카로티노이드(carotenoid)는 미국식사에서 비타민 A의 약 50% 정도를 제공해 주는데, 비타민 A는 다이옥신으로 인한 조직손상을 보호한다고 알려져 있다. 카로티노이드가 혼합된 보충요법이 일반적으로 추천된다.[43,47]

큰엉겅퀴(Milk Thistle)

큰엉겅퀴(*Silybum marianum*)의 주요활성성분인 실리마린(silymarin)은 TNF와 염증성시토카인의 기능을 억제하는 것으로 잘 알려져 있고, 지질과산화억제와 항산화 및 자유라디탈제거 작용을 한다.[48,49] 실리마린은 독소의 간세포침투를 억제하여 간에서 독성대사물질이 형성되는 것을 억제한다. 더군다나 실리마린에 의한 베타-글루쿠론산분해효소(beta-glucuronidase)의 억제효능은 에스트로겐의 제거율을 증가시킬 수도 있다.[50]

백당나무(Crampbark)와 검은열매가막살나무(Black Haw)

백당나무(*Viburnum opulus*)와 검은열매가막살나무(*Viburnum prunifolium*)는 항경련작용이 있다. Scopoletin과 viopulial은 평활근에 대한 항경련작용을 하기 때문에 생리통을 비롯해 다른 근육경련을 잘 치료할 수 있다. 더군다나 검은열매가막살나무에 있는 scopoletin은 자궁을 이완시키고, 백당나무에 있는 viopulial은 혈압저하, 심박수저하, 심근수축저하 작용을 하는 부교감신경 흥분효과를 가진다.[51,52]

승마(Black Cohosh)

승마(*Cimicifuga racemosa*)의 성분들은 항염증과 유사-에스트로겐의 작용을 하며, 뇌하수체에서 LH의 분비를 억제하였다.[53,54] 어떤 조직에서는 에스트로겐유사작용을 보이고, 어떤 조직에서는 에스트로겐저하작용을 함으로써 선택적인 에스트로겐조절제로서 작용가능하다는 사실이 동물실험결과 밝혀졌다.[55] 또한 검은승마는 에스트로겐수용체에 결합하지 않고, 에스트로겐의존성종양의 성장을 자극하며, 에스트로겐의존성유전자의 발현을 증가시킨다는 새로운 보고도 있었다.[56]

자연적인 프로게스테론

종종 갱년기증후군, 비정상자궁출혈, 월경전증후군, 자궁내막이상증식, 불임 등을 치료하기 위해 처방되고 있는 프로게스테론은 자궁평활근을 이완시킨다고 알려져 있다.[57] 낮은 프로게스테론 수치는 반대로 에스트로겐과잉을 초래할 수 있는데, 증가된 에스트로겐은 자궁내막증을 유발할 수 있다. 그러므로 프로게스테론과 함께 인체의 생화학적 환경을 조절하는 면역조절과 항염증용 제제를 같이 복용하는 요법이 자궁내막증을 치료하는 데 중요하게 고려되어야 할 것이다.

Chaste tree

Chaste tree(*Vitex agnus castus*)는 근거가 부족하긴 하지만, 여성자궁내막증환자를 치료할 가능성을 내포하고 있다. 감정의 흥분, 기분변화, 분노, 두통, 유방팽만감과 같은 월경전증후군과 관련된 많은 증상을 개선한다는 연구결과가 있다.[58]

강장식물(Adaptogenic herbs)

수많은 식물들이 스트레스반응을 개선하고 여성질환을 치료하기 위해 이용되고 있다. 강장식물들은 코티솔과 부신(adrenal)의 기능을 정상화할 것이라고 기대되고 있는데, 여기에는 *Rhodiola rosea*, *Withania somnifera*(ashwagandha), 가시오가피(*Eleutherococcus senticosus*), 인삼(*Panax ginseng*), 감초(*Glycyrrhiza glabra*) 등이 포함된다(1장 '스트레스와 부신피로군' 참조).

표 12-1. 자궁내막증을 치료하기 위한 자연적인 방법

치료제	용량
EPA(eicosapentaenoic acid)	하루 1~3 g
DHA(docosahexaenoic acid)	하루 1~3 g
알파-리놀렌산(α-linolenic acid)	하루 1.2~2 g
감마-리놀렌산(γ-linolenic acid)	하루 900~1,500 mg
비타민 E(토코페롤 복합체)	하루 400~800 IU
비타민 C	하루 1~3 g
베타카로틴	하루 25,000~50,000 IU
큰엉겅퀴(Milk Thistle, *Silybum marianum*)	하루 420 mg (silymarin 70~80%의 표준제품기준)
백당나무(Crampbark, *Viburnum opulus*), 검은열매가막살나무(Black Haw, *Viburnum prunifolium*)	하루 3번, 5~10 mL
승마(*Cimicifuga racemosa*)	하루 2번, 40~80 mg (triterpene glycosides 4~8 mg 제공기준)
자연 프로게스테론	원칙적으로 1/8~1/4 티스푼, 하루 2번, 생리주기 15~28일에 복용

음식조절(Dietary)

잘 발육된 신체는 회복력도 좋다. 건강한 식사습관과 스트레스감소는 자궁내막증의 기저가 되는 증상뿐만 아니라 다양한 인체불균형현상들도 완화할 수 있다. 과일과 채소 위주의 식사습관은 염증과 산화를 감소시키는 비타민과 플라보노이드를 제공한다. 몸의 영양상태는 면역반응, 염증, 호르몬통제에 영향을 미친다. 일부 연구들은 식이비타민과 미네랄이 다이옥신노출에 의한 면역억제로부터 환자를 방어하고, 다이옥신의 배출을 촉진한다는 사실을 보여 주었다.[59] 십자화과채소(cruciferous vegetable), 케일, 순무(turnip), 브로콜리, 콜리플라워(cauliflower), 양배추, 콜라드잎(collard green), 겨자잎 등에 함유된 인돌-3-카비놀(phytochemical indole-3-carbinol)은 임상적으로 자궁내막증치료에 도움이 되는 것으로 판명되었는데, 이 식물기원 화학치료제(파이토케미칼)가 에스트로겐수치를 적절히 조절하기 때문이다. 간기능은 아티초크(artichoke), 우엉뿌리, 사탕무(beet), 민들레잎, 레몬, 당근, 양파, 마늘의 섭취량을 증가시킴으로써 개선될 수 있다. EFA 섭취를 늘리고 유제품과 붉은고기의 섭취를 줄이면, 아라키돈산이 감소함으로써 염증반응이 줄어든다. GLA는 검은건포도오일, 서양지치오일, 달맞이꽃종자유(evening primrose oil)에 함유되어 있고, EPA와 DHA는 청어, 연어, 대구, 고등어, 정어리, 송어, 훈제청어(kipper) 등 지방이 많은 생선에 함유되어 있다. 연구들에서는 자궁내막증과 카페인소비의 관련성을 제시해 주고 있으므로 카페인섭취는 절대금물이다.[60] 덧붙여 술도 제한되어야 하는데, 에스트로겐활성과 비타민 B의 고갈에 영향을 줄 가능성이 있기 때문이다.

결론

자궁내막증은 다양한 약초, 보충제, 식이요법들에 의해 치료될 수 있는데, 전통적인 약물에 의한 치료가 필요 없을 수도 있고, 병행할 수도 있다. 어떠한 치료법을 사용하더라도 환자 개개인의 인체 화학반응이나 요구를 잘 살펴서 개별적인 치료방법을 선택하는 것이 필요하다.

참고문헌

[1]Frankiewics J. Endometriosis: An overview of the disease and its treatment. J Am Pharm Assoc. 2000;40:645–657.

[2]Herbst A, Droegemueller W, et al. Comprehensive Gynecology, 3rd Edition. St. Louis: Mosby-Year Book, 1997.

[3]American College of Obstetricians and Gynecologists (ACOG). Endometriosis. ACOG Technical Bulletin 194. Washington, DC: ACOG, 1993.

[4]Dmowski WP, Lesniewicz R, et al. Changing trends in the diagnosis of endometriosis: A comparative study of women with pelvic endometriosis presenting with chronic pelvic pain or infertility. Fertil Steril. 1997;67:238–243.

[5]Rier SE, Martin DC, et al. Endometriosis in rhesus monkeys (Macaca mulatta) following chronic exposure to 2,3,7,8-tetrachlorodibenzo-p-dioxin. Fundam Appl Toxicol. 1993;21:433–441.

[6]Rier SE, Turner WE, et al. Serum levels of TCDD and dioxin-like chemicals in rhesus monkeys chronically exposed to dioxin: Correlation of increased serum PCB levels with endometriosis. Toxicol Sci. 2001;59:147–159.

[7]Safe S, Astroff B, et al. 2,3,7,8-Tetrachlorodibenzo-p-dioxin and related compounds as antiestrogens: Characterization and mechanism of action. Pharmacol Toxicol. 199;69:400–409.

[8]Clark GC, Taylor J, et al. Tumor necrosis factor involvement in 2,3,7,8-tetrachlorodibenzo-p-dioxin–mediated endotoxin hypersensitivity in C57BL/6J mice congenic at the Ah locus. Toxicol Appl Pharmacol. 1991;111:422–431.

[9]Neubert R, Jacob-Muller U, et al. Polyhalogenated dibenzo-p-dioxins and dibenzofurans and the immune system: 2. In vitro effects of 2,3,7,8-tetrachlorodibenzo-p-dioxin (TCDD) on lymphocytes of venous blood from man and a non-human primate (Callithrix jacchus). Arch Toxicol. 1991;65:213–219.

[10]Barrett DH, Morris RD, et al. Serum dioxin and cognitive functioning among veterans of Operation Ranch Hand. Neurotoxicology. 2001;22:491–502.

[11]Lind PM, Orberg J, et al. The dioxin-like pollutant PCB 126 (3,3'4',5-pentachlorobiphenyl) affects risk factors for cardiovascular disease in female rats. Toxicol Lett. 2004;150:293–299.

[12]Crump KS, Canady R, et al. Meta-analysis of dioxin cancer dose response for three occupational cohorts. Environ Health Perspect. 2003;111:681–687.

[13]Michalek JE, Akhtar FZ, et al. Serum dioxin, insulin, fasting glucose, and sex hormone-binding globulin in veterans of Operation Ranch Hand. J Clin Endocrinol Metab. 1999;84:1540–1543.

[14]Roman BL, Peterson RE. In utero and lactational exposure of the male rat to 2,3, 7,8-tetrachlorodibenzo-pdioxin impairs prostate development:1. Effects on gene expression. Toxicol Appl Pharmacol. 1998;150:240–253.

[15]Cramer DW, Wilson E, et al. The relation of endometriosis to menstrual characteristics, smoking, and exercise. JAMA. 1986;255:1904–1908.

[16]Woodworth SH, Singh M, et al. A prospective study on the association between red hair color and endometriosis in infertile patients. Fertil Steril. 1995;64:651–652.

[17]Lauersen N, deSwaan C. The Endometriosis Answer Book: New Hope, New Help. New York: Ballantine Books, 1998:27.

[18]Ho HN, Wu MY, et al. Peritoneal cellular immunity and endometriosis. Am J Reprod Immunol. 1997;38:400–412.

[19]Dmowski WP, Gebel HM, et al. The role of cell-mediated immunity in pathogenesis of endometriosis. Acta Obstet Gynecol Scand Suppl. 1994;159(suppl.):7–14.

[20]Garzetti GG, Ciavattini A, et al. Natural killer activity in stage III and IV endometriosis: Impaired cytotoxicity and retained lymphokine responsiveness of natural killer cells. Gynecol Endocrinol. 1995;9:125–130.

[21]Iwasaki K, Makino T, et al. Leukocyte subpopulations and natural killer activity in endometriosis. Int J Fertil Menopausal Stud. 1993;38:229–234.

[22]Gazvani R, Templeton A. Peritoneal environment, cytokines, and angiogenesis in the pathology of endometriosis. Reproduction. 2002;123:217–226.

[23]Oosterlynck DJ, Meuleman C, et al. Transforming growth factor-beta activity is increased in peritoneal fluid from women with endometriosis. Obstet Gynecol. 1994;83:287–292.

[24]Iborra A, Palacio JR, et al. Autoimmune response in women with endometriosis. Am J Reprod Immunol. 2000;44:236–241.

[25]Gleicher N, el-Roeiy A, et al. Is endometriosis an autoimmune disease? Obstet Gynecol. 1987;70:115–122.

[26]Lima AP, Moura MD, Rosa e Silva AA. Prolactin and cortisol levels in women with endometriosis. Braz J Med Biol Res. 2006 Aug;39(8):1121–1127.

[27]Sinaii N, Cleary SD, et al. High rates of autoimmune and endocrine disorders, fibromyalgia, chronic fatigue syndrome and atopic diseases among women with endometriosis: A survey analysis. Hum Reprod. 2002;17:2715–2724.

[28]Olson JE, Cerhan JR, et al. Postmenopausal cancer risk after self-reported endometriosis diagnosis in the Iowa Women's Health Study. Cancer. 2002;94:1612–1618.

[29]Ness RB, Grisso JA, et al. Factors related to inflammation of the ovarian epithelium and risk of ovarian cancer. Epidemiology. 2000;11:111–117.

[30]Vercellini P, De Giorgi O, et al. Cyproterone acetate versus a continuous monophasic oral contraceptive in the treatment of recurrent pelvic pain after conservative surgery for symptomatic endometriosis. Fertil Steril. 2002;77:52–61.

[31]Leaf A. On the reanalysis of the GISSI-Prevenzione. Circulation. 2002;105:1874–1875.

[32]Connor WE. n-3 Fatty acids from fish and fish oil: Panacea or nostrum? Am J Clin Nutr. 2001;74;415–416.

[33]Calder PC. N-3 polyunsaturated fatty acids, inflammation and immunity: Pouring oil on troubled waters or another fishy tale? Nutr Res. 2001;21:309–341.

[34]Center for Food Safety and Applied Nutrition, U.S. Food and Drug Administration. Letter regarding dietary supplement health claim for omega-3 fatty acids and coronary heart disease. Online document at: http://vm.cfsan.fda.gov/~dms/ds-ltr11.html. Accessed May 10, 2005.

[35]Kelley DS, Rudolph IL. Effect of individual fatty acids of omega-6 and omega-3 type on human immune status and role of eicosanoids. Nutrition. 2000;16:143–145.

[36]Meydani SN, Dinarello CA. Influence of dietary fatty acids on cytokine production and its clinical implications. Nutr Clin Pract. 1993;8:65–72.

[37]Burns CP, Halabi S, et al. Phase II study of high-dose fish oil capsules for patients with cancer-related cachexia. Cancer. 2004;101:370–378.

[38]Leventhal LJ, Boyce EG, et al. Treatment of rheumatoid arthritis with gamma linolenic acid. Ann Intern Med. 1993;119:867–873.

[39]Dietary Reference Intakes for Vitamin C, Vitamin E, Selenium, and Carotenoids. Washington, DC: National Academy Press, 2000. Online document at: www.nap.edu/books/0309069351/html. Accessed May 10, 2005.

[40]Jiang Q, Ames BN. Gamma-tocopherol, but not alpha-tocopherol, decreases proinflammatory eicosanoids and inflammation damage in rats. FASEB J. 2003;17:816–822.

[41]Alsharif NZ, Hassoun EA. Protective effects of vitamin A and vitamin E succinate against 2,3,7,8-tetrachlorodibenzo-p-dioxin (TCDD)–induced body wasting, hepatomegaly, thymic atrophy, production of reactive oxygen species and DNA damage in C57BL/6J mice. Basic Clin Pharmacol Toxicol. 2004;95:131–138.

[42]Lykkesfeldt J, Christen S, et al. Ascorbate is depleted by smoking and replaced by moderate supplementation: A study in male smokers and nonsmokers with matched dietary antioxidant intakes. Am J Clin Nutr. 2000;71:530–536.

[43]Thorp VJ. Effect of oral contraceptive agents on vitamin and mineral requirements. J Am Diet Assoc. 1980;76:581–584.

[44]Manda K, Bhatia AL. Pre-administration of beta-carotene protects tissue glutathione and lipid peroxidation status following exposure to gamma radiation. J Environ Biol. 2003;24:369–372.

[45]Omenn GS. Chemoprevention of lung cancer: The rise and demise of beta-carotene. Ann Rev Public Health. 1998;19:73–99.

[46]Carlos TF, Riondel J, et al. Beta-carotene enhances natural killer cell activity in athymic mice. In Vivo. 1997;11:87–91.

[47]Hickenbottom SJ, Follett JR, et al. Variability in conversion of beta-carotene to vitamin A in men as measured by using a double-tracer study design. Am J Clin Nutr. 2002;75:900–907.

[48]Manna SK, Mukhopadhyay A, et al. Silymarin suppresses TNFinduced activation of NF-kappa B, c-Jun N-terminal kinase, and apoptosis. J Immunol. 1999;163:6800–6809.

[49]Flora K, Hahn M, et al. Milk thistle (Silybum marianum) for the therapy of liver disease. Am J Gastroenterol. 1998;93:139–143.

[50]Agency for Healthcare Research and Quality. Milk thistle: Effects on liver disease and cirrhosis and clinical adverse effects. Summary, Evidence Report/Technology Assessment: Number 21. Rockville, MD: Agency for Healthcare Research and Quality, September 2000. Online document at: www.ahrq.gov/clinic/epcsums/milktsum.htm. Accessed May 10, 2005.

[51]Leung AY, Foster S. Encyclopedia of Common Natural Ingredients Used in Food, Drugs and Cosmetics, 2nd Edition. New York: John Wiley and Sons, 1996.

[52]Nicholson JA, Darby TD, et al. Viopudial, a hypotensive and smooth muscle antispasmodic from Viburnum opulus. Proc Soc Exp Biol Med. 1972;140:457–461.

[53]Loser B, Kruse SO, et al. Inhibition of neutrophil elastase activity by cinnamic acid derivatives from Cimicifuga racemosa. Planta Med. 2000;66:751–753.

[54]Kruse SO, Lohning A, et al. Fukiic and piscidic acid esters from the rhizome of Cimicifuga racemosa and the in vitro estrogenic activity of fukinolic acid. Planta Med. 1999;65:763–764.

[55]Seidlova-Wuttke D, Hesse O, et al. Evidence for selective estrogen receptor modulator activity in a black cohosh (Cimicifuga racemosa) extract: Comparison with estradiol-17 beta. Eur J Endocrinol. 2003;149:351–362.

[56]Mahady GB. Is black cohosh estrogenic? Nutr Rev. 2003;61:183–186.

[57]Freeman EW, Rickels K, et al. A double-blind trial of oral progesterone, alprazolam, and placebo in treatment of severe premenstrual syndrome. JAMA. 1995;274:51–57.

[58]Schellenberg R. Treatment for the premenstrual syndrome with agnus castus fruit extract: prospective, randomised, placebo controlled study. BMJ. 2001 Jan 20;322(7279):134–137.

[59]Aozasa O, Ohta S, et al. Enhancement in fecal excretion of dioxin isomer in mice by several dietary fibers. Chemosphere. 2001;45:195–200.

[60]Ferrini RL, Barrett-Connor E. Caffeine intake and endogenous sex steroid levels in postmenopausal women. The Rancho Bernardo Study. Am J Epidemiol. 1996:144:642–644.

13

눈질환을 치료하는 대체의학

백내장, 녹내장, 당뇨병성망막병증, 황반변성

눈은 영혼의 '창문'이라는 말이 있다. 그런데 의사에게 눈은 인체의 창문이다. 눈은 혈관과 신경을 직시하게 하여 사람의 전반적인 건강상태를 반영할 수 있고, 눈은 체내의 상황에 많은 영향을 받기도 한다. 본 장에서는 흔하게 발생하는 안과질환 4가지, 백내장(cataract) · 녹내장(glaucoma) · 당뇨병성망막병증(diabetic retinopathy) · 황반변성(macular degeneration)을 살펴보고, 이러한 질환을 치료하는 대체의학(ACM; alternative and complementary medicine)에 대해 이야기하고자 한다. 각 질환의 원인과 임상양상을 설명한 다음 ACM에 관해 개략적으로 논의한다.

백내장: 정의와 원인

백내장은 수정체가 흐리고 혼탁해지는 증상으로,[1] 미국에서 시력약화와 시각상실의 주요원인이다. 미국인 가운데 40대 이상 2,050만 명(17.2%) 정도가 적어도 한쪽 눈에 백내장을 앓고 있는 것으로 추정된다. 또한, 여성이 남성에 비해 거의 40%나 많이 발생하는 듯하다. 2020년에 이르면 백내장환자 수가 총 3,010만 명에 도달할 것으로 예상된다.[2] 백내장수술은 수술받는 65세 이상 환자 중에 가장 많이 실시되고 있으며, 연간 1,030만 건의 수술로 인해 약 30억 달러가 지출되고 있는 것으로 추산된다.[1] 이는 미국보건계의 엄청난 부담이므로, 보건당국에서는 수정체기능장애의 원인을 규명하고, 설명하기 위해 상당한 관심을 기울이고 있다.

백내장의 원인들은 진행성(선천성과 질환 관련)이거나 퇴행성(노화, 외상, 약물 관련 즉 의원병 iatrogenic disease[17]), 원인물질접촉), 또는 염증성원인들을 포괄하고 있다.[1] 백내장은 후천적인 질환이기 때문에, 안과전문의들과 과학자들은 만일 많은 사람들이 충분히 오래 산다면, 나이 들어서는 백내장의 임상증상이 나타날 것이라 주장한다.[3] 이 질환은 담배를 즐기는 환자들, 글리코실화(glycosylation)와 수정체손상을 유발할 수 있는 통제되지 않는 당뇨병환자들, 또는 태양광선에 직접적으로 과잉노출된 사람들에서 더욱 빈번하게 발생한다. 이러한 모든 원인은 산화스트레스와 관련된 손상(oxidative-related damage)을 유발한다. 초기연구에서는 인간과 동물을 대상으로

17) 의사의 부주의로 생기는 병

표 13-1. 백내장과 녹내장의 일반적인 증상과 징후

	BV	VL	HV	EP	M	S	RR
백내장	X	X	X				X
녹내장	X	X	X	X	X		

BV=시야 흐려짐(blurring vision), VL=시력상실(vision loss), HV=광륜(halo vision), EP=안구통증(eye pain), M=동공산대(mydriasis), S=시야의 암점(scotoma, blind spot), RR=안저반사 부재(absent red reflex)

수정체의 산화적 손상(oxidative injury)이 퇴행성백내장의 주요원인이라는 것을 밝혀냈다.[4,5]

백내장은 검안경검사(opthalmoscopic examination)를 통해 확인되는데, 징후와 증상으로는 시야 흐려짐(blurring vision), 점진적이면서 고통 없는 시력상실, 환자가 스스로 느끼는 근시(subjective myopia), 야간운전 중의 광륜(halo vision), 색채인지기능의 변화, 수정체혼탁, 안저반사가 없거나 비정상적인 상태(absent or abnormal red reflex), 시야 어두움(dark defect) 등을 포괄한다.[6] (표 13-1 참조)

백내장의 예방

백내장에서 임상의사의 가장 기본적인 역할은 예방에 초점을 맞추는 것이다. 이것은 임상적으로 식사습관 또는 생활방식의 조그만 개선에 의해 이루어질 수도 있는데, 안구구조를 자극하는 산화스트레스를 줄이면 수정체의 기능을 개선하면서 시신경이 제대로 작동되게 할 수 있다. 예방에는 자외선-B에 의한 유해한 작용으로부터 눈을 보호하는 것도 포함되고, 항산화인자가 풍부한 과일과 야채가 많은 식사습관을 갖는 것도 중요하다.[7] 사실상 간호건강연구에서 시금치와 양배추의 정기적인 섭취가 여성백내장을 예방할 수 있다고 보고하였고, Health Professional Follow-up Study에서는 시금치와 브로콜리가 남성의 백내장위험도를 낮출 수 있다고 밝힌 바 있다.[8,9] 매년 정기적으로 안구검사를 받는 것은 안구이상이 고위험질환으로 이행하는 것을 막는 중요한 방법일 수 있다.

> 비타민 A, 베타카로틴이 풍부한 음식을 섭취하고, 적절한 비타민 A 보충요법을 시행한다면 백내장의 발병위험을 낮출 수 있다.

혈중 항산화기능이 부족하거나 항산화인자가 풍부한 과일과 야채를 충분히 먹지 않는 환자들은 건강기능식품 보조요법을 시행하기에 적당한데, 루테인, 베타카로틴(beta-carotene), 비타민 A, C, E, 셀레늄(selenium), 환원형 글루타티온, 리포산 등을 포함하는 보조요법은 환자의 자유라디

칼제거기능을 높여 줄 수 있다.[10-12]

안구수정체의 항산화기능을 개선할 수 있는 주요요소는 시스테인, 글루탐산, 글라이신의 3가지 아미노산으로 이루어진 글루타티온과 비타민 C가 대표적이다.[10] 이 중에서 환원형글루타티온은 인체내에서 가장 강력한 항산화제이다.[11] 비타민 C는 비타민 E를 활성화시키기 위한 보조인자로서 중요한 작용을 하는데, 비타민 E가 글루타티온의 효과를 증대시키기 때문이다. 비타민 E는 사람과 동물에서 노화와 관련된 백내장의 발병을 감소시킨다.[13,14] 4년여에 걸쳐 전향적 임상시험인 '비타민 E의 백내장보호연구(VECAT)'에서는 55~80세의 건강인을 대상으로 비타민 E의 백내장 보호효과를 연구하였다.[15] 연구자들은 1,111명의 참여자들에서 비타민 E가 백내장의 발병을 억제한다는 사실을 알아냈다. 즉, 비타민 E 보충요법과 백내장의 발병 사이에 통계적으로 의미 있는 관계가 있다는 것을 증명하였다.[16] 나이가 듦에 따라 눈에서 비타민 C의 수치가 감소하지만 비타민 C 보충요법은 이러한 감소를 예방할 수 있고, 백내장의 발병률을 낮출 수 있다.[17-19] Nurses' Health Study에서 보고한 바에 따르면 10년 이상 지속한 비타민 C 보충요법은 초기단계의 백내장발병률을 77%, 중기 이후의 백내장발병률을 83% 감소시켰다. 그러나 당시의 연구에서 10년 미만의 비타민 C 보충요법은 뚜렷한 치료효과가 없었다.

비타민 A와 베타카로틴이 풍부한 음식을 먹거나 비타민 A 보충요법을 사용하면 백내장의 발병위험이 감소된다는 연구가 있었다.[8,20] 그러나 백내장과 산화적 손상으로부터 안구를 보호하는 데 작용하는 카로티노이드(carotenoide)의 정확한 역할은 아직 명확하지 않다. 또한 베타카로틴과 유사한 루테인이 풍부하게 함유된 시금치를 많이 섭취한 사람들은 백내장의 발병위험이 낮았다.[20]

추가적인 안구보호법은 글루타티온의 저하를 막는 데 필요한 비타민 B_2(riboflavin)와 비타민 B_3(niacin)에 의한 것이다. 수많은 연구에서 비타민 B_2의 결핍은 백내장과 연관된다고 밝혀졌다.[21,22] Riboflavin과 niacin을 매일 복용한 노인환자들은 부분적으로나마 백내장을 방지할 수 있었다는 보고도 있다.[22] 수용성플라보노이드에 속하는 Quercetin은 비타민 C의 활성을 강화하고, 솔비톨경로에서 알도즈환원효소(aldose reductase)의 활성을 막는다.[23] 폴리올(polyol) 경로에 대한 이러한 효과는 솔비톨대사교란 당뇨환자의 백내장과 관련된 질환을 치료하는 데 매우 중요한 단서가 될 수 있다.

알파리포산이 백내장치료에 미치는 효과에 대한 여러 가지 동물연구가 있었다. 강력한 항산화제인 알파리포산은 비타민 E, 비타민 C, 글루타티온 같은 내재적인 항산화인자를 생산한다. 리포산의 경구 보충요법은 실험적으로 유도한 당뇨모델에서 백내장의 발병과 진행을 억제하였다.[24] BSO(buthionine sulfoximine)를 투여한 신생쥐에서는 백내장이 100% 발생하였지만, R-알파리포산 또는 racemic 알파리포산의 투여는 백내장의 형성을 감소시켰다(R-알파리포산은 55%, rac-알파리포산은 40%로 감소시킴). 또한 BSO는 안구항산화능력을 감소시켰는데, BSO+글루타티온(glutathione)은 45%까지, BSO+아스코베이트(ascorbate)는 62%까지, BSO+비타민 E는 23%까

눈의 상태를 개선하기 위한 치료제들

1. 비타민 C : 매일 적어도 500~1,000 mg이 추천된다. 그러나 이보다 많은 양의 복용은 흔하지 않은 일이다.
2. 비타민 E : 성인에서는 매일 400~800 IU(international unit, 국제단위)가 적당하다
3. 비타민 A : 매일 10,000 IU가 적당하다. 남성 또는 갱년기 이후의 여성들은 25,000 IU(7,500 mcg)도 안전하다고 간주된다. 임신가능성이 있는 여성들의 안전용량은 증명되지 않았는데, 아마도 10,000 IU(3,000 mcg)가 적당할 것이라고 광범위하게 받아들여지고 있다.
4. 베타카로틴 : 가장 흔한 베타카로틴 보충요법의 용량은 매일 25,000 IU(15 mg)를 복용하는 것인데, 개인에 따라서는 매일 100,000 IU(60 mg)을 복용하는 사람도 있다.
5. Lutein : 소화불량을 치료하기 위해 음식들과 같이 매일 6 mg을 먹는 것은 성인에서는 적당하다.
6. Quercetin : 매일 3~4번, 400 mg
7. Coenzyme Q10 : 매일, 20~150 mg
8. Selenium : 성인 매일 100~200 mcg
9. Rutin : 매일 400~1,000 mg
10. 알파리포산 : 녹내장을 위해서는 매일 150 mg, 일반적인 항산화제제로서는 20~50 mg
11. 마그네슘 : 성인 매일 250~350 mg
12. 생체플라본류(Bioflavonoids) : 바이오플라보노이드 citrus 1,000 mg, quercetin 400 mg, 매일 하루 3번
13. 은행(Gingko) : Gingko biloba 표준추출물(6% terpene lactones, 24% flavone glycosides 함유) 120~160 mg 하루 2-3번
14. 빌베리(Bilberry) : 표준화된 캡슐 또는 정제(25% anthocyanosides 함유) 240~480 mg 하루 1번
15. Coleus : 원칙적으로 2% forskolin을 함유한 수용액이 적용된다.
16. 멜라토닌 : 200 mcg, 그러나 잠들기 2~3시간 전 1~3 mg이 효과적이다.

표 13-2. 백내장과 녹내장 치료제들의 참고자료들

	1	2	3	4	5	6	7	8	9	10	11	12	13	14	15	16
백내장		X	X	X	X	X		X	X					X		
녹내장	X	X	X							X	X	X	X	X	X	X

지 감소되었으나 BSO+R-알파리포산과 rac-알파리포산을 병용치료한 군에서는 84~97%까지 항산화능력이 유지되었다.

녹내장환자들에서 비록 루틴(rutin)과 다른 생체플라본류(bioflavonoid)들이 치료효능을 가진다고 생각되고 있지만 이들의 효능에 대한 연구는 아직 초기단계이다.

생약을 이용한 백내장 치료

백내장을 치료하고 관리하기 위하여 도움이 되는 약초에는 블루베리와 유사하면서 anthocyanosides의 함량이 높은 빌베리(bilberry, *Vaccinium myrtillus*)가 있다. Anthocyanosides는 산화적 손상으로부터 수정체와 망막을 보호한다고 알려져 있고, 빌베리는 환자가 밝은 빛에 잘 적응하도록(어두움에 대한 적응의 결과는 아직 명확치 않지만) 도와준다. 백두옹(pulsatilla, *Pulsatilla pratensia*)은 전통적으로 노인성백내장을 치료해 왔다고 알려져 있다. 그러나 이것은 독소를 함유하고 있기 때문에 사용할 때 주의해야 한다. Silver ragwort(*Cineraria maritime*)은 노인성백내장의 초기단계 환자의 치료를 위한 점안액으로 사용되어 왔는데, 녹내장환자에서는 사용이 금지되어 있으므로 주의해야 한다.[27]

녹내장: 정의와 원인

녹내장(glaucoma)은 미국에서 실명을 초래하는 두 번째 요인이다. 'Glaucoma'라는 용어는 안구내에서 안압상승이 동반되는 상태임을 설명한다. 녹내장은 시신경의 신경장애로 인해 주로 안구내의 압력이 높아지는 것을 특징으로 한다. ① 폐쇄각녹내장(closed angle glaucoma)은 홍채(iris)의 final roll과 뿌리(root)가 앞으로 이동하면서 전방각(chamber angle)이 좁아지거나 폐쇄될 때 발생한다. 방수(aqueous humor)흐름이 막힌 결과로 압력이 높아지게 되는 것이다. ② 개방각녹내장(open-angel glaucoma)은 눈 밖으로 나가는 방수흐름에 대한 저항이 증가하면서 발생한다.

정상압조절(normal pressure accommodation)의 변화도 궁극적으로 실명을 초래할 수 있으며, 연간 150,000건 이상을 차지하지만, 원인은 아직 미지수이다. 그러나 몇몇의 경우에서 녹내장은 반드시 치료되어야 하는 병리학적 건강상태로 인하여 발생하였다. 따라서 녹내장환자들은 안과전문의에게 진단받고, 계속적으로 치료받는 것이 중요하다. 녹내장고위험군에 속하는 환자들은 정기적인 시력검사가 더욱 중요하다. 여기에는 녹내장가족력이 있는 환자, 아프리카계 미국인(녹내장발병률이 4~6배 높음) 환자, 만성신진대사질환환자(예; 당뇨병, 갑상선호르몬기능이상), 구강 코르티코스테로이드를 오랫동안 다량복용한 환자, 음식에 민감하거나 알레르기가 있는 환자[28], 그리고 40세 이상의 환자들이 포함된다.[1]

임상징후 및 증상과 관련하여 급성폐쇄각녹내장(acute angle closure glaucoma)은 통증이 있는 반면에, 만성개방각녹내장(COAG)은 그렇지 않다는 점을 알고 있는 것이 중요하다. 그러나 통증의 여부가 항상 녹내장환자의 지표가 되는 것은 아니다.[6] 다른 주요지표로는 안경/콘택트렌즈를 자주 교체해야 하거나, 어두운 상황에 잘 적응하지 못하거나, 빛의 주변에서 광륜이 보이거나, 가벼운 두통이 있거나, 사물이 흐려 보이는 시각장애 등이 발생하거나 하는 것이 속한다. 이에 덧붙여 만성개방각녹내장(COAG)에서는 아무런 증상이 나타나지 않을 수도 있기 때문에 안압측정검사, 세극등검사(slit lamp examination), 시야측정검사, 전방각경검사(gonioscopy) 등이 요구될 수 있다. 안저검사(fundoscopic examination)를 통해 시신경원판(optic disc)에서 컵크기(cup size)가 확장된 현상이 발견될 수도 있다. 만약 녹내장이 의심되거나 녹내장고위험군에 속하는 환자라면, 안과전문의를 통해 추가적인 검사를 받고, 안구기능이상 정도에 대해 보다 많은 설명을 듣는 것이 필요하다.[29]

녹내장의 영양학적 치료법

종래의 녹내장관리의 접근은 안과전문의를 통해 철저하게 검사·관리하는 것이었다. 외과수술, 즉 홍채절개술(iridotomy)을 통해 대부분의 환자들이 완치되며, 시력소실도 거의 없다.[30] 그러나 수술할 때는 몇 가지 잠재적인 위험사항들이 반드시 고려되어야 한다. 먼저, 대체의학적 치료방법으로는 눈의 혈관(vasculature)을 강화하고, 항산화물질을 보호하기 위해 영양제와 약초를 사용하는 것이 있다. 동종요법(homeopathy)도 극심한 고통을 완화하는 데 효과적일 수 있다. 규칙적인 에어로빅 또한 건강상태를 치료하는 데 도움이 될 수 있다.[31,32]

식사변화는 홍채절개술회복력을 증가시킬 뿐만 아니라 녹내장의 예방과 진행방지에도 영향력이 큰데, 이러한 식사요법은 혈관투과성(vascular permeability)의 변화 및 안압의 증가를 유발하는 알레르기유도물질에 대한 노출을 낮추거나 없애 준다. 알려진 음식알레르기항원(food allergens)은 제거되어야 하고, 이와 더불어 설탕, 당지수(glycemic index)가 높은 과일, 정제된 식품과 같이 혈당에 큰 변화를 유발하는 식품을 줄이는 것도 중요하다. 식사요법은 어두운 계절베리(dark seasonal berry), 어두운 색 잎채소, 노란색/주황색 채소와 같이 생체플라본류(bioflavonoids)와 카로틴(carotenes)이 풍부한 음식을 포함된다. 이러한 식품은 안구기능향상에 필수적인 미량영양소(micronutrients)를 공급한다.[33-35]

비타민 C는 가장 널리 연구된 녹내장의 대체의학(ACM) 치료제이다. 비타민복용은 상승한 안압을 완화한다는 많은 연구결과가 있다.[36] 비타민 C를 매일 그램단위로 투여한 연구에서 투여량은 연구마다 달랐고, COAG치료를 위해 투여한 비타민의 분량에도 큰 차이가 있었다.[37] 일반적으로 의사들은 '장내성(bowel tolerance)' 한계치만큼 비타민 C를 섭취할 것을 권고하는데, 하루에 약 5~20 g씩 복용하면 안압상승을 치료하는 데 효과가 있다. 물론 비타민 C 자체가 질병을 치료하는 것은 아니며, 안압을 낮추기 위해서는 비타민 C를 지속적으로 복용해야 한다.[38]

> 몇 가지의 생약제제들은
> 녹내장을 관리하는 데 도움을 주는 것으로 밝혀졌다.

콜라겐 안정화효과를 가지고 있는 플라보노이드인 루틴(Rutin)은 역사적으로 녹내장에서 안압을 낮추는 데 사용되어 왔는데, 하루에 3번 20 g을 투여한다.[39] 한 임상시험에서 루틴을 투여받은 26명의 환자 중 17명에서 명확한 호전효과가 있었다.[39] 그러나 루틴을 포함한 다른 플라보노이드가 녹내장을 치료한다는 것이 잘 알려져 있음에도 불구하고, 작용은 아직 명확하게 밝혀진 것은 아니다.

안압은 일중편차가 매우 크며, 주로 이른 아침에 가장 낮은 안압을 유지한다. 또한 안압은 코티솔수치의 혈중농도곡선과 비슷한 곡선을 그리는데, 코티솔이 높을 때 안압도 높다. 녹내장환자의 경우에 안압의 일중편차가 더 뚜렷한데 기인하여 과학자들은 안압과 체내의 다른 일중 변화인자 사이에 어떠한 관련성이 있을 것이라 생각되었다.

연구자들은 멜라토닌이 안압에 미치는 영향을 연구하기 시작했는데, 멜라토닌이 가장 높은 새벽 2시에 안압이 낮아지기 시작하기 때문이다.[29,40,41] 1 mg 이하의 멜라토닌은 건강한 사람의 눈에서 안압을 낮추었으나, 녹내장환자의 안압에 미치는 효과에 대한 연구는 아직 미미하다.

보조효소 Q10은 안압을 낮추는 데 사용되고 있는 베타차단제(beta-blocker)의 유해한 효과를 현저히 낮추는 것으로 알려져 있다.[42] 매일 150 mg의 알파리포산을 복용하면 부가적인 항산화효과가 생긴다고 한다. 실제로 1~2개월 동안 매일 알파리포산을 복용한 1, 2단계 녹내장환자들에서 시력개선이 있었다는 보고가 있다.[43]

역학연구 또는 동물실험을 통하여 오메가-3 지방산의 녹내장예방가능성에 대한 연구가 진행되었다. 프로스타글란딘 E3와 D3의 국소투여 및 오메가-3 지방산이 풍부한 대구간유(Cod Liver Oil)의 근육내 주사는 동물실험에서 안압을 낮추었다.[42,44] 오메가-3 지방산이 풍부한 식사를 한 에스키모인 사이에서 만성적인 개방각녹내장의 발병률이 낮아지는 역학적인 증거도 있었다.[45] 이러한 연구로부터 추정할 수 있는 것은 필수지방산이 녹내장을 관리하고, 다른 안과질환을 치료할 수 있는 강력한 도구라는 것이다. 이 시점에서 앞으로 더 많은 연구가 필요하다.

녹내장은 안압상승만으로 유발되는 것은 아니다. 실제로 약 20%의 환자가 정상안압을 가지고 있다.[30] 그래서 이러한 환자들을 대상으로 하여 마그네슘의 역할이 연구되고 있다. 한 연구에서는 시신경으로 가는 혈류를 감소시키는 혈관경련에 의한 시신경손상이 있으면서 정상안압을 가진 환자를 대상으로 마그네슘이 녹내장을 개선할 수 있는지에 대한 임상시험을 실시하였다. 이 시험에서 피시험자들은 매일 245 mg의 마그네슘을 투여받았는데, 4주 후 시력향상이 관찰되었으나 통계적인 유효성은 없었다.[46]

녹내장을 치료하는 생약학적 방법

녹내장을 치료하는 다양한 생약제제들에 대한 연구가 진행되어 왔다. 이러한 약초들에는

Vaccinium myrtillus,[47] 산사나무(hawthorn berries, *Crataegus monogina*) — 당뇨병과 합병되었을 경우에 특히 유효함 —, 은행나무(ginkgo, *Cinkgo biloba*) — 혈액순환장애가 같이 있을 때 더욱 유효함 — 등이 있다. 은행나무와 산사나무, 빌베리, 딱총나무열매(elderberry, *Sambucus nigra*)를 균등하게 팅크제에 혼합하여 복용하면 혈관조직강화 및 혈액순환개선효과에 좋다.

한편 또 다른 관심들이 *Coleus forskoliin*으로 향하고 있다. 식물로부터 추출된 triterpene인 forskoliin은 아데닐레이트사이클라아제(adenylate cyclase)를 자극하여 모양체상피조직에서 cAMP(cyclic adenosine monophosphate)의 생성을 촉진시킨다.[50] 이러한 신호전달은 수정체액의 유입을 감소시키고, 안압저하를 유도하는 효과를 나타낸다. 실제로 정상인을 대상으로 하여 forskoliin의 국소적 사용에 대한 임상시험이 진행되고 있지만, 녹내장환자를 대상으로 한 시험은 아직 진행되지 않고 있다. 여기에 더하여 *Coleus forskoliin* 추출물의 경구투여가 cAMP를 증가시킨다고 알려져 있지만, 경구투여가 실제로 눈에서 cAMP를 증가시키는지에 대한 여부는 아직 확실하지 않으므로 추가연구가 필요하다고 하겠다.

녹내장을 치료하기 위해 구비된 다양한 의학적 방법들보다도 예방이 중요한데, 이를 위해 인체의 항상성을 회복하는 생화학적 체계를 바꾸는 것이 필수적이다. 가능성이 있는 예비자료들은 비타민 C, 멜라토닌, 알파리포산, *G. biloba*, *V. myrtillus*, forskoliin 등의 사용이 녹내장치료에 긍정적인 영향을 미친다는 것을 지지해 주고 있다. 그러나 이러한 연구결과물들의 대부분은 건강한 눈을 가진 정상인을 대상으로 실시된 것이었고, 녹내장환자를 대상으로 한 정밀임상검사는 아직 실시되지 않고 있다. 안과질환을 치료하기 위한 치료제의 개발을 위해서는 이러한 환자를 대상으로 한 임상시험이 중대한 다음 단계가 될 것이다.

당뇨병성망막병증: 정의와 원인

망막손상을 일으키는 다양한 원인들이 있는데, 오랫동안 치료받지 않은 당뇨병과 소홀하게 관리된 고혈압은 망막질환의 2가지 큰 원인이 된다. 여기서는 세부적으로 당뇨병성망막병증(DR)에 대해서만 토론해 보고자 한다. DR은 오랫동안 치료받지 않은 당뇨병의 결과로 발생하는 안과질환으로 소동맥류(microaneurysm), 점상출혈(punctate hemorrhage), 흰색 또는 노란색 삼출물(white and yellow exudates), 화염출혈(flame hemorrhage), 신생혈관의 혈관성장(neovascular vessel growth) 등에 의해 정의된다.[51] DR은 제1형 당뇨병환자들에서 실명의 원인을 제공하는 주된 요인이다. 망막손상의 정도는 당뇨병이 진행된 기간(대개 10년 이상)과 혈당을 억제하고 관찰해 온 정도와 깊은 관련성을 가진다.

당뇨병에서 망막손상변화의 발전을 설명하는 다양한 기전들이 제시되어져 왔다. 당뇨병성망막병증의 원인 중 하나는 단백질의 글리코실화(glycosylated protein; 혈당수치가 높을 때 당 sugar이 단

표 13-3. 당뇨병성망막병증과 노화관련황반변성의 흔한 증상과 징후

	BV	VL	HV	EP	M	S	RR
당뇨병성망막병증	X	X	X				X
노화관련황반변성	X	X	X	X	X		

BV＝시야흐려짐(blurring vision), VL＝시력상실(vision loss), HV＝광륜(halo vision), EP＝안구통증(eye pain), M＝동공산대(mydriasis), S＝시야의 암점(scotoma, blind spot), RR＝안저반사 부재(absent red reflex)

백질에 결합하는 현상)가 생기는 것이다.[52] 글리코실화된 단백질은 산화자유라디칼(oxidative free radical)을 생성하게 되는데, 이는 조직손상을 유발하고, 인체를 방어하고 있는 글루타티온을 고갈시킨다. 개와 쥐를 이용한 당뇨병유발동물실험에서 당뇨병은 망막의 글루타티온을 고갈시켰다.[53] 임상시험에서도 망막병증이 발생한 당뇨병환자들은 건전하게 혈당통제가 이루어지는 당뇨병환자들에 비하여 산화스트레스의 부산물인 '말론디알데히드(MDA; malondialdehyde)'의 수치가 높았다.[54] 글리코실화된 단백질은 지질과 결합할 수 있으며, 자유라디칼의 영향을 받아서 변형될 수 있다. 이들은 또한 AGE의 형성을 촉진하는데, AGE는 망막혈관에 침착되어 혈관신생(neovascularization)에 관여한다.

지금까지 대체의학(ACM)에서는 항산화제를 이용하여 자유라디칼의 반응경로를 변경하고, 망막손상을 어느 정도 개선하는 방향으로 치료가 진행되어 왔다.[55] 혈당수치를 조절하는 것이 당뇨병성망막병증의 예방적 치료를 위한 선결조건임은 의심할 여지가 없다. 인슐린을 사용하고 망막병증도 갖고 있는 당뇨병환자 1,439명을 대상으로 당뇨병치료와 합병증에 관한 DCCT(Diabetes Control and Complications Trial)를 실시하였는데, 하루에 인슐린을 2번 투여하는 표준요법의 효과와 하루 동안 혈당을 지속적으로 검사하고 곧바로 인슐린을 투여하는 보다 엄격한 요법의 효과를 비교하였다. 연구가 시작된 후 몇 달 동안은 엄격한 요법의 환자군이 표준치료요법의 환자군에 비해 망막병증이 더 악화되는 것처럼 보였으나, 혈당에 대한 검사강도를 높이자 장기적인 위험률의 효과적인 감소를 나타내었다.

> 비타민 B_6 보충요법을 시행하고 있는 환자들은
> 망막병발(retinal involvement)이 없다는 보고가 있다.

당뇨병성망막병증의 예방과 치료

예비실험(preliminary evidence)에서 자유라디칼과 망막병증의 발병 및 진행에 관한 관련성을 지적하는 연구결과가 있었다.[56] 항산화제 처방들(antioxidant formulas)은 망막병증 예방관리영역

에서 최전방 방어부대의 역할을 오랫동안 해 왔다. 자유라디칼청소, 단백질글리코실화차단, 모세혈관의 투과성(capillary permeability)과 취약성(fragility)의 약화 등의 특징을 가지는 비타민 C는 이러한 치료요법에서 핵심적인 요소이다.[57-60] 연구규모가 작기는 하지만 당뇨병환자들의 비타민 C, E 수치가 정상인에 비하여 낮다는 연구결과가 있고,[62,63] 비타민 E는 콜레스테롤수치가 높은 고위험 환자들을 망막병증으로부터 보호하는 것으로 나타났다.[64] 단일임상심험에서 몇 년 동안 매일 셀레늄 500 mcg, 비타민 E 800 IU, 비타민 A 10,000 IU, 비타민 C 1,000 mg을 복합적으로 복용하여 당뇨병성망막병증의 경감을 가져왔다는 것도 확인하였다.[65] 또 다른 연구에서 단백질 산화글리코실화(oxidative glycosylated proteins)의 강력한 억제제인 알파리포산(alpha-lipoic acid)의 투여도 이와 비슷한 긍정적인 효과가 있는 것으로 밝혀졌다.[66]

망막내부에 있는 디아실글리세롤단백질인산화효소C(DAG-PKC; diacylglycerol protein kinase C)의 효소활성이 당뇨병을 앓고 있는 동물에서 증가한 사실을 확인하였다.[67] 이러한 효소활성의 증가는 망막으로 가는 정상적인 혈류순환에 문제가 생긴 것으로 생각된다. 비타민 E는 이러한 DAG-PKC 경로의 활성을 정상화시켜서 망막혈류를 개선하는 것으로 나타났다. 비타민 E 보충요법을 통해 망막혈류를 개선시킬 수 있는 또 다른 작용기전도 연구하였는데, 비타민 E가 혈소판응집(platelet aggregation)을 억제하는 효과가 있는 것으로 밝혀졌다.[68] 또한 혈관건강과 보존에 필수적인 영양소인 마그네슘의 혈중농도가 낮은 것도 당뇨병성망막병증과 연관성을 가진다.[69,70] 인슐린의존성 제1형 당뇨병환자 71명을 대상으로 한 임상시험에서 당뇨병성망막병증의 심각성에 따라 2개의 군으로 분류하였는데, 모든 시험자들에서 어느 정도의 마그네슘결핍을 관찰할 수 있었다. 가장 심각한 당뇨병성망막병증환자들은 미네랄결핍도 가장 심한 것으로 나타났다.[70] 그러나 당뇨병성망막병증을 치료하기 위한 마그네슘 보충요법은 아직 충분하게 연구되어 있지 않은 것이 사실이다.

연구자들은 또한 비타민 B_6 보충요법이 당뇨병성망막병증을 예방할 수 있다고 제안하였다.[71] 8개월에서 28년에 이르는 기간 동안 수집하여 분석한 데이터에서 비타민 B_6 보충요법을 실시한 환자는 망막병변이 발생하지 않은 것으로 밝혀졌다. 쿼세틴(quercetin), 헤스페리딘(hesperidin), 나린긴(naringin) 같은 생체플라본류(bioflavonoid)들은 소르비톨(sorbitol)18) 대사와 산화자유라디칼의 생성과 관련되는 것으로 밝혀졌다. 그러므로 당뇨병환자를 치료할 때, 생체플라본류는 알도스환원효소(aldose reductase)를 억제하는 방법으로 고려되어야 한다.[72] 비록 망막병변을 치료하기 위한 쿼세틴의 효능은 아직 임상시험에서 증명되지 않았으나, 많은 대체의학을 이용하는 의사들은 당뇨병환자들에게 쿼세틴 400 mg을 하루 3번씩 투여하고 있다.

다음과 같은 생약학적 치료법들은 당뇨병성망막병증을 치료하는 데 도움을 줄 것이다.

18) 역자주: 인체의 조직, 세포에서 고삼투압을 일으켜서 조직과 세포에 손상을 주는 물질

표 13-4. 당뇨병성망막병증과 노화관련황반변성 치료제의 참고자료들

	1	2	3	4	5	6	7	8	9	10	11	12	13	14	15	16
당뇨병성망막병증	X	X	X	X		X	X				X	X				
노화관련황반변성	X	X	X	X	X	X		X					X	X		

- 빌베리(bilberry, *Vaccinium myrtillus*) : 결체조직을 안정화하고 모세혈관을 튼튼하게 하는 플라보노이드인 안토시아노사이드(anthocyanosides)를 평균 25% 정도 함유하고 있는 빌베리는 강력한 항산화작용을 하는데, 이러한 효능이 주로 망막에서 나타난다는 특징을 지니고 있다.[73,74] 당뇨병성망막병증환자가 빌베리추출물을 하루 3번 80~160 mg 복용하였을 경우에 효과가 있다고 알려져 있다.[75]
- 은행(ginkgo, *Cinkgo biloba*) : Glycoside를 평균 24% 정도 함유하고 있는 은행추출물은 당뇨병성망막병증환자의 손상된 색상감별능력을 개선하는 효과가 있다고 알려져 있다.[76] 동물실험에서 ginkgo를 2개월간 투여하였을 경우에 당뇨병성망막병증의 치료효과가 상승하는 것을 관찰하였는데, 이러한 효과는 이 약초의 항산화능력에 기인한 것이라고 생각된다.[77] 은행추출물은 60 mg씩 하루 2~4번 복용하는 것이 좋다.

망막병변을 치료하고자 하는 주요방법은 혈류를 개선하고 혈당을 정상화하며, 진행된 대사불균형을 교정하는 것인데, 강력한 항산화 보충요법이 이러한 효과를 가져온다는 연구결과들이 보고되고 있다. 비타민 E는 이러한 시점에서 가장 먼저 생각할 수 있는 보충제이다. 그러나 다른 대체의학방법들과 마찬가지로 구체적이고 과학적인 임상시험결과가 없는 것이 사실이다. 당뇨병성망막병증환자에게 참다운 빛을 선사하기 위해서는 앞으로 대체의학을 연구함에 있어서 이러한 방향들을 반드시 함께 고려해야 할 것이다.

황반변성: 정의와 병인학

안구의 중심시력(central vision) 소실을 동반하는 황반변성(MD)은 황반의 색소 및 신경층과 혈관층에 생기는 손상을 특징으로 하는 질환이다. 미국백인(caucasian) 실명의 주된 원인은 노화와 관련된 황반변성인데, 미국 전체 실명의 54%를 차지하며, 80세 이상 미국백인 노인의 10분의 1 이상이 노화관련황반변성으로 시력을 잃는다.[78] 노화관련황반변성(ARMD; age related macular degeneration)이라고 지칭되기도 하는 황반변성은 무통증퇴행성안과질환이다. 이 질환은 일차적으로 황반에 영향을 미치기 때문에 중심시력은 영향을 받지만, 주변시력(peripheral vision)에는 변화가 거의 없을 수도 있다.

ARMD는 2가지 형태가 있다: ① 비삼출성 또는 건조한 타입의 ARMD — 색소상피와 기저막(Bruch's membrane) 사이에 결정강(drusen, 즉 잔해침전물) 축적을 동반, ② 삼출성 또는 습윤한 타입의 ARMD — 퇴행적 변화에 의한 신생혈관형성을 동반.[79] ARMD는 55세 이상 미국인이 법적 맹인(legal blindness)이 되는 주된 원인이고, 1,000만 명이 넘는 미국인들에게 영향을 미치며, 현재 베이비붐세대가 나이가 들고 있기 때문에 그 수는 점점 더 증가할 것이다.

비록 황반변성의 질병원인은 완전하게 이해되지 않았으나 동물실험을 통해 살펴본 결과, 햇빛 노출에 따른 산화적 손상이 잠재적인 원인으로 생각되고 있다.[29] 눈의 광학수용체(photoreceptor)에는 고도불포화지방산(PUFA; polyunsaturated fatty acid), 특히 DHA(docosahexaenoic acid)가 높은 농도로 있는데, DHA는 망막의 산소가 풍부한 환경에서 쉽게 산화된다.[80,81] ARMD의 위험요인으로 알려진 흡연과 자외선노출도 산화스트레스와 관련되어 있는 것으로 생각된다.

빌베리는 모세혈관을 강화시키고, 망막출혈을 감소시키는 효과가 있다.

노화관련황반변성의 예방과 치료

햇빛은 눈에 산화적 손상을 촉발하며, 결과적으로 ARMD의 원인이 된다.[82] 산화손상으로부터 조직을 보호하는 산화방지제를 투여한 동물들에서는 이러한 시각문제의 발병위험이 낮았고,[83] 항산화제의 혈중수치가 높은 사람들도 발병률이 낮았다.[84] 항산화제인 셀레늄(selenium), 비타민 C와 E의 수치가 가장 높은 사람들의 경우에도 ARMD발병위험률이 70%나 낮았다.[85] 또 다른 항산화제인 베타카로틴을 충분히 섭취한 사람들에서도 ARMD발병률이 낮아지는 것을 관찰하였다.[86] 그러므로 많은 사람들이 황반변성의 위험도를 낮추기 위해 항산화제를 섭취한다. 성인의 일일 적정량은 셀레늄 200 mcg, 비타민 C 1,000 mg, 비타민 E 400 IU, 천연베타카로틴 25,000 IU이다.

카로티노이드루테인(carotenoids lutein)과 제아잔틴(zeaxanthin)도 항산화제로서 베타카로틴과 매우 유사하다. 이 카로티노이드는 시금치와 케일(kale)에 고농도로 농축되어 있으며, ARMD가 침범하는 망막부위에 직접 작용한다. 황반의 색깔이 노란색이 되는 것은 카로티노이드색소가 축적된 데 기인한다. 루테인이 중심와(fovea)의 외부에 고도로 집중되어 있는 반면에 제아잔틴은 중심의 주위에 집중되어 있다.[86] 연구에서 카로티노이드는 자외선에 의한 손상으로부터 망막을 보호하는 작용을 한다는 것을 밝혔다.[87] 비록 혈중 루테인수치와 황반변성발병의 상호관련성은 모호하지만, 시금치와 케일을 섭취하는 사람들의 ARMD발병률은 낮았다.[88]

망막의 시력유지를 위한 두 가지 중요한 효소는 아연(자유라디칼에 대항하는 뛰어난 지지자임)을 필요로 한다. 이중맹검임상시험에서 2년간 아연 80 mg을 복용한 실험군과 플라시보를 복용한 대조군을 비교한 결과에서 아연은 ARMD환자 가운데 42%의 시력소실을 억제했다는 것이 밝혀졌다.[89,90] 빌베리에 함유된 활성생체플라본류화합물(안토시아노사이드)은 망막에서 항산화제역할을 하는데, 이러한 작용은 황반변성예방대책으로서 빌베리의 중요성을 나타낸다.[91] 빌베리는 모세혈관을 강화하고 망막출혈을 완화하는 것으로 밝혀졌다.[92] 많은 사람들은 하루에 안토시아노사이드 함유량이 25%로 규격화된 캡슐이나 알약형태의 빌베리추출물 240~280 mg을 섭취한다. 다른 연구에서는 항산화효과가 있는 은행도 황반질환을 예방하고 치료할 수 있음을 보여 주었다.[93] 유망한 예비연구에서는 비타민과 영양소항산화제(nutrient antioxidant)가 황반기능에 막대한 영향을 미친다는 것을 지적한다.

거듭 강조하지만 치료의 미래는 예방에 강하게 의존한다. 환자에게는 산화손상에 노출되는 환경과 활동을 줄이고, 항산화제가 풍부한 식품의 섭취량을 늘리며, 눈으로 이어지는 혈류에 영향을 주는 활동을 증가시키도록 교육하는 것이 가장 강력한 치료법이 될 것이다. 그러나 치료가 필요한 상황에서는 믿을 만한 과학적 증거가 있는 카로티노이드, 비타민 C, E, 아연, 셀레늄, 은행과 같은 영양소와 약용식물을 잘 활용할 수 있게 해 주어야 한다.

참고문헌

[1]Danakas GT, Fagan MJ, Ferri FF, et al. Ferri's Clinical Advisor: Instant Diagnosis and Treatments. St. Louis: Mosby, 2001.

[2]National Eye Institute. Statistics and Data Prevalence of Cataract and Pseudophakia/Aphakia Among Adults in the United States. Available at: www.nei.nih.gov/eyedata/pbd6.asp. Accessed November 23, 2007.

[3]Kahn HA, Leibowitz HM, Ganley JP, et al. The Framingham Eye Study: I. Outline and major prevalence findings. Am J Epidemiol. 1977;106:17–32.

[4]Schocket SS, Esterson J, Bradford B, et al. Induction of cataracts in mice by exposure to oxygen. Isr J Med Sci. 1972;8:1596–1601.

[5]Palmquist B, Phillipson B, Barr P. Nuclear cataract and myopia during hyperbaric oxygen therapy. Br J Ophthalmol. 1984;68:113–117.

[6]Altschuler SL, Baer CL, Barnes LP, et al. Handbook of Signs and Symptoms. Springhouse, PA: Springhouse Corp., 1998.

[7]Taylor HR. Epidemiology of age-related cataract. Eye. 1999;13:445–448.

[8]Chasen-Taber L, Willet WC, Seddon JM., et al. A prospective study of carotenoid and vitamin A intakes and risk of cataract extraction in U.S. women. Am J Clin Nutr. 1999;70:509–516.

[9]Leske MC, Chylack LT, Jr, He Q, et al. Antioxidant vitamins and nuclear opacities: The longitudinal study of cataract. Ophthalmology. 1998;105:831–836.

[10]Knekt P, Heliovaara M, Rissanen A, et al. Serum antioxidant vitamins and risk of cataract. Br Med J. 1992;305:1392–1394.

[11]Taylor A, Jacques PF, Nadler D, et al. Relationship in humans between ascorbic acid consumption and levels of total and reduced ascorbic acid in lens, aqueous humor, and plasma. Curr Eye Res. 1991;10:751–759.

[12]Ames BN, Shigenaga MK, Hagen TM. Oxidants, antioxidants, and the degenerative diseases of aging. Proc Nat l Acad Sci USA. 1993;90:7915–9922.

[13]Trevithick JR, Creighton MO, et al. Modelling cortical cataractogenesis: In vitro effects on the lens of agents preventing glucose- and sorbitol-induced cataracts. Can J Ophthalmol. 1981;16:32–38.
[14]Robertson JM, Donner AP, Trevithick JR. A possible role for vitamins C and E in cataract prevention. Am J Clin Nutr. 1991;53(suppl.):346S–351S.
[15]Robertson JM, Donner AP, Trevithick JR. Vitamin E intake and risk of cataracts in humans. Ann NY Acad Sci. 1989;570:372–382.
[16]Garrett SK, McNeil JJ, Silagy C, et al. Methodology of the VECAT study: Vitamin E intervention in cataract and age-related maculopathy. Ophthalmic Epidemiol. 1999;6:195–208.
[17]Reddy VN. Glutathione and its function in the lens—an overview. Exp Eye Res. 1990;150: 771–778.
[18]Packer JE, Slater TF, Willson RL. Direct observation of a free radical interaction between vitamin E and vitamin C. Nature. 1979;278:737–738.
[19]Taylor A. Cataract: Relationship between nutrition and oxidation [review]. J Am Coll Nutr. 1993;12:138–146.
[20]Hankinson SE, Stampfer JM, Colditz GA, et al. Nutrient intake and cataract extraction in women: A prospective study. Br Med J. 1992;305:335–339.
[21]Bhat KS. Nutritional status of thiamine, riboflavin and pyridoxine in cataract patients. Nutr Rep Intl. 1987;36:685–692.
[22]Prchal JT, Conrad ME, Skalka HW. Association of presenile cataracts with heterozygosity for galactosaemic states and with riboflavin deficiency. Lancet. 1978;i:12–3.
[23]Varma SD, et al. Diabetic cataracts and flavonoids. Science. 1977;195:205.
[24]Kojima M, Sun L, Hata I, Sakamoto Y, Sasaki H, Sasaki K. Efficacy of alpha-lipoic acid against diabetic cataract in rat. Jpn J Ophthalmol. 2007 Jan–Feb;51(1):10–13. Epub 2007 Feb 9.
[25]Maitra I, Serbinova E, Tritschler HJ, Packer L. Stereospecific effects of R-lipoic acid on buthionine sulfoximine-induced cataract formation in newborn rats. Biochem Biophys Res Commun. 1996 Apr 16;221(2):422–429.
[26]Salvayre R, Braquet P, et al. Comparison of the scavenger effect of bilberry anthocyanosides with various flavonoids. [roceedings of the International Bioflavonoids Symposium, Munich, 1981, pp. 437–442.
[27]Weiss RF. Herbal Medicine, 4th Edition. Beaconsfield, England: Beaconsfield Publisher, 1996.
[28]Berens C, et al. Allergy in glaucoma: Manifestations of allergy in three glaucoma patients as determined by the pulse-diet method of Coca. Ann Allerg. 1947;5:526.
[29]Head K. Natural therapies for ocular disorders: Part two. Cataracts and glaucoma. Alt Med Rev. 2001;6:231.
[30]Alward WL. Medical management of glaucoma. N Engl J Med. 1998;339:1298.
[31]Murray MT, Pizzorno JE, Jr. Encyclopedia of Natural Medicine, 2nd Edition. Rocklin, CA: Prima Publishing, 1998, pp. 455–458.
[32]Murray MT, Pizzorno JE, Jr. Macular degeneration. In: Murray, MT, Pizzorno JE, Jr, eds. Textbook of Natural Medicine. Volume 2, 2nd Edition. New York: Churchill Livingstone, 1999, p. 1375.
[33]Bunin AI, Filina AA, Erichev VP. A glutathione deficiency in open-angle glaucoma and the approaches to its correction. Vestn Oftalmol. 1992;108:13–15.
[34]Filina AA, Davydova NG, Kolomoitseva EM. The effect of lipoic acid on the components of the glutathione system in the lacrimal fluid of patients with open-angle glaucoma. Vestn Oftalmol. 1993;109:5–7.
[35]Kurysheva NI, Vinetskaia MI, Erichev VP, et al. Contribution of free-radical reactions of chamber humor to the development of primary open-angle glaucoma. Vestn Oftalmol. 1996;112:3–5.
[36]Ringsdorf WM Jr, Cheraskin E. Ascorbic acid and glaucoma: A review. J Holistic Med. 1981;3:167–172.
[37]Boyd HH. Eye pressure lowering effect of vitamin C. J Orthomol Med. 1995;10:165–168.
[38]Aleksidze AT, Beradze IN, Golovachev OG. Effect of the ascorbic acid of the aqueous humor on the lipid peroxidation process in the eye in primary open-angle glaucoma. Oftalmol Zh. 1989;2:114–116.
[39]Stocker FW. New ways of influencing the intraocular pressure. NY State J Med. 1949;49:58–63.
[40]Samples JR, Krause G, Lewy AJ. Effect of melatonin on intraocular pressure. Curr Eye Res. 1988;7:649–653.
[41]Topper J, Brubaker R. Effects of timolol, epinephrine and acetazolamide on aqueous flow during sleep. Invest Ophthalmol Vis Sci. 1985;26:1315–1319.

[42]Takahashi N, Iwasaki T, Sugiura T, et al. Effect of coenzyme Q10 on hemodynamic response to ocular timolol. J Cardiovasc Pharmacol. 1989;14:462–468.

[43]Filina AA, Davydova NG, Endrikhovskii SN, et al. Lipoic acid as a means of metabolic therapy of openangle glaucoma. Vestn Oftalmol. 1995;111:6–8.

[44]Kulkarni PS, Srinivasan BD. Prostaglandins E3 and D3 lower intraocular pressure. Invest Ophthalmol Vis Sci. 1985;26:1178–1182.

[45]Mancino M, Ohia E, Kulkarni P. A comparative study between cod liver oil and liquid lard intake on intraocular pressure on rabbits. Prostagl and ins Leuk ot Essent Fatty Acids. 1992;45:239–243.

[46]Gaspar AZ, et al. The influence of magnesium on visual field and peripheral vasospasm in glaucoma. Ophthalmol ogica. 1995;209:11–13.

[47]Caselli L. Clinical and electroretinographic study on activity of anthocyanosides. Arch Med Intl. 1985;37:29–35.

[48]Merte HJ, Merkle W. Long-term treatment with Ginkgo biloba extract of circulatory disturbances of the retina and optic nerve. Klin Monatsbl Augenheilkd. 1980;177:577–583.

[49]Chung HS, Harris A, Kristinsson JK, et al. Ginkgo biloba extract increases ocular blood flow velocity. J Ocul Pharmacol Ther. 1999;15:233–240.

[50]Caprioli J, Sears M, Bausher L, et al. Forskoliin lowers intraocular pressure by reducing aqueous inflow. Invest Ophthalmol Vis Sci. 1984;25:268–277.

[51]Danakas GT, Fagan MJ, Ferri FF, et al. Ferri's Clinical Advisor: Instant Diagnosis and Treatments. St. Louis: Mosby, Inc., 2002.

[52]Freitas JP, Filipe P, Guerra Rodrigo F, et al. Glycosylation and lipid peroxidation in the skin and in plasma of diabetic patients [in French]. C R Seances Soc Biol Fil. 1997;191:837–843.

[53]Kowlura R, Kern TS, Engerman RL. Abnormalities of retinal metabolism in diabetes or galactosemia: II. Comparison of gamma-glutamyl transpeptidase in retina and cerebral cortex, and effects of antioxidant therapy. Curr Eye Res. 1994;13:891–896.

[54]Losada M, Alio JL. Malondialdehyde serum concentration in type 1 diabetics with and without retinopathy. Doc Ophthalmol. 1996;93:223–229.

[55]Lu M, Kuroki M, Amano S, et al. Advance glycation end-products increase retinal vascular endothelial growth factor expression. J Clin Invest. 1998;101:1219–1224.

[56]Alieva ZA, Gadzhiev RV, Sultanov M. Possible role of the antioxidant system of the vitreous body in delaying the development of diabetic retinopathy. Oftalmol Zh. 1995;(3):142–145.

[57]Ceriello A, Quatraro A, Gugliano D. New insights on non-enzymatic glycosylation may lead to therapeutic approaches for the prevention of diabetic complications. Diabet Med. 1992;9:297–299.

[58]Davie SJ, Gould BJ, Yudkin JS. Effect of vitamin C on glycosylation of protein. Diabetes. 1992;41:167–173.

[59]Cox BD, Butterfield WJ. Vitamin C supplements and diabetic cutaneous capillary fragility. Br Med J. 1975;3:205.

[60]Ali SM, Chakraborty SK. Role of plasma as corbate in diabetic microangiopathy. Bangladesh Med Res Counc Bull. 1989;15:47–59.

[61]Johnson L, Quinn GE, Abbasi S, et al. Effect of sustained pharmacological vitamin E levels on incidence and severity of retinopathy of prematurity: A controlled clinical trial. J Pediatr. 1989;114:827–838.

[62]Sinclair AJ, Girling AJ, Gray L, et al. An investigation of the relationship between free radical activity and vitamin C metabolism in elderly diabetic subjects with retinopathy. Gerontology. 1992;38:268–274.

[63]Rema M, Mohan V, Bhaskar A, Shanmugasundaram KR. Does oxidant stress play a role in diabetic retinopathy? Indian J Ophthalmol. 1995;43:17–21.

[64]Runge P, Muller DP, McAllister J, et al. Oral vitamin E supplements can prevent the retinopathy of abetalipoproteinaemia. Br J Ophth. 1986;70:166–173.

[65]Crary EJ, McCarty MF. Potential clinical applications for high-dose nutritional antioxidants. Med Hypoth. 1984;13:77–98.

[66]Schleicher ED, Wagner E, Nerlich AG. Increased accumulation of the glycoxidation product, N-e-(carboxymethy)lysine in human tissues in diabetes and aging. J Clin Invest. 1997;99:457–468.

[67]Murray MT, Pizzorno JE Jr. Macular degeneration. In: Murray MT, Pizzorno JE Jr., eds. Textbook of

Natural Medicine. Volume 2, 2nd Edition. New York, NY: Churchill Livingstone, 1999, p. 1375.

[68]Creter D, Pavlotzky F, Savir H. Effect of vitamin E on platelet aggregation in diabetic retinopathy. Acta Haematol. 1979;62:74–77.

[69]Jialal I, Joubert SM. The biochemical profile in Indian patients with non–insulin-dependent diabetes in the young with retinopathy. Diabetes Metabol. 1985;11:262–265.

[70]McNair P, Christiansen C, Madsbad S, et al. Hypomagnesemia, a risk factor in diabetic retinopathy. Diabetes. 1978;27:1075–1078.

[71]Ellis JM, Folkers K, Minadeo M, et al. A deficiency of vitamin B6 is a plausible molecular basis of the retinopathy of patients with diabetes mellitus. Biochem Biophys Res Commun. 1991;179:615–619.

[72]Varma D. Inhibition of aldose reductase by flavonoids: Possible attenuation of diabetic complications. Prog Clin Biol Res. 1986;213:343–358.

[73]Boniface R, Robert AM. Effect of anthocyanins on human connective tissue metabolism in humans. Klinische Monatsblatter für Augenheilkunde. 1996;209:368–372.

[74]Detre Z, Jellinek H, Miskulin M, Robert AM. Studies on vascular permeability in hypertension: Action of anthocyanosides. Clin Physiol Biochem. 1986;4:143–149.

[75]Scharrer A, Ober M. Anthocyanosides in the treatment of retinopathies. Klin Monatsblatt Augenheilk. 1981;178:386–389.

[76]Lanthony P, Cosson JP. The course of color vision in early diabetic retinopathy treated with Ginkgo biloba extract: A preliminary double-blind versus placebo study. J Fr Ophtalmol. 1988;11:671–674.

[77]Doly M, Droy-Lefaix MT, Bonhomme B, Braquet P. Effect of Ginkgo biloba extract on the electrophysiology of the isolated retina from a diabetic rat [in French]. Presse Med. 1986;15:1480–1483.

[78]National Institutes of Health. National Eye Institute. Online document available at: www.nei.nih.gov/news/pressreleases/041204.asp. Accessed December 17, 2007.

[79]Fine SL, et al. Age-related macular degeneration. N Engl J Med. 2000;342:483.

[80]Young RW. Solar radiation and age-related macular degeneration. Surv Ophthalmol. 1988;32:252–269.

[81]Meltzer GE, Kravets BZ. Diet, nutrition, and diseases of the eye. J Appl Nutr. 1998;50:17–47.

[82]Katz ML, Parker KR, Handelman GJ, et al. Effects of antioxidant nutrient deficiency on the retina and retinal pigment epithelium of albino rats: A light and electron microscopic study. Exp Eye Res. 1982;34:339–369.

[83]West S, Vitale S, Hallfrisch J, et al. Are anti-oxidants or supplements protective of age related macular degeneration? Arch Ophth. 1994;112:222–227.

[84]Eye Disease Case-Control Study Group. Antioxidant status and neovascular age-related macular degeneration. Arch Ophthalmol. 1993;111:104–109.

[85]Goldberg J, Flowerdew G, Smith E, et al. Factors associated with age-related macular degeneration. Am J Epidemiol. 1988;128:700–710.

[86]Bone RA, Landrum JT. Distribution of macular pigment components, zeaxanthin and lutein, in human retina. Methods Enzymo. 1992;l 213:360–366.

[87]Blumenkranz MS, Russell SR, Robey MG, et al. Risk factors in age-related maculopathy complicated by choroidal neovascularization. Ophthalmol. 1986;96:552–628.

[88]Mares-Perlman JA, Brady WE, Kleain R, et al. Serum antioxidants and age-related macular degeneration in a population-based case control study. Arch Ophthalmol. 1995;113:1518–1523.

[89]Newsome DA, Swartz M, Leone NC, et al. Oral zinc in macular degeneration. Arch Ophthalmol. 1988;106:192–198.

[90]Stur M, Tihl M, Reitner A, Meisinger V. Oral zinc and the second eye in age-related macular degeneration. Invest Ophtholmol. 1966;37:1225–1235.

[91]Scharrer A, Ober M. Anthocyanosides in the treatment of retinopathies. Klin Monatsbl Augenheikld Beih. 1981;178:386–389.

[92]Mian E, Curri SB, et al. Anthocyanosides and the walls of microvessels: Further aspects of the mechanism of action of their protective in syndromes due to abnormal capillary fragility. Minerva Med. 1977;68:3565–3581.

[93]Lebuisson DA, Leroy L, Rigal G. Treatment of senile macular degeneration with Ginkgo biloba extract: A preliminary double-blind drug vs. placebo study [in French]. Presse Med. 1986;15:1556–1558.

14

여성의 출산력 증가

임신을 위한 생식능력을 향상시키고, 아기의 건강을 도모하는 방법

출산에 대한 연구는 비교적 낮은 관심을 받아 왔으나, 바쁜 현대인의 생활이 임신에 영향을 미침에 따라 불임에 대한 연구가 급격히 증가하고 있다. 현재 미국에서 불임환자수는 점점 증가하고 있는데, 2002년 질병통제예방센터(CDC) 자료에 따르면 15~44세 여성 중 약 12%(대략 730만 명)가 임신 또는 분만에 기질적인 문제가 있는 것으로 드러났다. 이러한 수치는 1988년과 1995년의 통계에 비해 약 2% 상승한 것이다.[1] 미국비뇨기의학회에 따르면 7쌍의 부부 중 1쌍이 임신을 하는 데에 어려움을 겪고 있다고 한다.[2]

만약 인류의 임신율이 감소한다면 '이것은 일반적으로 우리의 삶과 건강의 생태학적이고 환경적인 결과들의 반영이 아닌가?'라고 자문해 보아야 한다. 환경학자들과 동물학자들은 어떤 종(種)이 생식능력을 상실한다는 것은 생식능력을 위협하는 외부변화에 대한 견딜 수 있는 그 종의 강도가 약해졌다는 것을 직접적으로 반영하는 것이라고 주장해 왔다. 또한 자폐증, ADD, 그리고 다양한 소아질환이 증가하고 있는 상황을 고려할 때 출산율이 상승한다는 것은 단지 임신율이 증가한다는 측면뿐만 아니라 앞으로 태어날 아이의 잠재적인 건강에 관한 문제로 생각하는 것이 무엇보다 중요하다.

불임은 일반적으로 피임을 하지 않고, 정상적인 부부관계가 1년 동안 지속되었는데 임신에 도달하지 않은 상황이라고 정의된다. 20대 여성의 경우에 임신을 시도한 후 1년이 지났다면, 30대 여성의 경우는 그러한 상황이 6개월이 지났다면, 산부인과전문의와 상담하는 것을 추천한다. 임신에 있어서 여성의 연령은 남성의 연령보다 훨씬 강력하게 고려되어야 할 변수이기 때문에 만약 어떠한 여성의 나이가 35세 이상이라고 한다면 불임에 대해 빨리 상담을 받아 보아야 할 것이다. 그러나 남성의 신체이상으로 인한 불임도 40%에 육박하기 때문에 부부 중에 어느 쪽에 문제가 있는지 확인하는 것이 우선이라고 하겠다.[2]

여성불임의 원인

여성불임에는 해부학적 원인에서부터 호르몬이나 영양학적 범주에 이르기까지 다양한 원인이 존재한다. 대체의학에서는 거의 모든 몸의 상태와 질병의 원인들을 개선할 수 있도록 도와주고 있다. 이러한 것들 중에 몇몇에 대해 논의해 보고자 한다. 많은 질병원인이 있지만 잘 알려진 불임의 원인은 다음과 같다.

- **난소문제** : 난소기능저하는 노화, 무배란성 주기, 무월경, 황체기결함, 조기난소기능상실, 다낭성난소증후군, 고프로락틴혈증 등으로부터 기인한다(29장 다낭성난소증후군 참조).
- **난관결함** : 난관의 구조적이고 기능적인 해부학적 문제로 난자가 난관을 통과하는 것을 막는다. 그 원인으로는 관의 부착과 감염(골반염증질환)을 유발하는 후복강 또는 골반수술이 있다.
- **자궁의 성장** : 섬유종, 근종, 평활근종 같은 것들의 성장이 자궁내에 존재할 수 있고, 이러한 것들은 성숙한 난자의 착상을 저해한다.
- **자궁내막증(endometrisis)** : 자궁내막조직이 난관을 타고 올라가 골반 이외의 부위에 정착하게 된다. 자궁내막낭(endometrial cyst)은 난자가 난관을 통과하는 것을 억제하거나 난소에서 난자가 배출되는 것을 막는다. 자궁내막증은 다양한 방면으로 불임을 유발한다(12장 자궁내막증 참조).
- **약물남용** : 여성불임에 영향을 미치는 여러 종류의 약물들이 보고되고 있다. 이들 중에는 호르몬제제, 항생제, 항우울제, 진통제 등이 있고, 월경시 복용하는 아스피린 또는 이부프로펜 등도 있다.[3]

염증성대장질환, 복강스프루(celiac sprue), 간질, 갑상선질환, 당뇨병 같은 다양한 의학적인 질환들도 여성의 임신에 좋지 않은 영향을 미칠 수 있다.[4] 요약해 보면, 임신문제는 자궁내막증 또는 자궁유착(adhesion) 같은 기계적인 요인이나 배란장애와 배란실패 등이 원인일 수 있다.

불임의 원인으로 많은 요인들이 보고되고 있음에도 불구하고, 설명되지 않는 원인들로 인하여 불임이 발생하는 경우도 많이 있다. 배우자와 함께 적절한 의학적 검사를 실시한 후에도 모두 이상이 없는 것으로 판명이 났음에도 불구하고, 여전히 임신이 되지 않는 여성들도 많다. 특히 여성은 남성보다 주변요인에 보다 취약한데, 대부분의 여성은 전형적으로 한 달에 1개의 난자를 배출하며, 강력한 호르몬작용에 의해 생리주기가 통제되고 있다. 더군다나 여성의 생식기관은 남성의 생색기관보다 복잡한데, 해부학적이거나 생리학적 불임요인들에 훨씬 더 민감하게 반응한다. 그러므로 여성불임의 원인을 규명하려고 시도할 때는 다양한 인자들을 살펴보아야 한다.

치료

표 14-1에 언급한 치료제들은 여성이 임신할 확률을 높여 주는 물질들이다. 영양학적 또는 환경적으로 적절하게 보호된다면 우리의 몸은 좋은 건강상태를 유지할 수 있고, 이에 따라 임신가

표 14-1. 여성임신율을 증가시키는 영양학적 보충요법들

보충요법	설명
비타민 B	엽산 800~1,000 mg과 비타민 B_6 25~50 mg을 함유하는 비타민 B 복합체 하루 1캡슐 복용; 만약 환자가 의학적인 교육을 받는다면 2캡슐까지 복용량을 늘릴 수 있음.; 스트레스가 많고, 부적절한 식사를 하는 경우에 적절함.; 특히 경구피임제를 복용하는 경우에 추천됨.
철	임신 전 하루 18 mg; 임신 후 하루 27 mg
비타민 C	하루 500~1,000 mg
멀티비타민/미네랄 보충제	질 좋은 보충제를 선택하여 하루 2~6캡슐 복용

능성도 커진다. 지금까지 임신이 어려운 환자들은 임신을 위해 필수조건인 건강증진에 대한 많은 조언들을 받아 왔다.

영양학적 또는 생활습관 요인들

여성들의 건강을 향상시키기 위해서는 많은 전략들이 사용되어 왔다. 모든 조건들을 통틀어 가장 중요한 것은 어떤 진단을 받았든지 간에 상관없이 결국 전반적인 수태능력을 향상시키는 것이다. 특히 여성은 임신에 필요한 다양한 요인들에 집중할 필요가 있다. 또한 건강기능식품 또는 생약제제들을 이용하고자 하는 여성은 임신능력을 개선하기 위해서 어떠한 보충요법을 선택해야 하는지 의사와 긴밀하게 상담하는 것이 중요하다.

음식섭취의 부족

임신을 증가시키는 특이한 보충요법들의 이점에 관한 다양한 연구결과물들이 많은 것은 사실이지만 건강한 식사를 하는 것이 가장 중요하다. 좋은 건강의 기본은 항상 인체의 적절한 관리와 식사요법이라고 생각되고 있기 때문이다. 남성과 여성 모두에서 식사는 임신에 지대한 영향을 미치는데, 몸속으로 들어가는 것(그리고 들어가지 않는 것)이 임신과 직접적으로 관련된 다양한 인자들에 영향을 미친다. 흥미롭게도 인간의 몸은 영양결핍이거나 과도한 스트레스를 예방하기 위한 기전이 내장되어 있는 것으로 보인다. 확실히 임신은 영양결핍인 사람들에서도 자주 수태된다. 그러나 이러한 경향이 시사하는 바는 크다. 실제로 음식이 최고의 약이고, 오염된 음식을 피하는 것이 적절한 음식과 영양소를 맞추는 것만큼 중요하다. 치료용 음식의 소비와 알맞게 처방된 보충제의 복용은 잘 통제되지 않는 환경적 요인을 상쇄시킬 수 있다.

환경적인 오염원

화학물질, 방사선, 감염이 생식세포 즉, 난자 그리고 난자의 착상과 성장에 관여하는 호르몬균형에 미치는 유해효과에 대한 증거가 축적되고 있다.[5] 작업장의 화학물질에서부터 공장에서 배출되는 매연, 상수도에 포함될 수도 있는 '허가된' 오염물질에 이르기까지 유해환경에의 노출이 흔히 이루어지고 있다. 임신에 영향을 미치는 환경화학물질들은 유기농농장 또는 유기농법으로 재배된 식품을 제외한 가공식품에도 존재한다. 간접흡연으로 인한 문제는 주로 담배연기 속에 포함된 카드뮴이 대표적인데, 이것은 인체에 흡수되어 임신능력을 저하시키는 것으로 잘 알려져 있다.[6] 그럼에도 불구하고 극복할 수 있는 다양한 방법들이 있다. 세상은 점점 더 임신을 저해하는 요인들이 많아지고 있기 때문에 환자들은 이러한 유해인자로부터 자기자신을 보호하는 데 게을리해서는 안 된다.

출산력을 증가시키는 생활방식

환자들에게 도움을 주는 것들

아래와 같은 사항들을 환자들에게 설명하면 환자들의 출산력을 증가시킬 수 있다.

- 다양한 영양소원을 포함하는 최적의 식사를 유지할 것
- 작업장, 집, 음식 등에서 환경적인 화학오염물질의 노출을 피할 것
- 플라스틱제품을 전자레인지에 넣지 말 것
- 임신 전 카페인섭취를 자제할 것
- 임신 전 최소 6개월 동안에는 무리한 체중감량 또는 다이어트를 피할 것(지방감소가 지방세포내에 저장되어 있던 독성물질들의 방출을 유도할 수 있음.)

알코올

알코올은 여성과 남성의 임신에 부정적으로 영향을 미치고, 알코올을 완전히 끊었을 때 임신능력이 향상될 수 있다는 많은 연구결과가 있었다.[7] 임신한 여성의 알코올섭취와 태아알코올증후군(fetal alcohol syndrome) 발병과의 강력한 관련성은 임신기간 중 금주의 중요성을 나타내고 있다. 더군다나 현재에는 임신능력의 향상뿐만 아니라 출산 전(태아기) 알코올회피의 중요성이 날로 커지고 있다.

카페인

카페인은 가장 유해한 음식은 아니지만 임신에 부정적인 영향을 미친다는 것은 확실하다. 실제로 임신을 하고자 하는 여성이 카페인을 꼭 피해야 한다는 증거는 명확하다. 한 연구에서 하루에 두 잔 이상의 커피는 임신에 좋지 않은 영향을 미쳤는데, 특히 나팔관질환과 자궁내막증을 가진 환자는 더욱 그러하였다.[9] 다른 한 연구에서는 하루 300 mg 이상 카페인섭취와 임신지연의 연관

성을 증명하였다.[10] 하루 300 mg 이상의 카페인을 마시는 여성이 임신할 확률은 카페인을 아예 섭취하지 않는 여성보다 27%나 낮다.[10] 연구에서는 임신기간 동안 카페인을 섭취하지 않는 여성들은 유산할 확률도 낮았다. 카페인은 커피를 제외하고도 녹차, 홍차, 청량음료, 코코아, 초콜릿, 몇 가지 처방전 없이 구입할 수 있는 약물 등에 들어 있다. 확실하지는 않지만, 음식에서 카페인을 제거하면 임신을 증가시킬 수 있다.

체중감소를 위한 식사요법

칼로리를 제한하는 식사요법을 통한 다이어트는 두 가지 방면에서 임신에 유해하다.

1. 급격한 체중감소, 특히 과도한 운동을 동반할 경우에는 무월경에 이를 수 있다. 체중과 지방근육의 비율이 정상적인 생리주기를 유지하는 데 중요하다고 생각되고 있지만, 현재 이러한 주기를 유지하는 데 결정적인 인자로 알려진 것은 없다. 강력한 칼로리제한을 시행할 때 일어날 수 있는 심각한 영양결핍은 무월경과 무배란을 유발할 수 있다.
2. 인체지방의 30%를 감소시키는 비교적 무난한 방법을 통한 체중감소에서도 불규칙한 생리를 유발하거나 무월경까지 유발할 수도 있다.[11] 체중감소프로그램에 적극적으로 참여한 환자들은 물론 개개인의 차이는 있을 지라도, 몸무게가 회복되었을 때 임신이 더 쉽게 된다는 것을 알 수 있다.

급격한 체중감소는 프로게스테론수치를 내리고, 난소성장을 억제하며, 황체호르몬분비를 억제하여 결국 배란을 저해한다.[12] 완만한 체중저하 또한 호르몬수치를 감소시켜 초기임신을 유지하기 어려울 정도의 과소황체상태에 이르게 할 수 있다. 급격한 다이어트와 체중감소를 피해야 하는 또 다른 이유는 이전에 지방내에 축적되어 있던 화학물질들이 지방감소로 인해 인체내로 노출될 가능성이 있다는 것이다. 인간을 포함한 포유류들은 먹이사슬의 최고위 집단으로서 체내의 다양한 조직에 화학물질들을 저장하는데, 지방조직은 이러한 다량의 화학물질들의 주요저장소이다. 대사적으로 활발한 다른 조직보다 지방조직에 이러한 화학물질을 저장함으로써 인체는 화학물질들로부터 스스로를 보호할 수 있다.

다양한 잠재적인 유해인자를 만드는 지방조직내에 저장된 화학물질의 생리적 활성에 대한 몇몇 연구가 있었다.[13,14] 급격한 체중감소는 지방세포로부터 분비되는 화학물질들이 인체전반을 돌아다니게 함으로써 인체 다른 조직으로의 잠재적인 노출강도를 증가시킨다. 환자에서 급격한 체중감소로 오는 부작용을 피하기 위한 안전한 기간은 임신 전 6개월 정도로 생각된다. 비록 이러한 생각이 연구수준에 있다 할지라도 임신을 계획 중인 여성들은 이러한 부작용을 회피하면서 체중감소에 성공하기 위해서는 최소한으로 고려해야 할 부분이다.

보충제제

비타민 C, 비타민 D 복합체, 철 등은 임신하려는 여성들을 도와줄 것이다.

비타민 B

비타민 B군은 신체의 건강과 의학적으로 다양하게 사용된다. 이러한 비타민들의 적절한 보충은 생식능력을 강화시키고, 다양한 방법으로 건강한 임신을 할 수 있게 한다. 특히 엽산은 태아의 신경관결손증(neural tube defect)을 예방하기 위한 필수영양소로 잘 알려져 있다. 비타민 또한 산화적 손상으로부터 자궁경관을 보호한다. 엽산은 인간유두종바이러스(papilloma virus) 감염(pap smear test에 의해 밝혀질 수 있고, 기형의 주된 원인으로 알려짐)과 자궁경부암을 억제하는 역할을 한다.[15] 비타민 B 결핍은 현대에 이르러 경구피임약 같은 특정 약물의 복용, 채소와 과일의 충분하지 못한 섭취를 포함한 생활방식 변화의 결과로 인해 일어나는 현상이다. 실제 연구에서는 경구피임약이 비타민 B_2, 비타민 B_6, 비타민 B_{12}, 엽산을 크게 감소시킨다고 지적하고 있다.[16-18] 충분하지 못한 비타민 B 수치는 우울증과 수근관증후군(carpal tunnel syndrome)을 일으키고, 호르몬 수치도 변화시킨다(38장 '의약품에 의한 흔한 영양고갈' 참조).[19] 더욱이 비타민 B_6와 엽산은 입덧을 예방하고 치료하는 치유능력을 가진다는 점에서 흥미롭다. 임신기간 중에 이러한 비타민을 충분히 섭취하지 못한 여성들은 더 많은 질병을 가지는 것으로 보인다.

비타민 C

비타민 C는 다양한 건강증진효과를 가지는 것으로 잘 알려져 있는데, 특히 여성들의 임신을 도와준다는 보고가 있다. 한 연구에서 배란촉진제(클로미펜, clomiphene)을 투여받고도 효과가 없던 여성들에서 비타민 C 제제 400 mg을 투여받은 후 생리주기를 되찾고 배란을 경험했다는 보고가 있다.[20] 실험동물을 이용한 다른 연구에서도 비타민 C와 비타민 E를 투여한 동물에서 노화에 의한 배란율저하가 개선되는 것을 관찰하였는데, 즉 같은 나이에서 보충제제를 투여받은 동물들은 그렇지 않은 동물들에 비해 더 많은 배란이 있었다.[21] 비록 인간임신능력에 대한 직접적인 증거는 실험에서 연구되지 않았지만 인간의 노화와 관련된 불임치료를 위한 가능성을 제시해 주고 있다.

> 자연의학적 접근법은 개개인에 맞는 치료방법을 통하여 여성들의 생식능력을 향상시킬 기회를 더욱 증가시켰다.

철(Iron)

적혈구생성(erythropoiesis)에 중요한 철은 임신을 원하는 여성에게 중요한 임신 전 영양소가 될 것이다. 한 연구에서는 낮은 수치의 철분을 가지고 있는 여성은 철분을 보충함으로써 출산력을 증가시킬 수 있다고 보고하였다.[22] 철분이 불충분한 여성은 임신이 되더라도 임신유지에 필요한 철분의 수요량을 충족시키지 못한다. 철분을 섭취하기에 앞서 여성들은 그들의 몸에 있는 철분 실제의 수치(페리틴, ferritin)와 명목상의 수치(전체혈구계산, complete blood count)를 진단하는 것이 매우 중요하다. 또한 만약 여성이 비타민제제들을 섭취하고 있다면, 이러한 비타민제제들이 충분한 철분을 포함하고 있기 때문에 추가적인 비타민보충제들을 복용해서는 안 된다.

종합비타민/미네랄(Mineral)

임산부비타민(prenatal vitamin)은 명칭에 쓰여 있듯이 임신 전과 임신 중에 복용되어야 한다. 종합비타민/미네랄 보충제들은 몸의 전반적인 건강을 증진시키고, 새생명에 필요한 영양소들을 공급해 준다. 한 실험에서 임신 전 28일 동안 종합비타민을 복용한 여성들의 출산율은 같은 기간 동안 위약을 복용한 여성들에 비해 상당히 증가한 것을 보였고, 그 차이는 5% 정도였다.[23] 더욱이 같은 연구팀은 실질적인 보충제를 받은 군의 다태아분만확률도 위약복용군에 비해 상당히 높다고 밝혔다.[24] 종합비타민은 임신 전에 복용될 때 수태할 확률을 높이는 것으로 보인다. 그러므로 이러한 보충제들은 가능하면 임신을 계획하기 3~6개월 이전에 복용되어야 한다.

프로게스테론

비정상적인 프로게스테론의 수치는 많은 불임여성에서 발견된다. 사실상 가임여성에 비해 습관성유산을 경험한 여성에서 프로게스테론의 수치는 2배 이상 낮았다. 더군다나 가임여성의 자궁내막에 있는 프로게스테론은 임신을 유지하기 어려운 여성에 비해 수치가 200배 이상 높았다.[25] 자연 프로게스테론 보충요법(근육내 주사 또는 질내 투약)은 황체기결함 또는 불임여성을 치료하기 위해 종종 사용된다.[26]

생약과 임신

불임과 같은 질병을 치료하기 위하여 생약을 사용할 때는 생약이 전통한의학방법으로 처방되고, 자연의학개념을 포함한다는 것이 중요하다. 생약은 특정한 건강문제를 직접적으로 치료하는 것을 의미한다기보다는 미세조절을 필요로 하는 인체나 기관의 생리와 기능을 개선하는 것을 도와준다는 의미이다. 많은 생약들은 임신을 도와줄 수 있는데, 환자 개개인의 증상에 따라 환자의 몸이 가장 건강한 상태로 호전되도록 잘 디자인되어야 한다(표 14-2 참조).

표 14-2. 여성의 출산력을 증가시킬 수 있는 선별된 생약과 응용[a]

약초와 약제	사용을 고려할 수 있는 경우
Puncture vine(남가새, *Tribulus terrestris*)	무배란성주기
Chasteberry(체스베리, *Vitex agnus-castus*)	황체기결함
작약감초탕	증가된 안드로겐수치
지백지황환	항난자(antizona pellucida) 항체보유

[a] 일단 임신하면 해당약제들의 복용을 중단해야 한다.

남가새(Puncture vine)

남가새(*Tribulus terrestris*)는 인체가 생산적인 배란주기를 만들도록 도와주는 역할을 하는 약초이다. 스테로이달사포닌(Steroidal saponin)이 45% 함량된 것으로 표준화한 농축된 tribulus의 효과를 시험하였는데, 3개월 이상 하루 3번 250~500 mg을 복용하였을 때 정상적인 배란주기를 갖는 것에 도움을 주었다.[27]

체스베리(Chasteberry)

체스베리(*Vitex agnus-castus*)는 프로락틴억제효과를 가지는데, 2차 무월경과 황체결핍의 결과로 나타나는 불임여성에서 사용된다.[28] 이 약초는 황체기결함을 정상화시켜 주고 프로게스테론이 비교적 부족한 여성의 임신확률을 높이는 효능이 있다고 알려져 있다. 고프로락틴혈증(hyperprolactinemia)을 가진 여성에게 vitex를 3개월 동안 투여한 결과 프로락틴유리억제, 황체기연장, 프로게스테론합성개선 등의 효과가 있었다.[29] 다발월경, 희발월경, 황체부전을 가진 120명의 여성을 대상으로 6개월 동안 vitex의 치료효과를 관찰하였는데, 이러한 여성의 60%에서 6개월 전의 증상을 개선하는 것을 경험하였다. 임상시험기간 동안 여성들의 프로게스테론수치가 평균 6.4 ng/mL에서 9.3 ng/mL로 상승하였고, 64% 여성의 생리주기가 정상화되었으며, 29% 여성이 임신하였다.[30] 임신이 어려운 여성환자를 대상으로 체스베리, 녹차, L-arginine, 비타민, 미네랄 등의 복합약초 보충요법의 효능을 시험하였는데, 이러한 약물을 복용한 여성은 그렇지 않은 여성에 비하여 황체기프로게스테론과 기초체온이 증가하고 임신확률이 높아진 것을 관찰할 수 있었다.[31]

두 가지의 한약처방

작약과 감초로 이루어진 한약처방인 작약감초탕이 다양한 질환에서 증가된 테스토스테론수치를 낮추었다.[32] 2~8주 동안 매일 5~10 mg의 용량으로 환자에게 처방한 결과에서 안드로겐수치가 높은 여성에서 테스토스테론수치가 낮아지는 것을 관찰할 수 있었는데, 7명의 환자들 중 6명

은 규칙적으로 배란되었고, 그중 2명은 임신하였다.[33]

숙지황, 산수유, 산약, 복령, 목단피, 택사로 구성된 육미지황환에 지모, 황백을 더한 처방이 지백지황환이다. 한 연구에서 지백지황환으로 항정자(antisperm)항체와 항난자(antizona pellucida) 항체를 가진 부부를 치료하였는데 효과가 있었다. 불임부부들은 이 처방을 복용하고 불임을 치료할 수 있었는데, 81.3%의 불임부부에서 항체가 불활성화형태로 변질되는 것을 관찰할 수 있었다.[34] 게다가 처방복용이 끝나고 1~9개월 동안 더 관찰한 결과에서는 면역적으로 임신할 수 없는 8명의 부부 모두 임신하였고, 여성의 항체들은 임신기간 동안 불활성화형태로 존재하였다.

결론

영양학적 치료법과 약초를 이용한 치료법으로 다양한 불임의 원인을 가진 여성들을 개개인의 특성에 맞게 치료하는 데 좋은 기회를 제공해 주고 있다. 이러한 치료법은 환자들에게 많은 도움을 주고 있고, 특히 불임과 같이 다양한 혼란인자가 많이 존재하는 질환에서 더욱 중요하다. 또한 생활방식 측면에서도 불임의 다양한 원인들을 치료하는 것은 "비옥한 밑거름"이다. 여성 개개인이 먹는 음식, 작업환경, 가정환경, 다른 생활습관들이 그들에게 적절한 영양을 제공해 주고 있는지 체크해야 한다. 균형 잡히고 다양한 식단은 필수적이고, 중요한 영양소의 적절한 섭취는 여성들이 임신을 성공시키는 데에 아주 중요하다. 더군다나 이것은 여성들이 임신의 기적을 이루기 위해 또 다른 치료법을 시도하기 전에 필수적인 사항이라고 하겠다. 또한 임신은 끝이 아니고, 새로운 9개월 동안의 풍요로운 여행의 시작이라는 점을 명심해야 할 것이다. 그러므로 태반이 잘 자리잡도록 하고, 태아가 건강하도록 하기 위해서 산모의 건강이 중요하다.

참고문헌

[1]National Center for Health Statistics. Fertility, Family Planning, and Reproductive Health of U.S. Women: Data from the 2002 National Survey of Family Growth. Available at: www.cdc.gov/nchs/products/pubs/pubd/series/sr23/pre-1/sr23_25.htm. Accessed October 14, 2007.

[2]American Society of Reproductive Medicine. Infertility: An Overview. Available at: www.asrm.org/Patients/patientbooklets/infertility_overview.pdf. Accessed October 14, 2007.

[3]Online document at: www.ucdmc.ucdavis.edu/ucdhs/health/az/22InfertilityWomen/doc22causes.html.

[4]Bauer J, Isojarvi JI, Herzog AG, Reuber M, Polson D, Tauboll E, Genton P, van der Ven H, Roesing B, Luef GJ, Galimberti CA, van Parys J, Flugel D, Bergmann A, Elger CE. Reproductive dysfunction in women with epilepsy: Recommendations for evaluation and management. J Neurol Neurosurg Psychiatry. 2002;73:121–125.

[5]Premalatha GD, Ravindran J. Reproductive problems of the work force. Med J Malaysia. 2000;55:146–151.

[6]Younglai EV, Foster WG, Hughes EG, Trim K, Jarrell JF. Levels of environmental contaminants in human follicular fluid, serum, and seminal plasma of couples undergoing in vitro fertilization. Arch Environ Contam

Toxicol. 2002;43:121–126.

[7]Eggert J, Theobald H, Engfeldt P. Effects of alcohol consumption on female fertility during an 18-year period. Fertil Steril. 2004;81:379–383.

[8]Grodstein F, Goldman MB, et al. Infertility in women and moderate alcohol use. Am J Public Health. 1994;84:1429–1432.

[9]Grodstein F, Goldman MB, Ryan L, Cramer DW. Relation of female infertility to consumption of caffeinated beverages. Am J Epidemiol. 1993;137:1353–1560.

[10]Hatch EE, Bracken MB. Association of delayed conception with caffeine consumption. Am J Epidemiol. 1993;138:1082–1092.

[11]Van Der Spuy ZM, Jacobs HS. Weight reduction, fertility and contraception. IPPFMed Bull. 1983;17:2–4.

[12]Wynn M, Wynn A. Slimming and fertility. Mod Midwife. 1994;4:17–20.

[13]Petreas M, She J, Brown FR, Winkler J, Windham G, Rogers E, Zhao G, Bhatia R, Charles MJ. High body burdens of 2,20,4,40-tetrabromodiphenyl ether (BDE-47) in California women. Environ Health Perspect. 2003;111:1175–1179.

[14]Damstra T. Potential effects of certain persistent organic pollutants and endocrine disrupting chemicals on the health of children. J Toxicol Clin Toxicol. 2002;40(4):457–465.

[15]Kelloff GJ, Boone CW, Crowell JA, Nayfield SG, Hawk E, Steele VE, Lubet RA, Sigman CC. Strategies for phase II cancer chemoprevention trials: Cervix, endometrium, and ovary. J Cell Biochem Suppl. 1995;23: 1–9.

[16]Smolders RG, de Meer K, Kenemans P, Jakobs C, Kulik W, van der Mooren MJ. Oral estradiol decreases plasma homocysteine, vitamin B6, and albumin in postmenopausal women but does not change the wholebody homocysteine remethylation and transmethylation flux. J Clin Endocrinol Metab. 2005 Apr;90(4): 2218–2224. Epub 2005 Jan 25.

[17]Haspels AA, Bennink HJ, Schreurs WH. Disturbance of tryptophan metabolism and its correction during oestrogen treatment in postmenopausal women. Maturitas. 1978 Jun;1(1):15–20.

[18]Webb JL. Nutritional effects of oral contraceptive use: A review. J Reprod Med. 1980 Oct;25(4):150–156.

[19]Werbach MR. Female infertility [review]. Townsend Letter for Doctors & Patients. 1995 Aug;34.

[20]Igarashi M. Augmentative effect of ascorbic acid upon induction of human ovulation in clomipheneineffective anovulatory women. Int J Fertil. 1977;22:168–173.

[21]Tarin J, Ten J, Vendrell FJ, de Oliveira MN, Cano A. Effects of maternal ageing and dietary antioxidant supplementation on ovulation, fertilization and embryo development in vitro in the mouse. Reprod Nutr Dev. 1998;38:499–508.

[22]Rushton DH, Ramsay ID, Gilkes JJH. Ferritin and fertility. Lancet. 1991;337:1554.

[23]Czeizel AE, Metneki J, Dudas I. The effect of preconceptional multivitamin supplementation on fertility. Int J Vitam Nutr Res. 1996;66:55–58.

[24]Czeizel AE, Metneki J, Dudas I. The higher rate of multiple births after periconceptional multivitamin supplementation: An analysis of causes. Acta Genet Med Gemellol (Roma). 1994;43(3–4):175–184.

[25]Salazar EL, Calzada L. The role of progesterone in endometrial estradiol- and progesterone-receptor synthesis in women with menstrual disorders and habitual abortion. Gynecol Endocrinol. 2007 Apr;23(4):222–225.

[26]Tavaniotou A, Smitz J, Bourgain C, Devroey P. Comparison between different routes of progesterone administration as luteal phase support in infertility treatments. Hum Reprod Update. 2000 Mar–Apr;6(2):139–148.

[27]Tabakova P, et al. Clinical study of Tribestan® in females with endocrine sterility. Cited in: Werbach, MR, Murray MT. Botanical Influences on Illness, 2nd Edition. Tarzana, CA, Third Line Press Inc., 2000, 399.

[28]Gerhard II, Patek A, Monga B, Blank A, Gorkow C. Mastodynon® in feminine sterility. Forsch Komplementarmed. 1998;5:272–278.

[29]Milewicz A, Gejdel E, Sworen H, et al. Vitex agnus castus extract in the treatment of luteal phase defects due to latent hyperprolactinemia: Results of a randomized placebo-controlled double-blind study. Arzneimittelforschung. 1993;43:752–756.

[30]Bubenzer RH. Therapy with Agnus castus extract (Strotan®). Therapiewoche. 1993;43:32–33,1705–1706.

[31]Westphal LM, Polan ML, Trant AS. Double-blind, placebo-controlled study of Fertilityblend: A nutritional

supplement for improving fertility in women. Clin Exp Obstet Gynecol. 2006;33(4):205–208.
[32]Online document at: www.honsousa.com/Research/Abstract_Shakuyaku-kanzo-to_SYGCT.pdf.
[33]Yaginuma T, Izumi R, Yasui H et al., Effect of traditional herbal medicine on serum testosterone levels and its induction of regular ovulation in hyperandrogenic and oligomenorrheic women. Nippon Sanka Fujinka Gakki Zasshi. 1982;34:939–944.
[34]Li DJ, Li CJ, Zhu Y. Treatments of immunological infertility with Chinese medicinal herbs of ziyin jianghuo. Chung Kuo Chung His I Chieh Ho Tsa Chih. 1995;15:3–5.

15

남성의 생식능력을 향상시키는 자연의학 방법

모든 요인이 동일하다고 가정했을 때 어떤 의미에서 임신은 한 사람의 전반적인 건강척도이다. 임신을 위해서는 남녀 모두 건강한 육체를 가지고 어느 정도의 생식능력이 있어야 한다. 임신가능기간은 순간적이기 때문에 600만 명 정도의 미국인들이 순식간에 불임상태로 진단된다. 불임의 일반적인 정의는 가임연령인 사람이 피임약의 사용 없이 1년간 지속적인 성관계를 함에도 불구하고 임신을 할 수 없는 것을 말한다. 이러한 기간 동안에 정상부부들은 임신할 수 있기 때문에, 만약 임신이 되지 않는다면 정확한 진단을 받아야 한다. 이 장에서는 남성의 불임과 해결방법에 초점을 둔다.

유병률(Prevalence)

불임이 남성과 여성에서 동일하게 발생할 수 있다는 것을 알고 있는 것이 중요한데, 불임의 원인 중 30%는 남성, 30%는 여성, 30%는 부부 모두, 10%는 알 수 없는 원인들과 연관되어 있다. 미국내 남성생식불능의 발생률은 적어도 연간 200만 명 정도인데, 이는 136명 중 1명꼴이며, 미국거주 남성의 0.74%에 해당하는 수치이다.[1] 더군다나 미국내 450만 명 이상의 부부들이 첫 번째 시도에 임신이 되지 않으며, 생식불능남성 중 50% 이상이 회복불가능하여 아빠가 될 수 없는 사람들이다.

원인

남성생식불능의 원인들은 다양한데, 가장 먼저 생각할 수 있는 원인으로는 호르몬기능이상으로 생길 수 있는 정자의 생산과 이동에 문제가 있는 경우이고, 생식기계의 충격이나 해부학적 결함 또는 다른 질환 등도 모두 생식불능을 유발할 수 있다. 최근 연구에서 30세 이상 남성 중 4명에 1명꼴로 테스토스테론수치가 낮다는 보고가 있다.[2] 남성생식불능에 대한 다양한 원인들은 다음과 같다.

- **잠복고환**(cryptochidism) : 한쪽 또는 양쪽 고환이 내려오지 않아서 정자생산이 안 되는 상태

- **낭포성섬유증**(cystic fibrosis) : 수정관이 없거나 막혀 있는 상태
- **관폐쇄**(ductal obstruction) : 반복된 감염, 염증, 발달성장애에 기인한 해부학적 문제
- **혈색소증**(hemochromatosis) : 고환에 철의 축적을 유발하는 대사장애
- **호르몬기능이상** : 시상하부-뇌하수체-생식선 axis(축)의 작동불능으로 인해 유발되는 상태 (2장 '남성갱년기를 치료하는 총체적인 방법' 참조)
- **약물을 포함한 물질** : 고혈압, 관절염, 소화기계질환을 치료하는 의약품, 화학요법을 위한 제제, 마리화나 같은 오락성약물 등이 알코올과 함께 정자생산에 문제를 유발하고, 남성생식불능상태를 유도한다.
- **정액역류증**(retrograde ejaculation) : 방광경부의 근육과 신경에 관련된 해부학적 결함
- **성병** : 폐쇄, 감염, 흉터 등을 유발할 수 있는 질환
- **겸상적혈구빈혈**(sickle cell anemia) : 생식선저하증을 유발할 수 있는 질환
- **계통적 질환** : 고열, 감염, 신장병, 대사장애 등은 정자발생을 손상할 수 있다.
- **고환암** : 폐쇄와 성기능저하를 유발할 수 있고, 암을 치료하기 위한 화학적 항암요법이 문제를 일으킬 수 있다.
- **고환외상** : 고환에 손상을 유발하여 기능상실을 유도함.
- **정삭정맥류**(varicocele) : 정자발생에 영향을 미칠 수 있는 고환의 온도를 변화시킬 수 있다.

정자발생은 6단계로 나누어 진행되는데, 16일이면 한 단계가 지나게 되고, 성숙한 정자를 만드는 데 총 3개월의 기간이 소요된다. 정자의 발달은 결국 시상하부-뇌하수체-생식선축을 통한 내분비계에 의해 지배되는데, 정자발생은 비교적 긴 기간 동안 지속되므로 이 시기에 질병이 발생한다면 정자생산에 영향을 미칠 수 있다. 그러므로 생식불능의 원인을 찾는 데에는 최근의 건강력을 세밀하게 살펴보는 것이 중요하다.

환경적 원인과 생활방식요인

비록 앞에서 언급한 요인들이 생식불능과 불임의 모든 발병인자라고 할지라도 환경적인 요인들은 생식불능에 영향을 미칠 수 있고, 개개인의 생활방식에서 나타날 수 있는 다른 많은 원인들이 존재한다. 이러한 것들에는 작업장유해물질(화학적 노출), 환경유해물질(내분비계손상물질), 흡연과 음주습관들, 식사습관(불충분한 영양섭취), 산화(oxidation), 그리고 심지어 입고 있는 속옷형태까지도 전부 포함된다. 이러한 요인들이 비록 생식불능과 불임의 원인으로 작동하는 것은 아닐지라도, 이러한 요인들이 특정환자의 생식불능에 기여할 수 있는지와 아닌지에 대해 정확한 확인이 반드시 필요하다.

작업장의 유해물질

남성의 생식능력에 유해한 영향을 미칠 수 있다고 알려진 작업장의 몇 가지 화학물질들이 있는데, 플라스틱생산, 용접 및 납 같은 화학물질들이 그것이다.[3] 작업장내에 존재하는 생식기능유해인자들에 대한 완전한 목록을 만드는 것은 연구 중에 있기 때문에 불가능하다. 구매할 수 있는 400만 가지의 화학합성물질 중에서 작업장에서 사용하는 1,000개 이상 화학물질은 동물실험에서 생식능력이상을 유발하였다는 연구결과가 있다. 이러한 화학물질효과의 실험은 인간에서는 실시되지 않았다.

작업장의 유해물질은 정자수의 감소, 비정상 모양의 정자생산, 정자의 이동변환, 호르몬과 성기능 변화 등을 통해 생식능력에 영향을 미친다. 작업장노출이 남성의 생식기계에 영향을 미친다는 것은 잘 알려져 있지만 이러한 유해물질들이 개개인에서 똑같이 영향을 미치지는 않는다. 영향을 미치거나 미치지 않음의 기준은 노출 양, 시간, 그리고 다른 요인 등이 복합적으로 관여한다. 이러한 유해물질들은 흡입, 피부접촉, 구강섭취의 방법으로 우리 인체에 들어온다.

다른 환경적 독소들

지난 50년간 선진국에서 사는 남성들의 정자수가 감소하고 있다는 몇 가지 보고가 있었다. 이러한 경향의 원인은 항안드로겐(anti-androgen)의 역할을 하는 에스트로겐유사혼합물 등과 같은 화학물질에 의해 증가되는 환경적 노출이라고 할 수 있다. 이 증거는 조사들에 의해 수없이 반복되어져 왔다.[4] 호르몬발정유도물질(estrogenic substances)[디에틸스틸베스트롤(diethylstilbestrol), 베타에스트라다이올(beta-estradiol) E2, 다이드제인(daidzein), 제니스테인(genistein), 노닐페닐(nonylphenyl)]의 정자에 대한 영향을 조사하는 연구가 시행되었는데, 이러한 호르몬발정유도물질들이 생식독소물질[황산납, 질산염, 초산염, 아세트산염, DBCP(dibromochloropropane), ethylene glycol monoethyl ether, 1,2-epoxybutene, 1,2,3,4,-diepoxybutane]와 같은 부정적인 효과도 나타낸다는 것을 알아냈다. 그러나 이러한 많은 양의 단일혼합물을 사용하는 시험관연구들은 인간을 활용한 임상연구에서는 입증되지 못하고 있다.[5]

부가적인 연구들은 다른 환경적 독소를 생식능력문제로 연결하기도 하였다. 정자의 품질과 혈중 유기염소관계를 조사한 한 연구에서는 정자의 수와 전진운동성이 염화비페닐대사체(chlorinated biphenyl metabolite)의 농도와 반비례 관계에 있다는 것을 밝혀냈다.[6] 이 연구에서는 정자수감소와 혈중 유기염소(organochlorine)증가의 비례관계를 밝혀내었는데, 유기염소수치와 지원자들 연령의 선형적인 관계(linear relationship)가 있는 것도 확인하였다. 이러한 연구들은 환경적 요인이 남성의 생식건강에 영향을 줄 수 있다는 증거가 될 수 있다.

전립선아연의 낮은 수치와 전립선암과의 관련성이 있다

생활방식요인

알코올섭취, 담배, 마리화나 등과 같은 생활방식요인은 정자수를 감소시키는 것으로 잘 알려져 있다. 알코올은 정자수를 감소시키고 정자기형을 만들고 정자의 운동력을 떨어뜨리며, 황체형성호르몬(LH), 난포자극호르몬(FSH), 성호르몬결합글로불린의 혈청수치를 증가시킨다. 일생 동안 알코올을 남용하며 섭취한 환자들은 일차성 생식기능저하증(hypogonadism)을 가지고 있다.[7] 흡연자는 비흡연자에 비해 적은 양의 정자수와 낮은 운동성을 가지고 있는 것으로 알려졌으며, 정자감소증의 확률이 높고, 내재성 17-베타-E2의 수치가 높으며, 비흡연자에 비해 평균 이하의 정자수를 가진 것으로 확인되었다.[8] 마리화나 또한 남성불임의 원인이다.[9]

남성의 속옷형태와 같은 다른 생활방식요인 또한 생식능력에 영향을 주는 것으로 보인다. 달라붙는 속옷은 고환의 온도를 증가시키는데, 이것은 정자형성에 나쁜 영향을 미친다. 이러한 증거는 산아제한형태로 연구되었는데, 연구에 참여한 남성들은 사타구니부위(보다 정확하게 서혜관, inguinal canal)에 고환이 밀착되어 있었고, 그 결과 연구기간 동안 수태할 수 없었다.[10]

> 비타민 C를 60일 동안 투여하였더니,
> 비타민 C를 투여받은 환자들 모두 임신을 하였다.

영양학적 접근

불임을 극복하기 위한 다양한 과정들이 존재한다. 일단 일차원인이 치료되면 정자생산력을 회복하기 위하여 영양보충제를 이용한 신체의 전반적인 건강을 개선하는 것이 중요하다. 어떤 불임환자들에서는 임신상태를 유지하기 위해 계속적인 치료가 요구하기도 하는데, 영양학적 방법은 건강한 정상정자를 계속해서 생산하도록 돕기 위한 방법이다. 이러한 영양소 중에 아연은 가장 중요하다(표 15-1 참조).

아연

아연은 총 합계 2 g 정도의 용량으로 인체에 존재하며, 미량원소 중 두 번째로 풍부하다.[11] 300개가 넘는 효소에서 아연이 발견되었고, DNA, RNA와 단백질합성을 포함한 다양한 생물학적 진화의 보조인자이기도 하다. 또한 아연은 100가지 다른 효소들 안에서 그 자체로 촉매제로 쓰인다.[12]

남성의 생식능력은 아연에 의해 다양한 방법으로 영향을 받는다. 아연수치가 낮으면, 혈청 테스토스테론농도와 정액용적을 감소시킨다.[13] 정액장액(seminal plasma)의 아연농도는 정자의 밀도와 비례관계에 있으며, 정자형성(spermatogenesis)에도 긍정적인 영향을 미친다.[14,15] 다른 연구에

표 15-1. 남성의 출산력을 증가시키기 위한 보충제제들의 용량가이드

보충제제	용량
아연 [a]	하루 45~60 mg
셀레늄	하루 200 μg
글루타티온(glutathione)	하루 500 mg 2회
비타민 E	하루 400~800 IU
비타민 C	하루 1,000~2,000 mg
보조효소 Q10	하루 100 mg
아르기닌	하루 3,000 mg
카르니틴	하루 3,000 mg
마카	하루 1,500~3,000 mg을 3회에 나누어
인삼	하루 200 mg의 표준화된 추출물
Pygeum	하루 200 mg
글루타티온의 세포내 수치를 증가시키는 보충제제들	
비타민 C	하루 500 mg
N-acetylcycteine	하루 800 mg

[a] 아연을 사용할 때는 구리보충제제를 함께 복용할 것. 3개월 이상의 장기간 아연을 사용할 경우에는 하루 2 mg의 구리는 필수적으로 함께 복용하여야 함.

서 아연은 정자의 운동성, 즉 편모기능(flagella function)에 영향을 미치는 것을 실험적으로 증명하였다.[16] 남성불임에서는 그들의 혈중 아연농도도 낮았다.[17]

아연을 이용하는 치료방법은 생식능력에 영향을 주는 몇 가지 방법을 제시하여 남성의 정자운동성지표(sperm motility parameters)의 증가를 유도할 수 있다.[18] 이 연구에서 정자의 운동감소증상(asthenozoospermia)을 가진 남성들은 3개월 동안 하루에 2회씩 250 mg의 황산아연을 복용하였다. 6개월 후에 피실험자들의 정자수, 운동성, 출산능력은 확실히 향상되었고, 항정자항체의 발생정도도 낮아졌다. 더욱이 조사자들은 아연이 항정자항체수치를 감소시켜서 항산화제로서뿐만 아니라 세포 및 체액성 면역에 영향을 줌으로써 막안정효과(membrane-stabilizing effect)를 통한 정자지표(sperm parameter)를 개선한다고 가정하였다.

아연은 실험동물의 고환을 이용한 아연-카드뮴 관계에 관한 연구에서 흡연하는 불임남성들을 위한 치료제로 제시되어져 왔다. 흡연자들은 카드뮴수치가 높았고, 낮은 정자수와 운동성 그리고 질 낮은 정자형태를 가졌다. 아연을 이용한 치료법은 정자의 질을 향상시키고, 인터루킨-4(IL-4)의 수치를 광범위하게 증가시킨다. 하지만 아연치료법은 종양괴사인자(TNF-α)와 인터페론-감마(IFN-γ)를 감소시키기도 한다. 아연이 결핍된 식단을 동물에게 먹이로 주는 실험에서는 흡연으로부터 오는 카드뮴축적량과 비슷하게 그들의 고환에 카드뮴이 축적되었다.[19] 조사자들은 이 연구에서 Th2시토카인을 증가시키고, Th1시토카인을 낮추는 역할을 하는 아연 때문에, 정자발생에

있어서 카드뮴의 독작용을 억제한다고 추정하였다.

생식능력에서 이로운 효과를 가지는 아연은 전립선건강에도 중요한 부분을 차지하고 있다. 전립선(세포조직과 유동체)의 낮은 아연수치와 전립선암 사이에는 연관성이 있다. 전립선에서 아연농도는 인체의 다른 어느 조직의 아연농도보다 높은데, 전립선비대증(BPH; benign prostatic hyperplasia)이 암으로 진행되어 갈수록 전립선에 함유된 아연농도는 낮아진다. 전립선 생체조직검사(biopsy)샘플에서 아연수치의 수량화는 전립선비대증과 암을 다르게 진단하는 또 다른 진찰방법으로 제안되었다.[20] 연구자들은 이러한 방법의 감수성(sensitivity)과 특이성(specificity)이 거의 98%에 이른다고 보고하였다. 실제로 아연은 남성생식건강에 있어서 중요한 부분을 담당한다. 정액 및 전립선건강과 아연의 이러한 관계는 재미있는데, 부적절한 아연수치는 남성의 생식기계에 악영향을 미치기 때문에 모든 남성환자에서는 아연 보충요법을 실시하는 것을 고려해야 한다.

항산화제

남성불임에 미치는 활성산소종(ROS; reactive oxgen species)의 역할은 그들이 가지는 생리학적 및 병리학적 효능을 감안할 때 점점 더 증가한다고 할 수 있다. 증가된 ROS는 정자 DNA에 손상을 유발하여 정자기능과 생존율에 영향을 미친다고 알려져 있다. 이러한 산화스트레스는 정액의 항산화기전이 손상되거나 과도한 ROS의 생성 때문에 발생된다.[21] 셀레늄, 글루타티온, 비타민 E, 비타민 C와 같은 항산화제의 사용은 정자의 건강을 증진시켜 줄 것이다.

셀레늄

69명의 불임남성을 대상으로 셀레늄과 비타민의 효과를 시험하였는데, 위약투여군, 셀레늄 단독투여군, 셀레늄+비타민 A, C, E 복합제 투여군으로 나누어 3개월 동안 진행되었다. 그 결과 셀레늄을 투여한 2개의 그룹에서 정자활동성이 의미 있게 증가하는 것을 관찰하였고, 11%의 남성은 시험기간 동안 그들의 배우자가 임신하는 것을 경험하였다.[22] 셀레늄이 불임남성에 미치는 효과를 알아보기 위해서 12주 동안 200 μg의 셀레늄보충제를 매일 투여하였는데, 셀레늄투여는 정액의 양을 증가시켰고, 셀레늄이 풍부한 효모형태의 보충요법은 정액에서 항산화효소인 글루타티온과산화효소(GSH peroxidase)의 활성을 증가시켰다.[23]

글루타티온

글루타티온은 정자의 항산화방어기전에 중요한 역할을 수행하는데, 글루타티온보충제를 복용하면 정자의 운동성이 개선된다는 연구결과가 반복해서 보고되고 있다.[24-26] 흥미로운 연구로는 600 mg의 글루타티온을 2주 동안 매일 근육내로 주사한 결과에서 위약투여군에 비하여 정자의

운동성, 특히 전방운동성을 가진 정자의 비율이 현저히 증가하는 것을 관찰하였다.[27]

글루타티온과 셀레늄은 정자의 운동성에 관여하는 특이단백질생산에 관여하는데, phospholipidhydroperoxide glutathione peroxidase가 성숙정자의 중절에 있는 미토콘드리아 캡슐의 약 50%를 구성하는 구조단백질로 전환되는 것이다.[28] 두 가지 영양소 중 어느 하나라도 결핍되면 정자의 운동성이 손상받게 되는데, 이는 정자중절(midpiece)의 불안정성이 정자 자체의 활동성을 감소시킨 결과라고 하겠다.[29]

비타민 E

또 하나의 잘 알려진 항산화제가 비타민 E인데, ROS로부터 세포의 지질층을 보호해 주는 역할을 한다.[30] 이러한 비타민 E의 항산화효과와 비타민 E 보충요법에서 정자의 임신능력향상효과에 대한 많은 연구가 진행되어 왔다. 낮은 활동성과 적은 정자를 가진 남성을 대상으로 비타민 E의 효과를 시험하였는데, 비타민 E와 셀레늄의 복합 보충요법을 6개월 동안 실시한 결과에서 정자의 활동성과 수치가 모두 증가하는 것을 관찰하였다.[31] 또 다른 연구에서는 정액과 정자의 MDA(malondialdehyde) 농도관찰을 통하여 지방과산화 정도를 측정하였는데, 비타민 E 보충요법을 실시할 경우에 MDA의 농도가 현저히 감소하는 것을 관찰하였다.[32] 정자의 운동성 또한 증가하였는데 임상시험기간 동안 21%의 임신성공률을 보였다. 또한 매일 600 mg의 비타민 E 보충요법은 정자의 난자투과능력을 측정하는 인간투명대결합검사(human zona binding assay)를 통하여 살펴본 결과에서 정자의 기능을 현저히 개선한다는 연구결과도 있다.[33]

비타민 C

정액장액내의 수치는 매일 먹는 음식을 반영하는데, 비타민 C의 수치감소는 정자DNA의 산화스트레스증가 및 불임가능성증가와 관련이 있다.[34] 이러한 사실은 하루 비타민 C의 섭취를 250 mg에서 5 mg으로 줄인 건강한 정상남성을 대상으로 한 시험에서 밝혀졌다.[35] 이 연구에서 비타민 C의 정액내 수치가 50%까지 감소하였고, 정자DNA의 손상률이 91% 증가하였다. 비타민 C가 정자의 질에 미치는 효과를 살펴본 또 다른 임상시험에서는 흡연자들에서 매일 위약 200 mg, 1,000 mg의 비타민 C를 투여하였는데, 비타민 C를 투여한 2개의 그룹에서 비타민 C의 섭취증가와 관련이 깊은 좋은 정자수가 현저히 증가하는 것을 관찰하였다.[36]

비타민 C 섭취의 중요성과 남성생식능력에 미치는 효과에 대한 중요한 연구가 있었는데, 비타민 C의 복용은 불임상태를 정상으로 되돌려 놓을 수 있다는 것이다.[37] 불임남성이 위약 200 mg 또는 1,000 mg의 비타민 C를 매일 투여받았는데 1주일 후에 관찰한 결과에서 200 mg, 1,000 mg의 비타민 C를 투여받은 그룹에서는 정자수가 각각 112%, 140% 증가하였고, 정자의 응집도 감소하였다. 더군다나 비타민 C를 60일 동안 투여하였더니 비타민 C를 투여받은 환자들이 모두 임신하였고, 위약투여군에서는 아무도 임신하지 못하였다.

보조효소 Q10(Coenzyme Q10)

ATP합성의 마지막 전자수용체로서 보조효소 Q10은 편모추진이 시작되는 곳인 정자중절(sperm midpiece)의 미토콘드리아 안에 밀집되어 있다. 보조효소 Q10은 항산화능력이 있고 ROS로부터 정자의 막을 보호해 준다. 한 연구에서 보조효소 Q10 50 μM을 투여하여 배양한 무력정자증(asthenospermic)을 가진 남성의 샘플을 받아 분석했더니 상당한 운동성증가가 관찰되었다. 더욱이 불임남성에게 보조효소 Q10 60 mg을 대략 100일 정도 투여했을 때 임신율이 증가하는 것을 보였다.[38] 다른 연구에서는 보조효소 Q10과 유사하며, Q10으로부터 파생된 보조효소 Q7 10 mg을 불임남성들에게 매일 투여했을 때 정자의 수와 운동성이 증가된 것을 보고하였다.[39]

아미노산: 아르기닌(arginine)과 카르니틴(carnitine)

아르기닌은 정자운동성(sperm motility)에 중요한 역할을 하는 여러 혼합물(putrescine, spermidine, spermine)의 전구체이다. 3개월 동안 아르기닌을 매일 4 g씩 복용한 임상시험에서 총 178명 중 74%에서 정자수와 운동성에서 향상이 발견되었다.[40] 아르기닌 10% HCl 용액 80 mL을 매일 섭취한 최근의 연구에서 아르기닌투여는 정자수를 증가시켰으나 운동성은 감소시킨 것으로 나타났다.[41] 시험자들의 정자상태는 치료 후 대체적으로 좋아졌고, 부작용은 보고되지 않았다.

카르니틴은 건강한 정자(spermatozoa)의 발생과정에서 몇 가지 역할을 수행한다. 카르니틴은 부고환(epididymis)에서 에너지원으로 작용하고, 정자의 운동성강화를 보조하며, 정자의 성숙에도 관여하는 것으로 생각된다.[42] 불임환자들을 대상으로 한 연구에서 정자운동성과 정액 카르니틴농도 사이에 직접적인 연관관계가 있었고, 카르니틴수치와 정자수 및 운동정자(motile sperm)의 수도 비례하였다.[43] 4개월 동안 카르니틴을 매일 3 g씩 투여받은 환자를 대상으로 한 임상연구에서는 카르니틴 투여 전, 중, 후 정자지표들을 관찰하였는데, 환자들의 운동정자는 약 10% 증가하였고, 사정시 배출되는 정자의 실질적인 수치 또한 증가하였다.[44]

생약의학

마카(Maca)

해발 4,000~4,500 m의 안데스산맥에서 잘 자라는 식물인 마카(*Lepidium meyenii*)는 정력향상과 수태증진효과 때문에 안데스지역에서 전통적으로 널리 사용되어 온 약초이다. 마카는 남성의 성적 능력을 향상시키는 측면에서 몇 가지 재미있는 적응증들이 있다. 에너지증진, 정력(stamina) 및 운동능력 향상을 위해 사용되어 온 마카는 발기부전에도 좋은 효과가 있다. 혈중 테스토스테론수치와 관련된 남자의 성적 능력에 대한 마카의 효과를 확인하기 위하여 1,500 mg, 3,000 mg의 마카를 남성들에게 투여하였다.[45] 8주 동안의 임상시험이 끝난 후 마카를 투여한 그룹에서는 위약그룹에 비하여 성적 갈망이 증가하는 것을 관찰하였는데, 혈중 테스토스테론과 E2 수치에는 변화가 없었다. 더군다나 연구자들은 성적 갈망에 부정적인 영향을 미칠 수 있는 우울증에는 마카가 어떠한 영향도 미치지 않는다는 결론을 내렸다.

또 다른 임상연구에서는 마카가 정상남성의 정액건강성에 미치는 효과를 관찰하였는데, 4개월 동안 매일 1,500, 3,000 mg의 마카를 건강한 남성에게 투여하였다.[46] 그 결과 마카는 정액량, 정자수, 운동정자수, 정자의 운동성 등을 개선하였고, LH, FSH, 프로락틴, 테스토스테론, E2와 같은 호르몬에는 영향을 미치지 않았다. 마카약초는 성욕을 증진시키고 정자와 관련된 생식능력을 개선함으로써 남성의 성적 기능을 향상시키는 약초로 정의된다. 마카의 부작용은 아직 보고되지 않고 있는데, 마카의 치료작용이 호르몬변화의 유발을 통해 일어나는 것이 아니라는 점에서 마카의 중요성을 한층 높여 준다.

인삼

인삼(*Panax ginseng*)은 에너지를 높여 주는 효과로 잘 알려진 약초인데, 성적 기능에도 도움을 줄 것으로 생각된다. 인삼추출물을 복용한 환자군에서는 정자수와 활동력이 증가하였고, 총테스토스테론, 유리테스토스테론, 디하이드로테스토스테론, LH, FSH의 양이 증가하였으며, 프로락틴은 감소하였다.[47] 인삼의 활성성분인 ginsenoside는 시상하부-뇌하수체-부신축에 작용하는 물질로 알려져 있는데 남성의 임신능력에 미치는 인삼의 효과에 대해서는 더 많은 연구가 필요하다.

Pygeum

Pygeum(*Pygeum africanum*)은 전립선분비물에 대한 효과로 인하여 남성생식력에 대한 효능을 가질 것으로 생각된다. 사정의 중요한 부분인 전립선분비는 정자의 체외생존력을 도와주는 기능을 한다. 정자의 운동성은 정액의 pH에 영향을 받는데, 어떤 연구에서는 Pygeum이 정액의 pH에 좋은 영향을 미친다는 보고를 하였다.[48,49] 이러한 효과와 더불어 Pygeum은 전립선염과 전립선비대(BPH)를 치료한다고 알려져 있다. 전립선의 문제와 함께 성행위에 어려움을 가지고 있는 남성을 대상으로 한 연구에서는 매일 Pygeum 200 mg을 복용한 남성들은 이와 같은 문제가 현저히 개선되었고, 2개월 동안 Pygeum을 복용한 남성들은 비뇨기계지표 및 성행위지표들의 현저한 개선이 있었다.[50]

결론

남성들의 생식능력저하에는 많은 원인들이 있다. 비록 많은 요인들이 특별한 구조적 문제나 질환과 관련이 있지만 많은 불임문제들은 환경, 알코올, 약물, 담배와 같이 부정적인 영향을 미칠 수 있는 조건들을 제거함으로써 해결될 수 있다. 흥미롭게도 인체에서 훨씬 더 건강한 정자를 생산하도록 도와주는 매우 좋은 효과가 있는 다양한 영양물질과 약초들이 있다. 표 15-1에는 이러한 보충요법의 용량을 기재해 놓았다. 비록 모든 것을 치료하지는 못할지라도 이러한 방법들을 선택한다면 남성들에서 성공적인 임신기회를 많이 제공해 줄 것이다.

참고문헌

[1]Online document at: www.wrongdiagnosis.com/m/male_infertility/prevalence.htm.

[2]Araujo AB, Esche GR, Kupelian V, O'Donnell AB, Travison TG, Williams RE, Clark RV, McKinlay JB. Prevalence of symptomatic androgen deficiency in men. J Clin Endocrinol Metab. 2007 Nov;92(11):4241–4247. Epub 2007 Aug 14.

[3]Online document at: www.cdc.gov/niosh/malrepro.html.

[4]Luconi M, Bonaccorsi L, Forti G, Baldi E. Effects of estrogenic compounds on human spermatozoa: Evidence for interaction with a nongenomic receptor for estrogen on human sperm membrane. Mol Cell Endocrinol. 2001;178(1-2):39–45.

[5]Anderson D, Dobrzynska MM, Basaran N. Effect of various genotoxins and reproductive toxins in human lymphocytes and sperm in the Comet assay. Teratog Carcinog Mutagen. 1997;17:29–43.

[6]Dallinga JW, Moonen EJ, Dumoulin JC, Evers JL, Geraedts JP, Kleinjans JC. Decreased human semen quality and organochlorine compounds in blood. Hum Reprod. 2002;17:1973–1979.

[7]Villalta J, Ballesca JL, Nicolas JM, Martinez de Osaba MJ, Antunez E, Pimentel C. Testicular function in asymptomatic chronic alcoholics: Relation to ethanol intake. Alcohol Clin Exp Res. 1997;21:128–133.

[8]Ochedalski T, Lachowicz-Ochedalska A, Dec W, Czechowski B. Evaluating the effect of smoking tobacco on some semen parameters in men of reproductive age. Ginekol Pol. 1994;65:80–86.

[9]Buchanan JF, Davis LJ. Drug-induced infertility. Drug Intell Clin Pharm. 1984;18:122–132.

[10]Mieusset R, Bujan L. The potential of mild testicular heating as a safe, effective and reversible contraceptive method for men. Int J Androl. 1994;17:186–191.

[11]Grahn BH, Paterson PG, Gottschall-Pass KT, Zhang Z. Zinc and the eye. J Am Coll Nutr. 2001;20:106–118.

[12]Food and Nutrition Board, Institute of Medicine. Dietary Reference Intakes for Vitamin A, Vitamin K, Arsenic, Boron, Chromium, Copper, Iodine, Iron, Manganese, Molybdenum, Nickel, Silicon, Vanadium, and Zinc. Washington, DC: National Academy Press, 2002; Online document at: www.nap.edu/books/0309072794/html.

[13]Hunt CD, Johnson PE, Herbel J, Mullen LK. Effects of dietary zinc depletion on seminal volume and zinc loss, serum testosterone concentrations, and sperm morphology in young men. Am J Clin Nutr. 1992;56:148–157.

[14]Chia SE, Ong CN, Chua LH, et al. Comparison of zinc concentrations in blood and seminal plasma and the various sperm parameters between fertile and infertile men. J Androl. 2000;21:53–57.

[15]Fuse H, Kazama T, Ohta S, Fujiuchi Y. Relationship between zinc concentrations in seminal plasma and various sperm parameters. Int Urol Nephrol. 1999;31:401–408.

[16]Henkel R, Bittner J, Weber R, et al. Relevance of zinc in human sperm flagella and its relation to motility. Fertil Steril. 1999;71:1138–1143.

[17]Mohan H, Verma J, Singh I, et al. Inter-relationship of zinc levels in serum and semen in oligospermic infertile patients and fertile males. Indian J Pathol Microbiol. 1997;40:451–455.

[18]Omu AE, Dashti H, Al-Othman S. Treatment of asthenozoospermia with zinc sulphate: Andrological, immunological and obstetric outcome. Eur J Obstet Gynecol Reprod Biol. 1998;79:179–184.

[19]Al-Bader A, Omu AE, Dashti H. Chronic cadmium toxicity to sperm of heavy cigarette smokers: Immunomodulation by zinc. Arch Androl. 1999;43:135–140.

[20]Zaichick VYE, Sviridova TV, Zaichick SV. Zinc in the human prostate gland: Normal, hyperplastic and cancerous. Int Urol Nephrol. 1997;29:565–574.

[21]Agarwal A, Saleh RA. Role of oxidants in male infertility: Rationale, significance, and treatment. Urol Clin North Am. 2002;29:817–827.

[22]Scott R, MacPheroson A, Yates RW, et al. The effect of oral selenium on human sperm motility. Br J Urol. 1998;82:76–80.

[23]Iwanier K, Zachara BA. Selenium supplementation enhances the element concentration in blood and seminal fluid but does not change the spermatozoal quality characteristics in subfertile men. J Androl. 1995;16:441–447.

[24]Lenzi A, Lombardo F, Gandini L, et al. Glutathione therapy for male infertility. Arch Androl. 1992;29:65–68.

[25]Lenzi A, Picardo M, Gandini L, et al. Glutathione treatment of dyspermia: Effect on the lipoperoxidation process. Hum Reprod. 1994;9:2044–2050.

[26]Irvine DS. Glutathione as a treatment for male infertility. Rev Reprod. 1996;1:6–12.

[27]Lenzi A, Culasso F, Gandini L, et al. Placebo-controlled, double blind, cross-over trial of glutathione therapy in male infertility. Hum Reprod. 1993;8:1657–1662.

[28]Ursini F, Heim S, Kiess M, et al. Dual function of the selenoprotein PHGPx during sperm maturation. Science. 1999;285:1393–1396.

[29]Hansen JC, Deguchi Y. Selenium and fertility in animals and man— review. Acta Vet Scand. 1996;37:19–30.

[30]Aitken RJ, Clarkson JS, Hargreave TB, et al. Analysis of the relationship between defective sperm function and the generation of reactive oxygen species in cases of oligozoospermia. J Androl. 1989;10:214–220.

[31]Vezina D, Mauffette F, Roberts KD, Bleau G. Selenium–vitamin E supplementation in infertile men: Effects on semen parameters and micronutrient levels and distribution. Biol Trace Elem Res. 1996;53:65–83.

[32]Suleiman SA, Ali ME, Zaki ZM, et al. Lipid peroxidation and human sperm motility: Protective role of vitamin E. J Androl. 1996:17:530–537.

[33]Kessopoulou E, Powers HJ, Sharma KK, et al. A double-blind randomized placebo cross-over controlled trial using the antioxidant vitamin E to treat reactive oxygen species associated with male infertility. Fertil Steril. 1995;64:825–831.

[34]Dabrowski K, Ciereszko A. Ascorbic acid protects against male infertility in a teleost fish. Experientia. 1996;52:97–100.

[35]Fraga CG, Motchnik PA, Shigenaga MK, et al. Ascorbic acid protects against endogenous oxidative DNA damage in human sperm. Proc Natl Acad Sci USA. 1991;88:11003–11006.

[36]Dawson EB, Harris WA, Teter MC, Powell LC. Effect of ascorbic acid supplementation on the sperm quality of smokers. Fertil Steril. 1992;58:1034–1039.

[37]Dawson EB, Harris WA, Rankin WE, et al. Effect of ascorbic acid on male fertility. Ann NY Acad Sci. 1987;498:312–323.

[38]Lewin A, Lavon H. The effect of coenzyme Q-10 on sperm motility and function. Mol Aspects Med. 1997;18(suppl.):S213–S219.

[39]Tanimura J. Studies on arginine in human semen: 3. The influence of several drugs on male infertility. Bull Osaka Med Sch. 1967;13:90–100.

[40]Schachter A, Goldman JA, Zukerman Z. Treatment of oligospermia with the amino acid arginine. J Urol. 1973;110:311–313.

[41]Scibona M, Meschini P, Capparelli S, et al. L-arginine and male infertility. Minerva Urol Nefrol. 1994;46:251–253.

[42]Goa KL, Brodgen RN. L-carnitine: A preliminary review of its pharmacokinetics and its therapeutic use in ischemic cardiac disease and primary and secondary carnitine deficiencies in relationship to its role in fatty acid metabolism. Drugs. 1987;34:1–24.

[43]Menchini-Fabris GF, Canale D, Izzo PL, et al. Free L-carnitine in human semen: Its variability in different andrologic pathologies. Fertil Steril. 1984;42:263–267.

[44]Costa M, Canale D, Filicori M, et al. L-carnitine in idiopathic asthenozoospermia: A multicenter study. Italian Study Group on Carnitine and Male Infertility. Andrologia. 1994;26:155–159.

[45]Gonzales GF, Cordova A, Vega K, et al. Effect of Lepidium meyenii (MACA) on sexual desire and its absent relationship with serum testosterone levels in adult healthy men. Andrologia. 2002;34:367–372.

[46]Gonzales GF, Cordova A, Gonzales C, Chung A, Vega K, Villena A. Lepidium meyenii (maca) improved semen parameters in adult men. Asian J Androl. 2001;3:301–303.

[47]Salvalti G, Genovesi G, Marcellini L, et al., Effect of Panax ginseng, CA Meyer saponins on male fertility. Panminerva Med. 1996;38:249–254.

[48]Clavert A, Cranz C, Riffaud JP, et al. Effects of an extract of the bark of Pygeum africanum (V.1326) on prostatic secretions in the rat and in man. Ann Urol. 1986;20:341–343.

[49]Lucchetta G, Weill A, Becker N, et al. Reactivation of the secretion from the prostatic gland in cases of reduced fertility: Biological study of seminal fluid modifications. Urol Int. 1984;39:222–224.

[50]Carnini C, Salvioli V, Scuteri A, et al. Urological and sexual evaluation of treatment of benign prostatic disease using Pygeum africanum at high doses. J Arch Ital Urol Nefrol Androl. 1991;63:341–345.

16

여성의 호르몬건강 (폐경 및 생리전증후군을 넘어선 여성의 건강)

전신건강상태(Whole body wellness)

과학기술이 발달하고 수많은 정보에 쉽게 접근가능한 새로운 세기가 밝은 지 오래지만, 아직도 임상의들은 수십 년 전과 동일한 호르몬검사를 하고 있다. 특징적 몇 가지 정보만을 알 수 있는 것이 전부인 난포자극호르몬(FSH), 황체형성호르몬(LH), 에스트라디올(estradiol), 프로게스테론(progesterone) 등의 검사만 계속 시행하고 있는 것이다. 아직도 일차진료의사들은 호르몬의 대사과정은 모두 인체의 항상성에 의존하고 있고, 이러한 항상성이 잘 유지되는 한 인체는 적절한 건강상태를 유지한다고 믿고 있다.[1] 따라서 일련의 호르몬대사에서 큰 틀이 되는 몇 가지 호르몬을 검사하여 그 결과에서 얻을 수 있는 정보를 최대화하여 환자치료에 응용하려고만 한다. 이러한 일반적인 접근법은 숲은 보지만 나무를 보지 못하는 누를 범하기 쉽다.

최근까지만 해도 환자들의 기본적인 호르몬검사결과는 환자의 상태에 대한 포괄적인 이해가 전부였다. 그러나 분광분석법(spectrometry)이 임상의학에서 광범위하게 응용됨으로 인해 기존의 호르몬검사법과 같은 일부 검사들에서 얻을 수 있었던 정보보다 훨씬 많은 정보가 의사들에게 제공되기 시작했다. 분광분석법을 통한 검사는 에스트로겐대사산물, 프로게스테론대사산물 및 부신호르몬, 테스토스테론의 대사산물까지 포함하는 등 하나의 호르몬검사당 최소 20가지 이상의 데이터를 제공한다. 이뿐만 아니라 유사한 정보들을 의료진에게 제공할 수 있는 검사로서 혈액과 타액을 이용하는 검사들도 여러 과학적 진보를 통한 방법으로 활용되고 있다. 게다가 유전자변이(SNPs)를 평가하는 새로운 검사방법도 등장하였다.19) 호르몬대사에 영향을 미치는 유전자와 해당호르몬의 전구물질들이 호르몬으로 변환되도록 돕는 1상, 2상의 효소들을 관장하는 유전자까지 모두가 검사대상에 해당한다.

스테로이드호르몬대사지도(steroid-hormone metabolism-profile chart)를 살펴보면 전구호르몬이 하위호르몬으로 변환되는 단일경로 혹은 여러 경로가 파악이 되고, 해당경로로 진행되는 데 필요한 효소, 보조효소, 보조인자 등을 명확히 파악할 수 있다. 상위 전구호르몬의 양은 충분한데 하위호르몬으로의 변환이 이뤄지지 않아 생기는 이러한 경로의 막힘이 의심될 때는, 해당경로상

19) 역자주: SNP(Single nucleotide polymorphism)는 인종이나 개인별 염기의 차이를 나타내는 염기를 말하며, 마치 지문처럼 사람과 사람 사이의 차이를 확실하게 해 주는 염기서열이다.

에 필요한 효소 및 인자들의 과소를 파악하여 치료에 응용할 수 있다. 따라서 의료인의 이러한 대사과정에 대한 이해가 우선시되며, 관련 지식을 충분히 이해한 의료진에 의해 해당과정에 부족한 효소와 인자들을 영양소보충을 통한 중재적 치료로 해소되어 인체의 호르몬균형이 유지될 수 있다. 인체의 호르몬균형을 유지할 수 있는 방법에는 여러 가지가 있다. 호르몬균형에 영향을 줄 수 있는 여러 요인을 조절하고, 이로 인한 질병위험을 최소한으로 유지하는 것이 핵심인데, 특히 유방암의 경우가 더욱 그러하다.[2]

안드로겐과 유방암(Androgens and Breast Cancer)

비록 폐경이라는 것이 여성의 생리적 과정에 해당하지만, 갑작스럽게 달아오르는 열감, 한밤중의 식은땀 등의 폐경과 관련된 여러 증상들은 호르몬변화와 매우 밀접하게 연관되어 호르몬불균형을 나타내는 단지 작은 단서에 불과하다. 폐경과 관련된 증상이 힘들긴 하겠지만 인체내의 호르몬불균형으로 인한 문제에 비하면 빙산의 일각일 뿐이라는 것이다. 요즘 들어 호르몬건강상태에 대한 영향을 인정하고 연구도 활발히 진행되고 있다. 현재의 학계에서는 에스트로겐 이외의 다른 호르몬들도 건강에 문제를 일으키는 강력한 유발원인이고, 질환치료에 직접적으로 치료해야 할 대상임을 분명히 하고 있다. 예를 들어 폐경여성에서는 유방암의 위험이 높아지는데, 그 이유는 에스트로겐농도가 높아질 뿐만 아니라, 에스트로겐으로 변환될 테스토스테론농도의 상승, 성호르몬결합글로불린(SHBG; sex hormone binding globulin)의 농도저하, 스테로이드호르몬의 결과적인 하락 때문이다. 그리고 부신의 호르몬분비증가, 만성 고인슐린혈증 등을 포함하는 질병원인 인자들이 위험요소로 자리잡고 있다.

또한 안드로겐(androgen)이 증가한 여성에서 유방암 발병위험이 높아지고, 이와 함께 다른 호르몬 관련 질환들의 위험도도 증가한다. 이런 경우 안드로겐의 유해한 효과가 관련 질환을 유발하게 되는데 DHEA(dehydroepiandrosterone), DHEA-황산염(DHEA-sulfate)[3], 안드로스텐디온[4], 테스토스테론의 혈중농도 증가가 여러 질환의 발병위험을 높인다고 볼 수 있다. 그러나 실제로 DHEA와 유방암 위험도와는 연관성이 직접적으로 증명되지 못하였다. 다만 테스토스테론이 에스트로겐의 생물활성을 증가시키는 영향을 통해 간접적으로 유방암 위험도를 높이는 것으로 생각된다.[5] 이러한 고안드로겐혈증(hyperandrogenism)은 유방암의 외에도 SHBG의 감소, 다낭성난소증후군(polycystic ovary syndrome), 인슐린저항성 등의 질환과 연관되는 것으로 나타난다.[6] (29장 '다낭성난소증후군 치료를 위한 자연의학 접근법' 참조)

콩을 많이 섭취하는 동양인에서는 암의 위험성이 확연히 낮다.

이러한 특정호르몬과 해당호르몬 대사물질의 혈중농도를 검사함으로써 임상증상과 연관시켜 좀 더 근본적인 치료에 접근할 수 있다. 증가한 안드로스텐디온농도의 원인은 난소일 수도 있고, 부신 혹은 DHEA의 말초에서의 변환량증가에 의할 수도 있다. 그러나 여기에 테스토스테론도 증가했다면 다른 원인의 가능성보다 난소의 안드로스텐디온의 분비증가 또는 DHEA 말초에서의 변환증가가 원인일 가능성이 크다. 위와 같은 분석을 통해 인체의 전반적인 증상을 유발하는 호르몬변화의 원인을 찾는 것은 임상적으로 매우 중요하다. 만약 hydroxyandrostenedione(11b OHA)의 혈중농도가 증가하고, 안드로스텐디온:11b OHA의 비율이 감소하는 경우에는 앞선 예시와는 반대로 부신이 안드로스텐디온분비의 근본원인이 된다. 만약 안드로스텐디온:11b OHA의 비율이 증가하는 경우에는 당연히 난소가 안드로스텐디온분비의 근본원인이 될 것이다. 이처럼 진단적, 치료적 의미에서 안드로스텐디온:11b OHA의 비율은 매우 중요하다. 또한 안드로겐이 높아져서 발생하는 여러 증상들을 경험한 여성에서는 종종 부신과 난소의 안드로겐생성이 모두 증가한 경우도 많다. 이런 경우는 반드시 부신피질과증식과 난소간질(ovarian stroma)과증식을 직접 생검하여 확인해야만 한다.[20][7-9]

성호르몬결합글로불린(Sex-Hormone Binding Globulin)

앞서 언급하였듯이 SHBG의 농도는 여러 질환과 연관되어 있다. 대표적으로 낮은 농도의

20) 역자주: 스테로이드호르몬의 전변에 대한 이해를 돕기 위해 다음의 표를 첨부한다.

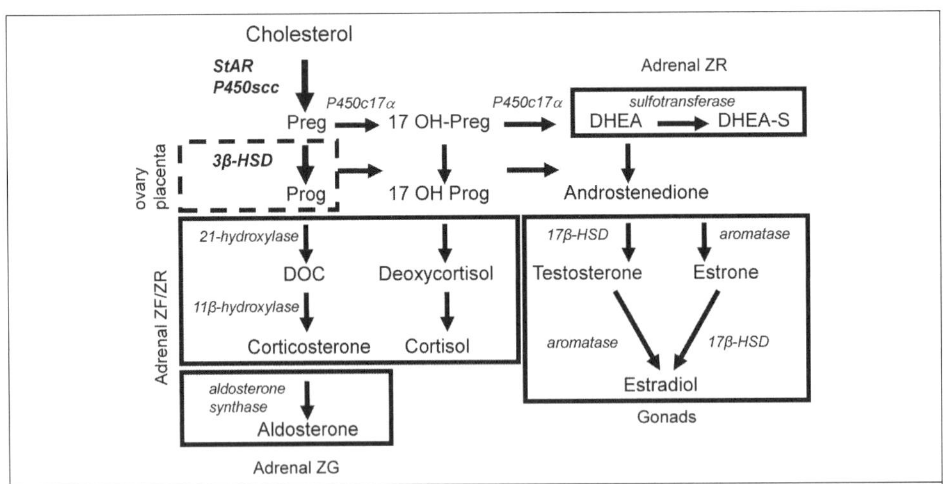

스테로이드합성(Steroidogenesis)의 과정. 콜레스테롤은 스테로이드합성의 기질을 제공한다. StAR (steroidogenic acute regulatory protein) mediates cholesterol delivery to the inner mitochondrial membrane and P450scc (cholesterol side-chain cleavage enzyme) in the adrenal, gonads and rodent placenta, but not in the human placenta. Molecules and enzymes mediating each step are indicated in italics. Boxes indicate the major tissues for each reaction. Abbreviations include Preg (pregnenolone), Prog (progesterone), DOC (deoxycorticosterone), ZF (zona fasciculata), ZR (zona reticularis), 3β-HSD (3β-hydroxysteroid dehydrogenase/Δ5-Δ4 isomerase), P450c17α (17α-hydroxylase/17,20-lyase) and 17β-HSD (17β-hydroxysteroid dehydrogenase).

SHBG는 유방암, 다낭성난소증후군, 인슐린저항성과 연관된 것으로 보인다. 뿐만 아니라 SHBG의 저하는 심혈관질환의 위험인자에도 해당된다. 최근 한 연구에 따르면 SHBG의 낮은 농도는 남녀의 구분 없이 모두에서 대사증후군 위험과 연관되며, 중성지방의 상승, 고밀도지단백(HDL) 감소 등을 유발한다고 보고된다. 특히 여성에서 SHBG의 농도저하는 apolipoprotein B의 농도 증가와 함께 당뇨병유발과 연관되는 것으로 보이며[10], SHBG이 에스트라디올에 의해 유발된 유방암세포의 증식을 억제하는 것으로 나타나는데,[11] SHBG가 저하된 경우 이 억제경로가 깨져서 유방암위험이 증가하는 것으로 보인다.

식사, 생활습관, 호르몬 그리고 유방암

만성고인슐린혈증(hyperinsulinemia)은 근본적으로 식사 및 생활습관과 연관되어 있다. 그리고 호르몬불균형은 유방암발병위험을 포함한 호르몬 관련 질환의 증가로 이어진다. 무엇보다 주목할 만한 사항은 인슐린이 간내에서 이뤄지는 SHBG의 합성을 억제하고, 난소에서 안드로겐생성을 증진시킨다는 것이다.[12-14] 따라서 고인슐린혈증의 원인을 교정하는 것은 호르몬불균형으로 인해 나타날 수 있는 여러 가지 부작용들에 대한 위험을 줄이는 것에 해당된다고 볼 수 있다. 복부지방량이 많은 과체중여성은 특히 유방암에 걸릴 위험도가 높은데, 원인은 이러한 여성들은 인슐린 저항성이 크고, 인슐린과 IGF-1가 높을 뿐만 아니라 성호르몬농도는 높고, SHBG의 혈중농도는 낮기 때문이다.[15-18]

의료인들은 매번 호르몬과 관련된 질환을 진단할 때에는 어려움을 겪는다.

고섬유질과 항산화성분이 풍부한 야채 위주의 식단에서는 자연적으로 저탄수화물식사를 하게 되는데, 이는 유방암위험도가 높은 과체중여성에서 반드시 필요하다. 증가된 섬유질섭취는 장의 연동운동을 도우며, 소화과정에서 발생하는 독소들과 호르몬불균형, 해당호르몬의 대사산물들을 제거하는 데 큰 도움을 준다. 또한 이런 섬유질이 풍부한 식단은 배설되어야 할 나쁜 호르몬 관련 대사물질들이 다시 재흡수되는 것도 막아서 건강한 호르몬균형을 유지하도록 도와준다.

호르몬조절을 위한 음식조절관리

이소플라본(Isoflavone)과 인돌(Indole)이 풍부한 음식

식물에스트로겐(phytoestrogen)이 풍부한 음식[19,20] 등의 식사를 통한 치료는 성호르몬의 효용성을 증대시킴과 동시에 호르몬균형을 위한 조절에 도움을 줄 수 있다. 이러한 식물에서 유래한 디페놀체(diphenolics)들은 에스트로겐효과와 항에스트로겐효과 모두를 가지는데, 이로 인해 유방암 위험도를 낮출 수 있다.[21,22] 전통적인 식물에스트로겐의 공급원으로는 콩(*Glycine soja*)의 이소플라본(isoflavone), 아마(*Linum usitatissimum*)와 여러 가지 씨앗 및 야채에 풍부한 리그난(lignan), 협과(legume)와 알팔파(alfalfa)의 싹에 풍부한 코메스트롤(coumestrol) 등이 포함된다.[23-25] (다음의 '식물에스트로겐이 풍부한 음식' 박스 참조) 십자화과채소와 같은 Indole-3 carbinol(I3C)이 풍부한 음식도 에스트로겐을 조절하는 작용을 가지고 있으므로 앞에서 언급한 호르몬균형을 통한 치료재료에 포함될 수 있다.21)[26] 이러한 음식물은 최대한 유기농식품으로 섭취하기를 권장하는데, 인체에서 여러 가지 좋지 않은 작용을 하는 농약과 제초제의 노출로부터 자유롭기 위해서이다. 농약과 제초제의 성분뿐만 아니라 농산물을 섭취할 때 반드시 유의해야 할 점은 체내에서 호르몬기능에 영향을 미치는 환경호르몬이라고도 불리는 폴리염화비닐(PCBs; polychlorinated biphenyls) 및 기타 유기염소계 화합물들을 피해야 한다는 것이다.

이런 의미에서 환경호르몬노출이 적은 산업화가 늦은 아시아인들에서 암발생률이 확연히 낮은 것은 이에 대한 반증에 해당한다.[27] 동양여성에 비해 백인여성의 가장 주요위험인자는 고지방식사와 이와 연관된 에스트로겐 과다생성 그리고 대소변으로의 에스트로겐 과소배설로 인하여 혈중 에스트로겐농도가 매우 높기 때문이다. 그리고 SHBG의 저하도 또 다른 주요원인에 해당하는데, 요즘 이와 관련된 연구에서 절반 이상은 아시아여성의 혈중 SHBG의 고농도에 관한 연구에 집중되어 있다고 해도 과언이 아니다. 이미 언급하였듯이 낮은 SHBG의 낮은 혈중농도는 유방암의 위험도를 높이는 것으로 잘 알려져 있다.

> 이소플라본을 충분히 섭취하면 장내 정상미생물총(intestinal microflora)을 유지하고 증대시키는 데 큰 도움이 된다.

지방과 지방산

Berrino연구진에 의해 발표된 일명 'DIANA연구'는 아주 흥미로운 연구 중의 하나로 알려져 있다.[1] 이 연구는 혈장 인슐린농도를 줄여 주는 저지방섭취는 BMI를 줄이고 허리둘레를 줄여 줌으로써 인슐린내성도 줄어들게 된다는 연구이다.[1,28,29] 여기에 추가할 수 있는 내용은 오메가-3 지방산과 단일불포화지방산의 섭취를 늘리고, 정제된 탄수화물섭취량을 줄이면 앞선 연구에서 목표로 한 인슐린민감도를 더욱 증가시킬 수 있다는 것이다.[30-32]

---

21) 역자주: indole-3-carbinol은 인돌그룹의 부속물로 회색빛을 띠는 흰색의 고체이며, 절단, 분쇄, 저작과 같은 분해과정 혹은 조리과정 및 인체내 효소에 의해 생성된다. Myrosinase에 의해 전구체인 indole-3-glucosinolate로부터 만들어진다. 배추, 콜리플라워, 브로콜리, 케일, 콜라드, 싹눈 양배추 같은 십자화과채소에 많이 들어 있다. 39장 참조.

저지방식사는 여러 방면에서 이미 효과가 검증되어 왔다. 지방섭취량을 전체 열량의 10~25%로 제한하면 혈장의 에스트라디올농도는 확연하게 줄어든다. 폐경 전 여성을 대상으로 지방섭취량을 줄이는 9개의 실험에서 7.4%의 평균 에스트라디올농도가 감소했고, 또한 폐경 후 여성을 대상으로 지방섭취량을 줄이는 4개의 실험에서 23%의 평균 에스트라디올농도가 감소한 것으로 나타났다.[33] 그러나 앞선 실험에서는 모두 음식에서 지방의 종류를 구분하지 않았다. 그리고 실험참가자 모두에서 섬유질이 풍부한 음식물을 많이 섭취한 것으로 나타났다. DIANA연구에서는 동물성식단을 식물성식단으로 바꾸어 당지수(glycemic-index)가 낮은 음식 위주로 섭취하여 전체 열량의 31~37%로 지방 섭취를 줄이면 에스트라디올농도가 18% 정도 감소하는 것으로 나타났다.[1]

섬유질

섬유질을 보충제로 섭취하는 것은 식사로 잘 섭취되지 않는 현실에서 임상적으로 어느 정도의 도움을 얻을 수 있다. 특정 유형의 섬유질을 보충함으로써 혈장 SHBG를 확연히 높이지는 않지만 에스트라디올의 농도는 낮추는데, 이는 섬유질이 위장관에서 스테로이드호르몬의 재흡수를 억제하기 때문인 것으로 보인다.[34-36] 특정한 한 가지 섬유질보충제를 섭취한 것보다는 섬유질이 풍부한 통곡물을 섭취한 경우에서 식후와 공복의 혈장 인슐린농도는 일정한 것으로 나타났고, 혈중 SHBG를 높이는 데 더 나은 효과를 발휘한 것으로 나타났다.[37] 정리하면 섬유질이 풍부한 음식을 섭취하면 알약으로 된 보충제를 섭취하는 것보다 훨씬 더 많은 건강상의 이득을 얻을 수 있다는 것이다.

질량분광분석법(Mass Spectrometry)을 통한 전형적인 호르몬 및 호르몬대사물질

Estrone(E1)	Androsterone
2-Hydroxyestrone	Etiocholanolone
16-a-Hydroxyestrone	Prenanediola
2 OH:16 OH estrone ratio	5-Pregnenetriol
Estradiol(E2)	Pregnenolone
Estriol(E3)	Cortisone
Estrogens ratio	Cortisol
Total estrogens	Tetrahydrocortisone
Testosterone	Tetrahydrocorticosterone
Androstanediol	5-α-Tetrahydrocorticosterone
Androstenedione	Tetrabydro-11-dehydrocorticosterone
Dehydroepiandrosterone(DHEA)	Tetrahydrocortisol
Androstenetriol	5-α-Tetrahydrocortisol

[a] 프로게스테론은 소변으로 배설되는 경로가 전형적이지 않아 프로게스테론의 농도를 측정하기 위해서는 Prenanediol이라는 대사물을 이용하여 간접적으로 측정한다. Adapted from Rhein Consulting Laboratories, Portland, Oregon.

식물에스트로겐(phytoestrogen)이 풍부한 음식

- Berries
- Cruciferotls vegetables 십자화과채소
- Flax(Unum usitatissimwn) seed 아마씨(lignan-rich)
- Legumes
- Miso soup
- Seaweed
- Seeds
- Soybeans(Glycine soja)
- Soy milk
- Tempeh[22)]
- Tofu 두부
- Whole-grain cereals

Note: 유기독소(농약 등)로부터의 노출을 최소화하기 위해 유기농음식을 섭취하기를 추천한다.

호르몬조절을 위한 기능성식품

칼슘 D-글루카레이트(Calcium D-glucarate)

이 특별한 칼슘 관련 기능성식품은 과일과 야채에서 추출된다. 간에서 잔여호르몬과 지용성독소들은 글루쿠론산(glucuronic acid)에 결합하여 β-glucuronidase에 의한 대사과정을 거쳐 포합(conjugation)되어 계속적으로 제거된다. 글루쿠론산과 결합(glucuronidation)되는 과정은 많은 지용성호르몬과 외인성화합물(xenobiotic)들이 수용성으로 변화하는 극성화합물로 변환되어 담즙으로 배설된다. β-glucuronidase는 장내균주에서 만들어지는데, 이는 장내세균불균형(dysbiosis)과 관련된 건강하지 않은 장내세균들로부터 중점적으로 만들어진다. 포합된 화합물은 담관을 통해 소화기계로 보내는데, 이때 β-glucuronidase이 화합물을 글루쿠론산과 분리시키고, 이는 다시 소화관에서 혈액으로 흡수되도록 도와주게 되는데, 곧 β-glucuronidase는 인체의 해독노력을 수포로 만들어 버리는 것이다. 칼슘D-글루카레이트는 이러한 β-glucuronidase를 막아 장간재순환(enterohepatic recirculation)을 억제하는 것으로 보인다.

크롬(Chromium)

크롬은 핵심적인 미량미네랄로서 체내에서 즉각적인 인슐린반응과 우리 몸의 체지방 및 체중을 줄이는 데 현저한 도움을 준다. 크롬에 의한 이러한 인체반응은 고인슐린혈증에서의 인슐린농도와 관련된 질환을 유발할 위험도가 높은 성호르몬을 줄여 주는 데에도 많은 도움을 준다.[38-39]

글루코시놀레이트(Glucosinolate)

남성과 여성 모두의 식단에는 십자화과채소[23)]를 추가할 필요가 있다. 그러나 매 식사 때마다

---

22) 역자주: 인도네시아의 전통 대두발효식품

23) 역자주: 배추, 콜리플라워, 브로콜리, 케일, 콜라드, 싹눈양배추

표 16-1. 호르몬건강을 도와주는 특정 기능성식품

Calcium D-glucarate	하루 2~3회 1,000 mg
Indole(DIM; 3′3′-di-indolymethane)	하루 1~3회 100 mg
Isoflavones	하루 2~3회 1,000 mg

계속적으로 채소를 많이 섭취한다는 것은 쉬운 일이 아닐 수도 있다. 이 십자화과채소에 풍부한 성분인 I3C는 에스트로겐의 대사과정 중 16-alphahydroxylation과정에서 2-hydroxylation과정까지를 막아 해당호르몬과 관련된 질환을 막아주는 데 탁월한 효과를 가진다. 이러한 과정을 막음으로써 에스트로겐은 2-hydroxy에스트로겐과 2-methoxy에스트로겐이 주로 보이게 된다. 2-methoxy에스트로겐은 엽산과 기능성 COMT효소 같은 메틸기가 풍부한 환경에서만 만들어진다.[24] 이러한 활동적인 '좋은' 대사물들은 항산화제로도 작용하고, 세포분화를 억제하는 방향으로 작용하게 된다. 반면에 16-alpha-hydroxy에스트로겐과 4-hydroxy에스트로겐은 세포분화를 촉진하여 암위험을 높이고 있다.

십자화과채소가 체내에서 소화되거나 자체적으로 물러지면 myrosinase의 도움으로 글루코브라시신(glucobrassicin)이 가수분해되어 I3C를 만들게 된다. 이렇게 만들어진 I3C는 위장관내에서 여러 가지 인돌화합물로 변화하게 되는데, 그중 하나가 DIM(3′3′-di-indolymethane)이다. 그러나 한 연구에 의하면 I3C도 발암물질에 노출 후에 섭취하게 되면 암의 진행을 돕는 작용을 하는 것으로 보고되었다. 게다가 I3C는 CYP1B1 효소를 활성화시키는데, 이 효소는 에스트라디올과 에스트론은 4-hydroxy대사물로 변환시킨다. 이 대사물들은 다시 유전자독성을 지닌 quinine과 semiquinone으로 변환된다. 이러한 이유로 암에 대한 위험도가 적은 DIM을 I3C 대신 보충하는 것이 좋다고 믿어지고 있다. 전형적인 DIM투여용량은 하루에 100~300 mg 정도이다(표 16-1 참조). 배추속 식물의 비인돌계 isothiocyanate인 설포라펜(sulforaphane)은 glucuronsyltransferase, glutathione-transferase, quinine환원효소 등을 포함하는 2상 효소의 상승조절을 통해 에스트로겐과 제노에스트로겐(xenoestrogen)의 해독을 증가시켜서 관련된 암에 도움이 되는 것으로 보고된다.

> 환자의 호르몬에 대한 전반적인 검사결과는 질환에 대한 명확하고 빠른 진단과 호르몬불균형에 대한 치료를 위해 필요하다.

---

24) 역자주: COMT(catechol ortho-methyltransferase)에 의한 메틸화는 효과적으로 에스트로겐을 비활성화하고 담즙(대변), 소변, 땀 등을 통하여 배출되도록 한다. 적혈구는 가장 많은 양의 COMT를 가지고 있다.

이소플라본(Isoflavone)

제니스테인(genistein)과 다이드제인(daidzein) 같은 이소플라본은 콩과 붉은토끼풀(Trifoliwnpratense) 같은 여러 식물에 풍부한 성분이다. 특히 콩과 콩으로 만든 음식인 두부와 템페(tempeh)에도 제니스테인과 다이제인을 포함하는 이소플라본이 풍부하다. Genistin, glycitin, glycitein, daidzein 등은 제니스테인, 글리시테인(glycitein), 다이제인의 배당체이면서 이소플라본을 함유한 식물에서 가장 흔히 발견되는 성분이다. 이러한 플라본은 면역기능을 도와주고, 내외부의 스트레스요인으로부터 DNA를 보호하는 잠재적인 항산화기능을 한다.

이소플라본의 식물에스트로겐성분은 인체에서 합성되는 에스트로겐보다 에스트로겐 본래의 작용이 적다. 이러한 이소플라본은 체내에서 합성된 에스트로겐과 동일한 수용체에 부착하기 위해 경쟁을 하는데, 이는 체내에 작용하는 전체 에스트로겐의 효과를 줄여 주는 작용을 하게 된다. 또한 식물에스트로겐은 황체형성호르몬과 콜레스테롤을 줄여 주며, 성장호르몬은 증가시켜 주는 작용을 한다.[40] 붉은토끼풀에서 발견되는 식물에스트로겐성분은 biochanin A와 formononetin 등이 있고, 이는 제니스테인과 다이제인의 이소플라본으로 대사되어 선택적 에스트로겐수용체조절제(estrogenreceptor modulator)로 작용하게 된다.

활생균(Probiotics)

장내 정상미생물총을 정상적으로 유지한다면 이소플라본의 흡수와 효과를 증대시킬 수 있다. DIANA연구에서도 채식 위주의 식단으로 우리에게 이득이 되는 세균들이 장내에서 충분히 증식하도록 도와주면 장내 정상미생물총이 정상적으로 유지되어 식물에스트로겐의 생활성이 많이 증가할 수 있다고 보고하고 있다. 음식에 포함된 식물에스트로겐은 대부분이 배당체로 존재하며, 이는 위장관의 세균에 의해 가수분해되어 아글리콘(aglycone)이 형성된다.[25)] 서구식 음식섭취를 하는 사람과 채식 위주의 식사를 하는 사람을 비교하는 실험결과에서 채식 위주의 식사를 하는 사람은 배당체를 아글리콘으로 가수분해시킬 수 있는 전형적인 장내세균인 유산균(lactobacilli, bifidobacteria)이 풍부한 것으로 나타났다.[41] 이러한 결과가 채식 위주의 식단을 추천하는 이유이다. 비록 유산균이 β-glucuronidase를 저하시키는 작용이 있지만, 유산균 자체로는 에스트로겐의 대사에 영향을 준다는 내용은 보고된 바 없다.

한약재

호르몬을 조절하는 효능이 있는 한약재로는 당귀(*Angelica sinensis*), 감초(*Glycyrrhiza glabra*), 익모초(*Leonurus cardiaca*), 마편초(*Vitex agnuscastus*), 산약(*Dioscorea villosa*), 승마(*Cimicifuga*

---

25) 역자주: 당은 환원기로 여러 가지 알코올이나 아민과 결합하여 배당체(glycoside)를 만드는데, 당과 결합한 알코올류 또는 아민류를 aglycone이라 한다.

racemosa), 남가새(*Tribulus terrastris*), 알팔파(*Medicago sativa*) 등이 있다. 중요한 것은 각각의 한약재가 호르몬대사에 어떻게 영향을 미치는가와 어떻게 호르몬을 조절하여 농도를 상대적으로 변화시키는가이다. 예를 들면 감초는 이소플라본성분을 가지고 있어서 에스트로겐에 직접적으로 영향을 미치며, 부신기능을 지원하여 호르몬합성을 돕는다. 이러한 한약재를 통한 치료시에는 호르몬에 대한 영향의 가역성, 해당호르몬대사에 어떠한 영향을 미치는지, 그리고 동시에 다른 호르몬에는 또 다른 영향을 미치지 않는지도 고려되어야 한다.

사례연구

일반가정의 주치의로 일차진료를 하는 의사로서, 내원하는 환자의 거의 70%가 성인여성이므로 호르몬불균형에 대한 진료를 항상 시행한다. 1년 넘게 일반적인 진료의 형태로 환자를 진료하다가 자연의학의 견지에서 환자로부터 좀 더 많은 정보를 얻고, 좀 더 많은 치료법을 제시하게 되었다.

최근 57세의 폐경여성이 갑작스런 얼굴 달아오름, 야간 식은땀, 까칠한 성격, 질내건조 등의 호르몬불균형과 관련된 증상을 호소하였고, 기존의 산부인과적 호르몬치료를 이미 시도했으나 호전반응이 없다고 하며 찾아왔다. 호르몬검사를 위해 24시간 소변을 채집하여 분석해 본 결과 그녀의 건강상태에 대해 더욱 명확하게 알 수 있었다. 24시간 소변분석결과 프로게스테론의 농도가 저하되어 있었으며, 동시에 프로게스테론대사물의 농도도 저하된 것으로 나타났다. 또한 테스토스테론과 안드로겐도 정상보다 낮게 나타났고, 코르손(cortisone)과 코티솔(cortisol)도 본질적인 저하는 아니지만 정상보다 낮았다. 이러한 검사결과를 바탕으로 환자에게 프로게스테론을 경구투여 혹은 피부에 붙이는 패치로 처방하자 이전 산부인과처치를 받을 때와 달리 금방 좋아졌다. 그러나 그녀의 고질적인 궤양이 동반된 아토피성질염(atopic vaginitis)은 쉽게 호전되지 않았는데, 아마도 정상보다 저하된 에스트로겐의 영향으로 보였다. 그래서 에스트라디올, 에스트론, 에스트리올로 구성된 처방이 투여되었다. 비록 소량의 에스트로겐성분을 투여했지만, 환자는 에스트로겐과다에 의한 증상을 경험하였다. 이러한 증상에 대한 설명은 스테로이드호르몬분석으로 설명할 수 있는 듯했고, 부신대사과정은 극적인 부신기능부전(adrenal-insufficiency)을 나타내는 듯했다. 예전에 치료받은 경험에서 환자는 프로게스테론만 단독으로 섭취했을 때 전신에너지도 증가하고 통증은 줄었으며, 덜 예민했고 수면과 기상의 주기도 다소 개선되었다고 하였다. 그녀의 이러한 진술은 아마도 17-hydroxyprogesterone이 코티솔로 변환되는 과정이 억제되어 프로게스테론이 형성되지 않는 것이 아닐까 하는 의문을 갖게 되었다. 그리고 환자가 에스트로겐 세 종류 모두를 처방받았을 때 에스트로겐과다증상을 경험한 것으로 유추하여 그 처방이 프로게스테론에서 코티솔로 전변되는 과정을 더욱 억제하여 나타난 증상일 것이라는 결론을 내리게 되었다. 이러한 여러 가지 질환과 관련된 요인들을 고려하여 환자치료에 대한 프로토콜을 다소 조정하였고, 단기 및 장기 치료에 의해 환자의 건강은 충분히 회복되었다. 이러한 호르몬에 대한 추가적 정보는 환자의 문제를 해결하는 데 핵심적인 도움을 준다는 것을 알 수 있다.

결론

의사들은 호르몬 관련 질환들을 진료할 때는 매번 고민을 하게 된다. 기존의 호르몬검사결과를 바탕으로 매뉴얼화된 처방을 투여하여 혹시 환자의 호르몬불균형에 대한 나쁜 영향을 미쳐 새로운 증상을 유발하여 환자의 삶의 질을 극적으로 나쁘게 하는 경우도 있기 때문이다. 이러한 증상에는 생리전증후군(PMS), 폐경후불편감들을 포함하여 우울감, 잦은 짜증, 피로 등의 미세한 변화들도 관찰된다. 따라서 앞선 환자의 예시와 같이 환자에 대한 관련 호르몬대사물까지 분석하는 전반적인 호르몬대사에 관한 그림을 그릴 수 있는 검사가 필요하고, 이에 근거한 명확한 진단과 치료가 진행되어 환자의 호르몬불균형을 바로잡아 주어야 한다.

참고문헌

[1]Berrino F, Bellati C, Secreto G, et al. Reducing bioavailable sex hormones through comprehensive change in diet: The diet and androgens (DIANA) randomized trial. Cancer Epidemiol Biomarkers Prev. 2001;10(1):25–33.

[2]Hankinson SE, Willet WC, et al. Plasma sex steroid hormone levels and risk of breast cancer in postmenopausal women. J Natl Cancer Inst. 1995;87:190–197.

[3]Dorgan JF, Stanczyk, FZ, et al. Relationship of serum dehydroepiandrosterone (DHEA), DHEA sulfate, and 5-androstene-3-b, 17 beta-diol to risk of breast cancer in postmenopausal women. Cancer Epidemiol Biomark Pre. 1997;6:177–181.

[4]Berrino F, Muti P, et al. Serum sex hormone levels after menopause and subsequent breast cancer. J Natl Cancer Inst. 1996;88:290–296.

[5]Zeleniuch-Jacquotte A, Bruning PF, Bonfrer JM, Koenig KL, Shore RE, Kim MY, Pasternack BS, Toniolo P. Relation of serum levels of testosterone and dehydroepiandrosterone sulfate to risk of breast cancer in postmenopausal women. Am J Epidemiol. 1997 Jun 1;145(11):1030–1038.

[6]Kajaia N, Binder H, Dittrich R, Oppelt PG, Flor B, Cupisti S, Beckmann MW, Mueller A. Low sex hormone-binding globulin as a predictive marker for insulin resistance in women with hyperandrogenic syndrome. Eur J Endocrinol. 2007 Oct;157(4):499–507.

[7]Escobar-Morreale H, Garcia-Robles R, et al. Ovarian suppression with triptorelin and adrenal stimulation with adrenocorticotropin in functional hyperandrogenism: Role of adrenal and ovarian cytochrome p450c17a. Fertil Steril. 1994;62:521–530.

[8]Gonzales F, Chang L, et al. Adrenal dynamic responses to physiologic and pharmacological adrenocorticotropic hormone stimulation before and after ovarian steroid modulation in women with polycystic ovary syndrome. Fertil Steril. 1999;71:439–444.

[9]Sommers SC. Endocrine abnormalities in women with breast cancer. Lab Invest. 1955;4:160–174.

[10]Onat A, Hergenc , G, Karabulut A, Albayrak S, Can G, Kaya Z. Serum sex hormone-binding globulin, a determinant of cardiometabolic disorders independent of abdominal obesity and insulin resistance in elderly men and women. Metabolism. 2007 Oct;56(10):1356–1362.

[11]Catalano MG, Frairia R, Boccuzzi G, Fortunati N. Sex hormone-binding globulin antagonizes the

antiapoptotic effect of estradiol in breast cancer cells. Mol Cell Endocrinol. 2005 Jan 31;230(1-2):31-37.

[12]Kaaks R. Nutrition, hormones and breast cancer: Is insulin the missing link? Cancer Causes Control. 1996;7:605-625.

[13]Preziosi P, Barret-Connor E, et al. Interrelation between plasma sex hormone-binding globulin and plasma insulin in healthy adult women: The Telecom study. J Clin Endocrinol Metab. 1993;76:283-287.

[14]Nestler JE, Jakubowicz DJ. Decreases in ovarian cytochrome p450c17a activity and serum free testosterone after reduction of insulin secretion in polycystic ovary syndrome. N Eng J Med. 1996;335:617-623.

[15]Peiris AN, Sothmann MS, et al. Relative contribution of obesity and body fat distribution to alteration in glucose insulin homeostasis: Predictive values of selected indices in premenopausal women. Am J Clin Nutr. 1989;49:758-764.

[16]Evans DJ, Hoffmann RG, et al. Relationship of androgenic activity to body fat topography, fat cell morphology, and metabolic aberrations in premenopausal women. J Clin Endocrinol Metab. 1983;57: 304-310.

[17]Bruning PF, Bonfrer JM, et al. Insulin resistance and breast cancer risk. Int J Cancer. 1992;52:511-516.

[18]Hankinson SE, Willet WC, et al. Circulating concentrations of insulin-like growth factor-I and risk of breast cancer. Lancet. 1998;351:1393-1396.

[19]Loukovaara M, Carson M, et al. Refulation of sex hormone binding globulin production by isoflavonoids and patterns of isoflavonoids conjugation in Hep G2 cell cultures. Steroids. 1995;60:656-661.

[20]Makela S, Poutenen M, et al. Estrogen specific 17b-hydroxysteroid oxidoreductase type 1 as a possible target for the action of phytoestrogens. Proc Soc Exp Biol Med. 1995;208:51-259.

[21]Wang C, Makela T, et al. Lignans and flavonoids inhibit aromatase enzyme in human preadipocytes. J Steroid Biochem Mol Biol. 1998;50:205-212.

[22]Adlercreutz H. Phytoestrogens: Epidemiology and a possible role in cancer protection. Environ Health Perspect. 1995;103(suppl.7):103-112.

[23]Reinli K, Block G. Phytoestrogen content of foods— compendium of literature values. Nutr Cancer. 1996;26:123-148.

[24]Thompson LU, Robb P, et al. Mammalian lignan production from various foods. Nutr Cancer. 1991;16:43-52.

[25]Pillow PC, Duphrone CM, et al. Development of a database for assessing dietary phytoestrogen intake. Nutr Cancer. 1999;33:3-19.

[26]Michnovicz JJ, Adlercreutz H, et al. Changes in levels of urinary estrogen metabolites after oral indole-3-carbinol treatment in humans. J Natl Cancer Inst. 1997;89:718-723.

[27]Adelercreutz H, Gorbach SL, et al. Estrogen metabolism and excretion in Oriental and Caucasian women. J Natl Cancer Inst. 1994;86:1076-1082.

[28]Flatt JP. Dietary fat, carbohydrate balance and weight maintenance. Ann NY Acad Sci. 1993;683:122-140.

[29]Hannah JS, Howard BV. Dietary fats, insulin resistance and diabetes. J Cardiovasc Risk. 1994;1:31-37.

[30]Liu S, Baracos VE, et al. Dietary omega-3 and polyunsaturated fatty acids modify acyl composition and insulin biding in skeletal-muscle sarcolemma. Biochem J. 1994;299:831-837.

[31]Feskens EJ, Virtanen SM, et al. Dietary factors determining diabetes and impaired glucose tolerance: A 20-year follow-up of the Finnish and Dutch cohorts of the Seven Countries Study. Diabetes Care. 1995;18:1104-1112.

[32]Frost G, Keogh B, et al. The effect of low-glycemic carbohydrate on insulin and glucose response in vivo and in vitro in patients with coronary heart disease. Metabolism. 1996;45:669-672.

[33]Wu AH, Pike MC, et al. Meta-analysis dietary fat intake, serum estrogen levels and risk of breast cancer. J Natl Cancer Inst. 1999;91:529-534.

[34]Rose DP, Goldman M, et al. High fiber diet reduces serum estrogens concentrations in premenopausal women. Am J Clin Nutr. 1991;54:520-525.

[35]Stark AH, Switzer BR, et al. Estrogen profiles in postmenopausal African-American women in a wheat bran fiber intervention study. Nutr Cancer. 1998;31:138-142.

[36]Bagga D, Ashley JM, et al. Effects of a very low fat, high fiber diet on serum hormones and menstrual

function: Implications for breast cancer prevention. Cancer. 1995;76:2491–2496.
[37]Jenkins DJ, Wesson V, et al. Whole meal versus whole grain breads: Proportions of whole or crack grain and glycemic response. Br Med J. 1988;297:958–960.
[38]Kaats GR, Blum K, et al. Effects of chromium picolinate supplementation on body composition: A randomized, double-masked, placebo-controlled study. Curr Ther Res. 1996;57:747–756.
[39]Kaats GR, Blum K, et al. A randomized, double-masked, placebo-controlled study of the effects of chromium picolinate supplementation on body composition: A replication and extension of a previous study. Curr Ther Res. 1998;59:379–388.
[40]Ingram D, et al. Case control study of phyto estrogens and breast cancer. Lancet. 1997;350(9083):990–994.
[41]Xu X, Harris KS, et al. Bioavailability of soy bean isoflavones depends upon gut microflora in women. J Nutr. 1995;125:307–2315.

17

음식에 의한 지연형과민반응과 알레르기

1906년 오스트리아의 소아과의사인 클레멘스(Clemens Von Pirquet, M.D.)박사는 환자의 특정 환경에 대한 극심한 생리적 반응을 그리스어인 allos(상태의 변화)와 ergon(반사적 반응)을 합성하여 알레르기라고 칭하였다. 알레르기라는 명칭이 지어진 후 한 세기가 지난 현재 미국에서는 매년 약 500만 명의 환자가 알레르기로 고생하고 있으며, 만성질환의 다섯 번째 원인으로서 악명을 떨치고 있으며, 뿐만 아니라 모든 미국인의 절반 이상이 한 개 이상의 알레르겐에 양성반응을 보이는 것으로 나타난다.[1] 또한 실제로 알레르기성비염 단일질환으로 일차의료기관을 찾는 환자의 수가 무려 167만 명에 이른다.[2] 전 연령대에 걸쳐 조사한 바에 따르면 1,000명당 90명 정도에서 천식이 동반되지 않은 오로지 알레르기성비염을 앓고 있는 것으로 보고되었다.[3] 또 다른 알레르기성질환인 부비동염은 1996년 미국에서 조사된 바에 의하면 해당질환의 치료에 지출된 의료비가 무려 58억 달러가 넘는다고 하였다.[4] 최근에 조사된 두 가지의 알레르기유병률에 관한 연구에서 미국내 알레르기성비염과 아토피성피부염의 유병률은 지난 15년간 증가하여 9%와 16%[5]로 나타났다.[6,7] 무엇보다 심각한 것은 이러한 유병률의 수치가 계속적으로 가파르게 증가하고 있다는 것이다. 이러한 통계는 일반적으로 정의되는 임상적 진단의 확률을 반영하는데, 이러한 알레르기 반응 중 음식물알레르기는 쉽게 진단되지 않을 뿐만 아니라 적합한 치료가 없는 어려운 알레르기 질환이라 할 수 있다.

음식물알레르기는 한 가지 이상의 음식에 대한 민감성에 근거한 임상증후군인데, 이로 인한 증상은 소화기계의 국소적 증상을 포함하여 면역계반응을 통한 전신적 증상까지 다양하다. 수많은 음식물에 기반한 알레르기증후군들은 음식물이 원인으로 오해받기 이전에 기존의 알레르기증후군으로 오진된 경우가 많고, 이로 인해 의학적으로 잘못 치료된 경우가 많았다. 즉시형 음식물알레르기를 제외한 지연형 음식물알레르기는 항상 명확하게 진단되지 못했고, 일반적으로 잘 인식되지 못하는 경우가 많은데, 그 이유는 증상의 지연이 수시간부터 며칠이 지나서야 나타나는 경우가 많아서이다. 이렇게 비교적 무시되기 쉬운 알레르기원인이 되는 음식은 실제 현대의학치료에서도 많이 간과되어 알레르기환자를 관리하는 데, 그리고 관련 질환들을 이해하는 데 많은 어려움을 겪기도 한다. 이런 이유들로 음식물알레르기 중에 지연형의 경우는 1차 알레르기(즉시형알레르기)보다 임상에서 그리고 연구에서조차 많이 인식되지 못하고 있다. 그러나 요즘 들어서는 이런 음식물알레르기가 3차 알레르기(지연형알레르기)로 분류되어 아동의 과잉행동과 성인의 편두통 등의 여러 질환과 연관되어 연구되기도 한다. 음식물알레르기가 지연형알레르기로 분류되는 것은 새로운 의학적 사실은 아니다. 이미 1920년에 음식물로 유발되는 연관 증상에 대해 실험적으로 연구되었는데, 이때 연관된 증상으로 보고된 것은 결장염, 설사, 방광통, 메니에르증후군 등이다.[8,9] 또 다른 실험으로는 소화된 음식물의 항원이 소화관장벽을 뚫고 피부의 비만세포(mast cell)를 자극하여 알레르기를 유발하는 실험결과도 보고되었다.[10,11] 1930년대에는 1차 알레르기와 다른 유형의 알레르기로서 음식물이 섭취되고 소화되는 수시간에서 수일이 지난 후에 알레르기증상이 나타나는 음식물알레르기가 학계에 발표되었다.[12]

면역과 알레르기의 검토(review)

후천성면역의 두 가지 유형(체액성면역, 세포성면역)은 일차적으로 반응하는 면역세포에 의해 구분된다.

1. 체액성면역반응은 일차적으로 B세포로부터 만들어지는 항체생성과 연관된다. 여기서 5가지 종류의 면역글로불린(Ig)이 생성되는데, IgA, IgD, IgE, IgG, IgM이 여기에 해당된다. 먼저 IgE는 전형적으로 기생충의 염증반응에 반응하고, 즉시형알레르기인 1차 알레르기에서 작동한다(임상적으로 흔히 진단되는 음식알레르기). IgA, IgD, IgG, IgM 항체는 전형적으로 장기(longerterm)면역과정과 연관되는데, IgG가 전체 순환항체의 80%를 차지할 정도로 큰 영향을 미친다. 그리고 다섯 종류의 면역글로불린 중 IgG, IgM, IgE 또한 과민반응과도 연관이 있는 것으로 알려져 있다.
2. 세포매개면역반응은 전형적으로 세포독성T세포(Tc세포; cytotoxic T cell)가 감염된 세포를 부수거나 세포내 병원체를 Th1세포의 자극으로 활성화된 대식세포가 파괴하는 반응과 연관되어 나타난다. Th1세포와 Th2세포 또한 체액성면역을 상승조절하여 IgA, IgE와 IgG의 4가지 하위항체를 생성하도록 하는 작용도 가진다.

면역매개의 조직손상 및 질병유발의 메커니즘은 다음의 네 가지 카테고리를 형성한다.

1. **1형 과민반응(Type I 즉시형과민반응)** : IgE가 매개된 반응(예를 들면 알레르기성비염, 천식, 아나필락시스, 아토피의 일부 환자군 등이 여기에 해당한다)으로 몇 분 내에 발생하고, 몇 시간 후에 2단계의 염증반응이 유발되기도 한다. 이 반응은 혈관확장, 평활근수축, 점액분비와 연관된 것으로 보인다.
2. **2형 과민반응[Type II 항체매개과민반응(세포독성과민반응)]** : 이 반응은 IgG 혹은 IgM과 세

포의 항원 사이에서 나타나는 특정반응(예를 들면 용혈성빈혈, Rh부적합 용혈반응 등이 여기에 해당한다)으로 세포파괴시 보체활성화도 연관된다.

3. **3형 과민반응(Type III 면역복합체매개과민반응)** : 이 반응은 IgG 혹은 IgM과 알레르겐과 복합체를 구성하여 보체계를 활성화시키고 염증반응을 매개하는 반응(예를 들면 혈청병 serum sickness, 아르투스 Arthus 반응 등이 여기에 해당한다)과 연관된다.
4. **4형 과민반응[Type IV T세포매개 과민반응(지연형과민반응)]** : 이 반응은 Th세포와 Tc세포에 의해 매개되는 반응(예를 들면 접촉성피부염, 투베르쿨린반응 등이 여기에 해당한다)으로 항체와 상관없이 알레르겐에 접촉되고 피부에 염증이 유발되는 경과를 보이는데, 염증은 접촉 후 1~2일이 경과해야 나타나는 특징을 가진다.

면역글로불린복합체의 역할

음식물알레르기는 IgE와 연관된 즉시형과민반응과 다른 면역글로불린과 연관된 지연형과민반응 모두를 포함하는데, 이러한 음식물알레르기는 면역에 매개된 조직손상과 질병을 유발한다. IgE항체는 위장관의 비만세포와 교차결합이 형성되어 비만세포가 히스타민과 류코트리엔을 분비하는 과정을 유발하여 알레르기반응을 촉발하는 촉발제로 생각된다. 이러한 히스타민수용체의 활성화는 장상피의 장벽기능을 무력화하여 알레르기를 유발하는 하나의 가능한 메커니즘에 해당한다.[13] 이렇게 무력화된 장상피는 앞서 언급한 바대로 염증성알레르겐들의 대거침입을 받게 되고, 증가한 장내투과도에 의해 알레르겐들을 함유한 음식물의 거대분자들이 위장관장막층을 통과하게 된다. 일단 음식물항원들이 순환혈액내에 노출되면 인체내의 타장기와 시스템에 알레르기반응이 유발되는 경향이 발생한다.

게다가 IgG항체는 실험적으로 유도되었을 때 이러한 장벽투과도를 더욱 증가시키는 것으로 나타났다.[14] 증가한 장벽투과도는 만성두드러기와 같은 알레르기질환을 촉발시키는 요인으로 추정되어 왔다.[15] 대부분의 음식물알레르기는 IgE에 매개된 것으로 보이며, 이 면역글로불린에 대한 여러 증거를 토대로 IgE를 음식물알레르기의 표지자로 인정하는 추세가 점차 일반화되고 있다. 그러나 음식물 특이혈장항체인 IgG4항체는 비록 음식물알레르기에서 IgE와 함께 IgG 모두 증가하는 것으로 보이지만, 아직까지는 음식물알레르기반응에서 불명확한 것으로 생각된다.[16] 반드시 IgG 농도가 알레르기증상을 유발하는 것으로는 보이지 않고, 또한 단지 IgG는 알레르기증상을 유발하는 과정에 어느 정도 연관된 면역글로불린이라고 추측될 뿐이다.

비록 IgG가 음식물알레르기증상 유발시에 나타나긴 하지만 이 항체가 알레르기과정을 더욱 심하게 만들거나 알레르기증상들을 유발하는지 그리고 알레르기과정과 연관된 IgE의 작용을 억제하는지는 명확히 밝혀진 바가 없다. 예를 들어 두 가지의 일반적인 음식물알레르기를 유발하는 땅콩과 난백단백(계란)에서 IgE의 반응만큼이나 특정 IgG항체의 반응을 유도되는 것을 ELISA법을 통해 관찰되었다.[17] 종합해 볼 때 IgG항체의 수명이 길기 때문에 알레르겐에 대한 장기적 반응의 경우에 IgG항체가 발견될 확률이 높은 것으로 제시되고, 두 항체 간의 차이를 기간에 따른 알레르기의 구분으로 이해할 수 있다. 순환혈액내에서 IgE항체의 반감기는 1~2일 정도이고, 비만세포와 함께 나타나는 IgE항체도 반감기가 14일밖에 되지 않는다. 상대적으로 순환혈장내에서 IgG항체의 반감기는 거의 21일로 길고, 비만세포와 함께 나타나는 IgG항체는 무려 2~3개월의 반감기를 가진다.[18] 그리고 음식물알레르기에 대한 방사선알레르기흡착검사(RAST)와 피부검사는 IgE와 관련된 알레르기를 확인하는 데 중점을 둔 검사이기 때문에 IgG와 관련된 알레르기진단에서는 정확하지는 않다.

> 일단 음식물항원들이 순환혈액내에 노출되면 인체내의 타장기와 시스템에 알레르기반응이 유발되는 경향이 발생한다.

음식물알레르기의 원인

소화기계는 점막면역반응의 중추적 역할을 하는 기관이다. 소화관내강에서 전신순환혈액을 통해 영양소를 흡수하는 반면, 소화관은 점막면역반응을 통해 외부의 세균과 항원들의 체내침입을 막는다. 만약 이러한 면역력이 저하되면 구강의 면역반응이 사라지면서 소화기의 국소염증반응이 증가하는 결과를 유발하게 된다. 이러한 염증반응들은 장관의 투과도를 증가시키고, 이로 인해 음식물에 포함된 항원들이 체내순환혈액 속으로 쉽게 노출될 수 있는데, 이것이 곧 음식물알레르기반응이 발생하는 과정이 된다.[19] 몇몇의 과학자들은 이러한 장관기능저하가 항원에 대한 대량노출을 유발할 것이고, 이는 체내방어기전을 뛰어넘는 수준의 알레르기를 유발할 수 있다고 주장하지만 또 다른 과학자들은 이러한 장관기능저하는 문제를 유발할 수는 있을지라도 인체의 정상반응은 그대로 유지될 것이라고 말하기도 한다. 이러한 음식물에 대한 알레르기반응은 면역글로불린인 IgE와 연관된 반응과 IgE와 연관되지 않은 메커니즘의 반응으로 구분될 수 있는데, IgE와 연관되지 않은 메커니즘은 T세포와 연관되어 지연형과민반응을 일으키고, 시토카인의 과량방출을 유도하여 면역반응도 유발하는 것으로 나타났다. 실제 음식물알레르기환자의 혈액을 채취하여 분석해 본 결과에서는 증상과 알레르기유발물질에 대한 항체농도가 비례하는 것을 알 수 있었고, 동시에 알레르기유발물질에 의한 면역반응은 IgE에 의한 것으로만 국한되지 않고 IgG가 생산한 항체도 충분히 관여하는 것으로 나타났다.[20]

음식물알레르기에 대한 소화기계의 증상으로 투과도가 증가한 장벽을 통해 알레르기유발물질들이 체내로 통과하는 것(소화기의 흡수기능은 저하되고, 분비기능은 증가하게 된다)과 장의 연동운동이 증가하는 것 등은 이미 설명되었다.[21] 이뿐만 아니라 IgA의 감소와 함께 반복적인 위장관감염이 위장관의 투과도를 더욱 증가시켜서 체내순환혈액을 통해 알레르기유발물질의 노출이 증가하는 악순환이 반복된다. 이렇게 증가한 항원에 대한 부하와 환자의 알레르기성향이 합쳐져서 음식물에 대한 면역반응이 더욱 빠르게 인체내에 확산된다. 이러한 일련의 과정이 일반적으로 알려진 음식항원이 면역계에 유발하는 반응의 개요이다.[22] 섭취되는 모든 단백질은 잠재적인 알레르기의 가능성을 가지므로 음식물에 대한 과민도를 규명하는 것이 현대인의 일반적인 건강을 유지하는 방법임과 동시에 최근에 떠오르는 건강에 관한 핵심적인 이슈이다.

음식물알레르기에 대한 오늘날의 접근방법은 알레르기를 유발하는 아미노산배열의 상동성(homology)에 초첨이 맞춰져 있는데, 사람의 알레르겐으로 알려진 아미노산과 사람의 세포표면에 대한 항원(너무나 다양한 곡물에 대한 알레르기가 있는 경우와 인체의 결합조직에 대한 항원으로서 작용하는 경우) 그리고 혈청교차반응으로 확인되는 알레르겐, 단백분해효소에 저항성을 나타내는 알레르겐 등이 아미노산배열의 유사한 물질들을 찾아내는 방법이다. 비록 이러한 알레르기에 대한 개념은 특정단백질이 알레르기과민반응(allergic sensitization)을 유발하는 것을 설명하지는 못하지만 알레르기의 병리에 대해서는 많은 정보를 제공한다. 그러면 증가하는 알레르기증상은 무엇으로 설명할 수 있을까? 아마도 가장 주요한 원인은 계속적이고 대량으로 가공처리된 유사한 음식물의 섭취일 수 있다. 방부제, 식용색소, 조미료, 항생제 등의 첨가제를 넣지 않은 식품은 거의 없다고 할 수 있을 정도로 많은 음식물에 포함된 이러한 첨가제를 반복적으로 먹고 있기 때문인 것으로 생각된다.[23] 게다가 환자들은 주로 자신들이 선호하는 음식물만 편식하는 경향이 있어 계속적으로 몸에 좋지 않은 음식들만 섭취하게 되고, 이는 음식물에 의한 과민반응을 증가시키는 방향으로 유도한다고 추측된다. 필수아미노산, 디펩티드, 짧은사슬-폴리펩티드, 부분아미노산 등의 단백질들은 정크푸드를 섭취하거나 위장관내에서 부적절하게 소화되는 경우, 그들의 항원성이 유발되어 순환혈액에 노출되면 곧바로 면역반응을 일으키게 된다. 이런 항원으로서의 성질을 띠는 단백질은 어릴 때 일찍 노출될수록 더욱 면역반응을 잘 일으킨다. 대표적 예로는 생후 첫 3개월 내에 우유를 먹이게 되면 IgG4 아형의 항체와 beta-lactoglobulin의 혈중농도가 8세 정도까지 증가하는데, 특히 출생시부터 아토피가 심한 어린이의 경우에 이러한 항체가 많이 증가되어 있는 것으로 보고된다.[24]

알레르기검사법

효소면역측정법(ELISA; enzyme linked immunosorbent assay)

효소면역측정법은 ng/mL에서 pg/mL까지의 작은 크기의 용질을 혈장, 소변, 채집된 용액의 상층액 등의 용매에서 확인할 수 있는 강력하고도 유용한 측정방법이다. 이 검사법은 알레르기검사에서 항체를 찾는 일반적으로 이용되는 검사법 중에서 가장 믿을 만한 검사방법이다. 여러 가지 항원에 대한 항체들은 이 검사를 시행하여 쉽게 확인이 가능하다. 효소면역측정법의 과정은 다음과 같다. 첫째, 마이크로플레이트에 특이항원을 흡착시킨다. 이 특이항원은 검출하고자 하는 물질과 결합할 수 있다. 둘째, 혈액을 약 30 uL를 넣어 준 후 상온에서 15분간 반응시킨다. 혈액에서 검출하고자 하는 물질이 있으면 특이항체와 결합하고, 결합하지 않은 물질은 세척하여 제거한다. 셋째, 효소가 결합된 항체를 처리하여 5분간 반응시킨다. 효소가 결합된 항체는 특이항체와 결합하고 있는 물질과 결합하고, 결합하지 않은 물질은 세척하여 제거한다. 넷째, 기질을 넣어 준 후 3분간 반응시킨다. 기질을 넣어 주면 항체에 결합되어 있는 효소에 의해 기질의 색깔이 빨간색으로 변하여 육안으로 관찰이 가능하며, 분광광도계를 통하여 색깔의 변화를 확인할 수 있다. 효소면역측정법은 매우 민감한 검사법으로 즉시형과민반응이든지 지연형과민반응이든지 상관없이 IgA, IgE, IgG, IgG4 항체 등이 검출가능하다.

방사선알레르기흡착검사(RAST; radioallergosorbent test)

방사선알레르기흡착검사는 가능한 알레르겐이 흡착된 판에 환자의 혈액샘플을 채워서 확인하는 검사이다. 이 방법은 ① 즉시형알레르기를 유도하는 IgE항체와 판에 흡착시킨 회복을 반응시키고 ② IgE항체에 125I-표지 항IgE항체를 더 반응시켜서 반응한 복합체의 백분율을 계수로 환자의 IgE항체의 특이성을 알아내는 방법이다. 방사선알레르기흡착검사는 다종알레르겐을 많은 부위의 피하에 주사하는 종래의 피부반응 성적과 거의 같기 때문에 임상검사에 활용하고 있다. 또한 최근 들어 방사선물질인 125I 대신 효소를 표지한 항IgE항체를 사용하는 효소항체알레르기흡착검사법을 사용하기 시작했다. 방사선알레르기흡착검사는 근본적으로 IgE와 연관된 즉시형과민반응인 알레르기를 측정하는 검사인데, 요즘 들어 IgG와 연관된 알레르기가 알려지면서 음식물알레르기를 확인하는 검사로서의 방사선알레르기흡착검사의 정확도가 다소 떨어졌다고 할 수 있다.

방사선알레르기흡착과정(RASP; radioallergosorbent procedure)

방사선알레르기흡착과정은 앞서 설명한 방사선알레르기흡착검사와 유사한 방법이지만 프로토콜에서 차이를 보인다. 방사선알레르기흡착과정은 방사선알레르기흡착검사를 살짝 변화시켜서 IgG 관련 알레르기도 확인하고자 하는 의도를 가진다. 따라서 방사선알레르기흡착과정은 음식물알레르기를 확인하는 데 방사선알레르기흡착검사보다 더욱 민감도와 특이도가 높은 검사로 볼 수 있으며, IgE 관련 알레르겐은 물론 IgG 관련 알레르겐 모두 확인이 가능하다.

피부검사(Skin tests)

피부표면에 알레르겐을 자극하여 15~20분가량 시간이 경과한 후 자극부위의 간지러운 동그란 홍반을 확인하는 검사방법이다. 이 방법은 알레르기성호흡기증상인 비충혈, 콧물, 만성기침, 쌕쌕거리는 숨소리 등을 보이는 환자를 진단하기 위해 가장 흔히 사용되는 검사방법이다. 이러한 피부검사는 IgE 관련 알레르기를 가진 환자에서 더욱 적합하며, 환자의 증상이 음식물을 섭취하는 등의 알레르겐 노출 2시간 이내에 증상이 나타나야 확인이 가능하다는 단점을 가지고 있다.

알레르기유발검사

음식물알레르기에서 전 세계적으로 가장 광범위하게 검사되는 방법은 이중맹검위약대조군실험으로 예상되는 음식물을 환자에게 투여하여 직접 증상을 유발시켜 보는 방법이다. 이러한 유형의 검사법은 환자보호차원에서 음식으로 인한 아나필락시스가 예상되는 환자에게는 시행하지 않는다. 이 검사를 시행함으로써 음식물로 인한 즉시형과민반응이 유발되므로 환자는 증상을 경험하는 불편함도 발생한다. 그러나 특정음식물이 소화됨으로써 특정한 증상이 유발된다고해서 이를 확실하게 음식물에 의한 알레르기반응으로 단정 지을 수는 없다. 이러한 경우 여러 가지 알레르기에 영향을 미칠 수 있는 다른 요인들을 완전히 배제해야만 하는데, 환자에게 특이하게 알레르기를 유발하는 음식물 외에 일반적으로 모든 사람에게 쉽게 알레르기가 유발될 수 있는 음식물(예를 들면 옥수수, 밀, 콩, 유제품 등)과 알레르기를 억제하는 음식물들도 모두 배제된 상태에서 검사가 이뤄져야만 한다. 환자들은 이 검사를 시행하면서 의심되는 음식물섭취가 적어도 수주일간 지속되어야 하는데, 그 이유는 이전에 감작된 음식물에 의한 알레르기반응에서의 해당음식이 배제된 상태에서 한참을 지난 후 다시 환자에게 노출되었을 때 이전보다 더욱 심각한 증상을 유발할 수 있기 때문이다. 음식물알레르기에 대한 이러한 유형의 검사는 일회성의 검사만으로 환자의 특정한 증상(예를 들면 오심, 구토, 복통, 하복부 산통, 설사 등의 증상)을 유발하는 촉발인자를 확인하기는 힘들다. 왜냐하면 이러한 증상들은 여러 가지 알레르기매개체인 비만세포, 호산구, IgE, IL-4 등의 복합적인 관여로 유발되기 때문이다. 따라서 해당음식물알레르기에 대한 특이도를 높이기 위해서는 추가적인 검사들이 필요하다.

음식물알레르기와 질병

음식물알레르기는 여러 가지 증상을 유발하며, 이로 인한 많은 질환들의 원인이 되기도 한다. 이러한 질병에는 천식, 습진, 두드러기, 편두통, 과민대장증후군(IBS; irritable bowel syndrome) 등이 포함된다.

천식(Asthma)

아토피는 천식의 가장 중요한 선행인자이다. 그리고 환경적 알레르겐들도 천식을 유발하는 일반적인 유발인자에 해당한다. 음식물알레르기는 자주 천식증상과의 연관성이 간과되기도 하는데, 천식아동의 2~8.5%에서 음식물에 의해 기관지협착이 유발되거나 악화된 것으로 보고된다.[25] 흔히 IgE에 매개된 과민반응에서 보이는 Th2세포표현형에 의한 T세포와 연관된 반응은 출생 후 오랜 시간이 지나지 않았을 때 노출되는 음식물에 의해 유발된다. 따라서 어린 시절에 호흡기증상을 동반한 천식과 연관된 음식물알레르기를 진단하는 것이 중요하다. 특히나 어린 시절에 유발되는 천식의 경우에 더욱 중요하고, 이러한 경우 천식 이외에 음식물알레르기에 의한 다른 동반증상들도 존재할 수 있다. 유아기 때 또는 최대한 더욱 이른 시기에 알레르겐을 확인하고 해당알레르겐인 음식물을 회피하는 것이 천식과 관련된 증상들을 개선하는 데 많은 도움이 되며, 추후 아이가 컸을 때에도 유발가능한 여러 알레르기성향을 개선시킬 뿐만 아니라 알레르기 관련 특정 IgE의 혈중농도도 줄여 주는 것으로 보고되었다.[26]

습진(Eczema)

아토피질환의 유병률은 전 세계적으로 증가하는 추세이다. 아토피피부염의 증상인 습진은 거의 18%에 가까운 영유아에서 생후 2년여간 영향을 미치는 것으로 보고된다. 학계에서는 이러한 아토피의 핵심적 유발원인을 음식물알레르기라고 추측하는 것이 일반적이다. 아토피피부염과 우유, 달걀, 땅콩 등의 IgE매개알레르기와의 매우 강력한 연관성은 이미 설명되었다. 그러나 거의 2/3 이상의 음식물알레르기환자에서 음식유발검사를 통해서도 IgE감작을 유발하는 단백질 음식물이 발견되지는 않았다.[26,27] 이러한 음식물알레르기가 있는 환자들은 특정음식물을 섭취하고 소화함에 따라 알레르기반응은 유발되지만 검사를 통해서 혈중 특정IgE가 확인되지는 않는다. 이러한 경우 증상완화를 위해 해당음식물을 회피한 후 다시 노출될 때에도 동일한 증상이 나타나고, 검사를 통해서는 IgE가 확인되지 않는 과정이 반복된다. 이처럼 음식물알레르기증상은 보이지만 확인가능한 IgE가 없는 경우를 '숨겨진 음식물알레르기(hidden food allergy)'라고 한다.26)

두드러기(Urticaria)

만성특발두드러기환자들에서 알레르기를 잘 유발하지 않는 음식과 히스타민(histamine)이 없는 음식물만을 21일간 섭취시키고, 그 후 70일간 체계적으로 기타의 식단을 늘려 가며 섭취하게 하는 실험이 진행되었다. 이 실험에 참가한 환자들의 혈액검사결과에서 히스타민농도가 현저하게 저하되었고, 실험이 진행되는 동안 두드러기증상도 확연하게 줄어들었다. 이 실험으로 만성특발두드러기증상에 히스타민이 매우 큰 역할을 한다는 결론을 얻었다.[27,28] 또 다른 관련 실험에서는 만성두드러기를 호소하는 환자에서 장의 투과도가 매우 증가한 것이 관찰되었고, 이러한 환자에서 공통적으로 관절불편감의 호소와 함께 혈중 특정IgE는 발견되지 않으면서 IgG의 농도가 높아져 있는 것을 확인할 수 있었다.[15]

편두통(Migraine Headaches)

음식물알레르기와 편두통 간의 관련성은 많은 일차진료의사들은 인정하지 않는 듯하다. 편두통을 호소하는 환자의 질병원인에 음식물알레르기는 배제된 상태로 여타의 원인과 증상억제에만 힘을 쓰고 있는 것이다. 그러나 감귤류 과일, 차, 커피, 돼지고기, 초콜릿, 우유, 땅콩, 일부 야채, 콜라 등의 많은 음식물들이 편두통을 악화하는 요인으로는 알려져 있다.[28,29] 일반적으로 편두통을 호소하는 환자들은 그렇지 않은 정상인에 비해 더 높은 혈중 IgE의 농도가 확인되지는 않는다. 그렇다고 하여 편두통을 유발하는 원인에서 음식물알레르기를 완전히 배제할 수 있는 근거는 되지 못한다. 편두통을 유발하는 여러 원인 중의 하나로 특정음식들에 대한 민감도가 거론되는데,

---

26) 역자주; 기능의학이나 응용근신경학 등의 대체의학에서 말하는 히든알레르기와 여기에서의 히든알레르기의 개념은 다소 상이하다. 대체의학의 개념은 다소 광의의 개념으로, IgE의 유무와 상관없이 외부로 나타나는 증상은 없으나 내부의 증상이 발견되는 것으로 속이 더부룩하고, 경미한 정도의 잦은 설사, 복통 등이 나타나는 경우에 해당된다. 외부로 드러나는 두드러기나 급성소화기계 증상은 없으나 내부위장관은 퉁퉁 부어 제 기능을 발휘하기 힘들 것이 예상된다. 그리하여 장누수증후군도 유발하게 되는 정도의 개념으로 이해하기 바란다.

티라민(tyramine), 페닐알라닌(phenylalanine), 페놀계 플라보노이드(phenolic flavonoids), 술, 카페인 등의 음식이 해당한다. 또한 질산나트륨(sodium nitrate), MSG(monosodium glutamate), 아스파탐(aspartame) 등의 음식물첨가제도 뇌내 혈관상태를 조절하여 편두통을 유발하는 다른 원인으로 의심되기도 한다. 물론 이러한 음식물들에 대한 알레르기반응을 일차적인 편두통원인으로 유추하기보다는 먼저 다른 여러 원인에 대한 가능성을 조사하고, 해당하는 원인을 찾기 힘들 때에 음식물알레르기로 의심하고 치료에 접근하는 것도 나쁘지 않은 방법이 될 것이다.

과민성대장증후군(Irritable Bowel Syndrome, IBS)

성인에서 소화관내에 유발되는 알레르기반응의 유병률은 대략 1~2% 정도로 추정된다. 임상증상으로는 복통, 오심, 구토, 하복부산통, 설사 등이 포함된다. 장관내 비만세포와 장관내 호산구들이 음식물알레르기에 의한 장질환의 병리과정에 관여하는 것으로 확인되었다. IL-4 등의 도움을 받아 IgE의존탈과립작용이 이루어지면 비만세포가 활성화되어 알레르기반응이 유발되는 것으로 보인다.[29,30] 과민성대장증후군에서 경미한 수준의 장관점막의 염증이 전반적으로 발견되는데, 아마도 이러한 염증반응은 진단되지 못한 음식물알레르기에 의해 증진되고 고착되는 것으로 보인다.[30,31] 실제로 여러 가지 음식물들이 과민성대장증후군을 유발하고 계속적으로 증상이 유지되도록 할 뿐만 아니라 도리어 치료에도 적용된다는 보고가 있는데, 많은 과민성대장증후군환자들이 이미 특정음식물에 대한 내성과 그와 동반된 과민성대장증후군증상을 가지는 것으로 보고되고 있다.[31,32]

150명의 과민성대장증후군환자를 대상으로 진행된 연구에서 효소면역측정법(ELISA)으로 알레르기검사를 시행한 후 확인된 알레르기유발음식물을 배제한 식단이 위약대조군과 함께 섭취되었다. 12주가 경과한 후 환자들의 증상 정도를 확인해 보니 대조군에 비해 알레르기유발음식물을 회피한 실험군환자들에서 증상이 10% 정도 경감되었고, 정도가 심한 환자들만을 대상으로 조사해 보니 26%의 증상경감이 나타나 더욱 효과적인 것으로 나타났다. 하지만 이러한 실험군환자에서 알레르기유발음식물의 회피를 그만두자 24%에서 증상악화가 관찰되었다.[33]

음식물알레르기 외에도 과민성대장증후군환자에서 의심되는 여러 원인이 많은데, 글루텐장병증(gluten-enteropathy)도 여기에 포함된다. 실제 과민성대장증후군환자 200명 중 한 명 정도가 이 질병에 해당된다고 볼 정도로 유병률도 높다. 이러한 글루텐장병증의 대표격인 셀리악병(celiac disease)과도 증상이 겹치는 경우가 많아 과민성대장증후군이 의심되는 환자에서는 꼭 한 번 짚고 넘어가야 할 질병이라고 할 수 있다. 많은 소화기내과의사들은 과민성대장증후군과 유사한 증상을 나타내는 환자들은 모두 이 질병에 대한 검사를 해야 한다고 믿고 있다(antitransglutaminase IgA titer).

다른 신체적 임상증상(Other Physical Manifestations)

수많은 증상들이 경험적으로 음식물알레르기 및 음식물에 의한 과민반응으로 유발되는 것이 확인되었다. 그러한 증상들은 다음과 같다.

- **피부증상** : 여드름, 원인불명의 가려움증, 발진(rash)
- **근골격계증상** : 윤활낭염, 관절통, 허리통증
- **면역계증상** : 만성염증
- **비뇨생식계증상** : 유뇨증, 만성방광염
- **소화기계증상** : 아프타성궤양, 만성설사, 소화성궤양, 위염, 대장염
- **호흡기계증상** : 만성기침
- **심혈관계증상** : 부정맥, 부종, 실신
- **머리, 눈, 귀, 코, 목의 증상(이비인후과적 문제)** : 두통, 부비동염, 구개가려움증, 후비루, '눈 밑의 다크서클'

음식물알레르겐 확인하기

음식물알레르기로 고생하는 환자에서는 알레르기를 쉽게 일으키는 민감한 음식항원이 무엇인지 찾기 위해 해당음식물에 대한 민감도와 특이도를 알 수 있는 알레르기검사가 선행되어야 한다. 현대의학의 혈액검사는 환자에 대한 정밀한 병력청취와 환자의 증상에 대한 세밀한 분석과 함께 이루어져야만 정확한 음식물알레르기를 신속하게 진단할 수 있다. 알레르기환자의 증상을 전형적인 알레르기증상만을 분리해서 판단하고, 그 증상을 음식물섭취와 연계하여 설명하는 것은 매우 어렵기 때문에 위와 같은 정밀한 증거의 수집이 반드시 필요하다. 검사실검사와 유발검사의 병행은 의심되는 음식물알레르겐은 물론 예상치 못한 알레르겐까지 확인하는 데 많은 도움을 준다. 비록 방사선알레르기흡착검사(RAST)와 효소면역측정법(ELISA) 등의 검사실검사방법이 환자에게 간단한 검사방법이고, 피부 또는 경구투여를 통한 유발검사는 다소 환자에게 힘이 드는 검사법이지만 음식물알레르겐의 정확한 파악을 방해하는 요소를 배제하고, 알레르겐에 대한 특이도를 높이기 위해서는 두 검사가 모두 필요하다. 예를 들어 대표적인 음식물알레르겐이자 치료에 불응하는 문제가 되는 밀가루와 콩, 이 두 가지 음식물의 방해로부터 숨겨진 또 다른 음식물알레르겐의 정확한 파악을 위해서는 검사실검사방법이 반드시 필요하다. 특히 밀가루와 콩 같은 주식에 해당하는 알레르겐회피식단에서 배제되기 힘든 음식물에 알레르기반응을 보이는 많은 환자에서는 위와 같은 중복된 검사가 반드시 필요하다.

음식물알레르기가 의심되는 아동 41명을 대상으로 우유단백질을 이용한 효소면역측정법과 피

부첩포검사의 두 가지 검사의 유용성을 비교하는 실험이 진행되었다. 이 아동들에서 일괄적으로 유단백분유(CMP)에 대한 혈청검사와 피부첩포검사가 진행되었다. 피부첩포검사에서는 41명 중 13명(32%)만이 양성으로 나타났고, IgE효소면역측정법에서는 25명(61%)이 양성으로 나타났다. IgE효소면역측정법에서 양성을 나타낸 25명 중 20명은 IgG효소면역측정법에서도 양성으로 나타났다. 피부검사와 IgE효소면역측정법에서 동일하게 양성으로 나타난 환자는 9명(22%)이었고, 두 검사에서 동일하게 음성으로 나타난 환자는 12명(29%)이었다. 그리고 두 검사에서 결과가 불일치하는 환자도 20명(49%)이나 있는 것으로 나타났다. 이러한 결과는 효소면역측정법에 의한 알레르기검사가 피부첩포검사보다 유단백분유에 대한 IgE의 증가를 확인하는 데 더욱 민감하다는 것을 보여 준다.[34] 추가적인 연구가 114명의 알레르기환자를 대상으로 진행되었는데, 이 환자들은 이미 알레르겐을 확인하고 해당알레르겐을 회피하는 식단을 섭취하고 있는 환자들이었으며, 이들을 대상으로 방사선알레르기흡착검사를 시행하였다. 이 실험결과는 모든 증상이 적어도 75% 이상 개선된 상황에서 71%의 성공률을 보였다. 실험결과와는 상관없이 알레르겐을 회피하는 식단을 섭취한 환자들 중 다른 치료에 아무런 반응이 없고, 환자 스스로 장애라고 할 정도로 심한 증상을 호소했던 환자들의 70%는 75% 이상의 증상호전을 보였고, 이러한 환자들 중 20%는 거의 모든 증상들이 완화되는 성공적인 결과를 보였다. 이러한 알레르기검사에 대하여 검사방법 및 유용성 등의 더 많은 정보를 알고 싶을 때에는 전술한 박스 안의 '알레르기검사법'을 참고하기 바란다.

대체의학적 접근

일반적으로 대체의학을 임상에 적용하는 의사나 한의사들은 알레르기증상 자체를 억제하려는 대증치료는 잘 시행하지 않는다. 현대의학교육을 받은 의사들은 그들이 배운 대로 알레르기반응을 하향조절하여 증상을 치료하면 우리의 인체는 알레르겐을 외부물질로 인식하고 저절로 치료할 것으로 보는 것과는 다른 사고를 가진 것이다. 대체의학을 적용하는 의사들은 알레르기반응에 의해 유발되는 계속적으로 눈물이 나는 증상, 계속적 점액분비, 콧물, 재채기 등을 포함한 여러 알레르기증상을 알레르겐이 우리 인체에 침입하여 인체가 거기에 대한 경고의 사인을 보내는 것이라고 생각한다. 이러한 이유로 한의사들은 환자에게 MSM(methylsulfonylmethane), 퀴세틴(quercetin), 비타민 C 등의 인체가 스스로 이러한 증상을 극복할 수 있도록 도움을 주는 영양성분들을 섭취하도록 한다.

활생균(Probiotics)

인간의 위장관에 거주하는 세균의 종류는 약 400여 개에 달한다. 이러한 미생물들은 위장관점막을 튼튼하게 보존하고 위장관의 투과도를 떨어뜨리며, 음식물대사에 관여하고 영양소들을 흡수하며, 여러 종류의 성장인자를 생산할 뿐만 아니라 나쁜 병리적 세균의 성장과 군락형성을 억제하는 등의 여러 가지 중요한 기능들을 담당한다.[36,37]

Lactobacillus라는 미생물총의 그룹은 젖산(lactic acid)을 생산해 내는 능력이 있다고 해서 이름 붙여졌다. 이 미생물총의 그룹에는 Lactobacillus acidophilus, Lactobacillus reuteri, Lactobacillus rhamnosus, Lactohacillus sporenges, LactobacilJus fermentum 등이 포함된다. Lactobacillus는 장관점막주름에 부착하여 살아가는데, 그 장관주름에서 젖산과 활성산소인 과산화수소(hydrogen peroxide)를 생산하여 장내에 유입되는 유해세균을 억제하고, 점막주름에 부착하려는 다른 유해세균들과 경쟁적으로 장관점막에 부착하여 해당유해균을 억제한다.[38-40] 연구에 의하면 Lactobacillus는 면역을 조절하는 기능이 있는 것으로 보고되는데, 이러한 기능은 크론병(Crohn's disease), 과민성대장증후군, 음식물알레르기, 항생제에 의한 설사, 회장낭염(pouchitis) 등의 질환 관리에 도움을 준다.[41-43]

Bifidobacleria는 젖산을 생산하는 또 다른 장내 세균류로서 Lactobacillus보다는 더 아래의 하부장관에 거주한다. 이 세균류에는 Bifidobacterium bifidum, Bifidobacterium breve, Bifidobacterium longum, Bifidobacterium infantis 등이 포함된다. 연구에 의하면 아동의 장내 젖산생성농도가 낮으면 알레르기나 아토피 증상이 유발될 가능성이 매우 높아진다고 한다. 이 연구에서는 이러한 세균들이 Th1전구세포에 신호를 보내 면역기능도 조절한다고 보고한다. 이 신호는 알레르기반응시 나타나는 Th2세포도 조절하여 알레르기로 인한 증상에 도움이 될 수 있다.[44]

글루타민(Glutamine)

글루타민은 우리 인체에서 가장 풍부한 아미노산으로 골격근에서 일차적으로 생산된다. 이 아미노산은 '조건부 필수아미노산'으로 생각되는데, 왜냐하면 비록 체내에서 직접 합성을 하지만 우리가 극도의 스트레스상태에 처할 경우 공급이 수요에 미치지 못할 수도 있기 때문이다. 이러한 중요한 아미노산인 글루타민은 면역기능과 위장관의 건강 그리고 다른 아미노산의 생산에도 중요한 역할을 한다. 이 아미노산은 체내 세포들에게 예를 들면 위장관내의 장세포(enterocyte), 대식세포, 림프구, 섬유모세포(fibroblast) 등에게 원료를 공급하는 역할도 한다. 이러한 원료공급에 힘입어 많은 세포들이 증식하고 활발하게 활동하게 되어 면역계가 활성화되는 것이다. 연구에 의하면 글루타민의 체내보충은 장내세포의 증식과 분화에 영향을 미치고, 장내융모의 크기(키)를 키워 장관점막을 튼튼하게 해 준다고 한다. 뿐만 아니라 장관의 투과도를 낮춰 주고, 이로 인한 유해세균들이 장관외부로 유출되는 것도 막아 준다.[45] 글루타민은 장내면역의 일부인 IgA의 조절에도 한몫을 하는 것으로 알려져 있다.[46] 뿐만 아니라 글루타민을 보충해 주면 알레르기유발과 관련된 Th2세포를 촉진하는 시토카인들을 정상화시켜서 알레르기증상을 완화하는 데에도 도움이 된다.[47]

여러 연구들을 종합하면 글루타민은 장의 투과도를 낮춰 주고, 설사를 포함한 여러 가지 위장관계 문제들에 여러 면에 사용하면 증상을 완화시켜 주는 기능이 있는 것으로 보고되고 있다.[48-50]

소화효소(Digestive Enzymes)

소화효소의 보충은 췌장에서 분비되는 정상효소들을 도와서 탄수화물, 단백질, 지방 등의 영양소를 적절히 소화·흡수될 수 있도록 해 준다. 음식물알레르기가 있는 환자들에서는 췌장의 정상효소들이 부적절하게 분비되거나 잘 분비되지 않는 경우가 많다. 따라서 이러한 알레르기환자들에게 소화효소를 투여하면 잘 분해되지 못하고 흡수되던 장내 큰분자음식물들을 소화시킬 수 있다. 이러한 소화효소는 종종 lactase, sucrase, lipase, amylase, protease, maltase, phytase, cellulase 등의 효소와 조합되어 투여된다. Betaine hydrochloride의 보충도 알레르기환자에게 도움을 줄 수 있을 것이다.27)

결론

음식물알레르겐을 진단하는 데는 매우 광범위한 확인작업을 필요로 한다. 지연성음식물알레르기반응을 보이는 경우에는 더욱 그러한데, 그 이유는 즉시형으로 알레르기반응을 보이는 IgE-, IgG-에 매개된 알레르기반응만 일반적으로 진행되는 음식물알레르기확인검사법들로 진단이 가능할 뿐이지 지연성반응에서는 이러한 검사법들로는 확인이 힘들기 때문이다. 비록 대부분의 알레르기검사를 전문으로 하는 의사들에서 피부유발검사가 아직 '골든스탠다드'로 불리면서 알레르기검사의 표준으로 삼고 있지만, 몇몇 의사들은 이 검사를 구식의 검사방법이자 부정확한 검사방법으로 생각하기도 한다. 그러나 피부유발검사는 아직 음식물에 의한 알레르기반응으로 추정되는 여러 증상들, 특히 소화기계의 문제가 아니라고 내과에서 이미 소화기계검사를 마친 과민성대장증후군, 두드러기, 크론병 등의 등의 환자들에서 첫 번째로 시행되어야 하는 검사이자 첫 번째로 추천되는 검사이다. 물론 피부유발검사로 확인되지 않는 알레르기의 경우, 그 이후 차례대로 시행해야 할 검사들이 있어서 추가적인 검사로 확인이 가능한 경우가 많지만 지연성음식물알레르기의 경우는 그러한 추가검사로도 확인이 힘든 경우가 많다. 따라서 기존의 검사법 외에도 매우 광범위한 확인작업을 필요로 한다.

---

27) 역자주: 필자의 소견과 현재 대체의학이 바라보는 현대인들은 대개 위산과다보다는 위산과소의 경향이 많다. 소화효소의 과용으로 췌장의 기능이 떨어졌거나 제산제의 과용으로 인해 위산분비가 줄어들어서 위산의 과소로 인한 여러 가지 문제들을 호소하는데, 이런 경우 체질에 맞는 과일의 식초나 일반적으로 통용되는 감식초의 복용과 함께 앞서 본문에 언급된 Betaine hydrochloride를 투여하면 호전되는 경우가 많다.

참고문헌

[1]American Academy of Allergy, Asthma and Immunology. Allergy Statistics. Available at www.aaaai.org/media/resources/media_kit/allergy_statistics.stm. Accessed on November 11, 2007.

[2]Centers for Disease Control and Prevention (CDC). Fast Stats A-Z: Vital and Health Statistics, Series 10, no. 13. Atlanta Georgia: CDC, 1999.

[3]Centers for Disease Control and Prevention (CDC). Fast Stats A-Z: Vital and Health Statistics, Series 10, no. 200, Table 57. Atlanta, GA: CDC, 1996.

[4]Ray NF, et al. Healthcare expenditures for sinusitis in 1996: Contributions of asthma, rhinitis, and other airway disorders. J Allergy Clin Immunol. 1999;103(3[pt.1]):408-414.

[5]The International Study of Asthma and Allergies in Childhood (ISAAC) Steering Committee. Worldwide variation in prevalence of symptoms of asthma, allergic rhinoconjunctivitis, and atopic eczema: ISAAC. Lancet. 1998;351:1225-1232.

[6]Linneberg A, et al. The prevalence of skin-test-positive allergic rhinitis in Danish adults: Two crosssectional surveys 8 years apart. The Copenhagen Allergy Study. Allergy. 2000;55:767-772.

[7]Rudikoff D, Lebwohl M. Atopic dermatitis. Lancet. 1998;351:1715-1721.

[8]Duke WW. Food allergy as a cause of abdominal pain. Arch Intern Med. 1921;28:151.

[9]Duke WW: Meniere's syndrome caused by allergies. JAMA. 1923;81:2179.

[10]Brunner M, Walzer M. Absorption of undigested protein in human beings: The absorption of unaltered eff protein in infants. Arch Intern Med. 1928;42:173-179.

[11]Wilson SJ, Walzer M. Absorption of undigested protein in human beings: IV. Absorption of unaltered eff protein in infants. Am J Dis Child. 1935;50:49-54.

[12]Rinkel HJ. Food allergy. J Kansas Med Soc. 1936;37:177.

[13]Groot J, Bijlsma P, Van Kalkeren A, Kiliaan A, Saunders P, Perdue M. Stress-induced decrease of the intestinal barrier function: The role of muscarinic receptor activation. Ann NY Acad Sci. 2000;915:237-246.

[14]Quinti I, Papetti C, D'Offizi G, Cavagni G, Panchor ML, Lunardi C, Paganell. IgG subclasses to food antigens. Allerg Immunol (Paris). 1988;20:41:43-44.

[15]Paganelli R, Fagiolo U, Cancian M, Scala E. Intestinal permeability in patients with chronic urticaria-angioedema with and without arthralgia. Ann Allergy. 1991;66:181-184.

[16]Sheah-Min Y, Choon-Kook S. The relevance of specific serum IgG, IgG4 and IgE in the determination of shrimp and crab allergies in Malaysian allergic rhinitis patients. Asian Pac J Allergy Immunol. 2001;19:7-10.

[17]Atherton KT, Dearman RJ, Kimber I. Protein allergenicity in mice: A potential approach for hazard identification. Ann NY Acad Sci. 2002;964:163-171.

[18]El Rafei A, Peters SM, Harris N, Bellanti JA. Diagnostic value of IgG4 measurements in patients with food allergy. Ann Allergy. 1989;62:94-99.

[19]Shah U, Walker WA Pathophysiology of intestinal food allergy. Adv Pediatr. 2002;49:299-316.

[20]Berrens L, Homedes IB. Relationship between IgE and IgG antibodies in type I allergy. Allerg Immunol (Leipzig). 1991;37:131-137.

[21]Ahmed T, Fuchs GJ. Gastrointestinal allergy to food: A review. J Diarrhoeal Dis Res. 1997;15:211-223.

[22]Buckley RH, Metcalfe D. Food allergy. JAMA. 1982;248:2627-2631.

[23]Andre F, Andre C, Colin L, Cacaraci F, Cavagna S. Role of new allergens and of allergens consumed in the increased incidence of food sensitizations in France. Toxicology. 1994;93:77-83.

[24]Jenmalm MC, Björkstén B. Exposure to cow's milk during the first 3 months of life is associated with increased levels of IgG subclass antibodies to beta-lactoglobulin to 8 years. J Allergy Clin Immunol. 1998 Oct;102(4 Pt 1):671-678.

[25]Baena-Cagnani CE, Teijeiro A. Role of food allergy in asthma in childhood. Curr Opin Allergy Clin Immunol. 2001;1:145-149.

[26]Ito S, Mikawa H. Immunological aspects of asthma (prophylaxis). Acta Paediatr Jpn. 1990;32:192-196.

[27]Turjanmaa K. "Atopy patch tests" in the diagnosis of delayed food hypersensitivity. Allerg Immunol (Paris). 2002;34:95-97.

[28]Guida B, De Martino CD, De Martino SD, Tritto G, Patella V, Trio R, D'Agostino C, Pecoraro P, D'Agostino L. Histamine plasma levels and elimination diet in chronic idiopathic urticaria. Eur J Clin Nutr. 2000;54:155–158.

[29]Leira R, Rodriguez R. Diet and migraine. Rev Neurol. 1996;24:534–538.

[30]Bischoff SC, Mayer JH, Manns MP. Allergy and the gut. Int Arch Allergy Immunol 2000;121:270–283.

[31]Barbara G, De Giorgio R, Stanghellini V, Cremon C, Corinaldesi R. A role for inflammation in irritable bowel syndrome? Gut. 2002;51(suppl.1)41–44.

[32]Zar S, Kumar D, Benson MJ. Food hypersensitivity and irritable bowel syndrome. Aliment Pharmacol Ther. 2001;15:439–449.

[33]Atkinson W, Sheldon TA, Shaath N, Whorwell PJ. Food elimination based on IgG antibodies in irritable bowel syndrome: A randomised controlled trial. Gut. 2004 Oct;53(10):1459–1464.

[34]Campbell DE, Ngamphaiboon J, Clark MM, Harris MC, Kolski GB, Douglas SD. Indirect enzyme-linked immunosorbent assay for measurement of human immunoglobulins E and G to purified cow's milk proteins: Application in diagnosis of cow's milk allergy. J Clin Microbiol. 1987 Nov;25(11):2114–2119.

[35]Dixon HS. Treatment of delayed food allergy based on specific immunoglobulin G RAST testing. Otolaryngol Head Neck Surg. 2000 Jul;123(1 Pt 1):48–54.

[36]Madsen KL, Doyle JS, et al. Lactobacillus species prevents colitis in interleukin 10 gene-deficient mice. Gastroentrology. 1999;116:1107–1114.

[37]Casas IA, Dobrogosz WJ. Validation of the probiotic concept: Lactobacillus reuteri confers broadspectrum protection against disease in humans and animals. Microbial Ecology in Health and Disease. 2000;12:247–285.

[38]deRoos NM, Katan MB. Effects of probiotic bacteria on diarrhea, lipid metabolism, and carcinogenesis: A review of papers published between 1988 and 1998. Am J Clin Nutr. 2000;71:405–411.

[39]Mack DR, Michail S et al. Probiotics inhibit enteropathogenic E. coli adherence in vitro by inducing intestinal mucin gene expression. Clin Exp Immunol. 1999;116:276–282.

[40]McGroarty JA. Probiotic use of lactobacilli in the human female urogenital tract. FEMS Immunol Med Microbiol. 1993;6:251–264.

[41]Schultz M, Sartor RB. Probiotics and inflammatory bowel diseases. Am J Gastroenterol. 2000;95:S19–S21.

[42]Goldin BR. Health Benefits of probiotics. Br J Nutr. 1998;80:S203–S207.

[43]Pelto L, Ioslauri E et al. Probiotic bacteria down-regulate the milk-induced inflammatory response in milk-hypersensitive subjects but have an immunostimulatory effect in healthy subjects. Clin Exp Allergy. 1998 Dec;28(12):1474–1479.

[44]Cross ML, Gill HS. Can immunoregulatory lactic acid bacteria be used as dietary supplements to limit allergies? Int Arch Allergy Immunol. 2001 Jun;125(2):112–119.

[45]Miller AL. Therapeutic considerations of L-glutamine: a review of the literature. Altern Med Rev. 1999;4:239–248.

[46]Fukatsu K, Kudsk KA, et al. TPN decreases IL-4 and IL-10 mRNA expression in lipopolysaccharide stimulated intestinal lamina propria cells but glutamine supplementation preserves the expression. Shock. 2001 Apr;15(4):318–322.

[47]Kudsk KA, Wu Y et al. Glutamine-enriched total parenteral nutrition maintains intestinal interleukin-4 and mucosal immunoglobulin A levels. JPEN J Parenter Enteral Nutr. 2000 Sep–Oct;24(5):270–274; discussion 274–275.

[48]Basuroy S, Sheth P, et al. Acetaldehyde disrupts tight junctions and adherens junctions in human colonic mucosa: Protection by EGF and L-glutamine. Am J Physiol Gastrointest Liver Physiol. 2005 Feb 17.

[49]Yalcin SS, Yurdakok K et al. Effect of glutamine supplementation on diarrhea, interleukin-8 and secretory immunoglobulin A in children with acute diarrhea. J Pediatr Gastroenterol Nutr. 2004 May;38(5): 494–501.

[50]Li J, Langkamp-Henken B, et al. Glutamine prevents parenteral nutrition-induced increases in intestinal permeability. JPEN J Parenter Enteral Nutr. 1994 Jul–Aug;18(4):303–307.

[51]Anonymous. The Life Extension Foundation's Disease Prevention and Treatment, 4th Edition. Segala M, ed. Life Extension Media. 2003;44.

18

위식도역류병(GERD) 관련 질환에 대한 자연의학적 접근

위식도역류병(GERD; Gastroesophageal reflux disease)은 만성적으로 재발하는 질환의 일종으로, 수십만 명의 미국인들이 이 질환으로 고생하고 있다. 2006년에 조사된 소화기계질환으로 인한 미국의 경제사회적 손실에 대한 연구에서 위식도역류병이 소화기계질환 중에 개인의원에서 가장 많이 진단되는 질환으로 발표되었다. 또한 이 연구는 위식도역류병의 치료를 위해 처방되는 PPI 제제가 한 해에 100억 달러에 육박하는 것으로 나타났고, 1999년 이래로 매년 2배로 PPI의 처방 건수가 증가하고 있다고 발표했다.28)[1] 위식도역류병의 병태생리에서는 이제껏 수많은 환경적 요인과 유전적 위험요인들이 있는 것으로 밝혀져 왔다. 위식도역류병은 통상적으로 속쓰림증상과 위산이 역류되어 올라오는 증상 등과 함께 만성적 기침, 비심장성흉통, 인후염, 수면장애 등의 비전형적 증상의 결합으로 인식되어져 왔다. 위식도역류병은 다른 여러 가지 질환들과도 연관되는데, 바렛식도(Barrett's esophagus), 식도암, 소화성궤양, 식도염, 호흡기질환, 수면장애, 기타 이비인후과질환 등이 대표적이다. 현대의학의 일반적인 치료법은 PPI를 포함한 제산제투여를 기본으로 한다. 하지만 자연의학을 통한 치료와 생활방식의 변화가 난치성의 위식도역류병을 치료하는데 반드시 필요하다고 생각된다.

유병률

위식도역류병의 유병률을 조사하고자 시도하는 연구는 매우 다채로운데, 아마도 진단에 대한 기준이 다소 모호하기 때문으로 보인다. 속쓰림연구회(National Heartburn Alliance)에 의해 2000년에 시행된 대규모전수조사에서는 적어도 한 달에 한 번 이상 위식도역류병의 증상을 경험한 미국인환자는 600만 명이며, 매일 동일증상을 경험하는 환자는 250만 명으로 발표하였다. 이 조사에 참여한 위식도역류병환자의 95%는 1년 이상 질환을 앓아 온 환자이고, 그중 54%는 5년 이상 이 질환으로 고생한 환자로 나타났다. 전체 환자의 40%는 1주일에 2~4회 정도의 위식도역류병

28) 역자주: PPI란 proton pump inhibitor의 약자로 위산분비의 최종단계인 위장벽세포에 존재하는 H+-K+ ATP-ase (proton pump)의 위산분비기능을 억제하는 치료제이다. 항궤양약제로서 H2-차단제보다 더욱 강력한 것으로 알려져 있으나 약가가 다소 비싸고 장기처방할 경우 심사평가원에서 삭감의 주요원인이 되는 단점이 있다.

증상을 경험하고, 33%는 1주일에 5회 이상 증상을 경험하는 것으로 나타났다.[2] 또한 이 조사에서는 위식도역류병의 증상이 일상생활에 큰 영향을 미친다고 발표하였는데, 80% 이상의 참여자가 증상으로 인한 식욕저하를 호소하였고, 60% 이상의 참여자는 증상으로 인한 수면장애를 호소하였다. 또한 40% 이상의 참여자는 증상으로 인해 직장과 가정에서의 업무에 집중도가 떨어진다고 호소하였다.[2]

위험요인

유전적 요인과 환경적 요인 모두 위식도역류병의 발병에 영향을 미치는 것으로 보인다. 수많은 연구에서 비만과 과다체중 및 BMI지수가 위식도역류병과 연관이 있는 것으로 보고하였다. 식도열공탈장(hiatal hernia) 또한 위식도역류병증상의 위험요인 중의 하나로 지목된다. 연구에 의하면 큰 식도열공탈장환자는 작은식도열공탈장환자에 비해 하부식도괄약근(LES)이 짧고 약한데, 이는 곧 식도에서 상부로 역류되는 양을 증가시키고 위산제거효율이 떨어지게 할 뿐만 아니라 위장관의 연동운동효율도 떨어뜨리고, 식도염도 더욱 심각하게 한다.[3] 위식도역류병의 유발요인에 대한 조사에서 흡연과 과도한 음주, 과민성대장증후군(irritable bowel syndrome), 상부위장관질환과 관련된 가족력 등도 위험요인으로 밝혀졌다. 또한 항콜린제(anticholinergic), 항우울제(antidepressant), 기관지확장제(bronchodilator) 등의 약물사용도 위식도역류병의 위험요인에 해당하는 것으로 드러났다. 뿐만 아니라 이번 연구에서는 위식도역류병이 발생했을 때의 적절한 대처에 대한 교육이 없는 것도 이 질환의 위험요인에 해당하는 것으로 나타났다.[4]

소금, 설탕 등의 감미료의 과다사용과 흰 식빵도 이 질환의 위험요인이라는 보고가 있다. 이에 반해 운동과 과일 및 식이섬유의 과다섭취는 이 질환으로부터 우리를 보호할 수 있는 방법으로 제안되었다.[5,6] 그러나 너무 과다한 운동은 하부식도괄약근의 압력을 줄여 위식도역류병의 증상이 없는 정상인에서도 증상을 유발하는 것으로 나타나 주의를 요했다.[7] 또한 카페인섭취도 하부식도괄약근의 압력을 줄이는 것으로 나타났는데, 뿐만 아니라 연동운동시 하부식도의 진폭을 줄이고 속도 또한 줄여 역류증상의 위험을 증가시킨다.[8] 카페인보다 더 위험한 음료로는 탄산음료를 들 수 있는데, 연구에서 조사된 바로는 탄산음료를 자주 섭취하면 비록 일시적이지만 정상인에서 하부식도괄약근의 평소 휴식시의 압력을 떨어뜨리고, 전체 식도의 길이 및 하부식도괄약근의 길이도 짧게 하는 것으로 나타났다. 동일한 연구에서 62%의 탄산음료섭취자에서 위와 같은 식도변화가 확연하게 나타나서 위식도역류병의 진단기준에 부합하는 하부식도괄약근의 무기력이 나타났다.[9] 게다가 탄산음료를 섭취한 아동과 청소년에서 계속적인 쌕쌕거림(wheezing), 천식, 기도의 과다과민성이 나타났고, 26세에 이르기까지 BMI와 무관하게 위식도역류병의 위험요인의 확연한 증가가 나타난 것으로 조사되었다.[10] 스페인사람을 대상으로 조사한 연구에서는 10년 이상 장기간 나타나는 위식도역류병의 증상은 비만 및 직계가족내의 위식도역류병유병률과 연관된 것으로 보고하였고, 1년 미만의 위식도역류병환자에서는 배우자의 질병과 1주일에 1~5회 정도의 아스피린복용력이 연관된 것으로 결론지었다.[11]

> 위식도역류병에서는 식도 및 식도 외에서 기원한 비전형적 증상도 나타날 수 있다.

진단

위식도역류병의 진단은 종종 증상에 근거하여 시행된다. 위산이 식도와 구강 안으로 역류하여 발생하는 식도와 흉부 전면의 타는 듯한 느낌인 만성적인 속쓰림이 위식도역류병의 매우 전형적인 증상에 해당한다. 위식도역류병은 또한 식도 및 식도 외에서 기원한 비전형증상도 나타날 수 있는데, 만성적인 기침, 수면장애, 흉통, 천식, 쉰 목소리 등이 여기에 해당한다.[12] 사실상 비심장성흉통을 호소하는 환자에 대한 연구에서는 50%가량이 비정상 산도검사(pH test) 결과 혹은 내시경검사상 위식도역류병이 있는 것으로 나타났다.[13]

이러한 위식도역류병을 진단하는 다른 방법으로는 속쓰림증상을 호소할 경우 PPI를 경험적으로 투여해서 증상이 해소되는 것을 확인하여 위식도역류병으로 진단하기도 한다. 이 임의적 검사방법은 위식도역류병의 비전형증상을 호소하는 경우에도 해당하지만 PPI투여로 인한 합병증의 위험과 PPI에 대한 반응이 적을 수도 있다는 단점이 있으므로 주의해야 한다. 따라서 정확한 위식도역류병의 진단이 필요한데, 위식도역류병진단에 좀 더 정확한 의학적 진단은 환자에게 바륨을 삼키도록 하고, 상부위장관영상촬영을 연속적으로 시행하여 바륨의 역류를 확인하는 것이다.

식도의 산도를 연속적으로 관찰하는 것도 위식도역류병의 진단에 중요하다. 휴대용위산측정기의 사용은 식도의 비정상산도를 확인할 수 있을 뿐만 아니라 식도의 위산에 대한 노출과 증상발현 사이의 연관성도 확인할 수 있다. 브라보캡슐(Bravo capsule)은 무선산도측정기구인데, 카테터방식의 측정보다 더 민감하고 정확하며 편안한 것으로 알려져 있다. 빌리텍시스템(Bilitec system)은 빌리루빈 흡수율을 이용하여 십이지장-위-식도 역류를 측정하는 기구인데, 위식도역류병환자 중에 십이지장-위-식도 역류가 의심되는 환자의 진단에 매우 도움이 된다. 십이지장-위-식도의 역류가 의심되는 환자는 고용량의 PPI처방으로 식도에 정상적인 위산이 노출되더라도 역류증상을 호소하는 경우에 해당한다고 볼 수 있다. 소화관내 저항측정(intraluminal impedance monitoring)은 위의 두 가지 측정을 모두 검사할 수 있는 도구로서 위산뿐만 아니라 빌리루빈 같은 비위산(nonacid)식도로의 역류를 종합적으로 감지하고, 분포도 및 회수율(clearance)측정이 가능하다. 이러한 소화관내 저항측정기구는 위장관내 거의 모든 역류를 측정할 수 있어서 진단에 유용하고, 위산억제치료 중인 환자의 경과관찰에도 도움이 된다.[14]

위식도역류병의 진단 중에 식도내압검사(esophageal manometry)도 하부식도괄약근의 압력을 측정하기 위해 시행되기도 한다. 이 검사는 대개 내시경으로 시행되어 내시경검사라고도 흔히 일컫는데, 식도염을 진단할 수 있고 식도협착의 경우 조직검사를 병행하여 식도암의 감별진단이 가능하다는 장점도 있다. 만성적인 위식도역류병증상을 호소하는 환자에서는 위암으로 진행가능한 바렛식도염의 위험이 있으므로 내시경검사가 꼭 필요하다고 할 수 있다.

위식도역류병 관련 증상의 병태생리

일시적인 하부식도괄약근의 이완은 위식도역류병을 유발하는 메커니즘의 핵심이다. 이 현상은 원위위장의 확장수용기에 의해 촉발된 혈관미주신경반사(vaso-vagal reflex)에 의한 결과이다.29) 연구에 의하면 대부분의 역류증상은 위산에 의한 것으로 보고되는데, 하지만 또 다른 연구에서 보고된 1주일 단위로 발생하는 역류증상을 예로 들면, 유발증상의 28%는 산에 의한 증상이지만 10%는 알칼리에 의한 증상이라고 한다.[15] 수많은 요인들이 위식도역류병의 증상에 영향을 미치는 것으로 나타나는데, 위장관에서 음식물이 비워지는 데 걸리는 시간의 지연, 위장관을 채우는 음식물의 양, 역류되는 물질의 산도와 소화 정도, 이렇게 역류된 음식물을 다시금 회수하는 식도의 능력, 하부식도괄약근의 기능, 식도조직의 이러한 자극에 대한 저항성 등이 포함된다.[16] 위식도역류병을 연구하는 몇몇 학자들은 이 질환을 궤양성식도염, 비궤양성식도염, 바렛식도염의 세 가지로 분류하여 관리하여야 한다고 주장하기도 한다.[17]

위염(Gastritis)

헬리코박터필로리(Helicobacter pylori)가 위식도역류병의 병리에 영향을 미친다는 증거가 많이 보고된다. 헬리코박터균을 제거함으로써 위염을 치료하는 과정이 위식도역류병의 증상도 동시에 완화시켜 준다는 연구결과도 매우 많다. 이러한 많은 연구결과들 중에는 위식도역류병이 호전되는 방향으로 나타나는 결과가 많지만, 반면에 위식도역류병의 증상을 악화시키는 사례도 보고된다.[18] 흉부의 통증을 유발하는 위식도연접부의 염증(혹은 심장의 염증도 포함)에 대한 연구에서는 이러한 염증이 위식도역류병과 함께 헬리코박터균에 의해 유발된 위염이 연관된다고 보고하였다.[19] 게다가 위식도역류병과 심장염은 장내세균의 위식도연접부로의 화생과도 연관된 원인으로

---

29) 역자주: vaso-vagal reflex란 직접적으로 목이 졸리거나 위의 경우처럼 위장관의 확장수용기에 의해 심장내로의 정맥혈유입이 감소하면 교감신경이 활성화되고, 이의 보상기전으로 교감신경계의 급작스런 활성저하 및 부교감신경계의 활성증가로 하부식도의 압력이 떨어져 증상이 유발되고 동시에 서맥, 실신 등의 증상이 나타나는 것이다.

지적되기도 하였다.[20]

식도염(Esophagitis)

식도염은 위식도역류병에서 일반적으로 동반되는 질환으로 궤양성과 비궤양성으로 분류되는데, 식도점막손상부위의 수와 범위에 근거하여 중증도를 결정하여 구분한다. 호산구성식도염(eosinophilic esophagitis)과 같은 다른 종류의 식도염도 위식도역류병의 증상과 유사하여 종종 오진되기도 하는데, 이러한 호산구성식도염에서 더욱 일반적인 증상으로는 연하곤란과 음식물이 막히는 답답한 증상 등이 있다. 호산구성식도염의 추가적인 증상을 알아보면 심와부통증, 구역질, 체중감소, 아동에서 성장장애 등이 포함된다.[21]

이 질환의 진단은 고배율현미경으로 식도의 상피점막을 관찰했을 때 단위당 20개 이상의 호산구가 관찰되어야 조직학적으로 호산구성식도염이 있다고 진단할 수 있다. 이 질환은 또한 식도의 수의운동기능이 떨어져 식도협착이 관찰되지 않는 데도 음식물을 삼키기 힘들고, 음식물로 식도가 막히는 등의 증상이 발생한다. 식도내압을 측정해 보면 특별히 야간에 원위식도내압이 장시간 올라가는 것으로 나타난다. 이런 증상은 기본적인 식사만 하는 절식상태나 완전 금식상태 그리고 항알레르기치료에 반응한다.[22] 표준 피부자극검사(skin-prick test)에서는 1형 과민반응을 나타내며, IgE와 연관된 것으로 나타난다(비록 피부검사에서는 양성을 나타내지만 방사선알레르기흡착검사(RAST)에서는 혈중 IgE농도가 정상으로 나타날 수도 있다). 그러나 이런 검사로도 많은 음식물알레르기반응을 진단하지 못하는 경우가 많은데, 대개 IgG매개알레르기반응의 경우이다. 따라서 IgG검사의 추가시행을 통해 피부자극검사로도 놓치는 여러 경우의 알레르기진단이 가능할 수 있다.

호흡기증상(Respiratory Conditions)

위식도역류병은 여러 가지 호흡기증상과도 연관되어 나타난다. 대략 10%의 위식도역류병환자들이 이러한 호흡기증상으로 이비인후과전문의나 이비인후과전문한의원을 찾는 것으로 보고되었다.[23] 이에 관한 연구를 살펴보면 75%의 위식도역류병환자가 반복적인 이비인후과증상을 호소하는 것으로 보고되는데, 그중 특히 PPI치료가 이러한 환자들의 증상완화에 많은 도움이 되는 것으로 보고된다.[24] 그리고 이에 관한 연구가 많이 진행되지는 않았지만 천식증상 또한 위식도역류병과 연관이 있는 것으로 보고된다. 천식환자에서 위식도역류병의 유병률을 조사한 결과는 성인에서 60~80%로 나타났고, 아동에서는 50~60%로 나타났다. 비록 두 질환에 대한 직접적인 연관관계는 밝혀지지는 않았지만, 역류로 인해 천식증상이 더욱 심해지고, 천식발작이 역류를 잘 유발시키는 정도로 학자들은 추측한다.[25] 위식도역류병과 연관된 또 다른 호흡기증상으로는 만성건성기침이 해당되는데, 이런 증상을 가진 환자에서 만성기침은 대개 낮 동안에 서 있는 자세에서 자주 유발되는 것으로 나타난다. 한 연구에 의하면 만성기침 중 21% 정도는 역류에 의하여 유발되는 것으로 보고되기도 하였다. 그리고 동일한 연구가 진행되던 시기에 연구에 참가한 위식도역류병환자의 43%가 만성기침만 주증상으로 호소한 것으로 나타났다.[26]

중이염(otitis media)도 위식도역류병과 관련된 호흡기증상으로 보고된다.[27] 성인에서 중이의 삼출물이 있는 중이염환자를 대상으로 조사한 연구에서 위식도역류병을 가진 중이염환자의 삼출물 속의 펩시노겐(pepsinogen)농도가 그렇지 않은 중이염환자의 것보다 더 높은 것으로 나타났다. 중이염과 합병된 위식도역류병환자에서 역류증상치료를 위해 투여된 PPI는 환자의 역류증상을 완화시킬 뿐만 아니라 중이의 삼출물에서 발견되는 펩시노겐농도를 떨어뜨리는 것으로 나타났다. 위식도역류병과 관련된 호흡기증상의 연구 중에서 비부비동염(rhinosinusitis) 또한 위식도역류병환자에서 유병률이 증가하는 것으로 나타났다. 만성비부비동염은 병발된 위식도역류병이 치료됨에 따라 비부비동염의 증상도 많이 호전되는 것으로 보고된다.[28] 위식도역류병과 관련된 호흡기증상으로 후두부의 증상도 예로 들 수 있다. 이로 인해 쉰 목소리, 습관적으로 목을 푸는 행위(잦은 헛기침), 후비루(코뒤로 콧물이 흘러내림), 과다한 기관지분비물(가래), 목 따가움, 연하곤란, 구체감각(globus sensation), 기침 등의 증상을 호소하기도 한다. 실제로 위식도역류병환자의 60%가 만성인후염과 목 따가움을 호소하기도 한다.[29] 게다가 한 연구에서는 적어도 50%의 후두와 목소리문제를 호소하는 환자들이 인후두부의 역류와 관련된 것으로 보고한다.[30] 위식도역류병과 관련된 인후두부의 문제로는 드물지만 발작성후두경련, 성문하협착, 성대육아종, 후두 및 인두 암종 등도 나타날 수 있어 주의를 요한다.

구강건강(Oral Health)

위식도역류병은 전반적인 구강위생문제와도 연관성이 있다. 한 연구에 의하면 건강한 어린이와 비교했을 때 위식도역류병이 있는 어린이에서 치아손상이 증가하고, 침 속의 진균증가와 함께 뮤탄스균(*Mutans streptococci*)도 증가하는 것으로 보고되었다.[32] 게다가 이 조사는 위식도역류병이 있는 아동은 건강한 아동에 비해 충치가 훨씬 많고, 충치의 손상 정도도 훨씬 심각한 것으로 보고되었다.[33]

수면무호흡(Sleep Apnea)

수면장애는 위식도역류병환자에서 흔히 볼 수 있는 증상이다. 수면무호흡증(OSA; obstructive sleep apnea)환자들은 일반인보다 역류성식도염증상을 가질 확률이 매우 높다.[34] 관련된 연구는 위식도역류병의 위중한 정도는 대개 수면무호흡증의 위중한 정도와 정비례한다고 보고하기도 하였다.[35] 수면무호흡증의 치료와 관련된 연구에서 밝혀진 바로는 수면 중 지속기도양압(CPAP; continuous positive airway pressure)으로 위식도역류병과 수면무호흡을 동시에 가진 환자를 치료했을 때 앙와위시역류로 인한 위산농도가 정상의 81%에 가까워지는 등의 호전을 보이는 것으로 나타났다.[36] 게다가 수면무호흡과 위식도역류병이 동반된 환자에게 위식도역류병을 치료하면 수면무호흡에 의한 수면 중 깨는 횟수가 줄어드는 것으로도 나타났다.[37]

바렛식도와 식도암

바렛식도는 전암성병변으로 장내세포가 식도하부에서 화생하여 나타나는 질환인데, 조직학적으로 점액분비세포가 관찰된다. 식도암 중 선암종(adenocarcinoma)의 전구질환으로 보여진다. 위식도역류병환자의 대략 8~10%에서 이 바렛식도를 가지는 것으로 보고된다.[38] 사실상 바렛식도환자의 암발생위험도는 일반인의 30배에 달하는데, 또한 이렇게 위험한 바렛식도의 위험요인에 위식도역류병이 포함된다. 명확히 말해 5년 이상의 위식도역류병병력, 남성, 백인, 50세 이상의 연령 등의 조건을 충족하는 경우에는 바렛식도의 위험도가 매우 높다.[39] 뿐만 아니라 미국의 유능한 임상의들에서는 위식도역류병은 다른 요인과 독립적으로 인두 및 후두부의 암을 유발할 수 있는 위험요인으로 인식되고 있다.[40]

현대의학의 치료방법

처방약

역류증상에 대한 진단 및 치료를 위해 처음으로 시도되는 현대의학치료는 제산제투여이다. 이 제산제투여는 증상의 심각도에 따라 제산제를 상향조절(step-up)하거나 하향조절(step-down)하는 방식으로 관리한다. 투약의 상향조절은 시험적으로 8주간 H_2-수용체길항제(제산제)를 하루 2회 투여해 보고, 만약 증상이 조절되지 않는 경우에는 PPI로 바꾸어 투약하는 것이다. 투약의 하향조절(step-down)은 8주간 시험적으로 PPI를 아침식사 전 30분에서 60분경에 투여해 보고, 증상의 호전에 따라 투여량을 해당약물의 최소량까지 줄여서 증상을 조절하는 방식을 말한다. 연구에 의하면 제산제인 PPI나 H_2차단제 모두 위식도역류병환자의 증상을 경감시키는 데 효과가 있는 것으로 밝혀졌다. 또한 유사한 연구에서 PPI인 omeprazole로 8주간 시험적으로 위식도역류병증상을 치료한 결과 74%에서 증상완화가 나타났고, 또한 H_2차단제인 ranitidine으로 8주간 시험적으로 위식도역류병증상을 치료한 결과 50%에서 증상완화가 나타난 것으로 보고되었다.[41] 저용량의 제산제로도 대조군에 비해 위식도역류병의 증상이 경감된 것으로 보고되었다.[42]

그러나 제산제를 통한 위식도역류병의 장기치료에 대한 연구는 아직 충분하지 않았다. 몇몇 연구에서는 이러한 제산제를 통한 장기적 위식도역류병의 치료는 위산저하로 인한 영양결핍을 유발할 수 있다고 보고하기도 하였다. 이러한 PPI와 H_2차단제를 통한 장기치료는 특히 비타민 B_{12} 결핍을 유발할 수 있는데, 이는 노령환자에서 더욱 두드러지게 나타난다.[43] 사실 H_2차단제가 유발하는 단백질과 결합한 비타민 B_{12}의 흡수율저하는 53%에 해당한다고 실험에서 밝혀졌다.[44] H_2차단제는 비타민 B_{12}뿐만 아니라 엽산, 철분, 아연 등의 흡수장애와도 관련되는 것으로 보고되었다.[45-47] 관련된 연구는 H_2차단제인 cimetidine으로 치료받은 환자에서 장내 칼슘전달과 비타민 D의 대사저하도 발견되는 것으로 보고하였다.[48,49] 또한 PPI의 장기치료는 고관절골절위험도를 확연하게 높인다는 것도 관련 연구를 통해 밝혀졌다.[50]

바클로펜(Baclofen)은 가바(GABA; gamma-aminobutyric acid)수용체의 B효현제(agonist)로서 현재 위식도역류병증상을 치료하는 데 도움이 될 것으로 생각되어 연구가 진행 중이다.[30)] 연구에 의하면 바클로펜은 하부식도내압의 일시적 이완횟수를 확연히 줄여 주는 것으로 나타났고, 이로 인해 위식도역류증상을 줄이고, 하부식도내압뿐만 아니라 위의 산도를 높이는 것으로 나타났다. 이 연구에서는 바클로펜은 다른 부작용이 없어서 환자들에게 사용하는 경우에 치료순응도가 높았다.[51] 아트로핀(atropine)도 위식도역류병치료제로서 많이 연구되었다. 아트로핀 또한 하부식도내압의 일시적 이완횟수를 확연히 줄여 줄 뿐만 아니라 이로 인한 위식도역류증상횟수도 줄이는 증거들이 연구에 의해 많이 제시되었다.[52] 그러나 아트로핀은 단기간의 사용목적으로만 투여가 가능하고, 주사제(근육 또는 정맥)로만 투여가 가능한 것이 단점이라 할 수 있다.

위식도역류병에 일반적으로 처방되는 치료제

H_2수용체길항제(Histamine H_2-receptor antagonists)	PPI(프로톤펌프억제제, Proton pump inhibitors)
Cimetidine(Tagamet)	Laosoprazole(Prevacid)
Famotidine(Pepcid)	Esomeprazole(Nexium)
Ranitidine(Zantac)	Omeprazole(Prilosec)
Nizatidine(Axid)	Pantoprazole(protonix)
	Rabeprazole(Aciphex)

수술

수술은 위식도역류병의 증상이 매우 심각할 때와 약물치료에 대한 반응이 좋지 않을 때, 합병증의 위험이 있을 때, 환자가 직접적으로 수술적 처치를 원할 때 고려될 수 있는 치료방법이다. 가장 흔히 시행되는 역류를 억제하는 수술은 식도열공탈장(hiatal hernia)이나 기타 위식도역류병을 유발하는 해부학적 구조이상이 있을 때 시행하는 복강경을 이용한 위바닥주름술(fundoplication)이다. 복강경을 이용한 위바닥주름술은 위식도접합부주위를 포장하여 장벽으로서의 기능을 보강해 주는 것이다. 수술 후 조사를 통해 얻은 정보로는 이 복강경을 이용한 위바닥주름술을 시행한 환자의 93%는 위식도역류병의 대표증상인 속쓰림에서 호전을 보인 것으로 나타났으나 아쉽게도 그

30) 역자주: 바클로펜은 50년 전 간질치료제로 개발되었다가 나중에 근육이완제로 사용되었다. 현재는 다발성경화증, 척추소뇌변성증으로 인한 골격근의 경직을 치료하는 데 사용되며, 최근 프랑스 파리-데카르트대학의 필립조리 박사팀에 의해 알코올중독에도 치료성공률이 높은 것으로 보고되었다.

이외의 비전형 증상의 호전은 56%에 그쳤다.[53] 따라서 이 수술은 기존의 약물치료인 제산제투여를 대체하거나 기존의 제산제투여로도 치료되지 않고 유발되는 식도주위의 암종발생률을 줄이지 못하는 것으로 나타났다.[54]

생활습관의 변화

생활습관의 변화는 위식도역류병증상에도 큰 변화를 가져올 수 있다. 증상을 유발하는 특정음식물을 피하는 등의 식이조절도 포함되는데, 대표적인 예로는 산성을 나타내는 음식물31)인 토마토, 커피, 차, 감귤류 등이 있다. 게다가 하부식도내압을 낮추는 음식인 고지방식품, 초콜릿, 페퍼민트, 알코올 등도 피해야 한다. 연구에 의하면 항산화제인 비타민 C의 과량섭취는 위식도역류병의 증상을 줄이는 데 관계될 뿐만 아니라 바렛식도염과 식도선암종을 줄이는 데도 도움이 된다고 한다.[55] 비록 소규모연구에서 보고된 결과이지만 위식도역류병을 앓고 있는 비만환자에게 초저탄수화물로만 식사하게 한 결과 역류증상과 하부식도의 위산노출횟수도 줄어든 것으로 나타났다. 사실 이 연구는 하루 20 g 미만의 탄수화물섭취를 최소 6일 이상 지속할 경우에 확연한 위식도역류병증상을 줄일 수 있다는 결론에 도달했다.[56] 또 다른 연구에서는 무설탕껌을 식사 후 30분간 씹으면 식후 식도역류증상이 줄어드는 것으로 보고되는데, 아마도 침 삼키는 횟수를 증가시키는 원리에 의해서 이러한 결과가 나타나는 것으로 보인다.[57] 치료에 반응이 없는 위식도역류병 증상의 아동을 대상으로 한 실험에서는 아미노산만 먹는 식이법이 역류증상을 개선시켜 줄 뿐만 아니라 식도의 조직학적 변화도 막아 주는 것으로 나타났다.[58] 그리고 다른 위식도역류병에 도움이 되는 생활습관으로는 수면시 상체를 높이는 자세를 취하거나 왼쪽 측면으로 누워 수면을 취하는 것이 도움이 된다고 한다.[59] 위식도역류병증상과 체중감량과의 관계에 대한 많은 연구가 있어 왔다. 체중감량, 즉 인체내부장기의 지방량을 줄이는 것은 식도의 위산에 대한 노출을 줄이는 것에 대한 확연한 연관이 있는 것으로 보인다.[60] 그리고 무엇보다도 위식도역류병환자들은 체중감량만큼 금연도 적극적으로 권장된다.

위식도역류병치료에 사용되는 대체의학치료제

Vitamin C(비타민 C)	Glycyrrhiza glabra(감초)
Melatonin(멜라토닌)	Digestive enzymes
Fish oil	Atropa belladonna(벨라도나)
D-limonene(리모넨)	Calcium(칼슘)
	Magnesium(마그네슘)

31) 역자주: 산성을 나타내는 음식은 연소했을 경우에 회분에 음이온성분이 많기 때문에 산성을 보이는 식품이다.

대체의학치료

항산화제

항산화제는 이미 위식도역류병, 위궤양, 위장관암 등 여러 질환에서 우리 몸을 보호하는 기능이 검증된 바 있다. 식도점막의 산화스트레스는 위식도역류병의 병리기전의 한 가지 요소에도 해당한다. 궤양성이나 비궤양성 위식도역류병환자들을 대상으로 복강경을 이용한 위바닥주름술 전후의 산화스트레스 정도를 비교한 연구도 이미 진행된 바 있다. 이 연구에서 위식도역류병환자들은 비환자군과 비교해서 원위식도에서 낮은 글루타티온농도를 나타내었다. 게다가 위바닥주름수술 후의 원위식도부 MPO(myeloperoxidase)의 활성도는 감소된 것으로 나타나는데, 비환자군에서는 시종일관 MPO의 농도가 높게 나타나지 않았다.32)[61] 이러한 산화스트레스를 낮추기 위해서는 글루타티온의 혈중농도를 높여 주는 것이 중요한데, 전구체인 NAC(N-acetyl-cysteine)나 셀레늄을 환자에게 보충해 주는 것이 도움이 된다. 게다가 관련 연구에 의하면 아라키돈산의 과산화대사물로서 활성산소를 측정한 결과, 대조군에 비해 위식도역류병환자에서 확연히 높아져 있었다.[62] 추가적인 연구를 살펴보면 위궤양, 십이지장궤양 및 위암에서 모두 활성산소에 의한 산화적 손상이 해당질환을 악화시키는 데 큰 영향을 미치는 것으로 나타났다.[63]

비록 항산화제를 복용하는 것이 위식도역류병의 증상완화에 도움이 된다는 직접적인 연구는 없지만, 위궤양 및 위암에 항산화제가 큰 도움이 된다는 임상적 증거와 위식도역류병환자에도 도움이 된 사례는 존재한다. 항산화제의 성격을 띠는 잠재적 항산화물질이자 호르몬인 멜라토닌(melatonin)은 위장관의 궤양성변화를 억제하고, 내재적 과산화물질 등의 활성산소를 88%가량 줄여 준다. 사실상 멜라토닌은 동물실험을 통하여 이미 스트레스에 의해 유발된 위장관궤양을 억제하는 데 라니티딘(ranitidine)보다 우수한 효과가 있다고 입증되었다.[64] 유사한 동물실험에서 생선오일이 위장관점막을 보호하고, 위장관궤양을 억제한다는 결과도 보고되었다. 또한 생선오일이 위장관점막에서 항산화효소의 활동성 증가, 위산과 펩신(pepsin)의 분비감소, 위점막을 보호하는 것으로 알려진 뮤신(mucin)의 분비촉진, 지질과산화억제 등의 효과도 가지는 것으로 보고되었다.[65]

멜라토닌, 트립토판(L-tryptophan), 피리독신(vitamin B_6), 엽산, 비타민 B_{12}, 메티오닌(methionine), 베타인(betaine) 등의 항산화물질들을 다량으로 섭취하여 경과를 관찰하는 실험이 진행되었다. 위식도역류병환자를 대상으로 위와 같은 항산화물질과 PPI인 omeprazole을 투여하여 경과관찰을 진행하였다. 위 실험에서 항산화물질을 40일 동안 투여받은 위식도역류병환자는 완전한 증상개선을 보인 반면, omeprazole을 투여받은 환자에서는 약 66%가량 증상개선을 보인 것이 전부였다.[66]

---

32) 역자주: MPO는 호중구의 식작용시 hydrogen peroxide(H_2O_2)와 chloride anion(Cl−)에서 hypochlorous acid(HOCl)를 만드는 역할을 한다. 이와 동시에 H_2O_2를 이용하여 tyrosine도 tyrosyl radical로 산화시키는데, H_2O_2와 tyrosyl radical 모두 세포독성이 있어 호중구가 외부세균 및 병원체를 없앨 수 있는 능력을 준다.

리모넨(D-Limonene)

리모넨은 감귤류과일의 바깥껍질에 함유된 정유(oil)의 모노테르펜(monoterpene)이다. 많은 연구를 통해 밝혀진 바로 리모넨은 항암작용, 항균작용, 항염증작용 등을 가진다. 특히 이러한 감귤류과일의 바깥껍질에 함유된 정유인 리모넨은 위와 대장의 암종을 포함하는 위장관계의 암으로부터 우리 몸을 보호하는 작용을 가지는 것으로 알려져 있다. 위장관계의 암을 예방하고, 암의 성장을 억제하고, 암의 전이를 막는 데 도움이 된다고 한다.[67] 비록 식도암종에 대한 리모넨의 직접적인 영향에 관한 증거는 불충분하지만 이 모노테르펜이 바렛식도염과 식도선암종의 유발로부터 우리 몸을 보호하는 것으로 믿어지고 있다. 마찬가지로 위식도역류병에 대한 리모넨영향의 증거는 불충분하지만 대체의학을 하는 의사들로부터 위식도역류병을 치료하는 데 리모넨이 사용되고 있으며, 일반적으로 좋은 결과들이 보고되고 있다.[33)]

감초(Licorice)

감초(*Glycyrrhiza glabra*)는 역사적으로 위 및 십이지장궤양 등의 증상에서 복통완화와 염증개선을 위해 사용되어 온 약용식물이다. 연구를 통해서 감초의 주성분인 DGL (deglycyrrhizinated licorice)은 점액생성을 증진하고 위 및 십이지장궤양의 치유를 촉진하는 것으로 입증되었다.[68,69] 또 다른 소규모연구에서도 DGL이 아프타궤양(aphthous ulcer)치료를 촉진하는 것으로 보고하였다.[70] 비록 DGL의 위식도역류병에 대한 직접적인 효과를 연구한 결과가 보고되진 않았지만, DGL의 효능과 기존의 다른 질환에 대한 연구결과를 유추할 때 충분히 위식도역류병에 효과가 있을 것으로 볼 수 있다. 대체의학치료를 환자에게 적용하는 의사 또는 한의사들은 감초(현대의학적으로는 감초주사) 외에 임상적으로 진통 및 궤양 치유에 대한 효과가 예상되는 알로에(*Aloe vera*), 유근피(*Ulmus fulva*), 양아욱(*Althaea officinalis*) 등을 사용하기도 한다.

유향나무(Mastic)수지

유향나무(*Pistacia lentiscus*)수지는 예전부터 의학적으로 위궤양 및 십이지장궤양의 치료에 사용되어 왔다. 동물실험으로 밝혀진 바로는 이 수지가 헬리코박터균군락을 30분의 1로 줄여 주는 작용을 한다고 보고된다.[71] 이 연구는 또한 유향나무수지의 경구투여는 실험적으로 유발된 위장관점막손상과 높은 산도를 낮춰 주는 데도 도움이 된다고 한다.[72] 게다가 소규모사례연구에서 나타난 결과에서도 유향나무수지가 십이지장궤양환자의 80%에서 증상완화를 유발하였고, 내시경으로 확인한 결과 70%의 환자에서 실제로 궤양의 치료가 이루어지는 것으로 나타났다.[73] 비록 직접적인 증거는 불충분하지만 위식도역류병환자에서도 이 유향나무수지를 투여할 경우 많은 도

---

33) 역자주: D-limonene은 감귤류과일 전체에서는 0.3%에 불과하지만 감귤류과일의 겉껍질에 함유된 정유에서는 약 90%로 나타난다. 한의학에서는 청피, 진피로 이 D-limonene을 활용한다.

환자들에게 알려주면 도움되는 위식도역류병치료를 위한 생활습관의 변화

- 체중을 줄인다.
- 식사량을 줄인다.
- 위산을 유발하는 음식을 줄인다(감귤류, 토마토, 커피, 차 등).
- 카페인과 초콜릿을 줄인다.
- 알레르기를 일으키는 음식을 피한다.
- 항산화성분과 식이섬유가 풍부한 음식을 즐긴다.
- 탄수화물식품을 줄인다.
- 위식도역류병을 유발하는 의약품을 피한다.
- 수면시 머리를 4~8인치 정도 높여서 잔다.
- 수면시 왼쪽으로 누워서 잔다.
- 식사 후 2~3시간은 누워있는 것을 피한다.
- 담배를 끊는다.

움이 될 것이라고 믿어진다.

미네랄

칼슘, 마그네슘, 알루미늄, 인 등의 미네랄은 위산을 억제하는 목적으로 의사의 처방 없이 건강기능식품판매점이나 편의점 등에서 쉽게 구입하여 복용된다. 수많은 연구에 의해 위산억제가 위산역류나 속쓰림 등의 위식도역류병증상을 밤시간이나 낮시간에 구애받지 않고 효율적으로 완화한다고 이미 보고되었다.[74] 따라서 꼭 처방전을 통한 제산제가 아니더라도 비록 앞서 말한 위산을 억제하는 기능을 가진 미네랄이 역류를 막아 준다는 직접적인 연구결과는 부족하지만, 제산제와 유사한 기능을 가진 미네랄은 위식도역류병증상을 완화하는 데 충분히 도움이 될 것이라고 생각된다.

소화효소

소화효소를 보충하는 것도 위식도역류병증상을 치료할 수 있으리라 예상된다. 위장관내에 음식물이 머무르는 시간이 길어지거나 대량의 식사로 인한 위 안에 음식이 많으면 위식도역류병증상이 유발될 위험이 증가한다. 이럴 때 소화효소제를 복용하면 음식물의 소화를 도와 앞서 말한 위식도역류병을 유발할 수 있는 위험인자를 제거해 준다. 소화효소제라고 하면 일반적으로 리파아제(lipase), 아밀라아제(amylase), 프로테아제(protease), 말타아제(maltase), 락타아제(lactase), 수크라아제(sucrase), 피타아제(phytase), 셀룰라아제(cellulase) 등을 포함한다. 이러한 효소제 외에도 위산과 유사한 염산(hydrochloric acid)과 펩신은 위산이 부족하여 음식물을 빨리 소화하지 못

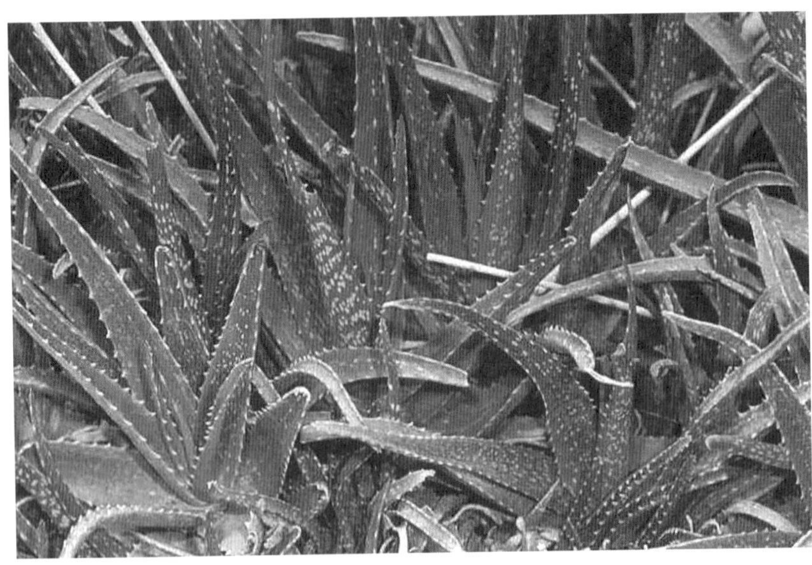

그림 18-1. *Aloe Vera*(aloe)

해서 위장관내에 음식물이 머무르는 시간이 긴 위식도역류병환자에서는 임상적으로 도움이 되는 경우가 있으므로 참고하기 바란다.

알레르기치료

호산구성식도염(eosinophilic esophagitis)은 흔히 위식도역류병으로 오진되는 질환이다. 따라서 일반적인 위식도역류병의 치료에 반응이 없는 환자에게 종종 알레르기치료가 권장되기도 한다. 이러한 경우에는 IgE와 IgG의 항체를 측정하는 알레르기검사가 시행되기도 한다. 이러한 호산구성식도염의 경우에는 알레르기반응에 직접적으로 도움이 되는 자연의학적 치료제가 도움이 된다. 바이오플라보노이드인 쿼시틴(quercitin)은 항히스타민, 항염증, 항산화 작용을 가지는 식물성제제로서 이러한 알레르기반응에 효과가 좋다. 비타민 C 또한 항산화작용과 항히스타민작용이 있어서 알레르기치료에 도움을 주며, 역류성식도염을 예방하는 데도 많은 도움을 준다고 보고된다.

아연-카르노신(Zinc-Carnosine)

아연-카르노신은 여러 종류의 위장관병변에 빠른 치유력으로 잘 알려져 있다.[34] 많은 연구에서는 아연과 카르노신(L-carnosine)의 킬레이트화합물인 폴라프레징크(polaprezinc)를 이용하여

34) 역자주: Zinc-Carnosine은 히스티딘과 알라닌으로 이루어진 L-Carnosine과 아연이 결합된 형태로 아연은 궤양치유촉진 및 항염증작용을, L-Carnosine은 세포재생촉진, 면역조절, 항염증작용을 통해 위염과 위궤양에 효과를 발휘해 의약품으로도 판매되고 있다.

아연-카르노신의 효과를 증명하였다.35) 연구에 의하면 폴라프레징크는 항산화작용을 가지며, 헬리코박터파이로리감염으로 인해 유발된 위장관염을 줄여 주는 작용도 가지는 것으로 보고된다.[75] 또 다른 동물실험에서는 폴라프레징크가 활성산소로부터 위점막을 보호하고, 위점막손상부위를 신속하게 치유해 주는 것이 입증되었다.[76] 게다가 아연-카르노신은 장의 투과성도 개선시켜 주고, 내시경검사 등에 의한 위장관손상도 줄여 주는 것으로 실험에 의해 증명되었다.[77]

글루타민(L-Glutamine)

글루타민은 장상피세포에서 에너지를 만드는 원료로 활용되는 아미노산이다. 쥐실험을 통해 밝혀진 바로는 스트레스자극으로 인해 유발되는 쥐 위장관의 화학적 손상 및 궤양은 글루타민을 투여함으로써 예방이 가능하다고 한다.[78] 또한 글루타민은 항암화학요법으로 유발되는 위장관점막손상의 중증도와 손상의 지속시간을 줄여 주는 것으로 나타났다.[79]

벨라도나(Belladonna)

벨라도나(*Atropa belladonna*)는 항콜린작용으로 잘 알려져 있고, 또한 항콜린작용으로 자주 이용되는 식물이다. 이 벨라도나의 구성성분 중의 하나는 아트로핀이다. 비록 항콜린제제가 위식도역류병증상을 더욱 가중시키는 것으로 알려져 있지만 아트로핀은 매우 도움이 되는 것으로 보고된다. 따라서 아트로핀이 풍부한 벨라도나는 위식도역류병을 치료하는 데 많은 도움을 줄 것으로 생각된다.

결론

위식도역류병은 환자의 삶의 질을 저하시키는 만성재발성질환이다. 이러한 위식도역류병으로 인한 미국내의 사회경제적 손실도 어마어마하다. 따라서 이 질환을 앓는 환자들은 자연의학과 같은 대체의학치료와 생활방식변화 등에도 많은 관심을 기울여야 할 것이다. 하지만 실제로 이러한 자연의학치료를 받는 위식도역류병환자수는 미미한 것으로 보고되었다.

---

35) 역자주: polaprezinc는 헬리코박터, 알코올, 스트레스 등 다양한 원인에 의한 소화관의 염증반응을 효과적으로 차단하고 손상된 위점막조직의 재생을 촉진하는 방어인자증강제이다. 국내에서는 일본의 제리아신약제품을 SK케미컬이 수입하여 판매하는 '프로맥'을 의사가 처방하여 PPI와 병용하면 궤양치료점수가 20% 이상 개선된다고 한다.

참고문헌

[1]Shaheen NJ, Hansen RA, Morgan DR, et al. The burden of gastrointestinal and liver diseases, 2006. Am J Gastroenterol. 2006;101:2128–2138.

[2]National Heartburn Alliance. Survey 2000 Results: A Community Perspective. 2000. Online document at: www.heartburnalliance.org/survey 2000.pdf. Accessed January 16, 2007.

[3]Patti MG, Goldberg HI, Arcerito M, et al. Hiatal hernia size affects lower esophageal sphincter function, esophageal acid exposure, and the degree of mucosal injury. Am J Surg. 1996;171:182–186.

[4]Mohammed I, Nightingale P, Trudgill NJ. Risk factors for gastro-oesophageal reflux disease symptoms: A community study. Aliment Pharmacol Ther. 2005;21:821–827.

[5]Nocon M, Labenz J, Willich SN. Lifestyle factors and symptoms of gastro-oesophageal reflux—population-based study. Aliment Pharmacol Ther. 2006;23:169–174.

[6]Nilsson M, Johnsen R, Ye W, et al. Lifestyle related risk factors in the aetiology of gastro-oesophageal reflux. Gut. 2004;53:1730–1735.

[7]Maddison KJ, Shepherd KL, Hillman DR, Eastwood PR. Function of the lower esophageal sphincter during and after high-intensity exercise. Med Sci Sports Exerc. 2005;37:1728–1733.

[8]Lohsiriwat S, Puengna N, Leelakusolvong S. Effect of caffeine on lower esophageal sphincter pressure in Thai healthy volunteers. Dis Esophagus. 2006;19:183–188.

[9]Hamoui N, Lord RV, Hagen JA, et al. Response of the lower esophageal sphincter to gastric distention by carbonated beverages. J Gastrointest Surg. 2006;10:870–877.

[10]Hancox RJ, Poulton R, Taylor DR, et al. Associations between respiratory symptoms, lung function and gastro-oesophageal reflux symptoms in a population-based birth cohort. Respir Res. 2006;7:142.

[11]Diaz-Rubio M, Moreno-Elola-Olaso C, Rey E, et al. Symptoms of gastro-oesophageal reflux: Prevalence, severity, duration and associated factors in a Spanish population. Aliment Pharmacol Ther. 2004;19:95–105.

[12]Hungin AP, Raghunath AS, Wiklund I. Beyond heartburn: A systematic review of the extra-oesophageal spectrum of reflux-induced disease. Fam Pract. 2005;22:591–603.

[13]Dekel R, Martinez-Hawthorne SD, Guillen RJ, Fass R. Evaluation of symptom index in identifying gastroesophageal reflux disease-related noncardiac chest pain. J Clin Gastroenterol. 2004;38:24–29.

[14]Hirano I. Review article: Modern technology in the diagnosis of gastrooesophageal reflux disease—Bilitec, intraluminal impedance and Bravo capsule pH monitoring. Aliment Pharmacol Ther. 2006;23(suppl1):12–14.

[15]Zerbib F, des Varannes SB, Roman S, et al. Normal values and day-today variability of 24-h ambulatory oesophageal impedance-pH monitoring in a Belgian-French cohort of healthy subjects. Aliment Pharmacol Ther. 2005;22:1011–1021.

[16]Castell DO, Murray JA, Tutuian R, et al. Review article: The pathophysiology of gastro-oesophageal reflux disease—oesophageal manifestations. Aliment Pharmacol Ther. 2004;20(suppl9):14–25.

[17]Fass R, Ofman JJ. Gastroesophageal reflux disease—should we adopt a new conceptual framework? Am J Gastroenterol. 2002;97: 1901–1909.

[18]Malfertheiner P, Peitz U. The interplay between Helicobacter pylori, gastrooesophageal reflux disease, and intestinal metaplasia. Gut. 2005;54(suppl.1):i13–i20.

[19]Voutilainen M, Farkkila M, Mecklin JP, et al. Chronic inflammation at the gastroesophageal junction (carditis) appears to be a specific finding related to Helicobacter pylori infection and gastroesophageal reflux disease. The Central Finland Endoscopy Study Group. Am J Gastroenterol. 1999;94:3175–3180.

[20]Voutilainen M, Farkkila M, Juhola M, et al. Complete and incomplete intestinal metaplasia at the oesophagogastric junction: Prevalences and associations with endoscopic erosive oesophagitis and gastritis. Gut. 1999;45:644–648.

[21]Pasha SF, Sharma VK, Crowell MD. Current concepts and treatment options in eosinophilic esophagitis. Curr Opin Investig Drugs. 2006;7:992–996.

[22]Luis AL, Rinon C, Encinas JL, et al. Non stenotic food impaction due to eosinophilic esophagitis: A potential surgical emergency. Eur J Pediatr Surg. 2006;16:399–402.

[23]Drug VL, Cobzeanu D, Papaghiuc C, et al. Gastroesophageal reflux involvement in ENT disorders [in Romanian]. Rev Med Chir Soc Med Nat Iasi. 2005;109:220–222.

[24]Poelmans J, Feenstra L, Tack J. Determinants of long-term outcome of patients with reflux-related ear, nose, and throat symptoms. Dig Dis Sci. 2006;51:282–288.
[25]Sontag SJ. Gastroesophageal reflux disease and asthma. J Clin Gastroenterol. 2000;30(3 suppl.):S9–S30.
[26]Irwin RS, Curley FJ, French CL. Chronic cough. Am Rev Respir Dis. 1990;141:640–647.
[27]Sone M, Yamamuro Y, Hayashi H, et al. Otitis media in adults as a symptom of gastroesophageal reflux. Otolaryngol Head Neck Surg. 2007;136:19–22.
[28]Loehrl TA, Smith TL. Chronic sinusitis and gastroesophageal reflux: Are they related? Curr Opin Otolaryngol Head Neck Surg. 2004;12:18–20.
[29]Poelmans J, Tack J. Extraoesophageal manifestations of gastrooesophageal reflux. Gut. 2005;54:1492–1499.
[30]Koufman JA, Amin MR, Panetti M. Prevalence of reflux in 113 consecutive patients with laryngeal and voice disorders. Otolaryngol Head Neck Surg. 2000;123:385–388.
[31]Franco RA Jr. Laryngopharyngeal reflux. Allergy Asthma Proc. 2006;27:21–25.
[32]Ersin NK, Oncag O, Tumgor G, et al. Oral and dental manifestations of gastroesophageal reflux disease in children: A preliminary study. Pediatr Dent. 2006;28:279–284.
[33]Linnett V, Seow WK, Connor F, Shepherd R. Oral health of children with gastro-esophageal reflux disease: A controlled study. Aust Dent J. 2002;47:156–162.
[34]Ing AJ, Ngu MC, Breslin AB. Obstructive sleep apnea and gastroesophageal reflux. Am J Med. 2000;108(suppl.4a):120S–125S.
[35]Demeter P, Visy KV, Magyar P. Correlation between severity of endoscopic findings and apneahypopnea index in patients with gastroesophageal reflux disease and obstructive sleep apnea. World J Gastroenterol. 2005;11:839–841.
[36]Tawk M, Goodrich S, Kinasewitz G, Orr W. The effect of 1 week of continuous positive airway pressure treatment in obstructive sleep apnea patients with concomitant gastroesophageal reflux. Chest. 2006;130:1003–1008.
[37]Zanation AM, Senior BA. The relationship between extraesophageal reflux (EER) and obstructive sleep apnea (OSA). Sleep Med Rev. 2005;9:453–458.
[38]Stoltey J, Reeba H, Ullah N, et al. Does Barrett's oesophagus develop over time in patients with chronic gastro-oesophageal reflux disease? Aliment Pharmacol Ther. 2007;25:83–91.
[39]Pascu O, Lencu M. Barrett's esophagus. Rom J Gastroenterol. 2004;13:219–222.
[40]El-Serag HB, Hepworth EJ, Lee P, Sonnenberg A. Gastroesophageal reflux disease is a risk factor for laryngeal and pharyngeal cancer. Am J Gastroenterol. 2001;96:2013–2018.
[41]Festen HP, Schenk E, Tan G, et al. Omeprazole versus high-dose ranitidine in mild gastroesophageal reflux disease: Short- and long-term treatment. The Dutch Reflux Study Group. Am J Gastroenterol. 1999;94:931–936.
[42].Weberg R, Berstad A. Symptomatic effect of a low-dose antacid regimen in reflux oesophagitis. Scand J Gastroenterol. 1989;24:401–406.
[43]Valuck RJ, Ruscin JM. A case-control study on adverse effects: H2 blocker or proton pump inhibitor use and risk of vitamin B12 deficiency in older adults. J Clin Epidemiol. 2004;57:422–428.
[44]Salom IL, Silvis SE, Doscherholmen A. Effect of cimetidine on the absorption of vitamin B12. Scand J Gastroenterol. 1982;17:129–131.
[45]Russell RM, Golner BB, Krasinski SD, et al. Effect of antacid and H2 receptor antagonists on the intestinal absorption of folic acid. J Lab Clin Med. 1988;112:458–463.
[46]Sturniolo GC, Montino MC, Rossetto L, et al. Inhibition of gastric acid secretion reduces zinc absorption in man. J Am Coll Nutr. 1991;10: 372–375.
[47]Aymard JP, Aymard B, Netter P, et al. Haematological adverse effects of histamine H2-receptor antagonists. Med Toxicol Adverse Drug Exp. 1988;3:430–448.
[48]Ghishan FK, Walker F, Meneely R, et al. Intestinal calcium transport: Effect of cimetidine. J Nutr. 1981;111:2157–2161.
[49]Odes HS, Fraser GM, Krugliak P, et al. Effect of cimetidine on hepatic vitamin D metabolism in humans. Digestion. 1990;46:61–64.
[50]Yang YX, Lewis JD, Epstein S, Metz DC. Long-term proton pump inhibitor therapy and risk of hip

fracture. JAMA. 2006;296:2947–2953.
[51]Ciccaglione AF, Marzio L. Effect of acute and chronic administration of the GABA B agonist baclofen on 24 hour pH metry and symptoms in control subjects and in patients with gastro-oesophageal reflux disease. Gut. 2003;52:464–470.
[52]Lidums I, Checklin H, Mittal RK, Holloway RH. Effect of atropine on gastro-oesophageal reflux and transient lower oesophageal sphincter relaxations in patients with gastro-oesophageal reflux disease. Gut. 1998;43:12–16.
[53]So JB, Zeitels SM, Rattner DW. Outcomes of atypical symptoms attributed to gastroesophageal reflux treated by laparoscopic fundoplication. Surgery. 1998;124:28–32.
[54]Spechler SJ, Lee E, Ahnen D, et al. Long-term outcome of medical and surgical therapies for gastroesophageal reflux disease: Follow-up of a randomized controlled trial. JAMA. 2001;285:2331–2338.
[55]Veugelers PJ, Porter GA, Guernsey DL, Casson AG. Obesity and lifestyle risk factors for gastroesophageal reflux disease, Barrett esophagus and esophageal adenocarcinoma. Dis Esophagus. 2006;19:321–328.
[56]Austin GL, Thiny MT, Westman EC, et al. A very low-carbohydrate diet improves gastroesophageal reflux and its symptoms. Dig Dis Sci. 2006;51:1307–1312.
[57]Moazzez R, Bartlett D, Anggiansah A. The effect of chewing sugarfree gum on gastro-esophageal reflux. J Dent Res. 2005;84:1062–1065.
[58]Kelly KJ, Lazenby AJ, Rowe PC, et al. Eosinophilic esophagitis attributed to gastroesophageal reflux: Improvement with an amino acid-based formula. Gastroenterology. 1995;109:1503–1512.
[59]Kaltenbach T, Crockett S, Gerson LB. Are lifestyle measures effective in patients with gastroesophageal reflux disease? An evidence-based approach. Arch Intern Med. 2006;166:965–971.
[60]Mathus-Vliegen EM, Tygat GN. Gastro-oesophageal reflux in obese subjects: Influence of overweight, weight loss and chronic gastric balloon distension. Scand J Gastroenterol. 2002;37:1246–1252.
[61]Rantanen TK, Rasanen JV, Sihvo EI, et al. The impact of antireflux surgery on oxidative stress of esophageal mucosa caused by gastroesophageal reflux disease: 4-yr follow-up study. Am J Gastroenterol. 2006;101:222–228.
[62]Modzelewski B. Effect of arachidonic acid peroxidation products on the development of gastroesophageal reflux disease [in Polish]. Pol Merkur Lekarski. 2004;16:532–535.
[63]Tandon R, Khanna HD, Dorababu M, Goel RK. Oxidative stress and antioxidants status in peptic ulcer and gastric carcinoma. Indian J Physiol Pharmacol. 2004;48:115–118.
[64]Bandyopadhyay D, Bandyopadhyay A, Das PK, Reiter RJ. Melatonin protects against gastric ulceration and increases the efficacy of ranitidine and omeprazole in reducing gastric damage. J Pineal Res. 2002;33:1–7.
[65]Bhattacharya A, Ghosal S, Bhattacharya SK. Effect of fish oil on offensive and defensive factors in gastric ulceration in rats. Prostaglandins Leukot Essent Fatty Acids. 2006;74:109–116.
[66]Pereira R de S. Regression of gastroesophageal reflux disease symptoms using dietary supplementation with melatonin, vitamins and amino acids: Comparison with omeprazole. J Pineal Res. 2006;41:195–200.
[67]Lu XG, Zhan LB, Feng BA, et al. Inhibition of growth and metastasis of human gastric cancer implanted in nude mice by D-limonene. World J Gastroenterol. 2004;15;10:2140–2144.
[68]Larkworthy W, Holgate PF. Deglycyrrhizinized liquorice in the treatment of chronic duodenal ulcer: A retrospective endoscopic survey of 32 patients. Practitioner. 1975;215:787–792.
[69]Khayyal MT, el-Ghazaly MA, Kenawy SA, et al. Antiulcerogenic effect of some gastrointestinally acting plant extracts and their combination. Arzneimittelforschung. 2001;51:545–553.
[70]Das SK, Das V, Gulati AK, Singh VP. Deglycyrrhizinated liquorice in aphthous ulcers. J Assoc Physicians India. 1989;37:647.
[71]Paraschos S, Magiatis P, Mitakou S, et al. In vitro and in vivo activities of Chios mastic gum extracts and constituents against Helicobacter pylori. Antimicrob Agents Chemother. 2007;51:551–559.
[72]Al-Said MS, Ageel AM, Parmar NS, Tariq M. Evaluation of mastic, a crude drug obtained from Pistacia lentiscus for gastric and duodenal antiulcer activity. J Ethnopharmacol. 1986;15:271–278.
[73]Al-Habbal MJ, Al-Habbal Z, Huwez FU. A double-blind controlled clinical trial of mastic and placebo in the treatment of duodenal ulcer. Clin Exp Pharmacol Physiol. 1984;11:541–554.
[74]Weberg R, Berstad A. Symptomatic effect of a low-dose antacid regimen in reflux oesophagitis. Scand

J Gastroenterol. 1989;24:401–406.

[75]Handa O, Yoshida N, Tanaka Y, Ueda M, Ishikawa T, Takagi T, Matsumoto N, Naito Y, Yoshikawa T. Inhibitory effect of polaprezinc on the inflammatory response to Helicobacter pylori. Can J Gastroenterol. 2002 Nov;16(11):785–789.

[76]Nishiwaki H, Kato S, Sugamoto S, Umeda M, Morita H, Yoneta T, Takeuchi K. Ulcerogenic and healing impairing actions of monochloramine in rat stomachs: effects of zinc L-carnosine, polaprezinc. J Physiol Pharmacol. 1999 Jun;50(2):183–95.

[77]Mahmood A, FitzGerald AJ, Marchbank T, Ntatsaki E, Murray D, Ghosh S, Playford RJ. Zinc carnosine, a health food supplement that stabilises small bowel integrity and stimulates gut repair processes. Gut. 2007 Feb;56(2):168–175. Epub 2006 Jun 15.

[78]Anderson PM, Schroeder G, Skubitz KM. Oral glutamine reduces the duration and severity of stomatitis after cytotoxic cancer chemotherapy. Cancer. 1998 Oct 1;83(7):1433–1439.

[79]Okabe S, Hung CR, Takeuchi K, Takagi K. Effects of L-glutamine of acetylsalicylic acid or taurocholic acid-induced gastric lesions and secretory changes in pylorus-ligated rats under normal or stress conditions. Jpn J Pharmacol. 1976 Aug;26(4):455–460.

19

고혈압의 자연치유법

고혈압은 현대인들이 직면한 가장 큰 건강문제 중 하나이며, 5,000만 명의 북아메리카인들이 이 소리 없는 살인자로 인해 고통을 받고 있다. 미국심장협회에 따르면 미국성인 3명 중 1명이 고혈압을 가지고 있으며, 그들의 3분의 1은 자신이 고혈압이 있는 것을 인지하지 못한다고 한다.[1] 고혈압은 신체 전반에 걸친 과도한 피로를 동반한 심장발작과 뇌졸중을 일으키는 등의 알려진 위험요인 외에도 많은 증상을 유발할 뿐만 아니라 예기치 않은 죽음의 첫 번째 원인이다. 고혈압은 또한 많은 당뇨병환자에서 동반되는 질환이기도 하다. 당뇨병환자의 73% 이상이 고혈압을 앓고 있다.[2] 고혈압의 경우 대부분은 본태성고혈압으로 분류되는데, 고혈압을 가진 당뇨병환자를 치료하는 데 가장 힘든 부분 중의 하나는 그 원인이 쉽게 분석되지 않는다는 사실이다. 따라서 특정 환자에게 다중약물요법 중 어떤 것이 가장 도움이 되는 것인지 결정하는 것은 임상에서의 치료프로토콜만큼이나 중요한 기술이다. 다음과 같은 처방이 고혈압관리환자에게 도움이 되는 것으로 잘 알려져 있다. 이뇨제(diuretics), 안지오텐신-변환효소억제제(ACEi), 칼슘채널차단제(CCB), 그리고 베타차단제(beta blockers)가 대표적인 고혈압에 쓰이는 약물이다. 이 책에서 소개하는 학문인 '자연요법'에서도 고혈압치료에 매우 다양한 방법을 사용한다. 그 방법에는 식물성약품(botanicals), 건강기능식품(nutraceuticals), 식이조절, 그리고 생활방식변화를 포함한다.

의학의 모든 분야에 공통적으로 적용할 수 있는 고혈압치료법은 식생활과 생활방식의 변화 즉, 운동을 증가시키고 칼륨과 마그네슘의 섭취를 증가시키고, 낮은 나트륨섭취를 기타 식이조절과 통합하는 것이다. 이러한 기초를 설정하는 첫 단계를 넘어 개별적으로 자주 적용되는 구체적인 보완프로토콜의 영역을 보면, 보조효소 Q10(CoQ10), 산사나무(*Crataegus* spp.)열매추출물, 올리브(*Olea europaea*)잎추출물, 마늘(*Allium sativum*), 콜레우스속(*Coleus forskohlii*)[36)], 오메가-3 지방산, 그리고 L-아르기닌 등이 포함된다. 임상시험에 의하면 적당한 보조제와 함께 생활의 다양한 요소의 정기적인 변화(생활방식의 변화)를 주는 것이 고혈압치료에 큰 영향을 미칠 수 있다고 한다. 고혈압환자를 위한 진정한 치료에 '중요한 것은' 평생 지속적인 방식으로 전반적인 심혈관 건강을 기본으로 하는 한편, 부작용 없이 안전한 정상혈압상태를 유지하는 것이다.

---

36) 역자주: 꿀풀과를 말하며 한약으로 하고초, 익모초, 황금 등이 이에 속한다.

식사조절과 생활방식의 변경

식사조절과 생활방식의 변경은 모든 환자가 준수해야 할 사항으로 가장 힘든 일이다. 그러나 질병의 상태에 기여한 행동패턴을 고치는 것은 질병치료뿐만 아니라 건강증진에 매우 중요하다. 60,000마일의 일반혈관과 1만 8,000마일의 모세(작은)혈관을 유지 및 보호하는 것은 우리가 무엇을 먹는가에 핵심적으로 달려 있다. 건강한 식단과 지속적인 운동은 모든 환자의 고혈압을 조절하고 예방하는 데 가장 중요한 열쇠로 볼 수 있다. 2004년에 보고된 무작위연구에 의하면 신체활동을 늘리고, 체중을 줄이며, 나트륨과 알코올 섭취의 감소를 시행한 결과 800명 이상의 고혈압 환자군에서 기준혈압이 절반 이상 내려간 사실을 알 수 있다.[3] 서구사회에서 고혈압의 일반적인 위험요인에 대한 최근 역학연구에 의하면 높은 나트륨과 낮은 칼륨, 낮은 마그네슘 섭취량이 고혈압발생의 위험요인에 해당하지만, 그보다 신체적 비활동성이 고혈압발생에 가장 큰 요인이라는 것을 알 수 있다.[4] 또 다른 연구에 의하면 콩단백질과 차전자 식이섬유(psyllium)를 보충하면 고혈압 유사환자의 24시간 수축기혈압이 5.9 mmHg 감소하는 것을 알 수 있다.[5]

환자 스스로가 행동을 변경하는 것은 매우 어려우므로 의사를 포함한 의료진은 구체적인 운동계획을 구축하고 환자가 선호하는 음식과 특히 조절식단에 곁들일 만한 가능성이 있는 과일과 채소를 찾고, 염분제한을 신경쓰는 데 많은 고민을 해야 한다. 그러므로 이러한 측면에서 볼 때 효과적인 의사의 역할은 동기부여라고 볼 수 있다. 강력한 치료방법을 제공하고 환자와 함께 치료방향에 대한 생각을 공유하면서 이를 통해 환자의 변화를 강화할 수 있는 교육에 신경을 써서 계속적인 동기부여를 꾀하여야 한다. 그러면 환자는 본인이 좋든 싫든 간에 삶의 선택변화를 통해 결과를 바꿀 수 있다는 것에 대해 배우게 된다. 예를 들어, 최적의 날씬한 몸을 만드는 것의 중요성을 설명하면 더 명백한 목표를 만들 수 있다. 신체내에서 모세혈관망은 혈액볼륨의 5%를 포함하는데, 말초저항의 27%에 기여한다는 사실은 동기부여의 지렛대로 작용할 수도 있다. 몸무게 1 kg을 줄이면 혈관 750km를 줄일 수 있기 때문에 이로 인해 심장은 펌프질에 반대작용인 저항을 낮추어 그 결과 혈압이 떨어지게 되는 것이다. 또한 심장은 단순한 300 g이지만 하루에 약 100,000번 이상 펌프질을 하기 때문에 분당 72회의 평균심장박동을 가진 환자는 이런 세부적 내용의 학습에 의해 적절한 심장혈관시스템을 관리하는 것이 얼마나 중요한지를 알 수 있다.

보조효소 Q10

보조효소 Q10(CoQ10)은 고혈압에 관해서 효과적인 건강기능식품 중 하나인데, 심장근육층의 에너지보호 및 성능에 결정적인 역할을 담당하고 있다. 보조효소 Q10의 고혈압 및 고혈압 유사질환의 영향에 대한 논문을 살펴보면 1970년대 초·중반의 연구 중에 보조효소 Q10 의존-효소와 호박산-탈수소-코큐텐-환원효소(succinate dehydrogenase CoQ10 reductase)의 결함이 있는 5명의 환자에 대한 연구가 있었다.[6] 3~5개월 동안 보조효소 Q10을 주었을 때 5명의 환자 중 4명이 혈압의 상당한 감소를 경험했다고 보고하였다. 최근 시도에서 본태성고혈압환자 26명에게 10주 동안 하루에 두 번 보조효소 Q10 50 mg을 투여하였다.[7] 10주가 지나자 그들의 평균수축기혈압이 164 mmHg에서 146 mmHg으로, 평균확장기혈압이 98 mmHg에서 86 mmHg으로 감소한 것으로 나타났다. 건강기능식품으로서 심장건강에 미치는 효능의 기준에 해당하는 콜레스테롤수치에서 총콜레스테롤은 223 mg/dL에서 213 mg/dL까지 감소하였고, 고밀도지단백질(HDL)은 약 41 mg/dL에서 43 mg/dL로 증가하였다. 이뿐만 아니라 보고된 여러 연구를 종합해 보면 보조효소 Q10의 효과로도 충분히 혈압을 내릴 수 있다고 할 수 있다.

심장질환을 다루는 개인의원의 임상에서 시행한 109명의 본태성고혈압환자의 관측연구에서 환자에게 이미 복용 중인 혈압약 이외에 추가로 하루평균 225 mg의 보조효소 Q10을 처방해 보았다.[8] 보조효소 Q10의 복용량은 개별환자의 반응에 따라 필요에 의해 다시 조절되었고, 혈압을 낮추려고 복용 중이던 다른 보조제들은 중단하였다. 이 연구에서 뉴욕심장개선협회가 정한 심장기능의 단계도 호전되었을 뿐만 아니라 환자의 51%가 복용 중이던 혈압약 중 적게는 1알, 많게는 3알까지 수개월 동안 중단해도 혈압이 안정되는 성과를 보였다. 또한 무작위 이중맹검임상시험에서 이미 고혈압처방제를 복용하던 59명의 환자에서 보조효소 Q10을 복용시킨 경우 수축기 및 확장기의 혈압저하가 나타났다.[9] 또한 고혈압이 동반된 당뇨병과 대사증후군환자에서도 보조효소 Q10의 유효성이 제기되어 실제로 투여해 본 결과 혈장인슐린, 포도당 및 중성지방(TG)의 감소뿐만 아니라 고밀도지단백질(HDL)이 증가하는 효과도 보고되었다. 또 다른 보조효소 Q10에 대한 무작위연구에 의하면 12주 동안 하루 2회 보조효소 Q10 60 mg을 섭취한 수축기고혈압환자 82명은 평균 17.8±7.3 mmHg의 혈압이 저하한 것으로 보고되었다.[10] 임상적으로 주목할 만한 것은 보조효소 Q10은 단독투여로도 효과가 좋지만, 다른 보조제와 함께 병용하면 종종 시너지(상승효과)를 보인다는 것이다. 특히 보조효소 Q10과 L-카르니틴이 병용투여된 경우에는 상승작용의 결과로 많은 심혈관질환환자에서 ATP의 생산량증가를 통한 심장근육의 에너지효율을 향상시키는 효과를 보였다.

산사나무(Hawthorn)

산사나무(Crataegus spp.)에 대한 여러 연구결과는 아직 의사 및 한의사들이 명확히 사용할 수 있을 정도의 수준은 아니지만, 임상에서 경험적으로 활용할 경우 혈압을 조절하는 데 유용할 수 있는 여러 가지 식물성보조제(한약제제) 중의 하나이다. 여러 종의 산사나무에 관한 연구가 고혈압치료에 관한 매우 흥미로운 결과를 보이고 있다. 이란종 산사나무(C. curvisepala) 추출물을 4개

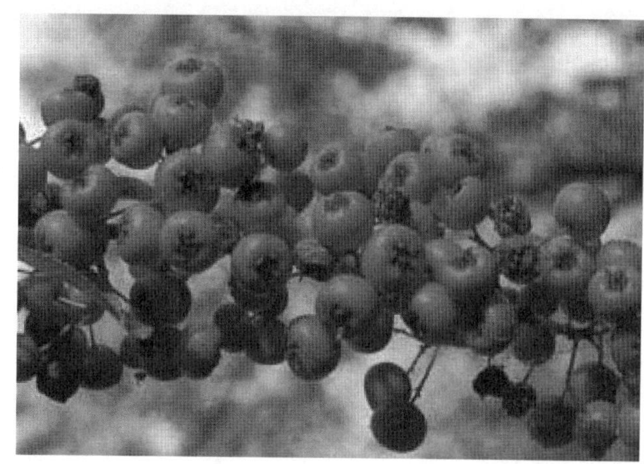
그림 19-1. Hawthorn(*Crataegus spp.*)

월 동안 92명의 고혈압환자에게 복용시킨 실험에서 3개월 경과 후 수축기 및 확장기의 혈압 모두 크게 저하된 좋은 결과를 보고하였다.[11] 산사나무추출물에 대한 추가적 연구는 고혈압에서 혈압 저하라는 유리한 경향을 보여 주지만 그 결과는 통계적으로 다소 의미가 떨어진다.[12] 전통적으로 이 약초는 심장강장제로 사용되고, 만성심부전환자를 위해 광범위하게 사용되어 왔다. 중요한 점은 임상에서 산사나무추출물의 적절한 복용량으로 완전한 혜택이 임상적으로 관찰할 수 있으려면 약 6~8주라는 다소의 시간이 걸릴 수 있다는 것이다.37)

올리브잎추출물

올리브(Olea europaea)잎추출물은 혈압강하효과가 있는 여러 식물제제 중의 한 가지이다. 고혈압환자에게 처방되거나, 고혈압이 유발된 쥐에 시험할 때 올리브잎추출물은 복용량에 따라 8주 동안 혈압상승을 억제시키는 결과를 보였다.[13] 이 올리브 및 올리브의 부속물에서 보이는 혈압하효과는 아마도 베타-아드레날린길항제역할을 하는 트리테르페노이드(triterpenoid)에 의한 결과인 것으로 간접적으로 증명되었다.[14] 이 트리테르페노이드의 잠정적인 역할 때문에 올리브잎은 고혈압에 현대의학에서 처방되는 베타-차단제와 상호작용이 가능하다.

마늘

마늘(*Allium salivum*)은 가벼운 혈압강하효과가 있는 또 다른 한약(생약)이자 음식이다. 여러 분

37) 역자주: 임상에서의 경험적 결론에 의하면 산사나무의 혈압강하효과는 직·간접적으로 혈관내 플라크를 제거하고 혈관내 염증을 가라앉혀 혈관내강을 넓혀 주는 데 특효한 산사나무의 부가적 효과로 보여진다.

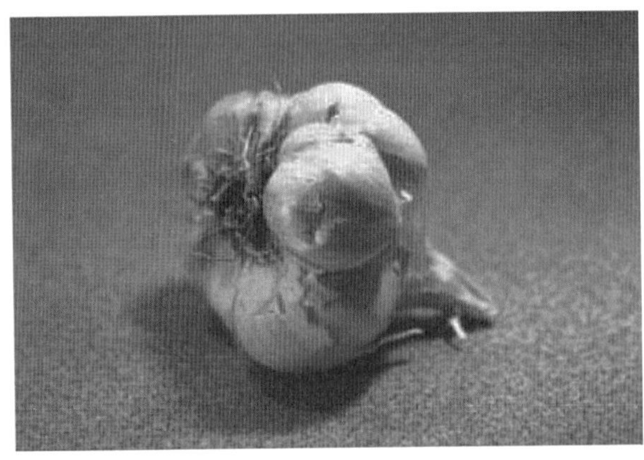

그림 19-2. Garlic(*Allium sativum*)

야에서 종합한 메타분석(Meta-analysis)결과에 따르면 말린 마늘가루는 수축기 및 확장기의 혈압 모두에 매우 유의하게 혈압을 떨어뜨리는 효능이 있는 것으로 알려져 있다.[15] 12주 이상 마늘분말을 투여한 47명의 고혈압환자에 대한 구체적인 연구에 의하면 12주가 지나자 평균 102 mmHg에서 91 mmHg로 확장기 혈압강하가 있었다고 보고되었다.[16] 혈압강하 이외에도 콜레스테롤 및 중성지방(TG)의 상당한 감소도 확인되었다. 따라서 마늘은 보조효소 Q1O처럼 혈압을 낮추어 심혈관기능을 전반적으로 개선하는 결과로 이어질 가능성이 매우 높다.

콜레우스(Coleus: 꿀풀과)

혈압강하효과를 위해 인도에서 전통적으로 사용되는 약초는 콜레우스(Coleus forskohlii)이다. 콜레우스는 혈압강하효과가 있는 디테르펜(diterpene)성분을 함유하고 있다.[17] 디테르펜류 중 하나인 포스콜린(forskolin)은 세포내 아데닐사이클라제(adenyl cyclase)에 직접 작용하여 두 번째 전달자역할을 하는 사이클릭아데노신일인산(cAMP)의 농도를 증가시킨다.38)[18] 이렇게 증가된 cAMP가 혈관확장을 유발하여 낮은 혈압에 이르도록 한다. 이 한약(생약)의 일부 임상경험을 보면 표준화된 10% 포스콜린추출물을 하루에 540 mg씩 투여한 결과 대부분의 사람에서 혈압강하효과가 나타난다는 결론을 얻을 수 있었다. 혈압강하작용과 동시에 이 복용량에서는 장관의 연동운동을 저해하는 작용도 유발되었다.

L-아르기닌(L-Arginine)

아미노산의 일종인 L-아르기닌은 건강기능식품으로 사용할 경우에 혈관내 산화질소(nitric

38) 역자주: 호르몬 등에 의해 세포에 정보를 전달하면 이 정보를 다시 세포내로 전달하는 두 번째 전달자역할을 cAMP가 한다.

oxide)의 생산을 유도하여 혈관내벽의 탄력성을 증가시키기 때문에 혈압을 떨어뜨리는 기능에 대한 기대로 주목을 받고 있다. 한 연구에서는 하루에 세 번씩 L-아르기닌 2 g을 복용한 13명의 고혈압 및 협심증 환자에서 수축기혈압의 개선과 협심증증상의 빈도감소 및 삶의 질 향상이라는 엄청난 결과가 보고되었다.[19] 또 다른 연구에서는 고혈압과 당뇨병을 모두 가진 19명의 환자에서 2일에 걸쳐 10시간 동안 L-아르기닌 3 g을 매시간마다 주었더니 6 mmHg의 수축기혈압저하와 12 mmHg의 확장기혈압저하가 나타났다.[20] 이러한 효과는 L-아르기닌의 중단 시간 동안은 반대로 역전된 결과를 보였다. 이러한 결과에 근거하여 L-아르기닌을 복용하는 경우, 하루에 세 번 2~5 g을 주기적으로 섭취하거나 천천히 흡수되는 제형을 활용할 수도 있다. L-아르기닌요법에서 부가적으로 얻을 수 있는 장점은 혈관확장작용에 의해 순환기계질환과 결부되는 발기기능에도 어느 정도 부가적인 효과를 볼 수 있다는 것이다.

석류주스

석류(*Punica granatum*)주스는 여러 가지 심혈관기능을 보호하는 특징을 보이고 있다. 한 연구에서는 고혈압이 있는 사람이 2주 동안 하루에 석류주스 50 mL(총폴리페놀의 1.5 mmol)씩 마실 경우 안지오텐신전환효소(ACE)의 활동이 36% 정도 감소하고 수축기혈압이 5% 감소하는 결과가 나타났다.[21] 이와 유사한 연구가 경동맥협착과 죽상경화증 환자에서 시행되었다. 1년 후 석류주스를 꾸준히 마신 결과로 수축기혈압은 21% 감소했다.[22] 동물연구에 의하면 CYP3A4효소[39)]를 가진 석류주스는 자몽주스와 비슷하게 이러한 경로로 의약품의 신진대사를 변경할 수도 있다는 것을 보여 주었다.[23]

오메가-3 지방산

연어, 고등어, 청어 등과 같은 지방이 많은 생선에서 추출한 지방성분에는 오메가-3 지방산, 에이코사펜타에노산(EPA) 및 도코사헥사엔산(DHA)이 특히 많다. 오메가-3 지방산은 사이클로옥시게나제(cyclooxygenase)와 리폭시게나제(lipoxygenase) 경로[40)]에서 아라키돈산과 경쟁하기 때문에 항염증 및 항혈전 효과를 가진다. 오메가-3 지방산은 COX-2과정과 염증성시토카인인 인터루킨-1(IL-1), 종양괴사인자-알파(TNF-α)를 억제한다.[24] 고순도의 EPA와 DHA를 매일 하루에 4 g씩 복용한 고혈압위험군환자에서 수축기 및 확장기 혈압을 모두 크게 낮출 수 있었다.[25] 추가적인 연구에서는 하루에 4 g의 오메가-3(생선오일)의 섭취는 수축기 및 확장기 혈압을 낮출

39) 역자주: 간에서 분비되는 1상 대사효소인 cytochrome P450 중 가장 대표적인 타입, 해독을 담당한다.
40) 역자주: 염증 및 과민반응 등에서 프로스타글란딘과 류코트리엔 등을 만드는 대사과정

뿐만 아니라 중성지방을 감소시키고 초저밀도지단백(VLDL) 콜레스테롤도 감소시키는 것으로 나타났다.[26]

미네랄

칼슘, 마그네슘 및 칼륨 모두 고혈압관리에 어느 정도의 효능을 보인다. 한 무작위교차연구에서 고혈압환자에게 6주 동안 하루 600 mg씩 마그네슘을 투여했다. 그 결과 구강으로 투여된 마그네슘은 수축기 및 확장기의 평균혈압을 크게 감소시켰다. 하루 15~40 mmol씩 마그네슘을 보충한 또 다른 이중맹검교차 임상시험에서는 평균 수축기혈압이 크게 감소하고 평균 확장기혈압도 100.2±4.2 mmHg에서 92.0±6.6 mmHg으로 크게 감소한 것으로 보고되었다.[28]

추가연구에 의하면 8주 동안 고혈압환자에게 하루 150 g의 탄산칼슘(calcium carbonate)보충제를 투여한 결과 소금에 민감한 고혈압환자에서는 상당한 혈압감소가 있다고 보고되었다.[29] 연령에 따라 조정된 칼슘섭취량을 기준으로 유제품섭취를 통해 체내 칼슘량이 늘어나면 수축기와 확장기 혈압의 급격한 감소가 나타나고, 반대의 경우 유제품의 섭취감소로 혈압이 급격하게 증가하는 보고도 있다.[30] 추가적인 연구에 의하면 칼슘(1,200 mg/day)섭취가 수축기혈압을 1.86 mmHg 정도 낮추고, 확장기혈압을 0.99 mmHg 정도 낮게 하는 것으로 나타났다.[31] 또한 칼슘을 상대적으로 낮게 섭취한 환자에서는 더욱 지대한 영향을 미치고 있다.

칼륨은 고혈압예방에도 중요하다. 칼륨과 혈압에 관한 여러 연구의 메타분석결과 칼륨보충은 평균 수축기혈압 3.11 mmHg 감소와 이완기혈압 1.97 mmHg 감소를 보인 것으로 나타났다. 평소 낮은 칼륨과 높은 나트륨을 섭취하는 환자라면 유익한 효과는 더욱 높아진다.[32]

결론

심하지 않은 고혈압을 관리하는 데 도움이 되는 특히 효과적인 수많은 자연의학치료제가 많다. 현대의학 및 한의학적 치료법 외에 대증요법과 자연요법을 통합하는 접근법은 효과가 뛰어나서 종종 기존의 약물요법에 대한 필요성을 줄이는 데 도움이 된다. 기존치료의 부작용을 관리하는 데도 도움이 크다. 운동량을 증가시키는 등의 지속적인 생활방식의 변화와 결합시켜 이전에 검토한 식물들의 한약처방 혹은 건강기능식품으로의 섭취와 함께 칼륨 및 마그네슘 섭취량을 늘리고, 나트륨섭취량을 낮추게 되면 대개 혈압의 실질적인 감소로 이어질 것이다.

연구에 의하면 모든 의원진료 및 병원입원의 80%가 스트레스에 직접 또는 간접적으로 기인되므로 스트레스는 정신적 고통이 아니라 분명한 파괴적인 물리적 결과를 가져오는 것으로 보인다. 이 스트레스에 대한 사실은 반드시 기억해야만 한다.

당신에게 스트레스(dis-stress)가 발생하기 전에 먼저 스트레스를 풀어야(de-stress)만 한다. 우리가 스트레스를 경험할 때, 그것은 우리에게서 '편안한 ease' 또는 건강한 상태를 빼앗기는 것이고, 따라서 우리는 질병(불-편한 dis-ease)의 영역으로 들어가게 되는 것이다.

참고문헌

[1]American Heart Association. High Blood Pressure Statistics. Available at: www.americanheart.org/presenter.jhtml?identifier = 212. Accessed November 13, 2007.

[2]French MT, Mundt MP, Fleming M, Zavala SK. The cost of medical care for patients with diabetes, hypertension and both conditions: Does alcohol use play a role? J Intern Med. 2005;258:45–54.

[3]McGuire HL, Svetkey LP, Harsha DW, et al. Comprehensive lifestyle modification and blood pressure control: A review of the PREMIER trial. J Clin Hypertens (Greenwich). 2004;6:383–390.

[4]Geleijnse JM, Kok FJ, Grobbee DE. Impact of dietary and lifestyle factors on the prevalence of hypertension in Western populations. Eur J Public Health. 2004;14:235–239.

[5]Burke V, Hodgson JM, Beilin LJ, Giangiulioi N, Rogers P, Puddey IB. Dietary protein and soluble fiber reduce ambulatory blood pressure in treated hypertensives. Hypertension. 2001 Oct;38(4):821–826.

[6]Yamagami T, Shibata N, Folkers K. Bioenergetics in clinical medicine: VIII. Administration of coenzyme Q10 to patients with essential hypertension. Res Commun Chem Pathol Pharmacol. 1976;721–727.

[7]Langsjoen P, Langsjoen P, Willis R, Folkers K. Coenzyme Q10 in essential hypertension. Mol Aspects Med. 1994;15(suppl.):S257–S263.

[8]Langsjoen P, Langsjoen P, Willis R, Folkers K. Treatment of essential hypertension with coenzyme Q10. Mol Aspects Med. 1994;15(suppl.):S265–S272.

[9]Singh RB, Niaz MA, Rastogi SS, et al. Effect of hydrosoluble coenzyme Q10 on blood pressures and insulin resistance in hypertensive patients with coronary artery disease. J Hum Hypertens. 1999;13:203–208.

[10]Burke BE, Neuenschwander R, Olson RD. Randomized, double-blind, placebo-controlled trial of coenzyme Q10 in isolated systolic hypertension. South Med J. 2001; 94:1112–1117.

[11]Asgary S, Naderi GH, Sadeghi M, et al. Antihypertensive effect of Iranian Crataegus curvisepala Lind: A randomized, double-blind study. Drugs Exp Clin Res. 2004;30(5–6):221–225.

[12]Walker AF, Marakis G, Morris AP, Robinson PA. Promising hypotensive effect of hawthorn extract: A randomized double-blind pilot study of mild, essential hypertension. Phytother Res. 2002;16:48–54.

[13]Khayyal MT, el-Ghazaly MA, Abdallah DM, et al. Blood pressure lowering effect of an olive leaf extract (Olea europaea) in L-NAME induced hypertension in rats. Arzneimittelforschung. 2002;52:797–802.

[14]Somova LI, Shode FO, Mipando M. Cardiotonic and antidysrhythmic effects of oleanolic and ursolic acids, methyl maslinate and uvaol. Phytomedicine. 2004;11(2–3):121–129.

[15]Silagy CA, Neil HA. A meta-analysis of the effect of garlic on blood pressure. J Hypertens. 1994;12:463–468.

[16]Auer W, Eiber A, Herrkorn E., et al. Hypertension and hyperlipidaemia: Garlic helps in mild cases. Br J Clin Pract. 1990;69(suppl.):S3–S6.

[17]Dubey MP, Srimal RC, Nityanand S, Dhawan BN. Pharmacological studies on coleonol, a hypotensive diterpene from Coleus forskohlii. J Ethnopharmacol. 1981;3:1–13.

[18]Ishikawa Y. Isoform-targeted regulation of cardiac adenylyl cyclase. J Cardiovasc Pharmacol. 2003;41(suppl.1):S1–S4.

[19]Palloshi A, Fragasso G, Piatti P, et al. Effect of oral L-arginine on blood pressure and symptoms and endothelial function in patients with systemic hypertension, positive exercise tests, and normal coronary arteries. Am J Cardiol. 2004;93:933–935.

[20]Huynh NT, Tayek JA. Oral arginine reduces systemic blood pressure in type 2 diabetes: Its potential

role in nitric oxide generation. J Am Coll Nutr. 2002;21:422–427.

[21]Aviram M, Dornfeld L. Pomegranate juice consumption inhibits serum angiotensin converting enzyme activity and reduces systolic blood pressure. Atherosclerosis. 2001 Sep;158(1):195–198.

[22]Aviram M, Rosenblat M, Gaitini D, Nitecki S, Hoffman A, Dornfeld L, Volkova N, Presser D, Attias J, Liker H, Hayek T. Pomegranate juice consumption for 3 years by patients with carotid artery stenosis reduces common carotid intima-media thickness, blood pressure and LDL oxidation. Clin Nutr. 2004 Jun;23(3):423–433.

[23]Hidaka M, Okumura M, Fujita K, Ogikubo T, Yamasaki K, Iwakiri T, Setoguchi N, Arimori K. Effects of pomegranate juice on human cytochrome p450 3A (CYP3A) and carbamazepine pharmacokinetics in rats. Drug Metab Dispos. 2005 May;33(5):644–648. Epub 2005 Jan 26.

[24]Curtis CL, Hughes CE, Flannery CR, Little CB, Harwood JL, Caterson B. n-3 fatty acids specifically modulate catabolic factors involved in articular cartilage degradation. J Biol Chem. 2000 Jan 14;275(2):721–724.

[25]Prisco D, Paniccia R, Bandinelli B, Filippini M, Francalanci I, Giusti B, Giurlani L, Gensini GF, Abbate R, Neri Serneri GG. Effect of medium-term supplementation with a moderate dose of n-3 polyunsaturated fatty acids on blood pressure in mild hypertensive patients. Thromb Res. 1998 Aug 1;91(3):105–112.

[26]Toft I, Bønaa KH, Ingebretsen OC, Nordøy A, Jenssen T. Effects of n-3 polyunsaturated fatty acids on glucose homeostasis and blood pressure in essential hypertension. A randomized, controlled trial. Ann Intern Med. 1995 Dec 15;123(12):911–918.

[27]Sanjuliani AF, de Abreu Fagundes VG, Francischetti EA. Effects of magnesium on blood pressure and intracellular ion levels of Brazilian hypertensive patients. Int J Cardiol. 1996 Oct 11;56(2):177–183.

[28]Widman L, Wester PO, Stegmayr BK, Wirell M. The dose-dependent reduction in blood pressure through administration of magnesium. A double blind placebo controlled cross-over study. Am J Hypertens. 1993 Jan;6(1):41–45.

[29]Weinberger MH, Wagner UL, Fineberg NS. The blood pressure effects of calcium supplementation in humans of known sodium responsiveness. Am J Hypertens. 1993 Sep;6(9):799–805.

[30]Jorde R, Bonaa KH. Calcium from dairy products, vitamin D intake, and blood pressure: The Tromso Study. Am J Clin Nutr. 2000 Jun;71(6):1530–1535.

[31]van Mierlo LA, Arends LR, Streppel MT, Zeegers MP, Kok FJ, Grobbee DE, Geleijnse JM. Blood pressure response to calcium supplementation: A meta-analysis of randomized controlled trials. J Hum Hypertens. 2006 Aug;20(8):571–580. Epub 2006 May 4.

[32]Whelton PK, He J, Cutler JA, Brancati FL, Appel LJ, Follmann D, Klag MJ. Effects of oral potassium on blood pressure. Meta-analysis of randomized controlled clinical trials. JAMA. 1997 May 28;277(20):1624–1632.

20

염증성질환을 치료하는 자연의학접근법

염증은 단순히 상처, 감염 또는 염증에 의해 유발된 인체조직의 부산물에 대한 생리적 반응이다. 급성단계에서 염증과정은 치유과정에 매우 중요하지만, 만성화될 경우 병리적 변화를 유발해 많은 부작용이 발생한다. 만성염증과정을 새롭게 바라보면 알츠하이머병, 심혈관질환, 당뇨병, 관절염, 천식, 암, 그리고 우울증을 포함한 수많은 만성질환들에 이러한 염증메커니즘이 부정적으로 기여하고 있다는 증거를 제공한다.

염증은 만성질환을 유발하는 핵심적인 병리학적 원인상태로 인정되면서 의학에서는 질병의 임상증상의 원인임과 동시에 그 증상에 대한 인체의 예방적 치료반응으로서 염증의 두 효과에 모두 관심을 가진다. 항염증효과 방면의 자연의학요법은 효과적인 질병예방 및 증상치료를 위한 염증의 역할에 주시하면서 지난 몇 년 동안 매우 많은 연구가 진행되었다.

우리는 수많은 염증이 널리 퍼진 사회에서 생활하고 있다. 일반적으로 인간 몸의 특정부위가 안 좋거나 아프면 해당 신체부위의 이름이나 장기의 이름을 지정하고, 그 뒤에 ~염(~itis)를 붙여서 쉽게 명명해 왔을 것이다. 그것이 활액낭염, 피부염, 치은염, 위염, 식도염, 대장염이든 간에 요지는 의학적으로 틀리진 않았다는 것이다. 우리는 염증으로 괴로워하고 궁극적으로 염증 때문에 죽음까지 이르는 사회에 살고 있다. 단적인 예로, 미국 질병통제예방센터(CDC)에 따르면 현재 4,600만 명의 미국인에 영향을 미치는 국가의 최고 질병원인은 관절염이고, 2030년까지 6,700만 명의 미국인이 영향을 받을 것으로 예측된다는 것이다.[1]

염증과 질병 과정

염증과정은 이전에 알려지지 않았던 여러 질병의 병리적 과정과 연관되어 있다. 관상동맥질환, 우울증, 암은 염증을 유발하는 시토카인인 인터루킨-1(IL-1)의 증가와 연관되고, 반면에 높은 인터루킨-1 수준과 또 다른 염증을 유발하는 시토카인인 류코트리엔 B4(LT B4)의 증가는 관절염, 크론병, 궤양성대장염, 전신홍반루푸스(SLE) 등의 질환에서 동반된다.41)[2] 세포매개면역반응시 T 림프구에서 분비되는 이러한 염증성시토카인은 염증을 유발하는 매우 중요한 매개체이다. CD4 T-도움세포는 Th1과 Th2의 두 종류로 구별된다. Th1세포는 염증성시토카인인 인터페론-감마

---

41) 역자주: IL-1, LT B4 둘 다 대부분 오메가-6에 의해 생산된다.

(interferon-ɣ), 인터루킨-1(IL-1), IL-6, IL-12 및 종양괴사인자-알파(TNF-α) 등을 분비한다. 최근 연구에 의하면 C-반응단백질(CRP), 플라스미노겐활성억제효소-1(plasminogen activator inhibitor-1), 호모시스테인(homocysteine) 등의 상승과 연관된 염증반응은 동맥경화 및 제2형 당뇨병의 원인과 합병증유발에 중추적인 역할을 한다는 증거가 발표되었다. 이러한 비전형적 위험요인은 현재 낮은 수준의 염증, 혈관손상, 혈전증 등이 유발되는 과정의 표지자로 알려져 있다.[3]

만성염증은 대장 및 직장 등의 인체기관에서 암을 유발하는 위험인자로도 추정되고 있다. 국소부위의 염증과정에서 나타나는 산화효소들(예; 환원형 NADPH oxidase, nitric oxide synthase)은 국소부위에 산소포화도를 높여서 산화작용이 활발히 일어나도록 만든다. 이런 환경에 의해 유발된 산화작용에 의한 DNA손상은 DNA변이로 이어지고 종양유전자를 활성화하고, 종양억제단백을 비활성화시켜서 발암성과정이 발생하도록 유도하게 된다.

국소적 만성염증을 통한 종양성장의 다른 원인은 세포자멸사(apoptosis)를 억제하고, 세포내 해당과정을 변화시키고, 혈관신생과 혈관이완을 통한 면역세포의 활동을 억제하게 되는 산화과정으로 보기도 한다.[4] 이런 모든 과정은 항원이나 외부세균들이 침입할 때 빠르게 발생하는 세포독성작용과 상반되게 나타난다. 여러 연구에 의하면 만성염증성조건을 통제함으로써 암을 치료 및 예방할 수 있다는 신개념이 신빙성 있게 학계에서 받아들여지고 있다.

항염증식단

항염증식단, 이것은 염증질환의 예방과 치료의 최신지견은 아니지만 일반적으로 만성염증의 반응완화를 위한 초석으로서의 역할로 받아들여지고 있다. 이 치료는 의사들의 경험적 방법으로 조금씩 변화를 거듭하여 개인의원에서 여러 가지 형태로 적용되고 있다. 항염증식단은 염증이 진행되는 과정에서 가장 상위에 해당하는 주요전구체인 아라키돈산(arachidonic acid)을 포함하는 식품을 엄격히 회피하는 식단이다. 아라키돈산대사산물은 급성과 만성 염증반응에 모두 밀접하게 관여하고 프로스타글란딘(prostaglandin), 류코트리엔(LT), 그리고 트롬복산(thromboxane) 등을 포함한다. 전체 염증반응에서 염증유발속도에 핵심적으로 관여하는 부분은 세포막의 인지질에서 포스폴리파이제A2(phospholipase A2)에 의해 촉진되어 아라키돈산이 분비되는 과정이다. 필수지방산(EFAs)인 리놀레산(linoleic acid)과 알파-리놀레산(α-linolenic acid)의 불균형섭취와 신진대사에 연관된 임상적 의미는 세포막의 인지질층에서 분비되는 부산물의 농도와 관련 있다. 이러한 다가불포화지방산(long-chain polyunsaturated fatty acid: AA, EPA, DHA) 농도는 식사와 질병 등에 의해 영향을 받을 수 있으며, 조직의 염증과정에 연관되어 염증의 강도와 성향 등에 전반적으로 영향을 미친다.[5]

아라키돈산의 대사과정이 변경되거나 통제되지 않으면 많은 신체장애를 동반하는 만성염증상태로 이어지게 된다. 이러한 염증을 없애기 위해 꼭 식단에서 제거되어야 하는 음식은 인체에 흡수되는 아라키돈산의 핵심원료인 붉은고기이다. 들판에서 방목되며 잔디를 먹고 자란 소의 고기는 통상 사육된 소의 고기보다 오메가-6에 비해 높은 오메가-3의 비율을 보이는데, 이런 쇠고기마다의 특징상 오메가-3/오메가-6의 비율이 어떤지 반드시 확인하고 섭취해야 한다. 또한 달걀 같은 가금류의 흰고기 및 알의 흰자위 부분은 앞선 소의 예처럼 무엇을 먹여서 사육하였는가에 따라 아라키돈산의 과소를 예상할 수 있다.[42] 염증을 유발하는 음식의 또 다른 원천은 트랜스지방이 많이 함유된 경화유로 처리한 식품(hydrogenated food)을 들 수 있다. 하지만 많은 연구결과에서 다른 무엇보다 오메가-3가 적고 오메가-6가 많이 함유된 식품을 섭취하는 것이 염증유발의 관건으로 보고 있다.[6] 추가적으로 음식에 포함된 글루텐(gluten)과 렉틴(lectin)도 염증을 유발하는 촉발음식으로 인식된다.

인간은 오메가-6와 오메가-3 지방산을 1:1의 비율로 이루어진 식단을 규칙적으로 섭취해야 이상적인 것으로 본다. 하지만 오늘날과 같은 서구화된 식단에서는 적게는 10:1의 비율 또는 25:1의 비율로, 급기야 어떤 경우에서는 40:1의 엄청난 비율로 오메가-6를 많이 섭취하여 심한 식이 불균형이 만성염증을 일으키는 결과를 유발한다.

이러한 불균형한 지방산 섭취에 대해 흔히 하는 오해는 오메가-6 지방산[LA, AA, GLA(감마리놀렌산)]의 섭취가 건강에 나쁘다고만 생각하는 것이다. 하지만 실제로 오메가-3 지방산의 부족한 섭취와 함께 오메가-6 지방산 중에 과도한 아라키돈산만의 섭취(모든 오메가-6 지방산이 아닌 그중 아라키돈산만의 과다섭취)가 만성염증발생에 기여한다는 것이다. Δ6D(delta-6-desaturase)라는 효소는 오메가-6와 오메가-3 지방산이 부적절하게 대사되어 질병을 유발하게 되는 과정에서 가장 핵심적인 요소이다. 게다가 이 효소의 영향으로 리놀레산(LA)이 대사되지 않은 경우에 감마리놀레산(GLA)의 전구체인 DGLA(dihommo-gamma linoleic acid)가 생성되지 않는다. DGLA는 세포단위에서 각 세포의 정상기능에 필수인 에이코사노이드(eicosanoids)의 전구체이기도 하다.[43] 감마리놀레산은 EPA-DHA와 함께 섭취(조합)되면 상당한 건강상의 혜택을 가져오게 되며, 앞서 말한 오메가-3/오메가-6 지방산의 불균형과 관련된 문제도 해결될 수 있다.

다가불포화지방산과 림프구기능

다가불포화지방산(PUFA)의 대사를 통해 생산되는 프로스타글란딘(PG)과 류코트리엔(LT) 같은 염증매개체들은 염증에 의해 유발되는 면역반응과 그 반응에서 생산되는 여러 시토카인들로부터

42) 역자주: 아라키돈산은 오메가-6에 해당하므로 사육한 쇠고기나 닭고기, 달걀 대신 방목한 유기농고기를 먹어야 염증반응을 회피할 수 있다.
43) 역자주: 에이코사노이드는 프로스타글란딘, 트롬복산, 류코트리엔 이 세 가지를 통칭하는 말이다.

직접적인 영향을 받는다. 다가불포화지방산 중에 오메가-3 지방산이 체내에 많으면 세포막에 있는 아라키돈산의 양이 줄어들어 염증반응을 유도하는 에이코사노이드도 같이 줄어들게 된다. 이렇게 선천적(세포성) 및 후천적(체액성) 면역반응에서 모두 오메가-3 지방산의 충분한 섭취는 염증반응의 핵심이 되는 시토카인생산을 줄여서 염증반응을 줄여 준다. 또한 다른 연구자는 에이코사노이드와 연관되지 않는 염증반응까지도 줄여 준다고 보고하기도 한다.[7] 동물실험결과에서도 다가불포화지방산 중 오메가-3가 풍부한 생선오일을 충분히 섭취시키면 결과적으로 림프구기능의 개선에 긍정적으로 관련되고, 대식세포기원의 염증유발성시토카인의 감소, 그리고 자가면역질환 증상을 진정시켜 주는 좋은 결과가 확인되었다. 인간을 대상으로 다가불포화지방산 중 오메가-3를 충분히 투여한 결과에서는 염증반응시 염증부위로 모이는 주화성을 띤 단핵구와 호중구의 주화성이 감소하고 염증성시토카인의 생산도 감소하였다.[8]

> 체내 부적절한 비타민 B_6의 수준은(기준치보다 낮은 경우) 심혈관질환과 류마티스관절염에 대한 위험증가와 관련된다.

염증으로 유발되는 질환들은 체내의 지방산비율과 지방산 종류에 따라 생성되는 에이코사노이드의 양이 변함으로 인해 림프구 및 다른 면역세포들도 쉽게 변하므로 오메가-3 지방산식이를 통해 충분히 통제될 수 있다. 이러한 아라키돈산, 알파리포산(ALA), 에이코사노익산, 올레산, 리놀레산, 복합리놀레산(CLA), 감마리놀레산(GLA), DGLA, DHA 같은 지방산은 모두 림프구증식과 시토카인생산뿐만 아니라 NK세포(natural killer cell)의 활성과 관련된 염증반응에 영향을 미친다.[9] 오메가-3 지방산은 염증성시토카인 생산을 떨어뜨리고, 염증성시토카인과 관련된 질환들의 심각도도 감소시킨다(완전히 없애진 않는다). 이러한 시토카인 생산과 염증반응은 우리 인체의 방어기제이기 때문에 생존을 위해 완전히 차단할 수는 없다. 따라서 하루에 3~4 g 이상의 다가불포화지방산(PUFA)의 섭취는 인체면역반응의 장애를 유발할 수도 있다. 다가불포화지방산(PUFA)의 과다섭취는 지질과산화를 유발하여 우리 인체의 면역과 직결된 T세포, NK세포, 대식세포 등의 기능 및 활동에 악영향을 줄 수도 있다.[10] 따라서 비타민 E와 같은 항산화제를 함께 복용하여 산화스트레스를 억제하면(지질의 과산화를 막으면) 다가불포화지방산(PUFA)의 과다섭취로 인한 산화작용을 중화하는 데 도움이 된다.

비타민 B_6 및 염증

비타민 B_6(피리독신)는 만성염증 및 염증성질환의 병인 및 병태생리의 여러 역할에 관여하고 있다. 피리독신은 수용성이며, 간단한 확산을 통해 근위소장의 산성환경에서 체내로 흡수된다.

염증에 대한 비타민작용은 여러 기초대사와 일부 병리적 대사과정에서 볼 수 있다. 한 동물실험에 의하면 피리독신이 부족한 쥐들은 피리독신결핍으로 인해 산성반응물질 농도가 증가되어 염증반응이 30~43%로 증가되었다고 보고하였다.[11] 또 다른 연구에서는 염증성장질환(IBD)환자에서 평균 피리독신수준은 증상이 나타나지 않고 관리되는 비활성염증성장질환(IBD)환자에 비해 현저히 낮은 것으로 나타났다. 게다가 낮은 피리독신수치는 급성염증시 증가하는 CRP의 높은 수치와 연관되었고, 혈액내 호모시스테인(homocysteine)의 농도증가는 낮은 혈중 피리독신수치의 환자에서 더 자주 발생했다.[44)][12] 체내에 부적절한 비타민 B_6의 수준은(기준치보다 적은 경우) 심혈관질환과 류마티스관절염에 대한 위험증가와 관련된다. 이에 대한 이유는 분명하게 밝혀지지 않았다. 한 연구에 의하면 P5P[pyridoxal 5′-phosphate(피리독신의 활성형)]의 낮은 혈중농도는 혈중 호모시스테인 농도와 상관없이 단독으로 CRP의 혈중농도를 높이는 것으로 나타났다. 연구자들은 이러한 증거가 비타민 B_6 결핍증은 만성염증과정에 기여하는 것을 나타낸다고 한다. 이 결과를 근거로 연구를 진행한 학자는 아마도 피리독신결핍은 만성염증을 유발하는 데 큰 역할을 할 것이라

표 20-1. 항염증작용의 보조제

보조제	용법
Vitamin B_6(피리독신)	하루 50 mg
Magnesium(마그네슘)	하루 600~800 mg, in divided doses(소화장애가 나타나면 감량해야 함.)
Vitamin E	하루 400~800 international units(mixed form or γ-tocopherol form)
Fish oils	하루 2~4 g, in a 1.5 EPA:DHA ratio(활성산소농도가 높으면 줄인다.)
Cat's claw	하루 75 mg씩 3회(Uncaria tomentosa)
Propolis	500 mg, encapsulated, 하루 3회
Boswellia(유향, 乳香)	300~500 mg 하루 3회 식간에 복용(frankincense acids로 대체가능)
Ginger(생강)	하루 250 mg 4회
Holy basil(Ocimum sanctum)	하루 250 mg 3회
Green tea(녹차)	하루 240~400 mg(EGCG로 복용가능)
Nettle leaf(쐐기풀잎)	하루 100~300 mg 3회
Stephania tetrandra(방기, 防己)	하루 300 mg 2회
Serrapeptase	하루 10~30 mg 3회 식간에 복용
Nattokinase	하루 30~108 mg 1~2회 식간에 복용

EPA=eicosapentaenoic acid, DHA=docosahexaenoic acid.

44) 역자주: homocysteine이란 methylation cycle에서 비타민 B_6, B_{12}, 엽산 등의 부족으로 대사되지 않고 축적되는 아미노산으로 심혈관질환의 단일위험인자이다.

는 가설을 주장했다.[13] 피리독신과 염증과의 상관관계를 설명하는 또 다른 연구는 지방산 대사와 연관된 것으로 본다. 오메가-6와 오메가-3 지방산대사에 매우 중요한 효소인 D6D는 비타민 B_6의 결핍에서 생성이 억제된다.[14] 따라서 리놀레산은 대사가 더 진행되지 않아 GLA, DGLA가 생성되지 못한다. 이로 인해 결과적으로 항염증작용을 하는 프로스타글란딘 E1(PGE1)이 만들어지지 않아 염증이 유발된다.

비타민 E, 아연 및 마그네슘

오메가-6와 오메가-3 지방산대사에 매우 중요한 효소인 D6D생성에 관여하고 있는 다른 영양인자에는 아연, 마그네슘과 비타민 E가 있다. 한 연구에서는 D6D의 효소활동은 세포막내의 비타민 E의 농도가 상승하면 기본적인 수준의 2배로 증가되는데, 비타민 E는 다가불포화지방산(PUFA)의 세포막내 대사를 조절하는 비타민 중의 하나이기 때문이다. 또 다른 영양소인 아연은 D6D를 통해 리놀레산을 감마리놀레산으로 변환을 돕는다.[15] 또한 아연결핍은 필수지방산(EFA)결핍을 유발하고 D6D생성을 억제한다.[16] 또 다른 영양소인 마그네슘도 마찬가지로 결핍되면 D6D의 감소로 이어지게 되고, 간에 있는 리놀레산에 대한 감마리놀레산으로의 전환을 지연시킨다.[17] 환자가 이러한 효소와 보조효소, 보조인자로 작용하는 비타민 E, 아연, 마그네슘을 충분히 섭취함으로써 D6D가 효율적으로 지방산대사를 유도하고, 이로 인해 비염증성 지방산물질을 생성하여 염증패턴을 줄이는 것을 돕는다.

고양이발톱(Uncaria tomentosa)

고양이발톱은 아마존강유역의 주민에서 예전부터 염증상태에 전통적으로 사용되어 온 식물이다. 두 가지 활성화합물인 알칼로이드(alkaloids)와 플라바놀(flavanols)이 항염증작용에 주효한 성분인 것으로 추정된다.[18] 고양이발톱연구는 Uncaria guianensis 및 Uncaria tomentosa라는 두 종을 주로 활용하고 있으며, 현재는 Uncaria tomentosa 위주로 연구가 진행되고 있다. Uncaria tomentosa의 껍질은 약 65~85%의 종양괴사인자-α(TNF-α)생성을 저해하고, 강력한 항산화효과도 알려져 있다.[19] 이러한 TNF-α의 면역조절 및 항산화효과는 이미 여러 문헌에 발표되어 설명되고 있다. 무엇보다 식물의 항염증효과는 최근에 입증되었는데, 무릎관절염환자에게 이 식물의 정제된 추출물을 투여하고, 관절염의 상태를 평가하는 점수를 비교하여 약의 효능을 측정하는 종합적인 연구가 실시되었다. 연구팀은 적혈구에 대한 영향 및 간기능에 대한 악영향 등 기타 부작용도 연구하였는데, 대조군을 투여한 환자에 비교하여 아무런 부작용이 확인되지 않았다. 환자에서 채혈된 혈중농도가 mL당 13.6~21.7 ㎍으로 유지되는 정도의 투여량으로 1주일간 Uncaria tomentosa를 투여한 결과 관절염 통증에 대한 주관적 평가점수는 '확연히 개선'된 통증 정도를 달성했고, PGE2합성억제 정도는 TNF-α생산완화에 필요한 정도보다 높은 농도로 저하되었다.[20] 또 다른 연구에서는 52주간 설파살라진(sulfasalazine) 또는 하이드록시클로로퀸(hydroxychloroquine)으로 치료받고 있던 류마티스관절염환자에게 Uncaria tomentosa 추출물을 투여하였는데, 24주 후 관절통증의 정도를 파악한 결과 위약치료를 시행한 대조군에서는 24.1% 호전도를 보였고, 고양이발톱을 투여한 환자군에서는 53.2%씩이나 관절통증이 감소되었다.[21] 게다가 고양이발톱이 투여된 군에서 부작용은 경미하였고 그리 오래 지속되지도 않았다.

고양이발톱은 부작용이 적으면서 항염증작용이 뛰어난 식물성제제로서 여러 가지 염증성질환에 활용도가 매우 높다. 하지만 이 식물성분에 대한 다른 성분과의 상호작용과 자체 성분기전에 대한 연구가 더욱 진행되어야 할 것이다.

> 화상환자를 밀랍으로 치료해 본 결과 silver sulfadiazine으로 치료한 경우와 비교해서 염증치료율이 월등히 높았다.

밀랍(Propolis)

프로폴리스는 Apismellifera 꿀벌이 활엽수와 침엽수의 꽃봉오리에서 채취해서 벌집을 짓기 위해 사용하는 물질이다. 프로폴리스의 활성분자층은 약물학적으로 플라보노이드와 페놀산의 에스테르이다. 프로폴리스는 세균, 곰팡이, 바이러스에 대한 항균작용을 한다.[22] 새로운 연구결과에 의하면 프로폴리스는 염증반응의 한 과정에 해당하는 lipoxygenase의 경로를 억제하여 류코트리엔(LT)합성을 감소시킨다고 한다.[23] 쥐모델을 이용한 연구결과에서 CAPE(caffeic acid phenyl ester)가 급성 및 만성 염증을 가라앉히는 프로폴리스의 효과의 가장 핵심적인 성분인 것으로 이론화되었다.[24]

한 연구는 염증반응의 한 과정에 해당하는 cyclo-oxygenase(COX)의 경로에 대한 CAPE와 galangin(프로폴리스의 에탄올추출물의 일종) 모두의 효과를 조사하였다. 프로폴리스는 복용량에 의존하는 방식으로 크게 COX활성을 억제하였고, 비슷한 결과가 CAPE와 galangin에서도 독립적으로 나타났다. 하지만 CAPE보다 프로폴리스가 들어 있는 galangin의 COX억제효과가 CAPE를 포함한 추출물보다 약 10배 더 강력한 것으로 나타났다. 비록 CAPE가 프로폴리스의 여러 효능에 핵심적으로 작용하지만 COX활성억제에는 galangin의 작용이 더욱 컸고, 이외의 다른 여러 작용에 CAPE와 galangin 모두 프로폴리스효과에 많이 기여하는 것으로 나타났다.[25]

프로폴리스의 항염증효과는 각막손상 및 피부화상 등 염증의 여러 가지 다른 모델에서도 연구되었다. 이것은 실험적으로 화학약품으로 유도된 각막손상에서 덱사메타손(dexamethasone: steroid 제제의 일종)에 필적할 만한 항염증효과를 나타내는 것을 보여 주었다.[26] 프로폴리스로 피부의 2도 화상치료를 위한 silver sulfadiazine(SSD)과 그 치료효과가 비교되었는데, 프로폴리스로 치료된 화상이 SSD로 치료된 것보다 염증이 더 적다는 결과가 나왔다. 이 연구에서 두 치료그룹 사이의 미생물학적 상처에 대해서 큰 차이는 언급되지 않았다.[27] 연구자들은 드레싱이 더 자주(최소 매 3일 이상) 시행되면 항균 및 치유 효과가 개선되었을 수도 있다는 것을 예상했다. 이전의 두 연구에서는 프로폴리스를 항염증약물로 광범위하게 사용하면 아직 발견하지 못한 각종 의학적 치료와 조건을 치료하는 데 유용할 수 있다고 한다.

프로폴리스는 다른 천연약물처럼 자연에서 얻어진 각각의 천연상태에서 성분비율의 차이가 너무 커서 표준화하기는 어렵다. 이 때문에 치료에 사용하기 위한 믿을 만한 제품을 구하기도 힘들다는 단점이 있다.

유향(乳香, Boswellia)

유향(frankincense)으로 알려진 Boswellia(*Boswellia serrata*)는 인도대륙이 원산지이다. 북아프리카나 중동 등지에서는 염증성질병치료를 위해 아유르베다의학의 전통적인 식물약재로서 널리 사용되어 왔다. 이 식물의 수지(resin)는 유향유라고 하는 pentacyclic triterpenes를 포함하는데, 이 식물의 높은 항염증작용은 거의 이 성분에 의한 작용이다. 수지의 16%는 정유(essential oil)로 구성되어 있다. 유향에 포함된 지방산은 5-lipoxygenase라는 효소의 작용을 막아 호중구의 류코트리엔생산을 억제하여 과민반응이나 알레르기반응을 억제한다.

여러 임상시험에 의하면 류마티스관절염, 궤양성대장염(UC), 크론병(CD), 천식 및 뇌종양에 의한 뇌부종과 같은 만성염증성질환을 치료하는 데 이 약초의 유익한 효과가 입증되었다.[28] 대장염에 대한 유향의 효과를 입증한 임상시험에서 대조군은 6주간 하루 설파살라진 3 g을 투여하고, 실험군은 유향의 수지엑기스를 6주 동안 하루에 3번 900 mg씩 투여하였다. 유향을 투여한 환자의 90%에서 부작용 없이 대변 특징과 조직병리학적 소견 그리고 혈색소, 철, 칼슘, 인, 단백질 및 총백혈구수와 호산구수 등의 검사에서 개선된 결과가 나왔고, 설파살라진을 투여한 대조군에서는 환자의 60%에서 유사한 결과를 경험하여 유향의 효과가 좀 더 효과적이었다. 게다가 유향을 투여한 환자 20명 중 14명은 쾌유를 경험한 데 비해, 설파살라진을 투여한 환자는 겨우 10명 중 4명이 쾌유에 도달했다.[29]

유향은 천식치료에도 효과적일 수 있는데, 그 유익한 효과는 류코트리엔억제에 기인한다. 6주 동안 하루에 세 번씩 유향 300 mg을 투여한 환자의 70%는 폐기능검사에서 FEV1, FVC, PEFR의 개선을 경험하였다. 더 나아가 동일한 환자들에서 주관적 증상개선과 함께 호산구수치가 떨어지고, ESR(적혈구침강속도)까지 저하하는 개선을 보였다. 같은 실험에서 대조군인 위약(placebo)그룹은 대체로 27%의 개선이 나타난 데 비해, 유향의 작용이 매우 효과적이라고 하겠다.[30] 유향은 5-lipoxygenase를 억제하는 기존의 약물과도 산화환원작용이나 경쟁적 작용억제 등이 없는 효과적인 항염증약물로 병용될 수 있다.

방기(防己, *Stephania tetrandra*)

방기는 아시아에서 전통적으로 다양한 염증성질환을 치료하는 데 사용되는 약초로 대한민국의 한의학, 중국의 중의학에서 널리 사용된다. 전통적으로 알려진 방기의 효능은 진통작용, 항염증작용, 항산화작용, 면역조절작용, 항섬유화작용, 항알레르기작용 등이 알려져 있다. 항염증작용의 주요성분은 테트란드린(tetrandrine) 및 판그치놀린(fangchinoline)에 있다. 연구에 의하면 tetrandrine 산화질소(NO)에서 방출되는 지질다당류(LPS; lipopolysaccharide)를 저해하고 프로스타글란딘 E2(PGE2)의 생성을 억제하는 것으로 나타났다. 이와 같은 작용을 통해 tetrandrine은 지질다당류(LPS)로부터 만들어지는 염증성시토카인인 TNF-α, IL-4, IL-8 등도 저해한다. Tetrandine은 또한 지질다당류(LPS)로부터 유도되는 iNOS(inducible nitric oxide synthase)와 COX-2(cyclooxygenase-2)의 발현을 차단한다.[31] 연구에 의하면 tetrandine은 단핵구로부터 방출되는 IL-1과 TNF-α를 억제하고, ICAM-1(intercellular adhesion molecule-1)을 억제하여 항염증작용을 나타낸다.[32] Tetrandine은 류마티스관절염 같은 류마티스질환치료에 특히 도움이 되는 것을 보여 왔는데, 림프구증식과 COX-1(cyclo-oxygenase 1)의 활동억제에 의한 것으로 추측된다.[33] Tetrandine은 항암작용도 하는데, 암세포의 세포자멸사(apoptosis)를 유도하는 항암화학요법과 함께 투여시 상승작용을 보인다.[34]

쐐기풀잎(Nettle Leaf)

쐐기풀(*Urrica dioica*)은 전통적으로 천식, 습진 그리고 류마티스질환과 같은 염증질환을 치료하는 데 사용되는 약초이다. 쐐기풀은 수많은 염증을 유발하는 시토카인들을 감소시킨다. 한 연구에 의하면 쐐기풀추출물의 항염증효과는 염증반응에서 핵심전사인자인 NF-kappaB의 활성을 억제하는 효과로 인한 것으로 가정하기도 한다.[35] 또 다른 연구에서는 쐐기풀이 말초혈액의 단핵구에서 Th1에 특징적으로 분비되는 IL-2 및 인터페론-γ(IFN-γ)를 억제하고, Th2에 특징적으로 분비되는 IL-4의 분비를 자극한다는 것이 밝혀졌다. 이러한 면역-조절작용은 류마티스관절염 같은 자가면역질환치료에 충분히 적용될 만한 것이다.[36]

홀리바질(Holy Basil)

홀리바질(*Ocimum sanctum*)은 항염증, 항균, 항암 및 진통 작용을 포함하는 다양한 전통적인 효과를 가지고 있다. 홀리바질은 아라키돈산의 대사과정인 cyclooxygenase와 lipoxygenase 경로 모두를 차단하는데, 이러한 작용으로 염증을 억제한다.[37] 실험적 방법으로도 홀리바질이 COX-1와 COX-2의 경로를 모두 억제하는 것이 증명되었다. 사실 홀리바질의 구성성분인 유제놀(eugenol)은 97%의 COX-1억제작용을 보여 주었다.

생강(Ginger)

생강뿌리(*Zingiber officinalis*)는 역사적으로 항염증, 해열, 진통, 진정 및 항균 작용에 사용되어 왔다. 생강은 진저롤(gingerol), 진저디온(gingerdione) 및 쇼가올(shogaol) 등의 활성성분을 가지고 있다. 생강추출물은 인체관절내 활액막세포에서 NF-kappaB 및 IkappaB-α 유도억제와 함께 TNF-α와 PGE2의 생산을 억제하여 TNF-α의 활성과 COX-2의 과정을 막는다.[39] 또한 생강은 5-lipoxygenase를 억제하여 류코트리엔생합성을 막는다.[40] 한 연구에서는 관절염통증에 생강분말을 투여하여 효과를 관찰하는 실험을 하였다. 결과는 일단 정도의 차이는 있지만 모든 환자가 진통효과를 경험하였고, 퇴행성관절염이나 류마티스관절염과 상관없이 4분의 3 이상의 환자에서 통증완화와 부종감소효과를 경험하였다.[41]

녹차(green tea)

녹차(*Camellia sinensis*)는 수많은 질환에 널리 사용되는데, 특히 항염증 및 항암, 항산화 작용에 주로 사용되는 식물이다. 녹차의 효능은 여러 종류의 카테킨(catechins)성분에서 나오는데, 카테킨에는 epigallocatechin gallate(EGCG), epigallocatechin(EGC), epicatechin gallate(ECG) 및 epicatechin(EC) 등이 있다. 동물실험에서 녹차는 leukotriene B4의 생산을 억제하고, 5-lipooxygenase의 활동을 저해한다는 결과가 나왔다.[42] 또 다른 연구에 의하면 EGCG로 사람의 연골세포를 치료한 결과 비록 복용량에 따라 변화는 있지만 48%의 산화질소(NO) 생산억제와 24%의 프로스타글란딘 E2(PGE2) 억제사실이 입증되었고, 이로 인한 iNOS 및 COX-2 활성억제도 나타났다. 또한 EGCG로 치료한 인간연골세포에서 인터루킨-1β에 의해 유도된 iNOS 및 COX-2의 발현은 더욱 현저하게 억제되었다. EGCG는 연골세포에서 인터루킨-1β에 의해 유도된 LDH의 방출 또한 억제한다.[43] 또 다른 연구에서는 EGCG가 인터루킨-8(IL-8) 유전자발현억제와 동시에 TNF-α에 의해 매개되는 NF-kappaB 활성화도 억제하는 것으로 나타났다.[44]

효소: 세라펩타제(Serrapeptase) 및 낫토키나제(Nattokinase)

낫토키나제는 청국장, 일본된장(낫토), 발효콩 등에서 보이는 섬유소용해효소이다. 이것은 PAI-1(plasminogen activator inhibitor-1)을 비활성화시킴으로서 작동한다. 낫토키나제는 플라스민보다 4배 더 강력한 섬유소용해작용을 갖는다.[46] 동물실험에서 낫토키나제는 혈관손상 후 혈관내피층의 비후를 막아 주는 결과를 보였다.[47] 이 실험에서 낫토키나제는 혈관손상에 의해 혈전이 형성되는 부위에서 혈전을 녹이는 작용이 증가하는 것으로 나타났다.[48]

세라펩타제는 원래 누에로부터 추출된 단백질가수분해효소이다. 이것은 항염증 및 섬유소 용해 작용을 가지고 있으며, 부기를 감소시켜 준다. 위약(placebo)을 사용한 연구에서 세라펩타제를 투여하면 빠르게 염증이 해소되고 이비인후과적 증상으로 고통받는 환자들에서도 증상이 완화되

는 것으로 나타났다.[49]

염증에 대한 추가적인 중요한 약제는 다음과 같다.

강황(*Curcuma longa*, curcumin)과 윌로우껍질(Salix spp.) (27장 '자연의학을 통한 근골격계 통증관리' 참조), 브로멜라인(37장 '치료작용을 하는 효소' 참조).

결론

과학은 지속적으로 많은 만성질환에서 염증과 연결점을 발견하는데, 염증과 해당질환의 선후관계의 차이로 인식되고 있다(염증으로 질병이 촉발되느냐? 질병이환으로 염증이 유발되는냐?). 이 때문에 지금의 의료진들은 어느 때보다 환자를 치료하는 데 예방적 목적을 더욱 강조한다. 예방적으로 항염증제를 투여하기도 하고, 다양한 치료수준에서 항염증약물을 자주 적용한다. 적극적으로 자신의 질환을 치료하려는 환자는 적극적으로 만성염증을 예방함으로써 자신의 건강을 유지할 수 있다. 단순히 식이섭취량에서 지방산비율을 조절하더라도 염증을 예방하여 심혈관질환, 암 또는 알츠하이머병 같은 만성염증과 연관된 질병들을 예방할 수 있다.

게다가 이미 '만성'질환을 앓고 있는 환자는 유사한 프로토콜을 준수함으로써 이러한 질병과정의 결과에 영향을 미칠 수 있다. 한약이나 건강기능식품 등의 천연의약품섭취로 염증의 활성화를 막아 질병을 치료하는 데 큰 도움을 얻을 수 있다. 이러한 자연의학적 의약품들이 염증과정의 여러 부분에서 발휘되는 장점을 잘 이해하게 되면 의료진들은 일반적인 건강관리뿐만 아니라 만성염증치료에 천연항염증제를 안전하게 사용할 수 있을 것이다.

참고문헌

[1]Arthritis Foundation. Arthritis Prevalence, Activity Limitations to Skyrocket. Online document at: http://216.205.93.140/media/newsroom/news-releases/Dc253.pdf. Accessed November 02, 2007.

[2]Simopoulos AP. Omega-3 fatty acids in inflammation and autoimmune diseases. J Am Coll Nutr. 2002;21: 495–505.

[3]Theuma P, Fonseca VA. Inflammation and emerging risk factors in diabetes mellitus and atherosclerosis. Curr Diab Rep. 2003;3:248–254.

[4]Schwartsburd PM. Chronic inflammation as inductor of pro-cancer microenvironment: Pathogenesis of dysregulated feedback control. Cancer Metastasis Rev. 2003;22:95–102.

[5]Tapiero H, Ba GN, Couvreur P, Tew KD. Polyunsaturated fatty acids (PUFA) and eicosanoids in human health and pathologies. Biomed Pharmacother. 2002;56:215–222.

[6]Ford F. Health benefits of omega-3s for the whole family. J Fam Health Care. 2002;12:91–93.

[7]Calder PC, Grimble RF. Polyunsaturated fatty acids, inflammation and immunity. Eur J Clin Nutr. 2002; 56(suppl.3):S14–S19.

[8]Calder PC. Polyunsaturated fatty acids, inflammation, and immunity. Lipids. 2001;36(9):1007–1024.

[9]Calder PC, Yaqoob P, Thies F, Wallace FA, Miles EA. Fatty acids and lymphocyte functions. Br J Nutr. 2002;87(suppl.1):S31–S48.

[10]Meydani SN. Effect of (n-3) polyunsaturated fatty acids on cytokine production and their biologic function. Nutrition. 1996;12(suppl.1):S8–S14.

[11]Lakshmi R, Lakshmi AV, Divan PV, Bamji MS. Effect of riboflavin or pyridoxine deficiency on inflammatory response. Indian J Biochem Biophys. 1991;28(5–6):481–484.

[12]Saibeni S, Cattaneo M, Vecchi M, Zighetti ML, Lecchi A, Lombardi R, Meucci G, Spina L, de Franchis R. Low vitamin B6 plasma levels, a risk factor for thrombosis, in inflammatory bowel disease: Role of inflammation and correlation with acute phase reactants. Am J Gastroenterol. 2003;98:112–117.

[13]Friso S, Jacques PF, Wilson PW, Rosenberg IH, Selhub J. Low circulating vitamin B6 is associated with elevation of the inflammation marker Creactive protein independently of plasma homocysteine levels. Circulation. 2001;12;103:2788–2791.

[14]Bordoni A, Hrelia S, Lorenzini A, Bergami R, Cabrini L, Biagi PL, Tolomelli B. Dual influence of aging and vitamin B6 deficiency on delta-6-desaturation of essential fatty acids in rat liver microsomes. Prostaglandins Leukot Essent Fatty Acids. 1998;58:417–420.

[15]Despret S, Dinh L, Clement M, Bourre JM. Alteration of delta-6 desaturase by vitamin E in rat brain and liver. Neurosci Lett. 1992;145:19–22.

[16]Ayala S, Brenner RR. Essential fatty acid status in zinc deficiency: Effect on lipid and fatty acid composition, desaturation activity and structure of microsomal membranes of rat liver and testes. Acta Physiol Lat Am. 1983;33:193–204.

[17]Mahfouz MM, Kummerow FA. Effect of magnesium deficiency on delta 6 desaturase activity and fatty acid composition of rat liver microsomes. Lipids. 1989;24:727–732.

[18]Sandoval M, Okuhama NN, Zhang XJ, Condezo LA, Lao J, Angeles FM, Musah RA, Bobrowski P, Miller MJ. Anti-inflammatory and antioxidant activities of cat's claw (Uncaria tomentosa and Uncaria guianensis) are independent of their alkaloid content. Phytomedicine. 2002;9:325–337.

[19]Sandoval M, Charbonnet RM, Okuhama NN, Roberts J, Krenova Z, Trentacosti AM, Miller MJ. Cat's claw inhibits TNFa production and scavenges free radicals: Role in cytoprotection. Free Radic Biol Med. 2000;29:71–78.

[20]Piscoya J, Rodriguez Z, Bustamante SA, Okuhama NN, Miller MJ, Sandoval M. Efficacy and safety of freeze-dried cat's claw in osteoarthritis of the knee: Mechanisms of action of the species Uncaria guianensis. Inflamm Res. 2001;50:442–448.

[21]Mur E, Hartig F, Eibl G, Schirmer M. Randomized double blind trial of an extract from the pentacyclic alkaloid—chemotype of Uncaria tomentosa for the treatment of rheumatoid arthritis. J Rheumatol. 2002;29: 678–681.

[22]Foster S, Tyler VE. Tyler's Honest Herbal: A Sensible Guide to the Use of Herbs and Related Remedies, 3rd Edition. Binghamton, NY: Haworth Herbal Press, 1993.

[23]Mirzoeva OK, Calder PC. The effect of propolis and its components on eicosanoid production during the inflammatory response. Prostaglandins Leukot Essent Fatty Acids. 1996;55:441–449.

[24]Borrelli F, Maffia P, Pinto L, Ianaro A, Russo A, Capasso F, Ialenti A. Phytochemical compounds involved in the anti-inflammatory effect of propolis extract. Fitoterapia. 2002;73(suppl.1):S53–S63.

[25]Rossi A, Longo R, Russo A, Borrelli F, Sautebin L. The role of the phenethyl ester of caffeic acid (CAPE) in the inhibition of rat lung cyclooxygenase activity by propolis. Fitoterapia. 2002;73(suppl.1):S30–S37.

[26]Ozturk F, Kurt E, Cerci M, Emiroglu L, Inan U, Turker M, Ilker S. The effect of propolis extract in experimental chemical corneal injury. Ophthalmic Res. 2000;32:13–18.

[27]Gregory SR, Piccolo N, Piccolo MT, Piccolo MS, Heggers JP. Comparison of propolis skin cream to silver sulfadiazine: A naturopathic alternative to antibiotics in treatment of minor burns. J Altern Complement Med. 2002;8:77–83.

[28]Ammon HP. Boswellic acids (components of frankincense) as the active principle in treatment of chronic inflammatory diseases [in German]. Wien Med Wochenschr. 2002;152(15–16):373–378.

[29]Gupta I, Parihar A, Malhotra P, Gupta S, Ludtke R, Safayhi H, Ammon HP. Effects of gum resin of Boswellia serrata in patients with chronic colitis. Planta Med. 2001;67:391–395.

[30]Gupta I, Gupta V, Parihar A, Gupta S, Ludtke R, Safayhi H, Ammon HP. Effects of Boswellia serrata

gum resin in patients with bronchial asthma: Results of a double-blind, placebo-controlled, 6-week clinical study. Eur J Med Res. 1998;3:511–514.

[31]Wu SJ, Ng LT. Tetrandrine inhibits proinflammatory cytokines, iNOS and COX-2 expression in human monocytic cells. Biol Pharm Bull. 2007 Jan;30(1):59–62.

[32]Chang DM, Kuo SY, Lai JH, Chang ML. Effects of anti-rheumatic herbal medicines on cellular adhesion molecules. Ann Rheum Dis. 1999 Jun;58(6):366–371.

[33]Long Q, Qiu J. [Effects of ethanol extracts from Tripterygium wilfordii hook and Stephania tetrandra S. Moore on lymphocytes and cyclooxygenase]. Zhong Yao Cai. 2004 Nov;27(11):851–853.

[34]Wei J, Liu B, Wang L, Qian X, Ding Y, Yu L. Synergistic interaction between tetrandrine and chemotherapeutic agents and influence of tetrandrine on chemotherapeutic agent-associated genes in human gastric cancer cell lines. Cancer Chemother Pharmacol. 2007 Oct;60(5):703–711. Epub 2007 Jan 26.

[35]Riehemann K, Behnke B, Schulze-Osthoff K. Plant extracts from stinging nettle (Urtica dioica), an antirheumatic remedy, inhibit the proinflammatory transcription factor NF-kappaB. FEBS Lett. 1999 Jan 8;442(1):89–94.

[36]Klingelhoefer S, Obertreis B, Quast S, Behnke B. Antirheumatic effect of IDS 23, a stinging nettle leaf extract, on in vitro expression of T helper cytokines. J Rheumatol. 1999 Dec;26(12):2517–2522.

[37]Singh S. Comparative evaluation of antiinflammatory potential of fixed oil of different species of Ocimum and its possible mechanism of action. Indian J Exp Biol. 1998 Oct;36(10):1028–1031.

[38]Kelm MA, Nair MG, Strasburg GM, DeWitt DL. Antioxidant and cyclooxygenase inhibitory phenolic compounds from Ocimum sanctum Linn. Phytomedicine. 2000 Mar;7(1):7–13.

[39]Frondoza CG, Sohrabi A, Polotsky A, Phan PV, Hungerford DS, Lindmark L. An in vitro screening assay for inhibitors of proinflammatory mediators in herbal extracts using human synoviocyte cultures. In Vitro Cell Dev Biol Anim. 2004 Mar–Apr;40(3–4):95–101.

[40]Grzanna R, Lindmark L, Frondoza CG. Ginger—an herbal medicinal product with broad anti-inflammatory actions. J Med Food. 2005 Summer;8(2):125–132.

[41]Srivastava KC, Mustafa T. Ginger (Zingiber officinale) in rheumatism and musculoskeletal disorders. Med Hypotheses. 1992 Dec;39(4):342–348.

[42]Choi JH, Chai YM, Joo GJ, Rhee IK, Lee IS, Kim KR, Choi MS, Rhee SJ. Effects of green tea catechin on polymorphonuclear leukocyte 50-lipoxygenase activity, leukotriene B4 synthesis, and renal damage in diabetic rats. Ann Nutr Metab. 2004;48(3):151–155. Epub 2004 May 6.

[43]Ahmed S, Rahman A, Hasnain A, Lalonde M, Goldberg VM, Haqqi TM. Green tea polyphenol epigallocatechin-3-gallate inhibits the IL-1 beta-induced activity and expression of cyclooxygenase-2 and nitric oxide synthase-2 in human chondrocytes. Free Radic Biol Med. 2002 Oct 15;33(8):1097–1105.

[44]Wheeler DS, Catravas JD, Odoms K, Denenberg A, Malhotra V, Wong HR. Epigallocatechin-3-gallate, a green tea-derived polyphenol, inhibits IL-1 beta-dependent proinflammatory signal transduction in cultured respiratory epithelial cells. J Nutr. 2004 May;134(5):1039–1044.

[45]Urano T, Ihara H, Umemura K, Suzuki Y, Oike M, Akita S, Tsukamoto Y, Suzuki I, Takada A. The profibrinolytic enzyme subtilisin NAT purified from Bacillus subtilis Cleaves and inactivates plasminogen activator inhibitor type 1. J Biol Chem. 2001 Jul 6;276(27):24690–24696. Epub 2001 Apr 26.

[46]Fujita M, Hong K, Ito Y, Fujii R, Kariya K, Nishimuro S. Thrombolytic effect of nattokinase on a chemically induced thrombosis model in rat. Biol Pharm Bull. 1995 Oct;18(10):1387–1391.

[47]Suzuki Y, Kondo K, Ichise H, Tsukamoto Y, Urano T, Umemura K. Dietary supplementation with fermented soybeans suppresses intimal thickening. Nutrition. 2003 Mar;19(3):261–264.

[48]Suzuki Y, Kondo K, Matsumoto Y, Zhao BQ, Otsuguro K, Maeda T, Tsukamoto Y, Urano T, Umemura K. Dietary supplementation of fermented soybean, natto, suppresses intimal thickening and modulates the lysis of mural thrombi after endothelial injury in rat femoral artery. Life Sci. 2003 Jul 25;73(10):1289–1298.

[49]Mazzone A, Catalani M, Costanzo M, Drusian A, Mandoli A, Russo S, Guarini E, Vesperini G. Evaluation of Serratia peptidase in acute or chronic inflammation of otorhinolaryngology pathology: A multicentre, double-blind, randomized trial versus placebo. J Int Med Res. 1990 Sep–Oct;18(5):379–388.

21

요오드, 간과하면 치명적인 영양소

요오드는 확인된 것만도 많은 여러 가지 신체기능향상에 필요한 미량원소이다. 이러한 요오드는 불소, 염소, 브롬, 그리고 아스타틴(astatine) 등을 포함하는 반응성이 매우 높은 비금속그룹으로 할로겐계열에 속한다. 요오드는 다시마와 물고기 같은 어패류에서 다량으로 자연스럽게 발견된다. 미국에서 인체에 흡수되는 거의 모든 요오드는 요오드화된 식염으로부터이다. 소금의 요오드화(iodation)는 1920년대 토양과 식수에 요오드함량이 낮은 특정지역에 사는 주민들에서 갑상선종(goiters)이 대량으로 발병하여 시작되었다. 미국 중서부지역과 오대호지역은 1922년 갑상선종 환자수가 미국평균에 비해 30~40%만큼 많아서 '갑상선종 벨트'로 지명되기도 하였다.[1]

현재 성인을 위한 요오드 일일권장량(RDA)은 하루 150 μg이다. 임신여성의 권장량은 하루 220 μg, 그리고 수유여성의 권장량은 하루 290 μg이다. 일부 연구에서 미국은 요오드섭취량이 충분한 편이라는데, 반면에 또 다른 연구에서는 요오드결핍증이 만연하다고 보고하기도 한다. 많은 미국인이 가공식품에서 나트륨을 섭취하지만 이러한 가공식품의 소금은 요오드화된 형태가 아니며, 혹은 요오드화된 소금이라고 해도 단지 10%만 요오드화된 소금에서 생리적 요오드로 체내에 흡수된다고 한다.[2] 게다가 요오드결핍증은 갑상선기능저하증, 갑상선종, 크레틴병, 인지장애, 신경장애 및 유방질환을 포함한 많은 질환과 밀접하게 관련되어 있기 때문에 요오드화나트륨으로 요오드를 주로 섭취하는 미국인들은 나트륨섭취량의 한계와 요오드의 적당한 섭취량에 많은 관심을 두고 있다.

요오드결핍은 태아 및 신생아에 대한 돌이킬 수 없는 손상을 초래할 수 있기 때문에 임신부 및 태아와 영유아에서 특히 중요하다. 세계보건기구(WHO)에서는 평균 소변내 요오드농도가 10 μg/dL을 넘도록 요오드를 섭취해야 한다고 권장하지만, 전 인류의 20% 이상에서 평균 소변내 요오드농도는 5 μg/dL 이하라고 한다. 이러한 요오드결핍에 대비하여 미국은 국가기관인 NHANES(National Health and Nutrition Examination Surveys)에서 주기적으로 미국인의 소변내 요오드농도를 측정하고, 요오드상태를 평가하여 요오드섭취가 충분한지 관찰하고 있다. 요오드의 성인권장량은 하루 150 μg이고, 갑상선종환자에서는 0.05 mg으로 권장하고, 급기야 일선 의사들도 이 정도의 요오드면 충분하다고 생각한다. 그러나 NHANES의 관찰결과보고인 NHANES I(1971~1974년)과 NHANES III(1988~1994년)를 보면 미국인들의 소변내 요오드의 평균농도는 50% 감소하였고 또한 소변내 요오드농도가 5 μg/dL 미만인 인구도 4.5배로 증가한 결과를 보였다. 그리고 최근에 시행된 요오드결핍위험군에 대한 모니터링결과에서 임신여성의 6.7%와 출산연령대 여성의 14.9%에서 5 µg/dL 미만의 소변내 요오드농도를 보였다.[3] 다행히 가장 최근의 보고인 NHANES IV(2001~2002년)에서는 요오드의 평균 소변배설수준이 NHANES III 보고 이후 안정화되었음을 보여 준다.[4]

요오드권장량

하루 요오드권장량 150 µg은 요오드과잉을 유발하며 갑상선기능항진증, 갑상선기능저하증, 갑상선종, 발진, 알레르기 등의 질병을 일으킬 수 있다는 의문이 제기되었다. 그러나 이러한 염려는 대부분 요오드의 의학적 복용에 의한 경우에 국한하는 것이 맞다. 일부 연구는 요오드과잉을 갑상선기능항진증과 갑상선기능저하증뿐만 아니라 자가면역갑상선질환과의 상관관계를 주장했는데[5,6], 이러한 갑상선과 연관된 자가면역질환 모두 미국에서 요오드섭취량이 감소되어 있는 기간 동안에 오히려 증가되어 발생한 사실을 보면 틀린 주장임을 알 수 있다.[7] 요오드과잉섭취는 주로 해초의 과다한 섭취형태로 이루어지는데, 하지만 해초를 많이 섭취하는 대표적 국가인 일본사람이 세계 평균수명보다 높은 것을 보면 사실 여부를 알 수 있다. 전형적인 일본인 식단을 관찰하면 일본인의 요오드 일일섭취량이 13.8 mg 정도까지 과량에 이른다는 사실을 알 수 있다.[8] 역사적으로 의사들은 환자의 결핍장애치료와 전반적인 건강상태유지를 위해 요오드 12.5~37.5 mg을 투여하는 목적으로 루골용액(Lugol solution: mL당 칼륨요오드화물의 100 mg과 5% 요오드 50 mg이 들어 있는 용액)을 0.1-0.3 mL 정도씩 처방해 왔다.[8,9] 환자에게 요오드보충이 실시되기 전에 혹시 모를 요오드투여에 대한 과민반응위험을 최소화하기 위해서 갑상선기능검사가 반드시 시행되어야 한다.

> 과염소산염(perchlorate)을 하루 200 mg 이상 복용하면 갑상선의 요오드흡수억제를 일으켜서 갑상선기능장애를 가져올 수 있다.

요오드대사(Metabolism of Iodine)

요오드는 주로 갑상선 및 신장으로 가는 순환혈액에서 흡수된다. 또한 침샘, 유방조직, 위장점막, 그리고 맥락총(choroid plexus) 등에서도 요오드화물이 흡수될 수 있다. 나트륨/요오드 운반자, '동반수송체(symporters)'로 알려진 단백질분자는 혈액으로부터 요오드를 수거하여 혈액농도의 50배 정도 농축시켜서 갑상선에 요오드를 공급하는데, 이 정도의 고농도는 갑상선이 인체에 필요한 갑상선호르몬을 생산하기에 적당한 농도이다. 이렇게 흡수된 요오드는 전구체단계를 거쳐 갑상선에서 분비되는 호르몬인 티록신 혹은 T4로 변환되며, 이 호르몬이 갑상선에서 분비되어 말초로 가면 다시 T3(triiodothyronine)로 변환되어 세포성장과 대사를 조절하는 호르몬으로 작동하게 된다. T4는 말초에서 T3로 변환되는 데에 셀레늄에 의존하기 때문에 셀레늄결핍이 있을 경우에는 T3로의 변환이 잘 되지 않는다. 성인의 갑상선에 평균적으로 충분한 양의 요오드는 15 mg 정도를 말하는 것으로 확인된다.[10,11]

요오드결핍(Iodine Deficiency)

갑상선이 커지는 갑상선종은 요오드결핍의 가장 확실한 징후이다. 갑상선기능저하증에서 요오드가 결핍되어 나타나는 혈액내 변화는 T3, T4의 감소와 함께 갑상선자극호르몬(TSH), thyroglobulin, reverse T3[45)] 등의 증가가 나타난다. 갑상선기능저하증의 증상은 피로, 건조한 피부, 탈모, 체중증가, 인지장애와 우울증 등이 있다. 이러한 요오드결핍을 일으킬 수 있는 원인은 매우 많다. 이미 말한 바와 같이 특정지역의 토양 또는 식수원 속의 요오드농도가 낮은 경우는 요오드결핍의 원인이 될 수 있고, 장기간 건강을 위해 혹은 치료를 위해 소금제한식단을 유지하는 사람에서도 결핍이 올 수 있다. 십자화과채소, 카사바, 기장, 그리고 콩가루의 다량섭취는 C-glycosylflavones(C-GFs), glucosinolates 및 isoflavones 등의 갑상선종 유발성분이 많이 함유되어 있어서 요오드결핍을 유발할 수 있으며, 이로 인해 2차적으로 갑상선기능에도 영향을 미칠 수 있다. 또한 앞서 언급한 셀레늄결핍이 요오드결핍을 일으키듯이 비타민 A와 철분의 결핍 또한 요오드결핍을 가중시킨다.[10] 또한 요오드와 경쟁하는 원소인 염소, 불소 및 브롬 등 특정원소의 섭취도 요오드결핍을 유발할 수 있다.

요오드결핍의 진단

연구에 의하면 우리가 섭취하는 요오드의 90%는 결국 소변으로 배설되는 것으로 나타났다. WHO에 따르면 소변내 평균 요오드수치는 요오드를 충분히 섭취하는 인구에서 10 μg/dL 이상인 경우라고 정의한다. 요오드결핍증은 일반적으로 소변으로 배출되는 평균농도를 측정하여 기준치를 만족시키지 못하는 경우를 말한다. 소변내 요오드배설은 크레아티닌 g당 요오드 μg으로 크레아티닌배설과 관련하여 표현된다. 요오드의 체내농도를 측정하는 데에는 티록신, TSH, thyrotropin 및 thyroglobulin 등의 혈중농도를 이용하기도 한다. 특히 thyroglobulin의 혈중농

---

45) 역자주: reverse triiodothyronine, 요오드 결핍시 T4의 말초변환시 변환되는 비활성형태의 T3

도가 가장 정확하며, 이는 소변내 요오드농도로서 인체내 요오드농도를 유추하는 것보다 더욱 정확하다고 생각되기도 한다.[12] 다른 연구자들은 TSH와 T4의 측정은 인체내 요오드량이 적당한지를 파악하는 요오드 타당성의 지표로는 부정확하다고 보고다.[13] 다른 방법으로 요오드부하시험을 이용할 수도 있는데, 50 mg의 요오드를 투여한 후 24시간 소변내 요오드배출량으로 측정한다.

브롬(Bromine)

할로겐(halogen)은 인체조직의 생리적 반응으로 요오드를 대체할 수 있으므로, 체내 할로겐은 요오드 자체보다 건강에 중요한 요소이다. 브롬은 요오드를 대신해서 빵을 구울 때 반죽을 부드럽게 하는 데 사용하고, 또한 음식과 물 모두에서 쉽게 발견되는 물질이다. 쥐에서 갑상선기능 연구를 보면 브롬섭취량의 증가와 함께 조직에서 요오드를 대체하는 것으로 나타났다.[14] 동물연구 또한 요오드결핍상태에서 브롬이 티록신합성감소와 갑상선의 크기증가를 유발하여 갑상선기능저하증상을 일으킬 수 있을 뿐만 아니라 피부에서도 요오드농도를 감소시킨다는 결과가 나왔다.[14] 임신과 수유하는 쥐의 연구에서 브롬섭취량증가는 어머니와 자식 모두에서 T4 감소와 자손의 체중감소, 유방조직의 요오드함량을 감소시키는 것으로 보고되었다.[14] 게다가 이러한 동물에서 브롬은 요오드의 신장배설까지 증가시킨다. 예상한대로 쥐에 브롬을 투여하는 경우에는 갑상선종을 유발하고 갑상선요오드농도를 감소시키는데, 만약 요오드와 셀레늄을 투여할 경우에는 투여하지 않은 쥐와 비교할 때 갑상선에 축적된 브롬의 양을 50% 감소시키는 것으로 확인되었다.[15]

염소함유 음이온(Chorine-Containing Anion)

환경오염물질에 해당하는 과염소산염(perchlorate)은 요오드/나트륨 동반수송체를 경쟁적으로 억제하며, 하루 200 mg 이상 복용시 갑상선에 의한 요오드흡수억제로 갑상선기능을 떨어뜨린다.[16] 과염소산염은 불꽃놀이, 폭발물, 제트로켓의 고체연료와 일부 비료 등에서 발견되는 오염물질이다. 과염소산염은 종종 상추와 같은 잎이 많은 녹색식물, 음료수, 우유 등을 섭취하면 인체내에 흡수되며, 일반적으로 동식물 모두가 이용하는 지하수를 오염시킨다. 국내에서 생산되는 우유를 포함한 유제품과 모유를 채취하여 검사해 본 결과 거의 모두 과염소산염을 포함한 것으로 나타났다. 최근의 한 연구는 모유의 평균 과염소산염수치는 10.5 μg/L임을 보여 주었고, 이로 인해 유아들은 모유를 통해 국가(National Academy of Sciences)에서 정한 권장량보다 과염소산염을 두 배 이상 소모하는 것으로 나타났다.[17] 식수의 과염소산염농도와 질병발생에 대한 연구에서는 이견이 분분하다. 몇몇 연구는 마시는 물속 과염소산염의 영향을 갑상선호르몬을 지표로 연구해 본 결과 아무런 영향을 발견하지 못하였다.[18] 또 다른 연구에 의하면 과염소산염으로 오염된 지역의 식수샘플에서 신생아 갑상선자극호르몬(TSH)의 수치가 오염이 없는 지역신생아의 TSH수치에 비해 높다는 통계적으로 의미 있는 증거를 발견하였다.[19] 일부 연구자들은 요오드/나트륨 동반수송체의 또 다른 경쟁적 저해제인 질산염(nitrates)과 티오시안산염(thiocyanate)을 과염소산염과 함께 투여해 보고, 또한 요오드를 과염소산염과 함께 투여해 보는 실험을 진행하였는데, 그 결과 두 가지 모두 갑상선 관련 질병의 위험을 증가시키는 것으로 나타났다.[20] 이 실험의 추가 실험으로 과염소산염이 많은 지역과 적은 지역의 주의력결핍과잉행동장애(ADHD) 및 자폐증발병률 및 4학년생의 학업성취도 정도를 전향적으로 비교해 본 결과 두 그룹에서는 이러한 조건에서 통계적으로 의미 있는 차이를 찾지 못하였다. 그러나 이 연구는 임신 당시 여성의 거주장소와 개인의 과염소산염 노출을 계산에 넣지 않았다.[21] 또 다른 연구에서는 과염소산염배설의 높은 수준은 요오드결핍여성에서 TSH의 증가수준 및 T4의 수치감소와 연관된 것으로 나타났다.[22]

> 양성섬유낭성유방질환(Benign, fibrocystic breast disease)은 요오드결핍과 관련이 있다.

불소(Fluorine)

불소는 브롬 및 염소와 같은 할로겐이며, 일반적으로 식수에 첨가되고 충치위험을 감소하기 위한 치과제품의 구성요소로 사용된다. 불소의 갑상선영향에 대한 연구는 논쟁이 뜨겁다. 그러나 일부 동물실험결과에 의하면 불소섭취증가는 요오드결핍 쥐의 혈청 T3 및 T4 수준을 줄일 수 있는 것으로 나타났다.[23]

요오드결핍증과 갑상선질환

임신 중 산모의 갑상선기능저하는 임신중독증(preeclampsia), 유산, 조기양막파열, 비정상적 태아성장, 주산기의 병적 상태 및 신생아사망을 초래할 수 있다. 임신 15주에서 시작되는 초기태아의 뇌발달은 어머니로부터의 티록신에 의존하고 있어 모성 갑상선저하증은 태아 뇌손상, 크레틴병 그리고 지능저하를 유발할 수 있다. 크레틴병은 요오드결핍으로 인한 심각한 신경병리질환으로 지능저하, 저신장, 벙어리, 경직(spasticity) 등을 유발한다. 조산으로 출산한 아기는 요오드저장량이 적고, 신장기능도 떨어져 있는 상태이므로 정상유아를 위한 요오드 일일섭취량의 두 배를 투여해야 한다. 이러한 위험을 줄이기 위해서 2001년 WHO에서는 유아의 요오드섭취량 증가와 유아분유에서의 요오드함량증가를 권고하였다.[24]

요오드결핍과 유방질환

요오드는 갑상선기능에서 중요하고, 이외에 유방조직의 정상적인 성장과 발달에 필요하다. 앞에서도 설명하였듯이 일본여성에서 높은 수준의 요오드섭취량은 양성유방질환 및 악성유방질환 모두에서 낮은 발병률과 연관된다. 또한 요오드결핍은 유방암, 자궁암 및 난소암의 높은 위험과 밀접한 관련이 있다.[25] 이러한 암과 요오드결핍과의 관련은 갑상선의 항증식성 iodolactones[46)]와 연관된 것으로 생각된다.[26] TPO(thyroid peroxidase)의 자가면역항체인 TPO Ab가 유방암에 좋은 예후와 관련되어 있지만[27], 갑상선보충제가 유방암의 위험을 높인다는 주장도 있어서 현재 이견이 분분한 상태이다.[28] 이와 관련된 연구에서 요오드분자는 일부 인간 유방암세포라인에서 유도 및 증식을 억제할 뿐만 아니라 항산화활동을 하는 것으로 나타났다.[29] 양성섬유낭성유방질환(Benign fibrocystic breast disease)은 요오드결핍과 관련된다. 쥐의 유방조직에서 과염소산염으로 요오드를 차단해 본 결과 섬유낭성유방질환의 지표인 조직학적 변화뿐만 아니라 전암성(pre-cancerous) 병변까지 나타나는 것으로 확인되었다.[30] 반대로 요오드보충은 유방통증(mastalgia)을 줄여 준다. 요오드를 하루 3~6 mg 보충함으로써 유방암환자의 통증이 의사의 소견결과 또는 환자의 주관적 호소 그리고 만져지는 멍울 크기 또한 현저하게 감소했다. 뿐만 아니라 환자의 50% 이상에서 하루 6 mg의 복용량으로 양성유방질환의 통증이 감소하였다.[31]

요오드결핍과 인지장애 및 신경학적 질환

T3와 T4는 뇌의 발달에서 수초생성(myelination)에 특히 중요하다. 임신과 수유 중 갑상선저하는 태아에게 수많은 인지 및 신경 장애를 일으킨다. 학생들을 대상으로 요오드결핍연구를 시행한 결과 100 μg/L 이상의 소변내 요오드수준은 높은 IQ점수와 크게 관련된 것으로 나타났는데, 100 μg/L 아래의 레벨은 70 이하의 IQ위험을 증가시킨다.[32] 같은 연구에서 요오드화되지 않은 소금을 먹고 우유를 하루 한 번보다 적게 마시면, 하위 25% IQ위험을 증가시키는 것으로 나타났다.[33] 또 다른 연구는 요오드결핍이 심각한 지역 어린이들에서 IQ점수는 평균치보다 12.45점 정도 낮게 나타났다.[33] 요오드가 중등도로 부족한 지역과 요오드가 약간 부족한 지역의 어린이들을 비교해 본 결과 요오드가 중등도로 부족한 지역의 어린이 68.7%에서 ADHD의 진단을 받았고, 이들의 IQ점수는 요오드가 약간 부족한 지역의 어린이들에서보다 더 낮은 것을 발견하였다. ADHD 아동 중 63.6%는 임신초기에 갑상선기능저하가 있는 어머니로부터 태어났다.[34] 이 연구는 요오드결핍증은 청력에 영향을 미친다고도 한다. 혈청 thyroglobulin수치가 올랐던 요오드가 약간 부족한 지역의 어린이들은 낮은 thyroglobulin수준을 가진 아이들보다 더 높은 주파수의 소리에 대해

46) 역자주: iodolactones는 세포성장과 관련하여 갑상선의 요오드자율조절을 매개하는 매개체

높은 청각임계치를 보였다.[35]

요오드가 심각하게 부족한 지역과 요오드가 약간 부족한 지역의 어린이들을 조사한 결과 심각하게 부족한 지역에서 낮은 티록신수치와 높은 TSH수준이고, 성취동기시험에서 낮은 점수를 받았고, 약간 부족한 지역보다 느린 학습능력을 가졌다는 사실을 발견했다.[36] 선천성요오드결핍에서 발병하는 크레틴병에 대한 또 다른 비교연구에서 귀머거리-벙어리와 양자청력소실의 변화 정도를 포함하여 심각한 신경결손을 보일 뿐만 아니라 발음장애, 정신결핍, 하반신강직, 경축, 운동완만(bradykinesia) 등을 보였다. 어떤 경우는 사시 및 척추 후만증 및 측만증도 존재하는 것으로 보였다.[37]

요오드결핍과 위암

요오드결핍은 위암위험도증가와 관련되어 있다. 한 연구에서는 요오드결핍이 갑상선종 발생위험보다 위암위험도증가와 위축성위염증가에 영향이 더 크다는 제안을 하기도 한다. 이 연구팀은 또한 세포내 요오드수송에 경쟁적으로 작용하는 질산염(nitrates)과 티오시안산염(thiocyanate), 소금 등이 위암위험도를 증가시킨다고 보고했다.[38] 또 다른 연구에서는 소변내 요오드수준의 감소와 위암 사이에 상당한 상관관계를 발견하였을 뿐만 아니라 대조군에서 위암이 발생한 경우보다 요오드결핍이 훨씬 빈번하다고 했다.[39] 실제로 암종세포의 요오드농도는 암조직주위를 둘러싸고 있는 정상조직보다 요오드농도가 낮다.[40]

요오드결핍증의 치료

미국 갑상선협회(ATA)는 모든 임신 및 수유 여성에게 일일 150 μg의 요오드보충이 제공되는 것을 권장하고, 모든 임산부의 비타민보충제는 150 μg의 요오드를 포함할 것을 권장하였다.[41] 이러한 권장사항을 기반으로 일반인구에서도 요오드수요가 증대할 것으로 기대된다. 일본인이 식품으로부터 섭취하는 요오드가 ATA 최소권장수치의 10배 이상을 초과하는 것을 고려하여, 갑상선질환을 예방하기에 충분한 한계수준을 정하기보다는 요오드섭취량을 최적의 수준으로 조정하는 것을 추천한다. 1940년대의 영양소에 대한 접근은 너무나 많은 영양소를 추천하여 질병을 획기적으로 방지하기 위한 적당한 수준의 한계치를 제시하지 못하였다. 따라서 갑상선종 예방과 같은 하나의 제한된 치료에 요오드 같은 특정영양소의 역할에 대해 깊이 있게 다루어지지 못하였다.

결론

요오드는 여기서 다루어진 효과 이외에 다른 많은 목적을 위해 사용되어 왔다. 예를 들면, 광범위 항균제 및 항진균제 그리고 국소소독제로의 사용이 그러하다. 요오드의 주목할 만한 사용은 방사능노출이다. 칼륨요오드화물알약은 종종 방사선이 방출되는 핵사고의 경우에 원자력발전소 근처에 사는 사람에게 공급한다. 이러한 절차로 칼륨요오드화물을 위험지역주민에게 즉시 보충하면 방사선의 갑상선흡수를 차단할 수 있다.

요오드결핍은 건강에 심각한 결과를 가진 모든 인류의 세계적인 관심사이기는 하지만 갑상선종은 감소하는 추세이고, 심각한 요오드결핍증은 일부 지역에만 존재하고 있다. 음식과 물을 공급하는 데 다른 할로겐의 존재가 증가하면서 상대적인 요오드결핍에 관심이 증가되고 있다. 아마도 요오드를 필요로 한다는 신체기능에 대한 지식이 증가하면서 충분한 요오드섭취량의 정의를 좀 더 정확하게 개선해 나갈 수 있을 것이다. 그러면 서양식단에서 부족한 것으로 인정된 비타민 D, 엽산, 오메가-3 지방산, 기타 영양소와 마찬가지로 실질적인 요오드결핍은 충분히 보충되어 과거의 일이 될 수 있을 것이다. 요오드를 위의 영양소와 마찬가지로 식단으로 보충하기 전에 갑상선암, 면역질환, 또는 기타 갑상선 관련 질환을 배제하기 위해 병리학적 검사를 시행하기를 추천한다. 여기에는 혈중 요오드포화도, 갑상선과산화효소, antithyroglobulin항체, TSH, T3 및 T4 등과 함께 갑상선초음파검사와 환자가 현재 호소하는 증상에 맞추어 임상적으로 의심되는 다른 검사도 포함하여 시행해야 한다.

참고문헌

[1]Markel H. "When it rains it pours": Endemic goiter, iodized salt, and David Murray Cowie, M.D. Am J Public Health. 1987;77:219–229.

[2]Abraham GE. The concept of orthoiodosupplementation and its clinical implications. Original Internist. 2004;11:29–38.

[3]Hollowell JG, Staehling NW, Hannon WH, et al. Iodine nutrition in the United States: Trends and public health implications. Iodine excretion data from National Health and Nutrition Examination Surveys I and III (1971–1974 and 1988–1994). J Clin Endocrinol Metab. 1998;83:3401–3408.

[4]Blackburn GL. National Health and Nutrition Examination Survey: Where nutrition meets medicine for the benefit of health. Am J Clin Nutr. 2003;78:197–198.

[5]Prummel MF, Strieder T, Wiersinga WM. The environment and autoimmune thyroid diseases. Eur J Endocrinol. 2004;150:605–618.

[6]Zois C, Stavrou I, Svarna E, et al. Natural course of autoimmune thyroiditis after elimination of iodine deficiency in northwestern Greece. Thyroid. 2006;16:289–293.

[7]Abraham GE, Flechas JD, Hakala JC. Orthoiodosupplementation: Iodine sufficiency of the whole human body. Original Internist. 2002;9:30–41.

[8]Abraham GE, Brownstein D. A rebuttal of Dr. Gaby's editorial on iodine. Townsend Letter for Doctors & Patients, October 2005. Online document at: www.townsendletter.com/Oct2005/gabyrebuttal1005.htm. Accessed April 1, 2007.

[9]Jamieson A, Semple CG. Successful treatment of Graves' disease in pregnancy with Lugol's iodine. Scott Med J. 2000;45:20–21.

[10]National Academies Press. Dietary Reference Intakes for Vitamin A, Vitamin K, Arsenic, Boron, Chromium, Copper, Iodine, Iron, Manganese, Molybdenum, Nickel, Silicon, Vanadium, and Zinc. 2000. Online document at: www.nap.edu/openbook.php?record_id/10026&page/268. Accessed on April 1, 2007.

[11]Gaitan E, Cooksey RC, Legan J. Antithyroid effects in vivo and in vitro of vitexin: A C-glucosylflavone in millet. J Clin Endocrinol Metab. 1995;80:1144–1147.

[12]Simsek E, Safak A, Yavuz O, et al. Sensitivity of iodine deficiency indicators and iodine status in Turkey. J Pediatr Endocrinol Metab. 2003;16:197–202.

[13]Soldin OP, Tractenberg RE, Pezzullo JC. Do thyroxine and thyroid-stimulating hormone levels reflect urinary iodine concentrations? Ther Drug Monit. 2005;27:178–185.

[14]Pavelka S. Metabolism of bromide and its interference with the metabolism of iodine. Physiol Res. 2004;53(suppl.1):S81–S90.

[15]Kotyzova D, Eybl V, Mihaljevic M, Glattre E. Effect of long-term administration of arsenic (III) and bromine with and without selenium and iodine supplementation on the element level in the thyroid of rat. Biomed Pap Med Fac Univ Palacky Olomouc Czech Repub. 2005;149:329–333.

[16]Crump C, Michaud P, Tellez R. Does perchlorate in drinking water affect thyroid function in newborns or school-age children? J Occup Environ Med. 2000;42:603–612.

[17]Kirk AB, Martinelango PK, Tian K, et al. Perchlorate and iodide in dairy and breast milk. Environ Sci Technol. 2005;39:2011–2017.

[18]Li Z, Li FX, Byrd D, et al. Neonatal thyroxine level and perchlorate in drinking water. J Occup Environ Med. 2000;42:200–205.

[19]Brechner RJ, Parkhurst GD, Humble WO, et al. Ammonium perchlorate contamination of Colorado River drinking water is associated with abnormal thyroid function in newborns in Arizona. J Occup Environ Med. 2000;42:777–782.

[20]De Groef B, Decallonne BR, Van der Geyten S, et al. Perchlorate versus other environmental sodium/iodide symporter inhibitors: Potential thyroid-related health effects. Eur J Endocrinol. 2006;155:17–25.

[21]Chang S, Crothers C, Lai S, Lamm S. Pediatric neurobehavioral diseases in Nevada counties with respect to perchlorate in drinking water: An ecological inquiry. Birth Defects Res [A] Clin Mol Teratol. 2003;67:886–892.

[22]Blount BC, Pirkle JL, Osterloh JD, Valentin-Blasini L, Caldwell KL. Urinary perchlorate and thyroid hormone levels in adolescent and adult men and women living in the United States. Environ Health Perspect. 2006 Dec;114(12):1865–1871.

[23]Zhao W, Zhu H, Yu Z, et al. Long-term effects of various iodine and fluorine doses on the thyroid and fluorosis in mice. Endocr Regul. 1998;32:63–70.

[24]World Health Organization and Food and Agriculture Organization Vitamin and Mineral Requirements in Human Nutrition, 2nd Edition. 2004. Online document at: http://whqlibdoc.who.int/publications/2004/9241546123_chap16.pdf. Accessed April 1, 2007.

[25]Stadel BV. Dietary iodine and risk of breast, endometrial, and ovarian cancer. Lancet. 1976;1:890–891.

[26]Aceves C, Anguiano B, Delgado G. Is iodine a gatekeeper of the integrity of the mammary gland? J Mammary Gland Biol Neoplasia. 2005;10:189–196.

[27]Smyth PP. The thyroid, iodine and breast cancer. Breast Cancer Res. 2003;5:235–238.

[28]Kapdi CC, Wolfe JN. Breast cancer: Relationship to thyroid supplements for hypothyroidism. JAMA. 1976;236:1124–1127.

[29]Shrivastava A, Tiwari M, Sinha RA. Molecular iodine induces caspase-independent apoptosis in human breast carcinoma cells involving the mitochondria-mediated pathway. J Biol Chem. 2006;281:19762–19771. Epub 2006 May 5.

[30]Eskin BA, Shuman R, Krouse T, Merion JA. Rat mammary gland atypia produced by iodine blockade with perchlorate. Cancer Res. 1975;35:2332–2339.

[31]Kessler JH. The effect of supraphysiologic levels of iodine on patients with cyclic mastalgia. Breast J. 2004;10:328–336.

[32]Santiago-Fernandez P, Torres-Barahona R, Muela-Martinez JA, et al. Intelligence quotient and iodine intake: A cross-sectional study in children. J Clin Endocrinol Metab. 2004;89:3851–3857.

[33]Qian M, Wang D, Watkins WE, et al. The effects of iodine on intelligence in children: A meta-analysis of studies conducted in China. Asia Pac J Clin Nutr. 2005;14:32–42.

[34]Vermiglio F, Lo Presti VP, Moleti M, et al. Attention deficit and hyperactivity disorders in the offspring of mothers exposed to mild–moderate iodine deficiency: A possible novel iodine deficiency disorder in developed countries. J Clin Endocrinol Metab. 2004;89:6054–6060.

[35]van den Briel T, West CE, Hautvast JG, Ategbo EA. Mild iodine deficiency is associated with elevated hearing thresholds in children in Benin. Eur J Clin Nutr. 2001;55:763–768.

[36]Tiwari BD, Godbole MM, Chattopadhyay N, et al. Learning disabilities and poor motivation to achieve due to prolonged iodine deficiency. Am J Clin Nutr. 1996;63:782–786.

[37]DeLong GR, Stanbury JB, Fierro-Benitez R. Neurological signs in congenital iodine-deficiency disorder (endemic cretinism). Dev Med Child Neurol. 1985;27:317–324.

[38]Venturi S, Venturi A, Cimini D, et al. A new hypothesis: Iodine and gastric cancer. Eur J Cancer Prev. 1993;2:17–23.

[39]Behrouzian R, Aghdami N. Urinary iodine/creatinine ratio in patients with stomach cancer in Urmia, Islamic Republic of Iran. East Mediterr Health J. 2004;10:921–924.

[40]Gulaboglu M, Yildiz L, Celebi F, et al. Comparison of iodine contents in gastric cancer and surrounding normal tissues. Clin Chem Lab Med. 2005;43:581–584.

[41]Becker DV, Braverman LE, Delange F, et al. Iodine supplementation for pregnancy and lactation—United States and Canada: Recommendations of theAmerican Thyroid Association. Thyroid. 2006;16: 949–951.

22

기억력과 인지력향상을 위한 자연요법

많은 환자들이 노화를 가장 불안하게 생각하는 이유 중 하나는 원하는 기억을 추억하고, 새로운 정보와 자극을 이해하는 능력이 점점 감소하기 때문이다. 2007년에 조사된 한 보고에 따르면 미국에서 500만 명의 사람들이 알츠하이머병으로 힘들게 생활하는 것으로 추정된다. 게다가 알츠하이머병은 2030년에는 770만 명까지 증가할 것으로 예상되고 있다. 알츠하이머병은 미국 전체 인구에서 일곱 번째 주요사망원인임과 동시에 65세 이상에서 다섯 번째 사망원인에 해당한다. 알츠하이머병으로 인해 직접 및 간접적으로 지출되는 비용은 매년 1,480억 달러 이상이다.[1] 그리고 심하지 않은 병전단계의 정신황폐화가 실질적으로 더 늘어날 것으로 예상하고 있다. 이 장에서는 이러한 지능 및 인지와 관련된 식사요법과 식물성제제(한약) 등의 보충제를 알아볼 것이다. 인지기능을 장기간 유지하는 데 중요한 점은 너무 당연한 것이지만 평생에 걸쳐 유지할 수 있는 건강유지관리계획을 충실히 준수하는 것이다, 따라서 인지기능유지에는 무엇보다 중요한 것이 예방이라고 하겠다.

현명한 식단선택

포괄적인 의료개입에서 가장 중요한 고려사항은 퇴행을 예방하거나 느리게 하는 방법으로 이해할 수 있다. 따라서 인지력유지에 필요한 규정식단이 가장 중요한 예방대책에 해당한다. 한 예비치매연구에서 나이 55세 이상의 치매증상이 없는 586명의 참가자를 대상으로 시행되었는데, 연구의 시작부분에 먼저 그들 각각의 식단평가가 이루어졌고 2년 후 다시 참가자에 대한 치매증상에 대해 검토하였다.[2] 연령, 성별, 교육과 같은 실험결과에 영향을 줄 수 있는 다른 요인에 대해 조사해 보니 2년간의 총지방섭취량이 높을수록 치매에 걸릴 상대위험도가 상당히 높았다(상대위험도(RR)=24 [1.1-5.2]). 치매위험의 증가와 연관된 다른 식사요인은 포화지방(RR=1.9 [0.9-4.0])과 콜레스테롤(RR=1.7 [0.9-3.2])의 높은 섭취에 있었다. 또 다른 연구에서 고무적인 결과가 나왔는데, 물고기를 많이 먹을수록 일반적으로 치매위험이 상당히 낮아지고(RR=OA [0.2-0.9]), 특히 치매 중 알츠하이머병의 위험도 낮아진 것으로(RR=0.3 [0. 1-0.9]) 나타났다.[3,4] 여러 역학연구가 재시행되었는 데에도 결과는 모두 유사하였다. 인지저하가 활성산소의 영향에 의한 것이라는 가설을 기초로 항산화성분이 풍부한 딸기와 시금치 그리고 비타민 E 등은 노화에 기인한 인지력저하를 막아 준다는 연구가 시행되고 있다.[5] 또한 주목할 만한 사안은 65세 이상의 치매위험이 높은 사람에서 과량의 베타카로틴과 비타민 C 섭취는 기억력향상과 상관관계를 보인다는 것이다.[6] 따라서 다양한 영양소를 고루 갖춘 풍부한 식단을 지키고, 저지방과 항산화성분이 많은 신선한 과일과 채소, 그리고 필수지방산(물고기)을 강조하는 것은 지속적인 인지기능의 보존과 함께 인체의 전반적인 기능향상을 동반한 무병장수를 누리는 데 필수적이다.

알츠하이머병환자들을 대상으로 단백질섭취는 유지한 상태로 탄수화물섭취를 변화시켜 본 결과 탄수화물을 많이 먹을수록 인지 및 기억능력뿐만 아니라 운동능력까지 더욱 저하되었다.[7] 지중해식식단과 알츠하이머병의 위험을 조사한 결과 지중해식식단을 꾸준히 섭취할 경우 알츠하이머병에 대한 위험도가 낮아졌다. 하지만 혈관병성치매와의 연관성은 조사되지 않았다.[8] 또한 여러 논문의 내용을 종합해 보면 단일불포화지방산(monounsaturated fatty acid)이 많은 생선과 곡물의 충분한 섭취가 알츠하이머병의 유행연령에서 상대적으로 위험을 확실하게 줄이는 것으로 나타났고, 매일 레드와인 서너 잔을 마신 경우에는 치매에 걸릴 위험이 더욱 낮아졌다.[9]

> 우리나라에서 한의학을 통해 전통적으로 사용되어 왔던 은행과 인삼으로 치매에 대한 실험이 진행되었다. 동물 및 임상 실험 모두에서 은행과 인삼의 조합은 매우 희망적으로 보인다.

많은 임상의들은 낮은 칼로리의 신선한 과일과 야채로 식사하면 중추신경계에 대한 산화손상을 줄여 인지력감소를 둔화시킬 수 있다고 본다. 이 분야의 연구는 몇 가지 제한사항이 보이지만 식단수정에 의하여 치료와 함께 지속적인 웰빙이 가능하다는 면에서 매우 고무적이다. 칼로리제

인지기능을 유지하기 위한 자연의학 전략

식단조절

- 전체 식단에서 지방을 줄인다, 특히 포화지방을 줄인다.
- 콜레스테롤의 양을 조절한다.
- 주당 최소한 2~3회 정도 물고기를 먹는다.
- 하루에 4~5회 이상 신선한 과일과 야채를 섭취하여 항산화성분을 충분히 보충한다.

식물성제제 보충

- 매일 하루에 240 mg의 은행추출물을 먹거나 은행추출물 120 mg과 인삼추출물 200 mg을 함께 복용한다.
- 하루에 두 번씩 200 mg의 석송(huperzine A) 추출물을 복용한다

* 수술 전에 은행추출물을 복용한 경우에는 지혈장애를 초래하여 과다출혈이 발생할 수 있으므로 수술을 집도할 의사에게 반드시 알려야 한다.

한은 알츠하이머병에 걸린 쥐모델의 뇌에서 아밀로이드 베타-펩타이드생성 및 신경염성플라크침착(neuritic plaque deposition)을 방지하는 것으로 나타났는데, 이것은 아밀로이드신경병리가 발견된 환자에서 알츠하이머병의 유발을 늦추는 데 큰 도움이 될 것으로 생각된다.

한약을 포함한 식물성보충제

은행잎(Ginkgo biloba)

인지력 유지를 보증할 수 있는 것이 첫 번째 고려사항 중 하나이며, 지금까지 인지력유지에 가장 인기 있는 것이 은행이다. 이것은 아마도 은행의 여러 가지 효과로 알려진 메커니즘 가운데 지질과산화작용을 억제하기 때문일 것이다. 이러한 은행은 건강한 인지력을 보존하고, 어느 정도 복원하는 데 도움이 될 수 있다. 은행추출물은 여러 가지 실험조건에서 신경조직에 유도된 지질과산화작용을 억제하는 활성산소를 제거하는 착한 청소부역할을 보여 주었다.[11,12] 또한 여러 논문을 분석해 보면 은행은 혈관벽을 이완시키고 혈소판활성화인자를 억제하며, 국소순환도 증진시켜 줄 뿐만 아니라 신경전달물질을 자극하는 등의 기능도 보인다.[13] 또한 이와 같은 추가기능들이 치매환자들에서 치료제제로 사용할 수 있다고 한다. (다음 페이지의 '은행이 인지기능을 개선시키는 방법' 박스 참조)

> 이미 치매를 앓고 있는 경우에는 한약을 포함한 식물성약품들이 가장 효과적인 치료방법의 일부로 증명되고 있다.

하지만 은행이 인지력을 개선시키는 방법은 알지 못해도 경험적으로 사용해 본 결과 탁월한 효과를 보였다.[14,15] 하지만 여기에도 주목할 만한 예외가 있다. 치매를 앓고 있는 200명 이상의 고령자에게 24주 동안 은행을 투여하는 실험을 했으나 효과를 보여 주는 데 실패하였다.[16] 이러한 결과는 다른 실험과 대조를 이루는데, 다른 성공한 실험에서는 은행추출물 120 mg을 6개월에서 1년 이상 동안 장기간 투여하여 치매와 관련된 300건 이상의 실험에서 피실험자가 인지기능을 유지하거나 개선시킨 결과를 보여 주었다.[17] 이렇게 은행의 인지기능에 대한 연구라는 동일한 연구에서 여러 전문가들의 의견이 상이한 경우에는 여러 가지 요소가 특정방향으로 결합하면 하나의 데이터 또는 심지어 여러 연구를 왜곡할 수 있다는 것을 반드시 기억해야 한다. 은행에 대한 최근 논문의 검토결과에서는 한 연구결과와 다른 연구결과 사이의 불일치는 연구자가 사용하는 요소의 결과 즉, 활용된 측정치, 치료기간과 환자의 복용처방에 연유하는 것으로 나타났다.[18] 또한 연구의 대부분은 은행의 특정요소인 EGb 761을 활용하는데, 이는 flavonol glycosides 24%와 ginkgolides terpenelactones A, B, C, J와 bilobalide 6%를 포함하는 건조한 은행나무잎의 표준추출물이다. 따라서 연구결과의 차이는 임상에 사용되는 은행성분함유량 및 제형과 관련이 있을 수 있다. 논문은 일반적으로 치매환자에 대한 은행추출물의 효과를 지원하는 것 같다. 또한 마찬가지로 중요한 것은 임상에서 은행이 반복적으로 효과적이고 안전하게 투여됨으로써 그 효과를 스스로 입증했다는 점이다.

치매를 앓고 있는 고령자들을 대상으로 은행추출물을 투여한 결과 그들보다 연하인 정상인보다 좋은 기억력을 발휘하기 시작한 실험결과도 있다. 또 다른 실험에서는 지원자들에게 120 mg, 240 mg, 360 mg의 은행추출물을 투여한 군과 각각 동일한 양의 위약(placebo)을 투여하여 20개 항목에서 각 군을 비교하였다. 이 항목 중에서 주의력속도와 정확성 및 기억력속도와 품질을 평가하기 위해 일련의 컴퓨터를 이용한 검사가 시행되었다. 가장 충격적인 결과는 용량에 비례하여 나타난 집중력속도의 향상이었다. 2.5시간 후에 240 mg, 360 mg의 은행추출물을 투여한 군의 집중력은 유지되었고, 6시간 경과해도 여전히 집중도가 떨어지지 않았다. 이 작은 연구로 식물학적 제제(한약재)도 용량에 비례하여 질병치료에 충분히 효과적인 반응을 나타낸다고 결론내릴 수 있다.[19] 이번에는 실험의 크기를 확장하여 262명의 인지력이 정상인 60세 이상의 환자들을 무작위로 6주 동안 위약으로 대조군도 편성한 채 은행추출물 180 mg을 고정복용시키는 이중맹검임상시험이 실시되었다. 은행추출물을 복용한 그룹은 여유시간(30분)을 주는 자유연상과 비문서적인 인식을 포함하는 선택적 상기검사에서 위약그룹에 비해 훨씬 많은 향상을 보여 주었다. 은행추출물을 복용한 그룹은 또한 Wechsler Memory Scale-III 평가와 Faces II 평가에서 위약그룹에 비해 상당히 큰 향상을 보여 주었다. 또한 전반적인 기억능력의 주관적인 평가에서도 은행추출물을 복용한 그룹에서 상당히 개선된 것으로 나타났다.[20]

은행이 인지기능을 개선시키는 방법

- 지질신경조직의 자유라디칼손상을 억제한다.
- 혈관벽을 이완시킨다.
- 혈소판활성인자를 억제한다.
- 국소혈류량을 증가시킨다.(뇌내 인지영역)
- 신경전달물질의 활성을 증가시킨다.

인삼(人蔘, Ginseng)

은행나무와 함께 인지력향상을 위해 도움이 될 수 있는 또 다른 식물은 인삼(*Panax ginseng*)이다. 인삼의 여러 성분의 생물학적 효과는 복잡한데 식물화학물질(phytochemicel) 중 하나는 니코틴산수용체에 대한 친화력향상을 들 수 있다.[21] 니코틴산수용체의 자극감소는 인지력쇠퇴와 관련된다. 반대로 다른 식물화학물질은 이 수용체를 차단하기도 한다.[22] 그러나 동물 및 임상연구 모두에서 은행과 인삼의 조합은 치료효과에 대한 희망을 보여 준다. 예를 들면, 쥐에서 은행나무와 인삼의 조합은 늙거나 젊은 쥐 모두 학습능력을 향상시키는 결과를 보여 주었다.[23]

최근 인간을 대상으로 14주간 진행된 위약과 식물성제제를 투여하여 250개 항목에 대한 변화를 관찰한 이중맹검임상시험이 보고되었다. 연구에서 인지력과 기억력은 표준설문지를 이용하여 4주마다 평가했다. 전반적으로 향상과 작업 및 장기메모리에서의 큰 향상이 식물성제제를 투여한 군(하루 120 mg의 은행과 하루 200 mg의 인삼)에서 나타났다.[24] 건강한 젊은 성인을 대상으로 위약군을 포함한 평형-교차 연구에서는 다소 고차원적 인지력을 비교하는 이중맹검임상시험에서 인삼의 효과를 조사해 보았다. 결과는 암산작업에서 인삼투여는 향상된 기능을 보여 주었고, 또한 지속적이고 정신적으로 까다로운 작업에 참가자들이 나중 단계 동안 경험한 주관적인 감정의 정신적 피로증가가 개선되었다.[25] 이와 유사한 이중맹검임상시험을 20명의 젊은 성인에서 7일 간격으로 인삼 200 mg, 400 mg, 600 mg을 투여하였다. 결과는 인삼 400 mg을 투여한 군에서 기억력의 질이 상당히 개선되었고, 관련 '보조 기억력'도 400 mg 인삼투여 다음날 1시간, 2.5시간, 4시간, 6시간으로 개선되는 것을 보여 주었다.[26]

석송(石松, Club moss)

희귀한 석송(*Huperzia serrata*)이라는 이끼에서 발견된 huperzine A는 중국에서 예전부터 알츠하이머병환자의 기억력, 인지력, 행동력 등에 미치는 영향에 대한 연구를 해 왔다. Huperzine A는 아세틸콜린분해효소(acetylcholinesterase)를 억제하고, 베타-아밀로이드단백질, 과산화수소(활성산소의 일종), 글루타메이트(glutamate), 뇌내 국소허혈, 그리고 스타우로스포린(staurosporine)으로 유도된 세포독성 및 세포자멸사로부터 세포를 보호한다.[47)] 이러한 보호효과는 Huperzine A의 능력에 기인하는데, 산화스트레스를 약화하기 위해 세포자멸사를 유발하는 단백질표현을 조절하고, mitochondria를 보호하고, 신경성장인자 및 수용체를 상향조절하는 한편, 아밀로이드 전구체단백질대사를 간섭한다.[27] 총 450명 이상이 등록한 세 종류의 이중맹검임상시험에서 Huperzine A는 알츠하이머병과 다른 형태의 치매증상을 모두 크게 개선할 수 있는 것으로 나타났다.[28,29,30]

Periwinkle

빈포세틴(Vinpocetine)은 또 다른 인지기능증강인자로서 Periwinkle(*Vinca minor*)의 구성요소인 vincamine에서 얻어진다. 허혈성뇌졸중과 경증인지장애, 중증도정신황폐를 보이는 환자에게 12주 동안 경구 Vinpocetine을 투여하여 혈류변화를 관찰하는 실험이 있었다. 결과는 Vinpocetine치료 후 동일한 환자군의 혈류속도에 비해 증가하였다. 호흡중지 경두개 도플러검사를 시행하여 Vinpocetine을 투여한 12주후에 동일한 환자군에 비해 평균속도가 크게 증가하였

47) 역자주: staurosporine은 jasplakinolide, ethanol 등과 함께 세포자멸사를 유발한다고 알려진 화학물질로 실험적 세포자멸사를 유발할 때 사용된다.

다. 또한 Vinpocetine투여로 인지기능의 주관적인 면과 객관적인 면 모두에서 크게 향상되었다.[31] 583명의 치매환자에서 Vinpocetine과 위약(placebo)으로 나누어 투여한 세 연구의 메타분석에 의하면 Vinpocetine 하루 30 mg과 60 mg의 투여로 위약에 비해 탁월한 효과를 보여 주었다.[32]

주요 영양분과 보조제

표 22-1에는 다음에 논의될 영양소의 권장복용량을 요약해 놓았다. 이것은 의사의 치료계획에서 개별영양소에 대한 개인적인 경험과 친숙도를 기준으로 파악한 것으로 추정된다. 영양소 1~2가지에 대한 정기복용은 정신기능소실을 방지하는 데 도움이 되는 반면, 3~4가지 영양소는 이미 시작된 소실을 늦추기 위해 더 적절할 수 있고, 4~5가지 영양소는 상당한 소실을 해결하기 위해 필요할 수 있다.

카르니틴(Acetyl-L-Carnitine)

치매치료에 광범위하게 연구되어 온 영양보충제는 아세틸콜린합성을 위한 전구체로 알려지는 Acetyl-L-carnitine이다. 임상에서 시행된 전형적인 이중맹검임상시험에서 3.5개월 동안 경증치매환자에서 절반은 Acetyl-L-carnitine을 하루 2 g씩 투여하고, 나머지 절반은 위약을 투여하였다. 이후 60개 항목으로 나누어 Acetyl-L-carnitine의 영향에 대한 평가가 이루어졌는데, 행동, 기억, 주의력, 언어사용 등에서 Acetyl-L-carnitine이 투여된 그룹에서 상당한 개선이 있었다.[33] 여러 연구를 종합하면 Acetyl-L-carnitine은 알츠하이머병의 진행을 둔화시키고, 환자의 인지기능개선에 많은 도움이 될 것이라는 긍정적인 결론에 이를 수 있다.[34,35]

Acetyl-L-carnitine에 대한 관심은 수년간 지속되었으나 계속된 임상시험에서 좋지 못한 결과들이 나오면서 Acetyl-L-carnitine에 대한 효능이 의문시되었다. 350명 이상의 환자에서 1년간 Acetyl-L-carnitine을 하루 3 g씩 복용한 임상시험이 진행되었는데, 당시의 추세에서는 당연히 알츠하이머병의 증상이 느리게 진행될 것으로 예상되었다. 그러나 좀 더 주의 깊게 봤을 때 이러한 추세는 65세 이하의 경우에 그러했으나 더 높은 연령에서는 acetyl-L-carnitine의 복용으로 질병이 더 빠르게 진행되는 경우가 많았다.[36] 추가연구에서도 65세 이하의 알츠하이머병환자에게 발병 1년간 Acetyl-L-carnitine을 하루 3 g 투여하여 본 결과 알츠하이머병의 진행을 느리게 하지 않았다.[37] 어떤 연구에서는 긍정적인 결과를 보여 주는데, 또 다른 연구에서는 그렇지 않는 이유를 완전히 이해하기 어렵지만, 65세 이하에서 발병한 알츠하이머병에 대해 Acetyl-L-carnitine을 통한 단기치료프로토콜은 치매를 일부 둔화시킬 수도 있을 가능성을 열어 둘 필요가 있다. 만약 임상적으로 어떠한 개선이 있다면 효과가 의심되는 제제를 투여했다는 꺼림칙함에서 다소 해방되어 정당화될 수도 있다.

포스파티딜세린(Phosphatidylserine)과 콜린(Choline)

포스파티딜세린(PS)은 세포막의 중요한 구성요소인 글리세로인지질(glycerophospholipid)이다. 이 PS는 알츠하이머병환자에서 아세틸콜린, 노르에피네프린, 세로토닌, 그리고 도파민의 수준을 증가시키는 것을 보여 주었다. 일부 연구에서 PS 300 mg으로 알츠하이머 치매의 인지기능을 개선하는 데 도움이 된 반면[38], 다른 능력에 대해서는 고무적이지 못한 것으로 보인다.[39] 아마도 이러한 논란을 바탕으로 진행된 가장 중요한 연구 중 하나가 6개월 동안 PS를 투여하며 신경심리학적 검사(neuropsychologic test)를 포함하여 대뇌내의 포도당대사를 모니터링하고, 뇌파검사(electroencephalograms)를 하는 등의 다면적 실험이었다. 뇌기능개선은 연구기간 동안 나타났지만 8주에서 16주 사이 가장 눈에 띄는 개선을 보였고, 6개월 연구의 마지막에는 개선이 경미해진다는 것이 흥미로웠다. 따라서 이 치료로 알츠하이머병환자를 위한 단기효과 대신에 장기적인 이익을 제공할 수 있는지를 확실히 하는 것이 중요하다. 주목할 만한 것은 PS의 연구 가운데 나타난 결과의 차이가 PS의 기원에 의해 부분적으로 발생되었을 수도 있다는 것이다. 원래 실험에서 사용하는 PS는 동물조직에서 얻은 PS를 많이 사용하였다. 그러나 요즘의 연구에서는 동물조직에서 얻은 것보다 콩에서 얻은 PS를 자주 사용하는데, 이 두 가지는 다른 지방산성분을 가지고 있다. 현재의 연구 및 임상 환경에서 동물조직에서 얻어진 PS를 사용하는 방법에 대한 우려가 많은데, 이는 prion에 감염된 PS에 의해 광우병 위험에 노출될 수도 있다는 점 때문이다.

콜린은 아세틸콜린의 전구체이기 때문에 알츠하이머병의 치료에 오래 전부터 많이 연구되어 왔다. 알츠하이머유형의 치매를 앓고 있는 환자들을 대상으로 180일 동안 하루에 3번씩 400 mg의 콜린을 투여하는 이중맹검임상시험이 진행되었다. 정신상태 및 인지기능을 평가하는 여러 가지 검사(MMSE, Global Deterioration Scale, Alzheimer's Disease Assessment Scale-Behavioral Subscale, Alzheimer's Disease Assessment Scale, Clinical Global Impression)들을 다방면으로 검사하여 확인한 결과, 위약을 투여한 환자군은 변함이 없거나 더욱 악화된 데 반해, 콜린을 투여한 환자군은 90일 내지 180일 후에 꾸준히 기준선 대비 개선효과를 보였다.[40]

디메틸아미노에탄올(DMAE; Dimethylaminoethanol)

DMAE는 체내에서 자연적으로 합성되는 물질로서 이 물질을 통한 항노화에 대한 연구가 있어 왔고, 인지기능 향상에도 기여한다고 알려져 있다. DMAE는 콜린의 전구물질이며, 아세틸콜린의 수준을 높일 수 있다.[41] DMAE는 모든 노화조직에 축적되는 노화와 관련된 색소인 리포푸신(lipofuscin)의 생산을 억제한다. 리포푸신이 증가된 세포는 리소좀(lysosomes) 활동이 방해받기 때문에 이로 인해 미토콘드리아도 제 기능을 발휘할 수 없게 되고, 활성산소(ROS)도 증가하기 때

표 22-1. 인지력개선에 도움되는 보충제

보충제	용량
Acetyl-L-carnitine	하루에 1 g 3번[a]
Phosphatidylserine	하루에 200 mg, 2번
Mixed vitamin E	하루에 800~1,200 IV 위 용량 이하로 투여, 주의요망
Vitamin C with bioflavonoids	하루에 1,000~2,000 mg
Vitamin B complex	하루에 100 mg 2번
Methylcobalamin	하루에 2,000 μg 설하투여
Folic acid[b]	하루에 800 μg 경구투여

[a] 65세 이하의 인지기능장애가 있는 환자에서는 용량제한이 필요하다.
[b] 엽산복용에 의해 비타민 B_{12} 결핍증상이 나타나지 않을 수 있으므로 반드시 비타민 B_{12}와 함께 복용해야 한다.
IU=international unit(국제단위).

> 알츠하이머병에 이환될 위험의 생체표지자로는
> 혈중 호모시스테인 수치가 사용될 수 있다.

문에 세포단위의 노화와 관련하여 매우 중요하다.[42] 또한 DMAE가 활성산소를 제거하는 생체 청소부역할을 하기 때문에 단백질간의 교차결합을 막아 준다는 실험결과도 있다.[43]

비타민 B_{12}와 엽산

알츠하이머병의 위험에 대한 하나의 잠재적인 신흥생체지표는 호모시스테인(homocysteine)의 혈액수치가 될 수 있다. 알츠하이머형치매로 진단된 164명의 환자와 알츠하이머병에 이환된 108명의 환자를 대상으로 혈액검사를 진행한 결과 정상인에 비해 특히 호모시스테인이 상당히 높은 수준이었고, 반대로 혈청 비타민 B_{12}와 엽산은 상당히 낮은 수준이었다.[44] 또한 알츠하이머병환자를 3년간 관찰해 본 결과, 질병의 진행에 따라 나타나는 영상의학적 변화와 호모시스테인 농도 사이에 상관관계가 있는 것으로 나타났다. 추가연구를 진행한 결과, 과량의 엽산과 비타민 B_6, 비타민 B_{12}의 섭취가 알츠하이머병의 다른 인자와 독립적으로 알츠하이머에 걸릴 위험을 줄일 수 있는 것으로 나타났다.[45] 이러한 연구는 몸 전체에 걸쳐 건강한 혈관유지의 중요성을 강조하고 있다. 실제로 우리가 참여한 치매와 관련된 건강의 자세한 내용을 보면 심혈관질환과 치매는 같은 원인에서 시작하여 같이 변화하고, 같이 치료될 수 있다. 비타민 B_{12}보충제와 엽산보충제는 증가된 호모시스테인과 관련된 심혈관질환의 만성염증을 억제할 수 있고, 또한 고호모시스테인혈증으로부터 치매환자의 대뇌혈관을 보호할 수 있다.

기타 고려사항

혈관구조와 신경조직의 퇴화 그리고 진행을 방지하는 데는 역시 충분한 항산화제의 섭취와 영양보충이 필수적이고, 활성산소로부터 자유로운 환경이 필요하다. 비타민 C와 비타민 E 같은 입증된 항산화영양소는 반드시 섭취해야 한다. 또한 비타민 E는 혈소판응집을 억제하는 효과를 생성하여 막힘 없는 최적의 혈류에 도움을 주고 뇌졸중과 같은 갑작스런 허혈성질환을 예방한다. 최적 인지력을 포함한 신경계기능에 대한 보호는 신경전달물질의 생산과 그 기능을 지원하는 비타민 B의 충분한 수준에 따라 달라진다. 치매의 예방에 대한 종래의 접근방식과 같이 COX-2 차단제와 같은 항염증약물의 사용에 초점을 계속 맞춘다면, 일선의 임상의사는 부가적인 치료제로서 생선오일을 이용한 에이코사펜타에노산(eicosapentaenoic acid)을 보조적으로 투여하는 것도 도움이 될 것이다.

결론

퇴행성질환과 마찬가지로 인지력감소와 치매의 원인은 확실히 여러 가지 원인이 존재한다. 특히 알츠하이머형 치매에 초점을 두면 역학적인 증거의 주요특징은 총지방, 포화지방 및 콜레스테롤이 높은 식단을 피하고, 생선섭취를 증가시키는 것이 위험감소와 연관된 것으로 나타난다. 이미 발병한 치매에 대하여 은행과 인삼 등의 한약은 사용가능한 가장 효과적인 치료옵션의 일부로 증명되고 있다. 특히 고농도의 은행추출물섭취는 국소순환을 개선하고, 지질과산화를 억제하여 신경조직을 강화하고, 신경전달물질을 자극하는 등의 많은 시너지효과를 일으킨다. 비록 짧은 기간 동안 시행되었지만 지금까지 일관성 있게 발표되어 온 논문들을 살펴보면, Acetyl-L-carnitine과 포스파티딜세린의 치매환자에 대한 시험적 사용은 정당화될 수 있다. 추가연구에 의해 우리는 치매를 더욱 명확하고 폭넓게 이해하게 될 것이고, 현명한 식사선택권과 한약재를 포함한 식물성제제 및 비타민 등 영양소를 통한 치료의 통합 접근방식을 환자에게 제공함으로써 환자들의 삶의 전반에 걸쳐 많은 기회를 줄 수 있을 것이다. 심지어 이로 인해 인식력 및 기억력의 향상도 함께 경험하게 될 것이다.

참고문헌

[1]Alzheimer's Disease Facts and Figures 2007. Available at: www.alz.org/national/documents/Report_2007 FactsAndFigures.pdf. Accessed November 25, 2007.

[2]Kalmijn S, et al. Dietary fat intake and the risk of incident dementia in the Rotterdam Study. Ann Neurol. 1997;42(5):776-782.

[3]Smith MA, Petot GJ, Perry G. Diet and oxidative stress: A novel synthesis of epidemiological data on Alzheimer's disease. Alzheimer Dis Rev. 1997;2:58–59.

[4]Grant WB. Dietary links to Alzheimer's disease. Alzheimer Dis. 1997;Rev 2:42–55.

[5]Joseph JA, et al. Long-term dietary strawberry, spinach, or vitamin E supplementation retards the onset of age-related neuronal signal transduction and cognitive behavioral deficits. J Neurosci. 1998;18(19):8047–8055.

[6]Perrig WJ, Perrig P, Stahelin HB. The relation between antioxidants and memory performance in the old and very old. J Am Geriatr Soc. 1997;45(6):718–724.

[7]Young KW, Greenwood CE, van Reekum R, Binns MA. A randomized, crossover trial of high-carbohydrate foods in nursing home residents with Alzheimer's disease: associations among intervention response, body mass index, and behavioral and cognitive function. J Gerontol A Biol Sci Med Sci. 2005 Aug;60(8):1039–1045.

[8]Scarmeas N, Stern Y, Mayeux R, Luchsinger JA. Mediterranean diet, Alzheimer disease, and vascular mediation. Arch Neurol. 2006 Dec;63(12):1709–1717. Epub 2006 Oct 9.

[9]Panza F, Solfrizzi V, Colacicco AM, D'Introno A, Capurso C, Torres F, Del Parigi A, Capurso S, Capurso A. Mediterranean diet and cognitive decline. Public Health Nutr. 2004 Oct;7(7):959–663.

[10]Wang J, Ho L, Qin W, Rocher AB, Seror I, Humala N, Maniar K, Dolios G, Wang R, Hof PR, Pasinetti GM. Caloric restriction attenuates beta-amyloid neuropathology in a mouse model of Alzheimer's disease. FASEB J. 2005 Apr;19(6):659–661. Epub 2005 Jan 13.

[11]Koc R, Akdemir H, Kurtsoy A, et al. Lipid peroxidation in experimental spinal cord injury: Comparison of treatment with Ginkgo biloba, TRH and methylprednisone. Res Exp Med (Berlin). 1995;195(2):117–123.

[12]Dorman D, Cote L, Buck W. Effects of an extract of Ginkgo biloba on bromethalin-induced cerebral lipid peroxidation and edema in rats. Am J Vet Res. 1992;53(1):138–142.

[13]Yoshikawa T, Naito Y, Kondo M. Ginkgo biloba leaf extract: review of biological actions and clinical applications. Antioxid Redox Signal. 1999;1(4):469–480.

[14]Gebner B, Voelp A, Klasser M. Study of the long-term action of a Ginkgo biloba extract on vigilance and mental performance as determined by means of quantitative pharmaco-EEG and psychometric measurements. Arzneim-Forsch. 1985;35:1459–1465.

[15]Vorberg, G. Ginkgo biloba extract (GBE): A long-term study of chronic cerebral insufficiency in geriatric patients. Clin Trials J. 1985;22:149–157.

[16]VanDougen JA, et al. The efficacy of ginkgo for elderly people with dementia and age-associated memory impairment: New results of a randomized clinical trial. J Am Geriatr Soc. 2000;48(10):1183–1194.

[17]LeBars PL, Katz MM, Berman N, et al. A placebo-controlled, double-blind, randomized trial of an extract of Ginkgo biloba for dementia: North American EGb study Group. JAMA. 1997;278(16):1327–1332.

[18]Le Bars PL, Kastelan J. Efficacy and safety of a Ginkgo biloba extract. Pub Health Nutr. 2000;3(4A):495–499.

[19]Kennedy DO, Scholey AB, Wesnes KA. The dose-dependent cognitive effects of acute administration of Ginkgo biloba to healthy young volunteers. Psychopharmacology (Berlin). 2000;151(4):416–423.

[20]Mix JA, Crews WD Jr. A double-blind, placebo-controlled, randomized trial of Ginkgo biloba extract EGb 761 in a sample of cognitively intact older adults: Neuropsychological findings. Hum Psychopharmacol. 2002 Aug;17(6):267–277.

[21]Lewis R, Walse G, Court G, et al. Nonginsenoside nicotinic activity in ginseng species. Phytother Res. 1999;13(1):59–64.

[22]Tachikawa E, Kudo K, Harada K, et al. Effect s of ginseng saponins on responses induced by various receptor stimuli. Eur J Pharmacol. 1998;369(1):23–32.

[23]Petkov VV, Kehayov R, et al. Memory effects of standardized extracts of Panax ginseng (G115), Ginkgo biloba (GK501) and their combination Gincosan (PHL-00701). Planta Medica. 1993;59:106–114.

[24]Wesnes KA, Ward T, McGinty A, Petrini O. The memory enhancing effects of a Ginkgo biloba/Panax ginseng combination in healthy middle-aged volunteers. Psychopharmacology (Berlin). 2000;152(4):353–361.

[25]Reay JL, Kennedy DO, Scholey AB. Effects of Panax ginseng, consumed with and without glucose, on blood glucose levels and cognitive performance during sustained "mentally demanding" tasks. J Psychopharmacol. 2006 Nov;20(6):771–781. Epub 2006 Jan 9.

[26]Kennedya DO, Scholeya AB, Wesnes KA. Dose dependent changes in cognitive performance and mood following acute administration of Ginseng to healthy young volunteers. Nutr Neurosci. 2001;4(4):295–310.

[27]Wang R, Yan H, Tang XC. Progress in studies of huperzine A, a natural cholinesterase inhibitor from Chinese herbal medicine. Acta Pharmacol Sin. 2006 Jan;27(1):1–26.

[28]Xu SS, Gao ZX, Weng Z. Efficacy of tablet huperzine-A on memory, cognition, and behavior in Alzheimer's disease. Zhongguo Yao Li XueBao. 1995;16:391–395.

[29]Zhang RW, Tang XC, Han YY. Drug evaluation of huperzine A in the treatment of senile memory disorders [in Chinese; English abstract]. Zhongguo Yao Li XueBao. 1991;12:250–252.

[30]Zhang Z, Wang X, Chen Q. Clinical efficacy and safety of huperzine alpha in treatment of mild to moderate Alzheimer disease: A placebo-controlled, double-blind, randomized trial. Zhonghua Yi XueZaZhi. 2002;82:941–944.

[31]Valikovics A. [Investigation of the effect of vinpocetine on cerebral blood flow and cognitive functions]. Ideggyogy Sz. 2007 Jul 30;60(7–8):301–310.

[32]Szatmari SZ, Whitehouse PJ. Vinpocetine for cognitive impairment and dementia. Cochrane Database Syst Rev. 2003; CD003119.

[33]Passeri M, Cucinotta D, et al. Acetyl-L-carnitine in the treatment of mildly demented elderly patients. Int J Clin Pharmacol Res. 1990;10(1–2):75–79.

[34]Rai G, Wright G, et al. Double-blind, placebo-controlled study with acetyl-L-carnitine in patients with Alzheimer's dementia. Curr Med Res Opin. 1990;11:638–647.

[35]Bonavita E. Study of the efficacy and tolerability of acetyl-L-carnitine therapy in the senile brain. Int J Clin Pharmacol Ther Toxicol. 1986;24:511–516.

[36]Thal LJ, Carta A, et al. A 1-year multicenter placebo-controlled study of acetyl L-carnitine in patients with Alzheimer's disease. Neurology. 1996;47(3):705–711.

[37]Thal LJ, Calvani M, Amato A, Carta A. A 1-year controlled trial of acetyl-L-carnitine in early onset AD. Neurology. 2000;55(6):805–810.

[38]Crook T, et al. Effects of phosphatidylserine in Alzheimer's disease. Psychopharmacol Bull. 1992;28:61–66.

[39]Engel RR, Satzger W, Gunther W, et al. Double-blind cross-over study of phosphatidylserine vs. placebo in patients with early dementia of the Alzheimer type. Eur Neuropsychopharmacol. 1992;2:149–155.

[40]De Jesus Moreno, Moreno M. Cognitive improvement in mild to moderate Alzheimer's dementia after treatment with the acetylcholine precursor choline alfoscerate: A multicenter, double-blind, randomized, placebo-controlled trial. Clin Ther. 2003 Jan;25(1):178–193.

[41]Grossman R. The role of dimethylaminoethanol in cosmetic dermatology. Am J Clin Dermatol. 2005;6:39–47.

[42]Terman A, Brunk UT. Oxidative stress, accumulation of biological "garbage", and aging. Antioxid Redox Signal. 2006;8(1–2):197–204.

[43]Nagy I, Nagy K. On the role of cross-linking of cellular proteins in aging. Mech Ageing Dev. 1980;14(1–2):245–251.

[44]Clarke R, Smith AD, Jobst KA, Refsum H, Sutton L, Ueland PM. Folate, vitamin B12, and serum total homocysteine levels in confirmed Alzheimer's disease. Arch Neurol. 1998;55(11):1449–1455.

[45]Luchsinger JA, Tang MX, Miller J, Green R, Mayeux R. Relation of higher folate intake to lower risk of Alzheimer disease in the elderly. Arch Neurol. 2007 Jan;64(1):86–92.

23

불안, 우울증, ADHD 등의 자연치유

세포생화학의 문제

'마음은 낭비하기에는 끔찍한 것'이란 금언은 영양이 정신질환에 미치는 영향에 관해서는 특히 맞는 말이다. 여러 가지 영양소의 부족이 정신질환 및 증상에 대해 미치는 영향에 수많은 연구가 수행되고 있다. 이러한 연구에서 우리는 자신의 생화학적 필요에 따라 신경학적 기능을 추론할 수 있다. 병리적 신경학적 증상이나 생리적 신경학적 기능은 질병이나 건강 각각에 대한 신체와 두뇌의 반응이라고 볼 수 있다. 우리 모두는 창조적인 인간으로서 '생각'의 힘을 알고 있을 뿐만 아니라 긍정적인 '생각'들이 인간의 생명에 가져다 주는 힘을 잘 알고 있다. 이것을 더 확장해 보면 두뇌에는 특정영양소가 더 필요할 수 있는데, 여러 영양소결핍증을 가지게 되면 그 기능을 제대로 수행할 수 없기 때문에 정신병리적 증상을 경험하게 된다. 앞으로 다루어질 내용은 신체의 상태가 마음의 상태를 반영하는 것만큼 똑같이 신체의 상태를 반영하는 '정신건강'에 대한 이야기이다. 몸에서 마음의 인위적인 구분은 얼굴에서 코의 분리, 또는 숲에서 나무의 분리와 동일하다고 볼 수 있다.

불안(Anxiety)

불안은 모든 인류의 삶에 영구적 그리고 고정적으로 마음뿐만 아니라 몸과 일상생활의 기능에 많은 영향을 미친다. 불안의 임상적 정의는 두 가지로 나뉘는데, 먼저 종종 예상되는 사건의 결과(즉, 삶의 스트레스)로 인해 마음이 불안한 상태로 되는 것이고, 두 번째로 비정상적으로 압도적인 느낌, 즉 빠른 심박동, 긴장, 발한 그리고 생리학적 반응에 의한 공포 때문에 발생하는 불유쾌한 감정을 불안으로 특정 지을 수 있다. 불안은 정도에 따라 몸과 마음에 모두 영향을 주며, 개개인마다 정도의 차이는 있지만 모든 사람은 삶에서 이와 유사한 감정을 경험하게 마련이다.

현재 많이 발병하고 있는 불안은(특히 미국인에서) 의심할 여지 없이 가족과 가정에서 책임을 다해 열심히 일하면서 가정내 구성원들과의 관계도 충실히 하려는 사람들에서 발생한다. 이런 불안감이 만연한 세태에 많은 사람들이 체험하는 스트레스와 불안은 그 어느 때보다 많고, 그들의 고통을 완화하기 위해서 치료를 모색한다는 것은 놀라운 일이 아니다. 불안으로 인해 연간 약 420억 달러의 비용이 소모되며, 미국에서 1,900만 명의 성인이 불안장애로 고통받는 것으로 추정된다. 거의 230억 달러 이상의 어마어마한 금액이 불안으로 인한 신체적 질병으로 나타나는 증상을 치료하기 위한 의료서비스에 대한 비용으로 지출되었다. 불안한 사람이 의사를 찾을 확률은 불안이 없는 사람보다 3배 내지 5배 더 높고, 이들 질환에 의한 입원가능성은 6배 더 높다.[1] 이러한 불안은 만성적 고질적인 것이 될 수 있으므로 불안장애의 경제적 개인부담은 아주 높다고 할 수 있다. 불안장애가 있는 사람은 2, 3차 병원의 정신과의사보다는 일차진료의료인에게 더 많이 의존하는 경향이 있다. 이런 환자들은 자신의 건강에 대한 염려(hypochondriasis)와 두근대는 심장, 불면증의 발현, 호흡곤란 및 기타 신체적인 장애 때문에 더 자주 치료를 받으려 한다. 불안장애에 시달리는 개인의 단지 30%가 자신의 조건에 대한 치료를 추구하고, 3,000만 명 이상의 많은 사람들이 그들의 삶의 어떤 시점에서든지 불안장애의 일부 유형을 경험하게 될 것이다.[2]

니아신(Niacin)

Niacinamide(nicotinamide)는 니아신(비타민 B_3)의 한 형태이다.48) Niacinamide는 뇌에서 벤조디아제핀(benzodiazepine)과 비슷한 효과를 가진다.49)[3] Niacinamide가 가바(GABA; gamma aminobutyric acid)를 자극하여 억제적 신경세포그룹인 벤조디아제핀수용체복합체에 작용하게 되고, 이로 인해 특정신경원을 조절하여 안정효과를 나타내게 된다.[4] Niacinamide와 뇌기능의 관계를 검사하도록 설계된 실험에서 환자의 Niacinamide가 부족할 때 가바신경수용체는 덜 자극적이게 되고, Niacinamide가 다시 생기면 가바수용체가 자극되어 진정시키는 효과를 가져온다는 것이 입증되었다.[5] 본 연구를 바탕으로 Niacinamide의 섭취는 불안증상의 완화에 기여할 수 있다고 추정할 수 있다.

피리독신(Pyridoxine)

피리독신(비타민 B_6)은 가바, 도파민 및 세로토닌 등 여러 중요한 신경전달물질의 생합성에서 중요한 보조효소이며, 이 모두가 대부분의 불안증상에 영향을 미칠 수 있다. 가바, 도파민 그리고 세로토닌의 생산감소를 반영한 동물실험에서 피리독신결핍증은 교감신경유리의 증가와 고혈압의 원인으로 밝혀졌다. 게다가 동물실험에서 피리독신을 보충한 결과, 혈압을 낮추는 효과가 나타났다.[6] 또 다른 연구에서 불안 관련 월경전증후군(PMS)증상에 마그네슘과 피리독신의 사용이 연구되었는데, 연구팀은 피리독신 50 mg과 마그네슘 200 mg을 매일 보충한 여성에서 과민성을 포함하여 신경의 긴장 그리고 일반화된 불안 등을 포함한 불안 관련 월경전증후군증상들의 상당한 감소를 경험하는 것을 보여 주었다.[7]

48) 역자주: 니아신(비타민 B_3)의 음식물에 속해 있는 형태를 니아신아마이드로 보면 됨. 니코티나아마이드로도 불리는데 담배의 니코틴과 무관함.

49) 역자주: benzodiazepine은 신경안정제에 속하는 향정신성의약품의 하나로서 바리움, 아티반 등의 상품명으로 잘 알려져 있다.

마그네슘(Magnesium)

마그네슘보충은 불안증상 및 스트레스가 과중한 환자들을 진정시키는 효과로 유명하다. 한 연구에서는 환자에게 칼슘 400 mg과 마그네슘 200 mg을 함께 투여하여 관찰한 결과, 신경과민과 불면증의 수준이 감소되었고,[8] 또 다른 연구에서는 마그네슘부족과 불안 사이의 연관관계를 발견하였다.[9] 수술과 관련된 환자의 통증과 마그네슘의 상관관계를 연구하는 임상시험에서 환자에게 수술 중 또는 수술 후 모두 마그네슘을 투여하고 관찰하였다. 마그네슘을 투여받은 환자들은 마그네슘을 투여받지 않은 환자그룹에 비해 진통제가 크게 필요하지 않았다. 또한 마그네슘이 투여된 그룹은 불안증상도 적었다고 보고하였다.[10] 일반적인 미국인의 식단에는 전형적으로 마그네슘이 부족하다. 한 대규모 설문조사에서 식단 중 거의 72%가 마그네슘이 부족하다고 하였다. 이들 중 50%는 마그네슘의 일일권장허용량(RDA)의 75%보다 적게 먹었고, 30%는 마그네슘권장량의 50%보다 적게 먹었다. 또한 경구피임약이나 이뇨제, 변비약 등을 남용하면 마그네슘결핍증이 증가하는 위험이 커질 수 있다.

카바(Kava, piper methysticum)

많은 연구를 통해서 이미 불안제거작용에 대한 카바(70% kavalactones)의 효능은 입증되었다. 25주간의 무작위 이중맹검임상시험에서 카바를 투여한 보완치료는 8주부터 객관적으로 그리고 주관적으로 위약에 비해 상당한 우위의 불안제거효과를 보였다.[12] 또 다른 무작위 이중맹검 임상시험에서는 29명의 불안증후군환자를 각각 두 그룹으로 나누어 정신장애에 대해 카바추출물로 4주 동안 치료를 시행하였다. 카바그룹은 불안치료 1주일 후 해밀턴불안척도검사(Hamilton Anxiety-Scale)에서 불안증상의 전체 점수에서 큰 감소를 보여 주었다.[13] 연구에 의하면 카바가 유도하는 진정작용은 가바수용체(GABA-A)에 결합을 조절하는 성분(kava pyrones)을 통해서 가능하다고 한다.[14] 그러나 요즘에는 카바의 표준추출물은 많은 회사의 판매중지로 찾아보기 어렵다.

L-테아닌(L-theanine)

테아닌(Theanine)은 녹차에 있는 높은 농도의 아미노산이다. 테아닌은 뇌혈관장벽(BBB)을 통과하고, 뇌내에서 여러 수용체를 촉진 및 길항함으로써 작용을 나타낸다. 임상시험에 의하면 테아닌보충은 인체를 이완시키는 효과가 있는 것으로 나타났는데, 이는 아마도 가바와 세로토닌의 증가에 의한 것으로 보인다.[15] 또 어떤 연구에서는 테아닌 200 mg으로 뇌파 중 하나인 알파파를 증가시켜 뇌를 휴식하도록 도와준다는 것을 보여 주었다.[16] 테아닌은 또한 뇌속에서 글루탐산(L-glutamic acid)의 글루탐산수용체(glutamate receptor)를 차단하는 것으로도 알려져 있다. 이중맹검위약대조군 임상시험에서 테아닌투여의 결과는 위약그룹에 비해 급성스트레스작업에서 심장박동과 타액면역반응감소가 나타나는데, 이는 테아닌의 항스트레스활동이 교감신경긴장완화에 의한 것으로 볼 수 있다.[17] 동물실험에서 테아닌은 도파민분비신경세포에서 도파민분비를 유발하고, 홍분을 유발하는 신경전달경로의 글리신수용체(glycine receptors)를 억제하여 불안감을 제거하는 작용을 하는 것으로 보인다.[18]

발레리안(Valerian, *Valeriana officinalis*: 힐초근, 纈草根)

7주간 발레리안 또는 카바를 투여하여 스트레스에 대한 심리적 및 주관적인 반응을 조사한 연구가 시행되었다. 결과는 최초의 스트레스작업에서 상대적인 카바 및 발레리안 두 그룹의 높아졌던 수축기혈압의 큰 감소를 보여 주었다. 첫 번째와 두 번째 스트레스작업 사이에서 정신적 스트레스에 대한 심장박동반응은 발레리안그룹에서 감소하지만, 카바그룹에서는 그렇지 않은 것으로 확인되었다. 카바 또는 발레리안 투여 7일 후 두 번째 스트레스작업에서는 높아졌던 수축기혈압의 더 큰 감소가 관찰되었다.[19] 발레리안(*Valeriana wallichii*)을 60일 동안 2일 한 번씩 500 mg 캡슐로 복용하는 또 다른 연구에서는 스트레스와 불안을 크게 감소시켰을 뿐만 아니라 우울증을 상당히 개선하고, '해당환경에서 적용하고자 하는 의지'를 향상시키는 엄청난 결과를 보여 주었다.[20] 정서불안 및 수면장애로 오랫동안 고통받은 12세 이하 918명의 어린이에게 발레리안과 레몬밤(Melissa officinalis)이 조합된 처방을 투여하는 실험이 있었다. 여기에서 수면장애환자의 80.9%와 정서불안환자의 70.4%에서 확연한 증상개선을 보였다.[21] 조사에 의하면 발레리안추출물 및 발레리안의 구성성분인 발레릭산(valerenic acid)의 약리학적 효과는 가바수용체의 조절을 통해 나타난다.[22]

기타 항불안작용을 가진 식물성분은 꽃시계덩굴(passionflower, Passiflora incamata, 일명 시계풀), 황금(skullcap, 黃芩, Scutellaria lateriflora), cowhage(Mucuna pruriens) 및 가바가 포함된다.

양극성장애

조증과 우울증으로 알려진 양극성장애는 생각, 기분, 에너지수준, 그리고 행동에서의 다양한 변화가 특징이다. 우울증과 조증이 주기적 또는 일회적으로 발생할 수 있고, 또는 조증과 우울증의 혼합된 증세로도 나타날 수 있다. 이 질환은 사람 인생의 모든 측면을 방해할 수 있다. 미국에서는 2,300만 명의 성인[23], 또는 만 18세 이상 인구의 약 1.2%가 양극성장애로 추정된다.[24] 양극성장애는 일반적으로 청소년기 늦게 시작하는데, 20대 초에 첫 번째 조증증세가 발병한다.[25] 양극성장애는 유전적 요인을 가지고 있어서 가족성질환의 특징을 가진다. 한 조사에 따르면 양극성장애가 있는 사람의 3분의 2는 양극성장애나 우울증이 있는 가까운 친척이 한 명 정도는 반드시 있다.[26] 또한 쌍둥이연구에서 만약 쌍둥이 중 한 사람이 기분장애가 있는 것으로 나타날 경우에 일란성쌍둥이는 이란성쌍둥이보다 장애발생이 3배 더 높은 것으로 보고된다. 게다가 일란성쌍둥이 간의 이 질환에 대한 일치비율은 80%, 이란성쌍둥이는 16%를 보인다.[27] 그러나 양극성장애의 발병에는 유전적 요인만 있는 것이 아니라 환경요인도 큰 역할을 한다. 따라서 생물학적 및 심리학적 요인이 이 질병의 병리학적 원인에 복수로 작용한다.

엽산(Folate Acid)

엽산(비타민 B_9)은 적절한 뇌기능을 위해, 특히 조증과 우울증에 반드시 보충되어야 한다. 정신질환에 엽산보충제의 역할은 반복적으로 연구되었다. 연구결과에서는 모두 양극성장애에 엽산이 중요한 역할을 한다는 것을 재확인하였다. 체내 엽산농도의 수준은 조증과 우울증의 치료에 밀접한 관련이 있는데, 농도에 따라 역효과가 나타나기도 한다. 한 연구에서 조증으로 진단된 45명의 환자에서 엽산수치를 측정했는데, 조증환자 대부분은 적혈구내 엽산농도가 대조군과 비교해서 20% 이하인 것으로 나타났다.[28] 엽산의 신경생물학적 작용은 다음과 같이 검토될 수 있다.[29]

- 엽산결핍은 다양한 정신장애가 있는 사람들에서 일반적으로 나타난다.
- 여러 연구결과는 엽산보충제가 엽산결핍환자의 정신증상을 치료하는 데 효과가 있다는 것을 보여준다.
- 많은 정신과적 증상은 엽산결핍증과 연관되어 있다.
- 엽산의 흡수는 항경련제(양극성장애에 대한 표준치료)에 의해 억제된다.
- 엽산의 낮은 수치는 뇌의 정상적 기능을 위해 필요한 세로토닌(5-hydroxytryptamine)과 SAMe(S-adenosyl-methionine)의 농도를 낮춘다. SAMe는 우울증치료작용을 가지고 있으며, 뇌에서 세로토닌수준을 증가시키는데, 엽산결핍은 뇌에서 세로토닌의 농도감소와 관련되어 있다.

코발라민(Cobalamin)

코발라민(비타민 B_{12})은 정신건강에 중요한 또 다른 비타민 B이다. 비타민 B_{12}의 결핍은 정신과적 증상으로 이어질 수 있으며, 이 사실은 수십 년 동안 의학논문에 계속적으로 언급되어 왔다.[30] 특정연구에서 조증환자에서 조증증세의 발현이 관찰되었는데, 환자의 뇌파검사상 뇌파변화는 정신적 변화와 함께 있었지만 눈에 띄는 비타민 B_{12}의 결핍은 없었다.[31] 비타민 B_{12}의 결핍과 뇌기능장애 사이의 연관성을 인용하여 이 연구의 저자들은 정신과적 증상이 거대적아구성빈혈과 척수질환 같은 비타민 B_{12}의 결핍일 때 나타나는 표준징후보다 이전에 나타날 수 있다고 평가하였다.

리튬(Lithium)

기분장애(특히 우울증)를 가진 사람은 일반사람보다 자살위험이 훨씬 높다.[32] 리튬은 양극성장애와 우울증을 가진 환자가 복용함으로써 항우울제 또는 항정신병약 하나만을 처방받는 사람에 비해 자살의 발병률을 줄이는 것으로 보고된다.[33,34] 리튬은 알코올중독, 빈혈, 그리고 편두통 및 군발성두통 등 기분장애 이외의 다양한 증상에 성공적으로 사용되어 왔다.[35] 리튬미네랄(lithium orotate)은 이러한 우울증과 양극성장애 같은 질환에 효과 좋은 영양보충제로서 바로 이용가능한 미네랄이다. 리튬미네랄은 처방되는 리튬의 대안으로 사용가능하지만 여러 가지 부작용위험이 높다. 하지만 적당량의 리튬미네랄은 기분장애에서 리튬과 동일한 긍정적인 효과를 충분히 제공할 수 있다.

오메가-3 지방산

오메가-3 지방산(DHA, EPA)은 수많은 기분장애증상에 좋은 효과를 보여 주었다. 오메가-3 지방산이 양극성장애에 대한 기존 처방을 통한 유지치료에 추가적으로 투여될 때는 우울증증상에 매우 유익한 효과를 가져올 수 있다. 이중맹검임상시험에서 우울증환자에게 12주 동안 매일 EPA을 1 g 또는 2 g 정도 투여하였다. 해밀턴우울증평가척도에 의하면 위약(placebo)에 비해 EPA는 치료와 함께 증상의 큰 개선을 보였다.[36] 작은 오픈라벨실험에서 하루에 오메가-3 지방산인 EPA를 1.5~2 g 정도 우울증환자에게 투여하였다.[50)] 그 결과 10명의 우울증환자 중 8명의 환자에서 투여한 지 1개월 이내에 해밀턴우울증평가척도 점수가 50% 이상 감소한 것으로 나타났다.[37]

생약제제

라벤더(Lavendula officinalis)는 가벼운 안정제로 사용되는데 불면증, 우울증, 불안, 신경과민 등의 증상 해결을 위해 전통적으로 사용되는 식물성제제이다. 라벤더는 주로 라벤더오일로 향을 냄새 맡는 것으로 많이 사용되는데, 식용으로는 금기시되고 있다. 라벤더오일의 성분들은 온 몸을 이완시키고, 긴장을 풀어 주는 기능을 한다.[38] 라벤더향의 흡입은 조증환자에서 불안증상을 줄여준다.

레몬밤은 종종 가벼운 진정효과와 긴장을 풀어 주는 효과로 불안감을 치료하는 데 유용한 또 다른 식물성제제이다.[39] 레몬밤의 성문인 테르펜(terpene)은 진정작용이 있는데, 아마도 가바와 같은 억제성신경원의 작용으로 인한 것으로 생각된다.[40] 레몬밤과 발레리안을 병용하는 경우에는 수면의 질과 양 모두 개선되는 것이 한 연구에서 보고되었다.[41]

---

50) 역자주: Open lable study는 임상시험 3상(phase 3)단계에서 많이 시행하는 연구법으로, 실험자와 피실험자가 모두 무슨 약인지, 무슨 작용을 하는지 알고 실행하는 임상시험이다.

우울증(Depression)

성인인구의 약 9.5%로 약 1,900만 명의 미국인이 우울증으로 힘들어하고 있다.[42] 여성은 매년 남성(6.6%)보다 거의 2배(12%) 정도 많이 우울증의 영향을 받는데, 이는 미국에서 1,200만 명의 여성과 640만 명의 남성이 해당한다.[23] 주요우울장애, 기분저하장애(dysthymic disorder) 및 양극성장애 등의 우울증은 한국과 미국 등의 선진국에서 정신과질환 중 가장 빈도가 높은 질환이다. 종종 우울증으로부터 고통받는 환자들은 불안과 같은 추가적인 정신질환이 있을 확률이 매우 높다.[43] 주요우울장애는 나이와 상관없이 발병할 수 있는데, 20대 중반에서 가장 많이 발생한다. 하지만 기분저하장애51)는 종종 어린 시절, 청소년기 또는 성인기 초기에 발병한다.[25] 우울장애는 정신 및 신체 증상을 모두 가지고 있으며, 개인의 삶의 모든 측면에 나쁜 영향을 미칠 수 있는 심각한 정신질환이다.

5-HTP

5-HTP(5-Hydroxytryptophan)는 신경전달물질인 세로토닌의 전구체이다. 5-HTP는 체내에서 트립토판(L-tryptophan)이라는 아미노산이 변환하여 만들어진다. 5-HTP는 뇌혈관장벽(BBB)을 통과할 수 있어 뇌내의 세로토닌 공급확대를 통한 우울증에 대한 효과적인 치료역할을 할 수 있다. 세로토닌(및 다른 신경전달물질)의 불충분한 활동은 우울증발병에 관하여 현재 인정되는 핵심적인 원인이다. 우울증치료에 대한 폭넓은 연구를 종합한 리뷰논문에서 5-HTP와 같은 전구체요법이 다양한 우울증치료에 대한 가능성을 기대하면서도 이러한 효능을 입증하는 더 많은 연구가 필요하다는 의견을 제시하였다.[44] 또 다른 논문에서는 우울증, 자주 손톱을 깨무는 증상, 불면증 같은 장애치료에 5-HTP의 효과가 매우 좋다고 보고하였다.[45] 5-HTP는 영양보조식품으로 사용되면 우울증환자를 위한 유익한 보조적 치료제가 될 수 있다. 의학의 가장 큰 과제는 질병의 진단과 함께 그 원인을 제거하는 것인데, 다른 영양치료는 뇌의 신경전달물질의 기능을 복원하는 데 사용할 수 있는 반면 5-HTP는 환자의 신경전달물질을 직접 주입하여 강화하는 기능을 할 수 있다. 또한 환자의 증상감소에 따라 5-HTP의 투여량을 조금씩 줄여 가더라도 환자는 정상적인 기능을 계속할 수 있다.

비타민 C

아스코르빈산으로 알려진 비타민 C는 자주 다양한 조건에 대해 연구되는 영양소이다. 아스코르빈산결핍증의 임상효과를 검토한 논문에서 저자들은 우울증증상이 비타민 C가 부족한 식단에 영향받는 인간의 괴혈병(scurvy)의 첫 증상 중 하나라고 지적하였다.[46] 괴혈병은 오늘날에는 찾아

---

51) 역자주: 거의 매일 지속되는 우울한 기분으로 특징되어지는 만성질환으로 기분장애(mood disorder) 중의 하나임.

보기 힘든 매우 드문 질환이다. 그러나 가공식품(인스턴트식품)의 증가와 함께 비타민 C의 양이 낮아지면서 아직 안심할 수는 없다. 비타민 C와 괴혈병에 관한 연구는 비타민 C 수준 및 정신과 환자 간의 흥미로운 관계를 제안한다. 정신과환자(양극성장애 환자)의 한 연구에서 "아급성" 괴혈병으로 지칭되는 이들 환자의 대부분은 낮은 비타민 C 상태에 있음을 보여 주었다.[47] 또한 정신과환자 및 유사증상을 가진 환자들을 대상으로 시행된 또 다른 연구에서는 실제로 환자들의 정신과적 증상이 명백히 드러나지 않더라도 비타민 C 감소상태 또는 경계선상의 괴혈병임은 확연히 관찰되었다.[48]

오메가-3 지방산

오메가-3 지방산은 예전부터 우울증증상의 치료를 위해 많이 연구되어 왔다. 우울증환자는 오메가-3 고도불포화지방산(PUFAs)의 부족을 보이며, 특히 적혈구세포막의 인지질지방산조성에서 DHA의 상당한 고갈을 보여 준다.[49] 역학연구에서 생선오일소비량(EPA/DHA의 혈중농도가 높은)이 많은 국가에서 우울증유병률이 낮은 것으로 나타났다.[50] 오메가-3 지방산 보충에 관한 10가지 연구의 메타분석에 의하면 오메가-3 지방산의 보충이 우울증치료에 효과가 상당함을 보여 준다.[51] 이중맹검위약대조군 임상시험에서 우울증환자에게 지속적인 우울증치료법 이외에 4주 동안 생선오일을 하루 2 g씩 투여하였다. 결과는 3주가 경과하면서 나타나기 시작했는데, 위약에 비해 오메가-3 지방산의 투여로 인해 증상의 확연한 호전을 보여 주었다.[52] 한 연구에서는 반복자해행동을 하는 환자에게 표준정신과치료 이외에 12주 동안 1.2 g의 EPA와 0.9 g의 DHA를 무작위로 투여하였다. 오메가-3 보충그룹은 우울증, 자살충동, 스트레스지수에서 상당히 큰 개선을 보였다. 또한 다른 한 연구에서 우울증환자의 혈중지질검사에서 낮은 오메가-3의 비율과 함께 특히 더 낮은 DHA의 비율을 발견하고, 2~3년 동안 관찰한 결과 이에 따른 자살행동의 위험이 더욱 증가함을 알 수 있었다.[54]

성요한의 풀(St. John's Wort, 芒種花)

성요한의 풀(*Hypericum perforatum*)은 우울증에 대한 표준약물에 효과적인 대안이며, 가장 많이 연구되는 식물의약품 중 하나이다. St. John's Wort는 여러 가지 생화학적 경로에 영향을 미치는데, 모노아민산화효소(monoamine oxidase), 세로토닌, 가바, 그리고 도파민 등의 신경전달물질 계통에 영향을 미쳐 우울증의 병리작용에 큰 영향을 준다.[55] 이 식물의 추출물과 성분은 지난 10년 동안 연구되어 현재 우울증에 대한 유력한 대체의학으로 간주되고 있다. St. John's Wort의 성분들의 작용기전은 베타아드레날린수용체를 하향조절하고, 가바수용체에 결합하며, 세로토닌 5-HT(2)수용체를 상향조절하는 작용을 한다. 이러한 효과는 무작위 이중맹검임상시험에서 우울증과 관련된 두뇌의 특정영역에서 신경전달물질농도에 긍정적인 변화로 이어졌다.[56] 우울증환자를 두 군으로 나누어 한 군은 기존의 항우울제를 투여하고, 다른 한 군은 하루에 St. John's Wort를 900 또는 1,800 mg씩 22주간 투여하는 임상시험이 진행되었다. 이 실험결과 해밀턴우울증평가척도점수는 St. John's Wort의 투여로 92.0% 감소하였고, 항우울제인 SSRI계열의 파록세틴을 투여한 환자들은 85.5% 감소했다. 우울증증상의 소실은 St. John's Wort 투여환자의 81.6%와 파록세틴투여환자의 71.4%에서 발생했다.[57]

Acetyl-L-carnitine

60~80세의 오랫동안 기분저하장애를 앓아 온 환자를 대상으로 하루에 3 g씩 60일 동안 카르니틴(Acetyl-L-camitine)을 투여하는 무작위 위약대조군 임상시험이 시행되었다. 그 결과, 카르니틴을 투여한 우울증노인환자에서 우울증증상의 심각도가 크게 감소하고, 또한 삶의 질을 측정하는 항목에서 상당한 개선을 나타냈다.[58] 추가적인 연구에서 카르니틴투여는 매우 효과적이고 통계적으로 의미가 있었는데, 우울증의 심각한 임상증상을 나타내는 환자에서 특히 효과적이라는 분명한 증거를 제공하였다.[59]

S-adenosyl-L-methionine(SAMe)

SAMe는 체내에 상존하는 아미노산으로 100가지 이상의 생화학적 반응에 메틸기를 제공하는 분자로서 작용한다.[60] 비타민 B_{12}와 엽산의 결핍은 중추신경계에서 SAMe의 농도감소를 일으킬

표 23-1. 추천되는 영양소와 용량

영양소	추천 용량
Pyridoxine(vitamin B_6)	하루에 50~100 mg 나누어 복용
Cobalamin(vitamin B_{12})	하루에 1,000 mg 나누어 복용
Magnesium	하루에 400 mg 나누어 복용
Ascorbate(vitamin C)	하루에 1~2 g 나누어 복용
Folate(vitamin B_9)	하루에 1,000 mg 복용
Nicotinamide(vitamin B_3)	하루에 1,000 mg, 2회로 나누어 복용
5-Hydroxytryptophan	하루에 150~300 mg 복용
Phosphatidylserine	하루에 300 mg 복용
Zinc	하루에 5 mg 복용
Essential fatty acids	하루에 3~4 g(EPA:DHA비율은 180:120으로 함.)
Lavender(*Lavendula officinaiis*)	Essential oil을 하루 3번 흡입
Lemon balm(*Melissa officinaiis*)	하루에 80~100 mg, 3번 복용
St. John's wort(*Hypericum perforatum*)	하루에 300 mg, 3번(표준화된 0.3% hypericin 또는 5% hyperforin을 이용) 복용
S-adenosyl-L-methionine(SAMe)	하루에 400~1,600 mg 복용

수 있다. SAMe은 수많은 연구에서 효과적인 우울증치료제로 입증되었다. 한 메타분석에 의하면 SAMe의 복용이 우울증치료에서 위약에 비해 더 크고 빠른 효과를 보여 주었는데, 17~38%에서 전신효과를 나타내었고, TCA계열의 항우울제효능에 필적하는 효과였다.[61] 또 다른 연구에서는 주요우울장애환자 중 전통적인 우울증치료에 부분적으로 반응하거나, 반응하지 않는 환자에게 SAMe의 경구투여가 시행되었는데, 6주간 하루에 800~1,600 mg이 주어졌다. 해밀턴우울증평가척도결과에서 50% 정도의 환자에서 SAMe에 대한 효과가 나타났고, SAMe의 투여량에 따라 43% 정도에서 우울증이 치료된 것으로 나타났다.[62] 또 다른 연구는 주요우울장애로 진단된 환자에서 하루 400 mg의 용량으로 SAMe를 근육주사한 결과, 구강으로 하루 150 mg씩 이미프라민(imipramine)52)을 투여받은 경우와 비교하여 효과가 나쁘지 않았는데, SAMe가 충분히 대체될 수 있음을 보여 주었다.[63]

티로신(L-Tyrosine)과 페닐알라닌(L-Phenylalanine)

페닐알라닌은 티로신으로 대사되는 필수아미노산이다.53) 티로신은 노르에피네프린, 에피네프린, 그리고 도파민 등의 전구체로 이들을 합성하는 데 사용된다. 우울증환자를 대상으로 30일 동안 페닐알라닌을 하루 150~200 mg 투여하는 군과 이미프라민을 하루 150~200 mg 투여하는 군으로 나누어 이중맹검임상시험이 시행되었다. 결과는 우울증치료의 효과적 측면에서 두 약물의 통계적 차이는 찾을 수 없었다. 하루에 75~200 mg의 페닐알라닌을 20일 동안 20명의 우울증환자에게 투여하는 실험을 진행하였는데, 결과는 환자의 60%에서 증상소실 혹은 '좋은'치료로 반응했다고 한다.[64]

뇌내의 노르에피네프린고갈은 스트레스가 유발하는 여러 장애와 연관된다. 티로신을 보충하면 뇌내 노르에피네프린수준이 증가하고, 뇌기능도 정상적으로 돌아오며, 스트레스 관련 증상도 사라지는 연구결과가 보고되었다.[65] 또한 심리사회학적 및 신체적 스트레스가 있는 경우에 티로신을 투여하면 기억력향상과 함께 추적작업(tracking task)의 향상도 보였다.[66] 티로신 보충은 일반적으로 100~150 mg/kg의 범위가 적당하다.

주의력결핍장애(ADD) 및 주의력결핍과잉행동장애(ADHD)

주의력결핍장애와 주의력결핍과잉행동장애는 아동들에서 가장 널리 퍼진 정신질환의 하나이다. 정신건강연구소에 따르면 모든 아동의 3~5% 또는 약 200만 명의 미국아동은 주의력결핍장애와 주의력결핍과잉행동장애가 있고, 특히 남자아동이 여자아동보다 2~3배 정도 더 많이 이 질

52) 역자주: TCA계열의 항우울제
53) 역자주: phenylalanine은 phenylalanine hydroxylase에 의해 tyrosine으로 대사된다.

환을 앓는다.[67] 이것은 통계적으로 볼 때, 미국의 각 교실에서 한 아이가 장애를 가지고 있음을 나타낸다. 이러한 환자들에서 관찰되는 다양한 행동패턴 중 어떤 하나의 원인이 되는 요인은 아직 밝혀지지 않았다. 주의력결핍장애와 주의력결핍과잉행동장애는 다른 명확한 신체적 징후가 없어서 시간이 지나면서 특징적인 행동패턴이 관찰되는 경우에 진단하게 된다. 전국설문조사에서 6~11세 아동 중 7%의 부모는 그들의 자녀가 주의력결핍장애와 주의력결핍과잉행동장애를 가졌다고 밝혔고, 질병통제예방센터(CDC)에서 발표한 성명에서는 약 1,600만 명의 초등학생 연령의 아동들이 진단을 받았다고 지적하였다.[68] 다음은 질병통제예방센터에서 발표한 내용 중 일부이다.

- 남학생은 주의력결핍장애와 주의력결핍과잉행동장애에 걸릴 가능성이 여학생의 약 3배이다.
- 건강보험이 있는 아동에서 건강보험이 없는 아동에서보다 주의력결핍장애와 주의력결핍과잉행동장애가 더 자주 진단되었다.
- 주의력결핍장애와 주의력결핍과잉행동장애가 있는 아이들은 질병이 없는 아이들보다 정신건강서비스와 같은 의료서비스를 더 자주 이용한다.
- 백인아동들은 주의력결핍과잉행동장애로 진단받을 가능성이 흑인과 히스패닉 아동들보다 2배 높다.

포스파티딜세린(Phosphatidylserine)

포스파티딜세린은 생물학적 인지질분자이다. 인지질(phospholipids)은 인체세포막의 기본 구성요소 중의 하나이고, 세포막의 다른 구성요소들을 서로 안정시키는 기능을 한다. 포스파티딜세린은 인간뇌세포의 주요구성인지질이며, 세포신호전달, 세포와 세포 간 교통을 담당하고, 세포성장과 분열을 규제하며 내부환경을 제어하는 등 세포기능의 전반을 조절한다.[69] 또한 포스파티딜세린은 신경세포의 시냅스를 이루는 세포막의 구성성분이고, 신경신호(nerve signal)를 만들고 전송하는 등의 중요한 기능뿐만 아니라 여러 다른 뇌기능에도 직간접적으로 유용하게 작용한다. 포스파티딜세린을 보충하면 신경전달물질인 도파민의 생산, 분비, 그리고 효능을 증가시키는 이점이 있을 뿐만 아니라 시냅스교통을 통해 신경에너지를 증가시킨다.[70] 한 임상시험에서 포스파티딜세린의 보충이 주의력결핍장애와 주의력결핍과잉행동장애 환자치료에 어떤 영향을 미치는지에 대한 조사가 시행되었다. 결과는 놀랍게도 90% 치료효과의 향상을 보여 주었는데, 최대 4개월 동안 매일 200~300 mg씩 투여한 연구에서 증상개선이 가장 큰 것으로 나타났다.[71] 포스파티딜세린 보충은 뇌-지질함량을 정상화하고, 신경세포의 정상적인 기능을 복원하는 것으로 생각된다.[71] 주의력결핍과잉행동장애 이외에도 우울증을 앓는 10명의 노인여성에서 소규모연구가 시행되었다. 이 여성환자들에서는 처음 30일 동안은 하루에 포스파티딜세린 300 mg을 처방하였고, 그 후에는 15일 동안 위약으로 치료하였다. 결과에서 포스파티딜세린은 우울증증상, 기억력 및 우울한 행동

등을 지속적으로 개선하는 것으로 나타났다.[73]

오메가-3 지방산

오메가-3 지방산(DHA, EPA)의 보충은 주의력결핍장애와 주의력결핍과잉행동장애 환자와 우울증환자에서 매우 긍정적인 영향을 보여 왔다. 이러한 지방산결핍이나 지방산대사불균형은 아동기발달장애와 밀접한 관련이 있어 위와 같은 질환이 유발되는 것으로 보기도 한다. 한 연구에서는 혈장내 인지질(phospholipids)과 적혈구에서 오메가-3 지방산의 비율이 주의력결핍장애와 주의력결핍과잉행동장애를 앓는 아동에서 훨씬 낮게 나타나는 것으로 보고되었다. 또한 포화지방산 비율이 높게 나타났고, 실제로 포화지방산은 일반아동보다 주의력결핍장애와 주의력결핍과잉행동장애를 앓는 아동이 30% 더 많이 섭취하는 것으로 나타났다.[74] 16.2 g의 오메가-3 지방산(EPA/DHA)을 8주 동안 주의력결핍장애와 주의력결핍과잉행동장애를 가진 아동에게 투여하는 파일럿시험이 진행되었다.54) 그 결과 혈중 EPA와 DHA의 상당한 증가뿐만 아니라 아라키돈산이 EPA에 비해 크게 감소하였다. 또한 이 실험과 상관없는 제3의 심리치료사에게 이 환자들의 실험 전후를 평가시켜 본 결과 부주의, 과잉행동, 반항적 행동, 품행장애 등의 행동들에서 뚜렷한 향상을 확인하였다.[75] 15주 이상의 기간 동안 7~12세의 주의력결핍과잉행동장애를 앓는 환자에게 고도불포화지방산(PUFAs)을 투여하는 실험 또한 진행되었다. 그 결과, 주의력결핍과잉행동장애의 핵심증상인 주의력결핍과잉행동과 충동행동 등의 증상이 매우 많이 호전되었다고 환자의 부모들로부터 보고되었다.[76]

아연

몇몇 연구를 통해 주의력결핍장애와 주의력결핍과잉행동장애가 있는 아동에서 아연섭취가 적은 것이 지적되었다.[77] 또 다른 연구는 주의력결핍장애와 주의력결핍과잉행동장애는 장애가 없는 아동에 비해서 장애가 있는 아동에서 아연의 혈중농도가 낮은 것으로 나타났다.[78] 주의력결핍장애와 주의력결핍과잉행동장애를 가진 아동의 혈중 아연수준과 자유지방산수준 사이에 연관성도 있다. 주의력결핍장애와 주의력결핍과잉행동장애 아동은 장애가 없는 아동에 비해 자유지방산과 아연의 낮은 혈중수치를 가지고 있는데, 아연의 낮은 혈중농도가 자유지방산의 농도를 낮추지 않을까 하는 생각을 제시하였고, 이에 대한 추가연구의 필요성도 제안하였다.[79] 이러한 결과는 아연결핍이 주의력결핍장애와 주의력결핍과잉행동장애를 발병하는 병리과정과 관련되어 있음을 시사한다. 또 다른 연구는 아연의 혈중농도와 자극성약물에 의한 반응 사이의 관계를 밝혔는데, 낮은 아연수치는 약물에 대한 반응이 신통하지 못했다.[80] 아연은 신경전달물질합성의 보조인자

---

54) 역자주: 파일럿시험은 본 연구가 진행되기 전에 작은 규모로 그 실험의 타당성 등을 평가하기 위해 시행하는 임상시험이다.

(cofactor)이며, 간접적으로 도파민대사에도 영향을 미친다. 도파민은 주의력결핍장애와 주의력결핍과잉행동장애에 관여하는 것으로 생각되는 신경전달물질로서 실제로 도파민의 낮은 수준을 보충하여 몇 가지 관련 증상이 완화되기도 하였다.[81] 주의력결핍과잉행동장애가 있는 아동에게 황산아연을 12주 동안 투여한 결과에서 황산아연으로 아연이 보충된 그룹은 과잉적, 충동적 행동과 사회적 장애의 여러 행동들도 감소하였다.[82]

정신분열병(Schizophrenia)

정신분열병은 만성중증의 신경학적 장애상태이다. 이 질병은 내부의 목소리를 듣고, 다른 사람이 자기의 마음을 읽고 자신의 생각을 통제하거나 자신을 상대로 음모를 꾸밀 수 있다는 믿음과 같은 증상 등을 특징으로 한다. 이러한 증상들은 이 질병을 겪고 있는 사람에서는 매우 무서운 해악이 될 수 있다. 정신분열병환자는 자주 두려워하고, 위축되어 말과 행동이 비조직적인 것으로 나타난다. 정신분열병의 첫 번째 증상으로는 문제를 유발하는 행동변화가 나타나기 시작한다. 정신분열병은 100명 중 1명에게 영향을 미치는 가장 흔한 정신질환의 하나이며, 이것은 인구의 약 1%로서[83], 해당연도의 50만 명의 한국국민(미국의 경우는 200만 명)에 해당한다. 정신분열병의 유병률은 남성과 여성에서 동일하게 나타나는데, 여성보다 남성이 좀 더 일찍 발현되는 것으로 보고된다. 여성들은 20대 후반이나 30대 초반에 더 자주 증상이 유발되는 반면, 남성들은 보통 20대 초반에 징후를 보이기 시작한다. 정신분열병의 사회적 비용은 미국에서만 연간 325억 달러로 추산된다.[83] 지방산을 보충하는 것이 이 치명적인 질병에 대한 도움이 될 수 있다.

지방산(Fatty acids)

지방산이 불균형화된 세포막의 인지질대사는 정신분열병발병에 큰 역할을 한다. 가설적으로 제시된 정신분열의 병리이론을 예로 들면, 비정상 세포막의 인지질대사가 발생하면 포스포리파아제A2(phospholipase A2)의 활동증가로 세포막에서 고도불포화지방산(PUFAs)의 소실이 증가되어 정신병리가 시작될 수 있다고 제안한다.[84]

수백 만의 뉴런에 대한 연속적인 조정은 세포막의 통합기능에 의존하며, 따라서 이러한 장애로부터 발생하는 세포막성변화는 뇌에 악영향을 초래할 수 있다. 또 다른 이론에 의하면 자기공명영상(MRI)에 의해 감지되는 뇌내 인지질(phospholipids)의 비정상순환이 세포막내 오메가-3 지방산과 오메가-6 지방산 등의 고도불포화지방산(PUFAs)의 비율을 감소시켜 정신병리에 영향을 미친다고 제안한다. 이 이론을 뒷받침하는 실험결과가 발표되었는데, EPA를 사용하여 정신분열병을 치료하는 다섯 번의 임상시험에서 네 번은 긍정적인 결과[85]를 보여 주어 고도불포화지방산

표 23-2. Condition-Nutrient Cross-Reference Chart

	불안장애	양극성 장애	우울증	ADD/ADHD	정신분열병
Ascorbate (vitamin C)			1,000~2,000 mg		
Pyridoxine (vitamin B_6)	200 mg				
Cobalamin (vitamin B_{12})		1,000 mg			
Magnesium	400 mg				
Niacin (vitamin B_3)	300 mg				
Folate (vitamin B_9)		1~10 mg			
5-HTP			150~300 mg		
Hypericum (from St. John's wort; *Hypericum peiforatum*)			300 mg		
Lavender (Lavendula ofjicinalis)		Inhale essential oil			
Lemon balm (Melissa officinalis)		80~100 mg			
Zinc				15~50 mg	
Phosphatidylserine				300 mg	
Essential fatty acids				2,000 mg	2,000~3,000 mg
S-adenosyl-L-methionine			400~1,600 mg		

(PUFAs)의 감소와 정신병리가 연관됨을 증명하였다. 뇌내 인지질의 고도불포화지방산감소는 정신분열병에서 반복적으로 관찰되었다.[86] 학자들은 현재에도 세포막내 인지질과 고도불포화지방산의 다양한 생리기능과 정신분열병의 병리기전에서 그들의 역할을 조사하고 있다. 이 조사는 세포간 신호전달의 변조가 정신분열병의 신경생리적 발현에 관여하는 방법을 제시한다. 4개월 동안 정신분열병환자에게 매일 2번 고도불포화지방산 혼합물(180 mg의 EPA, 120 mg의 DHA)과 항산화비타민(비타민 E 400 mg, 비타민 C 500 mg)을 투여하는 임상시험결과 정신병리학의 여러 가지 정신평가척도점수가 크게 감소하는 변화를 보여 주었다.[87] 고도불포화지방산을 사용하여 정신분열병을 치료한 임상시험의 과학적 문헌에 대한 종합적인 검토에 따르면, 저자들은 정신분열병치료에 고도불포화지방산을 사용하면 부작용이 거의 없이 정신분열병환자에게 여러 가지 긍정적인 결과를 가져온다는 결론을 내렸다.[88]

결론

영양결핍은 정신질환에 큰 역할을 하고, 이러한 장애를 해결하거나 증상완화를 찾는 환자들에게 충분한 도움이 될 수 있다. 더욱 자세한 연구를 통해서 이러한 장애에서 몸과 마음의 연관성에 많은 내용이 밝혀질 것으로 믿는다.

참고문헌

[1]Greenberg PE, Sisitsky T, Kessler RC, Finkelstein SN, Berndt ER, Davidson JR, Ballenger JC, Fyer AJ. The economic burden of anxiety disorders in the 1990s. J Clin Psychiatry. 1999;60:427–435.

[2]Lepine JP. The epidemiology of anxiety disorders: Prevalence and societal costs. J Clin Psychiatry. 2002;63(suppl.14):4–8.

[3]Mohler H, Polc P, Cumin R, Pieri L, Kettler R. Nicotinamide is a brain constituent with benzodiazepinelike actions. Nature. 1979;5;278:563–565.

[4]Akhundov RA, Rozhanets VV, Voronina TA, Val'dman AV. Mechanism of the tranquilizing action of electron structural analogs of nicotinamide. Biull Eksp Biol Med. 1986;101:329–331.

[5]Fomenko AI, Parkhomets PK, Stepanenko SP, Donchenko GV. Participation of benzodiazepine receptors in the mechanism of action of nicotinamide in nerve cells. Ukr Biokhim Zh. 1994;66:75–80.

[6]McCarty MF. High-dose pyridoxine as an "anti-stress" strategy. Med Hypotheses. 2000;54:803–807.

[7]De Souza MC, Walker AF, Robinson PA, Bolland K. A synergistic effect of a daily supplement for 1 month of 200 mg magnesium plus 50 mg vitamin B6 for the relief of anxiety-related premenstrual symptoms: A randomized, double-blind, crossover study. J Women's Health Gend Based Med. 2000;9:131–139.

[8]Daro AF, Zivkovic DM. Clinical nutrition: Surgical and medical therapy of the future. Int Surg. 1976;61: 262–265.

[9]Seelig MS et al. Latent tetany and anxiety, marginal Mg deficit and normocalcemia. Dis Nerv Syst. 1975;36:461–465.

[10]Kara H, Sahin N, Ulusan V, Aydogdu T. Magnesium infusion reduces perioperative pain. Eur J Anaesthesiol. 2002;19:52–56.

[11]Landy L. Gallup survey finds majority of American diets lack sufficient magnesium—at potential cost to health. Searle News. Sept. 21, 1994.

[12]Volz HP, Kieser M. Kava-kava extract WS 1490 versus placebo in anxiety disorders–a randomized placebo-controlled 25-week outpatient trial. Pharmacopsychiatry. 1997 Jan;30(1):1–5.

[13]Kinzler E, Krömer J, Lehmann E. [Effect of a special kava extract in patients with anxiety-, tension-, and excitation states of non-psychotic genesis. Double blind study with placebos over 4 weeks]. Arzneimittelforschung. 1991 Jun;41(6):584–588.

[14]Jussofie A, Schmiz A, Hiemke C. Kavapyrone enriched extract from Piper methysticum as modulator of the GABA binding site in different regions of rat brain. Psychopharmacology (Berl). 1994 Dec;116(4):469–474.

[15]Lu K, Gray MA, Oliver C, Liley DT, Harrison BJ, Bartholomeusz CF, Phan KL, Nathan PJ. The acute effects of L-theanine in comparison with alprazolam on anticipatory anxiety in humans. Hum Psychopharmacol. 2004 Oct;19(7):457–465.

[16]Anon. L-theanine. Monograph. Altern Med Rev. 2005 Jun;10(2):136–138.

[17]Kimura K, Ozeki M, Juneja LR, Ohira H. L-Theanine reduces psychological and physiological stress responses. Biol Psychol. 2007 Jan;74(1):39–45. Epub 2006 Aug 22.

[18]Yamada T, Terashima T, Okubo T, Juneja LR, Yokogoshi H. Effects of theanine, r-glutamylethylamide, on neurotransmitter release and its relationship with glutamic acid neurotransmission. Nutr Neurosci. 2005 Aug;8(4):219–226.

[19]Cropley M, Cave Z, Ellis J, Middleton RW. Effect of kava and valerian on human physiological and psychological responses to mental stress assessed under laboratory conditions. Phytother Res. 2002 Feb; 16(1):23–27.

[20]Bhattacharyya D, Jana U, Debnath PK, Sur TK. Initial exploratory observational pharmacology of

Valeriana wallichii on stress management: A clinical report. Nepal Med Coll J. 2007 Mar;9(1):36–39.

[21]Müller SF, Klement S. A combination of valerian and lemon balm is effective in the treatment of restlessness and dyssomnia in children. Phytomedicine. 2006 Jun;13(6):383–387. Epub 2006 Feb 17.

[22]Yuan CS, Mehendale S, Xiao Y, Aung HH, Xie JT, Ang-Lee MK. The gamma-aminobutyric acidergic effects of valerian and valerenic acid on rat brainstem neuronal activity. Anesth Analg. 2004 Feb;98(2):353–358, table of contents.

[23]Narrow WE. One-year prevalence of depressive disorders among adults 18 and over in the U.S.: NIMH ECA prospective data. Population estimates based on U.S. Census estimated residential population age 18 and over on July 1, 1998. Unpublished table.

[24]Regier DA, Narrow WE, Rae DS, et al. The de facto mental and addictive disorders service system: Epidemiologic Catchment Area prospective 1-year prevalence rates of disorders and services. Arch Gen Psychiatry. 1993;50:85–94.

[25]American Psychiatric Association. Diagnostic and Statistical Manual of Mental Disorders, 4th Edition. (DSM-IV). Washington, DC: American Psychiatric Press, 1994.

[26]NIMH Genetics Workgroup. Genetics and Mental Disorders. NIH Publication No. 98-4268. Rockville, MD: National Institute of Mental Health, 1998.

[27]Durand VM, Barlow DH. Abnormal Psychology: An Introduction. Scarborough, Ontario, Canada: Wadsworth, 2000.

[28]Hasanah CI, Khan UA, Musalmah M, Razali SM. Reduced red-cell folate in mania. Affect Disord. 1997;46:95–99.

[29]Young SN, Ghadirian AM. Folic acid and psychopathology. Prog Neuropsychopharmacol Biol Psychiatry. 1989;13:841–863.

[30]Hector M, Burton JR. What are the psychiatric manifestations of vitamin B12 deficiency? J Am Geriatr Soc. 1988 Dec;36(12):1105–1112.

[31]Evans DL, Edelsohn GA, Golden RN. Organic psychosis without anemia or spinal cord symptoms in patients with vitamin B12 deficiency. Am J Psychiatry. 1983;140:218–221.

[32]Moscicki EK. Epidemiology of completed and attempted suicide: Toward a framework for prevention. Clinical Neuroscience Research. 2001;1:310–323.

[33]McElroy SL, Kotwal R, Kaneria R, Keck PE Jr. Antidepressants and suicidal behavior in bipolar disorder. Bipolar Disord. 2006 Oct;8(5 Pt 2):596–617.

[34]Howland RH. Lithium: underappreciated and underused? J Psychosoc Nurs Ment Health Serv. 2007 Aug;45(8):13–17.

[35]Sartori HE. Lithium orotate in the treatment of alcoholism and related conditions. Alcohol. 1986 Mar;3(2):97–100.

[36]Frangou S, Lewis M, McCrone P. Efficacy of ethyl-eicosapentaenoic acid in bipolar depression: randomised double-blind placebo-controlled study. Br J Psychiatry. 2006 Jan;188:46–50.

[37]Osher Y, Bersudsky Y, Belmaker RH. Omega-3 eicosapentaenoic acid in bipolar depression: report of a small open-label study. J Clin Psychiatry. 2005 Jun;66(6):726–729.

[38]Schulz V, Hansel R, Tyler VE; Telger TC, transl. Rational Phytotherapy: A Physician's Guide to Herbal Medicine, 3rd Edition. Berlin: Springer, 1998.

[39]Kennedy DO, Scholey AB, Tildesley NT, et al. Modulation of mood and cognitive performance following acute administration of Melissa officinalis (lemon balm). Pharmacol Biochem Behav. 2002;72:953–964.

[40]Burns A, Byrne J, Ballard C, Holmes C. Sensory stimulation in dementia. Br Med J. 2002;325:1312–1313.

[41]Cerny A, Shmid K. Tolerability and efficacy of valerian=lemon balm in healthy volunteers (a double blind, placebo-controlled, multicentre study). Fitoterapia. 1999;70:221–228.

[42]Regier DA, Narrow WE, Rae DS, et al. The de facto mental and addictive disorders service system. Epidemiologic Catchment Area prospective 1-year prevalence rates of disorders and services. Arch Gen Psychiatry. 1993;50:85–94.

[43]Murray CJL, Lopez AD, eds. Summary: The global burden of disease. A comprehensive assessment of mortality and disability from diseases, injuries, and risk factors in 1990 and projected to 2020. Cambridge, MA: Harvard School of Public Health, Harvard University Press, 1996. [on behalf of the World Health Organization and the World Bank]; online document at: www.who.int=msa=mnh=ems=dalys=intro.htm.

[44]Meyers S. Use of neurotransmitter precursors for treatment of depression. Altern Med Rev. 2000;5:64–71.
[45]Birdsall TC. 5-Hydroxytryptophan: A clinically-effective serotonin precursor. Altern Med Rev. 1998;3:271–280.
[46]Hodges RE, Hood J, Canham JE, Sauberlich HE, Baker EM. Clinical manifestations of ascorbic acid deficiency in man. Am J Clin Nutr. 1971;24:432–443.
[47]Milner G. Ascorbic acid in chronic psychiatric patients: A controlled trial. Br J Psychiatry. 1963;109:294–299.
[48]Leitner, ZA, Church IC. Nutritional studies in a mental hospital. Lancet. 1956;i:565–567.
[49]Peet M, Murphy B, Shay J, Horrobin D. Depletion of omega-3 fatty acid levels in red blood cell membranes of depressive patients. Biol Psychiatry. 1998 Mar 1;43(5):315–319.
[50]Tanskanen A, Hibbeln JR, Tuomilehto J, Uutela A, Haukkala A, Viinamäki H, Lehtonen J, Vartiainen E. Fish consumption and depressive symptoms in the general population in Finland. Psychiatr Serv. 2001 Apr;52(4):529–531.
[51]Lin PY, Su KP. A meta-analytic review of double-blind, placebo-controlled trials of antidepressant efficacy of omega-3 fatty acids. J Clin Psychiatry. 2007 Jul;68(7):1056–1061.
[52]Nemets B, Stahl Z, Belmaker RH. Addition of omega-3 fatty acid to maintenance medication treatment for recurrent unipolar depressive disorder. Am J Psychiatry. 2002 Mar;159(3):477–479.
[53]Hallahan B, Hibbeln JR, Davis JM, Garland MR. Omega-3 fatty acid supplementation in patients with recurrent self-harm. Single-centre double-blind randomised controlled trial. Br J Psychiatry. 2007 Feb;190:118–122.
[54]Sublette ME, Hibbeln JR, Galfalvy H, Oquendo MA, Mann JJ. Omega-3 polyunsaturated essential fatty acid status as a predictor of future suicide risk. Am J Psychiatry. 2006 Jun;163(6):1100–1102.
[55]Miller, AL. St. John's wort (Hypericum perforatum): Clinical effects on depression and other conditions [review]. Altern Med Rev. 1998;3:18–26.
[56]Butterweck V. Mechanism of action of St. John's wort in depression: What is known? CNS Drugs. 2003;17:539–562.
[57]Anghelescu IG, Kohnen R, Szegedi A, Klement S, Kieser M. Comparison of Hypericum extract WS 5570 and paroxetine in ongoing treatment after recovery from an episode of moderate to severe depression: results from a randomized multicenter study. Pharmacopsychiatry. 2006 Nov;39(6):213–219.
[58]Bella R, Biondi R, Raffaele R, Pennisi G. Effect of acetyl-L-carnitine on geriatric patients suffering from dysthymic disorders. Int J Clin Pharmacol Res. 1990;10(6):355–360.
[59]Tempesta E, Casella L, Pirrongelli C, Janiri L, Calvani M, Ancona L. L-acetylcarnitine in depressed elderly subjects. A cross-over study vs placebo. Drugs Exp Clin Res. 1987;13(7):417–423.
[60]Friedel HA, Goa KL, Benfield P. S-adenosyl-L-methionine. A review of its pharmacological properties and therapeutic potential in liver dysfunction and affective disorders in relation to its physiological role in cell metabolism. Drugs. 1989;38:389–416.
[61]Bressa GM. S-adenosyl-l-methionine (SAMe) as antidepressant: meta-analysis of clinical studies. Acta Neurol Scand Suppl. 1994;154:7–14.
[62]Alpert JE, Papakostas G, Mischoulon D, Worthington JJ 3rd, Petersen T, Mahal Y, Burns A, Bottiglieri T, Nierenberg AA, Fava M. S-adenosyl-L-methionine (SAMe) as an adjunct for resistant major depressive disorder: an open trial following partial or nonresponse to selective serotonin reuptake inhibitors or venlafaxine. J Clin Psychopharmacol. 2004 Dec;24(6):661–664.
[63]Pancheri P, Scapicchio P, Chiaie RD. A double-blind, randomized parallel-group, efficacy and safety study of intramuscular S-adenosyl-L-methionine 1,4-butanedisulphonate (SAMe) versus imipramine in patients with major depressive disorder. Int J Neuropsychopharmacol. 2002 Dec;5(4):287–294.
[64]Beckmann H, Strauss MA, Ludolph E. Dl-phenylalanine in depressed patients: an open study. J Neural Transm. 1977;41(2-3):123–134.
[65]Salter CA. Dietary tyrosine as an aid to stress resistance among troops. Mil Med. 1989 Mar;154(3): 144–146.
[66]Deijen JB, Wientjes CJ, Vullinghs HF, Cloin PA, Langefeld JJ. Tyrosine improves cognitive performance and reduces blood pressure in cadets after one week of a combat training course. Brain Res Bull. 1999 Jan 15;48(2):203–209.
[67]NIH Publication No. 96-3572 [booklet]. Bethesda, MD: National Institutes of Health, 1994; reprinted

1996.
[68]Centers for Disease Control and Prevention. Prevalence of Attention Deficit Disorder and Learning Disability: Attention Deficit Disorder and Learning Disability: United States, 1997–98. Series 10, No. 206. (PHS) 2002–1534.
[69]Blokland A, Honig W, Brouns F, Jolles J. Cognition-enhancing properties of subchronic phosphatidylserine (PS) treatment in middle-aged rats: Comparison of bovine cortex PS with egg PS and soybean PS. Nutrition. 1999;15:778–783.
[70]Kidd PM. A review of five nutrients and botanicals in the integrative management of cognitive dysfunction. Altern Med Rev. 1999;4:144–161.
[71]Kidd PM. Attention deficit=hyperactivity disorder (ADHD) in children: Rationale for its integrative management. Altern Med Rev. 2000;5:402–428.
[72]Crook TH, et al. Effects of phosphatidylserine in age-associated memory impairment. Neurology. 1991;41:644–649.
[73]Maggioni M, Picotti GB, Bondiolotti GP, Panerai A, Cenacchi T, Nobile P, Brambilla F. Effects of phosphatidylserine therapy in geriatric patients with depressive disorders. Acta Psychiatr Scand. 1990 Mar;81(3):265–270.
[74]Antalis CJ, Stevens LJ, Campbell M, Pazdro R, Ericson K, Burgess JR. Omega-3 fatty acid status in attention-deficit=hyperactivity disorder. Prostaglandins Leukot Essent Fatty Acids. 2006 Oct–Nov;75(4–5):299–308. Epub 2006 Sep 8.
[75]Sorgi PJ, Hallowell EM, Hutchins HL, Sears B. Effects of an open-label pilot study with high-dose EPA=DHA concentrates on plasma phospholipids and behavior in children with attention deficit hyperactivity disorder. Nutr J. 2007 Jul 13;6:16.
[76]Sinn N, Bryan J. Effect of supplementation with polyunsaturated fatty acids and micronutrients on learning and behavior problems associated with child ADHD. J Dev Behav Pediatr. 2007 Apr;28(2):82–91.
[77]Galland L. Nutritional supplementation for ADHD. In: Bellanti JA, Crook WG, Layton RE, eds. Attention Deficit Hyperactivity Disorder: Causes and Possible Solutions (Proceedings of a Conference). Jackson, TN: International Health Foundation, 1999.
[78]Toren P, Eldar S, Sela BA, et al. Zinc deficiency in attention-deficit hyperactivity disorder. Biol Psychiatry. 1996;40:1308–1310.
[79]Bekaroglu M, Aslan Y, Gedik Y, Deger O, Mocan H, Erduran E, Karahan C. Relationships between serum free fatty acids and zinc, and attention deficit hyperactivity disorder: A research note. J Child Psychol Psychiatry. 1996;37:225–227.
[80]Arnold LE, Pinkham SM, Votolato N. Does zinc moderate essential fatty acid and amphetamine treatment of attention-deficit=hyperactivity disorder? J Child Adolesc Psychopharmacol. 2000;10:111–117.
[81]Cocores JA, Davies RK, Mueller PS, Gold MS. Cocaine abuse and adult attention deficit disorder. J Clin Psychiatry. 1987;48:376–377.
[82]Bilici M, Yildirim F, Kandil S, Bekaroğlu M, Yildirmis S, Değer O, Ulgen M, Yildiran A, Aksu H. Double-blind, placebo-controlled study of zinc sulfate in the treatment of attention deficit hyperactivitym disorder. Prog Neuropsychopharmacol Biol Psychiatry. 2004 Jan;28(1):181–190.
[83]Online document at: web.sfn.org.
[84]Horrobin DF. Schizophrenia as a membrane lipid disorder which is expressed throughout the body. Prostaglandins Leukot Essent Fatty Acids. 1996;55(1–2):3–7.
[85]Peet M. Eicosapentaenoic acid in the treatment of schizophrenia and depression: Rationale and preliminary double-blind clinical trial results. Prostaglandins Leukot Essent Fatty Acids. 2003;69:477–485.
[86]Skosnik PD, Yao JK. From membrane phospholipid defects to altered neurotransmission: Is arachidonic acid a nexus in the pathophysiology of schizophrenia? Prostaglandins Leukot Essent Fatty Acids. 2003;69:367–384.
[87]Arvindakshan M, Ghate M, Ranjekar PK, Evans DR, Mahadik SP. Supplementation with a combination of omega-3 fatty acids and antioxidants (vitamins E and C) improves the outcome of schizophrenia. Schizophr Res. 2003;62:195–204.
[88]Joy CB, Mumby-Croft R, Joy LA. Polyunsaturated fatty acid (fish or evening primrose oil) for schizophrenia. Cochrane Database Syst Rev. 2000;(2):CD001257.

24

대사증후군(Metabolic syndrome)에 대한 자연치료

기능성식품(Nutraceuticals)을 사용하여 치명적인 질병트렌드 피해 가기55)

X증후군(syndrome X) 또는 심혈관대사증후군으로도 알려진 대사증후군(Metabolic syndrome)은 고지혈증(고중성지방, 저HDL), 복부비만, 고혈압, 인슐린저항/당불내성 등을 포함하는 전반적으로 건강하지 못한 상태이다. 특별한 원인 및 효과에 대한 관계가 설립되어 있지는 않지만, 이러한 연관 요인의 결과는 당뇨병과 심장병을 유발하는 데 위험요인으로 큰 역할을 한다고 본다. 에릭 프리드란드 박사(Eric S. Freedland)는 보스턴, 매사추세츠에 본사를 둔 "대사증후군과 관련된 건강상의 장애[1]"라는 잡지의 수석편집장인데 "대사증후군이 세계적 유행병이 되어 가고, 또한 이 대사증후군이 직접 혹은 간접적으로 우리에게 영향을 미쳐서 많은 질환들을 유발한다."고 지적하였다. 이러한 전 세계적 추세는 대사증후군의 원인을 확실히 이해하고, 예방 및 관련 질환 치료에 효과적인 접근방식을 개발하는 종합적인 노력과 협력을 요구한다. 20세 이상의 미국인 남녀(여성의 경우는 비임신, 비수유 중인 상태) 3,477명의 멕시코계 미국인, 3,305명의 아프리카계 미국인, 그리고 5,581명의 영국계 미국인을 대상으로 미국의 정부기관인 National Health and Nutrition Examination Survey에서 조사한 3차 보고서 중 대사증후군과 관련된 원인[2]들의 내용을 살펴보면 다음과 같다.

- 대사증후군은 남성 22.8%와 여성의 22.6%에 존재한다.
- 연령에 따른 대사증후군의 이환율은 멕시코계 미국인 남녀에서 가장 높았고, 아프리카계 미국인 남녀가 최저로 나타났다. 나이, BMI, 사회경제적 위치 등을 고려하여 민족 간 차이를 비교해 보면 변화가 없는 것으로 나타났다.
- 대사증후군은 정상체중남성의 4.6%에 존재했다.
- 대사증후군은 과체중남성의 22.4%에 존재했다.
- 대사증후군은 비만남성의 59.6%에 존재했다.
- 체중에 따른 대사증후군의 분포는 여성에서도 남성과 비슷하게 나타났다.
- 고령, 폐경, 높은 BMI, 흡연, 알코올의 회피, 신체활동의 회피, 낮은 사회경제상태 및 멕시코계 미국인이라는 인종 등이 대사증후군의 발생증가와 연관된다.

55) 역자주: Neutraceutical이란 의약품의 효과를 기대할 수 있는 식품을 말함.

학자들은 "결론적으로 미국성인의 약 20%가 대사증후군을 가지고 있고, 그것은 몇 가지 수정 가능한 생활양식요인과 관련되어 있다."고 말한다.[2] Adult Treatment Panel Ⅲ에서 제시한 대사증후군의 기준은 다음과 같다.

- 허리둘레가 남성에서 102 cm 이상, 여성에서 88 cm 이상
- 혈압 130/85 mmHg 이상
- 공복혈당 110 mg/dL 이상
- 중성지방의 혈중농도 150 mg/dL 이상
- HDL콜레스테롤이 남성에서 50 mg/dL 이상, 여성에서 40 mg/dL 이상[3]

위와 같은 위험요인들은 개개인에게 만성질환에 이환될 확률에 기여하는 것으로 잘 알려져 있다. 이 위험요인들을 하나씩 갖추게 되면 X증후군(syndrome X) 즉, 대사증후군의 위험이 높아지고, 여러 가지 만성병의 이환으로 이어진다. 이에 대해 에릭프리드란드 박사는 "영양부족을 필두로 하는 생활방식요인 또한 대사증후군을 유발하는 또 다른 위험요인으로 작용한다. 대사증후군의 치료로 생활방식의 변화는 미량원소와 거대분자에 이르는 각종 영양소의 보충이 핵심이 된다."고 강조하였다.

식단과 영양소 간의 연결

현재 성인의 66%는 과체중이나 비만에 해당하고, 아동 및 청소년의 1%에서 과체중으로 나타나는데, 과체중의 34%는 비만이 될 위험에 높다. 2015년까지 성인의 75%에서 과체중이 될 것이며, 41%는 비만이 될 것으로 보인다.[4] 체중증가로 인해 유발될 수 있는 질환들이 매우 많은데, 고혈압, 고지혈증(총콜레스테롤이나 중성지방의 높은 수치), 제2형 당뇨병, 관상동맥질환, 뇌졸중, 담석증, 관절염, 수면무호흡증, 천식, 호흡기장애 등의 질환과 함께 자궁, 유방 및 결장 같은 장기의 암에 걸릴 위험이 높아지게 된다.[5] 성인인구 중에서 심각한 비만비율은 각종 식사요법과 여러 가지 체중감량 관련 제품, 피트니스클럽, 가정의 운동장비 및 비디오 등의 관련 산업의 대량마케팅에도 불구하고, 지난 10년 동안 2배로 늘었다.[6] 미국 아동들의 허리둘레 또한 증가하고 있다. 이러한 심각한 체중문제는 미국에만 국한된 것이 아닌데, 세계보건기구는 전 인류의 1억 명이 비만으로 추정하고 있다.[7] 정제된 탄수화물, 포화지방 및 설탕이 많이 첨가된 음식 등의 서구형식단이 대사증후군뿐만 아니라 각종 유행병과 암 등의 질병까지 유발하는 것으로 알려져 있다. 정제된 탄수화물의 과소비는 인슐린, 콜레스테롤 및 중성지방의 혈중농도를 높여서 저혈당, 저지방, 고단백질 등을 관리하여 섭취한 식단에 의한 효과를 무력화시킨다.[8] 고인슐린혈증 및 인슐린저항은

대사증후군이 일어나는 핵심요소로 식별된다. 상승된 인슐린은 비만과 고혈압 유발에 기여한다.[9] 인슐린저항을 줄이는 목표로 하는 요법이 대사증후군과 관련된 문제를 완화할 것으로 생각되며, 이러한 방식에는 낮은 포화지방의 섭취, 낮은 혈당지수(GI)의 식품소비, 비만예방을 위한 운동 등이 있다.[10] 적당한 양의 알코올섭취, 특히 레드와인은 이러한 인슐린저항을 낮추는 데 도움이 되는 것으로 알려져 있다.[11]

대사증후군 예방을 위한 전략

- 인슐린저항을 줄이기 위해 섬유질섭취를 많이 한다.
- 인슐린저항을 줄이기 위해 포화지방섭취를 줄인다.
- 채식을 위주로 한다. 특히, 공복혈당을 감소시킨다고 알려진 카로티노이드를 많이 섭취한다.
- 인슐린저항을 줄이기 위해 운동을 많이 한다.
- 인슐린저항을 줄이기 위해 스트레스를 줄인다.
- 인슐린민감도를 줄이는 데 마그네슘의 복용이 도움이 된다.
- 인슐린민감도를 줄이는 데 크롬의 복용이 도움이 된다.
- 알파리포산(α-lipoic acid)은 대표적인 인슐린저항을 줄이는 항산화제이다.
- 목향(*Inula racemosa*)은 인슐린민감도 줄이고, 혈당조절에 큰 도움이 된다.
- 당살초(糖殺草, *Gymnema sylvestre*)는 인슐린민감도 줄이고, 혈당조절에 큰 도움이 된다.

일반적으로 대사증후군의 병리적 상황을 유발하는 4가지 요인(비만, 고혈압, 고혈당, 고인슐린)에 대한 치료전략을 구성하여 대사증후군의 위험으로부터 벗어날 수 있다. 체중감소와 신체활동 증가 및 개별 위험요인에 대한 치료가 오늘날의 대사증후군에 대한 주요접근법이다. 그동안 향상된 치료법개발을 목표로 하는 연구들은 인슐린저항이 신체장기들의 상호작용에 미치는 영향과 대사증후군을 일으키는 특정유전자를 결정하는 데 중점을 두었다.

그러나 대사증후군의 근본적인 원인이 무엇인지를 규명할 필요는 없다. 이들 4가지 요소(비만, 고혈압, 고혈당, 고인슐린)가 하나의 관련 원인인 조잡한 식단의 선택인 단순 탄수화물의 불균형적 과소비에 의한 것이기 때문이다. 따라서 대사증후군의 주된 치료는 식사요법인 것이다. 심혈관질환의 가족력이 있는 여성에 대한 4주 동안 낮은 혈당지수를 가진 음식을 섭취하게 한 연구에서 4주후 실험적으로 당을 투여하고 혈당을 측정하는 실험에서 인슐린민감도가 증가되고, 지방세포의 당흡수율이 증가된 결과를 나타내었다. 한편 평소에 탄수화물섭취가 많지 않은 마른 몸매의 젊은 성인에서도 낮은 당지수를 가진 음식섭취는 인슐린저항을 표시하는 근육의 중성지방수치를 감소시켰다.[12] 그리고 당지수가 높은 탄수화물섭취가 많으면 식욕이 증가하고 과식하는 경향이 발생하게 된다.[13,14] 그러나 정제된 탄수화물과 포화지방의 소비를 갑자기 끊고 복합탄수화물과 건강한 지방산(PUFA)과 단백질이 풍부한 음식물로 전환하는 것은 하루아침에 발생할 수 있는 일이 아니다. 특히 바람직하지 않은 식생활로 40~50년의 세월이 지난 성인에서 억지로 더 나은 식단을 권한다고 하여 그 식단의 준수가 이뤄질지 의문이다. 자일리톨 같은 낮은 당지수의 천연감미료를 기존의 감미료를 대신하여 사용하는 것만으로도 환자의 혈당을 낮추는 데 도움이 된다.[15]

특히 고도로 정제된 탄수화물을 섭취하는 것에 각별히 주의해야 하는데, 가공식품(인스턴트식품)이 인체내에서 대사되는 데 사용되는 영양소(미네랄과 비타민)를 섭취해야 한다. 음식물이 대사되는 동안 몸은 에너지를 만드는 데 필요한 간단한 탄수화물(설탕과 녹말)을 사용한다. 그러나 천연 그대로가 아닌 주로 식품가공의 결과로 얻은 음식인 가공식품에서는 원재료의 비타민이나 미네랄은 거의 찾아볼 수 없다. 따라서 체내에서는 영양가가 거의 없는 음식을 대사하기 위해 오히려 체내에서 이들 식품에 없는 영양소(각종 비타민과 미네랄)를 소모하기 때문에 이러한 가공식품의 섭취는 체내의 영양결핍을 가져올 수 있다. 그 결과 시간이 지남에 따라 영양소의 고갈과 이로 인한 부차적인 보조효소들의 결핍도 유발하고, 순차적으로 몸의 기능도 제대로 작동하지 못하면 질병에 이르는 병리적 과정이 시작된다. 이러한 음식으로 인한 부담은 대사증후군을 유발하고, 체내에는 장기간 적정 이하의 크롬, 마그네슘 등 미량원소들의 수준이 낮아지게 된다. 급기야 시간이 지남에 따라 미량원소들의 만성결핍으로 우리가 현재 인지하지 못하는 또 다른 증후군을 초래할 수도 있다. 오늘날 우리는 인간의 건강에서 미량원소가 대사증후군을 극복하는 진정한 역할을 이해하기 시작하는 초기단계에 있다.

대사증후군의 보조치료제

- 40~50분의 유산소운동, 주당 4~5회(전문가와 상담 후)
- 하루 5~6회의 채소섭취
- 하루 수회 200~1,500 mg의 마그네슘을 나누어 복용(설사제(下劑)로서의 기능도 있어서 대변이 물러질 수도 있다).
- 하루 수회 600 ug의 크롬을 나누어 복용
- 하루 2회 25~50 mg vanadyl sulfate 복용
- 하루 3회 600 mg α-lipoic acid 복용(상태의 심각도에 따라 증량가능)
- 하루 3회 500 mg 목향(lnula racemosa) 복용
- 하루 400 mg 당살초(糖殺草, Gymnema sylvestre) 복용

인슐린저항성의 극복(Addressing Insulin Resistance)

당지수가 낮은 음식의 소비와 육체적 운동은 인슐린분비와 인슐린저항 감소에 크게 기여한다. 이미 대사증후군에 대한 치료를 받은 적이 있는 환자의 경우는 본인의 적정한 인슐린농도를 기억하고, 거기에 맞춰 다음의 영양소를 섭취하도록 한다. 당뇨병치료에 대한 자연의학적 지식은 특정영양소의 섭취를 포함하기 위해 음식이나 한약재, 미량원소 등의 적정수준의 보충을 목표로 한

다. 자연의학을 공부하면서 꼭 기억해야 할 것은 이러한 영양소의 보충과 운동을 통해 충분히 질환을 극복할 수 있다는 것이다.

마그네슘(Magnesium)

세포내 칼슘과 마그네슘의 낮은 비율은 대사증후군을 구성하는 4가지 조건(비만, 고혈압, 고혈당, 고인슐린)에서 모두 확인되었다.[16] 따라서 낮은 마그네슘수치는 대사증후군의 중요한 원인 중의 하나로 알 수 있다. 세포내 이온들의 불균형은 심혈관질환과 관련될 뿐만 아니라 대사증후군과도 연관된다.[17] 마그네슘은 또한 인슐린에 의해 매개되는 세포의 포도당흡수와 칼슘에 의해 유발되는 동맥수축을 통제하는 데 중요한 역할을 담당하고 있다.[18] 역학연구에 따르면 제2형 당뇨병과 고혈압 환자에게 마그네슘을 보충하는 것은 해당질환이 하나만 있든지 두 가지 질환이 모두 있든지 간에 환자의 건강에 유익한 효과가 나타나는 것으로 보고된다.[19] 한 연구에서는 당뇨병환자는 혈당이 정상적으로 조절되는 사람에 비해 크게 저마그네슘혈증인 것으로 관찰되고, 이에 대한 마그네슘보충은 혈중 지질검사에서 긍정적인 효과를 보여 주었다.[20] 마그네슘이 충분히 보충되는(식사와 물을 통하여) 지역에서는 대사증후군이 더 적은 빈도로 발생한다.[21] 이 증거로 인해 잠재적으로 대사증후군을 유발하는 요인들을 예방하는 데에 마그네슘의 중요한 역할이 강조된다.[22]

크롬(Chromium)

체내 크롬농도와 인슐린저항 사이의 연관성이 인간에서 존재하는 것으로 알려져 있으며[23], 동물을 통한 다양한 연구가 크롬결핍과 인슐린저항 사이의 연관성을 증명하고 있다.[24] 혈당, 혈장내 지질, 그리고 인슐린저항에 대한 크롬보충의 영향은 복용량에 따라 증가하는 방식으로 제1형 및 제2형 당뇨병 모두에서 나타났다.[25] 많은 양의 크롬보충(매일 70 mg으로 계산)의 영향을 조사한 한 연구에서 DNA조각의 발생을 지적했다.[26] 크롬독성에 대한 보고서 및 신장조직내에 축적되는 크롬의 영향에도 불구하고, 다른 부작용은 문헌에 보고되지 않았다. 연구에 의해 크롬이 인슐린 내성치료에 보조인자라는 것이 인정받고 있는데, 크롬의 부족 또는 낮은 혈중 크롬농도, 적은 크롬섭취는 포도당과 인슐린 조절장애와 연결되어 있다고 본다. 따라서 크롬보충제를 사용하면 질병발생을 억제하기 위해 많은 도움이 될 수 있다.[27] 그러나 포도당과 인슐린저항에 대한 크롬의 역할에도 불구하고, 어떤 형태의 크롬이 가장 효과적인지는 많은 논란이 존재하고, 이 분야의 지속적인 연구가 더 필요한 것으로 알려져 있다. 크롬피콜리네이트(chromium picolinate)는 니아신(niacin)에 결합된 크롬과 비교했을 때 훨씬 많은 산화스트레스와 DNA손상을 생성하고 있는데, 그에 반해 니아신에 결합된 크롬은 생체활성이 더욱 크고 체내독성이 보고되지 않아 사용이 추천된다.[25]

대사증후군을 유발하는 생활방식 요인

- 고지방식사
- 고혈당지수(GI)식사
- 채소와 섬유질의 적은 섭취
- 미량원소(칼슘, 마그네슘, 크롬, 바나듐) 결핍
- 운동량부족
- 고탄수화물식사
- 저단백식사
- 정제당의 과소비
- 스트레스과다

바나듐(Vanadium)

광물바나듐의 추출형태인 바나듐황산(VOS04)은 인슐린수용체의 민감도를 개선하는 데 연관성이 있는 것으로 보고되고 있다.[28] 제2형 당뇨병환자에게 바나듐황산을 하루 150 mg씩 6주 동안 고혈당과 인슐린저항을 낮추기 위해 처방되었다.[29] 그 결과 공복혈당, HbA1c,[56)] 총콜레스테롤, 저밀도지단백(LDL)콜레스테롤이 모두 감소한 것으로 보고되었다.[30] 바나듐은 식이성 인슐린모방제로서 작용하여 고혈당을 낮추고, 췌장내 베타세포의 인슐린저장 및 분비기능을 개선하는 역할을 한다.[30]

따라서 바나듐의 보충은 당뇨병의 전단계와 최근 진단된 인슐린 의존성 증상 등을 치료하는데 사용할 수 있고, 뿐만 아니라 대사증후군의 치료를 위한 유용한 선택이 됨을 알 수 있다. Bis(maltolato) oxovanadium(IV)와 같은 유기바나듐화합물은 무기바나듐보다 2~3배 더 강력하며 부작용은 없다. 바나듐이 스트렙토조토신(streptozotocin) 유발 당뇨모델[57)]과 높은 혈당에 미치는 효과를 둘러싼 많은 연구가 실시되었지만, 바나듐은 콜레스테롤과 중성지방만을 낮추는 것으로 결론지어졌다.[31] Poucheret 박사팀은 연구에서 바나듐은 뼈에 축적되고 있지만 이것이 뼈의 강도와 외형 등에 부정적인 영향을 나타나지 않고, 바나듐작용에 대한 메커니즘이 완전히 밝혀지지 않았지만 바나듐은 인슐린수용체 등에서 단백질인산화효소(protein kinase)를 활성화시켜 인산가수분해효소억제제의 역할을 할 수 있어서 당내성을 개선할 수 있다는 것을 지적하였다.

알파리포산(α-lipoic acid)

알파리포산은 수용성 및 지용성의 두 성질을 다 가지는 강력한 항산화제로서 세포 내부와 외부 모두에서 활성산소를 제거하는 유익한 항산화청소부의 역할을 한다. 또한 알파리포산은 비타민 E, C 및 글루타티온과 같은 내인성항산화제를 재생할 수 있다.[32] 50년 전 발견시 원래 비타민으로 분류되었던 알파리포산은 ATP(adenosine triphosphate)합성과 탄수화물대사에서 피로인산가수분해효소(pyrophosphatase)의 중매역할을 하는 내인성 보조효소(coenzyme)이다. 매일 알파리포산

56) 역자주: 당화혈색소라고 불리며, 적혈구에 정상적으로 존재하여 적혈구의 수명인 3개월간의 평균혈당을 유추할 수 있다.
57) 역자주: 제1형 당뇨병유발모델임.

을 복용한 제2형 당뇨병환자들은 한 연구에서 치료 몇 주 후 인슐린저항과 포도당내성이 개선되는 것을 관찰하였다.[33] 알파리포산은 단일제제로서 단기간 보충되었을 때 인슐린민감도를 증가시켰다. 알파리포산을 투여한 한 연구는 거의 50%가량의 인슐린을 통한 포도당청소율의 증가를 보여 주었다.[34] 제2형 당뇨병환자에게 10일 동안 알파리포산 500 mg을 매일 투여한 연구에서는 약 30% 포도당대사가 증가하는 결과를 보여 주었다.[35] 이러한 연구 등에 의해 이미 알파리포산의 강력한 항산화 및 항산화제 재생효과는 잘 알려져 있는데, 알파리포산의 보충을 통해 대사증후군을 치료하는 데도 적용된다. 알파리포산보충은 대사증후군을 유발하는 조건인 체내의 증가된 산화도를 해결하기 위해 항산화제의 작용을 수행하고, 인슐린효과를 강화함으로써 신진대사를 정상화하는 데 도움을 주는 현명한 선택이 될 수 있다.

목향(木香, Pushkarmola)

한의학 및 중의학에서 사용되던 전통한약재이자 전통아유르베다의학의 식물의약품인 목향(*Inula racemosa*)은 동물연구에서 혈장 인슐린을 상승시키지 않고 혈당을 낮추는 효과와 간글리코겐저장기능을 향상시키는 효과를 보여 주었다. 이 효과는 부신활동의 증가나 관련 연구의 작용에 의한 것이 아니었다.[36] 이 동물실험에 참가한 연구자는 목향이 생성하는 혈당강하작용은 상향규제 또는 인슐린 자체의 분비를 통해서가 아니라 인슐린민감도의 증가를 통해 말초에서 발생하는 것이라고 설명하였다. 목향추출물이 부신피질호르몬 유발 고혈당증에서 혈청 포도당농도를 감소시키는 효과가 있는 결과가 동물실험에서 증명되었고, 또한 이 식물의 추가적인 연구에서는 떨어진 인슐린민감도를 치료하는 효과가 있을 것이라고 제안한다.[37] 그러나 대사증후군에 대한 복합적 치료라는 측면에서 이 약초의 효능을 밝히는 임상시험이 필요할 것이다.

당살초(糖殺草, Gymnema)

일본의 황한의학과 아유르베다의학에서 사용된 당살초(*Gymnema sylvestre*) 잎추출물은 인슐린보조제로서 제1형과 제2형 당뇨병환자의 치료를 위한 경구혈당치료제로 사용되어 왔다. 당살초는 혈당을 저하시킬 뿐만 아니라 적혈구내 당화혈색소의 추가적인 감소도 일으킨다.[38] 이 식물은 제2형 당뇨병환자에서 총콜레스테롤과 중성지방을 낮추는 효과가 있는데, 이 실험을 토대로 연구자들은 당살초추출물로 치료하면 이들 환자에서 잔여 베타세포를 재생 또는 활성화하여 인슐린생산을 자극할 수 있다고 추측한다.[39] 다른 연구에서는 당살초가 혈당, 중성지방, 총콜레스테롤, 저밀도지단백(LDL) 등을 모두 저하시킨다는 결과를 보여 주었다.[40] 또 다른 실험에서는 잎에서 추출한 gymnemic acid가 포도당의 장내 흡수를 억제하고, 관련연구의 성장을 자극할 수도 있다는 것을 제시하였다.[41] 이 약초는 혈당을 낮추는 방법에 대한 유용한 보조제이지만 명백한 기능과 관련 연구로 재생에 관한 주장을 검토하기 위해 더 많은 연구가 필요하다. 그동안 당살초는 혈당조절과 인슐린분비를 조절하여 신진대사가 정상적으로 작동하게 하는 수단으로 사용되어 왔던 것처럼 대사증후군에도 사용될 수 있을 것으로 보인다. 또 하나 당살초에서 흥미로운 사실은 gymnemic acid가 신맛이나 떫은 맛에 영향을 주지 않고, 단맛을 인지하는 능력을 억제할 수 있다는 것이다.

그 밖에도 여주(*Momordica charantia*)를 포함하여 호로파(Trigonella, foenum-graecwn), 육계(*Cinnamomum aromaticum*) 및 바나나(*Lagerstroemia speciosa*) 등 혈당균형에 도움을 주는 많은 다른 식물들이 있다(11장 '당뇨병 예방과 관리의 자연적 접근방법' 참조).

심혈관치료제

혈장내 비정상지질농도 및 비정상혈압의 균형에 효험을 보여 준 수많은 자연요법들이 있다. 혈장내 지질농도 조절에 자주 사용되는 식물은 구굴리피드(guggulipid, *Commiphora mukul*), 마늘(*Allium sativum*), 돼지감자(artichoke, *Cynara scolymus*), 강황(*Curcuma longa*), 그리고 홍국 등을 포함한다(8장 '심혈관질환' 참조). 또한 혈압조절에 자주 사용되는 식물제제에는 산사나무(*Crataegus spp.*), 보조효소 Q10(CoQ10), 올리브잎(*Olea europaea*), 콜레우스(*Coleus forskohlii*), 마늘, 석류(*Punica granatum*)주스, L-아르기닌, 생선오일, 그리고 칼슘, 마그네슘 및 칼륨 등과 같은 미네랄 등이 있다(19장 '고혈압의 자연치유법' 참조).

운동(Exercise)

거의 대부분의 시간을 움직이지 않고 앉아서 생활하기를 강요받는 현대인에서 자주 발생하는 여러 가지 생활습관병에 대해 활발한 신체활동(운동)은 아마도 이러한 질환을 예방할 수 있는 가장 중요한 선택일 수 있다. 거의 움직이지 않고 앉아서 생활하는 생활습관은 오늘날 여러 만성질병 조건에 대한 주요 위험요인 중 하나인데, 앉은자세사망증후군(sedentary death syndrome)이라는 병명이 생길 정도로 현대인의 생활습관은 위험천만하다고 볼 수 있다. 운동은 인슐린저항을 방지하고 역전시키기 위한 가장 효과적인 치료로 제안된다.[42] 수많은 관련 논문에서는 운동이 얼마나 효과적으로 심혈관위험요인들(낮은 HDL, 비만, 고혈압, 고중성지질혈증)을 완화하고, 인슐린저항과 포도당과민반응을 낮추는지에 대해 보고하고 있다.[43] 정기적인 운동은 우선적으로 복부체지방을 감소시키고(복부둘레의 증가가 대사증후군을 진단하는 인자로 사용된다), 체내의 잉여지방산대사를 증가시킬 수 있다.[44] 운동은 공복혈당과 인슐린분비를 줄일 수 있는 골격근과 지방조직 모두에서 인슐린민감도를 개선시켜 준다.[45] 4개월 동안 실험적으로 관찰한 운동은 비만아동의 인슐린저항을 포함하여 대사증후군과 관련된 요인을 개선시켰고, 이러한 효과는 운동을 중단함으로써 반전되었다.[46] 운동은 신진대사기능에서 과잉운동에 의한 부상 등의 무시할 만한 악영향을 제외하고, 인체에 많은 긍정적인 효과를 만들어 낸다. 모든 인간의 신체조건에서 운동이 주는 가용적이고 용이한 혜택은 대사증후군의 예방 및 치료에 가장 우수한 효과가 있다는 것이다. 대사증후군의 모든 4가지 요소는 섭식변화를 통해 얻을 수 있는 혜택과 함께 운동에 의해 직접적으로 개선될 수 있다.

결론

현대인에서 대사증후군은 비만, 고혈압, 고혈당, 고인슐린의 치명적인 조합이다. 대사증후군은 주로 잘못된 종류의 식품을 먹는 것으로 인한 영양질병이고, 북미를 공격하는 가장 큰 전염병의 하나이다. 유전경향과 대사증후군치료를 위한 향상된 의약품에 대한 연구가 이 대사증후군의 근본원인을 파악하는 데 도움이 될 수 있다. 대사증후군으로 미국인구의 20%에 영향을 미치는 것은 통계적으로 생생한 이야기이다. 따라서 증상이 명백하게 되기 전에 일찍 대사증후군에 대해 인지하고 치료하도록 의사와 환자 모두를 가르치는 것이 필수적이다. 음식은 우리 인체의 연료일 뿐만 아니라 치료약이다. 잘못된 식생활은 인간의 건강의 질을 감소시키고, 자연의 질서를 혼란시킨다. 대사증후군은 거짓말을 하지 않는다. 질 좋은 식생활과 운동 그리고 식품가공에 의해 폐기되는 영양소의 섭취는 환자들이 신진대사를 정상화하는 데 도움이 될 것이다. 한약을 포함한 식물성제제도 문제가 많은 신진대사프로세스를 복구하는 데 도움이 된다.

참고문헌

[1]Published by Mary Ann Liebert, Inc.; for more information visit www.liebertpub.com.

[2]Park YW, Zhu S, Palaniappan L, Heshka S, Carnethon MR, Heymsfield SB. The metabolic syndrome: Prevalence and associated risk factor findings in the U.S. population from the Third National Health and Nutrition Examination Survey, 1988–1994. Arch Intern Med. 2003;163:427–436.

[3]Ford ES, Giles WH, Dietz WH. Prevalence of the metabolic syndrome among U.S. adults: Findings from the third National Health and Nutrition Examination Survey. JAMA. 2002;287:356–359.

[4]Wang Y, Beydoun MA. The obesity epidemic in the United States—gender, age, socioeconomic, racial/ethnic, and geographic characteristics: A systematic review and meta-regression analysis. Epidemiol Rev. 2007;29:6–28. Epub 2007 May 17.

[5]Centers for Disease Control and Prevention. Overweight and Obesity. Available at: www.cdc.gov/nccdphp/dnpa/obesity/index.htm. Accessed November 19, 2007.

[6]Keller KB, Lemberg L. Obesity and the metabolic syndrome. Am J Crit Care. 2003;12:167–170.

[7]World Health Day 7 April 2002–"Move for Health." International Obesity Task Force [press release]. April 4, 2002.

[8]Dumesnil JG, Turgeon J, Tremblay A, Poirier P, Gilbert M, Gagnon L, St-Pierre S, Garneau C, Lemieux I, Pascot A, Bergeron J, Despres JP. Effect of a low-glycaemic index–low-fat–high protein diet on the atherogenicmetabolic risk profile of abdominally obese men. Br J Nutr. 2001; 86:557–568.

[9]Lopes HF, Martin KL, Nashar K, Morrow JD, Goodfriend TL, Egan BM. DASH diet lowers blood pressure and lipid-induced oxidative stress in obesity. Hypertension. 2003;41:422–430; Epub 2003 Feb 3.

[10]Minehira K, Tappy L. Dietary and lifestyle interventions in the management of the metabolic syndrome: Present status and future perspective. Eur J Clin Nutr. 2002;56(12):7-page insert following p. 1262.

[11]Jelski W, Szmitkowski M. [Effect of ethanol on metabolic syndrome]. Pol Arch Med Wewn. 2007 Jul; 117(7):306–311.

[12]Brand-Miller JC. Glycemic index in relation to coronary disease. Asia Pac J Clin Nutr. 2004;13(suppl.):S3.

[13]Speechly DP, Buffenstein R. Appetite dysfunction in obese males: evidence for role of hyperinsulinaemia in passive overconsumption with a high fat diet. Eur J Clin Nutr. 2000 Mar;54(3):225–233.

[14]Ludwig DS, Majzoub JA, Al-Zahrani A, Dallal GE, Blanco I, Roberts SB. High glycemic index foods, overeating, and obesity. Pediatrics. 1999 Mar;103(3):E26.

[15]Pierini C. Xylitol: A Sweet Alternative. Unique Sweetener Supports Oral Health. Vitamin Research News. Available at www.vrp.com/art/673.asp.

[16]Resnick LM. Ionic basis of hypertension, insulin resistance, vascular disease, and related disorders. The mechanism of "syndrome X." Am J Hypertens. 1993;6(suppl.):123S–134S.

[17]Resnick LM. Cellular ions in hypertension, insulin resistance, obesity, and diabetes: A unifying theme. J Am Soc Nephrol. 1992;3(4 suppl.):S78–S85.

[18]Altura BM, Zhang A, Altura BT. Magnesium, hypertensive vascular diseases atherogenesis, subcellular compartmentation of Ca++ and Mg++ and vascular contractility. Miner Electrolyte Metab. 1993;19:323–336.

[19]Paolisso G, Barbagallo M. Diabetes mellitus, and insulin resistance: The role of intracellular magnesium. Am J Hypertens. 1997;10:346–355.

[20]Lal J, Vasudev K, Kela AK, Jain SK. Effect of oral magnesium supplementation on the lipid profile and blood glucose of patients with type 2 diabetes mellitus. J Assoc Physicians India. 2003;51:37–42.

[21]Seelig MS. Epidemiologic data on magnesium deficiency–associated cardiovascular disease and osteoporosis: Consideration of risks of current recommendations for high calcium Intake. In: Rayssiguier Y, ed. Advances in Magnesium Research: Nutrition and Health. Proceedings of the 9th International Symposium on Magnesium, Vichy, France, 2000. Vichy, France: John Libbey & Co., 2001: 177–190.

[22]Guerrero-Romero F, Rodriguez-Moran M. Low serum magnesium levels and metabolic syndrome: Research Group on Diabetes and Chronic Illnesses, Medical Research Unit in Clinical Epidemiology, Mexican Social Security Institute, Durango, Mexico. Acta Diabetol. 2002;39:209–213.

[23]Fulop T Jr, Nagy JT, Worum I. Glucose intolerance and insulin resistance with aging—studies on insulin receptors and post-receptor events. Arch Gerontol Geriatr. 1987;6:107–115.

[24]Striffler JS, Polansky MM, Anderson RA. Overproduction of insulin in the chromium-deficient rat. Metabolism. 1999;48:1063–1068.

[25]Lamson DS, Plaza SM. The safety and efficacy of high-dose chromium. Altern Med Rev. 2002;7(3):218–235.

[26]Bagchi D, Stohs SJ, Downs BW, Bagchi M, Preuss HG. Cytotoxicity and oxidative mechanisms of different forms of chromium. Toxicology. 2002;180:5–22.

[27]Anderson RA, Polansky MM, Bryden NA, Canary JJ. Supplemental chromium effects on glucose, insulin, glucagon, and urinary chromium losses in subjects consuming controlled low-chromium diets. Am J Clin Nutr. 1991;54:909–916.

[28]Boden G, Chen X, Ruiz J, et al. Effects of vanadyl sulfate on carbohydrate and lipid metabolism in patients with non-insulin–dependent diabetes mellitus. Metabolism. 1996;45:1130–1135.

[29]Cusi K, Cukier S, DeFronzo RA, Torres M, Puchulu FM, Redondo JC. Vanadyl sulfate improves hepatic and muscle insulin sensitivity in type 2 diabetes. J Clin Endocrinol Metab. 2001;86:1410–1417.

[30]Cam MC, Rodrigues B, McNeill JH. Distinct glucose lowering and beta cell protective effects of vanadium and food restriction in streptozotocin-diabetes. Eur J Endocrinol. 1999;141:546–554.

[31]Poucheret P, Verma S, Grynpas MD, McNeill JH. Vanadium and diabetes. Mol Cell Biochem. 1998;188(1–2):73–80.

[32]Biewenga GP, Haenen GR, Bast A. The pharmacology of the antioxidant lipoic acid. Gen Pharmacol. 1997;29:315–331.

[33]Konrad T, Vicini P, Kusterer K, et al. Alpha-lipoic acid treatment decreases serum lactate and pyruvate concentrations and improves glucose effectiveness in lean and obese patients with type 2 diabetes. Diabetes Care. 1999;22:280-287.

[34]Jacob S, Henriksen EJ, Schiemann AL. Enhancement of glucose disposal in patients with type 2 diabetes by alpha-lipoic acid. Arzneimittelforschung. 1995;45:872-874.

[35]Jacob S, Henriksen EJ, Tritschler HJ. Improvement of insulin-stimulated glucose-disposal in type 2 diabetes after repeated parenteral administration of thioctic acid. Exp Clin Endocrinol Diabetes. 1996;104:284-288.

[36]Kobayashi T, Song QH, Hong T, Kitamura H, Cyong JC. Preventative effects of the flowers of Inula britannica on autoimmune diabetes in C57BL/KsJ mice induced by multiple low doses of streptozotocin. Phytother Res. 2002;16:377-382.

[37]Gholap S, Kar A. Effects of Inula racemosa root and Gymnema sylvestre leaf extracts in the regulation of corticosteroid induced diabetes mellitus: Involvement of thyroid hormones. Pharmazie. 2003;58:413-445.

[38]Baskaran K, Kizar-Ahamath B, Shanmugasundaram MR, Shanmugasundaram ERB. Antidiabetic effect of leaf extract from Gymnema sylvestre in non-insulin-dependent diabetes mellitus patients. J Ethnopharmacol. 1990;30:295-300.

[39]Shanmugasundaram ER, Rajeswari G, Baskaran K. Use of Gymnema sylvestre leaf extract in the control of blood glucose in insulin-dependent diabetes mellitus. J Ethnopharmacol. 1990;30:281-294.

[40]Online document at: www.naturaldatabase.com/monograph.

[41]Sinsheimer JE, Subba-Rao G, McIlhenny HM. Constituents from G. sylvestre leaves: Isolation and preliminary characterization of the gymnemic acids. J Pharmacol Sci. 1970;59:622-628.

[42]Kelley DE, Goodpaster B, Wing RR, Simoneau JA. Skeletal muscle fatty acid metabolism in association with insulin resistance, obesity, and weight loss. Am J Physiol. 1999;277:E1130-E1141.

[43]Thompson PD, Lim V. Physical activity in the prevention of atherosclerotic coronary heart disease. Curr Treat Options Cardiovasc Med. 2003;5:279-285.

[44]Lehmann R, Vokac A, Niedermann K, Agosti K, Spinas GA. Loss of abdominal fat and improvement of the cardiovascular risk profile by regular moderate exercise training in patients with NIDDM. Diabetologia. 1995;38:1313-1319.

[45]Horber FF, Kohler SA, Lippuner K, Jaeger P. Effect of regular physical training on age-associated alteration of body composition in men. Eur J Clin Invest. 1996;26:279-285.

[46]Ferguson MA, Gutin B, Le NA. Effects of exercise training and its cessation on components of the insulin resistance syndrome in obese children. Int J Obes Relat Metab Disord. 1999;23:889-895.

25

다발성경화증(Multiple Sclerosis)에서 자연의학적 접근

다발성경화증(MS)은 중추신경계(CNS)의 만성염증성질환이다. 이 질환은 신경섬유가 전기적인 자극을 전달할 수 있도록 둘러싸고 보호하는 지방조직인 수초(myelin)의 소실이 특징이다. 다발성경화증에서 반흔조직 또는 경화증은 신경축의 파괴와 신경장애가 진행 중인 수초가 탈락(demyelination)된 부분에서 시작된다. 미국의 국립다발성경화증협회는 미국에서 40만 명이 다발성경화증에 이환된 것으로 추정하고 있다.[1]

원인 및 역학

다발성경화증의 원인은 밝혀져 있지 않지만 유전, 환경, 면역적 요인 및 전염성 요소들이 관련되어 있을 수도 있다는 증거가 제시되기도 한다. 현재 다발성경화증은 알려져 있지 않은 주변요소에 의해 촉발되고 활성화되어 유전적으로 취약한 사람에게 이환되는 자가면역질환으로 추정된다. 여러 위험요인들이 다발성경화증과 관련된 것으로 알려져 있다. 흡연은 다발성경화증에 걸릴 가능성을 크게 증가시키는데[2], 커피와 음주 같은 다른 생활습관도 다발성경화증에 걸릴 가능성을 높인다.[3] 여성은 남성보다 다발성경화증에 걸릴 가능성이 2~3배 이상이고, 그리고 특히 유럽북부 출신의 백인종(Caucasians)이 다른 소수민족보다 다발성경화증에 걸릴 가능성이 더 높다. 북부지방에 살고 있는 사람이 걸릴 가능성이 높다는 것은 비타민 D, 태양노출 정도와의 연관성을 제시하기도 한다. 또한 한 지역에서 다른 지역으로 이주하는 사람에서 다발성경화증에 걸릴 위험성에 변화가 생기는 것으로 보이기도 한다.

한 사람이 15세 이전에 이주하면 새로운 지역과 관련된 위험성이 생긴다. 15세 이후에 이주하는 경우는 다발성경화증유발위험의 변화는 다음 세대에 나타날 수 있다. 다발성경화증환자의 형제자매에서 발병위험이 증가하고, 이란성쌍둥이에 비해 일란성쌍둥이가 동시에 발병할 확률이 높다는 것으로 볼 때 유전이 다발성경화증의 원인이라는 사실이 명백하다.[4] 또 한 연구에서는 다발성경화증환자의 일촌친척 가계도내 발병위험이 평균보다 7배로 높은 것으로 나타났다.[5] 다발성경화증 발병에 원인이 되는 유전자를 확인하기 위해 상당한 연구가 수행되었고, 현재 가장 일관된 연구결과는 주요 조직적합성복합체(MHC)인데, 인간백혈구항원(HLA)이라고도 한다. 구체적인 연구결과는 HLA-DRB1의 대립형질변이가 다발성경화증의 위험증가에 관련되어 있다는 것이었다.

최근 연구자들은 인터루킨-7수용체의 알파사슬에 대한 유전자변종과 인터루킨-2수용체의 알파사슬에 대한 유전자가 다발성경화증의 위험증가와 연관되어 있다는 것을 밝혀내었다.[6]

또한 많은 전염성요인도 다발성경화증과 관련되어 있다고 보고, 현재 연구가 진행 중이다. 몇몇 보고에 의하면 엡스타인-바 바이러스(EBV)에 의해 유발된 전염성단핵구증은 다발성경화증의 위험을 증가시키고, 이 증가위험이 감염 후로부터 최소 30년간 지속되는 것으로 본다.[7] 사춘기 또는 유년기의 전염성단핵구증에 걸린 경우에는 다발성경화증의 위험이 2.3배 증가된다는 것도 보고되었다.[8]

다른 연구결과에서는 수두바이러스(Varicella zoster virus)DNA가 다발성경화증에 걸린 사람에서 평균보다 더 자주 발견되었고, 재발하는 다발성경화증을 가진 사람의 43.5%에서 이 바이러스가 발견되었다. 이와 유사한 연구에서 다발성경화증환자의 중추신경계에서 JC바이러스와 인간헤르페스바이러스-6(HHV-6)이 활발히 복제되고 있음을 보여 주었다.[9] 일부 연구에서는 재조합 B형 간염백신접종과 다발성경화증의 발병가능성을 높이는 데 대한 연관성을 제시하기도 한다.[10] 다발성경화증에 걸린 임신여성에 대한 연구는 다발성경화증에 대한 호르몬의 역할을 제시한다. 연구에서는 여성 중 75%가 임신 중에 Th2시토카인의 편향된 분포를 보이다가 산후에 Th1시토카인의 편향된 분포를 보이는 것으로 나타났다.[11]

병리학

다발성경화증환자는 다양한 증상을 경험하는데, 질병의 재발-경감 과정, 일차적으로 진전되는 과정, 재발-경감 이후에 점진적으로 진행되는 과정, 이차적으로 진전되는 과정, 점진적으로 재발하는 과정 등에서 여러 가지 증상을 경험할 수 있다. 다발성경화증의 재발이라 함은 24시간 이상 지속되는 새로운 증상 또는 악화되는 신경조직증상으로 정의한다. 이러한 증상은 보통 24~48시간 동안 악화되고, 몇 주 동안 증상의 최고점을 지나고, 그리고 수주에서 수개월에 이르는 기간을 통해 완화되는 일련의 과정을 거친다. 다발성경화증의 일반적인 증상은 피로, 시각변화, 마비, 무력감, 근육경련증, 그리고 우울감 등을 포함한다. 추가적인 증상으로는 보행실조, 균형조정문제, 어지럼증이나 현기증, 감정변화, 인지장애, 방광 또는 대장기능장애, 통증, 진전 등의 문제를 포함할 수 있다. 이런 여러 가지 증상 중에서 다발성경화증의 가장 흔한 증상은 복시, 마비, 사지저림, 시신경염으로 유발된 한쪽 시력의 소실이다.

다발성경화증의 병리는 면역과 신경 계통 모두의 장애를 포함한다. 염증성시토카인, 대식세포(macrophage), 미세아교세포(microglia), 항체 그리고 자유라디칼 등은 모두 수초 및 축삭돌기(axon) 손상의 원인이 될 수 있다. 중추신경내의 염증성변화의 증감이 질병 재발 및 경감의 형태에 따른 특징인 반면, 중추신경계의 퇴행성변화는 다발성경화증이 진행되는 병리적 특징이다. 염증세포는 새로운 병변에서는 많은 수가 관찰되는 반면, 만성화된 병변에서는 보다 적게 보인다.

면역기능이상(Immune dysfuction)

면역반응은 다발성경화증의 발병기전에 중요한 역할을 한다. T림프구는 질병의 진행과정에 연관된다. CD4+ T세포들의 Th1세포로의 분화는 다발성경화증의 활성화초기단계에서 중요한 과정이며, 이들 세포는 아마도 질병의 장기적인 진행과정에서 중요한 매개자로서 역할을 하는 것으로 보인다. 인터루킨-12, 인터페론-감마, 종양괴사인자-알파(TNF-α) 및 인터루킨-2와 같은 이러한 Th1세포에 의해 분비되는 시토카인들이 다발성경화증의 병리에 관여되는 것으로 생각된다. 인터루킨-4, 인터루킨-10, TGF-β 등을 포함하는 Th2시토카인은 Th1의 활동을 억제한다. 다발성경화증환자에서는 T세포순환과 수초의 구성에 핵심이 되는 수초단백질 및 강글리오시드(gangliosides)에 대한 항체반응이 증가해 있었다. 다발성경화증의 발병은 MBP(myelin basic protein)와 같은 수초단백질에 대한 T세포의 관용이 사라지는 면역기능이상의 기전이 포함된다.

자유라디칼(Free radical)

자유라디칼은 다발성경화증의 발병에 영향을 미치는 것으로 생각되고 있다. 다발성경화증환자는 혈액, 소변 및 뇌척수액(CSF) 등에서 질산염 및 아질산염을 포함한 질소산화물(NO)의 농도가 높게 나타난다. 다발성경화증환자에서 산화질소는 신경축삭의 변성과 퇴행을 유발하여 축삭을 통한 신경전도에 문제를 유발하고, 뇌-혈관장벽(blood-brain barrier)의 장애, 희돌기교세포(oligodendrocyte)의 손상과 수초탈락(demyelination) 등을 유발하는 것으로 보고된다.[12] 산화질소는 다발성경화증환자의 염증이 활성화된 병소에서 농도가 높게 나타나는데, 성상세포(astrocytes)와 대식세포에 의해 유도되는 질소산화물생성효소인 iNOS(inducible nitric oxide synthase)의 증가로 인한 것으로 보인다. 이러한 병변내의 성상세포, 대식세포, 희돌기교세포는 퍼옥시니트리트(peroxynitrite)의 존재 및 산화질소의 반응성이 매우 높은 니트로티로신(nitrotyrosine)농도를 보여주는데, 이것은 다발성경화증환자의 희소돌기아교세포 손상의 주요원인이 될 수 있다.[13] 3년 이상된 다발성경화증환자의 뇌척수액내 질산염 및 아질산염의 수준을 밝히는 연구에서 다발성경화증으로 신체적 장애까지 있는 환자에서 뇌척수액내 질산염 및 아질산염의 농도가 증가했다는 사실을 밝혀냈는데, 자기공명영상(MRI)결과에서 찾은 병변의 크기와 상호관계가 있었다. 또한 다발성경화증환자 간의 뇌척수액내 질산염 및 아질산염 농도차이를 비교분석해 본 결과 질병의 임상적 진행도 및 MRI상 병변크기와 함께 자유라디칼이 상호비례하는 관계가 있었다.[14]

신경학적 기능장애

다양한 신경전달물질의 상대적 농도와 농도 이상은 다발성경화증발병기전의 한 부분으로 생각된다. 연구에 의하면 다발성경화증에 걸린 사람은 뇌척수액내에서 흥분성신경전달물질인 글루탐산염(glutamate), 아스파르트산(aspartate), 노르아드레날린(noradrenaline)의 증가가 발견되었다. 다발성경화증환자의 혈장내 글루타민(glutamine), 아스파라긴(asparagine), 글라이신(glycine)이 증가된 소견도 발견된다.[15] 또한 다발성경화증환자에서는 뉴런과 축삭돌기의 장애를 제시하는 회백질과 백질내의 마이오이노시톨(myoinositol), 크레아틴(creatine), 콜린(choline), 글루탐산염, 글루타민, 아스파르트산(N-acetyl-aspartate) 등의 농도가 정상과 다르게 변경된 것을 알 수 있다.[16]

진단

어떠한 특수검사 또는 진단기준의 설정은 더 이상 다발성경화증의 확실한 진단을 하는 데 필요하지 않다. 현재 대부분의 병원에서 인정되는 개정된 맥도날드기준(McDonald criteria)은 먼저 2005년 기술되었으며, 환자의 병력, 진단검사, 신경학적 검사결과 및 MRI결과에 근거한다. 이 질병에 대한 확실한 진단은 다른 질병과정에 의해 유발되지 않은 신경학적 증상이 있을 것과 중추신경계와 연관된 증상이 해당부위와 다른 부위에서 나타날 것의 두 가지로 구분되는 요건을 필요로 한다. 증상발현 후 최소 30일 이내에 MRI촬영을 시행하여 병변이 다발성경화증병변인지 그리고 이 질병에 의한 두 번째 증상발현의 가능성이 있는지를 증상발현 전에 임상검사가 시행되지 않은 경우에도 추정해 볼 수 있다. 다발성경화증의 진단을 위한 추가적인 검사에는 뇌척수액분석이 포함되는데, 높은 IgG수치와 단백전기영동법에 의한 oligoclonal IgG를 나타내는 밴드가 확인되는 경우에 진단에 도움이 된다. 뇌파검사에서는 유발뇌파가 정상인에서보다 훨씬 많이 관찰된다. 이러한 여러 검사가 시행되었어도 종종 다발성경화증에서 보이는 임상증상이 만성감염증 같은 다른 원인에 의한 질환일 가능성이 완전히 배제되지 않아서 기타의 만성감염증을 유발하는 질환을 배제해야 할 필요가 있다.

의학적 전통치료법 치료(Conventional therapy)

인터페론-베타(IFN-β)(예; IFNA-beta-1b, Betaseron; IFN-beta-la, Avonex; IFN-beta-la, Rebif)[17]는 다발성경화증에 의해 교란된 면역반응을 수정한다. IFN-β는 T세포자극을 억제하고 CD8억제 T세포(suppressor T lymphocytes)의 활동을 증가시켜서 면역체계에 영향을 미친다. IFN-β는 또한 IFN-γ의 생산을 조절한다. Net effect는 다발성경화증의 수초에 대한 전반적인 면역반응감소를 가리킨다. 또한 IFN-β는 뇌에 T세포의 진입을 줄여 뇌혈관장벽의 안정성을 복원한다. 이러한 다발성경화증이나 자가면역뇌척수염(EAE; encephalomyelitis) 같은 중추신경계의 염증상태에서는 혈액내에 순환하는 림프구, 단핵구/대식세포 등이 쉽게 뇌혈관장벽을 통과하여 중추신경계에 부종, 염증, 그리고 탈수초화(demyelination)로 이어지는 발병기전을 유발하게 된다. 이러한 다발성경화증의 질병과정을 치료하기 위해 glatiramer acetate가 종종 사용되는데, 이는 MBP(myelin basic protein)의 프레임에 4개의 아미노산이 붙은 구조를 가진 합성폴리펩타이드로서 수초의 여러 항원에 대한 T세포반응을 억제하기 위한 것으로 생각된다. Glatiramer acetate는 CD4+와 CD8+ 림프구를 특징적으로 통제하는 것으로 알려진 T-조절세포를 유도할 뿐만 아니라 면역계활성도를 Th1에서 Th2로 변환시키고, 항염증반응의 시토카인을 분비하여 Th1세포에 의한 자가면역반응을 억제한다.[18]

> 자유라디칼은 다발성경화증의 발병기전에
> 중요한 역할을 할 것으로 생각된다.

인터페론(IFNs)과 glatiramer acetate가 다발성경화증의 치료에 효과가 떨어지는 경우에는 면역억제약물이 그다음으로 사용된다. 가장 일반적으로 사용되는 면역억제제는 아자티오프린(azathioprine), 시클로포스파미드(cyclophosphamide), 메토트렉사트(methotrexate), 미토산트론(mitoxantrone) 등이 있다. Mitoxantrone(Novantrone)은 이차적으로 진행되는 임상적 재발, 점진적 재발의 신경학적 장애와 재발빈도를 줄이기 위해 사용된다. 이 제제는 골수를 억제하여 여기서 생산되는 T세포와 B세포의 숫자를 감소시킨다.[19]

고농도 부신피질호르몬제(코르티코스테로이드)는 급성재발을 관리하는 데 사용된다. 메틸프레드니솔론(methylprednisolone)의 정맥투여는 다발성경화증재발의 표준치료인데, 이 약물을 정맥투여한 후 가돌리늄(Gd+)으로 조영한 다발성경화증환자의 뇌 MRI를 관찰한 결과 병변의 급속한 감소가 나타났다.[20] 나탈리주맙(Natalizumab, Tysabri)은 재발-경감형 다발성경화증환자에서 사용이 승인된 재조합 인간화 안티-α-4 인테그린 단일클론항체이다. 이 약물은 말초혈액에서 중추신경계로의 백혈구진입을 막아 준다.[21]

자연의학치료

비타민 D

25-hydroxyvitamin D의 높은 혈청농도는 다발성경화증 발병위험감소와 연관된 것으로 나타났다.58)[22] 동물실험에서 비타민 D를 보충하면 다발성경화증의 발병빈도가 감소하고, 발병진행도

58) 역자주: 25-hydroxyvitamin D는 25-OH-D2와 25-OH-D3로도 표현되는 비타민 D의 활성형이다. D2는 ergocalciferol로, D3는 cholecalciferol로 불린다.

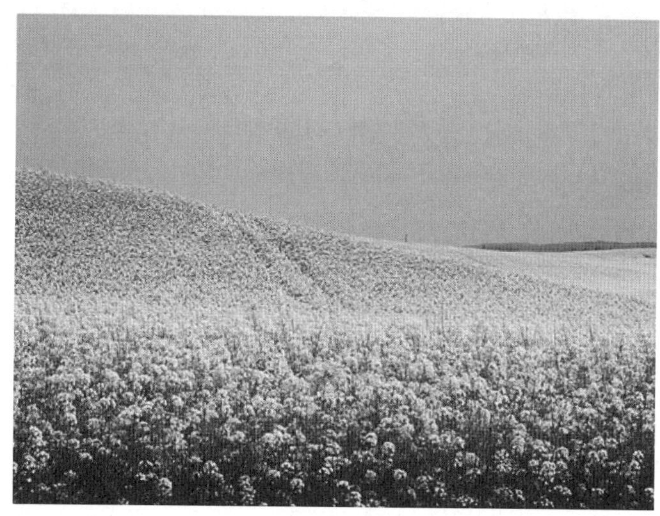

그림 25-1. Canola plants

억제하는 것으로 나타났다. 비타민 D의 보충연구에서도 비타민 D가 다발성경화증위험도가 40% 감소된 것과 연관된 것으로 나타났다.[23] 그리고 또 다른 연구는 태양광노출의 감소와 비타민 D 수치의 감소 사이에 강한 연관관계를 발견했는데, 이는 다발성경화증환자에서 큰 장애요인으로 작용한다.[24] 또한 비타민 D의 수치는 증상이 없는 기간보다 증상이 있는 기간 동안 낮은 것으로 밝혀졌고, 이것으로 다발성경화증의 질병과정에서 비타민 D의 치료적 역할이 뒷받침되었다.[25] 25-hydroxyvitamin D의 낮은 농도와 함께 부갑상선호르몬은 증상이 없는 기간보다 증상이 유발된 기간 동안 높다는 것은 칼슘대사도 다발성경화증 과정에서 어느 정도 영향을 미친다는 것을 간접적으로 제시하고 있다.[26]

알파리포산(Alpha-lipoic acid)

알파리포산(ALA)은 다양한 생화학적 경로에 필요한 강력한 항산화제이며 보조효소(coenzyme)이다. 동물실험을 통한 다발성경화증연구에서 알파리포산보충은 질병진행과 탈수초화를 막고, T세포와 대식세포의 중추신경계내 침투를 감소시키는 것으로 나타났다.[27] 추가 동물실험에서 알파리포산이 T세포이동을 억제하고, 다발성경화증에서 활성산소종(ROS)에 의해 공격받은 불안정한 뇌혈관장벽을 안정화시키는 기능도 나타났다.[28] 인간을 통한 임상시험에서는 다발성경화증환자에서 알파리포산이 잘 흡수되며, matrix metalloproteinase-9(MMP-9) 및 soluble intercellular adhesion molecule-1(sICAMP-1)과 같은 염증표지자농도를 감소시키는 것으로 나타났다.[29] 또한 알파리포산은 인간 T세포와 NK세포에서 cAMP의 농도를 증가시켜서 면역조절활동을 향상시킨다.[30]

필수지방산

다발성경화증에서 필수지방산(EFAs) 보충효과는 이미 입증되었다. 필수지방산은 염증대사과정의 전단계에 해당하는 염증매개물질의 생성억제 및 B림프구와 T림프구의 확산억제, 항체생성감소 등을 유발하여 염증을 억제한다. 필수지방산의 종류인 EPA와 DHA 모두 지방질이 많은 생선에서 관찰되는데, 대구, 연어, 고등어 등이 대표적이다. 저지방식사요법과 오메가-3 지방산보충의 조합은 다발성경화증환자에서 피로를 감소시키고, 증상의 유발속도를 감소시키는 것으로 확인되었다.[31]

알파-리놀렌산, 오메가-3 지방산은 일반적으로 아마(Linum usitatissimum), 카놀라 그리고 간장콩(Glycine max) 등에서 발견되는데, 알파-리놀렌산이 EPA와 DHA 보충만큼 치료에서 효율적이지 않은 것으로 나타나 많은 의사들에게 이차적 보조의 선택 정도로 간주되어 투여되기도 한다. 오메가-3 지방산 관련 연구에서 생선오일 중 하나로 미세아교세포(microglial cell)를 치료하면 수초독성을 나타내는 MMP-9의 생산을 억제하는 것으로 나타났다.[32] 그리고 오메가-3 고도불포화지방산보충은 적극적으로 다발성경화증환자의 시토카인에 긍정적인 영향을 미쳤다. 후속연구에서는 이러한 오메가-3 지방산의 보충과 관련하여 IL-I β, TNF-α, IL-2, IFN-γ가 감소하고, 염증에 의해 분비되는 프로스타글란딘 E2와 류코트리엔 B4의 합성감소가 나타났다.[33]

비타민 B

몇몇 비타민은 다발성경화증환자에서도 적정한 농도로 존재하는 것으로 나타났다. 수초형성을 위해서 그리고 면역반응에도 중요한 비타민 B_{12}는 이들 비타민 가운데 하나일 수도 있다.[34] 중요한 것은 비타민 B_{12}의 낮은 혈청수준은 18세 이후에 다발성경화증 증상이 발병한 환자보다는 18세 이전에 발병한 환자에서 발견되었다는 것이다.[35] 혈청 비타민 B_{12}의 결핍 이외에 다발성경화증환자에서 적혈구내 엽산농도가 감소한다는 보고가 있다.[36]

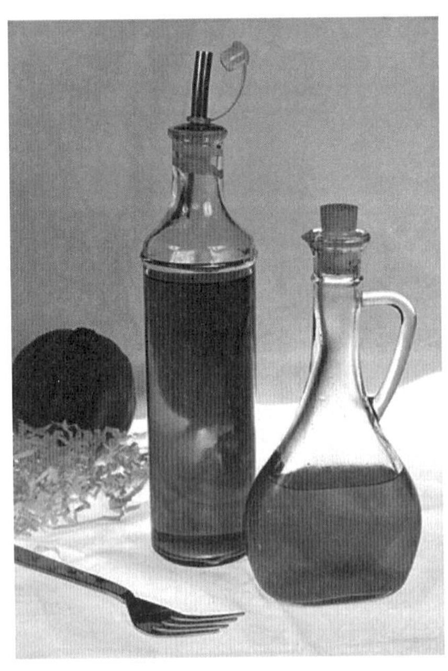

그림 25-2. Olive oil

그러나 적어도 한 연구에서는 다발성경화증환자에서 비타민 B_{12}의 수치의 감소보다는 정상인이나 다발성경화증 이외의 기타 신경학적 장애가 있는 환자에 비해 비활성된 비타민 B_{12}의 결합능력(활성화능력)이 크게 감소되었음을 발견하였다. 학자들은 만성진행성다발성경화증환자의 소그룹에서 6개월 동안 methylvitamin B_{12}59)를 매일 60 mg 보충했을 때 시각장애 및 뇌간의 청각유발전위가 보충 이전 기간에 비해 향상된 것으로 나타났다.[37] 연구팀은 비타민 B_{12} 결핍증은 면역학적 또는 바이러스성 손상으로 인간을 더 취약하게 만들 수 있다고 제안했다.

항산화제

활성산소종(ROS)은 다발성경화증발병에 역할을 한다고 알려져 있다. 자가면역뇌척수염(EAE)을 실험적으로 유발시킨 쥐에게 녹차(*Camellia sinensis*)의 항산화성분으로 알려진 Epigallocatechin-3-gallate(EGCG)를 투여하였을 때 뇌의 염증을 제한하고, 신경손상을 줄여서 임상심각도를 완화시켰다. 뇌척수염이라는 질병은 다발성경화증의 동물실험을 진행할 때 동물에게 유발되어 실험을 진행할 수 있도록 하는 질병이다. 뇌척수염은 수초손상 및 이와 유사한 임상양상을 나타내어 다발성경화증의 조건과 유사하여 이 질환으로 얻어지는 실험결과를 다발성경화증에 유추해 볼 수 있다. 또한 EGCG는 직접적으로 신경원에 신경독성을 지닌 활성산소종의 형성을 억제한다.[38]

강황(*Curcuma tonga*)의 항산화작용을 가진 성분에 해당하는 쿠루쿠민(curcumin)은 뛰어난 항염증 작용으로도 알려져 있는데, 다발성경화증의 동물실험에서 쿠루쿠민 보충이 단핵구와 미세아교세포에서 염증을 유발하는 시토카인인 인터루킨-12(IL-12)의 분비를 줄여 T세포증식 및 Th1 분화를 억제하여 질병 기간과 심각도를 완화하는 것으로 나타났다.[39]

항산화특징을 가진 또 다른 보충제는 은행나무(*Ginkgo bitoba*) 잎추출물이다. 다발성경화증환자에게 하루 240 mg을 투여하면 피로를 감소시키고, 뇌기능을 개선하는 것으로 확인되었다.[40] 다발성경화증의 동물모델치료에서 항산화보충제 아세틸-시스테인(NAC)의 효과를 확인한 결과 다발성경화증의 임상증상약화, IL-10 같은 항염증성시토카인농도증가, 아질산(nitrite)생산 및 IFN-γ의 Th1세포분비를 모두 감소시키는 것으로 나타났다.[41] 쿼세틴(Quercetin)은 많은 식물에서 발견되는 항염증 및 항산화 작용이 알려진 플라보노이드로 뇌척수염을 감소시키고, IL-12 유발 T세포증식 및 Th1세포분화를 감소시키는 것으로 확인되었다.[42] 다발성경화증에서 추가발견된 것은 베타카로틴, 레티놀, 알파-토코페롤, 아스코르빈산(Vitamin C) 등이 혈장이나 뇌척수액에서 낮게 나타난다는 것이다.[43]

카르니틴(Carnitine)

아세틸-카르니틴(acetyl-L-carnitine)을 하루 2회 1 g씩 투여한 경우, 피로도설문조사를 통해 평가되었던 다발성경화증환자의 기존치료제인 아만타딘(amantadine)보다 더 효과적이라는 것이

59) 역자주: methyl group transfer가 비타민 B_{12}의 인체내 역할을 하므로 Methylvitamin B_{12}는 메틸기를 가진 비타민 B_{12}의 활성형으로 보면 된다.

무작위 이중맹검교차 임상시험을 통해 제시되었다.60)[44] 한편 추가연구에서 '다발성경화증으로 치료받는 환자에서는 치료가 전혀 없는 환자보다 카르니틴 수준이 낮다.'라는 것이 알려졌다. 또한 레보카르니틴(levocarnitine) 하루 3~6 g 복용량으로 구강보충제로 주어졌을 때 면역 또는 면역조절 치료를 받고 있는 다발성경화증환자들의 63%에서 피로도 감소를 보였다.[45]

추가영양소

다발성경화증에 대한 효과를 기대할 수 있는 두 가지 추가적인 영양소는 글루코사민(glucosamine)과 레티노산(retinoic acid)이다. 다발성경화증의 동물실험에서 글루코사민보충은 Th2시토카인의 수준을 높이고, Th1반응을 억제하는 것으로 확인되었다. 중추신경계의 염증과 탈수초화가 감소되었으며 뇌척수염이 억제되었다.[46] 이 실험결과는 글루코사민투여가 다발성경화증에서 면역반응억제제 및 면역조절제 모두의 역할을 하는 것임을 증명한 것이다.[46]

레티노산은 Th1세포에 의해 이미 분비된 시토카인보다 더 많은 양의 Th2유발시토카인을 분비하여 동물실험에서 다발성경화증의 임상증상을 억제하는 것으로 나타났다.[47] 연구에서는 또한 레티노산의 한 종류(*9-cis-retinoic acid*)가 다발성경화증의 병리과정에서 미세아교세포(microglia)와 성상세포(astrocytes)에 의해 분비되는 염증유발시토카인의 생산억제 및 질소산화물(NO)의 농도를 낮추는 것으로 보고되었다.[48] 다른 연구에서는 레티노산의 또 다른 종류(all-trans-retinoic acid)와 IFN-β-1b제제의 조합은 IFN-γ분비세포를 억제하고, T-억제세포활동을 촉진하여, 어느 하나만으로 치료했을 때보다 더 큰 정도로 T세포증식을 감소시켰다.[49]

다발성경화증환자의 뇌척수액에서는 정상인에 비해 상당한 수준으로 망간감소와 구리증가가 발견되었다.[50]

음식조절

특정 식사변경은 다발성경화증에 도움이 될 수 있다는 충분한 증거가 있다. 스웽크식단(Swank diet)은 하루에 15 g보다 낮은 포화지방섭취량과 상대적으로 높은 고도불포화지방산섭취량을 제안한다. 음식조절의 다른 권고는 하루 20~50 g 정도로 불포화지방섭취를 줄이는 것으로서 첫회에 돼지고기를 포함한 육류를 금지하고, 그 이후 주당 최대 3온스의 육류, 무지방 또는 1%의 미만의 유지방인 유제품의 소비, 포화지방을 포함하는 가공식품을 안 먹고, 과일과 야채의 무제한 섭취, 하루 1티스푼의 간유를 보충하는 것이다.[51] 버터, 마가린, 돼지기름(lard), 쇼트닝, 코코아버터, 코코넛기름, 경화유(hydrogenated oil), 팜오일, 그리고 유사 낙농제품은 피해야 한다.

저지방식단으로 유명한 스웽크식단이 34년 동안 몇 명의 환자그룹에서 시행되었는데, 상대적

---

60) 역자주: Amantadine은 기존에 독감치료에 사용되던 항바이러스제제로서 2012년 NEJM에 보고된 바로는 뇌사자의 의식회복에 특효하다고 한다.

인 성공을 보여 주었다. 그의 연구는 일일지방 20 g의 추천을 준수한 환자는 그 이상의 지방을 섭취한 사람보다 훨씬 적은 기능저하를 경험하고, 훨씬 낮은 사망률을 보인다고 보고하였다. 특히 다발성경화증에 의한 기능장애가 처음 시작된 사람일수록 더욱 효과가 좋았다고 한다.[52]

재발-경감 과정의 다발성경화증환자에서 15%의 지방 및 생선오일을 보충한 한 식사요법과 30%의 지방 및 올리브오일을 보충한 식사요법을 비교하는 실험이 진행되었다. 투여 후 건강상태를 측정하는 몇 가지 설문양식(Physical Components Summary Scale/Short Health Status Questionnaire)으로 경과를 비교한 결과 전자에서 후자의 처방에 비해 임상적 효용이 더 큰 것으로 나타났다. 더욱 다행인 것은 두 그룹 모두 증상의 재발비율이 감소되었다는 것이다.[31] 추가연구에서는 버터와 크림 소비량에 대한 상관관계는 적지만 마시는 우유 소비의 큰 증가와 다발성경화증이 전 세계적으로 만연한 것에 대해서는 연관성이 높다고 하였다.[53]

호르몬균형(Hormone Balancing)

연구에 따르면 호르몬이 중추신경계 자가면역기전의 시간과 정도에 영향을 미치는 것으로 나타났다. 한 연구에서 다발성경화증에 이환된 남성에서 남성호르몬이 비정상적으로 낮은 수치인 것을 발견하였으며, 다발성경화증의 동물모델에서 테스토스테론수치는 낮고, 황체형성호르몬수치가 증가하고, 테스토스테론과 염증유발물질 간의 수치적 반비례관계가 성립한다는 것으로 보고하였다.[54] 또 다른 연구에서 재발-경감 과정의 다발성경화증남성환자에서 12개월 동안 매일 테스토스테론 100 mg 겔을 사용한 결과 인지기능향상과 뇌위축둔화를 보여 주었고, 지방뺀체중(lean body mass)의 증가도 나타났다.[55] 그러나 이 요법은 경화병변의 수 및 크기에는 큰 영향을 미치지 않았다.[55] 건강한 사람에 비해 다발성경화증환자에서 안드로겐과 DHEA(dehydroepiandrosterone)의 수치 또한 현저하게 낮은 것으로 발견되었다.[56]

에스트로겐수치는 다발성경화증에서 증상의 심각도를 나타내기도 한다. 다발성경화증이 있는 갱년기여성그룹 가운데 82%는 월경 전에 증상악화를 보고하고, 54%에서는 폐경으로 증상악화를 보고하며, 호르몬 대체요법을 시도한 환자들 중 75%에서 증상개선을 보고한 것으로 나타났다.[57] 저용량의 에스트라디올(estradiol)은 다발성경화증여성환자에서 증상개선에 도움을 준다. 동물실험 결과를 보면 에스트라디올농도가 낮으면 중추신경계에 T세포진입을 억제하고, 축삭돌기 및 수초의 생존을 촉진하는 신경보호효과를 가진다고 한다.[58] 에스트로겐은 또한 IL-12, TNF-α, IFN-γ 같은 염증을 유발하는 Th1세포의 시토카인생산을 억제하고, IL-10, IL-4, TGF-β 같은 항염증성 Th2세포의 시토카인생산을 자극하는 것으로 보고되었다. 이러한 보고들로 에스트로겐이 다발성경화증 같은 Th1세포와 Th2세포에 매개되는 질환을 조절한다고 하는 이유를 설명할 수 있다.[59] 여성다발성경화증환자의 임신에 대한 연구에서는 질병에서 호르몬의 역할을 확인시켜 준다. 75%의 여성에서 임신 중에 Th2유발시토카인이 많이 분비되는 성향이 있는데, 산후에는 Th1유발시토카인이 많이 분비되는 성향으로의 뚜렷한 변화를 보여 준다.[60] 임신 중에 생산되는 양과 동일한 양의 에스트리올을 매일 투여한 임상시험에서 재발-경감 형태의 다발성경화증환자의 병변이 상당한 감소한 것으로 나타났다.[11]

결론

다발성경화증은 시작 및 진행에 있어 수많은 요인에 의해 영향을 받는 불명확한 병인을 가진 복잡한 질환이다. 많은 자연요법은 다발성경화증환자에서 다소간의 좋은 효과를 보여 주고 있으므로, 그것들을 더 적극적으로 연구할 필요가 있다.

참고문헌

[1]The MS Informational Sourcebook. Epidemiology. Online document at: www.nationalmssociety.org/site/PageServer?pagename=HOM_LIB_sourcebook_epidemiology. Accessed August 7, 2007.

[2]Hawkes CH. Smoking is a risk factor for multiple sclerosis: A meta-analysis. Mult Scler. 2007;13:610–615.

[3]Pekmezovic T, Drulovic J, Milenkovic M, et al. Lifestyle factors and multiple sclerosis: A case-control study in Belgrade. Neuroepidemiology. 2006;27:212–216.

[4]Oksenberg JR, Barcellos LF. The complex genetic aetiology of multiple sclerosis. J Neurovirol. 2000;6 (suppl.2):S10–S14.

[5]Nielsen NM, Westergaard T, Rostgaard K, et al. Familial risk of multiple sclerosis: A nationwide cohort study. Am J Epidemiol. 2005;162:774–778.

[6]The International Multiple Sclerosis Genetics Consortium. Risk alleles for multiple sclerosis identified by a genome wide study. N Engl J Med. 2007;357:851–862.

[7]Nielsen TR, Rostgaard K, Nielsen NM, et al. Multiple sclerosis after infectious mononucleosis. Arch Neurol. 2007;64:72–75.

[8]Thacker EL, Mirzaei F, Ascherio A. Infectious mononucleosis and risk for multiple sclerosis: A metaanalysis. Ann Neurol. 2006;59:499–503.

[9]Mancuso R, Delbue S, Borghi E, et al. Increased prevalence of Varicella zoster virus DNA in cerebrospinal fluid from patients with multiple sclerosis. J Med Virol. 2007;79:192–199.

[10]Hernán MA, Jick SS, Olek MJ, Jick H. Recombinant hepatitis B vaccine and the risk of multiple sclerosis: A prospective study. Neurology. 2004;63:838–842.

[11]Sicotte N, Liva S, Klutch R, et al. Treatment of multiple sclerosis with the pregnancy hormone estriol. Ann Neurol. 2002;52:421–428.

[12]Smith KJ, Lassmann H. The role of nitric oxide in multiple sclerosis. Lancet Neurol. 2002;1:232–241.

[13]Jack C, Antel J, Brück W, Kuhlmann T. Contrasting potential of nitricoxide and peroxynitrite to mediate oligodendrocyte injury in multiple sclerosis. Glia. 2007;55:926–934.

[14]Rejdak K, Eikelenboom MJ, Petzold A, et al. CSF nitric oxide metabolites are associated with activity and progression of multiple sclerosis. Neurology. 2004;63:1439–1445.

[15]Barkhatova VP, Zavalishin IA, Askarova LSh, et al. Changes in neurotransmitters in multiple sclerosis. Neurosci Behav Physiol. 1998;28:341–344.

[16]Tiberio M, Chard DT, Altmann DR, et al. Metabolite changes in early relapsing-remitting multiple sclerosis: A two year follow-up study. J Neurol. 2006;253:224–230.

[17]The MS Information Sourcebook. Interferons. Online document at: www.nationalmssociety.org/site/PageServer?pagename=HOM_LIB_sourcebook_interferons. Accessed August 9, 2007.

[18]Schrempf W, Ziemssen T. Glatiramer acetate: Mechanisms of action in multiple sclerosis. Autoimmun Rev. 2007;6:469–475.

[19]The MS Information Sourcebook. Chemotherapy. Online document at: www.nationalmssociety.org/site/PageServer?pagename=HOM_LIB_sourcebook_chemotherapy. Accessed August 9, 2007.

[20]Then Bergh F, Kümpfel T, Schumann E, et al. Monthly intravenous methylprednisolone in relapsing–remitting multiple sclerosis—eduction of enhancing lesions, T2 lesion volume and plasma prolactin concentrations. BMC Neurol. 2006;6:19.

[21]Horga A, Horga de la Parte JF. Natalizumab in the treatment of multiple sclerosis [in Spanish]. Rev Neurol. 2007;45:293–303.

[22]Munger KL, Levin LI, Hollis BW, et al. Serum 25-hydroxyvitamin D levels and risk of multiple sclerosis. JAMA. 2006;296:2832–2838.

[23]Brown SJ. The role of vitamin D in multiple sclerosis. Ann Pharmacother. 2006;40:1158–1161.

[24]van der Mei IA, Ponsonby AL, Dwyer T, et al. Vitamin D levels in people with multiple sclerosis and community controls in Tasmania, Australia. J Neurol. 2007;254:581–590.

[25]Soilu-Hänninen M, Airas L, Mononen I, et al. 25-Hydroxyvitamin D levels in serum at the onset of multiple sclerosis. Mult Scler. 2005;11:266–271.

[26]Soilu-Hanninen M, Laaksonen M, Laitinen I, et al. A longitudinal study of serum 25-hydroxyvitamin D and intact PTH levels indicate the importance of vitamin D and calcium homeostasis regulation in multiple sclerosis. J Neurol Neurosurg Psychiatry. 2007;Jun 19;[Epub ahead of print].

[27]Morini M, Roccatagliata L, Dell'Eva R, et al. Alpha-lipoic acid is effective in prevention and treatment of experimental autoimmune encephalomyelitis. J Neuroimmunol. 2004;148:146–153.

[28]Schreibelt G, Musters RJ, Reijerkerk A, et al. Lipoic acid affects cellular migration into the central nervous system and stabilizes blood–brain barrier integrity. J Immunol. 2006;177:2630–2637.

[29]Yadav V, Marracci G, Lovera J, et al. Lipoic acid in multiple sclerosis: A pilot study. Mult Scler. 2005;11:159–165.

[30]Schillace RV, Pisenti N, Pattamanuch N, et al. Lipoic acid stimulates cAMP production in T lymphocytes and NK cells. Biochem Biop. 2007;354:259–264.

[31]Weinstock-Guttman B, Baier M, Park Y, et al. Low fat dietary intervention with omega-3 fatty acid supplementation in multiple sclerosis patients. Prostaglandins Leukot Essent Fatty Acids. 2005;73:397–404.

[32]Liuzzi GM, Latronico T, Rossano R, et al. Inhibitory effect of polyunsaturated fatty acids on MMP-9 release from microglial cells—implications for complementary multiple sclerosis treatment. Neurochem Res. 2007;Jul11;[Epub ahead of print].

[33]Gallai V, Sarchielli P, Trequattrini A, et al. Cytokine secretion and eicosanoid production in the peripheral blood mononuclear cells of MS patients undergoing dietary supplementation with n-3 polyunsaturated fatty acids. J Neuroimmunol. 1995;56:143–153.

[34]Miller A, Korem M, Almog R, Galboiz Y. Vitamin B12, demyelination, remyelination and repair in multiple sclerosis. J Neurol Sci. 2005;233:93–97.

[35]Sandyk R, Awerbuch GI. Vitamin B12 and its relationship to age of onset of multiple sclerosis. Int J Neurosci. 1993;71:93–99.

[36]Reynolds EH, Bottiglieri T, Laundy M, et al. Vitamin B12 metabolism in multiple sclerosis. Arch Neurol. 1992;49:649–652.

[37]Kira J, Tobimatsu S, Goto I. Vitamin B12 metabolism and massive-dose methyl vitamin B12 therapy in Japanese patients with multiple sclerosis. Intern Med 1994;33:82–86.

[38]Aktas O, Prozorovski T, Smorodchenko A, et al. Green tea epigallocatechin-3-gallate mediates T cellular NF-kappa B inhibition and exerts neuroprotection in autoimmune encephalomyelitis. J Immunol. 2004;173: 5794–5800.

[39]Natarajan C, Bright JJ. Curcumin inhibits experimental allergic encephalomyelitis by blocking IL-12 signaling through Janus kinase-STAT pathway in T lymphocytes. J Immunol. 2002;168:6506–6513.

[40]Johnson SK, Diamond BJ, Rausch S, et al. The effect of Ginkgo biloba on functional measures in multiple sclerosis: A pilot randomized controlled trial. Explore (NY). 2006;2:19–24.

[41]Stanislaus R, Gilg AG, Singh AK, Singh I. N-acetyl-L-cysteine ameliorates the inflammatory disease process in experimental autoimmune encephalomyelitis in Lewis rats. J Autoimmune Dis. 2005;2:4.

[42]Muthian G, Bright JJ. Quercetin, a flavonoid phytoestrogen, ameliorates experimental allergic encephalomyelitis by blocking IL-12 signaling through JAK-STAT pathway in T lymphocyte. J Clin Immunol. 2004;24:542–552.

[43]Besler HT, Comoğlu S. Lipoprotein oxidation, plasma total antioxidant capacity and homocysteine level in patients with multiple sclerosis. Nutr Neurosci. 2003;6:189–196.

[44]Tomassini V, Pozzilli C, Onesti E, et al. Comparison of the effects of acetyl-L-carnitine and amantadine for the treatment of fatigue in multiple sclerosis: Results of a pilot, randomised, double-blind, crossover trial. J Neurol Sci. 2004;218(1–2):103–108.

[45]Lebrun C, Alchaar H, Candito M, et al. Levocarnitine administration in multiple sclerosis patients with immunosuppressive therapy-induced fatigue. Mult Scler. 2006;12:321–324.

[46]Zhang GX, Yu S, Gran B, Rostami A. Glucosamine abrogates the acute phase of experimental autoimmune encephalomyelitis by induction of Th2 response. J Immunol. 2005;175:7202–7208.

[47]Racke MK, Burnett D, Pak SH, et al. Retinoid treatment of experimental allergic encephalomyelitis: IL-4 production correlates with improved disease course. J Immunol. 1995;154:450–458.

[48]Xu J, Drew PD. 9-Cis-retinoic acid suppresses inflammatory responses of microglia and astrocytes. J Neuroimmunol. 2006;171(1–2):135–144.

[49]Qu ZX, Dayal A, Jensen MA, Arnason BG. All-trans retinoic acid potentiates the ability of interferon beta-1b to augment suppressor cell function in multiple sclerosis. Arch Neurol. 1998;55:315–321.

[50]Melø TM, Larsen C, White LR, et al. Manganese, copper, and zinc in cerebrospinal fluid from patients with multiple sclerosis. Biol Trace Elem Res. 2003;93(1–3):1–8.

[51]Swank MS Diet. Online document at: http://swankmsdiet.org/index.php/diet/about. Accessed August 7, 2007.

[52]Swank RL, Dugan BB. Effect of low saturated fat diet in early and late cases of multiple sclerosis. Lancet. 1990;336:37–39.

[53]Malosse D, Perron H, Sasco A, Seigneurin JM. Correlation between milk and dairy product consumption and multiple sclerosis prevalence: A worldwide study. Neuroepidemiology. 1992;11(4–6):304–312.

[54]Foster SC, Daniels C, Bourdette DN, Bebo BF. Dysregulation of the hypothalamic-pituitary-gonadal axis in experimental autoimmune encephalomyelitis and multiple sclerosis. J Neuroimmunol. 2003;140(1–2):78–87.

[55]Sicotte NL, Giesser BS, Tandon V, et al. Testosterone treatment in multiple sclerosis: A pilot study. Arch Neurol. 2007;64:683–688.

[56]Ramsaransing GS, Heersema DJ, De Keyser J. Serum uric acid, dehydroepiandrosterone sulphate, and apolipoprotein E genotype in benign vs. progressive multiple sclerosis. Eur J Neurol. 2005;12:514–518.

[57]Smith R, Studd JW. A pilot study of the effect upon multiple sclerosis of the menopause, hormone replacement therapy and the menstrual cycle. J R Soc Med. 1992;85:612–613.

[58]Offner H, Polanczyk M. A potential role for estrogen in experimental autoimmune encephalomyelitis and multiple sclerosis. Ann NY Acad Sci. 2006;1089:343–372.

[59]Salem ML. Estrogen, a double-edged sword: Modulation of TH1- and TH2-mediated inflammations by differential regulation of TH1/TH2 cytokine production. Curr Drug Targets Inflamm Allerg. 2004;3:97–104.

[60]Al-Shammri S, Rawoot P, Azizieh F, et al. Th1/Th2 cytokine patterns and clinical profiles during and after pregnancy in women with multiple sclerosis. J Neurol Sci. 2004;222(1–2):21–27.

26

근육량유지를 위한 자연치료적 보조

근육량유지를 위한 연구에서는 운동선수와 보디빌더뿐만 아니라 근육량이 계속 소실되는 노인 환자들에서 근육강화는 꼭 필요하다. 건강한 식단, 저항운동 및 영양보조식품이 신체조성 및 개선을 위해 유익한 영향을 미친다는 연구들이 계속 진행되고, 운동선수를 위한 양질의 보충제들도 계속 연구되고 있다. 그러나 역도나 무산소운동 등의 저항운동 없이 보충제의 섭취만으로는 근육의 크기와 강도는 향상되지 않는다. 미국의 스포츠영양 및 체중감량산업은 성장을 거듭하고 있는데, 2004년 이 같은 제품의 판매가 143억 달러라는 보고가 있다.[1] 또한 관련 소식지(Nutrition Business Journal)에 따르면 이러한 보충제시장의 매출은 2005년에 14% 증가하여 156억 달러에 도달하였고, 앞으로도 계속적으로 매년 5~7%의 속도로 성장할 것으로 추정된다.[2]

신체의 조성과 근육에 미치는 영향

인슐린저항

인슐린저항이란 근육, 간, 지방조직 등에서 포도당흡수를 촉진하는 인슐린이 췌장에서 정상보다 많이 분비되어 높은 혈중농도를 유지하는 상태를 말한다. 비만은 인슐린저항의 가장 흔한 원인인데, 인슐린수용체의 감소와 함께 티로신키나제(tyrosine kinase)를 활성화하는 후수용체상실(postreceptor failure)과 관련되어 있다. 인슐린수용체의 베타입자는 인슐린이 알파입자에 결합할 때 활성화되는 티로신키나제인데, 이러한 티로신키나제는 인슐린의 여러 기능을 자가조절하는 핵심에 해당한다. 근육과 지방조직에 있는 특정 포도당수용체는 혈액에서 인슐린농도가 높으면 반응이 잘 일어나지 않는다. 대개 체중이 감소하면 인슐린저항이 줄어든다고 한다. 고인슐린혈증(hyperinsulinemia)은 세포내 지질축적을 증가시키고, 차례로 인슐린저항까지 증가시키게 된다. 인슐린저항이 높은 골격근은 낮은 산화용량을 가지고 있으며, 지질축적을 유발하는 지방산의 산화를 감소시킨다.[3] 또한 골격근의 높은 지질수준도 낮은 산화용량을 유발한다.[4]

또한 호르몬은 인슐린저항에 큰 영향을 미치는 것으로 나타났다. 스트레스로 인한 에피네프린과 코티솔의 발생증가는 인슐린저항에 영향을 미친다. 이러한 부신호르몬은 간에서 글리코겐의 분해를 증가시키고, 포도당이용에 부정적인 영향을 준다.[5,6] 또한 에스트로겐보충은 특히 폐경 후 여성에서 인슐린저항을 증가시킬 수 있다.[7] 남성에서의 에스트로겐증가와 여성에서의 테스토스테론증가는 말초포도당의 활용도를 감소시킨다.[8] 연구에 의하면 DHEA(dehydroepiandrosterone)[61)]보충은 말초포도당이용률을 증가시키는 것으로 드러났다.[9] IGF-1(Insulin like growth factor-1)은 성장과 포도당대사에 영향을 주는 호르몬으로 성장호르몬에 의해 자극받아 분비되는 폴리펩타이드이다. 연구에서 IGF-1은 주변 포도당활용도를 증가시킬 뿐만 아니라 단백질분해대사를 감소시키는 것으로 나타났다.[10]

노화

노화는 근육의 크기와 강도에 영향을 미치는 등 많은 신체조직에 변화를 가져온다. 테스토스테론, 에스트로겐, DHEA, 성장호르몬과 IGF-1과 같은 많은 호르몬들은 나이가 들면서 체내농도가 급격히 감소한다. 연령 관련 근육소실 및 근육감소증(sarcopenia)에 관한 연구에서 성장호르몬, IGF-1, 에스트로겐과 테스토스테론 및 기타 성호르몬의 감소가 관련될 수 있다는 보고를 하였다.[11] 또한 영양섭취량의 감소 및 낮아진 비타민 D의 수치가 고령에서 근육위축의 원인으로 보기도 한다. 근육소실의 또 다른 원인에는 감소된 말초신경분포, 낮아진 신체활동과 함께 염증유발성시토카인인 TNF-α, IL-6의 증가를 포함한다.[12] 골격근의 소실은 20~80대 사이에서 35~40%로 추정된다.[13]

음식조절

운동선수에 대한 다량영양소 권장사항은 크게 다르다. 대부분은 다량의 단백질과 단백질 합성에 필요한 아미노산을 제공하도록 권장하는 단백질식단을 추천한다. 그러나 전문가들은 여전히 운동하는 동안 근육에 글리코겐을 제공하기 위해 충분한 탄수화물식단을 권장한다. 또한 충분한 지방섭취는 지용성비타민뿐만 아니라 필수지방산을 공급하기 위해 꼭 필요하다. 고단백질, 저탄수화물 식사는 식욕을 줄일 뿐만 아니라 칼로리섭취를 줄여 주고, 총체중과 체지방량을 대량으로 줄여 주는 것으로 보고되었다.[14] 고단백질, 저탄수화물 식사에 대한 또 다른 연구에 의하면 인체 내 단백분해(proteolysis)의 증가와 함께 근육-단백질합성이 증가하고, 총혈장 IGF-I, 성장호르몬, 체지방체중 등의 변화 없이 혈장인슐린수치가 50%까지 감소하는 것으로 나타났다.[15] 고단백식사는 일반적으로 총에너지섭취의 30%가 단백질로 섭취한다는 가정하에 설계되었다. 여성대학생을 대상으로 한 연구에서 높은 탄수화물식사에 비해 높은 단백질식사에서 식후 발열량증가가 2배 높아서 에너지소모를 통한 상당한 체중감소로 이어지는 것을 보여 주었다.[16]

61) 역자주: DHEA는 부신에서 분비되는 호르몬으로 인체에서 여러 효소에 의해 대사되어 남성에서는 테스토스테론, 여성에서는 에스트로겐이 된다.

표 26-1. 체력강화보조제

보조제	용량
Whey protein	하루에 10~20 g
Branched chain amino acids	하루에 7~12 g
Creatine monohydrate	5일간 20g, 그후 하루에 2g
β-hydroxy-β-methyl butyrate	하루에 3 g
Glutamine	하루에 6~10 g
L-carnitine	하루에 2 g
Conjugated linoleic acid	하루에 2~4 g
α-lipoic acid	하루에 600 mg
Testosterone	의사, 한의사의 진찰을 통해 용량결정
Dehydroepiandrosterone	하루에 25~100 mg
Growth hormone	의사, 한의사의 진찰을 통해 용량결정
Chrysin	하루에 300 mg
Chromium picolinate	하루에 400 ug

근육형성을 위한 영양소 및 식물보조제

유장단백질과 분지-사슬아미노산(BCAAs; Branched-Chain Amino Acids)

유장(乳漿)은 치즈를 제조한 후 분리되는 수용액이다. 유장에는 유당, 미네랄, 알파-락트알부민(α-lactalbumin), 베타-락토글로불린(β-lactoglobulin), 락토페린(lactoferrin)과 같은 단백질이 포함되어 있다. 또한 유장은 약 24%의 분지-사슬아미노산(BCAAs)이 포함되어 있는데, 이는 단백질합성을 촉진한다.[17] 인슐린저항이 있는 쥐를 대상으로 실험한 결과 유장단백질보충은 인슐린민감도를 증가시키고 체중감소를 유발하였다.[18] 이 연구에서는 또한 카제인단백질(casein protein)을 포함한 식사에 비해 유장단백질식사는 포만감이 증가하는 것으로 나타났다.[19] 유장단백질보충의 부작용은 드물게 피로, 메스꺼움, 대변주기의 증가, 두통, 갈증 등이 나타난다.[17] 유장단백질은 유제품에 알레르기가 있는 환자에서는 반드시 피해야 하며, 일부 약품의 흡수감소도 일으킬 수 있다.[20]

BCAAs는 류신(leucine), 이소류신(isoleucine), 발린(valine)을 포함하는 필수아미노산이다. 이러한 아미노산은 단백질대사에서 여러 역할을 한다. 특히 류신은 골격근에서 신호전달단백질(signal protein)을 합성한다.[21] BCAAs는 지방조직 및 간에서 단백질합성을 자극할 뿐만 아니라 췌장의 인슐린분비를 유도하여 체내 단백질합성의 증가를 유발한다.[22] 이러한 아미노산은 운동하는 동안 근육분해를 줄이기도 한다.[23] 신진대사장애에서 하루 40~60 g 정도 복용량의 BCAA보충은 혈장 암모니아수치를 높일 수 있으며, 따라서 장기적인 섭취를 고려할 때는 주의가 필요하다.

장기간 BCAAs를 투여할 경우에는 반드시 간기능검사가 주기적으로 이뤄져야만 한다.

크레아틴일수소화(Creatine Monohydrate)

크레아틴은 고기, 유제품, 생선에서 발견되는 질소성 유기산이다. 또한 신체는 신장 및 췌장, 간에서 크레아틴을 합성한다. 이 아민(크레아틴)은 골격근에서 주로 발견되는데, 근육의 질량과 힘, 체력, 지구력 등을 향상시킨다는 연구결과는 이미 많이 보고되어 있다. 골격근에서 크레아틴은 자유크레아틴(free creatine)과 인산크레아틴(phosphocreatine)으로 존재한다. 인산크레아틴은 아데노신이인산(ADP)이 아데노신삼인산(ATP)으로 변환하는 데 도움을 주어 체내 에너지생산에 큰 역할을 한다. 아데노신삼인산(ATP)은 세포에 빠르게 에너지를 제공한다.

크레아틴의 보충은 ATP를 빨리 공급하여 짧은 시간이 남아 강력하게 인체활동을 개선시키는 것으로 알려졌다.[24] 크레아틴은 또한 신체의 근육성장을 위한 충분한 단백질을 가지고 있음을 나타내는 표지자이며, 이는 곧 체내 질소균형이 개선되었다는 것도 나타낸다. 골격근은 크레아틴에 대해 포화한계가 있다. 환자는 종종 초기 5~7일 사이에 높은 복용량이 투여되는데, 그 후에는 적정량으로 유지되어 투여된다. 크레아틴보충으로 인한 근육질량효과는 수분보존의 증가에 의한 것으로 생각된다. 한 연구에서 크레아틴은 세포내 수분량을 증가시키며, 이로 인해 세포 사이 신호전달을 통한 단백질합성의 증가로 이어지는 것으로 추정된다.[25] 또한 이 연구에서 크레아틴은 근육량과 근육의 지구력을 더해 주는 것으로 보고되었다. 투여를 중지하면 4주 후 크레아틴수치가 최저량 수준으로 돌아간다.[26] 크레아틴은 크레아티닌으로 대사되어 신장으로 배설된다. 따라서 신장질환환자는 크레아틴을 사용할 때 주의가 필요하다. 크레아틴보충의 부작용은 근육경련, 메스꺼움, 설사, 위장관불편감, 탈수 등이 있다. 전형적인 복용량은 첫 번째 5~7일에 과량복용량으로서 하루 20 g, 다음에 적정한 유지용량으로 하루에 2 g이 추천된다.

β-Hydroxy-β-Methyl Butyrate

HMB(β-hydroxy-β-methyl butyrate)는 아미노산류신의 대사산물이다. 연구에 의하면 HMB 보충과 함께 근력운동은 근육강도와 순수근육질량을 증가시키며, HMB의 보충 없이 하는 근력운동에 비해 근육손상을 감소시킨다고 보고하였다. 또한 일부 연구에서 근육증가는 HMB의 복용량과 직접 연관된 것으로 나타났다.[27] 몇몇 연구에서는 사전에 근력운동경험이 없는 초보자들에서 효과가 더욱 큰 것으로 보고했다.[28,29] 한편 HIV감염에 의해 근육위축이 진행되는 환자들에게 8주 동안 HMB, 글루타민, 아르기닌의 조합을 보충하는 무작위 이중맹검위약대조군 임상시험이 진행되었다. 8주 지나서 HMB 등의 혼합물을 보충한 환자는 위약환자에 비해 체중이 늘었는데, 주로 순수근육질량의 증가가 확인되었다.[30] HMB의 전형적인 복용량은 하루 3 g이며, 수회에 나누어 복용하도록 한다.

글루타민(Glutamine)

글루타민은 주로 골격근에서 생산되는 아미노산이다. 질소는 주로 글루타민이나 알라닌으로 신체에서 운반된다. 신체의 손상과 외상은 질소배설을 증가시키고, 근육분해대사를 유발한다. 글루타민보충은 긍정적인 질소균형을 유도하고, 세포내 결핍된 글루타민수준을 회복하고, 골격근의 합성을 증가시킨다.[31] 또한 글루타민은 면역체계를 자극하고 위장벽기능을 향상시킨다.

카르니틴(L-carnitine)

카르니틴은 인체내에서 합성되기도 하며, 육류와 유제품의 섭취를 통해서 흡수되기도 하는 아미노산이다. 카르니틴은 세포의 에너지대사에서 중요한 역할을 담당하고 있다. 논란의 여지가 있지만, 일부 연구에서 카르니틴은 운동능력향상을 가져다준다고 한다. 짧은 시간 동안의 강력한 운동을 한 후에 혈중 카르니틴이 줄어든 실험 결과도 있다.[32] 한 연구에서는 유산소운동 이전에 카르니틴을 보충하여 젖산(lactate)의 감소, 이산화탄소의 생성감소, 폐환기량의 감소 등과 함께 힘의 증가와 산소흡수의 증가가 나타나는 결과를 확인하였다.[33] 또한 연구결과 카르니틴보충은 건강한 사람과 제2형 당뇨병환자들 모두에서 포도당처리(혈당저하)를 향상시키는 것으로 나타났다.[34]

결합리놀레산(CLA; Conjugated Linoleic Acid)

결합리놀레산(CLA)은 일반적으로 쇠고기와 유제품에서 발견된다. 많은 연구는 CLA가 신체구성을 개선한다고 지적하였다. 즉, CLA는 지방세포의 크기를 감소시킬 뿐만 아니라 지방세포수도 감소시키는 것으로 추측되고 있다.[34,35] 동물연구에서는 CLA섭취가 지방조직의 세포자멸사의 증가를 일으키는 것으로 나타났다.[36,37] CLA보충은 체지방량을 감소시키고, 배고픔도 줄여 주며, 포만감향상 등의 효과를 보여 주었다.[38,39] CLA는 여러 종류의 이성질체로 존재하는데, 동물 및 사람을 대상으로 한 임상시험에서 CLA이성질체의 종류인 trans-10, cis-12 이성질체는 인슐린저항과 혈당을 증가시키고, 고밀도지단백(HDL)의 혈중농도를 낮출지도 모른다는 비관적인 결론에 도달했다. 그러나 대부분의 CLA보충제는 두 이성질체의 조합이고, 연구에서는 조합된 이성질체 제품의 투여는 증가된 인슐린저항을 입증하지 못했다.[40] 다른 동물실험에서는 CLA의 조합된 이성질체 제품이 실제로는 인슐린민감도를 향상시키는 것으로 나타났다.[41] CLA의 부작용으로는 위장관불편감, 설사, 무른 변, 메스꺼움 등이 나타날 수 있다.

알파리포산(ALA; Alpha-Lipoic Acid)

알파리포산(ALA)은 ATP의 생산 및 탄수화물대사에 관여하는 보조효소이며, 강력한 항산화제이다. 연구에서 ALA는 인슐린의 효율과 민감도를 향상시키는 것으로 보고되었다.[42] 제2형 당뇨병

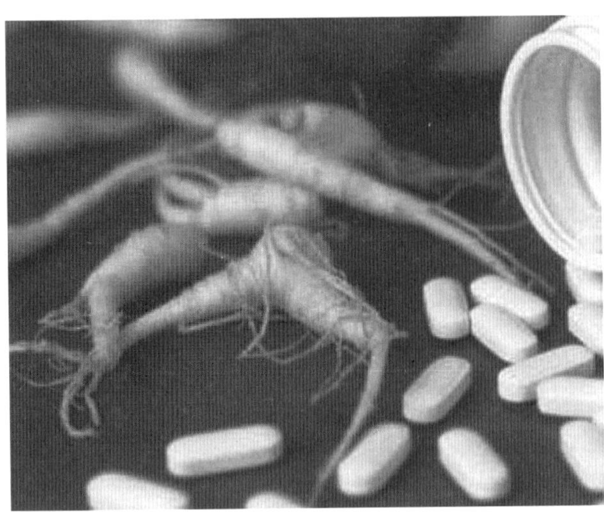

그림 26-1. Siberian ginseng 가시오가피(*Eleutherococus senticosus*)는 단백질 합성과 뇌하수체-부신축을 자극한다.

환자에 대한 많은 연구에서 ALA는 인슐린에 의존하는 포도당대사가 증가하는 것으로 나타났다. 특히 한 연구에서는 포도당대사처리의 비율이 ALA의 보충으로 50% 증가한 것으로 나타났다.[43]

ALA는 골격근의 포도당이용에 직접적으로 영향을 줄 수도 있다. 한 연구에서는 ALA보충이 이루어진 후에 근육세포에서 포도당흡수가 40~300% 증가한 것으로 나타났다.[44] 동물연구에서 ALA는 골격근에서 AMPK[62)]를 자극하여 세포의 에너지대사를 조절할 뿐만 아니라 중성지방축적을 줄이는 기능까지 하는 것으로 나타났다.[45] 근골격계의 중성지방축적은 인슐린저항을 높이는 것으로 전해진다. 비슷한 연구에서 ALA는 시상하부에서 AMPK를 억제하여 식욕을 저하시키고, 에너지소비를 늘리며, 체중을 줄여 주는 것으로 나타났다.[46] 임상시험에서 크레아틴일수소화와 설탕(sucrose)에다 ALA를 믹스한 보충제를 투여한 결과에서는 크레아틴만 투여하거나 크레아틴에 설탕을 믹스한 제제를 투여한 경우보다 근육세포에서 크레아틴흡수율이 증가하는 것으로 나타났다.[47] ALA투여에서 주의할 점은 하루 600~1,200 mg 정도의 대량투여는 위장관계에 문제를 유발하고, 발진 및 두통의 원인이 될 수도 있다.

테스토스테론(Testosterone)

테스토스테론은 고환에서 합성되는 근육강화에 도움되는 스테로이드호르몬(anabolic steroid)이다. 근육강화스테로이드는 근육질량, 단백질합성 및 질소의 보존 등을 향상시킬 수 있다. 미국내 사춘기남성의 4~12%에서는 운동수행이나 외관을 개선하기 위해 스테로이드를 남용하는 것으로 추정된다.[48] 혈중 테스토스테론의 농도가 낮은 남성에 대한 연구에서 무산소운동과 결합된 테스토스테론 투여는 무산소운동이나 테스토스테론 투여 중 한 가지만 적용하는 것에 비해 근육량증

62) 역자주: 세포의 에너지항상성의 역할을 하는 효소이다. 주로 간, 뇌, 근육에서 작용하여 간내 지방의 산화, 콜레스테롤 생성억제, 중성지방 생성억제, 근육의 당흡수 증가, 근육내 지방산의 산화를 자극한다.

가와 근육강도의 상당한 증가에 큰 도움이 되는 것으로 나타났다.[49] 추가적인 연구에서 테스토스테론보충은 근육강도, 근육의 절대량, 골밀도 등을 증가시킬 뿐만 아니라 지방감소도 촉진하는 것으로 나타났다.[50] 한 연구에서는 테스토스테론투여량에 비례하여 근육강도가 증가하는 것으로 보고하였다. 그러나 이 연구에서는 테스토스테론보충이 근육피로도는 향상시키지 않는 것으로 보고하였다.[51]

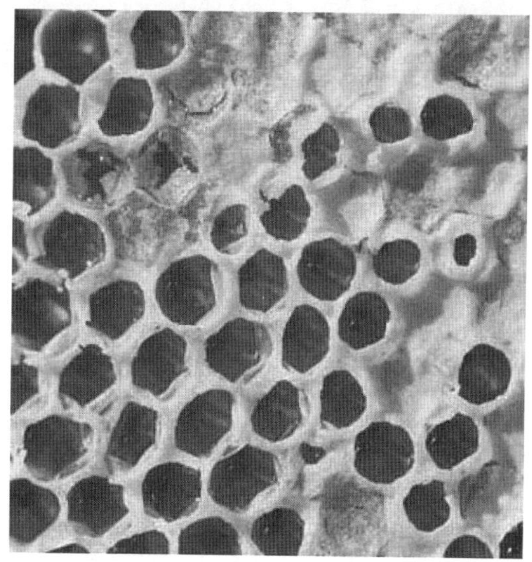

그림 26-2. 크리신은 시계꽃(passionflower, *Passiflora incarnata*), 제라늄(geranium, *Pelargonium crispum*)과 같은 많은 식물, 꿀과 프로폴리스에서 발견되는 플라보노이드이다. 벌집이 위에 보인다.

테스토스테론수치를 복원하면 운동능력을 향상시킬 수 있으나, 반드시 혈중농도가 낮은 테스토스테론수치의 환자에서만 고려되어야 한다. 테스토스테론의 오남용의 심각한 부작용은 간질환, 정자수감소, 기분과 행동변화, 적혈구용적률증가, 전립선특이항원증가, 고밀도지단백(HDL)감소, 저밀도지단백(LDL)증가, 갑상선호르몬변화 등이다.[52,53]

테스토스테론 보충을 중단한 후에도 부작용이 나타날 수 있는데, 좌심실비대와 같은 심장혈관변화가 대표적이다.[52] 이러한 부작용 때문에 안드로스테네디올(androstenediol)과 안드로스텐디온 같은 테스토스테론의 전구물질에 대해서도 연구 중에 있다. 테스토스테론의 수치가 정상인 성인 남성이 높은 강도의 무산소운동을 하는 동안 테스토스테론을 보충할 때에는 처음에는 테스토스테론이 증가하지만 이러한 수치는 16주 이내에 최저치로 돌아가는 것으로 나타났다. 또한 이 연구에서 근육강도 또는 신체구성의 개선도 나타나지 않았고, 에스트로겐과 관련된 화합물이 증가하고, 혈중 지질농도가 증가하며, 심장혈관질환 위험도가 증가하는 등의 전반적으로 인체에 해를 끼치는 방향으로 변화를 보였다.[55]

Dehydroepiandrosterone

DHEA(Dehydroepiandrosterone)는 부신, 간, 고환, 그리고 뇌에서 합성된다. DHEA는 안드로겐의 전구체인 안드로스텐디온으로 변환되어 성호르몬을 만들고, 인슐린민감도를 향상시키는 역할을 한다. DHEA의 수준은 약 25세부터 감소하기 시작한다. 한 연구에서 DHEA보충은 인슐린민감도를 향상시킬 뿐만 아니라 피하 및 내장 지방 모두를 감소시킨다고 지적하였다.[56] 특히 동물연구를 통해서 DHEA가 인슐린저항을 일으키는 데 연관이 있고 체중과 관련된 시토카인인

TNF-α 모두를 감소시키는 것으로 나타났다.[57]

6개월간 성인을 대상으로 한 실험에서 하루 100 mg의 DHEA보충으로 IGF-1이 증가하는 것으로 나타났다. 특히 이 실험에서 남성대상자들에서는 절대지방량이 감소하고, 근육강도가 증가하는 효과도 나타났다. 여성에서는 체중증가와 함께 정상보다 높은 안드로겐의 혈중농도가 나타났다. 코티솔 혈중농도, 콜레스테롤 혈중농도, 혈당, 공복시 인슐린농도, 골밀도, 기초대사율 등에서의 변화는 나타나지 않았다.[58]

성장호르몬(Growth Hormone)

성장호르몬(GH)은 뇌하수체에서 만들어지고, 근육강화에 도움이 되는 호르몬이다. GH의 분비는 운동, 외상, 수면, 급성질환, 저혈당, 그리고 다른 호르몬작용에 의해 자극된다. GH는 탄수화물, 지방, 그리고 단백질 대사뿐만 아니라 IGF-1의 분비, 뼈의 두께 및 길이 성장, 그리고 결합조직의 성장을 돕는 역할을 한다. 연구에서 GH가 부족한 환자에서 GH를 보충해 준 결과 절대근육량 및 근육강도가 증가하는 것으로 나타났다. 그러나 정상적인 GH의 혈중농도를 가진 사람에서 GH를 투여하는 것에 대해서는 의견이 분분하다. 지구력을 높이는 운동을 하는 성인남성에게 GH를 투여하는 실험에서 GH보충은 운동시 류신산화도를 50% 정도 감소시키는 것으로 나타났고, 이는 골격근에서의 GH의 효과를 보여 준 것으로 생각된다.[59] 또한 노인남성에 대한 연구에서 GH주사는 운동만 하는 것보다 절대근육량을 증가시키고, 지방량을 줄여 주는 것으로 나타났다.[60]

비만성인을 대상으로 식사제한과 저농도의 GH보충이 결합된 연구가 시행되었다. 결과는 GH는 긍정적인 질소균형을 유지해 주고, 절대근육량을 증가시키고, 내장지방을 포함한 지방량을 줄여서 체중감량을 유발하며, IGF-1도 증가시키는 것으로 나타났다.[61] 그러나 몇몇 다른 연구에서는 이 실험결과와 상반된 결과를 보고하기도 하였다.[62,63] 연구결과가 이 사실을 뒷받침하지는 않지만 아미노산인 오르니틴(ornithine), 라이신(lysine), 아르기닌(arginine)의 보충이 GH농도를 높일 수 있는 것으로 생각된다.[64] GH보충은 인슐린저항, 손목굴 압박, 몸이 붓는 것(수분잔류)과 같은 여러 가지 부작용을 초래하므로 그 효용성은 여전히 논의 중에 있다.[65]

크리신(Chrysin)

크리신은 꽃시계덩굴(*Passifiora incarnata*)과 제라늄(*Pelargonium crispum*) 등의 식물과 꿀, 프로폴리스 등에서 발견되는 플라보노이드이다. 이 플라보노이드는 테스토스테론이 에스트로겐으로 변환되는 것을 줄여 주어 남성호르몬증가를 유발한다는 효과가 알려져 있어서 운동선수들과 여러 학자들에서 많은 관심을 갖고 있다. 몇몇 동물실험에서 크리신은 아로마타제(aromatase)의 강력한 억제제인 것으로 나타났다.[66] 아로마타제는 안드로스텐디온과 테스토스테론을 에스트로겐으로 변환시켜 준다. 그러나 사람을 대상으로 한 임상시험에서는 이 플라보노이드의 낮은 흡수율로 인해 크리신보충이 테스토스테론수치의 증가를 보이지는 않는 것으로 보고되었다. 하지만 또 다른 동물실험에서는 크리신보충이 노화로 인해 발기부전, 정자수 및 수태감소를 회복시키는 것으로 나타났다.[67]

크롬(Chromium)

크롬은 혈당균형을 위해 일반적으로 사용되는 보충제이다. 아미노산킬레이트와 같은 형태의 크롬보충제가 시중에 종종 보이기도 하지만, 크롬피콜린산(Chromium picolinate)은 연구가 많이 진행된 크롬의 형태로서 대부분의 보충제도 이것으로 이루어져 있다. 많은 연구에서 당뇨병과 당뇨치료에 의한 반응성저혈당환자의 치료에 크롬피콜린산의 보충이 효과가 있음을 발견했다. 다른 연구에서는 격렬한 유산소운동이 크롬배설을 증가시키는 것을 보고하기도 하였다.[68] 사람을 대상으로 하는 임상연구에서는 상반되는 결과를 보이기도 하였으나 많은 연구에서 크롬보충이 근육강도와 절대근육량의 향상, 지방분해의 향상을 보여 주지는 않았다. 그러나 일부 연구는 크롬피콜린산의 보충이 포도당균형을 유지하여 신체구성(근육–지방비율)을 향상시킬 수 있음을 제안하기도 한다.[69,70]

추가 보조식품

여러 다른 영양 및 식물보조제들도 운동효과를 높이는 것으로 알려진 것들이 많다. 과학적 증거가 부족하지만 이러한 보조식품은 신체조성을 개선하기 위해 신진대사를 최적화하면서 신체를 지원하는 데 사용할 수 있다. 이러한 보조제는 다음과 같다.

- **피루브산염**(pyruvate) : 사람을 통한 임상시험에서 피루브산염보충은 전반적인 지구력향상 뿐만 아니라 휴식 및 운동 중 근육에서 포도당사용을 증가시키는 것을 발견했다.[71]
- **가시오가피**(Siberian ginseng) : 가시오가피(*Eleutherococcus senticosus*)는 단백질형성을 자극할 뿐만 아니라 인체내분비계의 뇌하수체-부신피질축을 자극하는 것으로 생각된다.[72] 그러나 연구에서는 단련이 잘된 운동선수를 대상으로 가시오가피를 투여한 결과 지구력 또는 운동능력의 개선이 나타나는지는 밝혀내지 못했다.[73]
- **동충하초**(Cordyceps) : 동물연구에 의하면 동충하초(*Cordyceps sinensis*)는 혈중 부신피질호르몬의 농도를 높이며, 향상된 포도당대사 및 인슐린민감도의 증가를 제공한다.[74] 사람을 통한 임상시험에서는 동충하초가 산화능력의 증가를 통한 지구력향상 등 운동능력에 대한 유의적인 변화는 없었다.[75]
- **남가새**(蒺藜, puncture vine) : 남가새(*Tribulus terrestris*)는 안드로겐역할을 하는 것으로 생각되고 있다. 동물실험에서 남가새의 보충은 쥐에서 성적 기능 자극과 안드로겐효과를 일으

키는 것으로 보고되었다.[76] 그러나 사람을 통한 임상시험에서는 약초가 운동능력이나 신체조성을 개선한다는 보고는 없었다.[77]

결론

근육의 크기와 강도뿐만 아니라 수행 및 내구성을 개선하고자 하는 운동선수에게 의료진(의사, 한의사)이 도움을 줄 수 있는 방법에는 여러 가지가 있다. 하지만 이 치료방법들은 각 환자의 요구에 개별적으로 주의해야 하고, 조건이 일치하는 환자에게 사용되어야 하는 등의 주의가 필요하다. 특히 아직 임상에서 사용되는 일부 보충제들은 추가 임상연구가 필요하다.

참고문헌

[1]NBJ's Sports Nutrition and Weight Loss Report 2004. Nutrition Business Journal, February 2004. Online document at: www.researchandmarkets.com/reportinfo.asp?report_id=53007. Accessed July 14, 2005.

[2]NBJ's Sports Nutrition and Weight Loss Report 2005. Nutrition Business Journal, June 2005. Online document at: www.npicenter.com/anm/anmviewer.asp?a=12678&print=yes. Accessed July 14, 2005.

[3]Simoneau JA, Veerkamp JH, Turcotte LP, Kelley DE. Markers of capacity to utilize fatty acids in human skeletal muscle: Relation to insulin resistance and obesity and effects of weight loss. FASEB J. 1999;13:2051–2060.

[4]Goodpaster BH, He J, Watkins S, Kelley DE. Skeletal muscle lipid content and insulin resistance: Evidence for a paradox in endurance-trained athletes. J Clin Endocrinol Metab. 2001;86:5755–5561.

[5]Weber-Hamann B, Kopf D, Lederbogen F, Gilles M, et al. Activity of the hypothalamus–pituitary–adrenal system and oral glucose tolerance in depressed patients. Neuroendocrinology. 2005;81:200–204.

[6]Watt MJ, Hargreaves M. Effect of epinephrine on glucose disposal during exercise in humans: Role of muscle glycogen. Am J Physiol Endocrinol Metab. 2002;283:E578–E583.

[7]Ryan AS, Nicklas BJ, Berman DM. Hormone replacement therapy, insulin sensitivity, and abdominal obesity in postmenopausal women. Diabetes Care. 2002;25:127–133.

[8]Polderman KH, Gooren LJ, Asscheman H, et al. Induction of insulin resistance by androgens and estrogens. J Clin Endocrinol Metab. 1994;79:265–271.

[9]Perrini S, Natalicchio A, Laviola L, et al. Dehydroepiandrosterone stimulates glucose uptake in human and murine adipocytes by inducing GLUT1 and GLUT4 translocation to the plasma membrane. Diabetes. 2004;53:41–52.

[10]Laager R, Ninnis R, Keller U. Comparison of the effects of recombinant human insulin-like growth factor-I and insulin on glucose and leucine kinetics in humans. J Clin Invest. 1993;92:1903–1939.

[11]Kamel HK, Maas D, Duthie EH Jr. Role of hormones in the pathogenesis and management of sarcopenia. Drugs Aging. 2002;19:865–877.

[12]Grounds MD. Reasons for the degeneration of ageing skeletal muscle: A central role for IGF-1 signalling. Biogerontology. 2002;3(1–2):19–24.

[13]Proctor DN, Balagopal P, Nair KS. Age-related sarcopenia in humans is associated with reduced synthetic rates of specific muscle proteins. J Nutr. 1998;128(2 suppl.):351S–355S.

[14]Weigle DS, Breen PA, Matthys CC, et al. A high-protein diet induces sustained reductions in appetite, ad libitum caloric intake, and body weight despite compensatory changes in diurnal plasma leptin and ghrelin concentrations. Am J Clin Nutr. 2005;82:41–48.

[15]Harber MP, Schenk S, Barkan AL, Horowitz JF. Effects of dietary carbohydrate restriction with high protein intake on protein metabolism and the somatotropic axis. J Clin Endocrinol Metab. 2005;90:5175–

5181.
[16]Johnston CS, Day CS, Swan PD. Postprandial thermogenesis is increased 100% on a high-protein, low-fat diet versus a high-carbohydrate, low-fat diet in healthy, young women. J Am Coll Nutr. 2002; 21:55–61.
[17]Bell SJ. Whey protein concentrates with and without immunoglobulins: A review [review]. J Med Food. 2000;3:1–13.
[18]Belobrajdic DP, McIntosh GH, Owens JA. A high-whey-protein diet reduces body weight gain and alters insulin sensitivity relative to red meat in Wister rats. J Nutr. 2004;134:1454–1458.
[19]Hall WL, Millward DJ, Long SJ, Morgan LM. Casein and whey exert different effects on plasma amino acid profiles, gastrointestinal hormone secretion and appetite. Br J Nutr. 2003;89:239–248.
[20]Martindale W. Martindale: The Extra Pharmacopoeia. Pharmaceutical Press, 1999.
[21]Kimball SR, Jefferson LS. Control of protein synthesis by amino acid availability. Curr Opin Clin Nutr Metab. 2002;5:63–67.
[22]Lynch CJ, Hutson SM, Patson BJ, et al. Tissue-specific effects of chronic dietary leucine and norleucine supplementation on protein synthesis in rats. Am J Physiol Endocrinol Metab. 2002;283:E824–E835.
[23]MacLean DA, Graham TE, Saltin B. Branched-chain amino acids augment ammonia metabolism while attenuating protein breakdown during exercise. Am J Physiol. 1994;267:E1010–E1022.
[24]Williams MH, Branch JD. Creatine supplementation and exercise performance: An update. J Am Coll Nutr. 1998;17:216–234.
[25]Powers ME, Arnold BL, Weltman AL, et al. Creatine supplementation increases total body water without altering fluid distribution. J Athl Train. 2003;38:44–50.
[26]Vandenberghe K, Goris M, Van Hecke P, et al. Long-term creatine intake is beneficial to muscle performance during resistance training. J Appl Physiol. 1997;83:2055–2063.
[27]Nissen S, Sharp R, Ray M, et al. Effect of leucine metabolite betahydroxy-beta-methylbutyrate on muscle metabolism during resistance exercise training. J Appl Physiol. 1996;81:2095–2104.
[28]Kreider RB, Ferreira M, Wilson M, Almada AL. Effects of calcium beta-hydroxy-beta-methylbutyrate (HMB) supplementation during resistance-training on markers of catabolism, body composition and strength. Int J Sports Med. 1999;20:503–509.
[29]Slater GJ, Jenkins D. Beta-hydroxy-beta-methylbutyrate (HMB) supplementation and the promotion of muscle growth and strength. Sports Med. 2000;30:105–116.
[30]Clark RH, Feleke G, Din M, Yasmin T, Singh G, Khan FA, Rathmacher JA. Nutritional treatment for acquired immunodeficiency virus-associated wasting using beta-hydroxy beta-methyl butyrate, glutamine, and arginine: A randomized, double-blind, placebo-controlled study. JPEN J Parenter Enteral Nutr. 2000 May–Jun;24(3):133–139.
[31]Wilmore DW. The effect of glutamine supplementation in patients following elective surgery and accidental injury. J Nutr. 2001;131(suppl.):2543S–2549S.
[32]Nuesch R, Rossetto M, Martina B. Plasma and urine carnitine concentrations in well-trained athletes at rest and after exercise. Influence of L-carnitine intake. Drugs Exp Clin Res. 1999;25:167–171.
[33]Vecchiet L, Di Lisa F, Pieralisi G, et al. Influence of L-carnitine administration on maximal physical exercise. Eur J Appl Physiol Occup Physiol. 1990;61(5–6):486–490.
[34]Mingrone G. Carnitine in type 2 diabetes. Ann NY Acad Sci. 2004; 1033:99–107.
[35]Azain MJ, Hausman DB, Sisk MB, et al. Dietary conjugated linoleic acid reduces rat adipose tissue cell size rather than cell number. J Nutr. 2000;130:1548–1554.
[36]West DB, Delany JP, Camet PM, et al. Effects of conjugated linoleic acid on body fat and energy metabolism in the mouse. Am J Physiol. 1998;275:R667–R672.
[37]Miner JL, Cederberg CA, Nielsen MK, et al. Conjugated linoleic acid (CLA), body fat, and apoptosis. Obes Res. 2001;9:129–134.
[38]Kamphuis MM, Lejeune MP, Saris WH, Westerterp-Plantenga MS. Effect of conjugated linoleic acid supplementation after weight loss on appetite and food intake in overweight subjects. Eur J Clin Nutr. 2003;57:1268–1274.
[39]Blankson H, Stakkestad JA, Fagertun H, et al. Conjugated linoleic acid reduces body fat mass in overweight and obese humans. J Nutr. 2000;130:2943–2948.

[40]Riserus U, Arner P, Brismar K, Vessby B. Treatment with dietary trans10cis12 conjugated linoleic acid causes isomer-specific insulin resistance in obese men with the metabolic syndrome. Diabetes Care. 2002;25: 1516–1521.

[41]Wahle KW, Heys SD, Rotondo D. Conjugated linoleic acids: Are they beneficial or detrimental to health? Prog Lipid Res. 2004;43:553–587.

[42]Konrad T, Vicini P, Kusterer K, et al. Alpha-lipoic acid treatment decreases serum lactate and pyruvate concentrations and improves glucose effectiveness in lean and obese patients with type 2 diabetes. Diabetes Care. 1999;22:280–287.

[43]Jacob S, Henriksen EJ, Schiemann AL, et al. Enhancement of glucose disposal in patients with type 2 diabetes by alpha-lipoic acid. Arzneimittelforschung. 1995;45:872–874.

[44]Eason RC, Archer HE, Akhtar S, Bailey CJ. Lipoic acid increases glucose uptake by skeletal muscles of obese-diabetic ob/ob mice. Diabetes Obes Metab. 2002;4:29–35.

[45]Lee WJ, Song KH, Koh EH, et al. Alpha-lipoic acid increases insulin sensitivity by activating AMPK in skeletal muscle. Biochem Biophys Res Commun. 2005;332:885–891.

[46]Kim MS, Park JY, Namkoong C, et al. Anti-obesity effects of alpha-lipoic acid mediated by suppression of hypothalamic AMP-activated protein kinase. Nat Med. 2004;10:727–733.

[47]Burke DG, Chilibeck PD, Parise G, et al. Effect of alpha-lipoic acid combined with creatine monohydrate on human skeletal muscle creatine and phosphagen concentration. Int J Sport Nutr Exerc Metab. 2003;13:294–302.

[48]Bahrke MS, Yesalis CE, Brower KJ. Anabolic-androgenic steroid abuse and performance-enhancing drugs among adolescents. Child Adolesc Psychiatr Clin N Am. 1998;7:821–838.

[49]Casaburi R, Bhasin S, Cosentino L, et al. Effects of testosterone and resistance training in men with chronic obstructive pulmonary disease. Am J Respir Crit Care Med. 2004;170:870–878.

[50]Young NR, Baker HW, Liu G, Seeman E. Body composition and muscle strength in healthy men receiving testosterone enanthate for contraception. J Clin Endocrinol Metab. 1993;77:1028–1032.

[51]Storer TW, Magliano L, Woodhouse L, et al. Testosterone dose-dependently increases maximal voluntary strength and leg power, but does not affect fatigability or specific tension. J Clin Endocrinol Metab. 2003;88: 1478–1485.

[52]Niewoehner CB. Endocrine Pathophysiology. Madison, CT: Fence Creek Publishing, 1998.

[53]Tenover JS. Effects of testosterone supplementation in the aging male. J Clin Endocrinol Metab. 1992;75:1092–1098.

[54]Urhausen A, Albers T, Kindermann W. Are the cardiac effects of anabolic steroid abuse in strength athletes reversible? Heart. 2004;90:496–501.

[55]Broeder CE, Quindry J, Brittingham K, et al. The Andro Project: Physiological and hormonal influences of androstenedione supplementation in men 35 to 65 years old participating in a high-intensity resistance training program. Arch Intern Med. 2000;160:3093–3104.

[56]Villareal DT, Holloszy JO. Effect of DHEA on abdominal fat and insulin action in elderly women and men: A randomized controlled trial. JAMA. 2004;292:2243–2248.

[57]Kimura M, Tanaka S, Yamada Y, et al. Dehydroepiandrosterone decreases serum tumor necrosis factoralpha and restores insulin sensitivity: Independent effect from secondary weight reduction in genetically obese Zucker fatty rats. Endocrinology. 1998;139:3249–3253.

[58]Morales AJ, Haubrich RH, Hwang JY, et al. The effect of six months treatment with a 100 mg daily dose of dehydroepiandrosterone (DHEA) on circulating sex steroids, body composition and muscle strength in ageadvanced men and women. Clin Endocrinol (Oxf). 1998;49:421–432.

[59]Healy ML, Gibney J, Russell-Jones DL, et al. High dose growth hormone exerts an anabolic effect at rest and during exercise in endurance-trained athletes. J Clin Endocrinol Metab. 2003;88:5221–5226.

[60]Taaffe DR, Pruitt L, Reim J, et al. Effect of recombinant human growth hormone on the muscle strength response to resistance exercise in elderly men. J Clin Endocrinol Metab. 1994;79:1361–1366.

[61]Kim KR, Nam SY, Song YD, et al. Low-dose growth hormone treatment with diet restriction accelerates body fat loss, exerts anabolic effect and improves growth hormone secretory dysfunction in obese adults. Horm Res. 1999;51:78–84.

[62]Yarasheski KE, Campbell JA, Smith K, et al. Effect of growth hormone and resistance exercise on

muscle growth in young men. Am J Physiol. 1992;262(3pt1):E261–E267.
[63]Berggren A, Ehrnborg C, Rosen T, et al. Short-term administration of supraphysiological recombinant human growth hormone (GH) does not increase maximum endurance exercise capacity in healthy, active young men and women with normal GH-insulin-like growth factor I axes. J Clin Endocrinol Metab. 2005;90: 3268–3273.
[64]Fogelholm GM, Naveri HK, Kiilavuori KT, Harkonen MH. Low dose amino acid supplementation: No effects on serum human growth hormone and insulin in male weightlifters. Int J Sport Nutr. 1993;3:290–297.
[65]Yarasheski KE. Growth hormone effects on metabolism, body composition, muscle mass, and strength. Exerc Sport Sci Rev. 1994;22: 285–312.
[66]Kellis JT Jr, Vickery LE. Inhibition of human estrogen synthetase (aromatase) by flavones. Science. 1984;225:1032–1034.
[67]Dhawan K, Kumar S, Sharma A. Beneficial effects of chrysin and benzoflavone on virility in 2-year-old male rats. J Med Food. 2002;5:43–48.
[68]Lukaski HC, Bolonchuk WW, Siders WA, Milne DB. Chromium supplementation and resistance training: Effects on body composition, strength, and trace element status of men. Am J Clin Nutr. 1996;63:954–965.
[69]Hasten LD, Rome EP, Franks BD, Hegsted M. Effects of chromium picolinate on beginning weight training students. Int J Sport Nutr. 1992;2:343–350, 1992.
[70]Kaats GR, Blum K, Fisher JA, Adelman JA. Effect of chromium picolinate supplementation on body composition: A randomized, double-masked placebo-control study. Curr Ther Res. 1996;57:747–755.
[71]Stanko RT, Robertson RJ, Galbreath RW, et al. Enhanced leg exercise endurance with a high-carbohydrate diet and dihydroxyacetone and pyruvate. J Appl Physiol. 1990;69:1651–1656.
[72]Medon PJ, Ferguson PW, Watson CF. Effects of Eleutherococcus senticosus extracts on hexobarbital metabolism in vivo and in vitro. J Ethnopharmacol. 1984;10:235–241.
[73]Dowling EA, Redondo DR, Branch JD, et al. Effect of Eleutherococcus senticosus on submaximal and maximal exercise performance. Med Sci Sports Exerc. 1996;28:482–489.
[74]Wang SM, Lee LJ, Lin WW, Chang CM. Effects of a water-soluble extract of Cordyceps sinensis on steroidogenesis and capsular morphology of lipid droplets in cultured rat adrenocortical cells. J Cell Biochem. 1998;69:483–489.
[75]Parcell AC, Smith JM, Schulthies SS, et al. Cordyceps sinensis (Cordy-Max Cs-4) supplementation does not improve endurance exercise performance. Int J Sport Nutr Exerc Metab. 2004;14:236–242.
[76]Gauthaman K, Ganesan AP, Prasad RN. Sexual effects of puncture vine (Tribulus terrestris) extract (protodioscin): An evaluation using a rat model. J Altern Complement Med. 2003;9:257–265.
[77]Antonio J, Uelmen J, Rodriguez R, Earnest C. The effects of Tribulus terrestris on body composition and exercise performance in resistance-trained males. Int J Sport Nutr Exerc Metab. 2000;10:208–15.

27

자연의학을 통한 근골격계(Musculoskeletal) 통증관리

환자의 통증을 조절하는 것은 아마도 의사의 가장 큰 문제 중 하나이다. 고통은 질병이 아니고, 근본적인 신체불균형에 대한 증상이다. 통증은 자신이 가진 질병의 치료방법을 찾게 되는 가장 큰 동기부여가 되는 경향이 있기 때문에, 이 증상의 치료는 종종 다른 어떤 것보다 우선한다. 본 장에서 논의하는 통증은 신체의 물리적 증상(정신적, 감정적 통증이 아닌)에서 파생되는 것을 말한다. 자연의학의 주요목표 중 하나는 '원인을 찾는 것'이다. 그러나 이 접근법은 기간에 관계없이 환자가 통증증상을 다스릴 수 있도록 도와주는 것임을 일부 의사들이 쉽게 간과하고 있다. 많은 기존의 진통제약품(이 중 많은 것은 한약을 포함한 식물성제제에서 파생되었다)은 치료의 강력하고 빠른 효과를 제공하며, 환자가 통증을 참지 못하는 경우에 매우 유용하게 쓰인다.

통증치료에 자연의학적 접근

자연요법에서 바라보는 통증과 질병에 대한 시각은 부적절한 식사요법, 신체의 부적절한 관리(좌식문화), 인체의 과오용 같은 기타 잘못된 생활방식 등의 결과일 수 있다. 이것은 유기체가 어떤 생활방식에서 벗어나면 보다 더 강하게 될 가능성이 높다는 개념에 기초한다. 또한 더욱 건강한 유기체는 질병과 그 질병으로 인한 통증이 외부적인 원인에서 발생하는 경우일지라도 더 잘 견딜 수 있다. 또한 초기자연의학은 기도와 몸속에 건전함이 깃들게 하는 명상과 함께 신선한 공기, 햇빛, 적절한 식사요법, 운동, '과학적인 휴식'(즉, 마음의 휴식을 취할 수 있도록 설계한 서양명상의 초기형태), 그리고 건설적인 사고와 긍정적인 정신자세를 환자에게 권장하여 치료에 적용하였다. 이러한 지극히 단순한 권고는 건강을 위한 기본틀을 제공한다. 그러나 잘못된 생활방식을 가지고 건강을 지키려 노력하는 것은 문제를 더 키우는 것이다. 따라서 사람들은 건강이 더 좋은 상태가 될 수 있을 때까지 한약 등 식물성보조제, 건강기능식품, 처방에 따른 약품(양약)을 통한 추가적인 치료가 필요하다. 자연의학에서의 통증치료기술은 원인의 명확한 진단과 통증관리를 기본으로 하여 가능하면 통증의 원인을 제거하는 것을 포함한다. 통증치료가 앞서 말한 방식대로 이상적으로 이루어진다면 현대의학에서 사용하는 진통제의 부작용과 진통제 자체의 독성으로부터 자유로워질 수 있다.

가장 중요한 것은 원인을 제거하는 관점에서 의사는 장기간의 고통과 그에 따른 장애라는 증상

자체에 집중하기보다는 그 환자의 생활방식을 변경해 줌으로써 가장 좋은 의료서비스를 제공할 수 있다. 첫 번째 치료는 통증의 근원인 조직을 치료하는 것이다. 신체의 건강에 해가 되는 여러 가지 위험요인에서 벗어나 최적의 건강상태로 유지하기 위해서는 탄수화물을 제한하고, 단백질, 미량영양소, 필수지방산의 섭취가 이루어져야 한다. 과도한 탄수화물의 섭취는 인슐린대사, 체중증가, 자극과 염증을 활성화하는 등의 건강에 부정적인 영향을 미친다. 일일권장량(하루에 체중 kg당 단백질 0.8 g) 30% 미만의 수준으로 불충분하게 단백질을 섭취하면 신체의 재생기능이 원활히 작동하지 못한다. 오메가-6 지방산인 아라키돈산을 포함하는 식품의 과잉섭취는 염증, 암, 자가면역질환을 유발할 수 있으며, 혈액순환조절에도 악영향을 미칠 수 있는 것으로 알려져 있다.[1] 단백질합성은 근육기능장애, 면역기능장애, 감소된 골밀도, 인지기능장애, 상처치유지연(심지어 외과적인 시술에 의해 발생된 상처도 포함하여) 등의 증가된 병적 상태와 연관된 상황들이 단백질영양실조라는 조건에 의해 유발된다.[2] 위장관(GI)질환, 흡수장애증후군, 만성 및 급성 감염 등의 의학적 치료가 필요한 상황이 되면 미량영양소결핍과 함께 단백질요구량이 증가한다. 만성통증환자는 흔히 비스테로이드소염제(NSAIDs)를 복용하는데, 이는 복합영양소흡수장애, 위장장애, 식욕상실 등의 증상을 차례로 느끼게 될 것이다.

단백질분해효소

단백질분해효소는 잘 알려진 항염증작용 및 항부종작용 이외에 진통효과도 있다. 효소유도진통제는 염증활성화의 억제뿐만 아니라 통증수용기(nociceptors)에 직접적으로 영향을 준다.[3] 브로멜라인(Bromelain, *Ananas comosus*)63)은 외상에 의한 급성부종과 염증치료에 경구투여로 사용된다. 브로멜라인은 파인애플의 줄기와 열매에서 얻은 단백질분해효소들을 말한다.[4] 브로멜라인은 백혈구의 조직내 진입 및 활성화를 억제하여 항염증효과를 발휘하는 것으로 생각된다. 이 단백질분해효소작용의 다른 메커니즘은 염증이 시작되는 시점에서의 단백질분해(proteolysis), 플라스미노겐이 플라스민으로 활성화되는 과정에서의 섬유소용해(fibrinolysis), 키니노겐고갈(bradykinin으로 활성화됨), 염증성프로스타글란딘의 억제, 그리고 항염증성프로스타글란딘인 prostaglandin E1의 유도 등을 모두 포함한다. 브로멜라인복용의 부작용은 설사와 함께 위장기능장애를 포함한다. 다른 부작용으로는 IgE(Immunoglobulin E)로 매개된 알레르기반응이 나타날 수도 있는데, 이것은 아직 광범위하게 알려지지 않았다.[5]

63) 역자주: 브로멜라인은 단백질분해효소로서 파인애플줄기에서 많이 발견된다. 고기의 연육작용에 활용하기도 하고 객담을 제거하는 데도 효과적이다.

효능에 관한 연구

브로멜라인의 퇴행성관절염(OA) 및 류마티스관절염(RA)을 대상으로 한 항염증작용 및 진통효과에 대한 연구가 3개월간 시행되었다.[6] 연구진은 하루에 200~400 mg의 브로멜라인을 투여하고, 경증 급성무릎통증에 대한 효과를 연구하였다. 총통증증상점수는 각 치료그룹에서 각각 41%와 59%씩 감소된 것으로 나타났다. 강직도 및 신체기능에 대한 추가점수는 높은 복용량(하루 400 mg)그룹이 낮은 복용량(하루 200 mg)그룹과 비교하여 대폭으로 감소된 것으로 나타났다. 또한 이 실험을 진행한 연구자는 브로멜라인투여치료에 따라 전반적인 정신심리적 측면이 두 그룹 모두에서 상당히 개선되었다고 보고하였다. 또 다른 연구에서 OA 치료에 대한 브로멜라인 90 mg을 포함하는 경구효소제제(Phlogenzym®, MUCOS Pharma GmbH & Co., Geretsried, Germany)와 비스테로이드소염제(NSAIDs) 디클로페낙(diclofenac)과의 비교연구가 진행되었다.[7] 이 연구는 무릎관절에 퇴행성관절염이 있는 40~75세 환자를 대상으로 3주간 시행되었다. 두 그룹을 7주 동안 관찰하였는데, 관절압통, 부종감소, 운동범위(ROM)에서 약간의 개선을 경험했는데, Phlogenzym을 투여한 그룹에서 관절통증이 더욱 많이 감소한 것으로 나타났다. 이 실험을 진행한 연구자는 효소제가 퇴행성관절염치료에 대해 디클로페낙만큼이나 효과적이고 안전한 것으로 결론지었다.

효소제, 특히 브로멜라인은 수술 후 통증과 부종치료에 많은 도움이 된다. 골절수술 후 환자를 대상으로 한 흥미로운 연구가 있었는데, 이 환자들을 두 그룹으로 나누어 첫 번째 그룹은 기존의 부종치료제를 투여하고, 두 번째 그룹은 경구단백질분해효소제를 투여하였다.[8] 두 번째 그룹에서 수술 후 첫 3일은 효소제를 하루에 3번 투여하고, 그다음 날부터 하루에 2번 투여하였다. 이런 방식으로 효소제가 투여된 환자들은 기존의 치료를 시행한 환자들에 비해 수술 후 부기가 훨씬 급속하게 감소한 것이 보고되었다. 게다가 기존 치료를 시행한 환자군에서 사지체액량이 100% 증가한 반면, 효소가 투여된 환자군에서는 8%의 사지체액량감소를 경험하였다. 또한 진통효과에서도 효소제가 투여된 환자군에서 투여한 진통제의 총량이 기존 치료 환자군의 진통제섭취량에 비해(특히 수술 직후에 그러하였다) 상당히 낮았다.

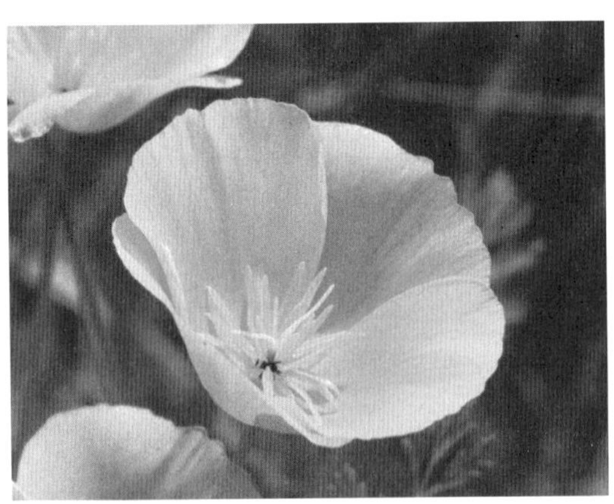
그림 27-1. 캘리포니아 양귀비(California poppy. *Eschscholizia californica*)

브로멜라인은 운동손상(예; 멍과 부종)의 빠른 치유에 유용하다. 근육긴장과 염좌, 인대파열, 타박상 등의 근골격계 손상을 치료함에 있어 브로멜라인은 섬유소를 감소시켜 혈액순환을 촉진하고, 외상후 염증요인을 제거하는 데 유용하다. 임상연구에서 브로멜라인을 섭취한 정형외과환자는 휴식기간과 운동기간 모두에서 부기와 통증이 감소하는 것을 경험하였다.[9] 또한 환자의 치료순응도도 매우 높은 것으로 지적되었다. 이러한 연구는 통증, 염증, 부종에 있어서 효소제의 긍정적인 효과를 강조한다. 효소제는 치유와 통증완화속도 또한 빠르고 염증도 감소시킨다. 이것은 통증치료를 위한 효소제의 독특한 장점으로 볼 수 있고, 이러한 효과는 치유의 전체 과정을 촉진하는 것으로 나타났다.

식물 및 자연 요법 의약품

몇 가지 식물요법은 통증을 치료하는 데 매우 유용하다, 이러한 식물성제제(한약재)들의 진통 및 항염증효과를 이번 장에서 다루게 될 것이다. (통증을 치료하는 데 유용한 식물들은 여러 가지가 있으나 지면의 제한으로 연구가 진행된 식물 위주로 다루게 되는 것이 유감이다.) 이러한 식물들은 진통작용, 소염작용, 불안제거작용 및 진정작용을 통해 통증에 대한 유익한 효과를 발휘한다. 특정조건에 적합한 최고의 식물조합(방제)을 적용하면 최상의 결과를 만들어 낼 수 있을 것이다. 각각의 환자 특성을 고려하여 치료과정에 제공됐을 때 통증이 질환에 어떠한 영향을 미칠지를 고려하여 투여하여야 한다.

자메이카층층나무(Jamaican Dogwood)

자메이카층층나무(*Piscidia erylizrina*, piscidia)는 열대아메리카와 서인도제도에서 발견되는 관목이다. 유효한 성분은 껍질에서 추출된다. 자메이카층층나무는 약간의 진통효과를 가지고 있다. 이것은 진정제, 항염증제 및 진경제(근육이완)로서의 효과가 있다.[10] 역사적으로 이 약초는 신경통, 편두통, 치통, 불면증, 그리고 경미한 근육경련(위경련)을 치료하는 데 사용되어 왔다. 이 식물은 신경성통증이나 정신적 긴장 등으로 인한 불면증치료에도 사용되어 왔다. 자메이카층층나무는 강력한 진정제이지만, 이 식물에 대한 연구는 비교적 적다. 또한 자메이카층층나무는 진해작용 및 해열작용을 가지고 있다. 강력한 신경과 근육에 대한 진정효과 때문에 자메이카층층나무는 독성을 갖고 있는 것으로도 간주된다. 독소로서 이 식물의 명성은 물고기를 잡는 데 이용되던 독으로서의 사용에서 유래한다. 잘게 가루 낸 잎은 물고기를 무감각하게 하여 쉽게 잡히도록 사용되었다. 이것을 가능하게 한 성분인 로테논(rotenone)64)은 냉혈동물의 산소소비를 방해하여 그들에게 독소역할을 한다. 더욱 구체적으로 보면 로테논은 파킨슨병에서 밝혀진 신경독성기전과 유사하며, 미토콘드리아의 세포질막의 전자전달계를 교란하는 독물이다. 이러한 잠재적인 위험으로 인해 자메이카층층나무는 단기간 동안만 사용해야 한다.

---

64) 역자주: 로테논은 콩과식물의 뿌리에서 추출된 살충성분으로 파킨슨병을 유발한다는 보고가 있어 사용이 줄어들고 있다.

표 27-1. 통증치료에 사용되는 식물성제제

학명	식물성제제명	용량
Piscidia erythrina	Jamaican dogwood	마른뿌리껍질: 하루에 piscidia 2~4 g 또는 탕약의 형태 액체 추출액: 30% 알코올과 1:1로 썩어서 하루에 1~2 mL 팅크제: 하루에 5~15 mL
Coridalis cava	Corydalis	추출액: 2~4 g의 마른 약초를 끓여서 하루에 1번 팅크제: 하루에 1~2 mL
Eschscholtzia californica	California poppy	추출액: 약초 1~2 티스푼을 1컵 용량의 물에 넣어서 하루에 1번 팅크제: 하루에 1~4 mL
Allanas comosus	Pineapple (contains bromelain)	1일 3번, 300 mg
Zingiber officinale	Ginger	1일 3번, 200~300 mg
Boswellia serrata	Indian frankincense	1일 3번, 300~350 mg
Curcuma Longa	Turmeric	1일 4번, 500 mg
Salix spp.	Willow bark	살리신(salicin) 240 mg
Capsicum spp.	Capsicum	0.025~0.075%의 capsaicin을 함유한 크림을 하루에 3~4번

현호색(양귀비과, *Corydalis*)과 금영화(金英花, California Poppy)

역사적으로 현호색(*Corydalis cava*)과 금영화(*Eschscholtzia californica*)는 통증관리에 사용되어 왔다. 현호색의 약용부분은 줄기와 뿌리이다. 현호색은 경미한 진정작용과 신경안정작용 등의 효과로 인해 신경손상, 떨림, 근육경련의 치료 등에 사용되었다. 현호색은 또한 고혈압과 위경련을 치료하는 데도 사용되었다. 마찬가지로 금영화는 불면증, 통증, 신경증상, 어린 시절 야뇨증, 방광장애 등을 치료하기 위해 역사적으로 줄기 말린 것과 나뭇잎이 사용되어 왔다. 이 두 식물의 활성성분은 아이소퀴놀린(isoquinoline) 알칼로이드인 것으로 생각된다.[11] 현호색의 활성성분은 THP(tetrahydropalmatine)[65)]인데, 신중하게 관찰하지 않으면 간독성을 일으킬 수 있다. 때때로 금영화는 아편양귀비(*Papaver somniferum*)와 혼동되기도 한다. 이 식물은 현호색[그들은 동일한 군(family)이지만 다른 종(種)이다]과 같이 먼 관련이 있을 뿐이다. 금영화는 아편을 생산하지 않는다. 그러나 이것의 주요식물성분인 프라토핀(pratopine)은 모르핀과 구조가 매우 유사하다. 하지만 모르핀이 가진 중독성은 보이지 않는다. 이러한 식물에 관한 여러 연구는 그들의 비슷한 효과 때문에 같이 조합되어 시행되었다. 현호색의 근경부(corydalis rhizome)에서 추출된 식물성분인 protoberberine은 GABA수용체에 적극적으로 결합한다는 사실이 실험으로 확인되었다.[12] 인간의

65) 역자주: THP는 천궁, 정유 등에서도 관찰되는데, 강력한 진통작용과 소화기계 진경작용의 특징을 띤다.

뇌에 있는 GABA수용체가 활성화되면 특정신경활동을 저하시키는 방향으로 조절된다. 즉 자극을 받을 때 GABA수용체가 활성화되어 신경활동이 잘 일어나지 않는 것이다. 이 활동은 진정효과와 서로 연관된다. 뇌에서 엔돌핀(endorphine)과 엔케팔린(enkephalins) 등의 펩티드와 관련되어 통증을 조절하는 효과를 일으키게 된다. 이러한 분자들은 많은 육체적 스트레스하에서 인간이 느끼는 고통반응을 바꾸는 데 역할을 하는 것으로 보인다. 일반적으로 이러한 펩티드들은 뇌의 통각영역 아편(opioid)수용체에 결합하여 통증인식을 변화시킨다. 한 연구에서는 현호색과 금영화의 추출물은 두뇌의 특정통증을 느끼게 하는 펩티드작용을 억제할 뿐만 아니라 도파민수산화효소(Dopamine β-hydroxylase)[66], 모노아민산화효소(MAO)[67], 아드레날린 등의 합성도 억제하는 것으로 나타났다. 이러한 작용은 통증을 완화하는 분자의 활동을 연장하는 것으로 생각된다.[13] 이 조사에서 현호색은 금영화보다 더 큰 정도로 통증을 완화하는 분자에 대한 긍정적인 조절효과를 가지고 있는 것으로 나타났다. 이 효과는 두 식물의 진정작용, 최면작용, 항우울작용 등을 설명할 수 있다. 이와 같은 연구들은 이 식물의 독특한 효과와 신경전달물질대사에서의 영향을 증명해준다. 이 식물성제제의 작용에 대한 구체적인 기전을 밝히는 데에는 더 많은 연구가 실시되어야 한다. 기존 연구는 이 두 가지 식물성제제의 고통조절효과에 몇 가지 정보를 제공하고 있는 정도이다.

생강(Ginger)

생강(*Zingiber officinale*)은 매우 광범위하게 사용되는 식물요법의 하나이다. 해열작용, 진토작용, 진해작용, 강심(심근수축활성화)작용, 항균 및 항진균 작용, 진정 및 진통 작용 등을 하는 것으로 보고된다.[14] 이러한 효과는 사용되는 특정용법에 따라 다르게 나타난다. 생강의 활성성분(gingerols 및 gingerdione)은 생강의 근경과 뿌리에서 추출된다. 생강은 진통작용과 항산화작용 그리고 염증을 유발하는 프로스타글란딘인 트롬복산과 류코트리엔의 합성을 저해하는 작용을 가져 예전부터 통증관리에 주로 사용되어져 왔다.[15] 생강은 또한 항혈소판작용을 갖고 있어 멍과 상처 치유를 빠르게 하는 효과도 나타낸다.[16]

생강의 진통효과는 쇼가올(shogaol)로 알려진 생강성분 중 하나가 관련된 것으로 보기도 한다. 이 쇼가올은 강렬한 통증인식과 연관된 감각뉴런에 작용하는 신경전달물질인 substance P에 대한 억제효과를 가지고 있다.[17] 생강은 OA와 관련된 통증에도 어느 정도의 영향을 보여 왔다. 중등도 이상의 심한 OA환자에서 6주 동안 시행된 이중맹검위약대조군 임상시험에서 하루에 2번 생강보충제가 투여되었다.[18] 연구의 끝에서 연구자는 생강추출물이 OA통증에 대해 효과가 있으

66) 역자주: Dopamine을 norepinephrine으로 변환시켜 주는 효소

67) 역자주: 아드레날린, 도파민, 세로토닌 등의 아민을 산화적으로 탈아미노시켜 알데히드로 만드는 효소. 즉, 신경전달물질을 분해하는 효소

며, 무릎통증증상을 줄이는 통계학적 의미가 충분히 있다고 결론지었다. 생강으로 치료된 환자는 서 있는 자세와 다음으로 이어진 보행에서 더 적은 무릎통증이 보고되었다. 생강추출물이 투여된 환자에서 가벼운 위장장애의 부작용이 보이기도 하였다. 생강은 여러 가지 약리작용을 통해 통증을 조절할 수 있는 식물성제제이다. 이것은 경미한 통증치료를 위한 효과적인 의약품으로 볼 수 있고, 부작용은 제한적이며 나타나더라도 짧은 시간 안에 해소된다.

유향(Boswellia)

인도의 향으로 알려진 유향(*Boswellia serrata*)은 항염증, 진통 및 항류마티스 작용을 한다. 유향산(Boswellic acids)의 항염증작용의 메커니즘은 지질산화효소(5-lipoxygenase)와 류코트리엔(leukotriene)의 합성을 억제하는 작용에 의한 것으로 생각된다. 무릎관절염환자 30명을 대상으로 유향추출물을 투여하는 무작위 이중맹검위약대조군 임상시험이 진행되었다. 유향을 투여받은 환자 모두 무릎통증과 관절부종의 빈도가 감소하였고, 무릎운동범위(ROM)와 도보거리의 증가를 보고하였다.[19]

세틸화지방산(Cetylated Fatty Acids)

세틸화지방산(CFA)이 관절염환자에 미치는 영향에 대해 조사가 시행되었다. 세틸화지방산은 cetyl myristoleate, cetyl myristate, cetyl palmitoleate, cetyl myristate, cetyl palmitate, cetyl oleate 등을 포함한다. 이러한 세틸화지방산의 효과에 대해 여러 가지 작용이 있는 것으로 보고되는데, 지질산화효소의 억제효과, 관절과 근육의 윤활제역할, 면역체계의 조절을 통한 염증과정의 중재자역할 등이 그것이다. 한 연구에서 64명의 만성무릎관절염환자에게 68일 동안 세틸화지방산(Celadrin) 또는 위약을 투여하는 실험을 진행하였다. 세틸화지방산을 투여받은 환자는 위약그룹에 비해 68일 후 10가지 질문으로 구성된 통증비교설문인 LAI(Lequesne Algofunctional Index)에 대한 답변에서 무릎의 확연한 기능개선을 보고하였다.[20] 유사한 연구로는 바르는 크림타입의 세틸화지방산을 이용하여 한쪽 또는 양쪽 무릎관절염으로 진단된 환자의 기능적 수행에 대한 효과를 조사하는 방식으로 진행되었다. 환자는 30일간 30분씩 크림을 바르는 치료가 시행된 후 평가되었다. 결과는 치료그룹에서 위약그룹에 비해 계단등반능력과 일어서서 걷기검사에서 상당한 시간 감소, 앙와위에서 무릎가동역(ROM)의 증가, 내측으로 계단아래걷기검사, 전방보행도달검사 등에서 모두 개선된 결과를 보였다.[21]

강황(Tumeric)

강황(*Curcuma longa*)은 항염증, 항산화 및 항암 작용으로 인해 여러 염증성조건에 사용되어 왔다. 강황의 핵심성분은 쿠루쿠민(curcumin)인데, 이 쿠루쿠민은 COX-2(cyclooxygenase-2), lipoxygenase, iNOS(inducible nitric oxide synthase)의 억제를 통해 염증을 억제하는 것으로 보고된다.[22] 비록 예비연구지만 류마티스관절염, 염증성안과질환, 염증성장질환, 만성췌장염, 건선, 고지혈증, 그리고 암 등 여러 가지 조건에서 강황의 효능이 실험적으로 입증되었다.[23]

윌로우나무 껍질[Willow Bark (Salix spp.)]

윌로우나무는 버드나무종의 일종이며, 진통, 항염 및 해열 효과로 인해 약용으로 사용된다. 이 버드나무껍질의 활성성분은 살리실산으로 대사되는 살리신(salicin)이다. 살리신의 진통효과메커니즘은 COX-2과정상의 프로스타글란딘방출을 억제함으로써 나타나는 것으로 보인다. 윌로우나무껍질의 또 다른 성분은 리폭시게나제(lipoxygenase)억제 및 항산화효과를 나타낸다. 급성허리통증환자를 대상으로 선택적 COX-2억제제인 로페콕시브(rofecoxib) 12.5 mg과 살리신의 240 mg이 함유된 윌로우나무껍질추출물을 각각 투여하여 진통효과에 대한 개선을 확인하는 실험이 진행되었다. 결과는 각 그룹에 있는 환자의 60%는 총통증지수(Total Pain Index)가 30% 이상 개선된 것으로 나타났다.[24] 퇴행성관절염환자에서 2주 동안 하루 2번 윌로우나무껍질추출물(240 mg 살리신 포함)을 투여하는 무작위 이중맹검위약대조군 임상시험이 진행되었다. 윌로우나무껍질 투여그룹과 위약그룹 사이에 통계적으로 의미 있는 차이는 보완 2주 후 WOMAC관절염지수에서 통증수치가 14% 감소한 것으로 관찰되었다.[25]

고추(Capsicum)

고추(*capsicum spp.*)는 통증감각을 감소시키기 위한 반대자극제로 자주 사용된다. 고추의 주성분인 캡사이신(capsaicin)은 피부의 통증수용기와 결합하여 피부혈관확장을 포함한 신경흥분 및 과민성을 유발한다. 이것은 온도수용기와 통각수용기로서 작용하는 구심성 C 섬유의 선택적 자극과 통증민감도가 감소되는 불응기에 따라오는 substance P의 방출로 인한 결과라 생각되고 있다. Substance P는 통증을 조절하는 통증감각신경전달물질이다. 캡사이신의 반복된 자극은 substance P의 고갈로 인한 영구적 탈감각을 유발할 수도 있다. 고추는 섬유근육통(fibromyalgia) 및 류마티스질환[26], 요통[27], 두통[28], 퇴행성관절염[29], 대상포진후신경통[30], 건선[31], 당뇨병성 신경병증[32] 등 다양한 조건에서 통증완화에 효과가 있다. 고추와 유사하게 사용되는 다른 식물성제제로는 장뇌(*Cinnamomum camphora*)가 있는데, 이는 녹나무의 수지로서 이 또한 흔히 사용되는 통증의 반대자극제이다.

물리의학(수기요법추나, 물리치료)

외부적으로 신체에 적용할 수 있는 치료법인 물리의학은 종류가 많으며, 통증의 식별과 치료 및 원인을 해결하기 위해 매우 유용하다. 물리의학이라는 이 장의 범위를 넘어서는 방법들이지만 전통적인 하이드로테라피, 초음파와 전기자극치료와 같은 전자치료, 근막통증유발점주사(아시혈치료), 침술 및 수기요법(추나치료) 등 모든 치료법들이 우수한 통증완화를 제공하고 있다. 이러한 치료법은 오랜 역사뿐만 아니라 통증치료에 대한 안전성과 효과면에서 우수한 결과들을 많이 보고하고 있다. 이러한 다양한 치료방법들을 조합하여 적용하면 무기력과 고통상태에서 건강과 고통이 없는 활력상태로 환자를 이끌 수 있다.

프롤로테라피 및 재생주사요법

물리의학의 또 다른 형태인 프롤로테라피(prolotherapy)는 근골격계의 통증을 치료하기 위한 최고의 기술이다. 프롤로테라피는 인대와 힘줄의 접합부를 포함하여 관절강내를 위주로 증식인자를 주입하는 주사치료이다. 이 주사를 통해 정상세포 또는 조직 — 섬유골접합부(fibroosseous junction)의 인대와 힘줄조직 — 의 성장을 초래하고, 따라서 통증을 일으키는 과정을 차단하게 된다. 재생주사요법(Regenerative Injection Therapy)은 통증을 일으키는 힘줄이나 인대의 섬유골접합부에 주사를 이용하는 프롤로테라피의 현대화된 방식이다. 프롤로테라피는 1930년대에 시작된 주사치료방법으로, 인대와 힘줄의 이완결과는 섬유골접합부의 일반적인 통증이라는 이론을 기반으로 하는데, 이 이론의 개척자 중 한 사람인 오하이오주에 있는 머시병원(Mercy hospital) 컨설팅 외과의사인 George Hackett 박사에 의해 제안된 혁명적 치료방법이다. Hackett 박사는 자신이 제안한 주사치료를 15세부터 88세에 이르는 다양한 환자군 656명의 인대유발성관절통증환자를 대상으로 한 대규모임상시험을 통해 주류의학과의 접목을 시도하였다. Hackett 박사는 12년 동안 환자들을 관찰하며, 18,000번 프롤로테라피주사를 시행한 것으로 추정된다. 그는 자신의 환자 82%가 관찰기간 동안 스스로 낫고 있다고 생각하는 것을 확인하였다. 또한 Hackett 박사는 오늘날에도 적용가능한 힘줄과 인대 손상으로 인한 관절불안정이 일반적인 관절통증을 유발한다는 관점에서 관절부를 포함한 주위의 통증인 연관통의 유형(pain-referral pattern)을 설명하였다.

앞에서 설명한 바와 같이 재생주사요법은 통증의 원인인 힘줄이나 인대의 섬유골접합부에 증식제의 주사를 말한다. 많은 연구를 통해 이미 다양한 증식제들이 임상에서 시도되었다. 이러한 증식제 중 가장 많이 연구되고 오늘날 가장 많이 활용하는 물질은 포도당(dextrose)이다. 포도당을 증식제로 한 주사는 최소 0.5% 이상의 세포외 당수치의 상승을 포함하여 여러 가지의 증식 및 확산 효과를 나타낸다. 이 포도당주사로 인해 주위조직의 여러 종류의 세포에서 IGF-1, ILG-2, TGF-β 등의 수치가 상승한다.[33,34]

세포외 당수치상승에 대한 세포반응은 매우 빠른 속도로 나타난다. 노출 후의 DNA상승은 수분에서 수시간에 걸쳐 일어난다.[35] 조직의 성장 및 재생과 관련된 여러 가지 세포단백질을 생산하는 15종 이상의 유전자들이 고농도포도당에 노출된 조직에서 유도된다.[36] 이와 같은 고농도포도당에 노출된 결합조직재생메커니즘을 설명하는 연구가 많은데, 문헌을 통해 검색하면 프롤로테라피에 대한 자세한 정보를 제공받을 수 있다.68)

효능에 관한 연구

결합조직의 재생유도를 위한 재생주사요법의 효과조사 이외에 근골격계 통증을 덜어 주기 위한 재생주사요법의 효과를 살펴보는 연구도 많이 시행되었다. 몇몇 연구는 관절의 특정통증을 완화하는 재생주사요법의 효능에 대한 연구도 있었다. 예를 들면 전방십자인대(ACL)이완을 재생주사요법으로 치료한 후 3년 경과관찰을 시행한 연구가 있다.[37] 6개월 이상 무릎관절통증으로 고생한 환자 중 전방십자인대이완이 확인된[전방당김테스트(anterior drawer's test)에서 2 mm 이상 변위가 있는 환자] 환자들을 대상으로 실험이 진행되었다. 10개월 동안 매 2개월 단위로 10% 또는 25%의 고농도포도당증식제를 6~9 cc가량 인대와 힘줄이 부착된 부위에 주사하는 치료가 시행되었다. 치료시행 후 3년 경과관찰에서 측정된 휴식, 걷기, 계단이용에 대한 통증의 변화는 각각 43%, 35% 45%까지 감소한 것으로 나타났다. 주관적 측정에 의하면 10.5° 이상의 무릎가동역(ROM)의 증가와 63% 이상의 무릎관절부기가 감소되었고, 전방당김테스트에 의한 전방변위는 71% 감소되었다. 이 연구 외에도 재생주사요법은 임상 및 통계적으로 전방십자인대의 통증에서 상당한 개선을 나타낸 것으로 보고된다. 또한 재생주사요법은 무릎의 퇴행성관절염과 관련된 통증치료에도 효과적이다. K-L grade 2 이상의 무릎관절 사이 간격축소 및 퇴행성변화를 보이는 환자에게 10% 포도당증식제를 이용한 재생주사요법을 시행하였다.[38] 1년 이상의 과정 동안 매 2개월 단위로 1회의 주사치료 후 환자는 통증의 44%, 부종의 63% 그리고 갑작스런 무릎의 힘 빠짐 증상인 좌굴(buckling)도 85%가 감소한 것으로 보고되었다. 무릎굴곡의 가동역(ROM)도 14° 이상 증가되었다. 게다가 전방십자인대의 이완을 재생주사요법으로 치료한 후 영상의학적 변화(외측슬개-대퇴연골의 두께 및 원위대퇴부 연골두께의 변화)의 관찰에서도 무릎관절의 안정성이 증가한 것으로 나타났다. 이 연구는 재생주사요법으로 통증과 부기 등 퇴행성관절염의 합병증이 치료됨을 보여 주었다. 통증과 관련된 증상을 줄이는 것 이상으로 더욱 중요한 변화는 이 치료가 관절의 기능저하를 안정화시킨다는 것이다.

이 치료방법은 통증치료에서의 증상조절뿐만 아니라 예방적 목적의 치료로도 사용할 수 있는 기술적 방법임과 동시에 통증의 원인을 해결하는 치료방법으로 볼 수 있다. 재생주사요법은 수많은 인대와 힘줄 관련 통증증후군을 치료하는 데 사용된다. 많은 임상연구에서 퇴행성관절염과 관련된 손가락관절[39]의 통증, 목과 등의 통증, 경부기원의 두통[40], 요통[41] 등에서 이 주사치료의 효능이 증명되었다. 재생주사요법은 중재적 통증치료영역에서 최근에 많은 관심을 끌고 있다. 스테로

68) 역자주: 이 책의 정확한 정보전달을 위해 저자가 생각하는 대로 프롤로테라피와 재생주사요법을 나누어 설명하고 있으나 고농도포도당을 포함한 페놀, 사라핀, PRP 등 여러 가지 증식제를 사용한 주사요법 또한 프롤로테라피로 보는 것이 맞다.

이드와 비스테로이드소염제(NSAIDs)의 복용이 퇴행성병변의 치료에 한계가 있는 반면, 재생주사치료는 퇴행성병변의 치료적, 예방적 측면의 효과가 있어 더욱 관심을 끌고 있다. (병의원에 방문하여 진통제를 처방받고 약국에 약값으로 소요되는 비용과 추가적인 방문으로 소요되는 부가적인 비용, 일상생활과 일을 하면서 느끼게 되는 불편감으로 인한 비용 등을 감안해 볼 때 재생주사치료는 비용효율면에서 매우 효과적인 치료방법이다.)

메조테라피

메조테라피(mesotherapy)는 피부의 외부조직에 천연물 및 의약품의 조합을 소량씩 주사하는 방법이다. 주로 주사의 독특한 방식으로 정의된 메조테라피는 폭넓은 치료계획설정이 가능하다. 피부를 통한 의약품주사는 주사물질이 주입영역에 오래 남아 있을 수 있게 한다. 이렇게 주입된 주사액은 시간이 지날수록 지속적으로 피부의 깊은 층에 방출되어 조직에 계속적으로 침투한다. 메조테라피는 부상당한 관절주위의 근육 및 결합조직을 치료하는 것을 포함하여 손상된 근골격계 통증치료에서 유래한다. 이 주사기술은 1950년대 후반 프랑스에서 시작되었다. 이 치료방법은 오늘날까지 매우 다양한 목적으로 널리 사용되고 있다. 프랑스 주류의학의 일부로 간주되는 메조테라피는 주로 스포츠의학과 통증의학 분야에서 약 16,000명의 의사들에 의해 사용되고 있다.[42]

메조테라피는 오늘날 전 세계 수많은 다른 국가에서도 치료기술로서 인기를 얻고 있고, 많은 국가에서 이 치료와 관련된 의사단체가 설립되었다. 그러나 전 세계적으로 메조테라피가 주로 통증치료에 사용되는 데 반해, 한국에서는 단지 미용의학의 한 치료형태로 인정받고 있다. 프랑스 의사 Michel Pistor 박사에 의해 시작된 메조테라피는 중배엽(mesoderm)에서 유래하는 조직을 치료한다는 근거하에 시술되기 시작했다. Pistor 박사에 따르면 중배엽으로부터 발생하는 조직의 작용은 인체내에서 매우 광범위하기 때문에 이 치료를 메조테라피(mesoderm+therapy)로 불러야 한다고 역설하였다. 그는 임상에서 효과를 보려면 올바른 위치에 가능한 한 자주 적은 양의 의약품을 사용해야 한다고 주창하였다. 방사성동위원소직렬스캔(radioisotope serial scanning)을 통해 메조테라피기법을 분석하면 더욱 표층에 주사를 주입할수록 더 많은 약물이 치료영역에 오래 남아 있는 것으로 나타났다.[43] 또 다른 연구에서 정맥혈액을 통해 주입하여 흡수되어 환류되는 주사량을 비교분석한 결과는 1시간 및 3시간 후 주사시의 각 깊이에 따라 깊을수록 정맥순환에서 더 낮은 양의 주사약물이 남아 있는 것으로 나타났다.[44]

결론적으로 통증의학에서 메조테라피의 작용메커니즘은 피부의 진피층에 주입된 약물이 시간에 따라 천천히 방출하는 치료시스템으로 볼 수 있다. 주입된 약물의 미세한 양이 시간이 흐름에 따라 천천히 국소적 및 전신적으로 흡수되어 효과가 나타나도록 한다. 메조테라피의 전형적인 방법은 2~4 mm 정도의 주입깊이를 사용하여 통증을 호소하는 부위나 통증과 관련된 조직에 주입하거나, 상응하는 혈자리(경혈, 經穴)에 주사하는 것이다. 각 지점에 주입하는 약물의 양은 0.02~0.05 cc이다. 전통적인 메조테라피약물은 국소마취제와 혈관을 확장하는(vasodilatory) 약품을 기본으로 하는 제제이다. 기타 의약품은 개인의 증상에 따라 추가될 수 있다. 일반적인 예는 글루코사민(glucosamine sulfate), MSM(methylsulfonylmethane), 비타민 B(B_{12}, B_5, B_6, 엽산), 마그네슘, 각종 동종요법약품 등이 있다.[69] 혈관확장제는 손상부위에 미세순환을 증가시키기 위해 사용하는데, 메조테라피용액공급을 보조하고 산소와 소량영양소(micronutrient)의 순환계 공급을 개선한다. 식물성분에서도 혈관확장효과가 있는 제제가 자주 사용되고 있으며, 이들의 예로는 전동싸리(Sweet clover, *Melitotus officinalis*)나 위치하젤(witch hazel, *Hamamelis virginiana*) 등이 있다.

효능에 관한 연구

현재 메조테라피에 관한 연구의 대부분은 사례연구이며, 다른 연구들도 많이 진행되고 있다. 한 사례연구를 소개하자면 만성흉부통증을 호소하는 65명의 환자에게 메조테라피치료를 시행한 결과 효험이 있는 것으로 보고되었다. 앞선 연구에 참여한 환자들은 관절염, 척추관협착증, 각종 염좌(sprain) 및 좌상(strain) 등 다양한 원인을 가지고 있었다.[70][45] 이들의 통증은 비스테로이드소염제(NSAIDs), 마약성진통제, 근육이완제 등으로도 충분히 통제되지 않았다. 또 다른 사례연구에서 퇴행성관절염으로 통증을 호소하는 267명의 환자가 메조테라피치료를 받았는데, 이 치료는 환자들에서 '매우 효율적이고 합리적인 치료'라고 간주되었으며 부작용은 없었다.[46] 또 다른 연구로는 최소 3개월 동안 기존의 치료에 의해 감소되지 않았던 등과 목에 통증이 있는 132명 환자에서 메조테라피가 시행되었고, 치료시행 후 환자들에서 안전하고 효과적이며 유망한 치료로 인정되었다.[47] 흥미롭게도 메조테라피는 여러 형태의 의약품사용과 잘 어울리는데, 특히 기존의 의약품과 식물성제제를 함께 사용하는 경우의 통증치료에 더욱 효과적이다. 이 치료방법에 대한 추가연구들이 수행되고 있는데, 머지않아 미국과 한국에서 통증치료로 인기가 높아질 것으로 기대된다.

결론

자연의학의 통증관리에는 신체의 치료(영양제사용), 통증경감(단백질분해효소 및 식물성제제), 더 나아가 조직의 퇴행방지(프롤로테라피와 영양치료)가 있다. 이 장에서 언급된 모든 방법은 근골격계통증의 거의 모든 영역에 적용될 수 있다. 근골격계통증 외의 내장성통증에는 효소와 식물성제

69) 역자주: 역자의 임상경험상 봉독을 이용한 메조테라피가 매우 효과적이다. 단 과민반응이 있는지를 반드시 먼저 확인하여야 한다. 과민반응이 있는 경우 페니라민을 저농도로 주사부위에 소량주입하는 것도 도움이 된다.

70) 역자주: sprain은 인대손상, strain은 근육손상

제가 유용하다. 식물성제제의 위대함은 통증의 인식을 조절하고, 신체구조의 지속적인 퇴행을 방지하고, 그 원인인자를 조절하여 통증이 지속되는 기간을 제한하는 데 있다.

참고문헌

[1]Simopoulos AP. The importance of the ratio of omega-6/omega-3 essential fatty acids. Biomed Pharmacother. 2002;56:365–379.

[2]Gallagher HJ, Daly JM. Malnutrition, injury, and the host immune response: Nutrient substitution. Curr Opin Gen Surg. 1993;92–104.

[3]Klein G, Kullich W. Reducing pain by oral enzyme therapy in rheumatic diseases. Wien Med Wochenschr. 1999;149(21–22):577–580.

[4]Hale LP, Greer PK, Sempowski GD. Bromelain treatment alters leukocyte expression of cell surface molecules involved in cellular adhesion and activation. Clin Immunol. 2002;104:183–190.

[5]Nettis E, Napoli G, Ferrannini A, Tursi A. IgE-mediated allergy to bromelain. Allergy. 2001;56:257–258.

[6]Walker AF, Bundy R, Hicks SM, Middleton RW. Bromelain reduces mild acute knee pain and improves well-being in a dose-dependent fashion in an open study of otherwise healthy adults. Phytomedicine. 2002;9:681–686.

[7]Tilwe GH, Beria S, Turakhia NH, Daftary GV, Schiess W. Efficacy and tolerability of oral enzyme therapy as compared to diclofenac in active osteoarthrosis of knee joint: An open randomized controlled clinical trial. J Assoc Physicians India. 2001;49:617–621.

[8]Kamenicek V, Holan P, Franek P. Systemic enzyme therapy in the treatment and prevention of posttraumatic and postoperative swelling. Acta Chir Orthop Traumatol Cech. 2001;68:45–49.

[9]Masson M. Bromelain in the treatment of blunt injuries to the musculoskeletal system: A case observation study by an orthopedic surgeon in private practice. Fortschr Med. 1995;113:303–306.

[10]Newall CA, Anderson LA, Philpson JD. Herbal Medicine: A Guide for Healthcare Professionals. London: The Pharmaceutical Press, 1996.

[11]Kleber E, Schneider W, Schafer HL, Elstner EF. Modulation of key reactions of the catecholamine metabolism by extracts from Eschscholtzia californica and Corydalis cava. Arzneimittelforschung. 1995;45:127–131.

[12]Halbsguth C, Meissner O, Haberlein H. Positive cooperation of protoberberine type 2 alkaloids from Corydalis cava on the GABA(A) binding site. Planta Med. 2003;69:305–309.

[13]Reimeier C, Schneider I, Schneider W, Schafer HL, Elstner EF. Effects of ethanolic extracts from Eschscholtzia californica and Corydalis cava on dimerization and oxidation of enkephalins. Arzneimittelforschung. 1995;45:132–136.

[14]Langner E, Greifenberg S, Gruenwald J. Ginger: History and use. Adv Ther. 1998;15:25–44.

[15]Srivastava KC, Mustafa T. Ginger (Zingiber officinale) and rheumatic disorders. Med Hypoth. 1989;29:25–28.

[16]Srivastava KC. Effect of onion and ginger consumption on platelet thromboxane production in humans. Leukot Essent Fatty Acids. 1989;35:183–185.

[17]Onogi T. Capsaicin-like effect of (6) shogaol on substance P-containing primary afferents rats: A possible mechanism of its analgesic action. Neuropharmacology. 1992;31:1165–1169.

[18]Altman RD, Marcussen KC. Effects of a ginger extract on knee pain in patients with osteoarthritis. Arthritis Rheum. 2001;44:2531–2538.

[19]Kimmatkar N, Thawani V, Hingorani L, Khiyani R. Efficacy and tolerability of Boswellia serrata extract in treatment of osteoarthritis of knee— randomized double blind placebo controlled trial. Phytomedicine. 2003 Jan;10(1):3–7.

[20]Hesslink R Jr, Armstrong D 3rd, Nagendran MV, Sreevatsan S, Barathur R. Cetylated fatty acids improve knee function in patients with osteoarthritis. J Rheumatol. 2002 Aug;29(8):1708–1712.

[21]Kraemer WJ, Ratamess NA, Anderson JM,Maresh CM, Tiberio DP, Joyce ME, Messinger BN, French DN, Rubin MR, Gómez AL, Volek JS, Hesslink R Jr. Effect of a cetylated fatty acid topical cream on functional mobility and quality of life of patients with osteoarthritis. J Rheumatol. 2004 Apr;31(4):767–774.

[22]Menon VP, Sudheer AR. Antioxidant and anti-inflammatory properties of curcumin. Adv Exp Med Biol. 2007;595:105–125.

[23]Hsu CH, Cheng AL. Clinical studies with curcumin. Adv Exp Med Biol. 2007;595:471–480.

[24]Chrubasik S, Künzel O, Model A, Conradt C, Black A. Treatment of low back pain with a herbal or synthetic anti-rheumatic: A randomized controlled study. Willow bark extract for low back pain. Rheumatology (Oxford). 2001 Dec;40(12):1388–1393.

[25]Schmid B, Lüdtke R, Selbmann HK, Kötter I, Tschirdewahn B, Schaffner W, Heide L. Efficacy and tolerability of a standardized willow bark extract in patients with osteoarthritis: randomized placebocontrolled, double blind clinical trial. Phytother Res. 2001 Jun;15(4):344–350.

[26]McCarty DJ, Csuka M, McCarthy G, et al. Treatment of pain due to fibromyalgia with topical capsaicin: A pilot study. Semin Arthr Rheum. 1994;23:41–47.

[27]Frerick H, Keitel W, Kuhn U, Schmidt S, Bredehorst A, Kuhlmann M. Topical treatment of chronic low back pain with a capsicum plaster. Pain. 2003;106:59–64.

[28]Fusco BM, Marabini S, Maggi CA, Fiore G, Geppetti P. Preventative effect of repeated nasal applications of capsaicin in cluster headache. Pain. 1994 Dec;59(3):321–325.

[29]McCarthy GM, McCarty DJ. Effect of topical capsaicin in the therapy of painful osteoarthritis of the hands. J Rheumatol. 1992 Apr;19(4):604–607.

[30]Watson CP, Tyler KL, Bickers DR, Millikan LE, Smith S, Coleman E. A randomized vehicle-controlled trial of topical capsaicin in the treatment of postherpetic neuralgia. Clin Ther. 1993 May–Jun;15(3):510–526.

[31]Reimann S, Luger T, Metze D. [Topical administration of capsaicin in dermatology for treatment of itching and pain]. Hautarzt. 2000 Mar;51(3):164–172.

[32]Biesbroeck R, Bril V, Hollander P, Kabadi U, Schwartz S, Singh SP, Ward WK, Bernstein JE. A doubleblind comparison of topical capsaicin and oral amitriptyline in painful diabetic neuropathy. Adv Ther. 1995 Mar–Apr;12(2):111–120.

[33]DiPaolo S, Gesualdo E, Grandaliano G, Schena FP. High glucose concentration induces the overexpression of transforming growth factor-beta through the activation of a platelet-derived growth factor loop in human mesangial cells. Am J Pathol. 1996;149:2095–2106.

[34]Pugliese G, Pricci F, Locuratolo N, Romeo G, Romano G, Giannini S, Cresci B, Galli G, Rotella CM, Di Mario U. Increased activity of the insulin-like growth factor system in mesangial cells cultured in high glucose conditions: Relation to glucose-enhanced extracellular matrix production. Diabetologia. 1996;39:775–784.

[35]Ongley MJ, Klein RG, Dorman TA, Eek BC, Hubert LJ. A new approach to the treatment of chronic low back pain. Lancet. 1987;ii:143–146.

[36]Murphy M, Godson C, Cannon S, Kato S, Mackenzie HS, Martin F, Brady HR. Suppression subtractive hybridization identifies high glucose levels as a stimulus for expression of connective tissue growth factor and other genes in human mesangial cells. J Biol Chem. 1999;274:5830–5834.

[37]Reeves KD, Hassanein KM. Long-term effects of dextrose prolotherapy for anterior cruciate ligament laxity. Altern Ther Health Med. 2003;9:58–62.

[38]Reeves KD, Hassanein K. Randomized prospective double-blind placebo-controlled study of dextrose prolotherapy for knee osteoarthritis with or without ACL laxity. Altern Ther Health Med. 2000;6:68–74,77–80.

[39]Reeves KD, Hassanein K. Randomized, prospective, placebo-controlled double-blind study of dextrose prolotherapy for osteoarthritic thumb and finger (DIP, PIP, and trapeziometacarpal) joints: Evidence of clinical efficacy. J Altern Complement Med. 2000;6:311–320.

[40]Linetsky FS, Miguel R, Torres F. Treatment of cervicothoracic pain and cervicogenic headaches with regenerative injection therapy. Curr Pain Headache Rep. 2004;8:41–48.

[41]Yelland M, Mar C, Pirozzo S, Schoene M, Vercoe P. Prolotherapy injections for chronic low-back pain. Cochrane Database Syst Rev. 2004;2:CD004059.

[42]9th International Mesotherapy Conference [held by the French Society of Mesotherapy; proceedings]. Paris, France, October 20–22, 2000.

[43]Kaplan A. Marks of pain produced by four different ways of injection [in French]. Bulletin SFM. 1985:in vol. 62.

[44]LeCoz J. and Dupont, J-Y. Injection in eye of the knee by way of mesotherapy provides good concentrations intra-articularly [in French]. Quotidien du Medecin. 1983 Sep 20.

[45]Smail H. Anterior thoracic pain with vertebral origins [in French]. 9th International Mesotherapy Conference [held by the French Society of Mesotherapy; proceedings]. Paris, France, October 20–22, 2000.

[46]Leah da Silva J, Mesquita ME. Evaluation results of two methods of treatment with mesotherapy for chronic degenerative rheumatic pain [in French]. 9th International Mesotherapy Conference [held by the French Society of Mesotherapy; proceedings]. Paris, France, October 20–22, 2000.

[47]Messedi-Kamoun, N., Ben Salah FZ, Dziri C. Mesotherapy in the treatment of 132 cases of spinal pain matters [in French]. 9th International Mesotherapy Conference [held by the French Society of Mesotherapy; proceedings]. Paris, France, October 20–22, 2000.

28

최고의 신체수행능력을 위한 자연의학

미국에서 운동은 어떤 방법으로든지 사라지지 않는다. 이런 자극적인 뉴스의 헤드라인은 운동을 하지 않는 미국 시민을 꼬집지만, 운동에 관해 부정적인 시각을 지닌 비만한 미국인의 우울증 비율도 동시에 부각된다. 그러나 다음 통계는 여전히 미국인이 신체활동에 활력적으로 종사하는 있는 것을 보여 준다.

- 미국에서는 약 3,000만 명의 아동 및 청소년들이 일부 조직화된 스포츠모임에 참여하여 즐기고 있으며, 약 3,000만 명이 달리기를 즐기고. 그리고 실제로 1,000만 명이 정기적으로 달리기를 하는 것으로 알려져 있다.[1]
- 미국인은 좋은 신체건강을 유지하고 자신의 신체적인 외모를 유지하는 것을 개인 목표의 첫 번째 우선순위에 놓으며, 97%의 사람들이 이것은 필수적이라고 말한다. 매년 보고되는 소비자리포트에 따르면 3,300만 명의 미국인이 실제 각종 운동클럽에 속하고, 평균 89회 체육관을 방문하는데, 이것을 총횟수로 환산하면 2001년 한 해에 약 30억 회 체육관을 방문한 것으로 해석된다.[2]
- 회원 및 비회원 모두 포함한 운동 관련 클럽 후원자의 총수는 2000년 5,450만 명에서 2001년 5,830만 명으로, 약 7%가 증가하였다.[2]

현재 운동의 긍정적인 효과에 대해 계속적으로 활발히 연구되고 있다. 주중에 정기적인 운동을 하게 되면 미국의 질병유병 및 사망의 주요원인인 여러 조건의 위험을 줄여 준다('운동의 이점' 박스를 참조). 규칙적 운동을 계속적으로 수행하는 것은 많은 사람들의 건강에 중요한 부분인 것은 분명하다. 게다가 외형적으로 근육질의 몸매를 유지하기 위해서도 사람들은 운동에서 계속적인 경쟁력을 불태운다. 이렇게 스포츠에 경쟁이 과열되면서 모든 운동선수는 근력을 키워 주는 보충제의 사용을 거의 상용화하고 있다. 자연의학의 식물성제제는 운동선수들의 건강을 유지해 줄 뿐만 아니라 운동 관련 부상도 방지할 수 있다. 식물성제제를 복용하게 되면 선수들은 이 제제의 과산화효과(prooxidative effect)를 통해 관절의 마모를 제한하고, 염증을 감소시키며, 근육 에너지를 증가시켜서 프로선수든지 아마추어선수든지 몸상태를 최고로 끌어올려 준다.

항산화제(Antioxidant)

운동의 명확한 장점에도 불구하고, 이것은 산화스트레스를 유발하는 데 지질, 단백질 및 핵산과 같은 세포내 큰 분자들에게 잠재적으로 유해한 영향을 미친다. 활성산소로 통칭되는 초과산화기(superoxide)와 수산화기(hydroxyl radical)는 호기성물질대사의 부산물이다. 물의 산소분자를 줄이면 호기성대사를 거치면서 세포에서 에너지가 생성된다. 시토크롬C산화효소(cytochrome C oxidase)의 작용은 — 촉매반응뿐만 아니라 기타 에너지생성효소반응인 — 플라빈효소시스템과 같은 반응에서 부분적으로 감소된 산소종을 생산한다. 전체 산소소비의 약 1~2%가 하나의 반응성산소종인 초과산화기음이온으로 변환된다. 과산화음이온을 생성하는 것은 곧 단계적으로 다른 반응성산소종 즉, 수산화기(hydroxyl radical)와 과산화기(peroxyl radical)를 생성한다. 이 초기반응은 두 번째 반응산소를 소재로 급부상하여 차례로 다른 고분자들과 반응하여 연쇄반응으로 계속적인 활성산소를 생성한다. 반응성산소종은 지질과산화작용 때문에 불포화지방산의 구조와 기능에 대해 부정적인 영향을 미친다. 그리고 단백질을 이루는 핵산은 각각의 염기 단일스트랜드가 파손되거나 크로스링킹이 발생하는 등의 방법으로 변형된다. 산화스트레스의 효과는 물리적 성능감소, 근육피로, 근육손상, 그리고 과운동증후군(overtraining syndrome)과 연관된다.[3]

운동의 이점

- 조기유산의 위험을 줄여 준다.
- 심장병 사망위험을 줄여 준다.
- 당뇨병 발병위험을 줄여 준다.
- 고혈압 발병위험을 줄여 준다.
- 적정한 혈압을 유지시켜 준다.
- 대장암 발병위험을 줄여 준다.
- 우울감과 근심을 덜어 준다.
- 체중조절에 도움이 된다.
- 튼튼한 뼈와 관절과 근육을 유지하도록 도와준다.
- 고령자에게 근력을 길러 주어 일상생활에 불편이 없도록 하고, 낙상의 위험을 줄여 준다.
- 정신의학적 건강을 촉진시켜 준다.

운동의 생리적 효과와 신진대사전반의 향상을 감안한다면, 똑똑한 의사라면 반대급부로 잠재적 손상이 예상되는 '부작용'(즉, 활성산소로 인한 손상증가)인 대사감소를 예상해야 한다. 유산소운동에서 이러한 활성산소에 의한 손상은 산화스트레스와 관련된 생체표지자(biomarker)로 측정가능하다. 심한 유산소운동후의 지질과산화도 수치, 단백질산화도 수치, 혈중 총항산화도수치 등이 그것이다. 그리고 활성산소의 활동을 간접적으로 측정하는 방법 또한 존재하는데, 미토콘드리아세포막손상, 공액이중결합(conjugated dienes), 히드로과산화물(hydroperoxides), 티오바르비툴산(thiobarbituric acid) 반응물질71), 짧은사슬탄화수소 및 산화된 핵산 등을 이용하여 측정이 가능하다.

몇몇 연구에 의하면 유산소운동이 과격해져 체내의 산소소비가 늘어날수록 신체의 총산화스트레스가 증가한다고 한다.[4] 또한 미토콘드리아에 의한 초과산화기생산, 허혈-재관류기전에 의한 활성산소생성 및 카테콜아민(catecholamines)의 자가산화(autoxidation)에 의한 활성산소생성 등의 다른 기전을 통해서도 활성산소가 만들어지고 산화스트레스가 유발된다. 활성산소 생성과정과 운동의 정확한 역할은 확실히 규명되진 않았지만, 많은 증거에 의하면 산소소비의 상승이 활성산소의 활동증가로 이어지는 것으로 보여진다.[5] 운동선수의 훈련상태와 운동종류, 운동유지시간, 그리고 강도 등이 활성산소의 활성도에 영향을 미친다. 체내에 상존하는 항산화물질의 양은 운동유발성산화스트레스를 방지하기 위해 충분하지만, 중등도 이상의 운동을 장기간 하면 체내 상존량의 항산화물질 양을 압도할 수 있기 때문에 산화스트레스는 물론 근육손상과 염증 등을 줄이기 위해 추가적인 항산화제보충이 필요할 수 있다. 항산화제를 운동선수들이 자주 이용하는 체육관 매장에 보강함으로써, 장기적인 항산화제 보충을 통해 운동유발성활성산소의 손상을 개선할 수 있다.[6]

일부 연구보고에 따르면 비타민 C, 비타민 E와 같은 항산화제와 여러 항산화제의 복합제제들은 모두 운동으로 인한 산화스트레스의 증상이나 생체표지자들을 줄여 줄 수 있다. 항산화력을 가진 비타민[알파-토코페롤(비타민 E) 592 mg, 아스코르빈산(비타민 C) 1,000 mg, 베타카로틴(비타민 A) 30 mg]을 섭취하면 쉬고 있는 일상에서나 운동 후의 지질과산화도를 나타내는 물질인 펜탄(pentane)과 말론디알데히드(malondialdehyde) 등의 혈중농도가 확연히 낮게 나타났다.[7] 또한 운동유발성산화스트레스에 노출된 고령의 사람을 대상으로 48일 동안 비타민 E보충제를 투여하여 보았더니 위약을 투여한 경우와 비교하여 소변내 지질과산화물이 상당히 낮은 수준으로 관찰되었다.[8] 따라서 아르기닌, 시트룰린, 크레아틴, 글루타티온, 타우린, 셀레늄, 아연, 비타민 E, 비타민 C, 비타민 A, 그리고 녹차(*camellia sinensis*) 폴리페놀과 같은 항산화제는 운동유발성산화손상에 대한 인체에 유익한 효과를 제공할 수 있다.[9] 앞의 항산화제사용은 정기적으로 경쟁적 훈련을 거듭해야 하는 운동선수를 위한 것이다. 항산화제를 운동선수의 식단에 보충하는 것은 매우 유용한 치료도구로 사용될 수 있다. 선수개인의 요구를 최대한 수용하는 한도내에서 항산화제가 풍부한 균형 잡힌 식단을 제공하는 노력이 반드시 필요하다고 본다.

> 글루코사민은 연골을 재생하는 자체의 효능으로
> 통증을 완화하는 것으로 보인다.

71) 역자주: 과산화지질이 티오바르비툴산에 반응한다. 과산화지질의 정량법에 사용된다.

신체적 손상방지

환자치료에 임하는 의료진들은 환자들에게 운동을 권하면서 듣게 되는 대부분의 불평불만들은 환자가 실제로 운동을 했을 때 느끼게 되는 짜증스러운 통증과 함께 실제로 운동 중 부상으로 인한 통증 때문이다. 대부분의 운동 관련 부상은 근육, 힘줄, 뼈 또는 관절의 과용스트레스에 의해서 발생한다. 이러한 통증의 원인이 되는 운동의 주요한 위험요소는 놀랍게도 반복적인 운동, 높은 강도의 운동, 운동으로 인한 심한 충격 등이 관절에 미치는 영향이 아니라 특히 부상위험이 있는 활동과 높은 연관이 있다. 각종 영양보충제는 신체에 운동유발성손상의 영향을 완화해 줄 수 있다(표 28-1 참조). 이러한 보조제의 운동 중 손상을 방지해 주는 메커니즘은 인대 및 연골조직을 유지보수하는 데 초점이 있다.

글루코사민(Glucosamine)

글루코사민은 포도당과 글루타민(glutamine)으로 구성되어 있으며, 관절을 이루는 주성분인 점액다당질(GAG; glycosaminoglycans)생성을 위한 핵심전구체이며, 연골 및 프로테오글리칸(proteoglycan)을 형성하는 핵심단백질인 히알루론산(hyaluronic acid)의 50%를 차지하는 중요한 물질이다.[72)] 일반적으로 상용화되어 시중에 유통되는 보조제의 형식은 글루코사민황산염(나트륨염 또는 칼륨염과 동일), 글루코사민염산염, 그리고 아세틸화유도체인 아세틸글루코사민(N-acetylglucosamine)이다. 임상시험으로 연구되는 대부분의 글루코사민은 화학적으로 합성된 글루코사민황산염이다. 연구에 의하면 글루코사민은 연골세포(chondrocyte)의 황산흡수를 증가시켜 관절내 GAG합성을 자극하는 것을 실험적으로 증명하였다.[10] 그리고 글루코사민은 항염증활동과 항산화활동을 모두 가지고 있음을 보여 주었다. 이러한 글루코사민의 항염증작용은 cyclooxygenase, 브라디키닌(bradykinin), 히스타민(histamine)과 같은 염증중재자에 독립적으로 작용하는 것으로 나타났다.[11] 무릎관절염과 글루코사민황산염에 관한 3년간 임상연구에서는 위약에 비해 글루코사민 황산염 1,500 mg의 매일 복용이 무릎관절통증감소에 영향을 미치는 것으로 나타났다. 이 실험에서 무릎의 방사선촬영을 통한 비교분석결과 위약그룹에서는 관절손상이 진행됐지만 글루코사민황산염을 투여한 그룹에서는 그렇지 않았다고 지적했다. 또한 이 실험에서 통증은 위약그룹의 구성원들 사이에서 조금씩 악화되었고, 글루코사민황산염 투여그룹에서는 20~25% 정도의 개선이 있었다.[12] 통증감소에 대한 비교분석연구도 이뤄졌는데, 글루코사민황산염 1.5 g/day과 이부프로펜 1.2 g/day를 비교했다. 연구결과는 글루코사민 황산염의 효능이 이부프로펜과 유사한 것으로 나타났다.[13] 이러한 이전의 여러 연구에서 긍정적인 임상효과가 증명

---

72) 역자주: 프로테오글리칸은 단백질과 복합된 산성점액성다당류로서, 코어프로테인이라는 폴리펩티드사슬 1개에 GAG라는 당사슬이 결합한 구조이다.

되었을 뿐만 아니라 심각한 부작용 또한 거의 없는 것으로 보고되었다. 하지만 글루코사민의 통증완화효과는 비스테로이드소염제(NSAIDs)에 비해 더 느리게 발생하는 것으로 보고되었다. 그러나 효과가 더 오래 지속되는 것으로 나타났다.[14] 글루코사민은 연골을 재생하는 자체의 효능으로 통증을 완화하는 것으로 보이고, 종래의 진통요법은(소염진통제) 글루코사민에서 나타나는 질병을 치유하는 효과 없이 통증만 억제하는 것으로 보인다. 잦은 관절손상이 유발되는 운동선수의 경우에 글루코사민은 연골복원 및 재생을 지원하면서 소염제와 진통제에 대한 대안으로 또는 표준 진통치료에 유용한 부가제로 사용될 수 있다.

MSM(Methylsulfonylmethane)

MSM은 유황을 함유한 물질로서 항관절염작용 및 항염증작용을 이용하여 통증을 관리하는 데 현재에도 유용하게 쓰이는 제제이다. 이것은 DMSO(dimethylsulfoxide)의 대사산물이다. MSM은 특정식물, 해조류, 과일, 채소, 곡류에서 발견된다. MSM은 연골을 만들기 위해 필요한 아미노산인 시스테인(cysteine)과 메티오닌(methionine)에 황을 공급하는 두 아미노산의 전구체에 해당한다. 한 논문의 예비조사에 의하면 MSM은 퇴행성관절염의 퇴행성변화를 억제할 수 있다고 제안한다.[15] 중등도의 퇴행성관절염환자 118명을 대상으로 12주 동안 매일 3번씩 MSM 500 mg 혹은 글루코사민 500 mg 혹은 MSM과 글루코사민 모두를 투여한 세 개의 그룹과 위약을 투여한 대조군을 비교한 무작위 이중맹검임상시험이 진행되었다. 이 시험결과에 따르면 글루코사민과 MSM 그리고 그들의 조합은 위약에 비해 관절염의 통증과 부종 등의 증상에서 개선된 것으로 나타났고, 관절염의 진통 및 소염 효과가 증명되었다.[16] 이와 유사한 임상시험이 40~76세의 무릎관절염 환자 50명을 대상으로 12주 동안 하루에 두 번 MSM 3 g을 투여하는 방식으로 무작위이중맹검위약대조군 임상시험으로 진행되었다. MSM투여군은 WOMAC(Western Ontario and McMaster University Osteoarthritis Index visual analogue scale)수치상 통증과 신체기능장애의 상당한 감소를 보고하였다. 또한 위약에 비해 MSM보완그룹은 일상생활활동에서 향상을 보여 주었다.[17]

운동선수를 치료하는 의사는 해당선수의 치료뿐만 아니라 예방의 중요성과 관절에 대한 보호대책을 강조해야 한다. 관절을 손상으로부터 보호하는 것도 중요하지만 관절의 유지보수 및 치료에 필요한 영양소도 제공해야만 한다. 이것은 단기간의 관절통증을 해소하는 것뿐만 아니라 장기간의 관절장애를 모두 막을 수 있는 필수사항이다. 또한 선수 모두는 작거나 큰 충격이 주어지는 운동에 참여하는 동안 정확한 자세와 위치 선정에 주의하여야 한다. 체육관의 딱딱한 바닥 및 콘크리트 같은 지나치게 단단한 표면에 높은 충격의 접촉을 제한하는 것도 중요하다. 마지막으로 선수들은 자신의 신체적 한계를 인식할 수 있어야 하며, 운동에 대한 열정이 앞서서 부상이 발생한 경우에는 초기에 증상을 인식할 수 있어야 한다.

표 28-1. 운동능력을 극대화시킬 수 있는 보충요법들

항산화제	투여용량
Vitamin A	하루에 5,000 IU, 음식과 함께 복용
Vitamin C	하루에 2,000~6,000 mg, 2번에 나누어 복용
Vitamin E	하루에 400~800 IU, 음식과 함께 복용
Selenium	하루에 50~60 μg
Zinc	하루에 50 mg
연골치료제	**투여용량**
Glucosamine sulfate	하루에 500 mg, 3번(90 kg 이상인 환자는 하루에 4번)
Methylsulfonlymethane	하루에 1,000~3,000 mg, 곡물과 함께 복용

IU=international unit(국제단위).

통증 및 아픔

운동선수는 적절한 예방조치를 준수한 때에도 신체활동으로 인해 쑤시고 아픈 증상이 유발될 수 있다. 이러한 증상들을 완화하는 것은 다음의 두 가지 이유로 중요하다. ① 통증의 즉각적 감소는 자신의 원하는 수준에서의 계속 운동수행을 위해 필요하며, ② 통증을 유발하거나 통증으로 유발된 염증성과정은 곧바로 치료되지 않으면 만성염증으로 굳어져서 만성통증을 유발할 수도 있다. 일상적인 운동에서 유발될 수 있는 건염, 활액낭염, 관절염, 염좌, 좌상, 기타 염증병변 등의 통증유발성손상은 단순히 약국에서 사 먹든지 의사에게 처방을 받아 사 먹든지 대부분 관습적으로 비스테로이드소염제(NSAIDs)로 관리되어 왔다. 그러나 이러한 진통소염제는 연골의 프로테오글라이칸(proteoglycan) 대사에 대한 억제효과를 통해 연골의 퇴행성변화와 밀접한 관계를 가지기 때문에 부상을 입은 환자를 위한 바람직한 결과를 제공하지 않는다. 또한 진통소염제는 위장관의 점막방어를 위해 중요한 프로스타글란딘생성을 억제하는 효과를 가지는데, 실제 이 진통소염제는 위장관점막보호에 매우 중요한 프로스타글란딘과 관련된 세포의 메커니즘을 유해한 방향으로 조절한다.[18] 보다 구체적으로 진통소염제는 위장관에서 PGE1(prostaglandin E1)의 생산을 억제하여 위의 미란과 궤양을 일으킬 뿐만 아니라 소장벽의 투과도도 증가시킨다.[73)]

다양한 식물로부터 얻을 수 있는 소염제제는 부상입은 선수의 몸에 유발된 염증과정을 막고, 즉각적인 예방을 달성하는 데 사용할 수 있다(표 28-2 참조).

73) 역자주: 위장관 또한 피부처럼 외부로부터 우리 몸을 보호하는 장벽역할을 하는데, 이는 위장관벽의 tight junction으로 이루어진다. NSAIDs가 이 tight junction을 파괴하여 투과도를 높이게 되고, 이로 인해 장관누수증후군(leaky gut syndrome)이 유발된다.

표 28-2. 운동선수를 위한 염증의 치료

보충제	투여용량
Bromelain[a]	1,800~2,400 GDV or MCU or 350~750 mg, 하루 3번, 식간에 복용
Curcumin[a]	1500~3,000 mg, 하루 3번, 식간에 복용
주요플라보노이드복합체(quercetin, hesperidin, and rutin)	1,000 mg, 하루 3번
필수지방산	500~1,000 mg, 하루 3번

GDU=gelatin-dissolving unit, MCU=milk-clotting unit
[a] 위장관궤양이나 식도염이 있는 환자는 복용을 삼가야 함.; 항혈전제를 복용하는 환자에서는 신중히 투여해야 함.

브로멜라인(Bromelain)

브로멜라인은 파인애플(*Ananas comosus*)에서 추출된 단백분해효소이다. 최근 연구에 의하면 브로멜라인은 T세포반응에 확연한 효과를 가지는 것으로 보고되는데, T세포의 신호전달(signal transduction)에 영향을 미쳐 CD4+세포의 숫자를 줄이고, 또한 인터페론-감마mRNA의 수준을 낮추는 등 염증반응을 개선시키는 것으로 보고되었다.[19] 브로멜라인투여는 광범위하게 림프구, 단핵구, 과립구 등의 세포표면의 분자를 제거하는데, 특정세포표면분자의 선택적 제거가 림프구의 이동과 활성화에 영향을 미치는 것으로 나타났다. 이러한 세포표면분자는 브로멜라인에 의해 변경되는데, 백혈구유도, 세포부착 및 활성화에 관여하는 것으로 보인다.[20] 이러한 효과는 운동 자체 혹은 운동에 의한 통증과 부종 등의 부산물로 분비되는 염증유발물질의 생성감소를 통한 것으로 보이며, 이로 인해 브로멜라인이 운동손상치료를 위한 최적의 치료방법일 수 있는 이유가 된다. 그러나 브로멜라인 또한 부작용도 가지고 있다. 상호작용은 이론적이지만 이 파인애플줄기에서 추출된 단백질분해효소인 브로멜라인은 위산효과를 증폭시켜 점막의 염증이나 궤양을 가중시키고, 또한 항응고증이 발생하기 쉬운 선수를 치료할 경우에는 환자에게 혈액희석효과를 증폭시키므로 사용에 주의를 요한다.

쿠루쿠민(Curcumin)

쿠루쿠민(*Curcuma longa*)은 향신료로도 쓰이는 강황의 노란색 색소성분이다. 쿠루쿠민은 운동선수들에서는 유용할 만한 다양한 속성을 가지고 있다. 쿠루쿠민은 외상성손상 후 근육재생자극제역할을 할 수 있는 전사인자인 NF-kappaB를 활성화하는 작용이 있는 것으로 보여진다. 최근 연구에서 생체내 근육재생이 쿠루쿠민의 투여 후 크게 향상되는 것으로 나타났다. 생화학적, 조직학적 분석연구에서 근육조직이 회복되는 데 2주가 걸리는 정도의 근육손상을 입은 선수에게 쿠루쿠민을 투여하였더니 근육손상이 4일 만에 회복되는 것으로 나타났다.[21] 근육발생(myogenesis)

을 통제하는 데 대한 쿠루쿠민의 역할 때문에 쿠루쿠민은 운동 관련 근육손상에 매우 적절한 치료제라고 말할 수 있다.

또한 쿠루쿠민은 COX-2(cyclooxygenase-2), lipoxygenase, iNOS[22], 류코트리엔합성, 혈소판응집 및 호중구반응 등을 억제하는 효과가 있어서 항염증효과도 지닌다. 브로멜라인과 유사하게 쿠루쿠민은 위장관 불편감을 유발할 수 있고, 항혈소판활동을 하는 등의 잠재적인 부작용이 있으므로 브로멜라인과 동일한 금기사항을 가진다.

플라보노이드(Flavonoid)

플라보노이드는 뛰어난 항산화 및 항염증 작용을 가진 수천 개의 식물들이 속한 그룹의 색소에 해당한다. 여러 식물에서 추출되는 플라보노이드 중 헤스페리딘(hesperidin), 루틴(rutin), 쿼세틴(quercitin)은 중요한 조절효소를 통해 염증을 억제한다.[74)] 일부 플라보노이드는 염증을 유발하는 프로스타글란딘생성의 강력한 억제제로도 작용한다. 연구에 의하면 이러한 플라보노이드효과는 리폭시게나제, 포스포리파제, COX와 같은 에이코사노이드(eicosanoid)의 생합성과 관련된 핵심효소를 억제하기 때문인 것으로 보고된다. 또한 플라보노이드는 염증형세포활동, 즉 혈중 순환하는 백혈구가 조직손상부위에 접착하도록 중재하는 시토카인을 생산하는 데 관여하는 PDE(phosphodiesterases)를 억제한다.[23] PDE의 억제는 곧 PDE가 cAMP 혹은 cGMP를 억제하는 효과를 막아 cAMP 혹은 cGMP 관련된 생리적 기능을 억제하거나 촉진시키기도 한다.[75)] 플라보노이드의 종류에 따라 다양한 단백질효소들과 다른 상호작용을 가지므로 하나의 단정할 수 없는 여러 가지 반응으로 염증반응에 관여한다. 이렇게 각각의 플라보노이드에 따라 다르게 염증반응의 각각 다른 과정을 억제하는 메커니즘으로 염증반응을 억제하게 된다.

두 가지의 특정 플라보노이드(proanthocyanidin과 quercetin)는 근골격계 치료를 위해 잠재적으로 유용한 것으로 알려져 있다. 이 두 가지 플라보노이드는 인체내 결합조직에 도움이 될 수 있다고도 제안된다. 그 이유는 염증을 억제하고 손상된 조직을 청소해 주며, 국소순환을 향상시키고 강력한 콜라겐매트릭스의 제조를 촉진하는 효능 때문이다.[24] 쿼세틴(quercetin)은 류코트리엔과 프로스타글란딘의 생산과 활동을 억제하고, 호염기구와 비만세포의 히스타민방출을 억제하여 항염증효과를 나타낸다.[25] 또 다른 플라보노이드인 헤스페리딘은 PDE A2와 단백질인산화효소 C(protein kinase C)와 같은 세포활성화효소시스템을 억제하여 염증을 막는 효과를 나타낸다. 또한 헤스페리딘은 포스포리파제, 리폭시게나제, COX와 같은 에이코사노이드 합성효소를 억제하여

74) 역자주: 헤스페리딘은 진피에 많은 비타민 P의 일종으로 혈압을 낮추어 심혈관질환을 예방하고, 지방흡수를 억제하여 다이어트에도 좋다. Rutin은 뽕잎과 메밀에 많고 뇌출혈, 방사선장애, 출혈성질병 예방에 효과가 있다. 쿼세틴은 양파, 홍차, 적포도주에 많고, 항산화력이 높은 것으로 알려져 있다.

75) 역자주: 임상의학적인 예를 들면 다음과 같다. PDE5억제제는 비아그라(발기부전치료제)이고, PDE4억제제는 디아제팜(항불안제)이다.

염증과정을 세포단위에서 막는다. 또한 헤스페라딘은 PDE를 억제하여 cAMP수치를 높이고, 이렇게 증가된 세포내 cAMP수치는 염증을 유발하는 프로스타글란딘 E2, F2와 트롬복산 B_2를 억제하여 염증반응을 줄여 주는 항염증효과를 나타내게 된다.[26]

필수지방산(Essential Fatty Acids)

오메가-3 지방산은 COX(cyclooxygenase)와 LOX(lipoxygenase) 효소시스템에 부착하여 염증과정을 활성화시키는 아라키돈산(AA)과 경쟁적으로 작용하기 때문에 항염증작용과 항응고작용을 가진다. 따라서 필수지방산(EFAs)은 아라키돈산의 전구체로서 만들어지는 염증유발물질인 프로스타글란딘과 류코트리엔의 합성을 억제한다. 프로스타글란딘은 짧은 생화학적 경로를 통해 섭취된 필수지방산으로부터 유래된다. 염증성프로스타글란딘의 합성은 필수지방산섭취량을 수정하여 조작할 수 있다. 프로스타글란딘 1과 3 시리즈는 바람직한 효과(예; 항염증작용) 또는 중립적 효과(염증과 무관한 효과)를 가지는 반면, 프로스타글란딘 2 시리즈는 바람직한 효과와 함께 매우 바람직하지 않은 효과(예; 염증유발작용)를 동시에 보인다. 오메가-3 지방산을 식사로 많이 보충함으로써 호중구, 단핵구, 림프구의 자체 기능을 억제할 뿐만 아니라 시토카인 등의 염증중재물질의 생산도 억제할 수 있다. 여러 연구에 의하면 6주간 EPA 및 DHA를 1.2 g 이상 매일 복용하면 체내 염증반응이 대부분 감소하는 것으로 나타났다.[27] 필수지방산이 만드는 항염증효과는 시토카인유발유착분자발현(백혈구의 혈관내피 부착을 저해함)을 억제하고 백혈구의 진입에 영향을 미치는 등 유전자수준에서의 신호전달(signal transduction)과 단백질표현에 해당하는 염증성세포활성화과정에 영향을 미친다.[28] 염증성과정의 예방을 위한 생선오일 및 기타 필수지방산을 잘 보충해 주면 운동 중의 손상시에 원치 않는 과도한 염증반응을 조절할 수 있다.

강장식물제제

강장제(adaptogen)라는 용어는 스트레스로부터 회복을 증진하고, 불특정반응을 향상시킬 수 있는 약용식물을 특징지우는 데 사용될 수 있다. 인체는 본질적으로 운동을 일종의 스트레스로 받아들이게 되는데, 예를 들면 맥박증가, 호흡 및 혈압의 상승 등으로 인체가 반응하므로 운동선수는 보조제영역에 강장식물을 포함시킬 때에는 운동시에 많은 혜택을 누릴 수 있다(표 28-3 참조).

감초(*Glycyrrhiza glabra*)는 코티솔절약효과를 통해 최적의 글루코코르티코이드작용을 한다. 글리시리진(glycyrrhizin)은 감초의 구성요소로서 스테로이드탈수소효소(11-beta-hydroxy-steroid dehydrogenase)의 활동을 억제하는데, 이는 곧 코티솔반감기의 증가로 이어진다.[29] 글리시리진은 글루코코르티코이드와 미네랄로코르티코이드 수용체에 약한 경쟁적 결합능을 가지므로 약간의 해당호르몬효과도 발휘한다.[30] 또한 감초는 포스포리파제 A2를 억제하는데, 이로 인해 염증유발성 프로스타글란딘과 류코트리엔의 생산을 줄이게 된다.

아쉬와간다(Ashwagandha, *Withania somnifera*)는 활성성분인 위타놀리드(withanolide)를 가지고 있는데, 이는 스테롤구조를 가지고 있어 아쉬와간다의 글루코코르티코이드 유사효과를 가지는 주요유도체로 생각된다. 물리적 스트레스에 노출된 동물을 대상으로 한 실험에서 아쉬와간다는 인삼(*Panax ginseng*)과 유사한 항스트레스 및 근육강화효과를 나타내는 것으로 보고되었다.[31] 'Eleuthero'로 많이 알려진 오가피(*Eleutherococccus senticosus*)를 동물에 투여한 결과 혈중코티솔과 혈당을 높이고, 부신의 무게감소와 같은 극단적인 스트레스에 동반되는 생물학적 변화를 많이 억제해 주는 것으로 나타났다.76)[32] 대규모 동물실험에서 물리적 또는 화학적 스트레스에 대한 반응이 인삼(고려인삼) 또는 그 활성성분(ginsenoside)을 투여한 경우에 매우 향상되는 것이 보고되었다.[33] 동물이 아닌 사람을 대상으로 한 임상시험에서는 인삼추출물에다 복합비타민을 추가하여 유사한 실험이 진행되었는데, 높은 육체적, 정신적 스트레스에 노출된 사람에서 인삼의 기존에 알려진 강장제로서의 효과뿐만 아니라 스트레스에 대한 주관적 반응도 향상되는 결과를 보고하였다.[34] 19~72세 2,100명의 건강한 사람을 대상으로 'eleuthero'의 항스트레스효과를 확인하는 임상시험결과에 관한 문헌을 참고하면 이 식물성분은 사람에게 불리한 신체조건을 수용할 수 있는 능력을 향상시키고, 스트레스조건하에서 작업의 품질을 향상시켜 준다고 밝혔다.[31] 또 다른 연구는 오랜 시간 물속에서 수영에 지친 쥐에게 이 식물을 먹여 본 결과 수영시간이 증가함을 보여주었고, 마찬가지로 오랜 시간 물속에 담궈 두는 극한 조건의 스트레스 환경에서 활성화되어 호르몬분비에 필수적인 '시상하부-뇌하수체-부신축'이 활성화되지 않고 도리어 감쇠되는 변화가 나타났다.[35] (1장 '스트레스와 부신피로군' 참조)

표 28-3. 강장식물보조제

식물제제의 학명(라틴어)	일반명칭	투여용량
Glycyrrhiza glabra[a]	Licorice(감초)	Dried root: 하루에 1,000~2,000 mg[a] Fluid extract: 하루에 2~4 mL[a]
Withania somnifer[a]	Ashwaganda(Indian winter cherry)	Fluid extract: 하루에 1~2 mL Dried herb: 하루에 3,000~4,000 mg
Panax ginseng	Korean ginseng(인삼)	Fluid exlracl: 하루에 1~2 mL Dried herb: 하루에 3,000~4,000 mg
Eleutherococcus senticosus	Siberian ginseng(가시오가피)	Fluid exlracl: 하루에 1~2 mL Dried rool: 하루에 400 mg 2~4번

NOTE: 아직 위 식물성제제에 대한 연구가 완벽하게 진행되지 않았으므로 중독성, 과민반응 혹은 생리반응억제 등의 부작용이 나타날 수 있으므로 계속적인 복용 이전에 10회 정도 저용량투여를 시도해본 후 상용하도록 해야 한다.(단, 기존 방제에 기원한 탕제복용시에는 이미 임상적으로 검증되었으므로 예외로 한다.)

[a] 복용시 혈압주의

76) 역자주: 인삼이 주성분인 ginsenoside로 잘 알려져 있듯이, 오가피의 주성분인 eleuthero도 유명하다.

결론

운동이 초래하는 손상을 방지하기 위한 관리를 위해 기존의 현대의학에서는 몇 가지 표준의약품만이 있다는 것을 감안할 때, 자연의학은 과도한 운동효과를 순화하고 최적의 몸상태로 선수의 실력을 향상하기 위해 의사들이 운동선수에게 제공할 수 있는 광범위한 모든 의학적 지원을 제공할 수 있다.

참고문헌

[1]Requa RK, DeAvilla LN, Garrick JG. Injuries in recreational adult fitness activities. Am J Sports Med. 1993;21:461–467.

[2]International Health and Racquet and Sportsclub Association/American Sports Data, Inc. (IHRSA/ASD). Health Club Trend Report. Boston: IHRSA/ASD, 2002.

[3]Konig D, Wagner KH, Elmadfa I, Berg A. Exercise and oxidative stress: Significance of antioxidants with reference to inflammatory, muscular, and systemic stress. Exerc Immunol Rev. 2001;7:108–133.

[4]Alessio HM, Hagerman AE, Fulkerson BK, Ambrose J, Rice RE, Wiley RL. Generation of reactive oxygen species after exhaustive aerobic and isometric exercise. Med Sci Sports Exerc. 2000;32:1576–1581.

[5]Alessio HM. Exercise-induced oxidative stress. Med Sci Sports Exerc. 1993;25:218–224.

[6]Packer L. Oxidants, antioxidant nutrients and the athlete. J Sports Sci. 1997;15:353–363.

[7]Kanter MM, Nolte LA, Holloszy JO. Effects of an antioxidant vitamin mixture on lipid peroxidation at rest and postexercise. J Appl Physiol. 1993;74:965–969.

[8]Meydani M. Vitamin E requirement in relation to dietary fish oil and oxidative stress in elderly. Experientia. 1992;62:411–418.

[9]Fang Y, Yang S, Wu G. Free radicals, antioxidants, and nutrition. Nutrition. 2002;Oct;18:872.

[10]Thie NM, Prasad NG, Major PW. Evaluation of glucosamine sulfate compared to ibuprofen for the treatment of temporomandibular joint osteoarthritis: A randomized double blind controlled 3-month trial. J Rheumatol. 2001;28:1347–1355.

[11]Shikhman, AR et al. N-acetylglucosamine prevents IL-1B-mediated activation of human chondrocytes. J Immunol. 2001;166:5155–5160.

[12]Reginster, JY, et al. Long-term effects of glucosamine sulphate on osteoarthritis progression: A randomized, placebo-controlled clinical trial. Lancet. 2001;357:251–256.

[13]Ruane R, Griffiths P. Glucosamine therapy compared to ibuprofen for joint pain. Br J Community Nurs. 2002;7:148–152.

[14]Vaz, AL. Double-blind clinical evaluation of the relative efficacy of ibuprofen and glucosamine sulphate in the management of osteoarthritis of the knee in outpatients. Curr Med Res Opin. 1982;8:145–149.

[15]Murav'ev IV, Venikova MS, Pleskovskaia GN, et al. Effect of dimethyl sulfoxide and dimethyl sulfone on a destructive process in the joints of mice with spontaneous arthritis [in Russian]. Patol Fiziol Ekspp Ter. 1991;5:37–39.

[16]Usha PR, Naidu MU. Randomised, double-blind, parallel, placebo-controlled study of oral glucosamine, methylsulfonylmethane and their combination in osteoarthritis. Clin Drug Investig. 2004;24(6):353–363.

[17]Kim LS, Axelrod LJ, Howard P, Buratovich N, Waters RF. Efficacy of methylsulfonylmethane (MSM) in osteoarthritis pain of the knee: A pilot clinical trial. Osteoarthritis Cartilage. 2006 Mar;14(3):286–294. Epub 2005 Nov 23.

[18]Rainsford KD. Profile and mechanisms of gastrointestinal and other side effects of nonsteroidal antiinflammatory drugs (NSAIDs). Am J Med. 1999:13;107(6 suppl.A):27S–35S; discussion 35S–36S.

[19]Hale LP, Greer PK, Sempowski GD. Bromelain treatment alters leukocyte expression of cell surface

molecules involved in cellular adhesion and activation. Clin Immunol. 2002;104:183–190.

[20]Leung AY, Foster S. Encyclopedia of Common Natural Ingredients Used in Food, Drugs and Cosmetics, 2nd Edition. New York: John Wiley & Sons, 1996.

[21]Thaloor D, Miller KJ, Gephart J, Mitchell PO, Pavlath GK. Systemic administration of the NF-kappa B inhibitor curcumin stimulates muscle regeneration after traumatic injury. Am J Physiol. 1999;277(2pt.1):C320–C329.

[22]Menon VP, Sudheer AR. Antioxidant and anti-inflammatory properties of curcumin. Adv Exp Med Biol. 2007;595:105–125.

[23]Manthey JA. Biological properties of flavonoids pertaining to inflammation Microcirculation. 2000;7(suppl.pt.2):S29–S34.

[24]Teixeira S. Bioflavonoids: Proanthocyanidins and quercetin and their potential roles in treating musculoskeletal conditions. J Orthop Sports Phys Ther. 2002;32:357–363.

[25]Grimm H, Mayer K, Mayser P, Eigenbrodt E. Regulatory potential of n-3 fatty acids in immunological and inflammatory processes. Br J Nutr. 2002;87(suppl.1):S59–S67.

[26]Kelley DS. Modulation of human immune and inflammatory responses by dietary fatty acids. Nutrition. 2001;17:669–773.

[27]Konig D, Berg A, Weinstock C, Keul J, Northoff H Essential fatty acids, immune function, and exercise. Exerc Immunol Rev. 1997;3:1.

[28]Horrobin DF, Manku MS, Huang YS. Effects of essential fatty acids on prostaglandin biosynthesis. Biomed Biochim Acta. 1984;43(suppl.8–9): S114–S120.

[29]Armanini D, Karbowiak I, Funder J. Affinity of licorice derivatives for mineralocorticoid and glucocorticoid receptors. Clin Endocrinol. 1983;19:609–612.

[30]Kuroyanagi T, Sato M. Effect of prednisolone and glycyrrhizin on passive transfer of experimental allergic encephalomyelitis. Allergy. 1966;15:67–75.

[31]Grandhi A, Mujumdar AM, Patwardhan B. A comparative pharmacological investigation of ashwagandha and ginseng. J Ethnopharmacol. 1994;44:131–135.

[32]Farnsworth NR, Kinghorn AD, Soejarto D, Waller DP. Siberian ginseng (Eleutherococcus senticosus): Current status as an adaptogen. Econ Med Plant Res. 1985;156–215.

[33]Saito H, Yoshida Y, Takagi K. Effect of Panax ginseng root on exhaustive exercise in mice. Jpn J Pharmacol. 1974;24:119–127.

[34]Banerjee U, Izquierdo JA. Antistress and antifatigue properties of Panax ginseng: Comparison with piracetam. Acta Physiol Lat Am. 1982;277–285.

[35]Golotin VG, Gonenko VA, Zimina VV, et al. Effect of ionol and eleutherococcus on changes of the hypophysea-adrenal system in rats under extreme conditions. Vopr Med Khim. 1989;35:35–37.

29

다낭성난소증후군치료를 위한 자연의학접근법

다낭성난소증후군(PCOS)은 인체의 여러 시스템의 변화를 동반한 복잡한 병리적 상황인데, 이러한 병리적 상황을 일으키는 정확한 병인은 알 수 없다. 또한 다낭성난소증후군의 의학적 진단기준에도 아직 이견이 존재한다. 하지만 공통적으로 안드로겐상승, 인슐린저항, 생리이상 등의 증상이 흔히 동반됨은 인정한다. 가임연령여성의 약 6~10%는 다낭성난소증후군이 발병하며, 이 때문에 가장 흔한 내분비생식질환 중 하나로 인정되고 있다.[1]

원인

다낭성난소증후군의 원인은 아직 알 수 없다. 많은 연구에서 인슐린저항이나 내분비기능장애 중 하나에서 이 조건과 관련된 증상을 일으킬 수 있다고 지적하고 있다.[2] 많은 이론이 다낭성난소증후군의 병리를 일으키는 주요원인을 설명하기 위해 제안되었다. 이러한 주장들은 비정상인슐린작용 및 분비증가, 황체형성호르몬(LH)의 주기적 분비변화와 난소에서의 안드로겐(androgen) 생산증가 그리고 비정상코티솔대사 등을 포함하는 내분비계의 전반적인 이상을 포함한다.[2] 유전적 요인도 다낭성난소증후군의 발병에 영향을 줄 것이라는 증거도 있다.[3] 식욕이상항진증과 폭식 식사습관 등의 식사장애 역시 다낭성난소증후군의 발병과 연관이 있는 것으로 알려져 있다.[4]

증상

다낭성난소증후군은 신진대사이상과 내분비교란 및 기타 증상의 발현을 포함한다. 연구에 의하면 다낭성난소증후군이 있는 여성의 75~80%에서 불규칙한 생리주기를 가지고 있는 것으로 보고된다. 일반적으로 이 여성들은 40~65일 정도의 월경을 매년 5~9회 정도 경험한다. 이러한 여성들은 안드로겐증가로 인해 60~80%는 다모증을 경험하고, 40~70%는 탈모증을 경험한다. 다낭성난소증후군이 있는 여성의 40~60%는 여드름의 과도한 증가도 경험하는 것으로 나타났다. 다낭성난소증후군이 있는 여성에서는 공통적으로 비만이 나타난다고 알려져 있는데, 관련 연구에 의하면 다낭성난소증후군 여성의 75%가 과체중이거나 비만인 것으로 보고되었다.[5] 이러한 여성은 종종 복부비만이 많이 증가하여 엉덩이 대 허리의 비율이 평균 0.86으로 보고된다.[6] 또한 이 과체중여성 중 약 10%에서 일반적으로 목, 겨드랑이, 목덜미 등의 피부가 겹치는 부위에 흑색극세포증(acanthosis nigricans)이 관찰된다. 한편 프로락틴이 증가하는 경우도 많은데, 이로 인해 8~10%가량의 유방증대가 유발되기도 한다. 마지막으로 다낭성난소증후군을 앓는 여성의 약 8%에서 수면무호흡증도 발생할 수 있다.[5] 다낭성난소증후군의 진단을 위해서는 위의 증상을 참고해야 하며, 유사한 증상과 기타 내분비질환은 배제되어야 한다.

병태생리학

인슐린저항(Insulin Resistance)

인슐린저항은 표적조직(target tissue)의 말초인슐린저항 증가로 인해 발생할 수 있고, 췌장민감도가 증가하거나 간의 인슐린제거율이 감소하여 발생하기도 한다. 연구에 의하면 인슐린저항과 고인슐린혈증은 다낭성난소증후군여성에서 공통적인 것으로 나타났다. 게다가 다낭성난소증후군여성 중 비만여성은 동일 조건의 마른 여성에 비해 인슐린민감도가 감소한다고 보고되었다.[7] 그러나 일부 연구는 다낭성난소증후군이 있는 마른 여성에서는 비정상의 인슐린작용을 발견하지 못했다.[8]

제2형 당뇨병환자와 유사한 췌장베타세포의 비정상기능이 다낭성난소증후군여성에서도 발견되었다.[9] 또한 신호전달억제를 일으키는 인슐린수용체의 과도한 세린(serine)의 인산화도 다낭성난소증후군환자에서 나타났다. 인슐린수용체 substrate-1에서의 세린의 인산화는 비만인 사람의 인슐린저항성과 연관된 종양괴사인자-알파(TNF-α)와도 관련이 있다. 세린의 인산화는 부신과 난소 조직에서 효소 P450c17(CYP17A1; P450 17 alpha-hydroxylase)의 활동을 증가시키는데, 이는 질병의 병태생리에서 매우 중요하다. 이 효소는 안드로겐합성에서 핵심적인 조절분자이며, 세린의 인산화는 안드로겐합성을 증가시키는 것으로 보여진다. 다른 연구에 의하면 세린의 인산화는 다낭성난소증후군여성의 50% 이상에서 인슐린저항을 일으키는 것으로 보고된다.[10]

안드로겐과잉증(Hyperandrogenism)

여러 연구에서 상반된 결론이 나오긴 했지만, 현재 의학적인 여러 증거로 인해 다낭성난소증후군여성에서 고인슐린혈증은 안드로겐과잉증의 원인으로 믿어진다. 다낭성난소증후군을 앓는 비만여성에서 인슐린이 황체형성호르몬의 박동성분비의 진폭을 증가시키는 증거가 실험적으로 증명되었다.[11] 또한 인슐린은 간에서 성호르몬결합글로불린(SHBG; sex-hormone binding globulin) 합성을 감소시키는데, 이로 인해 안드로겐의 생체이용률이 증가하게 된다. 게다가 인슐린은 간과 난소에서 IGFBP-1(insulin like growth factor binding protein-1)의 생산을 감소시켜 IGF-1의 증가를 유발한다.[12] 한 연구에 의하면 인슐린과 IGF-1은 난포막안드로겐의 황체형성호르몬에 대한 반응을 증가시키고, 높은 농도의 인슐린은 IGF수용체에 결합하여 안드로겐생산을 증가시키는 것으로 나타났다.[13]

당뇨병과 포도당불내성(Diabetes and Glucose Intolerance)

흥미롭게도 제2형 당뇨병여성의 82%에서 다낭성난소(초음파검사로 확인)를 가진 것으로 나타났다. 그러나 이러한 여성의 52%뿐만 안드로겐과잉증이나 월경이상증상을 가진 것으로 보고되었다. 따라서 이것은 인슐린저항이 다낭성난소증후군을 일으키는 하나의 요인임을 분명히 보여 준다. 한 연구결과 포도당불내성이 다낭성난소증후군환자 중 31%에서 발견되고, 제2형 당뇨병은 다낭성난소증후군이 있는 비만여성의 7.5%에서 발견된다고 지적하였다. 다낭성난소증후군이 있는 비만이 아닌 여성의 약 10%는 포도당불내성 그리고 이러한 여성들의 1.5%에서 제2형 당뇨병을 가진 것으로 나타났다. 또한 다낭성난소증후군을 앓는 여성은 포도당불내성에서 제2형 당뇨병으로 전환되는 속도가 일반인의 5~10배 빠른 것으로 보고된다.[14]

심혈관질환(Cardiovascular Disease)

대사증후군(metabolic syndrome)과 그 개별증상들은 다낭성난소증후군여성에서 흔히 나타난다. 다낭성난소증후군여성들에서는 심혈관질환(CVD)의 발병위험도 증가하는 것으로 나타났다. 연구결과 죽상경화증은 다낭성난소증후군여성에서 증가한다고 단언할 정도로 존재하는 것은 아니지만, 경동맥의 혈관내피(intima media) 두께가 이들 여성에서 크게 증가되고, 비록 잠재적이지만 죽상경화증으로의 변화는 확연히 관찰되는 것으로 나타났다.[15] 고안드로겐혈증에 인슐린저항성이 있는 다낭성난소증후군여성들은 혈관의 내피부분이 비정상이다. 엔도테린-1(ET-1)은 강력한 혈관수축인자인데, 비만에 관계없이 다낭성난소증후군여성에서 항상 상승한다. 엔도테린-1에 의해 비정상혈관반응, 혈관내피손상, 심혈관질환에 대한 위험증가 등이 나타나는 것으로 보인다.[16] 다낭성난소증후군여성은 또한 혈액내 비정상지질수준에 대한 위험이 증가한다. 한 연구에 의하면 중성지방(TG) 및 저밀도지단백(LDL)콜레스테롤의 증가, 고밀도지단백(HDL)콜레스테롤의 감소가 확인되었다.[17] 다낭성난소증후군여성에서는 플라스미노겐활성억제제(PAI-1)의 증가도 관찰된다.[18] 인슐린저항성 및 혈전성혈관질환의 위험증가는 PAI-1과 관련이 있다.[19]

내분비이상

다낭성난소증후군에서는 여러 가지 내분비이상이 관찰된다. 한 중요한 조사결과를 살펴보면 다낭성난소를 가진 여성의 약 3분의 1에서 황체형성호르몬(LH)의 파동성분비의 분비량 및 횟수의 증가를 보인다고 한다.[20] 또한 난포자극호르몬(FSH)수치는 일반적으로 정상이거나 정상보다 조금 낮게 나타난다. 하루 동안의 황체형성호르몬 분비패턴도 비정상인데, 야간 대신에 늦은 오후에 최고조로 분비된다. 성선자극호르몬분비호르몬(GnRH)의 분비 또한 다낭성난소를 가진 여성에서 비정상으로 나타난다. 성선자극호르몬분비호르몬은 빠른 주기로 파동성으로 분비되는데, 황체형성호르몬합성 및 안드로겐을 증가시키고 난포성숙을 억제하는 작용을 가진다.[21] 다낭성난소증후군이 있는 무배란여성에서 프로게스테론(progesterone)보충은 성선자극호르몬분비호르몬의 파동성분비 주기를 느리게 하고 난포자극호르몬분비를 증가시켜 난포성숙을 유도한다.[21] 또한 이것은 다낭성난소를 가진 여성에서 성선자극호르몬분비호르몬의 파동성분비를 관장하는 시상하부 특정부위의 에스트라디올(estradiol) 및 프로게스테론(progesterone)에 대한 민감도를 떨어뜨려서 이러한 파동성분비를 억제시키기 위해서는 더 높은 농도의 에스트라디올 및 프로게스테론이 필요한 것으로 나타났다.[22]

난소이상

연구에 의하면 다낭성난소증후군여성은 난소의 비정상효소조절의 결과로 17alpha-hydroxyprogesterone과 안드로스텐디온이 증가하였을 수 있다고 제안한다. 그리고 정상난포세포와 비교하여 다낭성난소에서 난포세포는 황체형성호르몬 자극과 관계없이 androsyenedione 생산이 증가되는 것으로 나타났다.[23] 추가연구에서 난소의 비정상스테로이드합성이 관찰되었는데, 이는 난소에서 안드로겐을 합성하는 데 핵심효소인 P450c17에 의한 것으로 보인다. 또한 이 연구팀은 테스토스테론합성과 관련된 난소의 비정상효소에 대해서도 조사하였다. 이 연구는 다낭성난소증후군여성의 난포막세포에서 P450c17의 500% 활동 증가와 3βHSD(3-beta-hydroxysteroid dehydrogenase)의 1,000% 활동증가가 나타나는데, 이러한 활성화는 테스토스테론의 전구물질생산증가의 원인이 된다고 밝혔다.[24] 인슐린수치감소 및 체중감소는 P450c17의 활동을 감소시키는 원인이 되고, 비만과 관계없이 다낭성난소증후군의 모든 여성에서 테스토스테론의 혈중농도를 감소시킨다.[25]

부신이상

다낭성난소증후군과 유사한 증상을 가진 여성의 26%에서 부신의 안드로겐합성이 증가한 것으로 나타난다.[26] 관련 연구에 의하면 다낭성난소증후군여성에서 5-α-환원효소의 활동이 증가되어 코티솔의 불활성화와 함께 여드름과 다모증증상을 유발하는 DHT(dihydrotestosterone)의 생산증가를 일으킨다고 보고하였다.77) 코티손(cortisone)을 코티솔(cortisol)로 변환하는 효소인 11β HSD1은 다낭성난소증후군여성에서는 감소된 것으로 관찰된다.[27] 이러한 효소의 비정상적인 활동은 체내 코티솔농도의 감소로 이어질 수 있으므로 이를 막기 위해 부신피질자극호르몬

77) 역자주: DHT는 남성호르몬인 테스토스테론이 5-α-환원효소에 의해 대사된 것으로 모낭세포의 특정부분과 결합하여 탈모와 연관된 일련의 변화를 일으키는 원인이 된다.

(adrenocorticotropic hormone)의 분비증가로 이어지는데, 이것은 부신의 안드로겐 생산 증가로 이어진다. 이러한 이유로 소변에서 측정된 코티솔대사물질들은 다낭성난소증후군여성에서 더 높게 나타난다.[28]

> 몇몇 학자들은 다낭성난소증후군이 있는 여성은
> 자궁암위험이 높다고 지적하였다.

유전과 태아노출

연구에서 다낭성난소증후군이 있는 여성의 일촌친척에서 동일질환의 증가된 발생률이 관찰되었다. 역학조사결과 다낭성난소증후군 여성의 40%는 동일질환을 가진 자매가 있고, 35%는 동일질환을 가진 어머니가 있는 것으로 보고되었다.[3] 다낭성난소증후군여성에서 수행된 쌍둥이연구에서 안드로겐수준, 인슐린수준 및 체질량지수(BMI)가 유전적으로 영향을 받는 것으로 나타났고, 이것으로 연구자들은 다낭성난소증후군이 X-염색체유전자 또는 복합유전자 요인에 의해 영향을 받을 가능성을 제안하였다.[29] 구체적으로 다낭성난소증후군은 스테로이드생성과정상의 핵심효소 합성과 직결된 CYP11a의 유전적 다형성(polymorphism)과 관련된 것으로 입증되었다. 다낭성난소증후군은 또한 INSVNTR로 불리는 인슐린유전자의 부수적 조절과 관련된 클래스 III의 대립유전자(allele)와 연관되어 있다.[30]

붉은털원숭이를 대상으로 고농도안드로겐의 자궁내 노출을 연구한 결과에서는 고안드로겐증, 인슐린저항성, 황체형성호르몬의 증가, 무배란과 같은 성인여성의 다낭성난소증후군과 관련된 증상들이 유발되는 것을 알 수 있었다.[31] 사람의 다낭성난소증후군에 대한 연구결과를 종합해 보면 다낭성난소를 가진 마른 여성은 임신기간이 길어짐으로 인해서 비정상황체형성호르몬분비가 나타나고, 다낭성난소를 가진 비만여성은 난소의 안드로겐분비가 증가하고 출생체중증가와 산모체중의 증가현상이 나타났다.[32]

암(Cancer)

만성무배란, 비만, 고인슐린혈증 등의 증상은 다낭성난소증후군과 자궁내막암 모두와 연관된 증상이다. 무배란성생리주기는 에스트로겐의 혈중농도를 증가시키고, 이로 인해 자궁내막증식증을 유발할 수 있고, 나아가 자궁내막암도 일으킬 가능성이 있다. 상반되는 결과가 보고되기도 하지만 몇몇 연구에서 다낭성난소증후군이 있는 여성은 자궁경부암의 발병률이 증가되는 것으로 보고되었다.[33] 또한 몇몇 연구는 자궁경부암이 있는 대부분의 젊은 여성들은 다낭성난소증후군을 가진 것으로 보고하였다.[34] 비록 논란의 여지가 있기는 하지만 다낭성난소증후군여성은 유방암발생률이 3배로 증가한다는 연구결과가 보고되기도 한다.[35]

진단

현재 다낭성난소증후군을 위한 진단기준의 증상 측면에서는 공감대가 부족하다. 배란결핍과 안드로겐과잉증은 존재하지만 유사한 증상의 다른 질병이 제외되어야 한다는 데에 대해서는 일반적으로 인정한다. 초음파검사에서 다낭성난소는 다낭성난소증후군이 있는 여성에서 약 80~90%에서만 존재한다.[36] 하지만 다낭성난소는 다낭성난소증후군의 증상이 없이 많은 여성에서도 발견된다. 따라서 초음파검사는 다낭성난소증후군과 관련되어 있지만 진단으로 간주되지는 않는다. 다낭성난소증후군의 진단을 위한 초음파검사기준은 변수가 있지만 일반적으로 각 난소에 지름 2~9 mm 이상 또는 난소크기(>10 mL) 증가로 측정되는 12개 이상 난포의 존재는 다낭성난소증후군의 진단과 서로 관련되어 있다.[37]

다낭성난소증후군이 있는 여성들은 부적절한 성선자극호르몬(gonadotropin)의 분비를 보인다. 황체형성호르몬 증가, 황체형성호르몬 파동성분비의 분비주기 이상, 그리고 난포자극호르몬과 비교해서 상대적으로 높은 황체형성호르몬의 상승이 보인다.[2] 그러나 황체형성호르몬의 수준은 BMI 증가나 비만 자체에 의해서도 상승되므로 진단도구로는 유용하지 않다. 혈중 총테스토스테론 또는 자유테스토스테론농도는 다낭성난소증후군과 연관하여 검사할 수 있는 가장 유용한 지표이다. 인슐린저항 또한 확인해야 할 지표로서 검사는 공복혈당과 혈중 인슐린농도를 확인한 후 경구포도당부하검사를 종종 실시하게 된다. 이는 다낭성난소증후군이 있는 여성의 약 40%가 포도당불내성이라는 사실이 연구에 의해서 검증되었기 때문이다.[38] 전술하였듯이 다낭성난소증후군의 진단을 위해 배제해야 할 질환들을 살펴보면 다음과 같다. 쿠싱증후군(Cushing syndrome), 부신 21-hydroxylase결핍증, 고프로락틴혈증(hyperprolactinemia) 등과 함께 안드로겐을 과잉생산하게 되는 종양들이 여기에 해당한다.

의학의 전통적 치료법(Conventional Treatment)

이 질병의 특성상 증상이 광범위하고 다양하기 때문에 기존의 의학적 치료에 영향을 받는 인체 각 부분에 해당되는 많은 의약품이 포함된다.

메트포르민(Metformin)

메트포르민(Metformin hydrochloride)은 일반적으로 인슐린저항과 포도당불내증을 치료하는 데 처방된다. 이 약물은 아마도 간에서 글리코겐 분해를 줄임으로써 제2형 당뇨병환자에서 공복혈당을 감소시키고, 경구포도당내성 또한 향상시켜 준다. 다낭성난소증후군여성을 대상으로 시행한 연구에서 메트포르민이 포도당내성의 개선을 보여 주었을 뿐만 아니라 총테스토스테론과 자유테스토스테론을 감소시키고, 성호르몬결합글로불린(SHBG)의 혈중농도를 증가시킨 것으로 나타났다.[39] 그리고 체중은 메트포르민의 효과에 영향을 미치는 것으로 알려져 있는데, 체중증가가 메트포르민효과를 떨어뜨린다는 상충되는 연구결과도 보고되기도 하였다.[40] 다낭성난소증후군과 희소배란여성에 대한 연구에서는 메트포르민치료환자의 23%에서 배란이 발생한 것으로 나타났다.[41] 메트포르민과 클로미펜이 병용투여되었을 때 배란율은 위약을 투여받은 여성에서 12% 증가한 것에 반해, 약 90%로 급증하였다.[42] 임신 동안에도 계속적으로 메트포르민을 투여한 경우에는 다낭성난소증후군여성에서 자연유산비율이 감소한 것으로 나타났다.[43] 메트포르민치료는 여러 학자가 지적한 대로 심장질환에도 도움이 될 수 있는데, 실제로 메트포르민이 ET-1, PAI-1 및 지단백을 감소시키는 것으로 연구결과에서 밝혀졌다.[16,44]

에스트로겐-프로게스틴조합제제

경구피임약은 일반적으로 여드름, 다모증 및 탈모와 같은 안드로겐과잉증과 관련된 증상을 치료하는 데 사용된다. 에스트로겐-프로게스틴조합제제는 황체형성호르몬를 억제하여 차례로 안드로겐농도를 감소시키고 또한 SHBG농도를 증가시킨다. SHBG를 늘리면 생체 이용가능한 테스토스테론의 양이 감소하게 된다. 또한 에스트로겐은 직접적으로 피지선세포의 기능을 억제한다. 프로게스틴의 형태는 중요한 고려사항인데, 일부 형태는 다른 것보다 더 안드로겐적이기 때문이다. Desogestrel 및 norgestimate은 모두 프로게스테론의 낮은 안드로겐적 형태이며, 일반적으로 다낭성난소증후군여성을 위해 사용된다.[45]

항안드로겐제제

스피로놀락톤(spironolactone)과 항안드로겐은 여드름과 남성형다모증 등의 증상을 치료하는 데 사용된다. 이 약물은 생리이상을 일으킬 수 있기 때문에 일반적으로 경구피임약과 함께 사용된다. 이러한 flutamine와 cyproterone acetate(미국에서는 사용할 수 없다)와 같은 항스테로이드제제들(antimineralcorticoids)은 안드로겐 과잉과 관련된 증상을 치료하는 데 효과적이다.[45] Yasmin 같은 신규 경구피임약은 드로스피레논(drospirenone)이 포함되어 있는데, 종종 항안드로겐효과를 위해 처방된다.78)

성선자극호르몬분비호르몬 작용제(GnRH Agonists)

Leuprolide와 같은 성선자극호르몬분비호르몬작용제는 뇌하수체-난소축을 억제하는 데 사용된다. 이것은 난소의 에스트로겐과 안드로겐 분비를 감소시킨다. 이 약물은 대개 에스트로겐저하와 연관된 뼈소실의 위험 때문에 짧은 기간의 투여로만 사용된다.

---

78) 역자주: Drospirenone 함유제제는 다른 프로게스틴 함유 피임약에 비해 혈전발생위험이 보다 높아 투여에 주의해야 함.

에플로니틴(Eflornithine)

에플로니틴는 남성형다모증에 대한 국소치료제이다. 이것은 피부에서 오르니틴데카르복실라아제(ornithine decarboxylase)를 억제하는데, 이로 인해 머리털 성장속도를 감소시킨다.

클로미펜(Clomiphene)

클로미펜은 수정능력을 강화하기 위해 배란을 유도하는 제제인데, 황체형성호르몬과 난포자극호르몬의 농도를 높이는 항에스트로겐제제이다. 관련 연구에 의하면 클로미펜은 배란결핍여성의 약 80%에서 배란을 일으킬 수 있는 것으로 나타났다.[46]

영양소 및 식물제제

다낭성난소증후군의 복잡한 증상 때문에 다음과 같은 식물제제 및 영양소 투여가 권장된다. 다음의 요법들은 배란 및 인슐린민감도를 개선하고, 안드로겐과잉증을 줄일 수 있을 것이다(표 29-1 참조).

표 29-1. 다낭성난소증후군에 도움이 되는 자연의학치료제

영양소	용량
연구에 의해 충분히 효과가 입증된 제제	
Vitamin C	하루에 400~2,000 mg
Chromium picolinate	하루에 400 mcg
D-chiro-inositol	하루에 600 mg
N-acetyl-cysteine	하루에 1.2 g
연구에 의해 어느 정도 효과가 입증된 제제	
Stinging nettle(Urtica dioica)	하루에 300~900 mg
Zinc	하루에 25~50 mg
Momordica(여주, *Momordica charantia*)	하루에 900~1,800 mg
α-lipoic acid	하루에 600 mg
전통적 및 경험적으로 이용이 추천되는 제제	
Soy(*Glycine spp.*) protein extract	하루에 20~40 g
Gymnema(*Gytltltema sylvestre*)	하루에 400 mg
Essential fatty acids	하루에 1~3 g
Saw palmetto(*Serenoa repens*)	하루에 320 mg

크롬(Chromium)

일반적으로 크롬은 혈당균형을 위해 사용되는 미량원소이다. 3가지 형태의 크롬은 순곡물제품, 달걀노른자, 커피, 견과류, 맥주의 효모, 육류, 녹색콩, 브로콜리와 같은 많은 식품에서 발견된다. 크롬결핍은 종종 포도당, 인슐린 및 지질대사 장애를 유발한다. 연구에 의하면 크롬보충은 포도당과민반응을 감소시켜 줄 뿐만 아니라 임신성당뇨병, 제1형과 제2형 당뇨병의 증상을 덜어 주는 데 효과가 있는 것으로 보고된다.[47] 크롬보충이 유발하는 인슐린에 대한 인체의 반응메커니즘은 인슐린수용체와 관련된 것으로 주목되고 있다. 크롬은 인슐린수용체 티로신키나제를 활성화하고, 인슐린수용체 포스포티로신인산가수분해효소를 억제한다. 이러한 일련의 작용은 인슐린수용체의 인산화를 증가시켜 인슐린민감도를 증가시킬 뿐만 아니라 세포내로의 포도당수송을 촉진할 수도 있다.[48] 게다가 크롬은 인슐린결합능과 인슐린수용체의 수 및 베타세포민감도 등도 증가시켜 준다.[49] 다낭성난소증후군여성에서 수행된 연구에서는 크롬을 보충하여 포도당내성이 개선되는 결과도 보고되었다.[50]

비타민 C

비타민 C는 항산화 및 콜라겐-자극 작용을 포함하여 여러 기능을 한다. 클로미펜이 실패한 무배란여성에서 수행된 연구에 따르면 비타민 C(하루 400 mg)를 경구투여한 결과 클로미펜의 병용과 상관없이 모두 배란이 증가한 것으로 나타났다.[51] 게다가 다른 연구에 의하면 황체기(luteal-phase)결함이 있는 불임여성에서 비타민 C를 보충하면 프로게스테론의 혈중농도를 높일 수 있는 것으로 나타났다.[52] 또한 비타민 C는 다낭성난소증후군여성에서 나타나는 자궁내막의존성 혈관확장을 개선하는 효과도 보고된다.[53]

N-아세틸-시스테인(N-acetyl-cysteine)

N-아세틸-시스테인(NAC)은 아미노산인 L-시스테인의 대사물질이다. NAC는 글루타티온의 전구체이며, 일반적으로 항산화, 항염증, 뮤코다당류의 가수분해작용 등에 사용된다. 클로미펜에 저항이 강한 다낭성난소증후군여성에서 수행된 연구에서는 클로미펜과 함께 매일 1.2 g의 NAC를 보충한 결과 배란과 임신율이 크게 증가하였다.[54]

아연(Zinc)

아연은 필수미량미네랄이며 수많은 생화학반응을 위한 필수보조인자(cofactor)이다. 아연은 포도당수송과 인슐린 혈중농도에 영향을 미치는 것으로 보고된다. 연구에 의하면 아연보충은 포도당내성을 개선하고, 인슐린에 의해 유발된 세포내 포도당수송의 효율을 높이는 것으로 나타났다.[55] 또한 일부 연구는 제2형 당뇨병환자에서는 아연이 부족할 수 있음을 경고하기도 한다.[56]

알파리포산(α-lipoic acid)

알파리포산(ALA)은 탄수화물대사와 ATP생산에 사용되는 보조효소이며, 강력한 자유라디칼 청소제이다. 알파리포산은 인슐린민감도를 향상시키는 것으로 보고되며, 제2형 당뇨병환자에 대한 여러 연구에서 알파리포산의 보충은 포도당대사효율을 50% 증가시키는 것으로 증명되고 있다.[57]

알파리포산의 보충은 골격근에서 포도당흡수를 작게는 40%, 크게는 300%까지 높일 수 있다.[58] 연구에 의하면 알파리포산이 골격근에서 AMP(아데노신일인산염) 활성화단백질 키나제를 자극하여 중성지방축적을 감소시키는 것이 입증되었다. 중성지방의 골격근내 축적은 인슐린내성에 기여하는 것으로 알려져 있다.[59]

필수지방산(Essential Fatty Acid)

필수지방산은 신체에 의해 만들어질 수 없기 때문에 음식으로 보충해야만 한다. Docosahexaenoic acid(DHA)와 eicosapentaenoic acid(EPA) 같은 오메가-3 지방산과 감마-리놀렌산(GLA) 같은 오메가-6 지방산은 강한 항염증작용 때문에 건강보조식품 중에서도 매우 선호된다. EPA와 DHA는 생선오일에 높은 양이 존재하고, 항염증 및 항혈전 효과를 가진다. 특히 EPA는 중성지방감소와 고밀도지단백(HDL)증가와 같은 심장보호효과도 가지고 있다.[60] 이전에 언급했듯이 다낭성난소증후군여성들은 혈중 중성지방농도가 높고, 고밀도지단백이 낮은 고지혈증을 가진다. EPA와 DHA는 LOX와 COX의 경로에서 아라키돈산(AA)와 경쟁하여 염증성에이코사노이드를 줄여 준다. 감마-리놀렌산은 일반적으로 보리지(*Borago officinalis*) 종자오일, 달맞이꽃(*Oenothera spp.*)오일, 그리고 까치밥나무(*Ribes nigrum*)오일 등에서 발견된다. 감마-리놀렌산의 대사물질은 아라키돈산에서 염증성류코트리엔으로 전환되는 COX과정을 억제하여 염증반응을 줄여 준다.[61]

여주(Momordica)

일반적으로 여주로 알려진 Momordica(*Mamardica charanria*) 과일은 역사적으로 혈당조절을 향상시키기 위해 사용되어 왔다. 연구에 의하면 당뇨병환자의 73%에서 여주섭취로 포도당불내성이 개선되었다.[62] 또 다른 연구에서는 여주보충으로 제2형 당뇨병환자의 86%가 모두 공복 및 식후 두 시간의 혈당이 향상되는 것이 증명되었다.[63]

당살초(糖殺草, Gymnema)

Gymnema(*Gymnema sylvestre*)는 고혈당증을 치료하는 약품으로 사용되는 열대식물이다. 연구에 의하면 gymnema의 보충은 고혈당이 유도된 쥐의 혈당수준을 떨어뜨리는 것으로 나타났다. 다른 연구에 의하면 gymnema의 보충이 장내에서 포도당흡수를 감소시키고, 췌장베타세포성장

을 자극하며, 베타세포에서 인슐린방출을 자극하는 것으로 나타났다.[64,65]

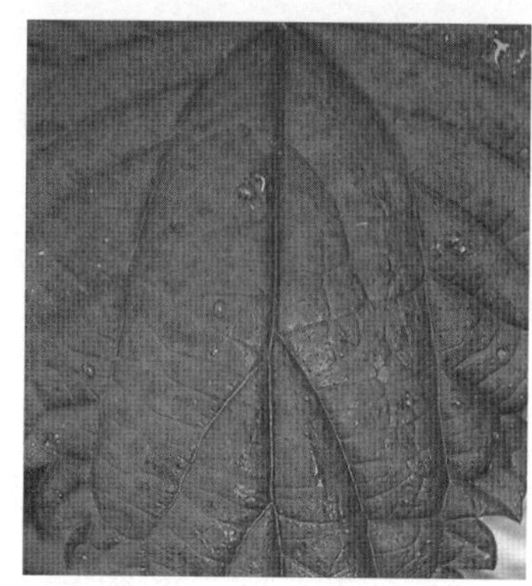

그림 29-1. 쐐기풀(*Urtica dioica*)

쐐기풀(Stinging Nettle)

가시를 가진 쐐기풀(*Urtica dioica*)의 의학적 사용에는 뿌리와 잎을 모두 포함한다. 연구에 의하면 뿌리에 있는 lignan은 경쟁적으로 SHBG와 결합하는 것으로 나타났다. 이러한 lignan의 결합에 의해 SHBG는 해당수용체와 결합능력이 감소한다.[66]

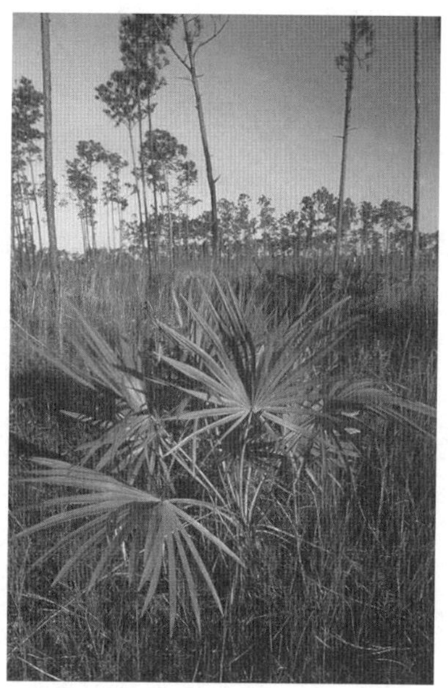

그림 29-2. 쏘팔메토(*Serenoa repens*)

쏘팔메토(Saw Palmetto)

쏘팔메토(톱야자, *Serenoa repens*)는 항안드로겐 및 항염증 작용 때문에 양성전립선비대증(BPH)의 치료에 일반적으로 사용되는 약초이다. 열매의 지질부분(Lipid portion)에 이러한 효과를 나타내는 핵심성분이 들어 있다. 연구에 의하면 쏘팔메토는 전립선에서 5 alpha-환원효소를 억제하여 테스토스테론의 더 강력한 형태인 디하이드로테스토스테론(DHT; dihydrotestosterone)으로의 변환을 감소시키는 것으로 나타났다.[67] 쏘팔메토는 다낭성난소증후군의 치료로서 연구되지는 않았지만 쏘팔메토의 항안드로겐 효과는 다낭성난소증후군환자에게 충분히 도움이 될 수 있을 것이다.

콩(Soy)

콩(*Glycine spp.*)의 단백질추출물과 이소플라본(isoflavone)은 다낭성난소증후군증상을 치료하기 위해 유익한 효과를 많이 나타낸다. 제2형 당뇨병환자를 치료하는 보조제로 대두제품을 사용하면 공복혈당, 공복과 식후 인슐린, 인슐린저항성, 중성지방, 저밀도지단백(LDL), 당화혈색소(HbA1c)를 모두 감소시킨다는 증거가 보고되었다.[68-70] 또한 콩섭취의 증가로 자궁내막암, 고혈압 그리고 고지질혈증의 위험을 감소시킨다는 연구도 보고된다.[71,72]

D-Chiro-Inositol

다낭성난소증후군이 있는 여성은 인슐린저항과 인슐린과잉증을 초래하는 DCI-IPG(D-chiro-inositol-containinginositolphosphoglycan)의 결핍을 가지고 있다고 생각된다. 연구에 의하면 DCI(D-chiro-inositol)의 보충은 다낭성난소증후군여성에서 인슐린작용을 증가시키고 배란율을 향상하며, 안드로겐수준, 혈압, 높은 농도의 중성지방을 낮추는 것으로 판명되었다.[73,74] 다낭성난소증후군이 있는 비만여성을 대상으로 한 연구에서 메트포르민치료는 인슐린작용을 향상시켜 주는 데, 이는 인슐린과 연관된 DCI-IPG매개체의 분비증가로 유발된 것으로 보인다.[75] DCI-IPG의 기능은 율속인자79)에 해당하는 효소인 피루브산탈수소효소 인산분해효소(pyruvate dehydrogenase phosphatase: 인슐린유발 지질합성에 참여)와 글리코겐합성효소 인산가수분해효소(인슐린유발 당신생에 관여)를 자극한다.80)[76]

생활방식의 변화

음식섭취변화와 체중감소는 다낭성난소증후군증상에 지대한 영향을 미치는 것으로 환자들에게 권장되고 있다. 적절한 체중감소는 인슐린민감도, 생리주기의 규칙화, 수정능력(임신능) 등을 향상시킨다고 관련 연구에서도 입증되었는데, SHBG를 증가시키고, 순환 안드로겐 수치를 떨어뜨린다.[77] 뿐만 아니라 체중감소는 난소의 크기, 난포의 수, 자연유산율 등도 감소시키는 것으로 보고된다.[78]

음식섭취변화는 혈당조절과 체중감소에 영향을 줄 수 있다. 당지수(GI)가 낮은 탄수화물, 낮은 포화지방, 높은 섬유질 등을 위주로 한 식단의 섭취는 다낭성난소증후군여성에게 큰 도움이 된다.[79] 탄수화물을 적당히 섭취하는 것만으로도 다낭성난소증후군여성에서 공복과 식후 인슐린수준을 개선하였다.[80] 다낭성난소증후군여성에 대한 또 다른 연구에 따르면 6개월간의 낮은 탄수화물섭취와 높은 지방섭취를 일컫는 케톤생성식이요법(ketogenic diet)을 시행한 후 공복인슐린수준, 프리테스토스테론농도, 황체형성호르몬/난포자극호르몬 비율, 체중 등을 모두 낮추는 효과가 나타났다.[81] 그리고 높은 식이섬유섭취는 과체중이나 비만여성에서뿐만 아니라 건강한 성인에서도 인슐린저항을 감소시키는 것으로 보고되었다.[82,83]

결론

다낭성난소증후군은 원인을 알 수 없는 복잡하고 변수가 많은 증상의 조합이다. 이것은 질환의

79) 역자주: rate limiting factor, 즉 제한인자 중 그 계전체의 반응속도를 억제하는 인자
80) 역자주: D-chiro-inositol은 인슐린활동을 조절하는 단백질분자로 호박과 메밀 등에 소량함유되어 있다.

진단과 치료를 모두 어렵게 만든다. 한의학적 및 영양학적 치료가 병행되는 것에 대해서는 추가 연구가 필요하지만 많은 연구에서 이미 이러한 치료가 다낭성난소증후군에 효과적이라는 증거를 제공하고 있다.

참고문헌

[1]Knochenhauer ES, Key TJ, Kahsar-Miller M, et al. Prevalence of the polycystic ovary syndrome in unselected black and white women of the southeastern United States: A prospective study. J Clin Endocrinol Metab. 1998;83:3078–3082.

[2]Tsilchorozidou T, Overton C, Conway GS. The Pathophysiology of Polycystic Ovary Syndrome. Online document at: www.medscape.com/viewarticle/466573_1. Accessed April 27, 2006.

[3]Kahsar-Miller MD, Nixon C, Boots LR, et al. Prevalence of polycystic ovary syndrome (PCOS) in firstdegree relatives of patients with PCOS. Fertil Steril. 2001;75:53–58.

[4]Jahanfar S, Eden JA, Nguyent TV. Bulimia nervosa and polycystic ovary syndrome. Gynecol Endocrinol. 1995;9:113–117.

[5]Futterweit W, Ryan G. A Patient's Guide to PCOS: Understanding and Reversing Polycystic Ovary Syndrome. New York: Henry Holt & Co., 2006.

[6]Strowitzki T, Halser B, Demant T. Body fat distribution, insulin sensitivity, ovarian dysfunction and serum lipoproteins in patients with polycystic ovary syndrome. Gynecol Endocrinol. 2002;16:45–51.

[7]Dunaif A. Insulin resistance and the polycystic ovary syndrome: Mechanism and implications for pathogenesis. Endocr Rev. 1997;18:774–800.

[8]Ovesen P, Moller J, Ingerslev HJ, et al. Normal basal and insulin-stimulated fuel metabolism in lean women with the polycystic ovary syndrome. J Clin Endocrinol Metab. 1993;77:1636–1640.

[9]Legro RS, Kunselman AR, Dodson WC, Dunaif A. Prevalence and predictors of risk for type 2 diabetes mellitus and impaired glucose tolerance in polycystic ovary syndrome: A prospective, controlled study in 254 affected women. J Clin Endocrinol Metab. 1999;84:165–169.

[10]Dunaif A, Xia J, Book CB, et al. Excessive insulin receptor serine phosphorylation in cultured fibroblasts and in skeletal muscle: A potential mechanism for insulin resistance in the polycystic ovary syndrome. J Clin Invest. 1995;96:801–810.

[11]Adashi EY, Hsueh AJ, Yen SS. Insulin enhancement of luteinizing hormone and follicle-stimulating hormone release by cultured pituitary cells. Endocrinology. 1981;108:1441–1449.

[12]De Leo V, La Marca A, Orvieto R, Morgante G. Effect of metformin on insulin-like growth factor (IGF) I and IGF-binding protein I in polycystic ovary syndrome. J Clin Endocrinol Metab. 2000;85:1598–1600.

[13]Bergh C, Carlsson B, Olsson JH, et al. Regulation of androgen production in cultured human thecal cells by insulin-like growth factor I and insulin. Fertil Steril. 1993;59:323–331.

[14]Norman RJ, Masters L, Milner CR, et al. Relative risk of conversion from normoglycaemia to impaired glucose tolerance or non–insulin dependent diabetes mellitus in polycystic ovarian syndrome. Hum Reprod. 2001;16:1995–1998.

[15]Guzick DS, Talbott EO, Sutton-Tyrrell K, et al. Carotid atherosclerosis in women with polycystic ovary syndrome: Initial results from a case-control study. Am J Obstet Gynecol. 1996;174:1224–1229;discussion: 1229–1232.

[16]Diamanti-Kandarakis E, Spina G, Kouli C, Migdalis I. Increased endothelin-1 levels in women with polycystic ovary syndrome and the beneficial effect of metformin therapy. J Clin Endocrinol Metab. 2001; 86:4666–4673.

[17]Ehrmann DA, Liljenquist DR, Kasza K, et al., and PCOS/Troglitazone Study Group. Prevalence and predictors of the metabolic syndrome in women with polycystic ovary syndrome. J Clin Endocrinol Metab. 2006;91:48–53.

[18]Sampson M, Kong C, Patel A, et al. Ambulatory blood pressure profiles and plasminogen activator

inhibitor (PAI-1) activity in lean women with and without the polycystic ovary syndrome. Clin Endocrinol (Oxf). 1996;45:623–629.

[19]Tarkun I, Canturk Z, Arslan BC, et al. The plasminogen activator system in young and lean women with polycystic ovary syndrome. Endocr J. 2004;51:467–472.

[20]Balen AH. Hypersecretion of luteinizing hormone in the polycystic ovary syndrome and a novel hormone "onadotrophin surge attenuating factor." J R Soc Med. 1995;88:339P–341P.

[21]Christman GM, Randolph JF, Kelch RP, Marshall JC. Reduction of gonadotropin-releasing hormone pulse frequency is associated with subsequent selective follicle-stimulating hormone secretion in women with polycystic ovarian disease. J Clin Endocrinol Metab. 1991;72:1278–1285.

[22]Pastor CL, Griffin-Korf ML, Aloi JA, et al. Polycystic ovary syndrome: Evidence for reduced sensitivity of the gonadotropin-releasing hormone pulse generator to inhibition by estradiol and progesterone. J Clin Endocrinol Metab. 1998;83:582–590.

[23]Gilling-Smith C, Willis DS, Beard RW, Franks S. Hypersecretion of androstenedione by isolated thecal cells from polycystic ovaries. J Clin Endocrinol Metab. 1994;79:1158–1165.

[24]Nelson VL, Qin K-N, Rosenfield RL, et al. The biochemical basis for increased testosterone production in theca cells propagated from patients with polycystic ovary syndrome. J Clin Endocrinol Metab. 2001;86:5925–5933.

[25]Nestler JE, Jakubowicz DJ. Decreases in ovarian cytochrome P450c17 alpha activity and serum free testosterone after reduction of insulin secretion in polycystic ovary syndrome. N Engl J Med. 1996;335: 617–623.

[26]Turner EI, Watson MJ, Perry LA, White MC. Investigation of adrenal function in women with oligomenorrhoea and hirsutism (clinical PCOS) from the north-east of England using an adrenal stimulation test. Clin Endocrinol (Oxf). 1992;36:389–397.

[27]Tsilchorozidou T, Honour JW, Conway GS. Altered cortisol metabolism in polycystic ovary syndrome: Insulin enhances 5 alphareduction but not the elevated adrenal steroid production rates. J Clin Endocrinol Metab. 2003;88:5907–5913.

[28]Stewart PM, Shackleton CH, Beastall GH, Edwards CR. 5 Alphareductase activity in polycystic ovary syndrome. Lancet. 1990;335:431–433.

[29]Jahanfar S, Eden JA, Warren P, et al. A twin study of polycystic ovary syndrome. Fertil Steril. 1995;63: 478–486.

[30]Franks S, Gharani N, McCarthy M. Genetic abnormalities in polycystic ovary syndrome. Ann Endocrinol (Paris). 1999;60:131–133.

[31]Xita N, Tsatsoulis A. Fetal programming of polycystic ovary syndrome by androgen excess: Evidence from experimental, clinical and genetic association studies [review]. J Clin Endocrinol Metab. 2006; 91:1660–1666.

[32]Cresswell JL, Barker DJ, Osmond C. Fetal growth, length of gestation, and polycystic ovaries in adult life. Lancet. 1997;350:1131–1135.

[33]Pillay OC, Te Fong LF, Crow JC, et al. The association between polycystic ovaries and endometrial cancer. Hum Reprod. 2006;21:924–929.

[34]Farhi DC, Nosanchuk J, Silverberg SG. Endometrial adenocarcinoma in women under 25 years of age. Obstet Gynecol. 1986;68:741–745.

[35]Coulam CB, Annegers JF, Kranz JS. Chronic anovulation syndrome and associated neoplasia. Obstet Gynecol. 1983;61:403–407.

[36]Atiomo WU, Pearson S, Shaw S. Ultrasound criteria in the diagnosis of polycystic ovary syndrome (PCOS). Ultrasound Med Biol. 2000;26:977–980.

[37]The Rotterdam ESHRE/ASRM-Sponsored PCOS consensus workshop group. Revised 2003 consensus on diagnostic criteria and long-term health risks related to polycystic ovary syndrome (PCOS). Hum Reprod. 2004;19:41–47.

[38]Legro RS, Gnatuk CL, Kunselman AR, Dunaif A. Changes in glucose tolerance over time in women with polycystic ovary syndrome: A controlled study. J Clin Endocrinol Metab. 2005;90:3236–3242.

[39]Diamanti-Kandarakis E, Kouli C, Tsianateli T, Bergiele A. Therapeutic effects of metformin on insulin resistance and hyperandrogenism in polycystic ovary syndrome. Eur J Endocrinol. 1998;138:269–274.

[40]Maciel GA, Soares Junior JM, Alves da Motta EL, et al. Nonobese women with polycystic ovary syndrome respond better than obese women to treatment with metformin. Fertil Steril. 2004;81:355–360.

[41]Fleming R, Hopkinson ZE, Wallace AM, et al. Ovarian function and metabolic factors in women with oligomenorrhea treated with metformin in a randomized double blind placebo-controlled trial. J Clin Endocrinol Metab. 2002;87:569–574.

[42]Nestler JE, Jakubowicz DJ, Evans WS, Pasquali R. Effects of metformin on spontaneous and clomiphene-induced ovulation in the polycystic ovary syndrome. N Engl J Med. 1998;338:1876–1880.

[43]Thatcher SS, Jackson EM. Pregnancy outcome in infertile patients with polycystic ovary syndrome who were treated with metformin. Fertil Steril. 2006;85:1002–1009.

[44]Velazquez EM, Mendoza SG, Wang P, Glueck CJ. Metformin therapy is associated with a decrease in plasma plasminogen activator inhibitor-1, lipoprotein(a), and immunoreactive insulin levels in patients with the polycystic ovary syndrome. Metabolism. 1997;46:454–457.

[45]Ehrmann DA, Rychlik D. Pharmacologic treatment of polycystic ovary syndrome. Semin Reprod Med. 2003;21:277–283.

[46]Hammond MG, Halme JK, Talbert LM. Factors affecting the pregnancy rate in clomiphene citrate induction of ovulation. Obstet Gynecol. 1983;62:196–202.

[47]Cefalu WT, Hu FB. Role of chromium in human health and in diabetes. Diabetes Care. 2004;27:2741–2751.

[48]Davis CM, Sumrall KH, Vincent JB. A biologically active form of chromium may activate a membrane phosphotyrosine phosphatase (PTP). Biochemistry. 1996;35:12963–12969.

[49]Anderson RA. Nutritional factors influencing the glucose/insulin system: Chromium. J Am Coll Nutr. 1997;16:404–410.

[50]Lucidi RS, Thyer AC, Easton CA, et al. Effect of chromium supplementation on insulin resistance and ovarian and menstrual cyclicity in women with polycystic ovary syndrome. Fertil Steril. 2005;84:1755–1757.

[51]Igarashi M. Augmentative effect of ascorbic acid upon induction of human ovulation in clomipheneineffective anovulatory women. Int J Fertil. 1977;22:168–173.

[52]Henmi H, Endo T, Kitajima Y, et al. Effects of ascorbic acid supplementation on serum progesterone levels in patients with a luteal phase defect. Fertil Steril. 2003;80:459–461.

[53]Natali A, Sironi AM, Toschi E, et al. Effect of vitamin C on forearm blood flow and glucose metabolism in essential hypertension. Arterioscler Thromb Vasc Biol. 2000;20:2401–2406.

[54]Rizk AY, Bedaiwy MA, Al-Inany HG. N-acetyl-cysteine is a novel adjuvant to clomiphene citrate in clomiphene citrate-resistant patients with polycystic ovary syndrome. Fertil Steril. 2005;83:367–370.

[55]Tang X, Shay NF. Zinc has an insulin-like effect on glucose transport mediated by phosphoinositol-3-kinase and Akt in 3T3-L1 fibroblasts and adipocytes. J Nutr. 2001;131:1414–1420.

[56]Blostein-Fujii A, DiSilvestro RA, Frid D, et al. Short-term zinc supplementation in women with non–insulin-dependent diabetes mellitus: Effects on plasma 50-nucleotidase activities, insulin-like growth factor I concentrations, and lipoprotein oxidation rates in vitro. Am J Clin Nutr. 1997;66:639–642.

[57]Jacob S, Henriksen EJ, Schiemann AL, et al. Enhancement of glucose disposal in patients with type 2 diabetes by alpha-lipoic acid. Arzneimittelforschung. 1995;45:872–874.

[58]Eason RC, Archer HE, Akhtar S, Bailey CJ. Lipoic acid increases glucose uptake by skeletal muscles of obese-diabetic ob/ob mice. Diabetes Obes Metab. 2002;4:29–35.

[59]Lee WJ, Song KH, Koh EH, et al. Alpha-lipoic acid increases insulin sensitivity by activating AMPK in skeletal muscle. Biochem Biophys Res Commun. 2005;332:885–891.

[60]Erkkila AT, Lehto S, Pyorala K, Uusitupa MI. n-3 Fatty acids and 5-y risks of death and cardiovascular disease events in patients with coronary artery disease. Am J Clin Nutr. 2003;78:65–71.

[61]Fan YY, Chapkin RS. Importance of dietary gamma-linolenic acid in human health and nutrition. J Nutr. 1998;128:1411–1414.

[62]Welihinda J, Karunanayake EH, Sheriff MH, Jayasinghe KS. Effect of Momordica charantia on the glucose tolerance in maturity onset diabetes. J Ethnopharmacol. 1986;17:277–282.

[63]Ahmad N, Hassan MR, Halder H, Bennoor KS. Effect of Momordica charantia (Karolla) extracts on fasting and postprandial serum glucose levels in NIDDM patients. Bangladesh Med Res Counc Bull. 1999;25: 11–13.

[64]Persaud SJ, Al-Majed H, Raman A, Jones PM. Gymnema sylvestre stimulates insulin release in vitro by increased membrane permeability. J Endocrinol. 1999;163:207–212.

[65]Yeh GY, Eisenberg DM, Kaptchuk TJ, Phillips RS. Systematic review of herbs and dietary supplements for glycemic control in diabetes. Diabetes Care. 2003;26:1277–1294.

[66]Schottner M, Gansser D, Spiteller G, et al. Lignans from the roots of Urtica dioica and their metabolites bind to human sex hormone binding globulin (SHBG). Planta Med. 1997;63:529–532.

[67]Di Silverio F, Monti S, Sciarra A, et al. Effects of long-term treatment with Serenoa repens (Permixon) on the concentrations and regional distribution of androgens and epidermal growth factor in benign prostatic hyperplasia. Prostate. 1998;37:77–83.

[68]Jayagopal V, Albertazzi P, Kilpatrick ES, et al. Beneficial effects of soy phytoestrogen intake in postmenopausal women with type 2 diabetes. Diabetes Care. 2002;25:1709–1714.

[69]Tsai AC, Vinik AI, Lasichak A, Lo GS. Effects of soy polysaccharide on postprandial plasma glucose, insulin, glucagon, pancreatic polypeptide, somatostatin, and triglyceride in obese diabetic patients. Am J Clin Nutr. 1987;45:596–601.

[70]Hiroyuki F, Tomohide Y, Kazunori O. Efficacy and safety of Touchi extract, an alpha-glucosidase inhibitor derived from fermented soybeans, in non-insulin-dependent diabetic mellitus. J Nutr Biochem. 2001;12:351–356.

[71]Goodman MT, Wilkens LR, Hankin JH, et al. Association of soy and fiber consumption with the risk of endometrial cancer. Am J Epidemiol. 1997;146:294–306.

[72]He J, Gu D, Wu X, et al. Effect of soybean protein on blood pressure: A randomized, controlled trial. Ann Intern Med 2005;143:1–9.

[73]Nestler JE, Jakubowicz DJ, Reamer P, et al. Ovulatory and metabolic effects of D-chiro-inositol in the polycystic ovary syndrome. N Engl J Med. 1999;340:1314–1320.

[74]Iuorno MJ, Jakubowicz DJ, Baillargeon JP, et al. Effects of D-chiroinositol in lean women with the polycystic ovary syndrome. Endocr Pract. 2002;8(6):417–423.

[75]Baillargeon JP, Iuorno MJ, Jakubowicz DJ, et al. Metformin therapy increases insulin-stimulated release of D-chiro-inositol-containing inositolphosphoglycan mediator in women with polycystic ovary syndrome. J Clin Endocrinol Metab. 2004;89:242–249.

[76]Larner J. D-chiro-inositol—its functional role in insulin action and its deficit in insulin resistance. Int J Exp Diabetes Res. 2002;3:47–60.

[77]Huber-Buchholz MM, Carey DG, Norman RJ. Restoration of reproductive potential by lifestyle modification in obese polycystic ovary syndrome: Role of insulin sensitivity and luteinizing hormone. J Clin Endocrinol Metab. 1999;84:1470–1474.

[78]Crosignani PG, Colombo M, Vegetti W, et al. Overweight and obese anovulatory patients with polycystic ovaries: Parallel improvements in anthropometric indices, ovarian physiology and fertility rate induced by diet. Hum Reprod. 2003;18:1928–1932.

[79]Marsh K, Brand-Miller J. The optimal diet for women with polycystic ovary syndrome? Br J Nutr. 2005;94:154–165.

[80]Douglas CC, Gower BA, Darnell BE, et al. Role of diet in the treatment of polycystic ovary syndrome. Fertil Steril. 2006;85:679–688.

[81]Mavropoulos JC, Yancy WS, Hepburn J, Westman EC. The effects of a low-carbohydrate, ketogenic diet on the polycystic ovary syndrome: A pilot study. Nutr Metab (Lond). 2005;2:35.

[82]Weickert MO, Mohlig M, Schofl C, et al. Cereal fiber improves whole-body insulin sensitivity in overweight and obese women. Diabetes Care. 2006;29:775–780.

[83]Fukagawa NK, Anderson JW, Hageman G, Young VR, Minaker KL. High-carbohydrate, high-fiber diets increase peripheral insulin sensitivity in healthy young and old adults. Am J Clin Nutr. 1990;52:524–528.

30

류마티스관절염

원인 및 자연의학적 치료

류마티스관절염(RA)은 미국 전체 인구의 약 1%에 영향을 미치는 복잡하고 많은 요인의 질병이다. 국립보건원(NIH)에 의하면, 21,000명의 미국인 또는 성인인구의 약 1%에서 류마티스관절염으로 진단받았다.[1] RA는 모든 연령그룹에서 2~3:1의 비율로 남성보다 여성에서 압도적으로 많지만, 경제활동연령에 해당하는 가임기연령에서는 그 비율이 5:1이나 된다.[2] 관절내에서 RA면역 중재과정은 4단계로 나뉘는데, ① 활액막과 관절낭의 염증, ② 판누스(pannus) 형성 — 처음에는 뼈와 연골을 둘러싸고, 추후에는 연골과 뼈 안으로 침범해 들어감,81) ③ 판누스의 섬유조직 침범, ④ 섬유조직 석회화 — 류마티스관절염은 관절에 영향을 미치는 질병과정으로서뿐만 아니라 혈관염, 흉막공간의 류마티스결절생성, 혈액응고이상 등을 포함하는 전신질환으로 질병을 인식하는 것이 중요하다(표 30-1 참조). 게다가 RA는 몇 가지 일반적인 동반질환이 있게 마련인데, 심혈관질환, 감염, 악성암, 위장질환, 골다공증 등이 여기에 해당한다.[3] 전향적 역학연구에서는 류마티스관절염환자의 평균수명은 남성에서는 7년, 여성에서 3년이 단축되는 것으로 지적하였다.[4]

류마티스관절염의 임상발현에 선행하는 다양한 요인이 있고, 또한 류마티스관절염에 민감한 사람의 임상과정을 더욱 악화시키는 다양한 요인들이 존재한다. 이러한 여러 요인의 질병은 환자 스스로를 자연의학적 치료에 편안히 맡기는 것이 도움이 된다. 여기에는 음식섭취 변경, 식물성제제 투여, 상담 및 적절한 물리의학 등을 포함한다.

류마티스관절염의 복잡한 원인 및 발병기전

이번 장에서는 류마티스관절염에 취약한 환자의 특징과 류마티스관절염의 병리학적 특징 및 질병악화 등과 관련된 류마티스관절염의 발병에 영향을 미치는 다양한 원인에 초첨을 맞추어 서술하였다. 특히 장내 미생물총의 영향, 호르몬의 변경, T세포 및 그 하위 면역물질의 조절장애, 환경독소의 만성노출, 유전적 영향, 산화스트레스의 총수준 등의 요인에 더욱 중점을 두었다.

---

81) 역자주: Pannus란 만성자극이나 만성감염으로 인해 결합조직이 두꺼워지는 현상, 각막, 결막, 이식한 조직의 이식부에 자주 나타남.

장내 미생물총의 영향

장내 정상세균총은 여러 가지 방법으로 RA의 병리과정에 영향을 미칠 수 있다고 켈드센-크라우(Kjeldsen-Kragh)[5]가 주장해 왔다. 예를 들어, 정상적인 소장의 세균종인 프로테우스속(Proteus mirabilis) 세균들은 요로감염을 유발할 수 있다. 해당 세균속의 일종인 균의 표층막 단백질에서는

표 30-1. 류마티스관절염[a]의 진단기준(American Rheumatism Association Criteria)[82)]

증상	정의
조조강직(아침에 뻣뻣함)	아침에 기상 후 큰 움직임 없이 시작되는 첫 동작에서 느낄 수 있는 관절의 뻣뻣함이 최소 한 시간 이상 지속됨.
3가지 관절부위 이상에서의 관절염	다음의 관절 중 3가지 부위 이상에서 액체가 고이거나 부기 등의 증상이 나타나야 한다. 손목, PIP, MCP, 팔꿈치, 무릎, 발목, MTP
손관절증상	손목, MCP, PIP 등의 관절에서 증상이 나타나야 한다.
대칭관절염	다음의 관절 중 한 부위 이상에서 양측성으로 증상이 나타나야 한다. 손목, PIP, MCP, 팔꿈치, 무릎, 발목, MTP[b]
류마티스결절	관절의 신근부위나 뼈가 튀어나온 부위의 피부에 결절이 발견되어야 한다.
항혈청류마티스인자 양성반응	95% 이상 신뢰수준의 혈액검사결과에서 류마티스인자가 발견되어야 한다. (단, 5%의 정상인에서도 류마티스인자가 양성으로 나타나기도 한다.)
영상의학적 변화	영상의학적 염증(관절부위 미란)소견 또는 손 또는 손목 관절주위 골감소증(osteopenia)소견

[a] Arnett FC, Edworthy SM, Bloch DA, McShane DJ, Fries JF, Cooper NS, et al. The American Rheumatism Association 1987 revised criteria for the classification of rheumatoid anhritis. Arthritis Rheum. 1988;31:315-324.

[b] PIP, MCP, MTP 관절은 완벽하게 양측성일 필요는 없다.

LR+=positive likelihood ratio, LR-=negative likelihood ratio, PIP=proximal interphalangeal, MCP=metacarpophalangeal, MTP=metatarsophalangeal.

위의 7가지 증상 중 4개 이상의 증상이 6주 이상 관찰될 때 류마티스로 진단한다.

---

82) 역자주: 위의 진단기준은 민감도가 떨어져서 아래의 진단기준이 새롭게 발표되었다.

관절침범양상에 따라(관절의 수와 위치)	
대관절(어깨, 팔꿈치, 골반, 무릎, 발목) 1개	0점
대관절(어깨, 팔꿈치, 골반, 무릎, 발목) 2개	1점
소관절 1~3개	2점
소관절 4~10개	3점
관절 10개 이상(최소 1개의 소관절을 포함하여)	5점
혈청학적 이상(최소 한 가지 검사 이상)	
류마티스인자, 항CCP 항체 모두 음성	0점
류마티스인자 혹은 항CCP 항체 양성(기준치 상한의 3배 미만)	2점
류마티스인자 혹은 항CCP 항체 양성(기준치 상한의 3배 이상)	3점
급성기 반응물질(최소한 한 가지 검사 이상)	
적혈구침강속도(ESR) 또는 C-반응단백(CRP) 모두 정상	0점
적혈구침강속도(ESR) 또는 C-반응단백(CRP) 수치상승	1점
증상 지속기간	
6주 미만	0점
6주 이상	1점
류마티스관절염 진단기준: 위의 점수를 합하여 6점 이상인 경우에 진단함.	

6개의 아미노산염기서열이 발견되는데, 이것은 류마티스관절염과 관련된 인간백혈구항원(HLADR)의 여러 유형에서 발견되는 염기서열과 단지 두 개의 아미노산만 다르게 나타난다. 프로테우스속 세균의 염기서열을 포함하는 펩티드에 대한 항체활동이 건강한 대조군과 강직성척추염(ankylosing spondylitis) 환자군보다 류마티스관절염 환자군에서 확연이 증가되어 있었다.[6,7] 또한 높아진 자동항체를 표적으로 하는 해당 조직적합항원(HLA)의 염기서열도 일본인 류마티스관절염환자를 대상으로 한 연구에서 높게 나타났다.[8] 류마티스관절염환자에게 1주일 동안 금식한 다음 채식식단(치료에 대한 장 참조)이 제공되었을 때 여러 가지 인체반응 중에 프로테우스를 억제하는 면역글로불린 G의 활동에 상당한 감소가 나타났고, 그것은 환자의 질병상태가 호전되는 데 직접적인 연관이 있었다.[9] 이러한 *E. coli*, *P. mirabilis*에 대한 항체활동 수준의 변화는 다른 경우에는 관찰되지 않는다. 그러나 류마티스관절염의 병리기전에 기여할 수 있는 잠재력을 가진 정상세균총이 이 세균들만은 아닐 수도 있다. 이외에도 *Eubacterium aerofaciens* 또는 *Bifidobacterium breve*의 세포벽 조각을 쥐에 주입하여 RA와 유사한 관절염의 병태결과를 보여 주는 여러 연구결과가 있다.[10] 류마티스관절염환자의 장(bowel)에서 *Clostridium peifringens*의 증가가 나타나기도 하는데, 이는 아마도 항염증약물치료의 결과에 기인한 것으로 보인다.[11–13]

이러한 세균들의 장관내 존재는 장관의 얇은 상피층으로 림프조직과 분리되어 살아 가는 장내 미생물의 수많은 종 중에서 하나이기 때문에 그리 놀라운 일은 아니니다. 그리고 스스로를 공격하는 자가면역반응을 유발하는 항원이 잠재적으로 존재한다는 것 또한 그러하다. 이러한 세균들뿐만 아니라 류마티스관절염의 발병에 마이코플라스마(mycoplasma)의 영향도 임상증상의 유발범위 내에서 고려되어야 한다.

한 연구에서 류마티스관절염을 앓는 남성의 혈청 테스토스테론수치는 지속적으로 감소되는 것을 발견하였다.

호르몬의 변화

류마티스관절염의 병태생리를 바라보는 또 다른 시각은 류마티스관절염의 진행과정 중과 이전 모두에서의 글루코코르티코이드(steroid) 및 성호르몬의 변화를 탐구하는 것이다. 실제로 호르몬의 변화가 류마티스관절염을 유발하는 원인이 될 수 있으며, 이러한 호르몬의 변화에 대해서는 류마티스관절염의 이미 확립된 염증과정을 통해 보조적 병리과정으로 설명하려고 여러 학자들이 시도하고 있지만, 실제로 이 영역은 대단히 복잡하다. 1995년 보고된 Masi et al.[14]의 리뷰논문을 살펴보면 이전에 스테로이드치료를 받아 본 적이 없는 류마티스관절염환자의 성호르몬을 측정하여 결과를 분석하였는데, 류마티스관절염과 폐경 전과 폐경 후 여성에서 DHEA-s (dehydroepiandrosterone sulfate)가 크게 감소되었음을 발견할 수 있었다. 감소 정도는 폐경 전환자에서 보다 크게 나타났다(폐경 후 19% 감소, 폐경 전 39% 감소). 남성 류마티스관절염환자에 대한 분석결과로는 대조군 대비 혈청 테스토스테론수치가 지속적으로 줄어든 것이다.

아마도 류마티스관절염환자의 가장 중요한 호르몬연구 중 하나는 류마티스관절염의 진단이 이루어지기 전인 20년 전에 4개의 항목을 기준으로 수집되었던 환자의 혈청에 관한 연구이다.[15] 인종, 나이, 월경상태 등이 일치하는 샘플을 제공한 실험대상자들은 결국 류마티스관절염으로 진단되었다. 이 연구에서 류마티스관절염으로 진단되지 않은 대조군에 비해, 류마티스관절염이 진단된 폐경 전 여성의 가장 젊은 집단에서 DHEA-s 혈중농도가 상당히 낮은 수준임을 발견하였다. 이 막내그룹(연구시작시 29세였고, 41세가 되어 류마티스관절염이 진단된 그룹)은 DHEA-s의 감소와 함께 DHEA-s와 코티솔(cortisol)수치 간의 큰 괴리를 보여 주었는데 이에 반해, 고령의 피험자에서는 이러한 두 호르몬 간의 괴리가 나타나지 않았다. 이러한 결과의 해석은 부신피질기능장애는 소수의 여성에서 류마티스관절염의 장기적 표지자가 될 수 있다는 것이다. 혹은 이러한 장애가 실제로 일부 젊은 여성의 류마티스관절염의 발병으로 이어질 수 있다는 것이다.

다른 호르몬변화 또한 류마티스관절염의 발병과 발병 후 진행과정에 걸쳐 모두 발생할 수 있다. 예를 들어, 류마티스관절염이 최근 발병(1년 이하)한 환자에서 코티솔수치가 실제로 대조군에 비해 상승한 반면[16], 류마티스관절염환자의 다른 연구에서 보았을 때는 류마티스관절염환자의 '정상적인' 코티솔수치는 만성염증의 양을 고려하여 불충분한 것이라는 이론도 있다.[17] 추가적 연구에 의하면 류마티스관절염이 있는 여성은 적혈구침강속도(ESR), C-반응단백(CRP), IL-6을 포함한 염증표지자가 상승하는 것으로 나타났다. 또한 통증이 심한 활동성 류마티스관절염환자에서는 성장호르몬의 반감기가 짧았고, IGF-I 및 IGF 결합단백질(IGFBP)-3이 낮게 나타났다. 또한 이 환자들의 염증상태에 비해 코티솔 및 DHEA의 분비는 상대적으로 낮게 나타났다.[18] 에스트로겐, 프로게스테론 및 코티솔이 증가하는 임신기간 동안 많은 여성들에서 류마티스관절염증상이 치료된 듯한 체험을 하는 것도 오랜 시간 관찰을 통해 결론지어졌다. 임신 중의 이런 반응은 다음과 같이 설명되는데, 에스트리올(estriol)은 항염증효과를 갖는 것으로 생각되며, 프로게스테론은 류마티스관절염증상이 줄어들게끔 이러한 호르몬분비를 억제하는 방향으로 조절하는 효과를 가지는 것으로 보여진다.[19] 이러한 임신 중 호르몬변화는 항염증성시토카인인 IL-4와 IL-10의 증가, 그리고 염증유발성시토카인인 IFN-γ와 IL-2의 생산감소와 연관되어 증상을 개선하는 것으로 보고되었다.[20]

> 여전히 논란이 있지만 류마티스관절염과 결정규산(crystalline silica) 노출이 관련 있다는 여러 연구가 있다.

T세포와 하위면역계의 조절

자기 자신의 조직 및 세포에 대한 면역적 내성이 소실되는 결과로 나타나는 T세포 및 하위면역체계의 불균형은 류마티스관절염을 보는 또 다른 관점이다.[21] 사실 류마티스관절염은 INF-γ의 증가를 특징으로 하는 Th1세포의 면역반응을 바탕으로 이러한 일련의 면역반응이 병리과정으로 고려된다.[22] 이 이론의 정확한 역할과 류마티스관절염의 병리과정 중 어느 정도의 부분을 차지하는가는 아직 계속 논쟁에 놓여 있다. 이 분야의 연구[23]에 새로운 길을 열 수 있는 최근 한 연구에서는 T세포를 조절하는 Tr1의 감소를 발견했는데, Tr1(regulatory T cell)은 류마티스관절염환자의 혈액에서 항염증성 시토카인인 IL-10을 만들어 낸다. 그리고 IL-10은 Th1시토카인의 활성을 억제한다. Tr1의 감소는 관절활액내의 Th1세포농도, C-반응성단백질(CRP) 농도 및 류마티스관절염의 활성도 등과 상반되는 함수관계를 가진다. 자가면역내성에는 CD4+와 CD25+의 T세포가 중요한 역할을 한다. 류마티스관절염에서 CD4+와 CD25+의 T세포를 억제하는 Tr세포는 전체 CD4+T세포의 5~10%를 차지하는데, 실험적으로 자가면역 CD4+ T세포 증식을 억제하는 것이 확인되었다. 활성류마티스관절염환자로부터 얻어진 CD4+와 CD25+의 Tr세포를 관찰한 결과, 시토카인생산을 억제하는 능력과 CD4+Tr세포의 염증억제능력에 결함이 있는 것으로 확인되었다.[24] 연구결과 이러한 CD4+와 CD25+의 T세포의 억제능력은 항염증성 Tr1세포의 분화에 의해 매개되는 것으로 나타났다.[25]

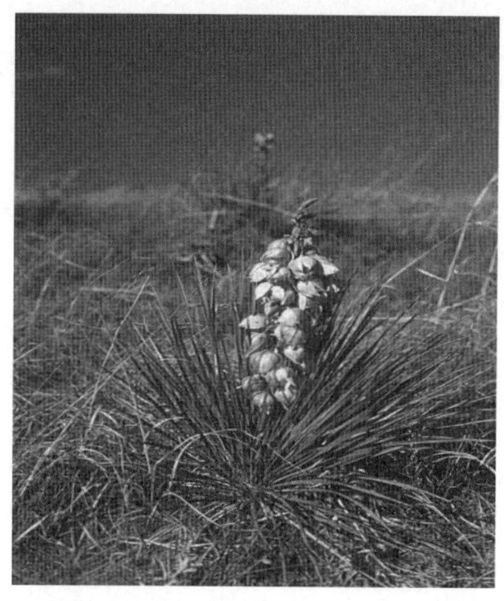

그림 30-1. Yucca(*Yucca glauca*)는 예로부터 류마티스관절염 치료제로서 널리 사용되어 왔다.

환경독소와 유전적 소인

여전히 논란이 있지만 류마티스관절염과 결정규산(crystalline silica) 노출이 관련 있다는 여러 연구가 있다.[26,27] 이와 관련된 가장 최근의 연구는 산업용 모래산업에 종사하는 4,626명의 근로자 집단을 코호트연구방법으로 조사한 산업보건 및 안전관리국(Occupational Health and Safety Administration)에 의한 연구이다.[28] 사망증명서(류마티스관절염은 종종 부가적 원인 또는 기타의 중요한 원인으로 나열된다)에 여러 질병이 언급되었을 수도 있는 노동자의 사망기록들을 취합하여 분석한 코호트조사한 결과가 미국 전체인구의 표준사망률과 비교하여 계산되었다. 이렇게 조사된 코호트연구의 관절염 표준사망률(SMR)은 4.36(신뢰도 95%, 신뢰구간[CI] 2.76~6.54)으로 나타났다. 또한 이 데이터는 누적 결정규산노출과 류마티스관절염의 발병률 간의 긍정적인 상관관계를 보여 주었다.

류마티스관절염의 임상과정심각도에 영향을 줄 수 있는 마지막 요인은 유전요인인데, HLA-DBR1의 대립유전자가 특별히 연관된다. 그러나 흥미로운 것은 쌍둥이를 대상으로 류마티스관절염과 유전자의 관계를 연구하는 동안 쌍둥이 중의 한 명에서 증상이 나타나기 시작한 경우에는 나머지 쌍둥이 한 명에서도 류마티스관절염발병위험에서 상당한 증가가 나타났다는 것이다. 이처럼 쌍둥이에 대한 류마티스관절염의 이환율을 연구한 결과에서 전체 류마티스관절염환자의 발병원인 중에 유전원인이 기여하는 수준이 최대 15% 정도라는 것을 알 수 있다.[29] 류마티스관절염발병에 유전적 요인이 기여한다는 것은 틀림없는 사실이고, 자세히 살펴봐야 할 부분이지만 여전히 앞서 말한 여러 원인들과 함께 하나의 부가적 원인에 해당될 뿐이다.

산화적 스트레스

Darlington과 Stone[30]이 최근에 발표한 리뷰논문에서 흥미로운 사실은 류마티스관절염에 존재하는 관절내 산화과정에 관한 내용이다. 여기서 가장 중요한 것은 과산화질소(peroxynitrite)와 히드록실라디칼(hydroxyl radical)을 생성할 수 있는 산화질소(NO)의 생성이다. 이와 같은 방법으로 혹은 다른 메커니즘을 통해 생성된 히드록실라디칼들은 히알루론산(hyaluronic acid)을 파괴하고, 프로테오글리칸(proteoglycan)도 방해하며, 단백질분해효소억제제(proteinase inhibitor)의 기능도 제한할 수 있다.[31,32] 또한 류마티스관절염환자의 활액낭내의 활액에는 초과산화물(superoxide)과 과산화수소(hydrogen peroxide)를 통해 히드록실라디칼의 생산을 촉진할 수 있는 철분이 포함된 것으로 생각된다. 류마티스관절염환자의 판누스(pannus)에서 발견되는 활성화된 대식세포와 중성구들은 관절손상으로 이어질 산화제의 근원으로 작용한다.[33]

핀란드인환자 18,709명을 대상으로 한 집단역학연구에서 122명에서 류마티스관절염이 진행되었는데, 이들에서는 공통적으로 낮은 셀레늄과 낮은 알파-토코페롤의 농도가 관찰되었고, 이것으로 셀레늄과 알파-토코페롤의 낮은 농도를 류마티스관절염발병위험의 표지자로 짐작할 수 있었다.[34] 낮은 셀레늄은 류마티스인자(RF)검사가 음성인 류마티스관절염에 대한 구체적 위험요소일 수 있다는 한 흥미로운 연구결과가 있는데, 반면 낮은 알파-토코페롤의 수준은 류마티스인자 상태에 독립적인 위험요소일 수도 있다. 류마티스관절염이 없는 1,400명을 대상으로 한 임상연구가 이루어졌는데, 중요한 항산화제인 베타카로틴, 비타민 E, 셀레늄의 혈중농도를 측정하고, 추후에 다시 앞서 검사했던 항산화제의 혈중농도를 측정하였는데, 14명에서 농도가 크게 감소한 것으로 나타났고, 14명은 모두 류마티스관절염이 발병한 것으로 보고되었다.[35]

또한 많은 연구들은 흡연이 류마티스관절염의 위험을 증가시키는 것으로 보고 있다. 폐경여성을 대상으로 한 연구에서는 현재 흡연하고 있거나 이 연구에 참여하기 전 10년 이내에 담배를 끊은 여성들은 류마티스관절염의 발병위험이 증가한 것으로 나타났다. 흡연의 기간과 강도가 모

두 류마티스관절염과 관련 있는 것으로 보여진다.[36]

추가연구에서 흡연하는 류마티스관절염환자가 비흡연자보다 젊은 나이에 발병됨을 보였고, 관절 관련 증상이 보다 두드러진 것으로 보였다. 게다가 비흡연자에 비해 IgM과 IgA 류마티스인자가 더 자주 더 높은 농도로 발견되었다. 전체적으로 흡연자인 류마티스관절염환자는 비흡연자보다 관절유연성과 관절부기 등을 평가한 결과는 흡연자에서 더욱 적극적이고 심각한 질병으로 나타났고, 류마티스결절(rheumatoid nodule)이 더 자주 발견되는 것을 알 수 있었다. 이 연구를 통해 한 가지 제안된 이론은 흡연이 산화스트레스를 유발하여 류마티스관절염발병을 촉진한다는 것이다.[37]

> 잠재적인 항원에 대한 자가면역반응이 질병발병의 동기가 될 때는 위장관계의 문제를 먼저 해결하는 것이 필수적이다.

전반적인 자연의학적 접근법

자가면역상태를 다룰 때는 항상성에 대한 충분한 교란이 발생하여 자체 공격이 촉발되는 근본적인 원인을 가능한 완전히 해결하는 것이 중요하다. 그럼에도 불구하고 류마티스관절염의 원인과 발병기전에 대해 제한적으로 검토하는 이유는 간접적으로 질병과정이 그만큼 복잡하기 때문이다. 어떤 환자의 류마티스관절염은 부신피질기능장애에 주로 기반한 반면, 어떤 환자의 류마티스관절염은 세균(프로테우스)에 대한 면역반응으로 발생되고, 또 다른 환자의 류마티스관절염은 결정규산에 오래 노출되어 발생하게 된다. 그리고 원인요소가 발견되는 경우에도 여전히 감수성의 문제를 고려해야 한다. 결론은 일부 부신기능장애, 프로테우스에 대한 약간의 노출, 산업용 모래업계에서 근무하는 모든 사람은 류마티스관절염의 발병이 가능하다는 것이다. 따라서 전인적 측면(전인적 측면이란 인간의 조직, 마음 및 정신을 뜻한다)이 정리되고 영양소, 식물성의약품, 상담, 적절한 물리의학을 포함하여 자연의학적 접근방법을 제공받는 것은 많은 도움이 될 것이다.

임상영양

단식

대부분의 류마티스환자들에서 채식식단을 계속적으로 제공하면서 일주간의 금식기간을 갖는 일련의 과정을 1년 동안 시행한 경우에는 류마티스관절염증상을 줄일 수 있다는 여러 가지 증거가 발견되었다.[38] 연구된 금식기간 동안 환자는 마늘과 야채국물, 감자와 파슬리를 달인 즙, 허브

티, 그리고 당근, 사탕무, 셀러리를 갈아 만든 주스만을 마실 수 있게 하였다. (저칼로리섭취 때문에 면역체계의 잠재적 억제 이외에 이 금식다이어트로 제공된 식물성제제가 그 자체로 산화억제제가 많아 해독에 도움이 될 것으로 본다.) 금식에 이어서 새로운 음식을 한 번에 하나씩 섭취하도록 했고, 새로운 음식이 주어진 후 환자들에서 통증, 뻣뻣함, 관절의 부기증가가 발견되면 곧바로 그 음식을 중단시켰다. 일주일 대기 후에 또다시 같은 음식을 제공하여 반복악화가 나타나는 경우는 해당항목은 연구기간의 나머지를 위해 제거하였다. 3~5개월간 글루텐,[83] 고기, 생선, 달걀, 낙농제품, 정제된 설탕, 감귤, 소금, 강한 향료, 방부제, 알코올, 차, 커피 등 이외의 새로운 음식품목이 환자에게 차례대로 소개되었다. 위의 음식들이 소개된 후에 낙농제품과 글루텐은 차례로 소개되도록 허용했다.[84] 1년 동안 위의 과정을 거친 27명의 류마티스관절염실험군은 26명의 대조군에 비해 통증, 조조강직의 지속, 관절의 유연함과 부은 관절, ESR, CRP, 백혈구수에서 통계적으로 의미있는 감소를 확인할 수 있었다. 이 연구가 끝나갈 무렵에 두 그룹 간의 증상 차이는 감지할 수 있을 정도로 확연히 커졌다. 단적인 예로 조조강직증상이 대조군에서 2.5시간 이상이 보고된 데 반해, 실험군은 약 1.5시간으로 큰 차이를 보였다. 평균 CRP는 대조군에서 약 30 mg/L이었고, 실험군은 20 mg/L보다 적은 것으로 나타났다.

더 최근의 연구에서 류마티스관절염환자에서 금식 효과 또한 몇 가지 흥미로운 결과를 제시한다.[39] 특히 야채주스만 마시는 1주일간의 금식 이후에 ESR, CRP, 통증관절수 등의 상당한 감소를 발견했을 뿐만 아니라 염증유발성시토카인인 IL-6도 37% 감소한 것으로 나타났다. 또한 케톤생성식사요법(ketogenic diet)을 시행한 환자에서 DHEA-s의 농도가 상당히 증가한 것으로 보고된 사례도 있었다.

이러한 식사를 통한 접근법이 류마티스관절염환자에게 도움이 되는 이유는 환자의 장관내 정상세균총의 변조를 통한 것으로 생각된다. 27명의 금식(채식주스섭취군) 실험군과 26명의 대조군의 대변샘플을 이용한 장내세균의 세포벽구성요소가 되는 여러 가지 지방산에 대해 분석이 이루어졌다. 대변분석결과 식이에 반응이 좋은 환자와 반응이 좋지 못한 환자들 간의 큰 차이가 발견되었다.[40] 따라서 잠재적인 항원에 대한 자가면역반응이 질병발생의 동기가 될 때는 위장관의 문제를 먼저 해결하는 것이 필수적이다. 거시적인 외부세계와 체계가 잘 잡히고, 질서가 정연한 때로는 불확실한 균형을 가진 미시적인 내부세계(미생물세계) 사이의 가장 중요한 경계는 영양학적 영향을 많이 받으므로 신중한 임상의는 영양의 관점에서 위장건강을 세밀히 관찰해야 한다.

연구와 관련하여 1년 내내 관리그룹내에서 어떤 큰 변화가 없었다. 하지만 실험군에서 금식이 끝나고 새로운 음식물이 주어질 때마다 여러 변경사항이 있었는데, 그때마다 지방산변화를 확인하고, 위장관내 세균총의 변화도 음식물의 단계 각각에서 명백히 나타났다(예; 금식기간, 음식물 단

83) 역자주: 밀가루성분의 일종. 빵을 많이 먹으면 이 성분 때문에 소화가 잘 안 됨.
84) 역자주: 밀가루의 글루텐, 낙농제품의 카제인. 이 두 가지 단백질은 체내에서 흔히 hidden allergy 작용하여 leaky gut syndrome을 잘 유발한다.

계별 투여기간, 유제품투여기간 이 모두에서 다르게 나타났다). 결론적으로 류마티스관절염의 병리과정 개선과 연관된 방법으로 위장관내 세균을 변경하기 위한 금식과 엄격한 식사요법의 상호비교시험을 고려해 볼 수 있다. 장내 세균총이 류마티스관절염의 원인이 되는 역할을 할 수 있는 가능성이 있을 때뿐만 아니라 여러 치료법 중 확실한 치료방법의 선택이 결정되지 않은 환자에서는 이 방법을 제안해 보는 것도 좋은 방법이 될 것이다.

호르몬지원

부신기능장애는 류마티스관절염발병에 근본적인 역할을 할 수도 있기 때문에 경우에 따라서는 안드로겐이나 DHEA를 보충하는 것은 논리적일 수도 있다. DHEA를 보충하는 이유는 여러 연구결과를 취합해 볼 때 충분한 근거를 가지며, 많은 도움이 되리라고 생각된다. 첫째, 이미 검토한 바와 같이 안드로겐호르몬은 일반적으로 류마티스관절염(여성에서는 DHEA, 남성에서는 테스토스테론)이 있는 여성과 남성 환자에서 감소되는 것으로 나타났다. 둘째, 최근의 연구결과는 만성류마티스관절염환자는 수술을 앞둔 환자들이 겪는 정도의 아주 심한 정신적 스트레스로 코티솔 및 에피네프린이 대폭 증가하는 경험을 하는데, 대개 이러한 코티솔 및 에피네프린의 증가는 수술을 위해 전신마취를 하면 곧바로 떨어진다. 하지만 이러한 형태는 관절염환자에서는 보이지 않는다.[41] 이 형태가 우리에게 암시하는 것은 적어도 류마티스관절염환자 일부에서 이러한 스트레스를 극복하려는 시도에서 스테로이드(glucocorticoids)수요가 증가했고, 이것이 비록 성공적으로 충족되었다고 하더라도 안드로겐분비조절로는 불완전할지도 모른다. 결과적으로 이 두 호르몬 간의 건강한 관계는 유지되지 않는다. 또한 이러한 호르몬문제가 류마티스관절염의 발병에 본질적이든지 보조적이든지 간에 앞서 말한 호르몬보충은 도움이 되는 것으로 보인다. DHEA-s는 염증유발성시토카인인 IL-6[42]의 유전자코딩발현을 감소시키는데, 류마티스관절염환자가 IL-6에 노출되면 관절염이 악화되는 것으로 보고된다.

항산화제보충 및 항염증지원

류마티스관절염환자의 치료에 EPA 및 DHA 등 오메가-3 지방산의 투여가 효과가 있다는 이론적 근거는 실험적으로 많이 뒷받침되고 있다. 오메가-3 지방산은 LOX와 COX의 대사에서 오메가-6 지방산과 경쟁하여 염증을 억제할 뿐만 아니라 아라키돈산을 대신하여 세포막의 인지질을 구성하기도 한다.[43,44] 다소 개방적인 여러 번의 실험을 통해 6~24주 동안 하루 2~20 g 정도의 EPA를 생선오일으로 복용한 류마티스관절염환자에서 질병에 대한 여러 효과가 이미 입증되었다.[45-49] 오메가-3 지방산을 이용한 가장 안정적인 치료적 투여는 비타민 E 또는 지용성비타민

C인 ascorbyl palmitate를 EPA와 DHA가 생선에서 추출될 당시의 함유비율을 그대로 살린 생선오일제제에 섞어서 하루 3~6 g 정도 지속적으로 투여하는 것이다. 물론 이 생선오일뿐만 아니라 올리브오일이나 감마리놀렌산(GLA)과 같은 다른 오일류도 역시 류마티스관절염환자를 위한 항염증혜택을 제공할 수 있다.[50-52] 특히 필수지방산은 주목할 만하고 잠재적인 효과가 기대되어 감마리놀렌산은 치료효과를 극대화시키는 데 많은 연구들이 진행되고 있다. 감마리놀렌산은 아라키돈산으로 변환할 수 있어서 이 변환을 차단하는 EPA와 함께 감마리놀렌산의 다량으로 복용해야 한다. 류마티스관절염치료와 관련된 필수지방산효과에 대한 연구와 함께 생선의 정기적 섭취가 류마티스관절염을 예방한다는 증거도 있다. 역학연구에서 주당 한 번 미만으로 생선을 섭취하는 것에 비해, 주당 적어도 두 번 이상의 구운 생선이나 찐 생선을 섭취하면 류마티스관절염 위험의 상당한 감소(신뢰구간: 0.35-0.93, 오차비율: 0.57)가 보이는 것으로 보고된다.[53]

> **몇몇 실험에서는 생선오일을 복용하는**
> **류마티스관절염환자에서 효과를 증명하고 있다.**

류마티스관절염환자에서는 지속적인 산화스트레스가 존재함을 감안할 때 일반적인 항산화제인 비타민 A, C, E를 보충해야 하는 근거는 확실하다고 볼 수 있다. 레티놀과 결합하는 단백질농도가 대조군과 비교할 때는 류마티스관절염환자에서 확연히 낮은 것으로 보고되기도 한다.[54] 비타민 C는 항산화제로서의 작용 이외에도 류마티스관절염의 병리특성상 관절공간이 좁아져 결국 뼈까지 피해를 주는 것을 막기 위한 콜라겐을 생산하는 효과도 가진다. 이 콜라겐생산은 비타민 C의 프롤린(proline) 및 라이신(lysine)의 수산화작용을 통해 이루어진다. 12주간 비타민 E 600 IU를 하루에 두 번 투여하는 이중맹검임상시험결과 대조군에 비해 비타민 E를 투여받은 환자는 작지만 중요한 진통효과가 나타났다.[55] 비타민 E의 투여를 통한 진통효과가 비스테로이드소염제(NSAID)의 사용을 통한 진통작용만큼 명확하게 좋은 것은 아니지만, 류마티스관절염의 합병증 중 하나인 심혈관질환에도 도움을 줄 수 있다는 것을 기억해야 한다. 비타민 E는 이런 이유만으로도 류마티스관절염의 치료에 포함되는 것이 훨씬 더 정당하며, 비스테로이드소염제 사용시의 부작용 없이 어느 정도의 통증완화를 제공할 수 있으리라 본다. 또한 셀레늄은 류마티스관절염환자의 혈청에서 감소하는 것으로 보고되는데[56], 글루타티온과산화효소(glutathione peroxidase)의 필수보조효소이기도 한 이 셀레늄도 보충제로서 치료에 도움이 될 수 있을 것이다. 그러나 류마티스관절염환자에서 장기간(26주) 셀레늄보충 후 관찰한 결과는 글루타티온과산화효소는 환자의 침체된 활동을 증가하는 데 실패했다.[57] 또한 비타민 D의 과량섭취는 반대로 류마티스관절염위험을 증가시킬 수도 있을 것으로 보이기도 한다.[58]

식물성의약품

류마티스관절염환자에서 가장 많은 도움이 되는 식물성제제 중 하나는 쿠루쿠민(curcumin)을 주성분으로 하는 강황(*Curcuma longa*)이다. 항산화 및 항염증효과[59-61]가 주목할 만하므로 강황이 류마티스관절염치료에 가장 적합한 것으로 생각된다. 최근의 연구에서 강황은 IL-6의 특정형태인 OSM(oncostatin M)[85)]에 의해 전달되는 신호전달경로의 강력한 억세세로 작용한다.[62] 요약하면 강황은 OSM에 의해 유도되는 염증성경로를 감소시킨다고 볼 수 있다. 만약 강황에 의해 이 신호전달경로가 억제되지 않으면 OSM의 신호는 metalloproteinases와 그 억제제의 전사(trascription) 및 번역(translation)을 유발한다.[86)] Metalloproteinases와 그 억제제 사이에 불균형이 류마티스관절염의 관절손상메커니즘 중 하나에 해당된다.[87)] Metalloproteinase의 발현을 늦출 수 있도록 하는 것이 한약재를 비롯한 기타 전통의학의 고대약초들의 효능에서 최근에 많이 발견되는 메커니즘 중 하나에 해당된다.

최근 식물문헌에도 보고된 두 번째 치료적 식물제제는 아유르베다의학의 약초조합인 MQR (Maharasnadhi Quathar)이다. 3개월간 45명의 류마티스관절염환자에게 이 약초조합을 투여하는 실험이 진행되었다. 환자들을 두 개의 그룹으로 나누어 하나의 그룹은 MQR을 투여하고, 다른 한 그룹은 다른 약초를 투여하였는데, MQR을 투여한 환자군에서 SOD(superoxide dismutase), 카탈라아제(catalase), 글루타티온과산화효소 등의 항산화제의 확연한 증가를 보였다.[63] MQR을 통한 항산화작용은 염증유발 및 관절조직파괴 등의 류마티스관절염의 핵심발병기전에 영향을 미치는 매개체 중 하나인 반응성산소종을 제거하여 환자에게 큰 도움을 줄 수 있다. 이 연구에서 알 수 있는 또 다른 결과는 MQR을 투여받은 환자에서 지질의 과산화도가 34%만큼 감소되었다는 것이다. MQR는 26가지 약초의 조합인데, 그 대부분(70%)은 고량강(*Alpinia calcarata*)으로 구성되었지만 이외에 생강(*Zingiber officinale*), 열대아몬드(*Terminalia chebllla*), 남가새(*Tribllius lerrestris*), 아쉬와간다(*Wilhania somnifera*) 및 중국 파슬리로 불리는 고수(*Coriandrum sativum*) 등의 다양한 식물들도 포함한다.

37.5~65%의 boswellic acid가 주성분인 유향(*Boswellia serrata*)의 올레오레진(oleoresin)수지추출물은 류코트리엔과 같은 염증중재자의 억제를 통해 강력한 항염증효과를 발휘한다. 유향의 권장량은 150 mg을 하루에 세 번 나누어 복용하는 것이다.[64] 단백분해효소로 일반적으로 상용되는 브로멜라인(bromelain)은 다른 효소처럼 류마티스관절염치료에 대한 직접적인 임상응용이 가능하

---

85) 역자주: T cell과 monocyte의 자극에 의해 합성되는 시토카인으로 IL-6의 일종이며, 염증을 유발하는 것으로 알려져 있으나 항염증작용도 보고됨.

86) 역자주: transcription, translation의 예시; DNA에서 transcription을 통해 mRNA를 만들고, 그 mRNA의 translation을 통해 단백질을 만듦.

87) 역자주: Metalloproteinase는 MMP로도 불리는데 결합조직을 분해하는 효소로 볼 수 있다. 대표적 예로 MMP-3이 추간판의 응집형당단백을 분해하여 척추퇴행을 촉진하는 것으로 알려져 있다.

다. 투여 후 조사한 결과에서 73%가 넘는 환자들에서 유효함을 인정받았다.[65] 생강추출물 역시 예비연구에서 좋은 결과를 보여 주었다.[66] 생강은 5-lipoxygenase의 억제를 통해 류코트리엔 생합성을 막고, cyclooxygenase-1과 cyclooxygenase-2의 억제를 통해 프로스타글란딘합성을 억제한다.[67] 이러한 약초뿐만 아니라 한의학을 포함한 다른 여러 전통의학에 사용되는 약초들은 류마티스관절염증상을 경감시켜 줄 뿐만 아니라 잠재적으로 병태생리에도 영향을 미친다.

류마티스관절염에 사용되었던 또 다른 약용식물들은 다음과 같다.

> 37.5~65%의 boswellic acid가 주성분인 유향(*Boswellia serrata*)의 올레오레진(oleoresin)수지추출물은 류코트리엔과 같은 염증중재자의 억제를 통해 강력한 항염증효과를 발휘한다.

카이엔고추(*Capscicum frutescens*)

카이엔고추를 국소도포하면 해당부위의 감각뉴런에 정장되어 있는 substance P를 제거하는 역할을 한다. 위약대조군 임상시험에서 관절염환자에게 통증이 심한 관절에 캡사이신(capsaicin) 크림 0.025%를 적용해 보았다. 캡사이신연고치료 4주 후 통증의 평균감소는 류마티스관절염환자에서 57%, 퇴행성관절염환자에서 33%로 보고되었다. 캡사이신연고치료환자의 전반적인 치료효과에 대한 설문조사결과 80%는 치료 2주 후 통증감소를 경험한 것으로 나타났다.[68] 고농도캡사이신을 이용한 실험실연구에서도 콜라게나제(collagenase)와 프로스타글란딘 E2의 합성을 감소시켜 세포수준에서 통증완화에 도움이 되는 것을 확인하였다.[69]

뇌공등(雷公藤, *Tripterygium wilfordi*)

이중맹검위약대조군 임상시험에서 기존의 의학적 치료가 실패했던 오래된 류마티스관절염환자에게 낮은 복용량(하루 180 mg) 또는 높은 복용량(하루 360 mg)의 뇌공등추출물을 20주 동안 투여하였다. 또한 실험후에도 안정성이 허락하는 기간 동안 투여는 계속되었다. 결과는 치료그룹에서 복용을 꾸준히 지킨 환자의 절반 이상에서 효과를 본 것으로 나타났다.[70] 또 다른 연구에서는 10명의 환자에게 뇌공등을 초산에틸(ethyl acetate)에 추출한 제제를 하루 180 mg 투여하였는데, 10명 중 6명에서 관절염의 개선을 보여 주었고, 매일 뇌공등을 초산에틸에 추출한 제제 360 mg 이상을 투여한 결과 9명의 환자 중 8명에서 임상적으로 개선을 보였다. 한 환자는 미국의 류마티스 기준상으로도 완치판정을 받았다.[71] 연구에 의하면 뇌공등은 IL-2와 γ-IFN을 포함한 시토카인의 유전자전사(transcription)를 막아 면역반응을 억제하는 것으로 보인다.[72] 또한 미국의 관절염과 근골격계 통증연구소(NIAMS)에서는 현재 류마티스관절염에 대한 뇌공등의 안전과 효능을 평가하는 임상시험을 실시하고 있는 것으로 알려져 있다.[73]

고양이발톱(*Uncaria tomentosa*)

Sulfasalazine 또는 hydroxychloroquine으로 치료받는 40명의 류마티스관절염환자에게 추가로 고순도 고양이발톱의 pentacyclic chemotype추출물을 투여한 결과, 치료 24주 후에 환자 중 53%에서 통증과 관절부기의 감소를 보여 주었다.[74]

> 임상영양학, 식물의학, 상담, 물리의학 등을 통한 효과적인 치료는
> 류마티스관절염환자에서 고통을 크게 덜어주어
> 생활하는 데 많은 도움이 될 것이다.

상담

많은 의사들에서 훈련된 심리학자 또는 상담원 같은 상담기술을 동일한 수준으로 가지고 있지는 않지만, 상담은 류마티스관절염환자의 치료에 충분히 큰 관심을 가질 만한 영역임에 틀림이 없다. 류마티스관절염환자를 대상으로 한 그룹치료에서 환자에게 12주간 각자 자신이 토론주제를 정해 자신의 질병에 대한 토론을 시행하였는데, 자신의 토론 주제를 결정하는 데 최고의 관심사는 '자존심의 상실'이었다.[75] 환자들은 타인과의 관계에서도 생산성과 보상의 측면에서 자신감의 상실로 기인한 상대방에게 자기설정기대치를 충족할 수 없는 느낌을 보고했고, 그리고 그들의 가족과 의사를 포함한 주위사람들과 직면한 문제와 관련하여 적절한 의사소통의 어려움도 보고했다. 하지만 상담치료를 통해 어느 정도 경과를 보이기 시작한 집단상담에 참여하는 환자그룹은 구체적으로 자기만족과 가족자아의 범주에서 자기개념의 점수에서 상당한 개선이 있었다는 것이 주목할 만하다. 의사 스스로가 환자의 염려를 재진술하고 논의해야 할 다른 일이 있는지 질문하고, 공감을 적절하게 표현하는 것과 같은 양질의 커뮤니케이션능력을 개발하고 구현한다면 환자와 의사 모두가 이해하고 만족스럽게 여기는 분위기를 만드는 데 도움이 될 것이다. 또한 스트레스유발요인을 식별할 수 있도록 환자를 지원하고 복식호흡과 같은 스트레스감소기법을 가르치면 호르몬의 중추축인 시상하부-뇌하수체-부신축에 게재된 부하를 줄여서 환자에게 큰 도움을 줄 수 있을 것이다.

물리치료법

류마티스관절염환자에게 도움이 될 만한 마지막 권장치료는 수(水)치료(hydrotherapy: 물의 침수와 운동의 결합 정도로 정의)이다. 139명의 만성류마티스관절염환자연구에서 환자들은 임의로 수치료, 사우나, 운동, 이완치료 등으로 그룹을 나누어 치료받았다.[76] 4주 동안 일주일에 2회씩 각 치

료에 30분가량 참석하고 관절염의 경과에 대한 설문지(Arthritis Impact Measurement Scales 2 questionnaire)를 통해 치료효과를 평가하였다. 가장 큰 개선을 보인 그룹(모든 요법이 다소 도움이 되었다지만)의 환자는 관절통증의 상당한 감소와 무릎운동범위의 향상을 함께 보고한 수치료-처치 그룹이었다. 특히나 일부환자들은 수치료시 물의 온도를 번갈아가며, 온냉압박을 교대로 응용함으로써 더 나은 치료효과를 보이기도 하였다.

결론

류마티스관절염환자는 극도로 복잡한 질병과정의 증상을 경험한다. 가능한 원인인자에는 여러 가지가 있는데, 아마도 아직 명확하게 밝혀지지 않은 상태에 있다. 그리고 질병의 자가면역에 기반한 염증 특성이 잘 나타나는 민감한 사람에서부터 그렇지 않은 사람까지 여러 유형의 발병기전이 관찰된다. 류마티스관절염발병에 마이코플라스마(mycoplasma)의 존재와 효과는 임상의사의 치료적 측면에서 반드시 고려되어야 한다. 임상영양학, 식물의학, 상담, 물리의학 등을 통한 효과적인 치료는 류마티스관절염환자의 고통을 크게 덜어주어 생활하는 데 많은 도움이 될 것이다.

참고문헌

[1]National Institute of Arthritis and Musculoskeletal and Skin Diseases. Rheumatoid Arthritis. Available at: www.niams.nih.gov/Health_Info/Rheumatic_Disease/default.asp#ra_3. Accessed November 17, 2007.

[2]Masi AT Incidence of rheumatoid arthritis: Do the observed age–sex interaction patterns support a role of androgenic-anabolic (AA) steroid deficiency in its pathogenesis? Br J Rheumatol. 1994;33:697–699.

[3]Mikuls TR, Saag KG. Comorbidity in rheumatoid arthritis. Rheum Dis Clin North Am. 2001;27(2):283–303.

[4]Vandenbroucke J, Hazevoet H, Cats A. Survival and cause of death in rheumatoid arthritis: A 25-year prospective follow-up. J Rheumatol. 1984;11:158–161.

[5]Kjeldsen-Kragh J. Rheumatoid arthritis treated with vegetarian diets. Am J Clin Nutr. 1999;70(suppl.):594S–600S.

[6]Wilson C, Ebringer A, Ahmadi K, et al. Shared amino acid sequences between major histocompatibility complex class II glycoproteins, type XI collagen and Proteus mirabilis in rheumatoid arthritis. Ann Rheum Dis. 1995;54:216–220.

[7]Tani Y, et al. Antibodies to Klebsiella, Proteus, and HLA-B27 peptides in Japanese patients with ankylosing spondylitis and rheumatoid arthritis. J Rheumatol. 1997;24(1):109–114.

[8]Takeuchi F, Kosuge E, Matsuta K, et al. Antibody to a specific HLA DR b1 sequence in Japanese patients with rheumatoid arthritis. Arthritis Rheum. 1990;33:1867–1868.

[9]Kjeldsen-Kragh J, Rashid T, Dybwad A, et al. Decrease in anti–Proteus mirabilis but not anti–Escherichia coli antibody levels in rheumatoid arthritis patients treated with fasting and a one-year vegetarian diet. Ann Rheum Dis. 1995;54:221–224.

[10]Hazenberg MP, Klasen IS, Kool J, Ruselervan-Embden JG, Severijnen AJ. Are intestinal bacteria involved in the etiology of rheumatoid arthritis? APMIS. 1992;100(1):1–9.

[11]Olhagen B, Månsson I. Intestinal Clostridium perfringens in rheumatoid arthritis and other collagen

diseases. Acta Med Scand. 1968;184(5):395–402.

[12]Shinebaum R, Neumann VC, Cooke EM, Wright V. Comparison of faecal florae in patients with rheumatoid arthritis and controls. Br J Rheumatol. 1987;26(5):329–333.

[13]Dearlove M, Barr K, Neumann V, Bird HA, Gooi HC, Wright V. The effect of nonsteroidal antiinflammatory drugs on faecal flora and bacterial antibody levels in rheumatoid arthritis. Br J Rheumatol. 1992;31:443–1447.

[14]Masi AT, Feigenbaum SL, Chatterton RT. Hormonal and pregnancy relationships to rheumatoid arthritis: Convergent effects with immunologic and microvascular systems. Semin Arthritis Rheum. 1995;25(1):1–27.

[15]Masi AT, Chatterton RT, Aldag JC. Pertubations of hypothalamic-pituitary-gonadal axis and adrenal andgrogen functions in rheumatoid arthritis: An odyssey of hormonal relationships to the disease. Ann NY Acad Sci. 1999;876:53–62.

[16]Green R, Godaert GLR, et al. Experimentally induced stress in rheumatoid arthritis of recent onset: Effects on peripheral blood lymphocytes. Clin Exper Rheumatol. 1998;16:553–559.

[17]Foppiani L, et al. Desmopressin and low-dose ACTH test in rheumatoid arthritis. Eur J Endocrinol. 1998;138(3):294–301.

[18]Blackman MR, Muniyappa R, Wilson M, Moquin BE, Baldwin HL, Wong KA, Snyder C, Magalnick M, Alli S, Reynolds J, Steinberg SM, Goldbach-Mansky R. Diurnal secretion of growth hormone, cortisol, and dehydroepiandrosterone in pre- and perimenopausal women with active rheumatoid arthritis: A pilot casecontrol study. Arthritis Res Ther. 2007 Jul 28;9(4):R73:[Epub ahead of print].

[19]Hench PS. The ameliorating effect of pregnancy on chronic atrophic (infectious rheumatoid) arthritis, fibrositis, and intermittent hydrarthrosis. Proc Staff Meet Mayo Clin. 1938;13:161–167.

[20]Østensen M. Sex hormones and pregnancy in rheumatoid arthritis and systemic lupus erythematosus. Ann NY Acad Sci. 1999;876:131–143.

[21]Romagnani S. Lymphokine production by human T cells in disease states. Annu Rev Immunol. 1994;12:227–257.

[22]Dolhain RJEM, van der Heiden AN, ter Haar NT, Breedveld FC, Miltenburg AMM. Shift toward T lymphocytes with a T helper 1 cytokine-secretion profile in the joints of patients with rheumatoid arthritis. Arthritis Rheum. 1996;39:1961–1969.

[23]Yudoh K, Matsuno H, Nakazawa F, Yonezawa T, Kimura T. Reduced expression of the regulatory CD4 + T cell subset is related to Th1/Th2 balance and disease severity in rheumatoid arthritis. Arthritis Rheum. 2000;43(3):617–627.

[24]Ehrenstein MR, Evans JG, Singh A, Moore S, Warnes G, Isenberg DA, Mauri C. Compromised function of regulatory T cells in rheumatoid arthritis and reversal by anti-TNFalpha therapy. J Exp Med. 2004 Aug 2;200(3):277–285. Epub 2004 Jul 26.

[25]Foussat A, Cottrez F, Brun V, Fournier N, Breittmayer JP, Groux H. A comparative study between T regulatory type 1 and CD4+CD25+ T cells in the control of inflammation. J Immunol. 2003 Nov 15;171(10):5018–5026.

[26]Parks C, Conrad K, Cooper G. Occupational exposure to crystalline silica and autoimmune disease. Environ Health Perspect. 1999;107(suppl.5):793–802.

[27]Streenland K, Goldsmith D. Silica exposure and autoimmune diseases. Am J Ind Med. 1995;28:603–608.

[28]Steenland K, Sanderson W, Clavert GM. Kidney disease and arthritis in a cohort study of workers exposed to silica. Epidemiology. 2001;12:405–412.

[29]Järvinen P, Aho K. Twin studies in rheumatic diseases. Semin Arthritis Rheum. 1994;24(1):19–28.

[30]Darlington GA, Stone TW. Antioxidants and fatty acids in the amelioration of rheumatoid arthritis and related disorders. Br J Nutr. 2001;85:251–269.

[31]Grootveld M, Henderson EB, Farrell A, Blake DR, Parkes HG, Haycock P. Oxidative damage to hyaluronate and glucose in synovial fluid during exercise of the inflamed rheumatoid joint: Detection of abnormal low-molecular-mass metabolites by proton-NMR spectroscopy. Biochem J. 1991;273(pt.2):459–467.

[32]Cooper B, Creeth JM, Donald AS. Studies of the limited degradation of mucous glycoproteins—the mechanism of the peroxide reaction. Biochem J. 1985;228(3):615–626.

[33]Wasil M, Halliwell B, Moorhouse CP, Hutchinson DCS, Baum H. Biologically significant scavenging of the myeloperoxidase-derived oxidant hypochlorous acid by some antiinflammatory drugs. Biochem

Pharmacol. 1987;36(22):3847–3850.

[34]Knekt P, et al. Serum selenium, serum alphatocopherol, and the risk of rheumatoid arthritis. Epidemiology. 2000;11(4):402–405.

[35]Heliovaara M, Knekt P, Aho K, Aaran R-K, Alfthan G, Aromaa A. Serum antioxidants and risk of rheumatoid arthritis. Ann Rheum Dis. 1994;53(1):51–53.

[36]Criswell LA, Merlino LA, Cerhan JR, Mikuls TR, Mudano AS, Burma M, Folsom AR, Saag KG. Cigarette smoking and the risk of rheumatoid arthritis among postmenopausal women: results from the Iowa Women's Health Study. Am J Med. 2002 Apr 15;112(6):465–471.

[37]Papadopoulos NG, Alamanos Y, Voulgari PV, Epagelis EK, Tsifetaki N, Drosos AA. Does cigarette smoking influence disease expression, activity and severity in early rheumatoid arthritis patients? Clin Exp Rheumatol. 2005 Nov–Dec;23(6):861—66.

[38]Kjeldsen-Kragh J, et al. Controlled trial of fasting and one-year vegetarian diet in rheumatoid arthritis. Lancet. 1991;338:899–902.

[39]Fraser DA, Thoen J, Djøselandø, Førreø, Kjeldsen-Kragh J. Serum levels of interleukin-6 and dehydroepiandrosterone sulphate in response to either fasting or a ketogenic diet in rheumatoid arthritis patients. Clin Exper Rheumatol. 2000;18:357–362.

[40]Peltonen R, et al. Changes of faecal flora in rheumatoid arthritis during fasting and one-year vegetarian diet. Br J Rheumatol. 1994;33:638–643.

[41]Hirano D, Masakazu N, Ogawa R, Yoshino S. Serum levels of interleukin 6 and stress related substances indicate mental stress condition in patients with rheumatoid arthritis. J Rheumatol. 2001;28:490–495.

[42]Bellido T, Jilka R, Boyce B. Regulation of interleukin-6 osteoclastogenesis, and bone mass by androgens: The role of the androgen receptor. J Clin Invest. 1995;2886–2895.

[43]Heller A, Koch Schmeck J, vanAckern K. Lipid mediators in inflammatory disorders. Drugs. 1998;55(4): 487–496.

[44]Sperling RI. Dietary omega-3-fatty acids: Effects on lipid mediators of inflammation and rheumatoid arthritis. Rheum Dis North Am. 1991;17(2):373–389.

[45]Esperson GT, Grunnet N, Lervang HH, Nielsen GL, Thomsen BS, Faarvang KL. Decreased interleukin-1 beta levels in plasma from rheumatoid arthritis patients after dietary supplementation with n-3 polyunsaturated fatty acids. Clin Rheumatol. 1992;11:393–395.

[46]Kremer JM, Lawrence DA, et al. Dietary fish oil and olive oil supplementation in patients with rheumatoid arthritis: Clinical and immunologic effects. Arthritis Rheum. 1990;33(6):810–820.

[47]Kremer J, Jubiz W, Michalek A, et al. Fish oil fatty acid supplementation in active rheumatoid arthritis. Ann Int Med. 1987;106:497–503.

[48]Sperling RI, et al. Effects of dietary supplementation with marine fish oil on leukocyte lipid mediator generation and function in rheumatoid arthritis. Arthritis Rheum. 1987;30:988–997.

[49]Kremer JM, Michalek AV, Lininger L. Effects of manipulation of dietary fatty acids on clinical manifestations of rheumatoid arthritis. Lancet. 1985;i:184–187.

[50]Whitehouse MW, Macrides TA, Kalafatis N, Betts WH, Haynes DR Broadbent J. Anti-inflammatory activity of a lipid fraction from the NZ green-lipped mussel. Inflammopharmacology. 1997;5:237–246.

[51]Leventhal LJ, Boyce EG, Zurier RB. Treatment of rheumatoid arthritis with gamma linolenic acid. Ann Int Med. 1993;119:867–873.

[52]Cleland LG, French JK, Betts WH, Murphy GA, Elliot MJ. Clinical and biochemical effects of dietary fish oil supplements in rheumatoid arthritis. J Rheumatol. 1988;15:1471–1475.

[53]Shapiro JA. Diet and rheumatoid arthritis in women: A possible protective effect of fish consumption. Epidemiology. 1996;7:256–263.

[54]Fairney A, Patel KV, Fish DE, Seifert MH. Vitamin A in osteo- and rheumatoid arthritis. Br J Rheumatol. 1988;27:329–330.

[55]Edmonds SE, Winyard PG, Guo R, Kidd B, Merry P, Langrish-Smith A, et al. Putative analgesic activity of repeated doses of vitamin E in the treatment of rheumatoid arthritis: Results of a prospective placebo controlled double blind trial. Ann Rheum Dis. 1997;56:649–655.

[56]Aaseth J, Haugen M, Førreø. Rheumatoid arthritis and metal compounds—perspectives on the role of oxygen radical detoxification. Analyst. 1998;123:3–6.

[57]Tarp U, Hansen JC, Overvad K, Thorling EB, Tarp BD, Grandal H. Glutathione peroxidase activity in patients with rheumatoid arthritis and in normal subjects: Effects of long-term selenium supplementation. Arthritis Rheum. 1987;30:1162–1166.

[58]Merlino LA, Curtis J, Mikuls TR, Cerhan JR, Criswell LA, Saag KG; Iowa Women's Health Study. Vitamin D intake is inversely associated with rheumatoid arthritis: results from the Iowa Women's Health Study. Arthritis Rheum. 2004 Jan;50(1):72–77.

[59]Reddy AC, Cokesh BR. Studies on the inhibitory effects of curcumin and eugenol on the formation of reactive oxygen species and the oxidation of ferrous iron. Mol Cell Biochem. 1994;137(1):1–8.

[60]Srivastava KC, Bordia A, Verma SK. Curcumin, a major component of food spice tumeric (Curcuma longa), inhibits aggregation and alters eicosanoid metabolism in human blood platelets. Prostaglandins Leukot Essent Fatty Acids. 1995;52:223–227.

[61]Ammon HP, Wahl MA. Pharmacology of Curcuma longa. Planta Medica. 1991;57:1.

[62]Li WQ, Dehnade F, Zafarullah M. Oncostatin M-induced matrix metalloproteinase and tissue inhibitor of metalloproteinase-3 genes expression in chondrocytes requires janus kinase/STAT signaling pathway. J Immunol. 2001;166:3491–3498.

[63]Thabrew MI, Senaratna L, Samarawickrema N, Munasinghe C. Antioxidant potential of two polyherbal preparations used in Ayurveda for the treatment of rheumatoid arthritis. J Ethnopharmacol. 2001;76:285–291.

[64]Etzel R. Special extract of Boswellia serrata (H15) in the treatment of rheumatoid arthritis. Phytomed. 1996;3:91–94.

[65]Cohen A, Goldman J. Bromelain therapy in rheumatoid arthritis. Pennsylvania Med J. 1964;67:27–30.

[66]Srivastava KC, Mustafa T. Ginger (Zingiber officinale) in rheumatism and musculoskeletal disorders. Med Hypotheses. 1992 Dec;39(4):342–348.

[67]Grzanna R, Lindmark L, Frondoza CG. Ginger—an herbal medicinal product with broad antiinflammatory actions. J Med Food. 2005 Summer;8(2):125–132.

[68]Deal CL, Schnitzer TJ, Lipstein E, Seibold JR, Stevens RM, Levy MD, Albert D, Renold F. Treatment of arthritis with topical capsaicin: A double-blind trial. Clin Ther. 1991 May–Jun;13(3):383–395.

[69]Matucci-Cerinic M, Marabini S, Jantsch S, Cagnoni M, Partsch G. Effects of capsaicin on the metabolism of rheumatoid arthritis synoviocytes in vitro. Ann Rheum Dis. 1990 Aug;49(8):598–602.

[70]Tao X, Younger J, Fan FZ, Wang B, Lipsky PE. Benefit of an extract of Tripterygium wilfordii Hook f in patients with rheumatoid arthritis: A double-blind, placebo-controlled study. Arthritis Rheum. 2002 Jul; 46(7):1735–1743.

[71]Tao X, Cush JJ, Garret M, Lipsky PE. A phase I study of ethyl acetate extract of the Chinese antirheumatic herb Tripterygium wilfordii hook F in rheumatoid arthritis. J Rheumatol. 2001 Oct;28(10):2160–2167.

[72]Lipsky PE, Tao XL. A potential new treatment for rheumatoid arthritis: Thunder god vine. Semin Arthritis Rheum. 1997 Apr;26(5):713–723.

[73]ClinicalTrials.gov. Treating Rheumatoid Arthritis with Tripterygium Wilfordi Hook F or Sulfasalazine. Available at: www.clinicaltrials.gov/ct/show/NCT00062465?order=1. Accessed December 5, 2007.

[74]Mur E, Hartig F, Eibl G, Schirmer M. Randomized double blind trial of an extract from the pentacyclic alkaloid-chemotype of uncaria tomentosa for the treatment of rheumatoid arthritis. J Rheumatol. 2002 Apr;29(4):678–681.

[75]Kaplan S, Kozin F. A controlled study of group counseling in rheumatoid arthritis. J Rheumatol. 1981;8:91–99.

[76]Hall J, Shevington SM, Maddison PJ, Chapman K. A randomized and controlled trial of hydrotherapy in rheumatoid arthritis. Arthritis Care Res. 1996;9(3):206–215

31

피부건강증진을 위한 자연의학

피부는 여러 질병이나 장애에 영향을 받기 쉽다. 피부질환은 전신질환의 외부발현으로 나타나기도 한다. 한 예로 전신성홍반성루푸스(SLE)의 나비발진이 있다. 이외의 다른 피부증상은 국소노출반응을 반영하는 부분적 피부반응이다. 피부문제는 원인이 매우 다양한데 감염(예; 옴, 백선), 알레르기(예; 약물, 음식, 화장품) 등에서부터 영양결핍[예; 비타민이나 필수지방산(EFA) 결핍증은 모낭의 과각질화(hyperkeratosis)를 유발할 수 있다.]에까지 이른다. 피부문제의 또 다른 원인은 벌레에 물리거나 담쟁이 또는 덩굴옻나무잎 등의 식물이 피부에 닿아 발생하는 반응도 포함된다. 이 장에서는 여러 가지 흔한 피부질환의 치료에 대한 자연의학적 접근을 제시한다.

피부는 각 개인의 건강을 비추는 거울이다. 피부상태는 종종 내부의 불균형을 반영한다(표 31-1 참조). 피부는 배출을 담당하는 기관이기 때문에 다른 배출기관(간, 신장, 대장)이 손상되었을 경우에는 손상된 배출경로 이외의 다른 경로를 통해 폐기물을 배출하는 신체의 시도가 반영되어 피부의 병변으로 나타날 수 있다. 단적인 예로, 변비 같은 장의 교란은 몸 안에 배출되지 못하고 순환하는 독소의 양을 증가시켜 피부에 문제를 일으킬 수도 있다. 따라서 피부문제를 개선하기 위해서는 이들 장기의 건강을 향상시킬 필요가 있다. 예를 들어, 간의 건강을 지원하는 것은 호르몬불균형과 관련된 여드름상태를 개선하는 데 도움이 될 수 있다.

건강한 피부를 추진하기 위한 일반적 요건

생활방식은 건강한 피부를 유지하는 데 중요하다. 예를 들어 흡연은 피부를 건조하게 하고, 조기노화를 유발한다. 또한 잦은 태양노출은 피부암, 조기노화 및 피부의 과다색소침착위험증가와 연관된다. 태양노출시에는 일정산 시간을 정하여 제한할 필요가 있고, 장시간 노출시에는 햇빛을 가리는 노력도 필요하다. 임상적으로 운동은 강렬하고 빛나는 피부빛깔을 가꾸고 유지하는 데 큰 도움이 되어 왔다.

적당한 영양소의 적정량섭취도 건강한 피부를 갖기 위한 필수요소에 해당한다. 필수지방산결핍은 종종 습진과 같은 염증을 유발하고, 건조하고 벗겨지기 쉬운 피부의 원인으로 작용하기도 한다. 비타민 A는 피부를 포함한 상처조직 및 상피조직의 재생에 중요한 영양소로 작용한다. 또한 비타민 A의 결핍은 모낭각화증 및 잘 낫지 않는 상처를 유발하고, 여드름도 자주 생기게 된다.

표 31-1. 피부와 영양불균형

피부상태	연관 문제
다크서클(Allergic shiners)	알레르기
구순구각염(Cheilosis)	비타민 B의 결핍(B_2)
황달(Jaundice)	간질환, 빌리루빈증가, 용혈성빈혈
피부창백(Pallor)	빈혈, 쇼크
청색증(Cyanosis)	저산소증, 시안화물중독
피부건조(Dry skin)	탈수, 갑상선기능저하
백반증(Vitiligo)	자가면역질환
습진(Eczema)	필수지방산결핍, 알레르기
건선(Psoriasis)	간기능문제
검반, 기미(Liver spots; lipofuscin)	자유라디칼과다, 항산화제결핍

비타민 E는 잡티제거 및 작은 피부손상시 흉터를 방지할 수 있도록 해 준다. 비타민 C는 자유라디칼을 통한 손상을 억제하는 데 도움을 주고, 콜라겐생산을 촉진하기 때문에 비타민 C를 섭취하고 피부에 발라 흡수시키는 것은 우리 몸의 내부와 외부의 건강을 지키는 데 모두 중요한 영양소이다. 비타민 B는 피부건강과 스트레스 해소에 도움이 되는데, 특히 비타민 B_6는 월경전증후군으로 나타나는 여드름을 예방하는 데 도움이 된다. 아연결핍은 여드름 등의 피부문제가 있는 경우에 일반적으로 관련된다.

Acidophilus와 bifidobacteria와 같은 유산균은 위장관에 건강하고 균형 잡힌 정상세균총을 유지하도록 도와주는데, 이 세균총이 건강해야 영양분 흡수율이 높아지고 장내독소를 생산하는 효모와 박테리아 증가를 막아 줄 수 있다. 양파, 마늘, 아스파라거스와 같은 유황이 포함되어 있는 식품은 피부에 필요한 영양소를 많이 제공할 뿐만 아니라 간의 해독작용이 원활히 유지되도록 도와준다. 마지막으로 정수된 식수 또는 생수의 충분한 섭취 또한 체내 노폐물을 제거하고, 피부의 수분유지 및 탄력을 유지하는 데 큰 도움을 줄 수 있다.

피부상태관리를 위한 자연치료제

아토피피부염(습진)

습진이나 아토피피부염은 만성적인 가려운 붉은 발진을 특징으로 하는 흔한 피부질환이다. 아토피피부염은 미국인구의 약 9%에 영향을 미치는 것으로 생각되고, 주로 아동에서 증가하는 것으로 보인다.[1] 이것은 알레르기, 즉시형과민반응질환으로 보이며, 기타 면역반응도 관련된 것으로 보인다. 이 질환은 종종 일명 '아토피성 삼종세트'라 불리는 천식, 고초열과 함께 발병된다.[88)] 이 아토피피부염을 가진 환자의 3분의 2에서 알레르기질환의 가족력을 가지는 것으로 보고된다. 혈청 면역글로불린 E(IgE) 레벨은 아토피피부염환자에서 80% 상승하고, 이들은 RAST(radioallergoabsorbant) 등의 알레르기테스트에서 양성으로 반응한다.[2] 아토피피부염환자에서 백혈구증가는 AMP-phosphodiesterase 활동증가의 결과로 나타나는 cAMP의 농도감소에서 기인한다. 이 cAMP가 감소하면 히스타민(histamine) 방출이 증가하고, 피부살균작용을 감소시키는 결과가 나타난다.[3] 뿐만 아니라 아토피피부염환자들에서 필수지방산과 프로스타글란딘의 대사과정도 변경된 것으로 나타난다.89)[4]

음식알레르기는 아토피피부염유발에 매우 중요한 역할을 한다. 알레르기를 확인하고 이를 회피하는 것은 아토피피부염치료에 대한 핵심요소에 해당한다. 모유수유는 유아에서 아토피피부염과 일반적인 알레르기증상유발에 대한 중요한 보호기능을 제공하는 것으로 확인되었다.[2] 나이 든 어린이 또는 분유를 먹는 유아에서 가장 흔한 문제를 일으키는 음식알레르기는 우유, 계란, 땅콩, 밀, 생선, 콩 등이다.[5] 모유로 자란 유아가 아토피피부염이 발병하는 경우는 대개 어머니로부터 유아에게 전달되는 모유의 알레르기항원의 결과로 보인다. 따라서 어머니의 알레르기항원회피는 이러한 경우를 예방하기 위한 한 가지 방편이 될 수 있다.[6]

음식알레르기를 진단하는 방법은 해당음식을 회피하는 방법과 해당음식을 조금씩 도전해 보는 방법 그리고 해당음식알레르기를 유발하는 효소결합을 면역흡수측정 및 IgE와 IgG의 측정 등을 통해 찾는 방법을 포함한다. 음식을 통한 알레르기는 또한 '장누수증후군(leaky gut)'의 유발에 기여할 수 있다. 이러한 위장관투과성의 증가는 면역시스템에서 항원의 부하를 증가시키고, 추가 알레르기의 발병가능성을 높일 수 있다.[7] 임상적으로 환자에서 특정항생제를 투여받았을 때 프룩토-올리고당(fructo-oligosaccharide)과 함께 lactobacillus와 bifobacterium 등의 유산균은 장관내 정상세균총의 재생에 도움을 준다. 위장에서 칸디다(Candida albieans)의 과잉성장은 아토피피부염을 포함한 알레르기를 유발하는 충분한 상태가 되는 것으로 확인된 바 있다. 따라서 칸디다의 과잉성장을 해결하기 위한 치료는 곧 아토피피부염을 의미 있게 개선하는 것으로 나타났다.[8]

> 식물의 활성성분인 콜레우스(coleus)와 포스콜린(forskolin)은
> 아토피피부염에서 습진을 개선하는 데 자주 사용되는데,
> 경구투여와 국소도포 모두 도움이 될 수 있다.

---

88) 역자주: Allergic march는 나이가 듦에 따라 아토피피부염, 천식, 알레르기비염이 차례대로 발병하는 현상을 말하고, allergic triad는 즉시형알레르기반응에 의해 생기는 증상 3가지를 부르는 말임.

89) 역자주: 체내에서 정보를 주고받는 전달자가 존재하기 마련인데, 호르몬이 1차 전달자라고 한다면 방금 언급된 cAMP 및 뒤에 언급될 cGMP와 Ca^{2+}이 2차 전달자로 보면 된다. 즉, 호르몬에 의해서 세포안에서 만들어지는 신호전달물질로 보면 된다.

필수지방산은 습진을 치료하는 데 유용할 수 있다. 오메가-6 지방산인 감마리놀렌산이 풍부한 보리지(*Borago officinalis*)오일은 피부염증, 피부건조, 비늘모양피부 및 가려움증 등을 줄여 주는 것으로 나타났다.[9] 오메가-3 지방산도 아토피피부염증상을 줄이기 위해 더욱 효과적일 수 있다. 생선오일은 EPA 및 DHA를 포함하기 때문에 아토피피부염환자를 위한 오메가-3 지방산이 좋은 공급원이 될 수 있다.[10] 연어, 고등어, 청어 등의 한랭성물고기의 섭취가 특히 유용할 것이다. 또한 아토피피부염에서 아연결핍은 일반적이며, 또한 아연은 올바른 지방산대사에 필수인자로 작용하기 때문에 아토피피부염증상을 관리하는 데에는 아연보충이 꼭 필요하다.[11]

식물성제제의 투여도 아토피피부염을 관리하기 위해 고려되어야 한다. cAMP생산을 자극하거나 cAMP phosphodiesterase을 억제하는 요소들이 히스타민 생성을 줄여 주어 아토피피부염의 염증과정을 줄이는 데 도움을 준다. 대표적인 예로 콜레우스(*Coleus forskohlii*)는 cAMP의 강한 자극제에 해당한다.[12] 식물의 활성성분인 콜레우스(coleus)와 포스콜린(forskolin)은 아토피피부염을 개선하는 데 자주 사용되는데, 경구투여와 국소도포 모두 도움이 될 수 있다. 이러한 식물성 플라보노이드는 비만세포(mast cell)의 탈과립을 줄이고, cAMP phosphodiesterase를 억제하는 효과를 통해 염증을 줄여 준다.[90)] 쿼세틴(quercitin)을 포함한 식물성 플라보노이드의 유용한 공급원으로는 포도(*Vitis vine fera*)씨, 소나무(*Pinus spp.*)껍질, 녹차(*Camellia sinensis*), 은행(*Ginkgo biloba*) 등이 포함된다.[11,13] 외용제와 경구투여제 모두 사용되는 감초(*Glycyrrhiza glabra*)뿌리도 아토피피부염 증상을 완화하는 데 도움이 될 수 있다.[14] 외용제로 사용하기 위해 고려해야 할 또 다른 식물성제제로는 캐머마일(*Matricaria chamomilla*), 금송화(*Calendula officinalis*), 참나무(*Quercus alba*) 등인데, 이 식물들은 이미 항염증효과가 입증되어 있다.

건선(Posoriasis)

건선은 미국 전체 인구의 2~4% 정도에 영향을 미치는 흔한 피부질환이다. 건선은 급격하게 빨갛게 경계지어지는 발진과 은색의 비늘플라그를 특징으로 하는 고증식성 피부질환이다. 피부증상은 종종 두피, 상하지관절의 펼치는 면의 피부, 등, 엉덩이 등의 부위를 포함한다. 표피의 비늘제거는 일반적으로 바늘에 찔린 듯한 출혈을 일으키는 아우슈피츠징후(Auspitz sign)를 유발한다. 병변부위의 세포분열속도는 매우 빠른데, 정상피부의 1,000배 정도 빠른 속도로 보고된다. 건선은 백인에서 발병이 지배적이며, 특히 건선환자의 35~50%에서 가족력이 있는 것으로 보고되므로 유전요인이 관여하는 것으로 추정된다. 세포분열속도는 cAMP와 cGMP의 균형에 의해 조절된다. cAMP농도증가는 세포성숙(maturation)증가와 세포복제(replication)감소와 관련된 반면, cGMP농도증가는 세포증식(proliferation)과 관련되는 것으로 추정된다. 건선환자의 피부에서 과도한 세포복제의 결과로 cGMP증가와 cAMP감소가 나타나는 것으로 증명되었다.[15] 이런 상황에서 자연의

---

90) 역자주: 비만세포는 히스타민분비를 통해 천식, 고초열, 아토피성습진 등의 즉시형알레르기반응을 유발하는 세포임.

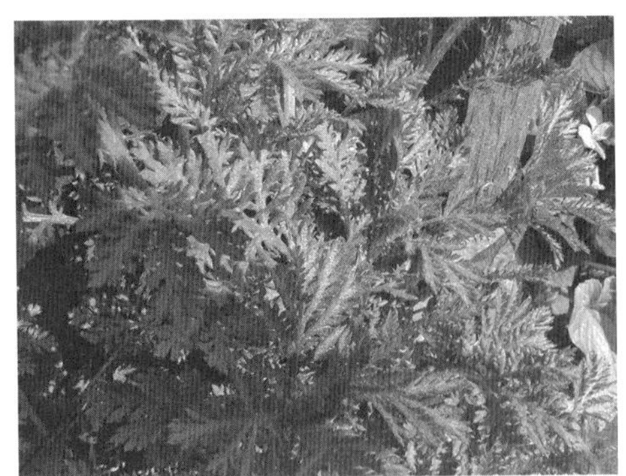

그림 31-1. *Matricaria chamomilla*. Photo by Brian Hunter, huntergrafx.net.

학적 치료의 개입은 cAMP의 불균형을 다시 균형잡는 데 도움이 될 수 있고, 따라서 피부상태를 향상시킬 수 있다.

장(腸)과 간(肝)의 기능을 최적화하면 건선을 관리하는 데 유용하다. 건선환자는 단백질의 불완전소화로 독성이 있는 부산물인 폴리아민(polyamine)이 피부와 혈액에 증가되어 있다.91) 폴리아민은 cAMP형성을 억제하여 건선에서 보이는 과도하게 빠른 속도의 피부세포복제를 유발한다.[16,17] 몇몇 천연식물성분은 폴리아민의 형성을 억제하기도 한다. 이런 효능을 가지는 것은 비타민 A와 골든씰(*Hydrastis canadensis*)에서 추출되는 알칼로이드가 그것이다.[18,19] 한 연구에서 중등도의 건선을 호소하는 환자들에서 10% 뿔남천(*Mahonia aquifolium*)크림을 국소도포하고 관찰해 보았다. 결과는 환자의 63%가 뿔남천크림의 도포가 건선의 표준치료보다 우수하다고 평가했고, 실험환자의 84%는 뿔남천의 효과가 기존의 표준치료와 비슷하거나 그 이상이라고 평가하였다.[20]

폴리아민형성을 예방하는 가장 좋은 방법 중 하나는 하이델부르크(Heidelburg)분석이나 기능의학적 평가 등의 검사를 통해 소화기능을 평가하고, 그 결과에 따라 적절한 치료방법으로 단백질의 소화와 흡수문제를 수정하는 것이다. 하이델부르크분석은 전파원격측정(radiotelemetry)캡슐을 삼키고 검사하는 간단한 검사이며, 위장의 산도를 측정하고 pH 완충검사 후에 위산이 얼마나 보상되었는지 관찰하는 것이다. 기능의학적 평가는 임상적으로 베타인염산염(betaine hydrochloride)을 아주 치밀하게 모니터링하는 것이다.92) 하이델부르크분석이 불가능한 환자의 경우에는 기능의학적 검사인 베타인모니터링만을 시행해야 하는데, 궤양이나 식도염 같은 명백한 위장관계의 질병이 있는 경우에는 위산이 증가할 수 있으므로 주의하여야 한다. 또한 장내독소도 건선의 발병에 밀접하게 연관된다. 이들은 그람음성균(C. albieans)과 기타 곰팡이균의 독소가 그것이다. 이 독소들은 피부세포내에서 cGMP증가를 유발한다.[21,22] 따라서 장내 칸디다 또는 유해균들의 과증식을 치료하는 것은 건선의 치료에 큰 영향을 미칠 수 있다. 낮은 섬유질식사 또한 장내독소의 증가와 밀접한 연관성을 가진다.[21] 따라서 섬유질이 풍부한 음식물은 대장독소와 결합하여 배출을 촉진하는 데 도움이 된다. 따라서 건선환자는 콩, 과일, 채소 등을 충분히 섭취해야 한다.

91) 역자주: 저분자의 비단백성질소화합물로서 세 개 이상의 아민을 가지는 지방족탄화수소를 총칭하여 폴리아민이라 한다.

92) 역자주: betaine은 조미료로 사용되기도 하며, 담즙산분비촉진 및 간세포재생의 효능을 가진다. 오징어, 문어, 새우, 파슬리, 구기자에 많다. 위검사에서 betaine HCL은 염산의 공급원으로서 위장관내 산도와 상관관계를 측정한다.

아연보충제는 중증도 여드름을 줄여 주고, 피부치유에도 도움이 된다.

간기능개선은 종종 건선을 치료하는 데 도움을 주기도 한다. 따라서 간기능개선으로 유명한 엉겅퀴(*Silybum marianum*)93)의 플라보노이드성분인 실리마린(Silymarin)이 건선을 치료하는 데 유용한 것으로 보고되는 이유도 간에 대한 영향 때문인 것으로 추정할 수 있다.[23] 실리마린은 간기능을 향상시켜 염증을 억제하고, 과도한 세포증식을 감소시켜 준다.[24] 알코올섭취는 건선을 악화시키는데, 아마도 음주는 간기능에 피해를 주고, 위장에서 독소흡수를 증가[25]시키기 때문에 금주하는 것이 건선환자에게 권장된다.

식사에서 지방을 조절하는 것도 건선치료에 유용할 수 있다. 여러 이중맹검임상시험결과는 EPA와 DHA가 풍부한 생선오일을 많이 섭취하는 것이 건선증상을 개선하는 것을 증명하고 있다.[26,27] 일부 건선연구에서는 적절한 건강기능식품섭취를 강조하면서도 앞선 연구에서는 별다른 개선이 없는 결과를 보여 주기도 하였다. 이는 아마도 실험의 전제로 아라키돈산섭취에 제한을 두지 않아서 그러할 수도 있는데, 일반적으로 염증을 유발하는 효과를 지닌 아라키돈산섭취는 건선환자에서 최소화할 것이 권고된다.

몇몇의 연구에서는 푸마르산(Fumaric acid)이 건선치료에 효과적인 것으로 보고된다. 푸마르산은 Krebs cycle에도 작용하며, 피부의 자외선에 대한 반응으로 생성된다.94) 건선환자는 충분한 양의 푸마르산생산이 감소되어 생화학적 결함에 시달리고 있다. 통제된 연구에서 국소푸마르산과 함께 경구디메틸푸마르산(dimethylfumaric acid)의 투여로 건선이 개선됨을 증명하였다. 그러나 메스꺼움, 설사, 불안감, 그리고 간과 신장의 기능을 교란하는 부작용[28] 때문에 푸마르산투여시에는 의사 및 한의사의 세밀한 관찰이 요구된다.

감초와 캐머마일 등의 국소외용제는 건조하고 벗겨지기 쉬운 염증성피부에 사용했을 때 항염증 및 항알레르기 효과를 얻을 수 있다.[29,30] 비타민 D(calcitrol-1,25-dihydroxyvitamin D_3의 형태로)의 외용 및 경구투여는 표피각질세포(keratinocyte)의 최종분화를 조절하는 능력으로 피부의 각질화를 막는 효과가 있다.

여드름(Acne)

여드름은 모든 피부문제 중에서 가장 흔한 것으로서 전 인류의 85%에서 자신의 인생 중 어느 시점에서든지 경험할 수 있는 질환이다. 면포(comedone)95), 구진(papule)96) 및 농포(pustule) 등

93) 역자주: 한약명으로는 대계(大薊)가 해당된다.
94) 역자주: Krebs cycle은 TCA cycle이라고도 불리며, 미토콘드리아에서 에너지(ATP)를 생산하는 중요한 과정이다.
95) 역자주: 모낭 속에 고여 딱딱해진 피지로 블랙헤드도 여기에 해당한다.
96) 역자주: 구진은 경계가 명확한 피부에 솟아올라 있는 뾰루지를 말한다.

의 증상은 여드름균(Acne vulgaris)이 주로 유발하는 특징에 해당한다. 다소 심한 여드름균은 낭종형성과 작은 흉터도 남길 수 있다. 이로 인한 작은 흉터들은 얼굴, 어깨, 등, 가슴에 발생할 수 있다. 일반적으로 남성이 여성보다 영향을 많이 받고, 10대와 젊은 성인에서 자주 나타난다.

피부의 과도한 안드로겐자극은 여드름의 병인으로서 역할을 하기도 한다. 안드로겐은 각질생산을 자극하고, 각질과잉은 피부모공을 차단할 수 있다. 또한 테스토스테론은 피지선분비를 자극하고 피지생산을 증가시키는데, 역시 모공을 차단할 수 있으므로 이로 인해 면포나 농포의 형성을 초래하게 된다.

건강한 피부를 위한 가이드라인

– 환자에게 권장할 수 있는 사항들

- 햇빛을 가릴 수 있는 창모자나 선크림을 통해 햇빛 노출을 제한하세요.
- 정수된 식수나 생수의 수분섭취를 많이 하세요.
- 규칙적으로 운동하세요.
- 금연과 금주는 기본입니다.
- 튀긴 음식을 피하세요.
- 비타민 B와 항산화제(비타민 A, C, E 포함)를 꼭 복용하세요.
- 필수지방산을 많이 섭취하세요.
- 위장관과 간, 신장의 건강한 기능을 유지하기 위한 음식을 섭취하세요.
- 유산균(*acidophilus, bifidobacterium*)을 많이 섭취하세요.

이러한 상황에서 박테리아도 과잉증식되는데, 과잉증식된 박테리아는 피지를 없애려고 효소를 방출하며, 그 결과로 염증이 발생한다. 이 과정이 진행되면 피부표면이 빨갛게 되고 농포가 만들어진다. 피부의 깊은 염증은 결절(nodule) 또는 낭종(cyst)을 만들어서 피부에 큰 손상을 초래하여 흉터가 생길 수 있다.

임신하였거나 임신이 의심되는 가임기여성은 비타민 A의 기형유발 가능성 때문에 비타민 A 제제의 복용을 피해야 한다.

여드름은 의사는 물론 환자에서도 치료를 위한 임상적 도전을 유도하기도 한다. 이렇게 시도된 여러 영양소와 식물성제제들은 여드름을 관리하기 위해 도움이 될 수 있다. 아연보충제는 심한 여드름을 줄여 주고 피부치유에도 도움이 된다. 30 mg을 하루 2~3회 분복하는 것이 권장된다.[32] 아연복용으로 피부개선이 나타나기까지는 몇 개월이 소요될 수도 있다. 3개월 이상을 하루 15 mg 이상 복용하는 장기아연요법은 구리결핍으로 이어질 수 있으며, 따라서 구리보충도 필요할 수 있기 때문에, 세밀한 모니터링하에 시행되어야 한다.

한편 한 연구에서 하루 50,000 IU 정도의 많은 양의 비타민이 심한 여드름을 치료하는 데 성공적으로 사용되었다.[33] 이 복용량은 수개월의 치료기간 동안 건강한 사람에서는 안전하게 사용할 수 있지만, 혹시 비타민 A 독성 징후 및 증상이 나타날 수도 있으므로 복용기간 동안 환자를 자세히 모니터링할 필요가 있다. 따라서 비타민투여 전에 간기능검사를 시행하고, 결과에 따라 혈청 비타민 A의 허용치를 설정하는 것이 추천된다. 비타민 A 독성증상은 두통, 피로감, 근육통 및 관절통 등이 있다. 임신을 했거나 임신이 의심되는 가임기여성은 비타민 A의 기형유발가능성 때문에 비타민 A 제제의 복용을 피해야 한다. 임신이 의심되는 가임기의 모든 여성은 소정의 태아비타민의 양을 제외한 모든 비타민 A 섭취를 피하는 것이 좋다. 태아 보충허용량은 다소 안전하다고 보고되는 5,000 IU보다 많아서는 안 된다. 하지만 이렇게 위험할지도 모를 비타민 A 대신 천연베타카로틴을 섭취하는 것은 영양의학적 임상경험에서 안전한 것으로 생각된다.

치료로서 추천용량

- Vitamin A : 여드름이 있는 동안에는 하루에 25,000~50,000 IU[a](독성이 있으므로 투여 후 관찰요망)
- Vitamin C : 하루에 1,000 mg
- Vitamin B_6 : 하루에 25~50 mg
- Vitamin B_5 : 하루에 25~50 mg, 여드름이 있는 동안에는 하루 10 g
- Zinc : 하루에 30~90 mg
- Vitamin E : 하루에 400~800 IU
- Caleitrol : 0.5 mcg 경구투여 and/or 0.5 mcg/g 국소도포(칼슘농도 관찰요망[b])
- Borage oil : 하루에 1,000~3,000 mg
- Fish oil : 하루에 2,000 mg, 건선치료를 위해서는 하루에 10g
- Goldenseal : 건선치료를 위해 8~12%의 알칼로이드를 함유한 250~500 mg 하루 3번
- Coleus : 습진치료를 위해 18%의 forskolin을 함유한 추출물 50mg, 하루에 2~3번
- Milk thistle : 하루에 70~210 mg 3번, 건선치료를 위해서는 420 mg의 silymarin을 함유한 추출물을 복용

[a] IU=international unit(국제단위). [b] Calcitrol은 최대한 적은 용량으로 투여가 시작되어야 하며, 혈액검사가 확인된 후부터 천천히 증량해야 한다.

비타민 B_6는 종종 여성의 여드름을 치료하는 데 도움을 준다.[34] 이것은 스테로이드호르몬대사에서 피리독신역할의 결과로 추정된다. 또 다른 비타민 B인 비타민 B_5를 대량으로 복용하는 경우에도 치료에 도움이 될 수 있다. 한 연구에서는 하루 판토텐산 10 g을 수차례 나누어 복용하면 기존의 여드름병변을 줄이고, 새로운 병변의 발생빈도를 줄이는 데 도움이 되는 것으로 보고되었다.[35]

> 건강한 피부를 만들기 위해서는 음식조절, 생활방식 및 영양인자를
> 변화시키는 등의 다각적인 접근이 필요하다.

병변부위의 국소도포도 건선치료에 유용할 수 있다. 국소도포의 목표는 박테리아와 염증을 줄이는 것이다. 차나무(*Melaleuca alternifolia*)오일은 살균과 항균 특성을 가지고 있다. 여드름치료에서 5% 차나무오일을 5% 과산화벤조일용액에 희석하여 외용제로 국소도포하는 것의 효과는 입증되었다.[36] 차나무오일의 더 높은 농도가 더 나은 효과를 나타낼 것으로 생각되지만 농도가 너무 높은 경우에는 피부자극 및 손상이 발생할 수 있기 때문에 주의해서 사용해야 한다.

딸기코(Rosacea, 주사)

여드름장미증(Acne rosacea)은 코는 물론 뺨주위가 붉게 되며, 구진(papule)과 농포(pustule) 등의 증상을 특징으로 하는 만성피부질환이다. 딸기코는 일반적으로 남성보다 여성에서 더 자주 보이며, 주로 30~50세 성인에서 발생한다. 딸기코를 일으키는 원인으로는 다양한 것들이 의심되고 있다. 대표적으로 알코올중독, 위장관장애, 비타민 B 결핍, 갱년기에 얼굴로 열이 오르내리는 증상에 의해 유발되는 것으로 생각된다. 딸기코환자에서는 대개 위장의 염산이 불충분한 수준으로 나타나는 것이 발견되었다. 따라서 염산보충은 무위산증 및 위산저하증이 있는 환자에서 딸기코 증상의 극적인 감소를 유발하는 것으로 나타났다.[37,38] 또한 딸기코환자들에서 헬리코박터균(Helicobacter pylori)의 감염률이 매우 높은 것으로 밝혀졌다. 따라서 헬리코박터균감염치료 또한 많은 환자에서 딸기코증상을 크게 감소시키는 것으로 확인되었다.[39] 음식변화도 치료에 도움이 될 수 있는데, 딸기코환자는 커피, 알코올, 뜨거운 음료, 그리고 매운 음식을 피하는 것이 도움이 될 것으로 보고된다. 정제된 설탕, 수소화 처리된 기름, 낙농제품, 튀긴 음식 등을 금식하는 것도 많은 도움이 될 것이다.

피부문제의 유발가능한 원인들

- 감염: 곰팡이균(백선), 기생충(옴), 바이러스(사마귀), 세균(농양)
- 알레르기(음식, 화학성분, 화장품, 세제 등에 의해 유발가능)
- 약물에 대한 반응: 약진(Drug eruption)
- 갑상선기능저하, 전신성홍반성루푸스(SLE)와 같은 전신질환
- 과도한 햇빛노출
- 암성 및 전암성 병변
- 호르몬불균형(사춘기 시작시 및 생리 전 여드름)
- 벌레물림
- 비타민 등 영양소결핍

피부를 위한 추가영양소

히알루론산(Hyaluronic Acid)97)

히알루론산은 소듐-아세틸글루코사민(sodium acetylglucosamine)과 소듐-글루코네이트(sodium glucuronate)로 구성된 이당류의 폴리펩타이드사슬이다. 이는 세포외 기질의 구성요소이고 피부, 관절, 눈 등에서 두드러지게 발견되는 성분으로 결합조직의 구조적 역할을 하는 성분이다. 히알루로난(hyaluronan)이 풍부한 기질은 세포이동 및 상처치유촉진 그리고 세포외 공간의 확장도 촉진한다. 히알루로난의 점탄성 특성은 관절과 연골의 적절한 기능에도 중요하다. 햄스터에서 실험적으로 유도된 상처에 국소히알루로난주입의 효과를 조사하는 연구가 있었다. 결과는 히알루로난주입으로 상처크기가 대조군에 비해 거의 2배나 빠르게 감소하였는데, 이는 히알루로난이 상처부위에 수분흡수를 도와서 마치 습윤드레싱을 한 것처럼 치유환경을 조성하였기 때문으로 보여진다.[40] 또한 치유 중인 상처조직에 생긴 과립조직을 공격하는 활성산소로부터 과립조직을 보호하는 역할을 하는 것으로 보고된다.[41]

항산화제(Antioxidant)

많은 항산화제는 피부문제에 효과를 보여 왔다. 항산화제는 많은 피부문제를 유발하는 자유라디칼을 막아 피부손상을 보호하는 기능을 한다. 동물모델을 이용한 연구에서는 늙은 쥐의 상처치유가 지연되는 것이 자유라디칼표지자의 높은 수준과 아스코르빈산(비타민 C), 비타민 E, 글루타티온 같은 항산화제의 낮은 수준과 관련된다는 것을 증명하였다. 또한 이 연구는 당뇨병쥐에서 낮은 글루타티온수준은 치유과정을 지연시키는 데 기여하는 것으로 나타났다.[42]

비타민 C는 항산화작용, 광-보호작용 및 콜라겐생합성작용 등의 효과가 이미 알려져 있다. 12주 이상 3% 아스코르빈산유화액으로 비타민 C의 국소도포를 시행한 결과 피부에 산화스트레스를 크게 줄이고, 표피의 피부미세구조를 향상시켜 노인피부에서 잔주름을 줄여 주는 것으로 나타났다.[43] 또 다른 연구는 5% 아스코르빈산크림을 여성의 얼굴에 적용하여 햇빛노출에 의한 피부의 광노화에 긍정적인 결과를 보여 준 것으로 나타났다. 이 연구에서는 피부밀도의 중대한 증가, 고랑 깊이의 감소, 탄성조직보호의 증거를 발견했다.[44]

비타민 E는 대표적으로 강력한 항산화작용으로 피부에 활용되는 지용성비타민이다. 모의태양방사선조사를 통한 연구에 의하면 비타민 E와 비타민 C의 조합은 서로 간의 상승작용으로 염증반응을 억제할 수 있다는 결론에 도달하였다.[45] 또 다른 연구에서는 알파-토코페롤형태의 비타민 E는 혈장 말론디알데히드(malondialdehyde)수준을 줄이고 글루타티온과산화효소의 활동을 증가

97) 역자주: hyaluronic acid=hyaluronan

하고, 쥐의 상처치유속도를 가속하는 것으로 나타났다.98)[46]

글루타티온은 강력한 항산화제이고, 글루타티온과산화효소는 적절한 피부건강과 세포의 DNA 손상예방에 중요한 효소로 작용한다. 연구에 의하면 자외선(UVB)에 노출되기 전에 에스테르화된 글루타티온으로 치료한 쥐는 태양에 노출되어 손상된 피부세포의 숫자를 줄이고 표피내 글루타티온농도를 증가시키는 것으로 나타났다.[47] 또 다른 소규모연구에서는 글루타티온과 안토시아닌(anthocyanin)색소를 조합한 항산화제가 유방암에 대한 치료를 받고 있는 여성에서 방사선유발 피부염을 줄일 수 있고, 더 일관성 있는 치료를 받을 수 있도록 도와주는 것으로 보고되었다.[48]

강황(*curcuma longa*)은 강력한 항산화, 항염증 및 항암 효과를 가진다. 연구결과 강황의 국소도포를 통해 상처치유의 향상을 나타내었다. 다른 연구에서는 강황의 국소도포로 처치한 상처는 세포증식, 상처수축, 그리고 피부인장강도 등의 측면에서 향상된 것으로 보고되며, 치료속도 또한 훨씬 빠른 것으로 보고되었다. 또한 초과산화물디스뮤타제(SOD), 카탈라아제 및 글루타티온과산화효소 등 항산화와 관련된 모든 효소의 대폭적인 활동증가와 함께 과산화지질농도도 감소한 것으로 나타났다. 강황이 도포된 상처조직에서 콜라겐의 안정성증가, 알데히드성분, 표피온도, 피부의 인장강도 등의 증가로 상처조직의 콜라겐치유가 강황에 의해 더 나아진 것으로 확인되었다.[49]

알파리포산(ALA)은 수용성과 지용성 모두 산화손상을 방지하는 강력한 자유라디칼청소부로 작용한다. 또한 알파리포산은 비타민 E, 비타민 C, 글루타티온 등을 포함하는 내인적인 항산화제를 재생성시킬 수 있어서 더욱 중요한 항산화제로 볼 수 있다. 알파리포산으로 국소도포한 동물모델의 피부에서 콜라겐이 생합성되는 것은 실험적으로 증명하였다.[50] 또한 무작위 이중맹검위약대조군 임상시험에서 12주 동안 5% 알파리포산크림을 얼굴에 도포한 결과에서 피부의 광노화와 관련된 임상적 특성을 상당히 개선시켜 주는 것으로 나타났다.[51]

결론

피부는 환경요인에 지속적으로 노출되고, 위장관과 간 건강의 상태를 밖으로 나타내어 주는 표지자로서의 역할 때문에 여러 질환에 매우 민감하게 반응한다. 따라서 건강한 피부를 만들기 위해서는 음식조절, 생활방식 및 영양인자를 변화시키는 등의 다각적인 접근이 필요하다. 최적으로 피부상태를 유지하기 위해 의사들은 환자와 협력하고, 환자는 의사의 조언을 참고로 하여 피부건강개선을 위한 피부 및 기타 다른 근본질환을 치료하여야 한다.

---

98) 역자주: Malondialdehyde는 LOOH(과산화지질)와 함께 기름이 2차적으로 산화되어(고기를 구워 먹을 때 탄 부분) 나타나는 대표적인 해로운 물질로 산화스트레스의 표지자로도 쓰인다.

참고문헌

[1]American Academy of Allergy, Asthma, and Immunology. Allergy Statistics. Online document at: www.aaaai.org/media/resources/media_kit/allergy_statistics.stm. Accessed November 2, 2007.

[2]Soter N, Baden H. Pathophysiology of Dermatologic Disease. New York: McGraw-Hill, 1984.

[3]Saarinen UM, Kajosaari M. Breastfeeding as prophylaxis against atopic disease: Prospective follow-up study until 17 years old. Lancet. 1995;346(8982):1065–1069.

[4]Manku MS, Horrobin DF, Morse NL, et al. Essential fatty acids in the plasma phospholipids of patients with atopic eczema. Br J Dermatol. 1984;110(6):643–648.

[5]Burks AW, Williams LW, Mallory SB, et al. Peanut protein as a major cause of adverse food reaction in patients with atopic dermatitis. Allergy Proceed. 1989;10(4):265–269.

[6]Cant AJ, et al. Effect of maternal dietary exclusion on breast-fed infants with eczema. Two controlled studies. Br Med J. 1986;293(6541):231–233.

[7]Majamaa H, Isolauri E. Evaluation of the gut mucosal barrier: Evidence for increased antigen transfer in children with atopic eczema. J Allergy Clin Immun. 1996;97(4):985–990.

[8]Savolainen J, Lammintausta K, Kalimo K, et al. Candida albicans and atopic dermatitis. Clin Exp Allergy. 1993;(4)23:332–339.

[9]Landi G. Oral administration of borage oil in atopic dermatitis. J Appl Cosmetol. 1993;11:115–120.

[10]Soyland E, Funk J, Rajka G, et al. Dietary supplementation with very long-chain n-3 fatty acids in patients with atopic dermatitis: A double-blind, multicentre study. Br J Dermatol. 1994;130(6):757–764.

[11]David TJ. Serum levels of trace minerals in children with atopic eczema. Br J Dermatol. 1990;122(4):485–489.

[12]Seamon K, Padgett W, Daly J. Forskolin: Unique determine activator of adenylate cyclase in membranes and intact cells. Proc Natl Acad Sci USA. 1981;78(6):3363–3367.

[13]Petkov E, Nikolov N, Uzunov P. Inhibitory effects of some flavonoids and flavonoid mixtures on cyclic AMP phosphodiesterase activity of rat heart. Planta Medica. 1981;43(2):183–186.

[14]Sheehan MP, Rustin MHA, et al. Efficacy of traditional Chinese herbal therapy in adult atopic dermatitis. Lancet. 1992;340(8810):13–17.

[15]Vorhees J, Duell E. Imbalanced cyclic AMP: Cyclic GMP levels in psoriasis. Adv Cyc Nuc Res. 1975;5:755–757.

[16]Proctor M, Wilkenson D, Orenburg E, et al. Lowered cutaneous and urinary levels of polyamines with clinical improvement in treated psoriasis. Arch Dermatol. 1979;115(8):945–949.

[17]Editorial: Polyamines in psoriasis. J Invest Dermatol. 1983;81:385–387.

[18]Haddox M, Frassir K, Russell D. Retinol inhibition of ornithine decarboxylase induction and G1 progression in CHD cells. Cancer Res. 1979;39(12):4930–4938.

[19]Kuwano S, Yamauchi K. Effect of berberine on tyrosine decarboxylase activity of Streptococcus faecalis. Chem Pharm Bull. 1960;8:491–496.

[20]Gulliver WP, Donsky HJ. A report on three recent clinical trials using Mahonia aquifolium 10% topical cream and a review of the worldwide clinical experience with Mahonia aquifolium for the treatment of plaque psoriasis. Am J Ther. 2005 Sep–Oct;12(5):398–406.

[21]Rosenburg E, Belew P. Microbial factors in psoriasis. Arch Dermatol. 1982;118(3):143–144.

[22]Rao M, Field M. Enterotoxins and anti-oxidants. Biochem Soc Trans. 1984;12(2):177–180.

[23]Weber G, Galle K. The liver, a therapeutic target in dermatoses. Med Welt. 1983;34(4):108–111.

[24]Hikino H, Kiso Y, Wagner H, et al. Antihepatotoxic actions of flavanolignans from Silybum marianum fruits. Planta Medica. 1984;50(3):213–218.

[25]Monk BE, Neill SM. Alcohol consumption and psoriasis. Dermatologica. 1986;173(2):57–60.

[26]Bittiner SB, Tucker WFG, Cartwright I, et al. A double-blind, randomized, placebo-controlled trial of fish oil in psoriasis. Lancet. 1988;i:378–380.

[27]Maurice PDL, Allen BR, Barkley ASJ, et al. The effects of dietary supplementation with fish oil in patients with psoriasis. Br J Dermatol. 1987;117(5):599–606.

[28]Nieboer C, et al. Systemic therapy with fumaric acid derivates: New possibilities in the treatment of

psoriasis. J Am Acad Dermatol. 1989;20(4):601–608.

[29]Evans FQ. The rational use of glycerrhetinic acid in dermatology. Br J Clin Pract. 1958;12:269–279.

[30]Mann C, Staba EJ. The chemistry, pharmacology, and commercial formulations of chamomile. Herbs, Spices, Medicinal Plants. 1984;1:235–280.

[31]Morimoto S, Yoshikawa K. Psoriasis and vitamin D3: A review of our experience. Arch Dermatol. 1989;125(2):231–234.

[32]Hillstrom L, et al. Comparison of oral treatment with zinc sulfate and placebo in Acne vulgaris. Br J Dermatol. 1977;97(6):681–684.

[33]Kligman AM, et al. Oral vitamin A in Acne vulgaris. Int J Dermatol. 1981;20:278–285.

[34]Snider B, Dieteman D. Pyridoxine therapy for premenstrual acne flare. Arch Dermatol. 1974;110(1):130–131.

[35]Leung LH. Pantothenic acid deficiency as the pathogenesis of acne vulgaris. Med Hypoth. 1995;44(6):490–492.

[36]Bassett IB, Pannowitz DL, Barnetson RSC. A comparative study of tea-tree oil versus benzoyl peroxide in the treatment of acne. Med J Australia. 1990;153(8):455–458.

[37]Ryle J, Barber H. Gastric analysis in Acne rosacea. Lancet. 1920;ii:1195–1196.

[38]Poole W. Effect of vitamin B complex and S factor on acne rosacea. S Med J. 1957;50:207–210.

[39]Utas S, Ozabakir O, Turasan A, Utas C. Helicobacter pylori eradication treatment reduce the severity of rosacea. J Am Acad Dermatol. 1999;40(3):433–435.

[40]King SR, Hickerson WL, Proctor KG. Beneficial actions of exogenous hyaluronic acid on wound healing. Surgery. 1991;109:76–84.

[41]Trabucchi E, Pallotta S, Morini M, Corsi F, Franceschini R, Casiraghi A, Pravettoni A, Foschi D, Minghetti P. Low molecular weight hyaluronic acid prevents oxygen free radical damage to granulation tissue during wound healing. Int J Tissue React. 2002;24(2):65–71.

[42]Rasik AM, Shukla A. Antioxidant status in delayed healing type of wounds. Int J Exp Pathol. 2000 Aug;81(4):257–263.

[43]Raschke T, Koop U, Düsing HJ, Filbry A, Sauermann K, Jaspers S, Wenck H, Wittern KP. Topical activity of ascorbic acid: From in vitro optimization to in vivo efficacy. Skin Pharmacol Physiol. 2004 Jul–Aug;17(4):200–206.

[44]Humbert PG, Haftek M, Creidi P, Lapie`re C, Nusgens B, Richard A, Schmitt D, Rougier A, Zahouani H. Topical ascorbic acid on photoaged skin. Clinical, topographical and ultrastructural evaluation: Double-blind study vs. placebo. Exp Dermatol. 2003 Jun;12(3):237–244.

[45]Fuchs J, Kern H. Modulation of UV-light-induced skin inflammation by D-alpha-tocopherol and L-ascorbic acid: a clinical study using solar simulated radiation. Free Radic Biol Med. 1998 Dec;25(9):1006–1012.

[46]Musalmah M, Fairuz AH, Gapor MT, Ngah WZ. Effect of vitamin E on plasma malondialdehyde, antioxidant enzyme levels and the rates of wound closures during wound healing in normal and diabetic rats. Asia Pac J Clin Nutr. 2002;11(suppl.7):S448–S451.

[47]Hanada K, Sawamura D, Tamai K, Hashimoto I, Kobayashi S. Photoprotective effect of esterified glutathione against ultraviolet B-induced sunburn cell formation in the hairless mice. J Invest Dermatol. 1997 May;108(5):727–730.

[48]Miko Enomoto T, Johnson T, Peterson N, Homer L, Walts D, Johnson N. Combination glutathione and anthocyanins as an alternative for skin care during external-beam radiation. Am J Surg. 2005 May;189(5):627–630; discussion 630–631.

[49]Panchatcharam M, Miriyala S, Gayathri VS, Suguna L. Curcumin improves wound healing by modulating collagen and decreasing reactive oxygen species. Mol Cell Biochem. 2006 Oct;290(1–2):87–96. Epub 2006 Jun 13.

[50]Han B, Nimni ME. Transdermal delivery of amino acids and antioxidants enhance collagen synthesis: in vivo and in vitro studies. Connect Tissue Res. 2005;46(4–5):251–257.

[51]Beitner H. Randomized, placebo-controlled, double blind study on the clinical efficacy of a cream containing 5% alpha-lipoic acid related to photoageing of facial skin. Br J Dermatol. 2003 Oct;149(4):841–849.

32

아미노산의 치료적 이용

오늘날 의학계에서는 아미노산의 유용성을 찾기 위한 임상연구가 계속해서 이루어지고 있다. 아미노산은 몸에서 여러 가지 역할을 한다. 아미노산은 단백질의 기본요소이고, 몸 전체에 고루 분포한다. 근육은 우리 몸에서 단백질과 아미노산이 가장 많은 조직이다.[1] 의료진들은 치료에서의 적용을 위해 아미노산의 대사과정, 불균형, 화학적 구조 등 아미노산에 관한 더 많은 지식들을 쌓아 가고 있다. 아미노산의 치료적 이용은 자연의학에서도 중요한 치료방법으로 큰 부분을 차지하고 있다. 아미노산을 이용한 치료방법들 중 가장 눈에 띄는 것들은 뇌대사의 불균형과 신경전달과 관련된 아미노산의 치료적용이 이에 해당한다. 아미노산이 중요한 역할을 하는 다른 주요영역으로는 위장관, 심혈관, 면역기능 등이 있다.

아미노산은 몸이 자체 대사유지에 필요한 양을 생성할 수 있느냐 없느냐에 따라서 필수아미노산, 비필수아미노산, 준필수아미노산으로 나누어진다. 아미노산이 불충분하게 섭취될 때에는 신체에서 여러 증상들을 보이게 되는데, 가장 분명한 것들은 성장지연과 체중감소이다. 종합적으로 아미노산은 우리 몸에서 매일 요구되는데, 그 이유는 아미노산이 건강을 유지할 수 있을 만큼 오랫동안 체내에 축적되지 않을 뿐만 아니라 그 양도 부족하기 때문이다.

글루타민(Glutamine)

우리 몸에서 유용가능한 양이 가장 많은 아미노산 중의 하나인 글루타민은 주로 골격근에서 나온다. 간, 신장, 위장관과 면역체계는 글루타민을 손쉽게 이용한다. 장기 안에서 글루타민은 질소와 탄소를 운반하는 역할을 한다.[1] 주로 비필수아미노산(몸에서 어느 정도 생산이 가능한)으로 생각되는 글루타민은 적절한 면역기능과 위장관의 완전성(적정량은 장점막에서 생산되지만 과도한 생리적 스트레스를 받을 경우 필요한 양만큼은 생산되지 않는다)을 위해 필수적이고, 체내에서 전체적인 아미노산균형을 유지하는 역할도 한다. 이런 필수적인 역할들 때문에 글루타민은 필수적아미노산으로 인식되어야 한다.[2]

위장관건강: 구강점막염(Oral Mucositis)

글루타민의 경구섭취는 종종 화학요법이나 방사선치료로부터 발생하는 구강점막의 염증상태인 구강점막염을 치료하는 데 유용하게 쓰인다. 글루타민치료는 구강점막염의 진행과 심각성을 줄여 줄 수 있고, 앞서 언급한 치료법을 받고 있는 환자들의 구강통증의 지속기간을 줄일 수 있다.[3] 이런 이유로 글루타민보충제는 항암치료를 받고 있는 환자들에서 비용대비효율이 높은 치료제로 보인다. 구강점막의 고통스러운 상처는 항암화학요법이 유발하는 거식증에 더하여 치료를 받는 동안 충분한 영양섭취가 반드시 필요한 환자들에서 먹는 것을 불쾌하게 만들거나 참을 수 없는 경험으로 만들 수도 있다. 이러한 환자들에게 글루타민을 주어 구강점막염을 낫게 하는 것은 구강점막염의 치료로서의 효과뿐만 아니라 그들의 삶의 질을 향상시켜 줄 것으로 생각된다.

위장세포들은 몸에서 가장 빠르게 분열하는 세포들 중 하나이고, 화학요법(부작용으로)은 이 빠르게 분열하는 세포들을 목표로 진행되는 시술이다. 따라서 환자들은 위장관문제가 유발될 가능성이 매우 높다. 글루타민보충제는 화학요법과 방사능치료로 인한 위장의 독소발생을 막는 데 도움을 줌으로써 정상적인 위장기능을 돕는다.[4] 동물실험에서 글루타민보충제는 암을 가지고 있는 쥐에서 화학요법을 받는 동안 온몸의 단백질분해율을 감소시켰다. 게다가 글루타민보충제는 식도암이 있는 환자들에서 림프구의 유사분열을 촉진하는 미토겐기능을 증가시키고 위장의 투과성을 감소시키는 모습을 보여 주었다.[5] 글루타민은 장세포를 위한 우선적 대사기질이고, 이러한 대사로 세포증식과 분화에 영향을 미침으로써 장세포를 조절하는 역할도 있는 것으로 믿어진다.[6] 결과적으로 위장관은 몸에서 글루타민의 가장 큰 소비자이고,[7] 글루타민의 최적 상태에 못 미치는 섭취량은 장내조직의 궤양과 괴사를 포함한 위축성변화를 일으킬 수 있다.

면역기능(Immune function)

위장관계의 세포들과 비슷하게 면역계의 특정세포들은 평상시와 다른 스트레스를 경험할 때 글루타민을 우선적으로 사용한다. 정상인의 경우에도 림프구와 대식세포는 생리적으로 글루타민을 높은 비율로 소모한다.[8] 골격근에 축적되어 있는 글루타민과 아미노산의 혈장농도의 복잡한 관계는 면역기능에 직접적으로 영향을 미치는 것으로 생각된다. 근육의 과도한 사용은 혈장 글루타민농도를 감소시키고, 그로 인해 림프구기능에 부정적인 영향을 미칠 수도 있다.

'글루타민 가설'은 근육세포들이 장기간의 극심한 물리적 스트레스를 받으면 근육과 다른 기관들 속의 글루타민수요가 림프체계를 상대적으로 글루타민의 부족상태로 만든다고 주장한다. 이는 오랜 기간에 걸친 물리적 스트레스 후에 혈장 글루타민농도의 급격한 감소를 보여 주는 연구에 의해 뒷받침되었다.[9] 글루타민의 낮은 혈장수치는 지나친 운동과도 관련이 있다.[10] 하지만 이런 근거들에 대해 몇몇 연구들은 글루타민보충제가 운동 후 글루타민수치의 하락을 상쇄시켰더라도 운동 후 면역결핍은 크게 바뀌지 않았음을 보여 준다.[11,12] 연구자들은 혈장 글루타민의 양적인 감소가 실제로 면역세포기능을 위태롭게 만들 정도로 대단한 것인지 또는 세포내의 글루타민농도가 운동 후 감소한 혈장수치 때문에 감소하는 것인지는 아직 확신하지 못한다.

이런 불확실성 때문에 몇몇 연구자들은 글루타민가설이 스트레스받는 조건과 관련한 면역기능의 저하는 적절히 설명하지만, 운동 후 따르는 낮은 혈장수치와 운동 후에 오는 면역결핍은 완벽하게 설명하지 못하는 것으로 생각된다.[13] 이러한 발견들에도 불구하고, 문헌들은 매우 심각한 환자들의 면역기능을 유지하는 데 있어서 외인적 글루타민보충제의 필요성과 근육단백질의 양적 유지를 위한 아미노산의 유용성을 지지하는 근거들로 가득 차 있다. 한 예로 지구력이 뛰어난 운동선수에게 주어졌을 때 글루타민은 선수가 직접 보고하는 손상의 발생빈도를 현저하게 줄여 주었다.[14] 면역기능 자체는 매우 넓은 범위의 모호한 용어이다. 따라서 단순하게 글루타민이 면역체계에 도움을 준다고 말하는 것은 매우 불특정한 주장에 해당한다. 보다 많은 연구에서 호중구를 글루타민보충으로 인한 면역체계의 수혜자로 지목한다.[15] 글루타민을 면역결핍상태에 사용하는 연구의 대부분은 하루 최소 3~6 g의 글루타민을 투여하였다. 또 다른 연구에서는 방사선점막염[16]을 앓고 있는 환자에서는 하루 500 mg/kg에서부터, 에이즈에 감염된 환자[17]에서는 40 g까지 글루타민을 복용하게 한 것으로 보고되었다.

글리신(Glycine)과 디메틸글리신(Dimethylglycine)

글리신은 비필수아미노산이고 체내에서는 세린(serine)에서 분화된다. 일반적으로 사람은 표준식사(풍부한 고기, 생선, 채소와 유제품)를 통해 약 2 g의 글리신을 섭취한다. 글리신은 쉽게 뇌로 운반되고 주로 억제성 신경전달물질의 역할을 한다. 뇌의 글리신농도는 대부분 적절한 음식조절로 안정된다. 하지만 추가적인 섭취는 중추신경계내의 농도를 높일 수 있다.[18]

표 32-1. 아미노산제제의 임상용량

아미노산	임상용량
Glutamine	위장관 관련 상태시: 4 g(하루 수회 분복가능) 면역기능: 3~6 g/day
Glycine	시작은 4 g/day, 하루에 4 g씩 증량가능
Dimethylglycine	음식에 125 mg/day로 투여
N-acetyl-carnitine	알츠하이머병: 1,500~4,000 mg/day 노화로 인한 기억력장애: 1,500~2,000 mg/day 뇌졸중 후 회복시: 1,500 mg/day 노화로 인한 우울증: 1,500~3,000 mg/day
Arginine	3~20 g/day
DL-phenylalanine	150~200 mg/day
Tyrosine	하루에 100~150 mg/kg

Notes: 기존의 RDA(권장용량)와는 다른 임상용량임을 밝힙니다.
아래의 '결론'부에서 vitamin B_6의 중요성을 확인 바람.

글리신은 중뇌의 뇌교에 위치해 있는 세포체그룹인 청반(locus ceruleus)의 수용체와 강하게 결합하고, 노르아드레날린세포방출을 억제한다. 청반에는 노르에피네프린신경세포들이 있고, 청반은 불안, 각성, 두려움과 경각을 관장하는 핵심적인 억제부위로 생각된다. 청반에서 분비된 노르에피네프린은 뇌의 다른 부분들(nucleus accumbens)에 영향을 주고, 이는 활력을 더 느끼게 할 뿐만 아니라 불안과 공포감도 더 느끼게 만든다. 청반은 중독상태에서 상향조절(up-regulate)되기도 한다.

중독, 스트레스, 걱정 그리고 불면증

중독, 스트레스, 걱정 그리고 불면증과 같이 뇌의 한 부분에 미치는 영향 때문에 글리신은 몇몇 상태에서 부가적인 치료법으로 사용될 수 있다. 약물과 알코올 의존으로 고통스러워하는 사람들에서 뇌의 청반은 주기적으로 상향조절되어 과도한 노르에피네프린분비로 이어지는 것으로 생각된다. 약물에 의존하게 되는 사람들은 약물이나 알코올을 상향조절된 청반으로부터 생긴 갈망을 충족시키기 위해 해당 약물이나 알코올을 더 섭취하게 되는 것이다. 글리신이 청반의 하향조절에 유용하게 쓰일 수 있는 다른 상태로는 공황장애, 신경성긴장, 불안, 금단 그리고 불면증(불안감과 함께 깨는 특징을 가지는 불면)이 있다. 글리신은 또한 억제작용으로 척수에 있는 운동신경세

아미노산의 기타 효과

아미노산의 치료효과는 이번 장에서만 국한되지 않는다. 따라서 역자는 의학 및 한의학을 공부하는 모든 사람들이 여기에 소개된 아미노산의 치료효과뿐만 아니라 기타의 치료영역에 대해 연구해 주길 바란다. 그중 이미 알려진 아미노산의 효과를 인지해야 할 부분은 다음과 같다.

- Alanine : 혈당조절
- Branched chain amino acids(leucine, isoleucine, valine) : 수술 후 회복, 간질환
- Citrulline : NO의 전구체로 작용하여 콜레스테롤조절과 항암작용
- Cysteine and glutathione : 해독 및 항노화
- Histidine : 관절염
- Lysine : 헤르페스, 골다공증
- Melhionine : 방광염, 알레르기
- Ornithine : 성장호르몬유사효과
- Phenylalanine : 통증제거
- Proline and hydroxyproline : 텔로펩타이드(telopeptide), 콜라겐, 노화
- Serine : 정신질환, 기분, 기억력
- Threonine : 면역계기능, phosphatidylserine의 전구체
- Tyrosine : 항우울제
- Tryptophan and melatonin : 불안장애, 우울증, 수면장애
- Taurine : 항경련

포들과 상호작용하고, 과도한 척수반사운동에서 오는 근육경련, 근육단일수축, 근육강직 그리고 근육경축을 진정시키는 효과도 줄 수 있다. 글리신은 비뇨기 및 생식계통과 관계된 경련 또한 억제할 수 있는 것으로 보고된다.[19]

정신분열증

글리신은 중추신경계의 또 다른 유형의 수용기에서 작용제(agonist)로 작용한다. 그것은 NMDA(N-methyl-D-aspartate)수용체이다. NMDA수용체는 기억과 학습[20]이 연관되어 있고, 정신분열증[21]의 부정적인 증상과 긍정적인 증상 모두에서 역할을 한다고 알려져 있다. 정신분열증은 글루타메이트가 부착하는 수용체(glutamatergic receptor)의 저활성, 특히 NMDA타입과 관련이 있다고 알려져 있다. 유일한 항정신병약물치료에 거부반응을 보인 정신분열증환자들은 글리신치료로부터 정신분열증증상이 줄어드는 것을 경험했다.[22] 이 환자들에서 글리신은 우울증증상과 인지장애증상을 감소시키는 것을 보여 주었다.

유일한 항정신병약물에 거부반응을 보인 환자들에 관한 연구에서 연구자들은 가장 낮은 혈청 글리신의 양을 보여 준 환자들에서 가장 큰 증상개선이 이루어진 사실을 보고하였다. 하지만 또 다른 연구에서는 글리신은 비정형 신경이완제(neuroleptics)인 클로자핀(clozapine)과 함께 쓰였을 때 증상에서나 인지기능[23]에서 통계상으로 큰 변화를 불러오지 못했다는 것을 보여 주었다. 한편 다른 연구는 글리신 없이 클로자핀으로 치료받은 환자들(두 가지 모두로 치료받은 또 다른 그룹과 비교해서)이 증상감소 정도에서 더 나은 모습을 보여 주었다는 것을 확인할 수 있었다.[24] 이 연구자들은 그들의 발견에 근거해서 글리신이 클로자핀과 같은 비정형 신경이완제의 치료를 방해한다고 결론지었다.

디메틸글리신(Dimethylglycine)

디메틸글리신(DMG)은 아미노산글리신의 메틸화된 형태이다. 디메틸글리신은 몸에서 생성되지만 변환을 거치기 전 몇 초간만 존재한다(이것은 호모시스테인이 메틸화되면서 베타인에서 만들어진다).[25] 디메틸글리신은 메틸기공여체역할을 하고, 자폐아들에서 디메틸글리신보조제를 섭취한 지 며칠 만에 증상이 개선된 것으로도 유명하다. 다른 연구에서는 디메틸글리신은 또한 면역증강효과를 가지는 것을 보여 주기도 하였다. 체액성면역과 세포성면역 반응 모두 디메틸글리신보충제로 인해 증가한 것으로 나타났다.[26] 디메틸글리신은 소장에서 흡수되고, 간에서 모노메틸글리신 또는 '사르코신(sarcosine)'으로의 대사작용을 거치는데, 이는 결국 글리신으로 전환된다. 디메틸글리신은 복합부분발작과 대발작이 섞여 나타나는 환자들의 경련을 방지하는 데 효과가 있다.[27] 몇몇 연구에서는 산소이용능력과 간기능, 운동능력의 향상에 관한 디메틸글리신의 효과에 관해 연구하였다.[28]

N-아세틸-카르니틴(N-Acetyl-Carnitine)

아미노산카르니틴에서 유래한 N-아세틸카르니틴(N-Acetyl-Carnitine)은 카르니틴의 에스테르 유형이다. 가끔 acetyl-L-carnitine으로도 불리고 신경전달물질인 아세틸콜린과 구조적으로 매우 비슷하다. 미토콘드리아에서 적은 양으로 만들어지는 N-아세틸카르니틴은 아세틸조효소 A분자의 전구체(아세틸콜린의 구조적 일부분[29])이고, 콜린성신경계의 활동을 활성화시키는 것으로 생각된다. 게다가 N-아세틸카르니틴은 아세틸그룹을 미토콘드리아에 운반하는 것을 돕고, 신경전달물질인 아세틸콜린의 생산과 방출을 증가시킨다.[30]

신경학적 기능(Neurologic function)

N-아세틸카르니틴은 신경보호효과를 가지고, 세로토닌의 신경조절을 도우며, 뇌의 신경자극전달을 향상시키고, 해마에서 노화 관련 글루코코르티코이드수용체의 소실을 줄여 주는 것으로 생각된다. 뇌혈관이 면역반응을 제대로 발휘되지 못하는 상태에서 N-아세틸카르니틴은 뇌혈관질환을 가진 환자들에서 뇌로 가는 혈류량을 증가시켜 준다.[31] N-아세틸카르니틴은 또한 혈관성치매를 앓는 환자들과 뇌졸중에서 회복하고 있는 환자들에서도 도움이 되는 것으로 보고된다.[32] 만성뇌경색환자들은 이 아미노산의 단 한 번의 복용만으로 뇌의 혈류량이 높아지는 것이 발견되었다.[33] 이 보조제는 알코올중독치료를 받고 있는 인지장애환자들에서도 기억력과 시공간파악능력을 향상시킬 수 있다.[34] 마찬가지로 N-아세틸카르니틴은 노화에 따른 인지능력저하나 기억력장애 환자들의 인지기능과 기억력을 향상시킬 수 있다.[35] 아세틸콜린과 콜린성신경세포의 수가 현저한 감소를 보이는 알츠하이머병에 걸린 환자들을 돕기 위해 N-아세틸카르니틴에 관한 많은 연구들이 진행되어 왔다.[36]

에이즈, 에너지, 생식능력

이 아미노산의 다른 활용법은 에이즈환자들의 CD4림프구감소를 지연시켜 주는 것이다.[37] 또한 N-아세틸카르니틴은 HIV치료와 관련된 신경증상을 줄여 주는 데에도 효과가 있는 것으로 보인다.[38] 카르니틴과 비슷하게 N-아세틸카르니틴은 에너지를 생산한다. N-아세틸카르니틴은 에너지생산에 이용되는 긴사슬지방산을 미토콘드리아에 운반하는 것을 돕기 때문에 체중감량을 위한 음식에 포함되면 좋은 효과를 볼 수 있다.[36] N-아세틸카르니틴은 정액과 정자에서 발견되고, 정자의 운동성을 향상시키는 데도 사용된다. 이 화합물은 생식능력이 없거나 낮은 운동성을 보이는 정자에서는 적은 것으로 관찰된다.[39]

아르기닌(Arginine)

아르기닌은 아미노산글루타민, 글루탐산 그리고 프롤린에서 합성될 수 있기 때문에 준필수아미노산에 해당된다. 하지만 몸에서 일어나는 아르기닌합성비율은 이 아미노산의 고갈이나 부족에 대응해서 변하지 않기 때문에 음식을 통한 섭취가 권장된다.[40] 여기서 모두 다뤄지지는 않지만 아르기닌은 우리 몸에 많은 긍정적 영향을 미친다. 아르기닌이 아주 중요하게 이용되고 효과를 발휘하는 부분 중 하나는 내분비계이며, 구체적으로는 부신기능과 뇌하수체기능이 여기에 해당한다. 아르기닌은 카테콜아민방출과 인슐린, 글루카곤, 프로락틴 그리고 성장호르몬을 자극하는 기능으로 잘 알려져 있다.[41] 이러한 결과를 불러오는 작동원리는 현재로서는 잘 밝혀지지 않았다.

면역기능(Immune function)

면역체계의 강한 조절인자인 아르기닌은 부적당한 면역반응을 치료하는 데 유용하고 수술 후 감염의 발생을 줄이는 데에도 효과가 있다. 보충된 아르기닌은 세포부착분자의 양을 감소(바이러스나 박테리아 침입을 예방하는 데 도움이 되는)시킬 수 있고, 염증유발성시토카인을 줄여 준다. 이 분자들에 대한 아르기닌효능은 시토카인균형을 좋게 바꾸는 것으로 생각된다. 한 연구에서 아르기닌(하루에 30 g씩 3일 복용)은 유방암환자들의 자연살해세포(NK cell)활동, 림프구반응 그리고 자연살해세포들의 림포카인활성을 상향조절하는 것으로 나타났다.[42] 역설적이지만 아르기닌은 질소의 원천을 제공함으로써 종양성장을 촉진시킬 수도 있다.[43]

심혈관계(Cardiovascular System)

아르기닌의 효과는 주로 심혈관계에 나타나는 작용으로 이미 잘 알려져 있다. 아르기닌은 혈관내피세포에서 아르기닌을 산화질소(NO)로 전환시키는 산화질소합성효소의 기질로 작용한다. 산화질소는 혈관구조에서 혈관확장을 일으키는 혈관확장인자로도 알려져 있다. 아르기닌의 효과 중에서 많은 부분은 이 효과의 결과로 생각된다. 산화질소 자체는 혈압유지[44]와 정상심근기능[45]을 포함한 여러 혈관 관련 상태에서 매우 중요한 역할을 하는 분자로 보인다.

협심증(Angina Pectoris)

아르기닌은 협심증증상들을 완화시키고, 운동허용능력을 증가시켜서 협심증의 여러 단계(2단계, 3단계, 4단계)에 있는 환자들의 삶의 질을 높이는 것으로 보고된다.[46] 일반적인 항협심증약물의 효과를 보지 못하는 4단계 협심증을 앓고 있는 환자들에서 아르기닌은 질병에 큰 도움을 주는 것으로 생각된다.[47] 하지만 아르기닌과 협심증에 관한 모든 연구에서 좋은 효과가 나타난 것은 아니었다.

울혈성심부전(Congestive heart failure)

울혈성심부전환자들은 움직이지 않을 때와 운동할 때 모두에서 말초혈류량이 줄어드는 것을 경험한다. 아르기닌에서 나온 산화질소는 이런 환자들의 혈류량을 조절하는 것을 도울 수 있다. 이중맹검임상시험에서 연구자들은 6주 동안 하루에 세 번씩 5.6 g에서 12.6 g의 아르기닌을 투여받은 환자들이 플라시보를 투여받은 환자들보다 혈류량, 동맥유연성, 그리고 심장기능에서 훨씬 좋아진 모습을 보인다는 것을 확인하였다.[48] 다른 연구에서는 식염수를 주입했을 때 사구체여과율과 크레아티닌청소율이 높아지는 것과 나트륨과 물이 제거되는 것을 통해 아르기닌이 신장기능(CHF에서 중요한)에 주는 긍정적인 효과를 확인하였다.[49]

다른 사용

아르기닌은 발기부전[50], 말초동맥질환[51]과 신장이식[52]을 포함한 여러 다른 혈관 관련 상태들을 다루는 데서 유용함을 입증하였다. 다른 상태로는 에이즈 관련 종말증후군[53], 간질성방광염[54], 신생아괴사성장염[55] 그리고 수술 후 회복[56] 등을 포함한다.

L-티로신(L-Tyrosine)과 L-페닐알라닌(L-Phenylalanine)

페닐알라닌은 티로신으로 대사되는 필수아미노산이다. 티로신은 노르에피네프린과 에피네프린 그리고 도파민의 합성에 쓰이는 전구물질이기도 하다. 우울증환자집단에서 30일 동안 하루 150~200 mg의 DL-페닐알라닌 또는 하루 150~200 mg의 항우울제 이미프라민(imipramine)을 투여하는 이중맹검임상시험이 진행되었다. 두 치료군 사이에서 통계학적 차이는 찾을 수 없었는데, 이는 페닐알라닌의 항우울효과를 증명한 것이다. 개방연구에서는 하루 75~200 mg의 DL-페닐알라닌이 20일 동안 20명의 우울증환자에게 주어졌는데, 결과는 환자들의 60%에서 이 치료법에 '완벽'하거나 '좋은' 반응을 보였다는 것이다.[57] 노르에피네프린의 뇌축적량이 고갈되는 것은 스트레스유발성수행장애와 연관되어 있었다. 연구에서는 티로신보충제가 스트레스와 관련하여 노르에피네프린의 수치와 성능이 낮아지는 것을 개선시키는 것을 보고하였다.[58] 게다가 심리사회적 또는 신체적으로 스트레스를 받는 환자에게 티로신을 보충했더니 기억과 추적 능력에서 호전된 모습을 보였다.[59] 티로신보충제는 일반적으로 100~150 mg/kg를 사용한다.

L-테아닌

테아닌은 녹차에서 많이 발견되는 아미노산이다. 테아닌은 뇌혈관장벽(BBB)을 통과할 수 있고, 일부 수용체들의 작용제(agonist)나 길항제(antagonist)로 작용할 수 있다. 연구에서는 L-테아닌보충제가 GABA와 세로토닌의 수치를 높임으로써 일부 진정효과를 나타낸다는 것을 확인시켰다.[60] 한 작은 연구에서는 L-테아닌 200 mg 투여가 뇌의 알파뇌파활동을 증가시키고 진정효과를 이끌어 내는 것으로 나타났다.[61] L-테아닌은 뇌에서 L-글루탐산과 글루탐산수용체의 결합을 막아 준다고 알려져 있다. 한 이중맹검위약대조군 임상시험에서는 L-테아닌의 섭취가 심박수를 줄여 주고 위약대조군과 비교했을 때 급성스트레스업무에 반응하는 침샘 면역글로불린 A(IgA) 반응을 줄여 주는 것으로 나타났는데, 이는 교감신경활성화를 완화시켰기 때문인 것으로 예상되고, 테아닌의 스트레스예방작용을 추정할 수 있다.[62] L-테아닌은 동물실험을 통해 도파민작동성 신경세포에서 도파민방출을 이끌어 내고 흥분성신경전달을 막으며, 글리신수용체를 통해 억제성신경전달을 유발하는 것을 보여 주었다. 이는 L-테아닌의 항불안기전의 가능성을 보여 주는 것이다.[63]

결론

아미노산을 치료목적으로 사용할 때는 신경을 써서 만든 음식이 매우 중요하다는 것을 유념해야 한다. 비타민 B_6(피리독신)는 몸에 있는 아미노산과 지질 그리고 탄수화물의 대사를 위해 반드시 필요하다. 보조효소인 피리독살인산(pyridoxal phosphate)과 피리독사민인산(pyridoxamine phosphate)으로 전환된 비타민 B_6는 아미노산의 아미노기전달, 뇌에서의 감마아미노부티르산(gamma-aminobutyric acid)의 합성, 그리고 트립토판의 니아신으로의 전환을 포함한 대략 60개의 효소체계의 기능과 관련되어 있다. 비타민 B_6는 아미노산을 기본으로 하는 신경전달물질(세로토닌, 도파민, 멜라토닌, 에피네프린, 노르에피네프린)의 생성에 필수적인 역할을 하기 때문에 건강한 뇌 기능을 위해 매우 중요한 요소이다. 또는 비타민 B_6는 혈관질환의 독립된 위험인자인 호모시스테인의 신진대사를 위해서도 필요하다. 이 장에서 다뤄진 아미노산보다 더 많은 아미노산들이 질병의 예방과 치료를 위한 일련의 조건들을 설명할 수 있을 가능성을 지니고 있다고 보여진다(같은 장의 '아미노산들의 기타 효과' 박스 참조).

참고문헌

1. Griffiths RD. Glutamine: Establishing clinical indications. Curr Opin Clin Nutr Metab Care. 1999;2:177-182.
2. Kusumoto I. Industrial production of L-glutamine. J Nutr. 2001;131:255(suppl.):2S-5S.
3. Anderson PM, Schroeder G, Skubitz KM. Oral glutamine reduces the duration and severity of stomatitis after cytotoxic cancer chemotherapy. Cancer. 1998;83:1433-1439.
4. Anderson PM, Ramsay NK, Shu XO. Effect of low-dose oral glutamine on painful stomatitis during bone marrow transplantation. Bone Marrow Transpl. 1998;22:339-344.
5. Yoshida S, Kaibara A, Ishibashi N, et al. Glutamine supplementation in cancer patients. Nutrition. 2001;17:766-788.

[6]Reeds PJ, Burrin DG. Glutamine and the bowel. J Nutr. 2001;131(suppl.):2505S–2508S.

[7]Miller AL. Therapeutic considerations of L-glutamine: A review of the literature. Altern Med Rev. 1999;4:239–248.

[8]Newsholme EA, Parry Billings M. Properties of glutamine release from muscle and its importance for the immune system. J Parenteral Enteral Nutr. 1990;14(suppl.):63S–67S.

[9]Keast D, Arstein D, Harper W, et al. Depression of plasma glutamine concentration after exercise stress and its possible influence on the immune system. Med J Aust. 1995;162:15–18.

[10]Rowbottom DG, Keast D, Morton AR. The emerging role of glutamine as an indicator of exercise stress and overtraining. Sports Med. 1996;21:80–97.

[11]Rohde T, Asp S, MacLean DA, et al. Competitive sustained exercise in humans, lymphokine activated killer cell activity, and glutamine: An intervention study. Eur J Appl Physiol. 1998;78:448–453.

[12]Rohde T, MacLean D, Pedersen BK. Effect of glutamine on changes in the immune system induced by repeated exercise. Med Sci Sports Exerc. 1998;30:856–862.

[13]Hiscock N, Pedersen BK. Exercise-induced immunodepression: Plasma glutamine is not the link. J Appl Physiol. 2002;93:813–822.

[14]Castell L. Glutamine supplementation in vitro and in vivo, in exercise and in immunodepression. Sports Med. 2003;33:323–345.

[15]Castell LM. Can glutamine modify the apparent immunodepression observed after prolonged, exhaustive exercise? Nutrition. 2002;18:371–375.

[16]Rubio IT, Cao Y, Hutchins LF. Effect of glutamine on methotrexate efficacy and toxicity. Ann Surg. 1998;227:772–778.

[17]Shabert JK, Winslow C, Lacey JM, et al. Glutamine-antioxidant supplementation increases body cell mass in AIDS patients with weight loss: A randomized, double-blind controlled trial. Nutrition. 1999;15:860–864.

[18]Heresco-Levy U, Javitt DC, Ermilov M. Efficacy of high-dose glycine in the treatment of enduring negative symptoms of schizophrenia. Arch Gen Psychiatry. 1999;56:29–36.

[19]Mitchell WA. Foundations of Natural Therapeutics: Biochemical Apologetics of Naturopathic Medicine. Tempe: Southwest College Press, 1997.

[20]File SE, Fluck E, Fernandes C. Beneficial effects of glycine (bioglycin) on memory and attention in young and middle-aged adults. J Clin Psychopharmacol. 1999;19:506–512.

[21]Javitt DC, Balla A, Sershen H, et al. A.E. Bennett Research Award: Reversal of phencyclidine-induced effects by glycine and glycine transport inhibitors. Biol Psychiatry. 1999;45:668–679.

[22]Heresco-Levy U, Javitt DC, Ermilov M. Double-blind, placebo-controlled, crossover trial of glycine adjuvant therapy for treatment-resistant schizophrenia. Br J Psychiatry. 1996;169:610–617.

[23]Evins AE, Fitzgerald SM, Wine L. Placebo-controlled trial of glycine added to clozapine in schizophrenia. Am J Psychiatry. 2000;157:826–828.

[24]Potkin SG, Jin Y, Bunney BG, et al. Effect of clozapine and adjunctive high-dose glycine in treatmentresistant schizophrenia. Am J Psychiatry. 1999;156:145–147.

[25]Freed WJ. N,N-dimethylglycine, betaine and seizures [letter]. Arch Neurol. 1984;41:1129–1130.

[26]Reap EA, Lawson JW. Stimulation of the immune response by dimethylglycine, a nontoxic metabolite. J Lab Clin Med. 1990;115:481–486.

[27]Roach ES, Carlin L. N,N dimethylglycine for epilepsy [letter]. N Engl J Med. 1982;307:1081–1082.

[28]Gray ME, Titlow LW. The effect of pangamic acid on maximal treadmill performance. Med Sci Sports Exerc. 1982;14:424–427.

[29]Pettegrew JW, Levine J, McClure RJ. Acetyl-L-carnitine physical–chemical, metabolic, and therapeutic properties: Relevance for its mode of action in Alzheimer's disease and geriatric depression. Mol Psychiatry. 2000;5:616–632.

[30]Mayeux R, Sano M. Treatment of Alzheimer's disease. N Engl J Med. 1999;341:1670–1679.

[31]Micromedex Healthcare Series. Englewood, CO: Micromedex, Inc.

[32]Kidd PM. A review of nutrients and botanicals in the integrative management of cognitive dysfunction. Altern Med Rev. 1999;4:144–161.

[33]Postiglione A, Soricelli A, Cicerano U. Effect of acute administration of L-acetyl carnitine on cerebral

blood flow in patients with chronic cerebral infarct. Pharmacol Res. 1991;23:241–246.

[34]Tempesta E, Troncon R, Janiri L. Role of acetyl-L-carnitine in the treatment of cognitive deficit in chronic alcoholism. Int J Clin Pharmacol Res. 1990;10(1–2):101–107.

[35]Cucinotta D, Passeri M, Ventura S. Multicenter clinical placebo-controlled study with acetyl-L-carnitine (ALC) in the treatment of mildly demented elderly patients. Drug Development Res. 1988;14:213–216.

[36]Thal LJ, Carta A, Clarke WR. A 1-year multicenter placebo-controlled study of acetyl-L-carnitine in patients with Alzheimer's disease. Neurology. 1996;47:705–711.

[37]Di Marzio L, Moretti S, D' Alo S. Acetyl-L-carnitine administration increases insulin-like growth factor 1 levels in asymptomatic HIV-1-infected subjects: Correlation with its suppressive effect on lymphocyte apoptosis and ceramide generation. Clin Immunol. 1999;92:103–110.

[38]Famularo G, Moretti S, Marcellini S. Acetyl-carnitine deficiency in AIDS patients with neurotoxicity on treatment with antiretroviral nucleoside analogues. AIDS. 1997;11:185–190.

[39]Golan R, Weissenberg R, Lewin LM. Carnitine and acetyl-carnitine in motile and immotile human spermatozoa. Int J Androl. 1984;7:484–494.

[40]Castillo L, Ajami A, Branch S, et al. Plasma arginine kinetics in adult man: Response to an arginine-free diet. Metabolism. 1994;43:114–122.

[41]Appleton J. Arginine: Clinical potential of a semi-essential amino. Altern Med Rev. 2002;7:512–522.

[42]Brittenden J, Park KGM, Heys SD, et al. L-arginine stimulates host defenses in patients with breast cancer. Surgery. 1994;115:205–212.

[43]Park KG. The immunological and metabolic effects of L-arginine in human cancer. Proc Nutr Soc. 1993;52:387–401.

[44]Umans JG, Levi R. Nitric oxide in the regulation of blood flow and arterial pressure. Annu Rev Physiol. 1995;57:771–790.

[45]Hare JM, Colucci WS. Role of nitric oxide in the regulation of myocardial function. Prog Cardiovasc Dis. 1995;38:155–166.

[46]Ceremuzynski L, Chamiec T, Herbaczynska-Cedro K. Effect of supplemental oral L-arginine on exercise capacity in patients with stable angina pectoris. Am J Cardiol. 1997;80:331–333.

[47]Blum A, Porat R, Rosenschein U. Clinical and inflammatory effects of dietary L-arginine in patients with intractable angina pectoris. Am J Cardiol. 1999;15:1488–1490.

[48]Rector TS, Bank A, Mullen KA. Randomized, double-blind, placebo controlled study of supplemental oral L-arginine in patients with heart failure. Circulation. 1996;93:2135–2141.

[49]Watanabe G, Tomiyama H, Doba N. Effects of oral administration of L-arginine on renal function in patients with heart failure. J Hypertens. 2000;18:229–234.

[50]Chen J, Wollman Y, Chernichovsky T, et al. Effect of oral administration of high-dose nitric oxide donor L-arginine in men with organic erectile dysfunction: Results of a double-blind, randomized, placebo-controlled study. BJU Int. 1999;83:269–273.

[51]Boger RH, Bode-Boger SM, Thiele W, et al. Restoring vascular nitric oxide formation by L -arginine improves the symptoms of intermittent claudication in patients with peripheral arterial occlusive disease. J Am Coll Cardiol. 1998;32:1336–1344.

[52]Andres A, Morales JM, Praga M, et al. L-arginine reverses the antinatriuretic effect of cyclosporin in renal transplant patients. Nephrol Dial Transplant. 1997;12:1437–1440.

[53]Clark RH, Feleke G, Din M, et al. Nutritional treatment for acquired immunodeficiency virus-associated wasting using beta-hydroxy betamethylbutyrate, glutamine, and arginine:Arandomized, double-blind, placebocontrolled study. J Parenter Enteral Nutr. 2000;24:133–139.

[54]Ehren I, Lundberg JO, Adolfsson J, et al. Effects of L-arginine treatment on symptoms and bladder nitric oxide levels in patients with interstitial cystitis. Urology. 1998;52:1026–1029.

[55]Amin HJ, Zamora SA, McMillan DD, et al. Arginine supplementation prevents necrotizing enterocolitis in the premature infant. J Pediatr. 2002;140:425–431.

[56]Daly JM, Lieberman MD, Goldfine J, et al. Enteral nutrition with supplemental arginine, RNA, and omega-3 fatty acids in patients after operation: Immunologic, metabolic and clinical outcome. Surgery. 1992;112:56–57.

[57]Beckmann H, Strauss MA, Ludolph E. Dl-phenylalanine in depressed patients: an open study. J Neural

Transm. 1977;41(2-3):123-134.

[58]Salter CA. Dietary tyrosine as an aid to stress resistance among troops. Mil Med. 1989 Mar;154(3):144-146.

[59]Deijen JB, Wientjes CJ, Vullinghs HF, Cloin PA, Langefeld JJ. Tyrosine improves cognitive performance and reduces blood pressure in cadets after one week of a combat training course. Brain Res Bull. 1999 Jan 15;48(2):203-209.

[60]Lu K, Gray MA, Oliver C, Liley DT, Harrison BJ, Bartholomeusz CF, Phan KL, Nathan PJ. The acute effects of L-theanine in comparison with alprazolam on anticipatory anxiety in humans. Hum Psychopharmacol. 2004 Oct;19(7):457-465.

[61]Anon. L-theanine. Monograph. Altern Med Rev. 2005 Jun;10(2):136-138.

[62]Kimura K, Ozeki M, Juneja LR, Ohira H. L-Theanine reduces psychological and physiological stress responses. Biol Psychol. 2007 Jan;74(1):39-45. Epub 2006 Aug 22.

[63]Yamada T, Terashima T, Okubo T, Juneja LR, Yokogoshi H. Effects of theanine, r-glutamylethylamide, on neurotransmitter release and its relationship with glutamic acid neurotransmission. Nutr Neurosci. 2005 Aug;8(4):219-226.

33

기능식품과 약용식물-커피 (Coffee-Functional Food and Medicinal Herb)

커피(*Coffea arabica*)는 원유에 의해서 가려진 세계에서 두 번째로 큰 규모의 교역상품이다. 의심의 여지없이 커피는 전 세계에서 가장 많이 소비되는 기능식품이다. 미국에서만 매년 소매 부문의 92억 달러 및 식품서비스분야에서 87억 달러를 지출하는 1억 800만 명의의 커피소비자가 있다.[1] 그리고 이 숫자는 전 세계 인구의 일부만 대표하는 것으로 대다수는 자체 문화적 관행에 이미 커피가 융화된 것으로 보인다.

또한 커피는 풍부한 의료역사를 가지고 있다. 커피의 치료적 혜택은 현대의 과학적 검증이 빠르게 뒷받침되어 상당한 수준인 것으로 전해진다. 커피분야에서 역학연구의 의미는 세계의 모든 사람들에서 커피섭취가 이미 유행되었다고 과장되게 조사되지는 않는다. 커피의 소비문화 및 의료파급효과 이외에도 커피는 사회환경적, 경제적 영향이 매우 큰 비즈니스라는 것이다. 국립커피협회는 2000년 미국 성인인구의 54%가 커피를 마신다고 보고하였다.[2] 미국의 일인당 평균소비량은 매년 개인당 164.71달러의 비용으로 보고되는데, 이는 약 4.4 kg의 커피에 해당한다. 미국에서 커피를 마시는 사람들의 평균소비량은 하루 커피 3.1잔에 해당한다.[2] 이러한 어마어마한 통계 결과는 동일한 음료의 대규모소비를 강요하는 동기로도 작용할 수 있다. 다음은 커피의 활성성분과 커피원두로 알려진 기능식품의 잠재적인 임상응용에 대한 최근 연구의 리뷰논문의 요약이다.

주목할 만한 것은 이 토론이 식물관점에서 커피의 장점에 초점을 맞추고 있다는 것이다. 커피의 수정된 형태인 '라떼(latte)' 또는 '모카(mocha)'의 사회적 사용은 낙농과 달콤함의 풍미가 추가되었지만 커피의 칼로리를 확실하게 올리는 결과를 낳았다. 당뇨병과 체중관리를 위해 찾아온 환자와의 대화에서 많은 임상의는 허리선의 확대, 반응성저혈당, 그리고 혈당증가를 치료하기 위한 음식조절을 언급하지만 더 이상 열량이 없는 음료가 아닌 커피에 대해서는 언급하지 않는다.

커피콩의 화학적 변화

커피의 생리활성물질에는 기능성식품에서나 포함되었을 것 같은 플라보노이드(catechins, anthocyanins), 커피산(caffeic acid), 그리고 페룰산(ferulic acid) 등이 존재한다.[3] 그뿐만 아니라 커피에는 생물학적으로 활성을 띠는 다음과 같은 성분도 있는데, 니코틴산(nicotinic acid), 트리고넬린(trigonelline), 퀴놀린산(quinolinic acid), 탄닌산(tannic acid), 피로갈린산(pyrogallic acid), 그리고 카페인 등이 그것이다.[4] 녹색원두 및 로스팅한 원두를 대상으로 한 간단한 화학분석과정을 살펴보면 원두가 로스팅되면서 화학성분이 변화한다. 이 화학적 변화 중에서 특별히 신경 써서 기억해야 할 것은 로스팅과정에서 트리고넬린에서 니아신이 형성된다는 것인데, 커피 한 잔당 니아신이 2~80 g 정도 포함되어 있다.[5] 따라서 니아신은 볶지 않은 콩에 다량으로 존재하지 않지만 로스팅처리 자체와 콩 품질 및 로스팅과 로스팅 준비과정에 따라 니아신 함량의 차이가 발생한다. 이것은 볶는 과정에서 다른 변경사항이 추가로 발생하는지에 대한 의문이 제기되는데, 커피원두의 치료효과도 증가하는지에 관해서도 더 연구되어야 할 것이다.[6]

이 음료는 커피원두의 천연화학성분(phytochemical component) 구성요소를 넘어 미네랄 및 다른 영양소도 제공하게 된다. 커피 한 잔은 일일섭취 크롬[7]의 8%를 제공할 수 있을 뿐만 아니라 마그네슘[8]의 중요한 체내공급원이 된다. 또한 커피액을 추출하는 과정은 오염된 물의 원천으로부터 납 같은 독성금속을 제거하는 것을 도울 수 있다고 보고된다.[9] 향후 10년간 커피연구분야가 더욱 번성하고, 아직 확인되어야 할 많은 생리활성물질에 대한 규명과 치료적 효과가 재조명될 것이라는 데에는 의문의 여지가 없다.

커피의 분석

커피의 치료효과를 조사하는 것은 전체 식물성제제연구패러다임의 대부분에서 나타나는 똑같은 어려운 점들을 견뎌야 한다. '한 사이즈는 모두에 맞는다.'[99]라는 개념은 단순히 한정된 약물요법에서나 통할 듯한 말이며, 동일한 방식은 결코 커피를 포함한 식물성제제에는 적용되지 않아 천연물연구는 그만큼 힘이 든다. 표준과학방식인 환원적 방법론을 적용하기 위한 시도에서는 일반적으로 단일화학분리체로 나눌 수 없는 전체식물복합체로 커피를 분석하는 데에는 실패하였다. 베타카로틴의 장점을 연구하는 것이 당근을 먹는 것의 장점을 공부하는 것과 다른 것처럼, 카페인의 장점(및 단점)을 연구하는 것이 커피를 유용한 약용식물로서 이용하게 만드는 이유가 무엇인지 설명하는 것은 동일하지 않다. 이런 상황에서 사고의 전환은 약용식물성분 개개의 일관된 분석과는 반대로 인간건강의 생리기능에 영향을 미칠 수 있는 새로운 시너지성분의 혼합물발견을 위한 기반을 제공한다고 볼 수 있다. 이 개념은 커피연구분야에서는 그리 새로운 방법이 아닌데, 정확히 커피연구분야의 결과는 왜 일관성이 유지되지 않고, 시간부족으로만 설명되는 재현성이 발생하는지를 조사하여 명확히 규명할 수 있다. 결론은 지금까지 소비된 액상커피의 총볼륨뿐만 아니라 카페인 및 기타 활성성분의 변화는 임상연구결과의 정확성변화에 기여한다는 것을 제시한

---

99) 역자주: one size fits all '한 가지 표본이 그 식물의 전체를 대표하지는 못한다.'는 정도로 이해할 수 있다.

커피(*Coffea arabica*)의 활성성분

Agmatine	Diterpene	Quinolinic acid
Anthocyanins	Ferrulic acid	Serotonin
Caffeic acid	Flavonoids	Soluble fiber
Caffeine	Magnesium	Spermidine
Catechins	Nicotinic acid	Tannic acid
Chlorogenic acid	Polyphenols	Trigonelline
Chrominm	Pyrogallic acid	

다. 역학연구 또한 이러한 요인에서 차이가 있는 것으로 나타났다.[10] 과학적으로 분석한 논문은 혼란을 주는 변수가 건강에 대한 커피영향의 분석에서 서로 충돌하는 결과로 이어질 것으로 예견한다.[11] 간단히 말해서 분석에서 문화, 식생활, 그리고 생활방식을 제거하는 것은 주어진 인구내에서 커피의 전통적인 응용프로그램에서 기초되지 않은 데이터를 생성하고, 따라서 연구의 임상관련성이 많이 떨어진다고 볼 수 있다.

국제커피소비를 검토함에 있어 커피원두의 치료효과를 결정하고자 할 때 원두의 로스팅과정, 커피액을 추출하는 과정, 그리고 선호하는 섭취방법은 필수적으로 고려되어야 한다.[12] 유럽의 8개국과 미국의 커피시장을 검토한 결과에서 커피액추출기술과 로스팅방법은 광범위하게 다양한 것으로 나타났다. 커피를 추출하는 기술의 차이만으로도 디테르펜(diterpene) 같은 활성성분의 농도도 차이가 나는 것으로 보고되는데, 결과적으로 치료범위와 약효에 충분한 영향을 미칠 것으로 보인다.[13]

이 장에서는 커피의 긍정적인 장점을 강조한다. 그러나 모든 식물성제제와 같이 한 가지 표본이 그 식물의 전체를 대표하지는 못한다. 따라서 고혈압, 섬유낭종성유방질환, 심장부정맥, 소화성궤양, 불안, 불면증 등과 같은 증상이 상존하거나 커피의 활성성분에 의해 이와 같은 증상이 민감하게 나타나는 사람은 아마도 커피를 약용식품으로 사용하지 않도록 해야 할 것이다. 그리고 모든 약용식물과 함께 커피에서 건강상의 이득을 얻으려고 하는 사람은 의료서비스제공자들과 긴밀하게 협력하는 것이 필수적이라고 권고한다.

커피의 항균효과

인후통, 감기 및 기타 질병의 치료를 위한 민간요법으로서 커피사용에 관한 보고는 많다. 이러한 경험적 사용은 커피에 항균 및 항바이러스 효과가 있을 수도 있다는 것을 제시하고, 이는 최근에 보고된 과학적 논문에 의해 증명된다. Namba커피와 Matsuse커피는 바이러스감염시 발생할 수 있는 피해를 줄일 수 있다고 보고된 적이 있다.[14] 항균효과가 있는 커피에는 모두 caffeic acid, chlorogenic acid, protocatechnic acid의 성분이 발견되고, 이 성분들이 항균효과를 가지는 것으로 추정된다.[15] 치아나 점막에 대한 항착색효과100)는 로스팅에 의한 분자변화(로스팅은 세균의 섬모가 인체내 점막에 부착하지 못하도록 막아 준다)에 기인하는 것으로 추정된다. 한 연구에서는 항착색효과가 뮤탄스균(*Streptococcus mutans*)에 대한 구체적인 영향과 관련되었다고 밝혔다.101)[16,17] 뮤탄스균은 자주 재발하는 편도선염을 포함한 만성 구강 및 인두 감염과 연관된다. 비록 임상연구가 실시된 적은 없지만 뮤탄스균과 관련된 커피의 항착색 및 항염증효과는 실험적으로는 검증된 충분히 임상에 적용될 만한 부분이다. 항착색(항부착)효과의 치료적 개념을 고려할 때 방광감염의 치료에 크랜베리를 사용하는 것처럼 커피에도 크렌베리의 항부착효과와 유사한 메커니즘이 작용한다는 것을 참고할 필요가 있다. 더 자세한 연구는 커피의 항균 및 항착색 효과를 명료하게 하기 위해 필요하다. 감염성미생물이 위장관내에 침투한 경우에는 커피의 탄닌(tannin)이 자연스럽게 발생하는 것을 발견할 수 있는데, 이 또한 커피의 항균효과와 관련하여 연구가 필요한 부분이다.

커피의 항산화력

'한 잔의 커피(a cup of coffee)'라는 문구에서처럼 다른 어떤 음료도 커피를 대신하여 한 잔의 여유를 대표할 만한 것은 없다. 그리고 이러한 대중적 음료를 분석하기 위해서는 원두의 기원, 커피를 키우는 농업의 유형, 커피종 사이의 차이, 로스팅(가공), 추출, 개인적 선호에 따른 섭취유형파악 등의 모든 변수를 고려해야만 한다. 그러나 커피의 최대 항산화수준 성취도에 관한 중요한 조절인자는 즉석 가공기술에서 발생하는 것으로 보고되었다.[18,19] 커피는 hydroxycinnamic acid류(類)의 성분(caffeic, chlorogenic, coumaric ferulic 및 sinapic 산), 플라보노이드, 폴리페놀 등 항산화제가 매우 풍부한 것으로 보고된다.[20] 가공처리되지 않은 커피원두에서 발견되는 본래 항산화제 이외에 가공부산물에서 최근에 발견된 'silverskin'과 같은 항산화제도 존재하는데, 이 새롭게 발견된 항산화제는 커피원두의 제일 안쪽 껍데기이다. Silverskin은 연마에 의해 제거되거나 볶는 도중에 떨어질 때까지 커피원두에 달라붙어 있는데, 수용성섬유질과 항산화성분을 모두 포함하며, 커피의 또 다른 새로운 기능성 성분을 나타낸다.[21]

물로 커피를 추출하는 것은 항산화성분을 보존하기 위한 최선의 방법이라는 사실을 확인하였다. 위 결과를 확인하기 위해 네 가지 용매 — 물, 메탄올, 에탄올, N-헥산(hexane) — 를 사용하여 실험해 보았다. 물로 추출한 커피에서 항산화제의 가장 높은 보존율과 지질과산화로부터도 가

100) 역자주: 균 및 색소의 항부착효과를 커피에 국한하여 해석함.
101) 역자주: 뮤탄스균은 치아표면에 남아 있는 당류와 탄수화물을 분해하여 젖산을 생성하여 에나멜질의 치아를 부식시키는 균임.

장 많이 보호되는 결과를 알 수 있었다. 커피의 물을 통한 추출은 단백질의 산화손상에 대해서 특히 높은 보호효과를 보여 주었다. 커피의 물을 통한 추출은 또한 우수한 활성산소청소율을 보여 주었고, 산화와 관련된 철이온과의 결합능도 떨어지는 방향으로 작용하였으며, 따라서 중추적, 보조적 항산화 작용에서 모두 역동적인 능력을 반영하였다. 플라보노이드와 폴리페놀 혼합물의 농도는 — 둘 다 일반적으로 커피에서 발견되는데 — 각각 8,400과 20,400 ppm으로 나타났다.[22]

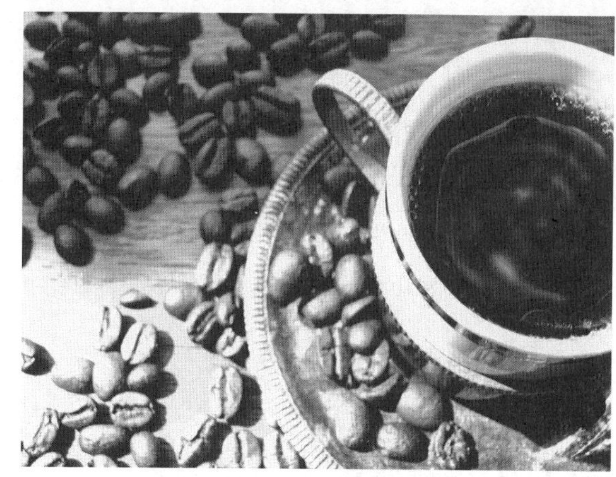

그림 33-1. Coffee(*Coffea arabica*)

커피섭취 후 커피의 항산화 특성을 평가해 보면 장관내의 세균총이 음식페놀의 대부분을 대사하여 항산화활동이 크게 증가하기 때문에 높은 활동수준이 생체내에 나타난다.[23] 커피 관련 논문을 검토할 때 추가적으로 고려해야 할 사항은 커피가 필터로 걸러져 나온 것인지 또는 그렇지 않은지를 확인해야 하는 것이다. 실제로 필터로 걸러지지 않은 커피를 섭취한 사람에서(대개의 이탈리아에서처럼) 혈장 글루타티온농도의 향상이 나타났다.[24] 항산화력이 매우 높은 글루타티온은 커피내에서 클로제닉산(chlorogenic acid)과 서로 결합하여 자연스럽게 시너지효과를 발생시킬 뿐만 아니라 커피내의 다른 항산화성분을 모두 보호하는 효과도 발휘한다.[25] 한 연구는 커피 고유의 속성과 커피의 화학성분들의 또 다른 특징을 공개하면서 커피의 멜라노이딘(melanoidin)이 맥주의 멜라노이딘보다 높은 항산화력을 가지는 것을 보여 주었다.[26]

커피의 항산화특성은 모든 학문적으로 흥미있을 수도 있지만 건강을 유지하는 데에는 어떤 역할을 할 수 있을까? 서양화된 음식이 대중화되는 현재의 시기에 국제적이고 과학적인 단체는 현대음식으로 이어진 신선한 과일 및 채소의 섭취부족이 불충분한 항산화제의 섭취로 이어진다는 결론을 내렸다. 그러나 독일[27], 스페인[28], 미국[29], 그리고 아마도 많은 다른 국가에서 커피가 음식항산화제의 기본공급원으로 제공되는 것이 현대인의 음식에서 나타나는 '항산화제 공백'을 채우는 데 도움이 될 수 있을 것으로 보고 있다.

커피, 천식 및 기관지염

천식 및 기타 폐질환은 미국에서 잦은 유행과 계속적인 성장세를 유지하고 있다. 흥미롭게도 메틸잔틴(methylxanthine)이 풍부한 커피는 건강한 기도기능을 유지하기 위한 보호효과를 가지는 것으로 보여진다. 이것은 이미 메틸잔틴과 테오필린이 천식을 치료하는 약물로 수년 동안 처방되어 왔기 때문에 그리 놀랄 일은 아니다. 연구결과 커피를 정기적으로 섭취하면 천식증상이 감소하고, 기관지천식을 경험할 가능성도 낮아지는 것으로 나타났다.[30] 또한 흡연자의 급성 및 만성 폐쇄성폐질환의 치료를 위해 커피를 임상적으로 사용하고 있기도 하다.[31] 급성 및 만성 기관지염의 치료를 위한 커피의 적용은 추가로 임상조사가 필요하지만 충분히 도움이 되는 영역으로 보여지고 있다.

커피와 심혈관질환

미국에서의 심혈관질환은 매 33초마다 한 명씩 생명을 앗아 가는 질병이며, 연간 전체 사망자의 70%에 해당하는 것으로 보고된다. 이러한 높은 유병률 및 사망률 때문에 심혈관질환에 대한 잠재적인 효과를 기대하는 많은 건강기능식품들에 대한 연구가 활발히 이루어지고 있다. 한 연구팀은 클로로겐산(chlorogenic acid)이 풍부한 녹색커피원두의 추출물(GCBE)이 과연 심혈관의 잠재적인 수정자로의 효과가 있는지의 여부를 조사하였다. 4개월 동안 위약음료를 복용한 10명과 녹색커피콩추출물을 복용한 10명의 두 그룹으로 나누어 실험을 진행하였는데, 연구결과, 녹색커피콩 추출물 투여그룹 전체는 혈장 호모시스테인수준의 상당한 감소와 혈관반응성의 개선을 경험하였다.[32] 심혈관질환의 진행에 대해 이러한 두 개의 독립적인 위험요인에 영향을 미칠 수 있는 녹색커피원두추출물의 효력은 중요한 것으로 받아들여진다.

다른 연구에서는 일반적인 커피섭취가 산화에 대한 저밀도지단백(LDL)의 민감도를 감소시키고, 말론디알데히드(malondialdehyde)수준을 줄일 수 있는 잠재력을 가지고 있는 것으로 나타났다.[33] 제1형 당뇨병환자에서 심혈관질환 발생률을 낮추는 데 대한 카페인의 효과를 확인하는 추가연구(하루 250 mg, 2회 투여)에서도 매우 긍정적인 효과를 입증했다.[34]

인지 및 기분에 커피의 영향

대학생들 사이에서 유행되는 커피를 마시는 행위의 인기가 높은 것은 특히 한정된 시간내에 방대한 지식을 동화하는 자신의 능력을 향상시키기 위함으로 볼 수 있다. 최근 연구결과에 따르면 몇 잔의 커피를 섭취하는 것은 실제로 정보처리능력을 강화할 뿐만 아니라 잘못된 결과에 대해 모니터링하는 능력도 강화해 나가는 것으로 보고되었다.[35] 커피섭취를 통해 증가하는 도전정신의 생리적 효과는 체내 카테콜아민농도를 증가시켜 주는 것이다. 섭취 후 각성작용을 제공하는 아드레날린과 노르아드레날린 모두의 농도도 추가로 증가한다. 커피 한 잔 섭취 후 비뇨기를 통

한 아드레날린과 노르아드레날린의 배설이 증가한 사람도 있다.[36]

또 다른 연구는 커피의 추가카페인의 급상승효과를 실험하였다. 결과는 카페인이 빠르게 증가하면 향상된 정보습득능력에 이르게 된다는 것이었다. 카페인이 높은 커피를 복용하는 것은 새로운 정보처리능력을 개선시킬 뿐만 아니라 시험을 통해 유발되는 피로를 감소시키는 것으로 보고되었다.[37] 카페인의 피로해소속성은 버스운전사와 항공기조종사 모두에 의해 잘 문서화되어 보고되는데, 해당문서에서 커피는 어떤 특정활동을 중단할 수 없는 상황에서 안전성을 향상시켜 주는 것으로 보고되었다.[38,39] 학습 및 정보처리 능력을 향상하는 것 이외에도 마시는 커피는 분위기를 향상시킬 수 있다는 증거가 있다.[40,41] 커피가 자살을 막아 주는 한 가지 방법으로 제안되고 있지 않지만 적어도 한 연구결과에서는 카페인섭취와 자살시도 사이에 역상관계가 있음을 지적하였다.

커피와 당뇨병

1970년대 초부터 커피의 소비증가와 낮은 혈장수치 사이의 연관성을 연구한 논문들이 보고되기 시작했다.[42] 일본에서 실시한 한 연구에서 커피섭취와 공복고혈당증의 유병률 사이에서 반비례관계를 보여 주었다.[43] 커피소비에 대한 더 최근의 연구결과는 당뇨병의 발병으로부터 여성을 보호하는 것으로 나타났고[44], 추가연구에서 장기적인 커피섭취로 인해 제2형 당뇨병을 유발할 위험이 통계적으로 낮아진다는 것을 보여 주었다.[45] 스웨덴에서 실시한 연구에 의하면 커피섭취는 당뇨병이 없는 노인에서 향상된 인슐린민감도를 보여 주고[46], 당불내성이 있는 남성과 여성 모두에서 하루에 커피 5잔 이상을 마신 후 제2형 당뇨병 발병위험이 감소한 것을 보고하였다.[47]

무엇보다 특히 흥미로운 것은 당뇨병을 유발하는 경향을 지닌 유전요인의 표현에 대한 커피의 잠재적 조절자로서의 역할에 대한 조사이다. 쌍둥이연구를 살펴보면 쌍둥이 중 한 명이 커피를 적당량 섭취하는 동안 다른 쌍둥이는 낮은 수준을 섭취하도록 하여 경과관찰을 시행하였는데, 보다 많은 커피를 섭취한 쌍둥이에서 당뇨병의 발병가능성이 현저히 낮게 나타났다.[48] 낮은 체질량지수를 유지하는 것은 당뇨병환자의 혈당수치관리에 도움을 주고, 당뇨병의 유병률위험이 높은 환자의 혈당도 조심스럽게 조절할 수 있도록 돕는 중요한 임상적 요소에 해당한다.

커피는 앞서 언급한 여타의 보호특성 외에도 비만 및 비만이 아닌 모두에서 상당한 신진대사 증가를 유발하는 것으로 보고되는데, 개인의 신진대사 속도를 증가시켜서 체질량지수를 낮추는 데 도움을 주는 것으로 확인되었다.[49] 마른 여성들을 대상으로 한 연구에서는 커피섭취가 체열발생 및 지질산화를 증가시키는 것으로 보고되었다.[50] 커피가 첫 번째 아침식사로 소비되면 신진대사속도를 증가시킨다는 증거도 있다.[51] 뿐만 아니라 피부온도와 커피섭취량과 열량배출의 증가를 확인시켜 주는 다른 연구도 보고된다.[52] 커피와 운동이 결합되면 운동만 하는 것에 비해 높은 지질분해반응이 있는 것으로도 보고되었다.[53] 카페인과 메틸잔틴 모두가 세포의 신진대사율에 긍정적인 영향을 미친다는 논문의 보고가 계속 늘어나는 추세이다.[54] 이러한 결과는 체중감량보조제산업에서 광범위하게 적용되었고, 체열증가를 유발하여 체중감량에 도움을 주는 기타 식물성제제들이 시장에서 점차 퇴출되면서 더욱 커피의 비중이 높아질 가능성이 크다는 것을 뒷받침해 준다.

커피와 위장 및 간의 건강

위장, 간 및 담도에 대한 커피의 효과는 논문으로 잘 보고되고 있는데, 이는 카페인 및 클로로겐산(chlorogenic acid)과 커피산(caffeic acid)의 효과에 기인한 것으로 보인다. 커피의 효과는 가스트린 및 기타 위장관호르몬의 방출에 의해 직접 혹은 간접적으로 위장관 사이에서 완화제 및 소화제로서 기능하고 있다.[55] 정기적인 배변을 유지하는 것은 위장관질환으로부터 보호하는 그 자체로 볼 수 있다. 구체적인 연구를 통해서 알코올유발췌장염과 같은 심각하고 명백한 병리과정의 위험을 줄이기 위한 커피의 다른 잠재적인 보호효과를 증명하고 있다.[56] 커피의 또 다른 임상적으로 중요한 응용에 따르면 알코올성과 비알코올성 간병변 모두에서 간을 보호하는 데 있는 것으로 보인다.[57,58]

몇몇 연구들은 커피섭취가 파킨슨병의 발병률이나 위험을 줄일 수 있는 것으로 보고하였다.

카페인과 그것을 대사하는 간내 마이크로솜(microsome) 사이의 독특한 관계 때문에 공복의 혈장 카페인농도가 만성간질환으로 인한 생리적 장애를 측정하기 위한 안내역할을 할 수 있는 것으로 제안되었다.[59] 카페인은 간의 해독검사를 통해 1단계와 2단계 해독경로 사이의 불균형이 존재하는지의 여부에 대한 정보를 제공할 수 있다. 간에서 카페인의 독특한 생리적 영향은 혈청 감마-글루타밀전달효소(γ-GT; γ-glutamyltransferase, 간손상 정도 측정)와 흡연 사이의 관계를 연구하는 데 도움을 주는데, 흡연자의 감마-글루타밀전달효소의 유도감소에 의해 커피는 흡연과 관련된 손상의 일부를 완화하는 데 도움이 될 수 있는 것으로 제안되었다.[60] 이 제안을 지지하는 보고가 있는데, 끓여서 마시는 커피의 섭취를 줄인 노르웨이여성에서 감마-글루타밀전달효소의 증가가 관찰된 것이 이것에 해당된다.

마지막으로 40~75세의 46,008명에 대한 연구조사에 따르면 담석형성은 커피섭취에 의해 변경될 수 있고, 하루에 커피를 2~3잔 섭취하는 사람들은 담석형성의 더 낮은 위험을 가지고 있다고 가정한다.[61] 모든 커피추출기법이 커피에서 카페인이 제거되지 않는 한 담석형성의 감소를 유발한다는 것은 매우 주목할 만한 일이다. 하지만 커피음용을 통해 카페인을 섭취하는 것은 여성에

서는 담석증상의 위험을 감소시키지만, 남성에서는 아직 입증되지 못한 것으로 보고된다.[62]

커피, 파킨슨병 및 기타 신경학적 상태

몇몇 연구들은 커피섭취가 파킨슨병의 발병률이나 위험을 줄일 수 있는 것으로 보고하였다. 사실 아시아계 미국인[63]에서 뿐만 아니라 미국[64], 이탈리아[65], 중국[66]의 일반인구에서 파킨슨병의 발병률에 대한 보호효과가 있다는 증거가 존재한다. 추가적으로 조사된 연구에서도 커피섭취가 파킨슨병의 위험을 감소시킨다는 연구결과를 지원한다.[67] 최근 들어 알츠하이머병진단을 받는 사례가 늘어나는 추세여서 이 파괴적인 질병을 완화하는 방법에 대한 관심이 매우 높다. 이는 곧 알츠하이머병의 위험감소와 연결되는데, 커피가 바로 이러한 관심에 매우 적합한 음료가 될 것으로 보인다.[68,69] 그러나 현재까지 커피의 비특이적이고, 나이와 관련된 정신적 퇴화를 느리게 한다는 증거는 부족하다. 커피와 함께 사용하는 항경련제치료 사이의 시너지효과가 보고되는데, 이것은 수면발작이 감소하는 결과로 나타난다.[70] 개별적인 내성도에 차이가 있기 때문에 발작장애가 있는 모든 환자에게 권장되지는 않는다.

커피와 성행위

건강한 성적 반응은 적절한 신경, 심혈관, 호르몬 및 정신적 건강이 유지되었을 때 이루어진다. 성적 욕구 및 그에 대한 반응은 상대 남성과 여성 모두에서 공통분모로 작용하는 호르몬인 총테스토스테론수치 및 자유테스토스테론수치에 달려 있다. 총테스토스테론은 남성[71]의 커피섭취와 긍정적으로 연관된 것으로 보고된다. 하루에 커피를 적어도 한 잔 이상 마시는 노인여성에서 성적 활동이 증가된 것으로 보고되며, 노인남성에서도 성적 능력의 증가가 보고되었다.

기타 생체아민(Miscellaneous Biogenic Amine)

가공된 양 및 사용된 추출기술에 따라 커피의 화학적 특성의 다양성은 강조해도 지나치지 않다. 연구진은 커피의 활성성분을 지속적으로 조사하고 있는데, 커피를 볶는 과정 중에 특히 두드러진 세로토닌, 스페니딘(spennidine), 아그마틴(agmatine)과 같은 생체아민류를 특히 관심 있게 보고 있다. 이러한 아민의 효과와 치료적 응용은 아직 철저하게 조사되지 않았지만, 전체 인류에게 커피의 범문화적 매력을 완전히 새롭게 감상하는 것으로 이어질 수 있을 것이다.

카페인

커피에 대한 이야기를 할 때 카페인에 대해 짧게라도 검토하지 않는다면 완전해지지 않는다. 최근까지 커피란 말은 카페인과 동의어로 통했다. 과학문헌들은 정신적 경계를 강화하고 피로를 감소시키며, 잠이 오지 않도록 하는 커피의 능력은 카페인의 효과로 인식하고 있다.[72] 이 장에서는 커피의 혜택에 대하여 카페인의 장점에 집중하지 않았는데, 여타의 논문에서 카페인만을 집중적으로 연구한 이유는 구체적으로 완전히 별도의 논문주제를 정당화하기 위해서는 한 가지 성분에만 집중해야 하기 때문이다. 카페인은 커피연구에 잘 알려지고 이미 보고된 생체에 대한 정량수치가 있기 때문에 커피에서 카페인 농도의 큰 변화는 반드시 고려되어야 한다. 커피에서 전형적인 카페인함량은 복용량당 58~259 mg의 범위이다. 한 연구에서는 커피 약500 g에 대한 평균 카페인내용물은 dL당 188 mg이었다.[73] 최근 연구에 반영된 카페인농도는 높은 편차가 존재하는데, 6일 연속으로 같은 원두에서 얻은 동일한 커피음료의 카페인농도는 259~564 mg의 범위로 계속적인 편차가 존재함을 보여 준다.[74] 따라서 다음과 같은 질문이 제기될 수 있을 것이다. 다른 어떤 활성성분이 동일 샘플내에서 변화했는가? 표준약물요법, 영양제복용, 식물성 또는 기능성 제제로서의 복용 등을 포함하지 않더라도 커피는 지속적인 복용으로 임상적으로 커피에 의한 효과가 유발될 정도로 충분히 섭취하고 있음은 모두가 예상할 수 있을 것이다. 따라서 전체적인 식이요법과 생활방식변화의 도구로서 커피가 포함된 기능성식품의 사용을 장려하는 시도는 일반적으로 충분한 커피섭취가 이루어진다는 가정하에 일관된 좋은 질과 치료에 생리활성을 제공하도록 해야 할 것이다.

결론

커피는 인간의 건강을 유지하도록 돕는 데 중요한 역할을 한다. 그러나 우리가 치료적 개입으로 커피를 처방하는 경우에는 커피의 활성성분에 대한 심도 있는 이해가 필수적이다. 이것은 아직 현재의 과학연구가 최대치료효능을 달성하기 위해 가장 좋은 방법을 결정해야 하기 때문에 커피는 가장 자연스러운 형태로 순수한 섭취식량으로 섭취되는 것이 더욱 나은 방편일 수도 있다.

커피와 식사 및 생활습관의 가장 효과적인 조화를 제공할 수 있는 역학연구는 의료진에게 가장 유용한 정보를 있는 그대로 제공하여 환자의 질병이 자연스럽게 수정되어 치료되는 방향을 추구하도록 할 수 있다. 커피생산이 지속가능한 산업이 되게 하고, 커피섭취를 권장하기 위한 노력의 이면에는 유기농재배와 공정거래라는 지침을 제안하는 의식 있는 움직임이 있다. 커피섭취에서 치료적 효과를 얻기 위해서는 기원전 400년 '음식이 곧 의약품이고, 약품이 곧 음식이 될 수 있다.'라고 말한 히포크라테스의 지침에 충실히 따를 필요가 있을 것이다.[102)]

참고문헌

[1]Specialty Coffee Association of America (SCAA). SCAA 1999 Market Report. California, 1999.

[2]National Coffee Association (NCA). NCA Coffee Drinking Trend Survey. New York, 2000.

[3]Hasler CM. The changing face of functional foods. J Am Coll Nutr. 2000;19(suppl.):499–506.

[4]Minamisawa M, Yoshida S, Takai N. Determination of biologically active substances in roasted coffees using diode-array HPLC system. Anal Sci. 2004;20:325–328.

[5]Casal S, Oliveira MB, Alves MR, Ferreira MA. Discriminate analysis of roasted coffee varieties for trigonelline, nicotinic acid, and caffeine content. J Agric Food Chem. 2000;48:3420–3424.

[6]Adrian J, Frangne R. Synthesis and availability of niacin in roasted coffee. Adv Exp Med Biol. 1991;289:49–59.

[7]Santos EE, Lauria DC, Porto da Silveria CL. Assessment of daily intake of trace elements due to consumption of food stuffs by adult inhabitants of Rio de Janeiro city. Sci Total Env. 2004;327:69–79.

[8]Astier-Dumas M, Gounelle de Pantanel H. Some nutritional aspects of coffee [in French]. Arch Sci Med. 1974;131:18–23.

[9]Impellitteri CA, Allen HE, Lagos G, McLaughlin MJ. Removal of soluble Cu and Pb by the automatic drip coffee brewing process: Application to risk assessment. Hum Ecol Risk Assess. 2000;6:313–322.

[10]Stavric B, Klassen R, Watkinson B, et al. Variability in caffeine consumption from coffee and tea: Possible significance for epidemiological studies. Food Chem Toxicol. 1988;26:111–118.

[11]Kubo Shlonsky A, Klatsky AL, Armstrong MA. Traits of persons who drink decaffeinated coffee. Ann Epidemiol. 2003;13:273–279.

[12]Cirilo MPG, Coelho AFS, Araujo CM, et al. Profile and levels of bioactive amines in green and roasted coffee. Food Chem. 2003;82:397–402.

[13]Urgert R, de Groot CP. Consumption of unfiltered coffee brews in elderly Europeans. Eur J Clin Nutr. 1996;50:101–104.

[14]Namba T, Matuse T. A historical study of coffee in Japanese and Asian countries: Focusing the medicinal uses in Asian traditional medicines. Yakushigaku Zasshi. 2002;37:65–75.

[15]Dogasaki C, Shindo T, Furuhata K, Fukuyama M. Identification of chemical structure of antibacterial components against Legionella pneumophilia in a coffee beverage. Yakugaku Zasshi. 2002;122:487–494.

[16]Daglia M, Papetti A, Dacarro C, Gazzani G. Isolation of anti-bacterial components from roasted coffee. J Pharm Biomed Anal. 1998;18: 219–225.

[17]Daglia M, Tarsi R, Papetti A, et al. Antiadhesive effect of green and roasted coffee on Streptococcus mutans adhesive properties on saliva coated hydroxyapatite beads. J Agric Food Chem. 2002;50:1225–1229.

[18]Nicoli MC, Anese M, Parpinel M. Influence of processing on the antioxidant properties of fruits and vegetables. Trends Food Sci Technol. 1999;10:94–100.

[19]Nicoli MC, Anese M, Manzocco L, Lerici CR. Antioxidant properties of coffee brews in relation to the roasting degree. Lebens Wiss Technol. 1997;30:292–297.

[20]Manach C, Scalbert A, Morand C, et al. Polyphenols: Food sources and bioavailability. Am J Clin Nutr. 2004;79:727–747.

[21]Borrelli RC, Esposito F, Napolitano A, et al. Characterization of a new potential functional ingredient: Coffee silverskin. J Agric Food Chem. 2004;52:1338–1343.

[22]Yen WJ, Wang BS, Chang LW, Duh PD. Antioxidant properties of roasted coffee residues. J Agric Food Chem. 2005;53:2658–2663.

[23]Olthof MR, Hollman PCH, Katan MB. Chlorogenic acid and caffeic acid are absorbed in humans. J Nutr. 2001;131:66–71.

[24]Esposito F, Morisco F, Verde V, et al. Moderate coffee consumption increases plasma glutathione but not homocysteine in healthy subjects. Aliment Pharmacol Ther. 2003;17:595–601.

[25]Panzella L, Napolitano A, d' Ishchia M. Oxidative conjugation of chlorogenic acid with glutathione:

102) 역자주: 한의학적으로는 '식약동원(食藥同原), 약식동원(藥食同原)'이라고 하며, 진리는 동서고금을 막론하고 통합을 알 수 있다.

Structural characterization of addition products and a new nitrite-promoted pathway. Bioorg Med Chem. 2003;11:4797-4805.

[26]Morales FJ, Jiminex-Perez S. Peroxyl radicals scavenging activity of melanoidins in aqueous systems. Eur Food Res Technol. 2004;218:515-520.

[27]Radtke J, Linseisen J, Wolfram G. Phenolic acid intake of adults in Bavarian subgroup of the national food consumption survey. Z Ernahrungswiss. 1998;37:190-197.

[28]Pulido R, Hernandez-Garcia M, Saura-Calixto F. Contribution of beverages to the intake of lipophilic and hydrophilic antioxidants in the Spanish diet. Eur J Clin Nutr. 2003;57:1275-1282.

[29]Svilaas A, Sakhi AK, Andersen LF, et al. Intakes of antioxidants in coffee, wine, and vegetables are correlated with plasma carotenoids in humans. J Nutr. 2004;134:562-567.

[30]Schwartz J, Weiss ST. Caffeine intake and asthma symptoms. Ann Epidemiol. 1992;2:627-635.

[31]Santos RM, Lima DR. Coffee as a medicinal plant and vitamin source for smokers. Int J Chest Dis. 1989;43:56-58.

[32]Ochiai R, Jokura H, Suzuki A, et al. Green coffee bean extract improves human vasoreactivity. Hypertense Res. 2004;27:731-737.

[33]Yukawa GS, Mune M, Otani H, et al. Effect of coffee consumption on oxidative susceptibility of lowdensity lipoproteins and serum lipid levels in humans. Biochemistry. 2004;69:70-74.

[34]Richardson T, Rozkovec A, Thomas P, et al. Influence of caffeine on heart rate variability in patients with long standing type I diabetes. Diabetes Care. 2004;27:1127-1131.

[35]Tieges Z, Richard Ridderinkhof K, Snel J, Kok A. Caffeine strengthens action monitoring evidence from error related activity. Brain Res Cogn Brain Res. 2004;21:87-93.

[36]Papadelis C, Kurido-Papadeli C, Vlachogiannis E, et al. Effects of mental work load and caffeine on catecholamines and blood pressure compared to performance variation. Brain Cogn. 2003;51:143-154.

[37]Smith AP, Clark R, Gallagher J. Breakfast cereal and caffeinated coffee: Effects on working memory, attention, mood, and cardiovascular function. Physiol Behav. 1999;67:9-17.

[38]Rey de Castro J, Gallo J, Loureiro H. Tiredness and sleepiness in bus drivers and road accidents in Peru: A quantitative study. Rev Panam Salud Pub. 2004;16:11-18.

[39]Sparco P. Combating fatigue to enhance safety. Aviat Week Space Technol. 1996;145:53-55.

[40]Quinlan P, Lane J, Aspinall L. Effects of hot tea, coffee and water ingestion on physiological responses and mood: The role of caffeine, water and beverage type. Psychopharmacology. 1997;134:164-173.

[41]Kawachi I, Willett WC, Colditz GA, et al. A prospective study of coffee drinking and suicide in women. Arch Intern Med. 1996;156:521-525.

[42]Naismith DJ, Akinyanju PA, Szanto S, Yudkin J. The effect in volunteers of coffee and decaffeinated coffee on load glucose, insulin, plasma lipids and some factors involved in blood clotting. Nutr Metab. 1970;12: 144-151.

[43]Isogawa A, Noda M, Takahashi Y, et al. Coffee consumption and risk of type 2 diabetes mellitus. Lancet. 2003;361:703-704.

[44]Rosengren A, Dotevall A, Wilhelmsen L, et al. Coffee and incidence of diabetes in Swedish women: A prospective 18 year follow-up study. J Intern Med. 2004;255:89-95.

[45]Salazar-Martinez E, Willett WC, Ascherio A, et al. Coffee consumption and risk for type 2 diabetes mellitus. Ann Intern Med. 2004;140:1-8.

[46]Arnlov J, Vessby B, Riserus U. Coffee consumption and insulin sensitivity. JAMA. 2004;291:1199-1201.

[47]Agardh EE, Carlsson S, Ahlbom A, et al. Coffee consumption, type 2 diabetes and impaired glucose tolerance in Swedish men and women. J Intern Med. 2004;255:645-652.

[48]Carlsson S, Hammar N, Grill V, Kaprio J. Coffee consumption and risk of type 2 diabetes in Finnish twins. Int J Epidemiol. 2004;33:1-2.

[49]Acheson KJ, Zahorska-Markiewicz B, Pittet P, et al. Caffeine and coffee: Their influence on metabolic rate and substrate utilization in normal weight and obese individuals. Am J Clin Nutr. 1980;33:989-997.

[50]Bracco D, Ferrarra JM, Arnaud MJ, et al. Effects of caffeine on energy metabolism, heart rate, and methylxanthine metabolism in lean and obese women. Am J Physiol. 1995;269:671-678.

[51]Zahorska-Markiewicz B. The thermic effect of caffeinated and decaffeinated coffee ingested with breakfast. Acta Physiol Pol. 1980;31:17-20.

[52]Tagliabue A, Terracina D, Cena H, et al. Coffee induced thermogenesis and skin temperature. Int J Obes Relat Metab Disord. 1994;18:537–541.

[53]Mougios V, Ring S, Pettidou A, Mikolaidis MG. Duration of coffee and exercise-induced changes in fatty acid profile of human serum. J Appl Physiol. 2003;94:476–484.

[54]Nehlig A, Derby G. Caffeine and sports activity: A review. Int J Sports Med. 1994;15:215–223.

[55]Ckok G. Coffee and health. Z Ernahrungswiss. 1977;16:248–255.

[56]Morton C, Klatshky AL, Udaltsova N. Smoking, coffee and pancreatitis. Am J Gastroenterol. 2004;99:731–738.

[57]Klatsky AL, Armstrong MA. Alcohol, smoking, coffee and cirrhosis. Am J Epidemiol. 1992;136:1248–1257.

[58]Gallus S, Tavani A, Negri E, La Vecchia C. Does coffee protect against liver cirrhosis? Ann Epidemiol. 2002;12:202–205.

[59]Wahllander A, Renner E, Preisig R. Fasting plasma caffeine concentration: A guide to the severity of chronic liver disease. Scand J Gastroenterol. 1985;20:1133–1141.

[60]Nakanishi N, Nakamura K, Makajima K, et al. Coffee consumption and decreased serum gammaglutamyltransferase: A study of middle-aged Japanese men. Eur J Epidemiol. 2000;16:419–423.

[61]Leitzmann MF, Willett WC, Rimm EB, et al. A prospective study of coffee consumption and the risk of symptomatic gallstone disease in men. JAMA. 1999;281:2106–2112.

[62]Leitzmann MF, Stampfer MJ, Willett WC, et al. Coffee intake is associated with lower risk of symptomatic gallstone disease in women. Gastroenterology. 2002;123:1823–1830.

[63]Abbott RD, Webster Ross G, White LR, et al. Environmental, lifestyle and physical precursors of clinical Parkinson's disease: Recent findings from Honolulu-Asia Aging Study. J Neurol. 2003;250:30–39.

[64]Ascherio A, Zhang SM, Hernan MA, et al. Prospective study of caffeine consumption and risk of Parkinson's disease in men and women. Ann Neurol. 2001;50:56–63.

[65]Ragonese P, Salemi G, Morgante L, et al. A case control study of cigarette, alcohol, and coffee consumption preceding Parkinson's disease. Neuroepidemiology. 2003;22:297–304.

[66]Tan EK, Tan C, Fook-Chong SM, et al. Dose dependent protective effect of coffee, tea and smoking in Parkinson's disease: A study in ethnic Chinese. J Neurol Sci. 2003;216:163–167.

[67]Ross GW, Abbott RD, Petrovich H, et al. Association of coffee and caffeine intake with the risk of Parkinson's disease. JAMA. 2000;283:2674–2679.

[68]Heuser I. Prevention of dementia: State of the art. Stsch Med Wochenschr. 2003;128:421–422.

[69]Lindsay J, Laurin D, Verreault R, et al. Risk factors for Alzheimer's disease: A prospective analysis from the Canadian Study of Health and Aging. Am J Epidemiol. 2002;256:445–453.

[70]Feijoo M, Bilbao J. Seizures of sleep onset: Clinical and therapeutic aspects. Clin Neuropharmacol. 1992;15:50–55.

[71]Svartberg J, Midtby M, Bonaa KH, et al. The associations of age, lifestyle factors and chronic disease with testosterone in men: The Tromso Study. Eur J Endocrinol. 2003;149:145–152.

[72]Harland BF. Caffeine and nutrition. Nutrition. 2000;16:522–526.

[73]Bell LN, Wetzel CR, Grand AN. Caffeine content in coffee as influenced by grinding and brewing technique. Food Res Intern. 1996;29 85–89.

[74]McCusker RR, Goldberger BA, Cone EJ. Caffeine content of specialty coffees. J Anal Toxicol. 2003;7:520–522.

34

약용버섯

1,000년간 사용된 치료제의 유효성

대부분의 사람들이 버섯을 떠올릴 때 밥반찬 정도 또는 요즘 들어 조금씩 인정받는 살 빼는 음식 정도 외에는 특별한 가치가 없는 음식이라고 생각을 한다. 그러나 실제로 버섯은 건강식단일 뿐만 아니라 단백질, 섬유질, 각종 미네랄, 비타민 B군, 아스코르빈산 등의 중요한 원천이다. 각종 버섯들은 각종 약효를 많이 가지고 있으며, 단순히 영양성분을 넘어 의약적 사용가치도 충분하다. 버섯의 건강혜택에 대해 많은 상세한 작업이 예전부터 있어 왔다. 의학에 사용하는 버섯에 대한 전문학술지인 국제약용버섯저널(*International Journal of Medicinal Mushrooms*)도 실제로 발간되고 있다.

버섯의 약용식물로서의 관심이 최근에 상승함에 따라 버섯을 포함한 유용한 포자류 및 곰팡이류의 광범위한 상업적 재배가 이루어지고 있다. 1999년 한 해 동안 버섯 생산 및 판매는 180억 달러로 전 세계 커피 생산 및 판매와 유사한 금액이다.[1] 그러나 약용목적으로의 버섯사용은 현대적인 재배와 과학적 관심에 앞서 수천 년에 걸쳐 사용되어 왔다. 한의학에서는 여러 종류의 버섯을 각종 효능에 따라 달리 사용해 왔는데, 공통적 효능은 질병을 치료하고 장수를 증진하고, 마음과 정신을 정화하는 것으로 알려져 있다.[2] 버섯의 약용효과에 대한 현대적인 조사는 1960년대 후반[3]에 시작되었다. 질병치유를 위한 버섯의 새로운 효능과 새로운 버섯의 종류가 계속해서 과학적으로 검증되고 발견되고 있다. 현재 버섯 38,000종 가운데 단지 이들의 작은 부분의 약용특성에 대해서만 연구가 이루어져 있다. 연구에서 버섯은 항산화성분, 혈관강화성분, 면역계강화성분, 항염증성분 등이 검증되었다.

동충하초(冬蟲夏草, Cordyceps)

동충하초(*Cordyceps sinensis*)는 아마도 자연의학치료제를 모두 합하여 가장 특이한 것 중 하나일 것이다. '애벌레 곰팡이(caterpillar fungus)'라고도 하는데, 동충하초는 원래 애벌레(*Hepialus armoricanus*)의 표면에서 발견되었다. 드문 것으로 간주되는 이 곰팡이는 아시아의 산맥과 높은 고도에서 발견되는데, 그 사용은 고대왕족으로 제한되어 왔다. 동충하초의 영양성분의 중요한 본질 및 전통적 용도는 지구력과 체력을 강화하고, 성적 활력을 증진하고, 폐, 심장, 신장 및 면역계통에 도움이 되는 것으로 알려져 있으며, 뿐만 아니라 에너지를 보강하고 피로를 이겨 내는 등 말 그대로 무병장수를 촉진하는 것으로 전해진다. 동충하초연구는 서로 다른 인기 있는 약용버섯에 관한 연구를 눈에 띄게 증가하도록 영향을 미쳤다. 동충하초의 장점에 대한 현대적인 조사는 결론적으로 전통적 사용을 과학적으로 뒷받침하게 되었다.

여러 활성성분은 당류(올리고당류, 다당류, D-mannitol), 스테롤(ergosterol, ergosterol peroxide, β-sitosterol, daucosterol, campasterol), 펩티드 및 폴리아민(cadaverine, spermidine, spennine, 1,3-diamino propane, putresine), 지방산 및 유기지방산(약 30개가 확인된 지방산화합물), 비타민, 뉴클레오타이드(adenosine, sdenine, deoxyuridine, guanosine, thymidine, uracil, uridine) 및 무기질성분과 미네랄(셀레늄을 포함하는 다양한 미네랄 및 미량원소)을 포함한 것으로 확인되었다.[4,5]

여러 종의 동충하초 및 인위적으로 배양된 균사체들이 모두 현재 사용되고 있다. *C. capita*, *C. ophioglossoides*, *C. militaris*는 이미 상업적으로 널리 거래되고 있기도 하다. 이 중에서도 인위적 동충하초의 변종에 해당하는 Cs-4라는 품종이 가장 상업적으로 각광받고 있다.

천연의약물질에 대한 연구는 항상 그들의 산화방지능력에 대한 조사를 포함하기도 한다. 동충하초연구도 예외가 아니다. 한 연구는 물과 에탄올 각각에 *C. sinensis* 추출물을 녹여 모두의 산화방지능력을 검사하고, '강력한 항산화활동'을 언급하였다.[6] 활성산소인 초과산화물(superoxide)에 대한 청소율은 적지만, 과산화수소 같은 활성산소를 억제하는 데는 효과가 좋은 것으로 나타났다. 또한 저밀도지단백(LDL)과 염화구리(산화유발 분자)와 같이 배양될 때 동충하초추출물은 매우 강력하게 지질의 과산화를 억제하는 것으로 나타났다. 연구팀은 이 효과가 초과산화물디스뮤타아제(SOD)와 유사한 정도의 효과를 나타내는 것으로 판단하였고, 인체내에서 초과산화물 같은 활성산소에 대한 강력한 무기가 될 수 있다고 지적하였다. 초과산화물디스뮤타아제는 산화손상에 대항하여 싸우는 세포의 주요보호인자 중 하나이다. 다른 실험에서 연구팀은 동충하초보충제를 섭취한 환자에서 초과산화물디스뮤타아제의 활동이 16% 증가하는 반면, 혈장 말론디알데히드(malondialdehyde, 활성산소인 hydroxy radical의 일종)와 혈장 산화지질이 약 34% 감소하는 것으로 나타나는 결과도 보고하였다.[7]

최근 연구에서 동충하초는 혈관에 도움이 되는 것으로 보고되는데, 특히 미세순환을 원활히 하는데 유용하다고 한다. 동충하초는 혈압강하와 혈관확장의 효과를 입증[8]했으며, 혈액응고와 국소빈혈도 방지[9]할 수 있는 것으로 보고된다. 동충하초는 혈청의 과산화지질의 수준을 감소시키고 저밀도지단백(LDL)의 산화를 억제하는데, 이로 인해 대동맥벽의 콜레스테롤에스테르(cholesteryl-eater)부착이 줄어드는 것으로 보고된다. 이는 곧 동충하초에는 혈관을 보호하는 효과가 있는 것으로 볼 수 있다.[10]

약용버섯의 가장 빈번한 치료용도 중 하나는 면역증진이다. 이러한 목적을 위한 최고의 버섯은 아니지만, 그럼에도 불구하고 동충하초는 면역증진에 충분한 가치를 가지고 있는 것으로 보인다.

몇몇 연구는 면역세포기능과 인간에 영향을 미칠 수 있는 버섯의 능력을 보여 주는데, 한 실험에서는 동충하초의 섭취로 Th세포(helper T세포)의 수가 크게 증가하여 Th세포와 Ts세포의 비가 증가하는 것을 실험적으로 증명하기도 하였다.[11] 다른 연구에서 동충하초는 백혈병환자의 백혈구에서 특정 CD표지자 위임과 그 구속능력뿐만 아니라 자연살해세포(NK cell)의 기능도 향상시킬 수 있는 것으로 나타났다.[12] 또한 동충하초추출물로 치료하면 실험동물에서 흑색종(melanoma) 형성을 억제하는 것으로 표시되었다. 연구자들은 향상된 자연살해세포의 기능이 이 효과를 가져온 것이라고 본다.[13]

또한 이 버섯은 암의 다른 모델에서도 연구가 진행되었다. 동물을 이용한 실험에서 동충하초추출물은 혈액단핵구세포(mononuclear blood cell)를 자극하고 인간의 백혈병세포의 성장을 약 80%로 억제하였으며, 미성숙면역세포를 성숙시켜서 종양에 대적할 수 있는 면역기능개선을 도운 것으로 나타났다.[14] 이외에도 동충하초는 수많은 다른 면역효과가 존재하는 것으로 확인되었는데, 여기에는 INF-γ, TNF-α, IL-1 등을 포함하는 특정 시토카인수준을 증가시키는 기능을 포함한다.[14] 동충하초는 림프구의 생존을 연장시키고[15], 암세포에 직접적인 독성효과[16,17]가 있는 것으로 보고되었는데, 특히 폐암에서 더 좋은 효과를 나타내었다.[18] 여러 가지 연구결과로 면역기능촉진 용도로의 동충하초의 사용은 비교적 잘 설명되어지지만 인간의 건강 및 질병예방에 대한 다른 용도로의 응용을 위해서는 더 많은 연구가 필요한 것이 사실이다.

염증을 줄이기 위한 용도로 동충하초의 사용은 충분히 시도할 만한 것으로 보고된다. 염증이 있는 상황에서 동충하초는 시토카인을 조절하는 능력과 코르티코스테론(corticosterone)농도를 높여 주는 기능 때문에 염증의 중재적 요소로서 충분한 가치가 예견된다.[19] 코르티코스테론은 염증을 조절하는 인체의 주요수단 중 하나이다. 동충하초추출물이 시상하부-뇌하수체-부신축을 통해 부신 출력(output)을 간접적으로 증가시키는지 또는 직접적으로 작동하게 하는지는 아직 잘 알려져 있지 않다. 동충하초가 부신에 영향을 미치는 메커니즘이 증명되어야 하지만 코르티코스테론 증가를 통한 여러 효과들이 동충하초의 효능으로 인정될 수 있을 것이다.

잎새버섯(Maitake)

잎새버섯(*Grifola frondosa*)은 일본, 북미 및 유럽의 온대산악지역에서 주로 발견된다. 이 버섯은 몸체가 농구공크기에 근접할 정도로 가장 큰 버섯 중의 하나이다. 잎새버섯의 몸체는 춤추는 나비처럼 보인다고 자주 묘사되며, 독특한 중복패턴으로 성장하는 것으로 알려져 있다. 잎새버섯은 식품으로서의 효용가치가 큰 것으로 알려져 있으며, 약용효과는 최근에 비로소 강조되기 시작하였다. 버섯은 건강과 활력을 증진하기 위한 일반적인 강장제로 사용되었고, 지금도 강장약물로서 의약품으로 간주되기도 한다. 특히 잎새버섯은 역사적으로 고혈압과 암치료에도 사용되어 왔다, 이러한 용도는 현재 연구가 진행되는 두 가지 초점에 해당한다. 이 버섯은 수천 년간 아시아에서 주식처럼 많이 섭취되어 왔다. 재배하기 어려운 면이 있었지만 지금은 재배기술이 발달되어 수확량이 늘었고, 늘어난 공급에 의해 자연스럽게 의학적 가용성도 증가하였다.

잎새버섯은 여러 가지 순환에 도움을 줄 수 있는데, 혈액에 상승된 지질로 유발가능한 심혈관질환을 예방하는 작용이 잎새버섯의 순환계에 미치는 효과 중 하나이다. 잎새버섯은 간 및 혈액에 지질이 축적되는 것을 억제함으로써 신체에서 지질대사를 향상시킨다. 이러한 작용의 정확한 메커니즘은 아직 완전히 알려져 있지 않다.[20] 잎새버섯의 다른 작용은 혈당을 낮추는 효과가 있는데, 일반 순환계 및 미세순환에서 인슐린부담을 감소하는 것이 보고된다. 인슐린민감도감소에 의한 인슐린농도증가는 심혈관계의 병적 상태 간의 상관관계를 보여 주는데[21], 이러한 상황에서 잎새버섯은 인슐린수용체를 활성화하여 혈당수준을 낮추어 주는 것으로 생각된다.[22,23] 혈관건강에 도움을 주는 이 버섯의 또 다른 효과로는 혈압을 낮추는 작용이 있다. 두 예비연구에서 잎새버섯은 실험동물의 혈압을 상당히 낮추는 것으로 결론지어졌다.[24,25]

잎새버섯의 또 다른 중요한 효과는 면역력을 강화하는 작용이다. 버섯류의 활성성분 중 하나는 베타글루칸(beta-glucan)으로 잘 알려져 있다. 여러 식물에서 발견되는 베타글루칸은 종양으로부터 신체방어를 지원하는 다당류분자이다. 잎새버섯의 베타글루칸성분은 IL-1, 자연살해세포, 세포독성 T세포(cytotoxic T cell), 초과산화물음이온 등의 조절을 포함하는 면역자극 효과를 나타낸다.[26] 이런 면역체계의 효과를 근거로 하여 1990년대 중반에 특정 암을 대상으로 잎새버섯의 영향에 대한 몇 가지 예비연구가 시행되기도 하였다.[27-29] 그러나 아직 후속연구가 완료되지 않았다. 면역자극제로서 베타글루칸의 연구가 유망한데, 이는 잎새버섯이 손상된 면역을 치료하는 데 대한 가치 있는 연구가 될 것이라고 믿어 의심치 않는다. 이 버섯류의 다른 면역자극원리는 향후연구에서 검토되어질 것이다.

영지버섯(Reishi)

영지버섯(*Ganoderma lucidum*)은 'Reishi'라는 단어 이외에 때로는 영지의 중국발음으로 영미권에서 불리기도 한다. 이 버섯의 의학적 사용은 기원전 1세기 중국의 약전에 자세히 소개되어 있다.[30] 영지는 그 약전에 있는 모든 의약품 중 가장 많이 의학적으로 쓰였고, 현재에도 상당히 자주 사용되는 한약재 중의 하나이다. 영지는 성장이 매우 느리고, 야생에서도 구하기가 쉽지 않아 매우 가치 있게 다루어져 왔다. 그러나 최근에는 영지가 성공적으로 재배되고 있어 늘어난 공급량만큼 광범위하게 사용되고 있다. 영지의 기본서식지는 해안지역 근처에 부패한 통나무나 기타 식물들에 기생하는 것으로 알려진다. 이 버섯은 여러 가지 빛깔을 띠지만 아시아와 북미에서 자주 사용되는 빨간색 버섯이 상용화되었다. 영지는 피로, 허약체질, 불면증, 천식과 기침 치료

등으로 전통중의학에서 사용되어 왔다.[31] 버섯은 의학적 사용의 오랜 역사에도 불구하고, 최근 더욱 많이 사용되기까지 영지의 많은 의학적 효과에 대해 연구되지는 못했다. 기존에 알려진 의학적 효과로는 심혈관보호작용, 간보호작용, 면역증강, 노화방지, 항당뇨병, 항균, 항암 등이 있다.

영지버섯의 여러 성분들은 항산화효과를 나타낸다. 실험적으로 활성 테르펜(terpene)과 다당류를 영지로부터 추출하여 산화손상으로부터 세포를 보호하는 능력을 조사하는 연구도 진행되었다.[32] 연구는 주로 지질의 과산화 및 적혈구막의 산화에 대한 이들 성분의 세포보호기전을 관찰하였다. 결과는 영지에 항산화효과가 있다는 것을 확인하였고, 그중에서도 테르펜이 가장 강한 효과를 보였으며, 농도의존적으로 효과가 증가하는 것으로 보고되었다.

또한 영지버섯은 혈관건강을 향상시키는 여러 구성요소도 포함되어 있다. 그중에는 강심작용이 알려져 있는 알칼로이드인 cyclo-octasulfur[33]가 있고, 안지오텐신변환효소효과를 차단함으로써 혈압을 낮출 수 있는 능력으로 유명한 triterpene ganodermadiol이 있으며, 그리고 혈압을 낮추는 효과를 동시에 가지면서 콜레스테롤합성을 억제하는 ganoderic acid도 있다.[103)] 한 연구에서는 영지가 혈소판응집을 억제하는 효과도 있다는 것을 입증해 주었다. 이 효과는 복용량에 비례해서 효과가 나타나는 특징을 보이며, 건강한 사람에서뿐만 아니라 동맥경화증이 있는 사람에서도 동일하게 효과가 나타나는 것으로 보고된다.[35] 응집억제의 정확한 메커니즘은 연구에서 밝히지 못했다. 혈관계통에 대한 영지버섯의 폭넓은 효과는 콜레스테롤축적, 혈소판응집, 고혈압 등으로 인해 유발가능한 혈관질환의 치료 및 예방에 중요한 보조제로 사용될 수 있다.

영지버섯은 면역체계 조절인자로도 작용하는데, 효과를 나타내는 것으로는 영지의 두 가지 성분이 지목된다. 잎새버섯과 마찬가지로 영지버섯은 β-D-글루칸의 형태로 면역계를 자극하는 베타글루칸을 포함하고 있다.[36] β-D-글루칸은 우리 몸에서 최고의 면역세포 중 하나인 대식세포(macrophage)를 지원하는 기능으로 유명하다. 영지버섯연구에서 항알레르기효과와 함께 면역계를 조절하는 기능을 가진 것으로 추정되는 트리테르펜(triterpene)화합물인 Ling Zhi-8(영지-8) 성분도 규명되었다.[37] 뿐만 아니라 영지버섯은 세포의 면역체계(대식세포와 T세포)를 활성화하여 시토카인의 농도를 높이고, 추가적으로 면역반응을 증폭시키는 면역계 알람효과도 나타내는 것으로 보고되었다.[38]

운지버섯(구름버섯, Coriolus)

전통한의학에서 운지버섯(*Coriolus versicolor*)은 분말로 사용하거나 우려내어 복용하였다. 한의학적 응용에는 호흡기능향상, 정신의 평온, 강력한 육체적 노력에 따른 에너지복원, 힘줄과 뼈의

103) 역자주: 영지의 성분인 cyclo-octasulfur는 히스타민을 분비하는 mast cell의 막을 안정시키는 작용을 가지고 있어서 히스타민이 밖으로 유리되지 못하여 주로 알레르기나 아토피의 진행억제로 잘 알려져 있다.

강화, 간건강향상, 체력개선 등이 포함되었다. 운지버섯은 널리 활력을 주고 장수를 기원하면서 처방되었는데, 특히 이런 효과가 명나라시대에 매우 각광받았다.

항산화제로서 운지버섯은 대단한 잠재력이 있는 것으로 보인다. 한 연구에서는 버섯류가 산화과정에 대해 약 59%의 억제효과를 보여 주었다.[39] 실험적으로 유도된 버섯의 활성산소청소율은 거의 25%에 가까운 것으로 나타났다. 활성산소의 청소(제거)기능은 곧 면역기능향상에 적용될 수 있다. 자연살해세포는 반응성산소종에 의해 쉽게 손상될 수 있다. 운지버섯에서 파생되는 다당류 크레스틴(PSK; Polysaccharide krestin)은 SOD유사작용을 가지고, 암환자의 자연살해세포기능을 복원할 수 있는 것으로 나타났다.[40] 운지버섯은 다른 약용버섯처럼 면역증진효과로 잘 알려져 있다. 운지버섯을 연구하는 한 그룹은 면역세포기능의 광범위한 증진 및 특정암의 성장을 억제하는 운지버섯의 능력을 지적하였다.[41]

수많은 연구가 운지버섯의 면역증진성질에 관해서 진행되었다. 이러한 연구를 통해 운지버섯의 여러 활성성분을 발견하였다. 그것들 중에는 베타글루칸다당류가 있는데, 운지버섯은 1-3 베타글루칸, 1-4 베타글루칸, 1-6 베타글루칸, 단백질결합 PSK 및 다당류펩티드(PSP; polysaccharide peptide) 등 여러 유형의 베타글루칸을 가지는 것으로 확인되었다.[42] 수차례 시행된 운지버섯 베타글루칸의 연구조사대상은 PSK 및 PSP의 항종양효과인데, 이는 일본에서 암화학요법 약물구성에 대한 생물학적 반응조절제로 널리 사용되고 있다.[43,44] 사실 PSP는 지난 30년 동안 중재적 암치료로 아시아전역에서 사용되고 있다. PSK는 위암, 식도암, 대장암, 유방암 및 폐암의 치료에 좋은 효과를 보이는 것으로 알려져 있다.[45]

또한 운지버섯은 항바이러스제로도 효과를 보인다. PSK 및 PSP 모두 실험적으로 HIV-1에 대한 억제효과가 증명되었다.[46,47] 운지버섯은 면역계장애에 대한 유력한 치료제이고 광범위한 면역조절효과를 갖고 있는 것으로 믿어진다.

주름버섯(Agaricus)

주름버섯(*Agaricus blazei, Agaricus subrufescens*)은 전통적으로 당뇨병, 고지혈증, 동맥경화 그리고 만성간염과 암 예방에 사용되어 왔다. 즉, 주름버섯의 항암, 항산화, 항당뇨, 간보호 및 면역자극작용을 예전부터 활용해 왔다는 것이다.

주름버섯(*Agaricus blazei murill*)의 베타글루칸추출물은 강력한 항암작용을 하는 것으로 보고된다. 한 연구에 따르면 이 추출물은 인간의 난소암세포에 대한 세포독성을 가지는데, 세포증식을 막고 세포자멸사를 증가시킬 뿐만 아니라 쥐실험에서는 암의 전이도 감소시키는 것으로 나타났다.[48] 구성성분인 에르고스테롤(ergosterol)은 비타민 D의 전구체로서 종양이 발생하여 진행하는데 필수인 신생혈관형성을 억제하여 종양성장을 막는 것으로 생각된다. 추가구성성분인 sodium pyroglutamate는 신생혈관억제물질로서 암에 걸린 쥐에서 예견되는 바와 같이 강력한 항암 및 전이억제 활동 등의 면역조절활동을 보여 주었다.[49] 인간을 대상으로 한 임상시험을 살펴보면 화학요법을 받은 100명의 부인과 암환자에서 주름버섯추출물은 자연살해세포의 활동을 증가시킬 뿐만 아니라 탈모증, 식욕부진, 정서불안정 그리고 화학항암요법 중 일반적으로 나타나는 관련 부작용을 모두 개선하는 것으로 나타났다.[50] 주름버섯추출물은 자연살해세포의 활동을 증가시키는 것 이외에 항원에 특정한 세포독성 T세포(cytotoxic T cell)의 유도와 INF-γ 생산을 향상시키는 것도 보여 주었다.[51] 주름버섯에 포함된 다당류의 일부에서도 항산화활동에 대해 평가되었는데, 실험적으로 활성산소를 제거하는 효과가 확연히 유도되어 강력한 항산화작용을 하는 것으로 확인되었다.[52]

당뇨쥐를 대상으로 한 연구에서 주름버섯추출물인 베타글루칸은 항고혈당작용, 항고중성지질혈증작용, 항콜레스테롤혈증작용 등의 전반적인 항당뇨병작용과 함께 동맥경화를 억제하는 작용도 보여 주었다.[53] 당뇨병환자에 대한 무작위 이중맹검위약대조군 임상시험에서 주름버섯추출물의 효능을 평가하는 실험이 진행되었다. 주름버섯추출물섭취는 제2형 당뇨병환자에서 인슐린저항을 개선하는 것으로 보고되었다. 그리고 주름버섯추출물을 12주간 복용한 후 아디포넥틴(adiponectin)농도가 증가한 것은 인슐린저항을 개선하기 위한 작용기전으로 제안되었다.104)[54]

표고버섯(Shiitake)

표고버섯(*Lentinus edodes*)은 항암 및 면역조절을 위해 역사적으로 사용되어져 왔다. 표고버섯의 에틸아세테이트(ethyl acetate)분획은 유방세포암종과 골수종세포에서 상호반응이 있는 것으로 평가되는데, 세포자멸사(apoptosis)를 유도하는 세포자멸유도단백질의 상향조절과 51%의 암세포 성장억제효과를 보여 주었다.[55] 한편 표고버섯에서 추출한 4개의 알파-D-글루칸과 황(sulfate)기가 부착된 동일성분(O-sulfonated alpha-D-glucan) 유래물질들과의 항암효과를 비교하는 실험이 진행되었다. 결과는 알파-D-글루칸의 설폰화반응(sulfonation)이 본래의 알파-D-글루칸에 비해 항종양활동을 상당히 증가시키는 것으로 나타났다.[56] 표고버섯의 다른 구성성분인 렌티난(lentinan) 또한 항암작용이 있는 것으로 보인다. 렌티난의 항암작용을 알아보기 위해 쥐에게 7일 동안 렌티난추출물을 섭취하도록 한 후 림프종세포 혹은 결장암종세포를 접종시켜 보았다. 결과에서는 대조군에 비해 두 가지 암종세포 모두에서 종양형성이 크게 역행하는 것을 보여 주었다.[57]

표고버섯의 다른 성분인 D-글루코피라노즈(D-glucopyranose)를 포함하는 다당류에 대해서도 육종세포가 이식된 생쥐를 통해 해당성분의 면역체계에 대한 작용이 평가되었다. 대식세포에서

---

104) 역자주: Adiponectin은 지방세포에서 분비되는 단백질의 일종으로 인슐린저항성을 발생시키는 데 결정적 요소로 작용한다. 따라서 비만과 당뇨병을 치료할 수 있는 물질로 생각되고 또한 동맥경화를 막는 기능도 가지고 있는 것으로 추정된다.

식균작용이 상당히 증가하였고, 종양형성에 있어서 상당한 감소가 관찰되었다. 또한 혈청 TNF-α와 IFN-γ의 농도에서도 다당류처치그룹에서 크게 증가하는 것으로 보고되었다. 다당류는 대식세포에서 산화질소(NO)생산 및 카탈라아제활동을 증가시키는 것으로 나타났다. 따라서 이 다당류의 항종양효과는 T세포와 대식세포의 종속적인 면역을 유도하여 면역반응에 의해 매개되었다는 것을 알 수 있다.[58]

표고버섯 또한 항균작용이 있는 것으로도 알려져 있다. 한 연구에서 가장 유익한 대장내 유산균으로 알려진 비피더스균(Bifidobacterium)과 젖산균(Lactobacillus)은 저항력을 보이는 5% 표고버섯추출물주스가 병원성세균체인 대장균(*Escherichia coli*), 포도상구균(*Staphylococcus aureus*) 및 장구균(*Enterococcus faecalis*)에는 항균효과를 나타내는 것으로 보고되었다.[59]

또한 표고버섯추출물은 혈당 및 콜레스테롤을 낮추는 효과도 있는 것으로 알려져 있다. 당뇨병이 유발된 쥐에게 표고버섯에서 추출한 엑소폴리머(exo-polymer)를 투여하는 실험이 진행되었다. 결과는 대조군에 비해 혈당농도가 21.5%까지 상당한 감소를 보였고, 혈장 인슐린은 22.1% 증가하는 것으로 나타났다. 또한 총콜레스테롤수치는 25.1%로 감소하고, 중성지방수치 또한 44.5%로 감소한 것으로 나타났다.[60]

추가 약용버섯

- 흰목이버섯 – Tremella(*Tremella fuciformis, Tremella mesenterica, Tremella aurantia*). 흰목이버섯은 혈당조절과 면역조절 효과가 있는 것으로 알려져 있다. 흰목이버섯(*T. aurantia*)에서 추출된 다당류를 유전자조작으로 인슐린비의존성당뇨병이 유발된 생쥐에게 경구투여하면 인슐린농도, 총콜레스테롤농도, 중성지방농도, 그리고 지질산화물(lipoperoxide)농도 등을 크게 낮추는 것으로 나타났다.[61] 흰목이버섯의 경구투여는 정상쥐의 혈장 테스토스테론농도를 억제하는 것으로 나타났다.[62] 또한 흰목이버섯에서 분리된 특정성분은 IL-1, IL-6, TNF를 생산하는 단핵구를 유도하는 것이 실험적으로 증명되기도 하였다.[63]
- 노루궁뎅이버섯 – Hericium(*Hericium erinaceus, Hericium laciniatum*). 노루궁뎅이버섯은 항종양, 면역조절, 지질저하 작용 등으로 알려져 있다. 한 연구는 두 종의 노루궁뎅이버섯(*H. erinaceus, H. laciniatum*)으로부터 추출된 다당류를 분석하였다. 결과는 두 종 모두에서 전이성폐암을 억제하는 효과가 있는 것으로 나타났는데, 특히 *H. erinaceus*의 추출물이 *H. laeiniatum*의 추출물보다 더 나은 효과를 보였다. 또한 다당류추출물 모두 대조군에 비해 CD4+ T세포와 대식세포가 크게 증가함을 보여 주었다.[64] 또 다른 연구에 의하면 노루궁뎅이버섯(*H. erillaceus*)의 경구투여는 고지혈증쥐에서 적극적인 지질조절활동을 보이는 것으로 보고되었다. 이 실험을 살펴보면 노루궁뎅이버섯을 경구투여한 쥐들은 대조군에 비해 혈장

총콜레스테롤 32.9% 감소, 저밀도지단백(LDL) 45.4% 감소, 중성지방(triglyceride) 34.3% 감소, 인지질 18.9% 감소, 죽종형성지수 58.7% 감소, 간내 HMG-CoA 환원효소활동 20.2% 감소, 그리고 고밀도지단백(HDL) 31.1% 증가가 나타난 것을 알 수 있다.[65]

- 털목이버섯 – Auricularia(*Auricularia auricular*). 털목이버섯은 혈당강하작용, 항응고작용, 항산화작용 등을 가지는 것으로 알려져 있다. 당뇨병생쥐를 대상으로 한 연구에서 털목이버섯 투여가 혈당, 혈장 인슐린, 소변내 포도당 및 식품섭취량을 크게 낮춰 주고 복강내 포도당부하에 대한 내성을 증가시키는 것으로 보고되었다.[66] 털목이버섯에서 추출한 다당류는 항응고작용을 보여 주었는데, 실제로 쥐실험에서 혈소판응집을 억제하는 것으로 나타났다.[67] 털목이버섯에 대한 추가연구에서는 지질의 과산화를 억제하고, 히드록실라디칼에 대한 청소활동을 보이므로 상당한 항산화작용이 있는 것으로 보고된다.[68]
- 팽이버섯 – Flammulina(*Flammulina velutipes*). 팽이버섯은 항균[69], 항종양 및 면역조절 작용[70]을 가지는 것으로 알려져 있다. 연구에 의하면 팽이버섯은 암세포증식을 억제하고 INF-γ의 생산과 분비를 증가시키는 T세포를 활성화할 수 있는 것으로 나타났다.105)[71]

결론

아주 오래전부터 수많은 버섯은 전통적인 의약품으로 많이 사용되었고, 최근 연구에 의해 버섯의 항산화작용, 혈관보호작용, 면역자극 및 항염증성효과가 있다는 것이 확인되었다. 또한 우리는 이제 버섯의 단순한 효과뿐만 아니라 이러한 효과가 작동하게 되는 메커니즘을 밝혀내고 있다.

---

105) 역자주: 현재 주목받고 있는 버섯으로 차가버섯과 동의보감에 桑木耳로 기재된 약용버섯인 상황버섯을 원서에 내용의 부재가 안타까워 아래와 같이 임의로 기입함.

- 차가버섯 – Tchaga(*Inonotus obliquus*). 시베리아와 북아메리카, 북유럽 등 북위 45도 이상 지방의 자작나무에 기생하는 버섯으로 암 등 성인병치료에 효능이 뛰어난 것으로 알려져 있다. 바이러스에 의해 착생하여 수액을 먹고 자라는데, 대개 15~20년 동안 성장한다. 러시아에서는 16세기경부터 불치병을 치료하는 비약으로 전해져 내려왔으며, 1951년 러시아 과학아카데미 코마로프과학연구소에서 본격적으로 연구되기 시작하여 현재 러시아에서는 공식적인 암치료약재로 인정받고 있다. 국내연구진(국립암센터)에 의해 밝혀진 바는 다음과 같다. 유전자조작으로 대장암이 유도된 쥐에서 차가버섯추출물을 투여한 결과, 대장에 생긴 큰 폴립(곧 암화됨)이 대조군에 비해 현저히 줄어들었다. 또한 염증성시토카인을 확연히 억제하여 항염증작용도 있는 것으로 밝혀졌다.
- 상황버섯 – (桑木耳, *Phellinus linteus*). 다년생으로 뽕나무 등에 겹쳐서 나는 목재부후균이다. 초기에는 진흙덩어리가 뭉쳐진 것처럼 보이다가 다 자란 후에는 나무 그루터기에 혓바닥을 내민 모습이어서 수설(樹舌)이라고도 한다. 항암효과가 뛰어난 것으로 알려져 있으며, 귀중한 약재로서 한국에서는 대량으로 재배하고 있다. 국내연구진(생명공학연구소 유익동 박사팀)에 의해 밝혀진 바는 다음과 같다. 실험쥐에 투여한 결과 B세포와 T세포의 활성도가 일반쥐의 5배, 자연살해세포의 활성도 2.5배, 대식세포의 활성도 2배 그리고 항체생성률이 2.5배 증가한 것으로 나타났다. 또한 암에 걸린 쥐에게 투여한 결과 대조군에 비해 수명이 최고 1.8배까지 연장되는 것으로 나타났다.

참고문헌

[1]Chang ST. Global impact of edible and medicinal mushrooms on human welfare in the 21st century: Nongreen revolution. Int J Med Mushrooms. 1999;1:1–8.

[2]Chang ST, Buswell JA. Ganoderma lucidum (Curt.:Fr.) P.Karst. (Aphyllophoromycetideae)—mushrooming medicinal mushroom. Int J Med Mushrooms. 1999;1:139–148.

[3]Ikekawa T, Uehara N, Maeda Y, Nakanishi M, Fukuoka F. Antitumor activity of aqueous extracts of edible mushrooms. Cancer Res. 1969;29:734–735.

[4]Xu WH. Water-soluble constituents of Cordyceps sinensis (Berk.) Sacc.—the nucleosides [in Chinese]. Zhong Yao Tong Bao. 1988;13:34–36,63.

[5]Xiao YQ. Studies on chemical constituents of Cordyceps sinensis I [in Chinese]. Zhong Yao Tong Bao. 1983;8:32–33.

[6]Yamaguchi Y, Kagota S, Nakamura K, Shinozuka K, Kunitomo M. Antioxidant activity of the extracts from fruiting bodies of cultured Cordyceps sinensis. Phytother Res. 2000;14:647–649.

[7]Jiang J, Gao Y. Summary of treatment of 37 chronic renal dysfunction patients with JinShuiBao. J Admin TCM. 1995;5(suppl.):23–24.

[8]Chiou WF, Chang PC, Chou CJ, Chen CF. Protein constituent contributes to the hypotensive and vasorelaxant activities of Cordyceps sinensis. Life Sci. 2000;66:1369–1376.

[9]Zhao Y. Inhibitory effects of alcoholic extract of Cordyceps sinensis on abdominal aortic thrombus formation in rabbits [Chinese]. Zhonghua Yi Xue Za Zhi. 1991;71:612–615,642.

[10]Yamaguchi Y, Kagota S, Nakamura K, Shinozuka K, Kunitomo M. Inhibitory effects of water extracts from fruiting bodies of cultured Cordyceps sinensis on raised serum lipid peroxide levels and aortic cholesterol deposition in atherosclerotic mice. Phytother Res. 2000;14:650–652.

[11]Chen GZ, Chen GL, Sun T, et al. Effects of Cordyceps sinensis on murine T lymphocyte subsets. Chin Med J (English). 1991;104:4–8.

[12]Liu C, Lu S, Ji MR. Effects of Cordyceps sinensis (CS) on in vitro natural killer cells [in Chinese]. Chung Kuo Chung Hsi I Chieh Ho Tsa Chih. 1992;12:267–269, 259.

[13]Xu RH, Peng XE, Chen GZ, Chen GL. Effects of Cordyceps sinensis on natural killer activity and colony formation of B16 melanoma. Chin Med J (English). 1992;105:97–101.

[14]Chen YJ, Shiao MS, Lee SS, Wang SY. Effect of Cordyceps sinensis on the proliferation and differentiation of human leukemic U937 cells. Life Sci. 1997;60:2349–2359.

[15]Zhu XY, Yu HY. Immunosuppressive effect of cultured Cordyceps sinensis on cellular immune response [in Chinese]. Chung Hsi I Chieh Ho Tsa Chih. 1990;10:485–487,454.

[16]Bok JW, Lermer L, Chilton J, et al. Antitumor sterols from the mycelia of Cordyceps sinensis. Phytochemistry. 1999;51:891–898.

[17]Kuo YC, Lin CY, Tsai WJ, et al. Growth inhibitors against tumor cells in Cordyceps sinensis other than cordycepin and polysaccharides. Cancer Invest. 1994;12:611–615.

[18]Nakamura K, Yamaguchi Y, Kagota S, et al. Inhibitory effect of Cordyceps sinensis on spontaneous liver metastasis of Lewis lung carcinoma and B16 melanoma cells in syngeneic mice. Jpn J Pharmacol. 1999;79:335–341.

[19]Wang SM, Lee LJ, Lin WW, Chang CM. Effects of a water-soluble extract of Cordyceps sinensis on steroidogenesis and capsular morphology of lipid droplets in cultured rat adrenocortical cells. J Cell Biochem. 1998;69:483–489.

[20]Kubo K, Nanba H. The effect of maitake mushrooms on liver and serum lipids. Alt Ther Health Med. 1996;2:62–66.

[21]Soldatos G, Cooper ME, Jandeleit-Dahm KA. Advanced-glycation end products in insulin-resistant states. Curr Hypertens Rep. 2005;7:96–102.

[22]Konno S, Tortorelis DG, Fullerton SA, et al. A possible hypoglycaemic effect of maitake mushroom on Type 2 diabetic patients. Diabet Med. 2001;18:1010.

[23]Kubo K, Aoki H, Nanba H. Anti-diabetic activity present in the fruit body of Grifola frondosa (Maitake): I. Biol Pharm Bull. 1994;17:1106–1110.

[24]Kabir Y, Kimura S. Dietary mushrooms reduce blood pressure in spontaneously hypertensive rats (SHR). J Nutr Sci Vitaminol (Tokyo). 1989;35:91–94.

[25]Kabir Y, Yamaguchi M, Kimura S. Effect of shiitake (Lentinus edodes) and maitake (Grifola frondosa) mushrooms on blood pressure and plasma lipids of spontaneously hypertensive rats. J Nutr Sci Vitaminol (Tokyo). 1987;33:341–346.

[26]Ross GD, Vetvicka V, Yan J, et al. Therapeutic intervention with complement and beta-glucan in cancer. Immunopharmacology. 1999;42:61–74.

[27]Adachi K, Nanba H, Kuroda H. Potentiation of host-mediated anti-tumor activity in mice by beta-glucan obtained from Grifola frondosa (maitake). Chem Pharm Bull (Tokyo). 1987;35:262–270.

[28]Nanba H. Activity of maitake D-fraction to inhibit carcinogenesis and metastasis. Ann NY Acad Sci. 1995;768:243–245.

[29]Nanba H, Kubo K. Effect of Maitake D-fraction on cancer prevention. Ann NY Acad Sci. 1997;833:204–207.

[30]Jones K. Reishi: Ancient Herb for Modern Times. Issaquah, WA: Sylvan Press, 1990, 6.

[31]Shu HY. Oriental Materia Medica: A Concise Guide. Palos Verdes: Oriental Healing Arts Press, 1986, 640–641.

[32]Zhu M, Chang Q, Wong LK, Chong FS, Li RC. Triterpene antioxidants from Ganoderma lucidum. Phytother Res. 1999;13:529–531.

[33]LingZhi. In: Chang H-M, But RP-H, eds. Pharmacology and Application of Chinese Materia Medica, vol. 1. Singapore: World Scientific Publishing Co. Ltd. 1986, 642–653.

[34]Morigiwa A, Kitabatake K, Fujimoto Y, Ikekawa N. Angiotension converting enzyme-inhibitory triterpenes from Ganoderma lucidum. Chem Pharmaceutical Bull. 1986;34:3025–3028.

[35]Tao J, Feng KY. Experimental and clinical studies on inhibitory effect of Ganoderma lucidum on platelet aggregation. J Tongji Med Univ. 1990;10:240–243.

[36]Yoshiaki S, et al. Structures and anti-tumor activities of the polysaccharides isolated from fruiting body and the growing culture of mycelium of Ganoderma lucidum. Agric Biol Chem. 1985;49:2641–2653.

[37]Kino K, Yamashita A, Yamaoka K, Watanabe J, Tanaka S, Ko K, Shimizu K, Tsunoo H. Isolation and characterization of a new immunomodulatory protein, Ling Zhi-8 (LZ-8), from Ganoderma lucidum. J Biol Chem. 1989;264:472–478.

[38]Wang SY, et al. The anti-tumor effect of Ganoderma lucidum is mediated by cytokines released from activated macrophage and T lymphocytes. Int J Cancer. 1997;70:699–705.

[39]Mau JL, et al. Antioxidant properties of several medicinal mushrooms. J Agric Food Chem. 2002;50:6072–6077.

[40]Nakamura K, et al. Susceptibility of natural killer (NK) cells to reactive oxygen species (ROS) and their restoration by the mimics of superoxide dismutase (SOD). Cancer Biother Radiopharm. 1998;13:275–290.

[41]Chu KK, et al. Coriolus versicolor: A medicinal mushroom with promising immunotherapeutic values. J Clin Pharmacol. 2002;42:976–984.

[42]Dong Y, Yang MM, Kwan CY. In vitro inhibition of proliferation of HL-60 cells by tetrandrine and Coriolus versicolor peptide derived from Chinese medicinal herbs. Life Sci. 1997;60:PL135–140.

[43]Suto T, Fukuda S, Moriya N, et al. Clinical study of biological response modifiers as maintenance therapy for hepatocellular carcinoma. Cancer Chemother Pharmacol. 1994;33(suppl.)S145–S148.

[44]Nakazato H, Koike A, Saji S, et al. Efficacy of immunochemotherapy as adjuvant treatment after curative resection of gastric cancer: Study Group of Immunochemotherapy with PSK for Gastric Cancer. Lancet. 1994;343:1122–1126.

[45]Ng TB. A review of research on the protein-bound polysaccharide (polysaccharopeptide, PSP) from the mushroom Coriolus versicolor (Basidiomycetes: Polyporaceae). Gen Pharmacol. 1998;30:1–4.

[46]Collins RA, Ng TB. Polysaccharopeptide from Coriolus versicolor has potential for use against human immunodeficiency virus type 1 infection. Life Sci. 1997;60:PL383–387.

[47]Tochikura TS, Nakashima H, Hirose K, et al. A biological response modifier, PSK, inhibits human immunodeficiency virus infection in vitro. Biochem Biophys Res Commun. 1987;148:726–733.

[48]Kobayashi H, Yoshida R, Kanada Y, Fukuda Y, Yagyu T, Inagaki K, Kondo T, Kurita N, Suzuki M, Kanayama N, Terao T. Suppressing effects of daily oral supplementation of beta-glucan extracted from

Agaricus blazei Murill on spontaneous and peritoneal disseminated metastasis in mouse model. J Cancer Res Clin Oncol. 2005 Aug;131(8):527–538. Epub 2005 May 10.

[49]Kimura Y, Kido T, Takaku T, Sumiyoshi M, Baba K. Isolation of an anti-angiogenic substance from Agaricus blazei Murill: Its anti-tumor and antimetastatic actions. Cancer Sci. 2004 Sep;95(9):758–764.

[50]Ahn WS, Kim DJ, Chae GT, Lee JM, Bae SM, Sin JI, Kim YW, Namkoong SE, Lee IP. Natural killer cell activity and quality of life were improved by consumption of a mushroom extract, Agaricus blazei Murill Kyowa, in gynecological cancer patients undergoing chemotherapy. Int J Gynecol Cancer. 2004 Jul–Aug;14(4):589–594.

[51]Takimoto H, Wakita D, Kawaguchi K, Kumazawa Y. Potentiation of cytotoxic activity in naïve and tumor-bearing mice by oral administration of hot-water extracts from Agaricus brazei fruiting bodies. Biol Pharm Bull. 2004 Mar;27(3):404–406.

[52]Ker YB, Chen KC, Chyau CC, Chen CC, Guo JH, Hsieh CL, Wang HE, Peng CC, Chang CH, Peng RY. Antioxidant capability of polysaccharides fractionated from submerge-cultured Agaricus blazei mycelia. J Agric Food Chem. 2005 Sep 7;53(18):7052–7058.

[53]Kim YW, Kim KH, Choi HJ, Lee DS. Anti-diabetic activity of beta-glucans and their enzymatically hydrolyzed oligosaccharides from Agaricus blazei. Biotechnol Lett. 2005 Apr;27(7):483–487.

[54]Hsu CH, Liao YL, Lin SC, Hwang KC, Chou P. The mushroom Agaricus Blazei Murill in combination with metformin and gliclazide improves insulin resistance in type 2 diabetes: A randomized, double-blinded, and placebo-controlled clinical trial. J Altern Complement Med. 2007 Jan–Feb;13(1):97–102.

[55]Fang N, Li Q, Yu S, Zhang J, He L, Ronis MJ, Badger TM. Inhibition of growth and induction of apoptosis in human cancer cell lines by an ethyl acetate fraction from shiitake mushrooms. J Altern Complement Med. 2006 Mar;12(2):125–132.

[56]Unursaikhan S, Xu X, Zeng F, Zhang L. Antitumor activities of O-sulfonated derivatives of (1↔3)-alpha-D-glucan from different Lentinus edodes. Biosci Biotechnol Biochem. 2006 Jan;70(1):38–46.

[57]Ng ML, Yap AT. Inhibition of human colon carcinoma development by lentinan from shiitake mushrooms (Lentinus edodes). J Altern Complement Med. 2002 Oct;8(5):581–589.

[58]Zheng R, Jie S, Hanchuan D, Moucheng W. Characterization and immunomodulating activities of polysaccharide from Lentinus edodes. Int Immunopharmacol. 2005 May;5(5):811–820. Epub 2004 Dec 2.

[59]Kuznetsov OIu, Mil' kova EV, Sosnina AE, Sotnikova NIu. [Antimicrobial action of Lentinus edodes juice on human microflora]. Zh Mikrobiol Epidemiol Immunobiol. 2005 Jan–Feb;(1):80–82.

[60]Yang BK, Kim DH, Jeong SC, Das S, Choi YS, Shin JS, Lee SC, Song CH. Hypoglycemic effect of a Lentinus edodes exo-polymer produced from a submerged mycelial culture. Biosci Biotechnol Biochem. 2002 May;66(5):937–942.

[61]Kiho T, Kochi M, Usui S, Hirano K, Aizawa K, Inakuma T. Antidiabetic effect of an acidic polysaccharide (TAP) from Tremella aurantia and its degradation product (TAP-H). Biol Pharm Bull. 2001 Dec;24(12):1400–1403.

[62]Lo HC, Yang JG, Liu BC, Chen YW, Huang YL, Poon SL, Liu MY, Huang BM. The effects of Tremella aurantia on testosterone and corticosterone productions in normal and diabetic rats. Arch Androl. 2004 Nov–Dec;50(6):395–404.

[63]Gao Q, Killie MK, Chen H, Jiang R, Seljelid R. Characterization and cytokine-stimulating activities of acidic heteroglycans from Tremella fuciformis. Planta Med. 1997 Oct;63(5):457–460.

[64]Wang JC, Hu SH, Su CH, Lee TM. Antitumor and immunoenhancing activities of polysaccharide from culture broth of Hericium spp. Kaohsiung J Med Sci. 2001 Sep;17(9):461–467.

[65]Yang BK, Park JB, Song CH. Hypolipidemic effect of an Exo-biopolymer produced from a submerged mycelial culture of Hericium erinaceus. Biosci Biotechnol Biochem. 2003 Jun;67(6):1292–1298.

[66]Yuan Z, He P, Cui J, Takeuchi H. Hypoglycemic effect of water-soluble polysaccharide from Auricularia auricula-judae Quel. on genetically diabetic KK-Ay mice. Biosci Biotechnol Biochem. 1998 Oct;62(10):1898–1903.

[67]Yoon SJ, Yu MA, Pyun YR, Hwang JK, Chu DC, Juneja LR, Mourã PA. The nontoxic mushroom Auricularia auricula contains a polysaccharide with anticoagulant activity mediated by antithrombin. Thromb Res. 2003;112(3):151–158.

[68]Acharya K, Samui K, Rai M, Dutta BB, Acharya R. Antioxidant and nitric oxide synthase activation

properties of Auricularia auricula. Indian J Exp Biol. 2004 May;42(5):538–540.

[69]Ishikawa NK, Fukushi Y, Yamaji K, Tahara S, Takahashi K. Antimicrobial cuparene-type sesquiterpenes, enokipodins C and D, from a mycelial culture of Flammulina velutipes. J Nat Prod. 2001 Jul;64(7):932–934.

[70]Leung MY, Fung KP, Choy YM. The isolation and characterization of an immunomodulatory and antitumor polysaccharide preparation from Flammulina velutipes. Immunopharmacology. 1997 Jan;35(3):255–263.

[71]Wang PH, Hsu CI, Tang SC, Huang YL, Lin JY, Ko JL. Fungal immunomodulatory protein from Flammulina velutipes induces interferon-gamma production through p38 mitogen-activated protein kinase signaling pathway. J Agric Food Chem. 2004 May 5;52(9):2721–2725.

35

산화질소, 강력한 임상치료

산화질소(NO; nitric oxide)는 신체의 많은 생리학적 과정에 큰 영향력을 발휘하는 가스(gas)이다. 이 가스는 염증, 면역반응, 뇌에서의 신경전달, 그리고 심혈관계에 영향을 미친다. 체내의 산화질소생성경로에 이상이 오면 많은 질병들이 유발될 수 있다. 동맥경화증(atherosclerosis), 관상동맥질환, 당뇨병, 고혈압, 발기부전, 뇌졸중 같은 질환들이 산화질소의 병리와 관련이 있는 것이 알려져 있다. 현재의 여러 연구결과를 살펴보면 산화질소의 활동을 조작하는 것이 전반적인 건강에 매우 큰 효과를 가질 것이라고 믿어지고 있다. 체내의 산화질소를 조절하기 위한 영양제, 건강기능식품, 음식조절 등의 많은 방법이 연구되고 있다.

산화질소의 생리학

산화질소는 내피세포, 대식세포, 신경세포에서 가장 눈에 띄게 생성된다. 산화질소는 6~10초의 반감기를 갖는 자유라디칼가스로 국소적인 효과만 가진다. 산화질소는 L-아르기닌과 산소가 결합됨으로써 합성되며, 이로부터 L-시트룰린과 산화질소가 만들어진다. 이 전환을 위한 효소는 세 가지 유형으로 발견되는 산화질소합성효소(NOS; nitric oxide synthase)이다.[1] 그중 하나는 내피세포와 혈소판에서 발견되는 칼슘-칼모듈린-의존효소①이다. 두 번째 유형은 칼슘비의존성유도효소②이고, 대식세포, 호중구, 심장세포, 간세포 등에 존재한다.[2,3] 세 번째 유형③은 신경세포에서 발견된다.[106] 산화질소합성효소(NOS)가 제 역할을 하기 위해서는 BH4(tetrahydrobiopterin), 헴(heme), FMN(flavin mononucleotide) 그리고 FAD(flavin adenine dinucleotide)와 같은 여러 보조인자(cofactor)들을 필요로 한다.[4] 참고로 FAD와 FMN은 모두 리보플라빈(비타민 B_2)의 활성형태이다.

많은 요인들이 산화질소합성효소활동을 조절하는 것으로 밝혀졌다. 산화질소는 여러 생리학적 기능을 가지고 있다. 한 가지 특히 중요한 역할은 혈관평활근세포를 이완시키는 것에 관여한다는 것이다. 산화질소와 거의 동일하거나 밀접하게 관련되어 있는 내피세포이완인자(Endothelium-derived relaxing factor)는 내피세포에 의해 만들어진다. 동맥의 빠른 혈류는 이 효소의 발현을 유도하고, 산화질소의 유효성을 높인다. 산화질소의 존재는 guanylate cyclase를 활성화시켜

106) 역자주: ① eNOS; endothelial NOS, ② iNOS; inducible NOS ③ nNOS; neuronal NOS

cGMP(cyclic guanosine monophosphate)를 증가시킨다.[107)] 브라디키닌(Bradykinin)과 아세틸콜린(acetylcholine) 또한 내피세포에서의 산화질소방출을 자극할 수 있다. 산화질소의 혈소판 응집과 접착을 줄이는 기능은 심혈관건강을 위해서도 매우 중요하다.[5] 또한 새로운 연구들은 산화질소가 지질대사조절에도 역할을 한다고 밝힌 바 있다.[6]

백혈구(대식세포와 호중구를 포함해서)는 산화질소를 만들어 낸다. 면역체계에서 산화질소는 국소적인 살균작용과 항종양제로서 작용한다. 산화질소는 과산화음이온(superoxide anion)과 결합해서 매우 독한 살균작용을 가지는 활성산소를 만들어 낸다. 대식세포의 산화질소합성효소의 합성은 박테리아에서온 지질다당체와 INF-γ와 같은 시토카인에 반응해서 증가한다.[7] 산화질소는 미토콘드리아에서도 만들어지는데, 미토콘드리아에서 발견된 산화질소합성효소는 신경세포에서 발견되는 아형(isoform)과 유사하다.[8] 미토콘드리아의 산화질소는 미토콘드리아세포막의 양성자 기울기와 막전위, 세포호흡을 조절한다.[9] 미토콘드리아의 호흡연쇄에서 산화질소는 거꾸로 최종 전자수용체인 시토크롬 C 산화효소(cytochrome c oxidase)를 억제하기 위해서 산소와 경쟁한다.[8] 높은 고도에서 심장의 미토콘드리아 산화질소합성효소활동이 증가하는 것으로 보고되는데, 이는 미토콘드리아 산화질소합성효소가 고도에 적응하는 데 주요한 역할을 하는 것을 보여 준다.[10]

게다가 산화질소는 신경계에서도 활동한다. 산화질소는 뇌에서 신호분자로 작동하는 것으로 알려져 있다. 연구진들은 산화질소가 배아와 성인의 뇌 모두에서 신경생성에 대한 역할을 하는 것을 발견하였다.[11] 또한 산화질소는 남성성기의 부교감신경종말에서 활동하면서 혈관확장과 발기를 일으킨다. 산화질소는 골대사에서도 중요한데, 염증유발성시토카인이나 에스트로겐존재와 물리적 하중에 반응하는 것을 통해 골세포에서 생성된다. eNOS가 만들어 내는 산화질소는 뼈모세포의 동화기능에 영향을 미치는데, 이런 방식으로 골대사에 영향을 미친다.

또한 iNOS 경로는 염증반응에 주로 관여되는데, 골흡수를 자극하는 염증유발성시토카인 IL-1과 TNF의 영향을 조절하는 산화질소를 생성하여 골대사에 영향을 미치기도 한다.[12] 인슐린, 인슐린유사성장인자(IGF), 에스트로겐 등이 산화질소합성효소의 합성을 조절하는데, 이로 인해 골대사에 간접적으로 영향을 미치기도 한다.[13]

산화질소가 충분하지 않을 때

몸에서 산화질소가 부족하면 건강상 여러 가지 문제가 나타날 수 있다. 아주 일반적으로 산화질소수치가 낮은 사람들은 동맥경화증, 고혈압, 관상동맥질환(CAD), 뇌졸중과 같은 심혈관질환들의 증상을 보일 수도 있다. 덧붙여 산화질소결핍은 염증이나 발기부전 등의 증상을 유발할 수 있

107) 역자주: 음경의 발기체내에서 cGMP가 증가하면 혈관평활근세포의 이완과 혈관확장으로 이어져 발기가 이뤄진다.

다. 백혈구에서 생성되는 산화질소는 살균과 항종양작용을 하기 때문에 산화질소가 부족한 사람들은 감염이나 악성종양 관련 질환에 취약하게 된다.

산화질소의 인체에 대한 생리적 효과들 때문에 건강개선의 방안으로 산화질소수치조절이 제안될 수 있다. 동맥경화증, 고혈압, 관상동맥질환, 뇌졸중과 같은 심혈관질환은 산화질소합성과 활성증가를 통해 완화될 수 있다. 빈혈, 암, 당뇨병, 발기부전 또한 산화질소의 조절을 통해 개선될 수 있다. 자연의학치료와 약물 모두 산화질소의 생체이용가능성을 증대시킬 수 있는 것으로 알려져 있고, 실제로도 도움이 될 것으로 생각된다.

산화질소와 순환

동맥경화증, 고혈압 그리고 관상동맥질환은 모두 낮은 산화질소수치로 인해 일어나는 혈관내피세포기능장애와 관련 있는 것으로 보여진다. 그리고 혈소판의 응집과 부착을 비롯한 동맥경직 또한 산화질소의 활동에 영향을 받는 것으로 보인다. 이러한 심혈관의 병리적 상태들은 비정상 산화질소 합성효소의 상태와 감소한 산화질소의 이용가능성 또는 내피의존성 혈관확장요소들의 저항성에 의한 결과로 보인다.[14,15] 연구에 따르면 산화질소가 순환부전으로 인해 산소농도가 낮은 상태와 중복될 때 저산소증유발세포사멸에 이르도록 신경세포들을 민감하게 만드는 것으로 보고된다. 따라서 뇌에 있는 신경세포들은 산화질소에 의해 유발된 흥분세포독성이나 염증에 의해 허혈 또는 저산소손상에 더욱 취약하게 되어 피해를 입을 확률이 더 커진다.[16] 하지만 산화질소가 정상적인 산소농도환경에서는 신경세포사멸을 전혀 증가하지 않는다.[17] 게다가 산화질소는 뇌혈류량을 증가시킴으로써 뇌허혈발작이 일어날 때 몸을 보호하는 역할을 할 수 있다는 결과도 입증되었다.[18] 요컨대 산화질소의 조절효과는 산소농도와 상관없이 내장된 보호효과를 가지는 것으로 보인다. 증가한 산화질소수치와 함께 산소운반량은 증가하게 되고, 이는 뇌허혈발작으로 이어질 상황으로부터 신경계를 보호해 주는 것이다.

산화질소와 빈혈

어떠한 형태의 빈혈이든지 빈혈을 가진 모든 환자들은 혈관내피세포 기능부전으로 인한 증상을 경험하는 것으로 알려졌다. 예를 들면 대표적인 혈관내피세포손상의 결과인 폐고혈압(pulmonary hypertension)은 빈혈과 혈관내 용혈을 특징으로 하는 겸상적혈구성빈혈 및 지중해성빈혈의 주요사망원인이다. 만성혈관내용혈은 혈관내피세포손상과 연관되어 있으며, 혈관확장을 줄이고 산화질소의 가용성을 떨어뜨리는 것으로 알려져 있다.[19]

산화질소와 당뇨병

당뇨병이 있는 사람들은 산화스트레스에 취약한데, 질병의 경과로 초과산화물이 증가하고 산화질소의 생체이용도가 현저히 감소하는 것으로 알려져 있다.[20] 제1형이나 제2형 당뇨병환자들은 내피의존성 혈관확장기능도 손상된다. 이 손상기전에 대해 여러 가지 설명이 시도되고 있는데, 기질이용도나 신호전달이상, 내피세포유래이완인자들의 방출, 내피세포유래이완인자들의 파괴, 혈관평활근의 내피세포유래이완인자에 관한 민감성감소, 그리고 내피세포수축인자의 방출증가 등을 포함한 많은 설명들이 제시되었다.[21] 산화질소는 제2형 당뇨병을 가진 쥐의 골격근에서 기준 포도당과 인슐린에 의해 유발되는 포도당흡수를 증가시키는 것을 보였다. 하지만 높은 양의 산화질소는 이 흡수를 억제하는 것으로 나타났다.[22]

산화질소와 발기장애

발기장애는 심혈관질환, 당뇨병, 그리고 고콜레스테롤혈증을 앓고 있는 사람들에서 크게 증가한다. 발기장애는 혈관내피의 손상이나 장애에서 비롯되었을 혈관에서 기원한 문제로 믿어지기도 한다. 이러한 손상은 산화스트레스와 결과적으로 일어나는 산화질소감소와 관계되어 있다.[23] 발기장애를 가지고 있고, 명백한 심혈관질환이나 당뇨병이 없는 남성들은 사실상 내피세포기능이상을 가지고 있다는 것이 연구에서 확인되었다.[24] 발기장애가 혈관상태와 무관하게 발생하는 경우(정신병적, 약물유발 등)도 많이 있긴 하지만, 산화질소 조절은 순환계 문제에서 비롯된 상태의 모든 환자에게 도움을 준다.

산화질소와 신생물(Neoplasia)

신생물질환에서 산화질소의 역할은 논쟁의 여지가 있다. 연구는 iNOS가 전이, 악성으로의 전환, 그리고 혈관생성에 부정적이거나 긍정적 효과를 가질 수 있는 것으로 나타났다. 대식세포에서 유래한 산화질소는 악성세포에 세포독성을 일으킬 수 있다.[25] 연구에서는 산화질소를 높은 수치로 만들어 내는 종양세포들이 세포자멸사를 겪는다는 것을 보여 주었다. 육종세포의 iNOS유도는 산화질소를 증가시켜 종양세포들이 완전히 퇴축되는 것으로 연구된 바 있다.[26]

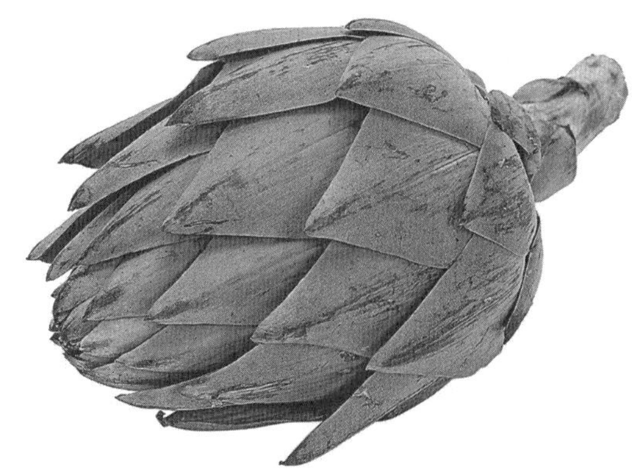

그림 35-1. Artichoke(*Cynara scolymus*; also called *Cynara cardunculus*)

산화질소와 여러 다른 상태들

다른 많은 질병들이 산화질소생성결핍이나 과잉과 연관되어 있는 것으로 보여진다. 안질환(백내장에서 녹내장, 당뇨망막병증까지)들이 이러한 산화질소 관련 건강상태에 포함된다.[27,28] 이와 관련된 다른 질병들로는 건선, 전신경화증, 파킨슨병, 알츠하이머병, 당뇨병성신장질환 등이 있다.[29-33] 덧붙여 산화질소이상은 헌팅턴병, 근위축측삭경화증, 편두통, 비후성유문협착증, 그리고 근이영양증과 관련되어 있는 것으로 보고된다.[34]

> 질산생성경로의 기능장애는 여러 질병 과정을 유발할 수 있다.

'산화질소'에 친화적인 영양소와 식물성제제들

L-아르기닌(L-Arginine)

L-아르기닌은 붉은 고기, 유제품, 생선, 가금류에서 흔히 발견된다. 앞서 말했듯이 L-아르기닌은 산화질소합성효소를 만드는 경로에 필요한 기질이다. 많은 연구들에서 L-아르기닌보충제가 관상동맥질환이나 고콜레스테롤혈증이 있는 환자들에서 작은 관상동맥의 혈관내피기능을 향상시

표 35-1. 산화질소농도를 높이는 데 도움이 되는 자연의학

영양성분 및 식물성제제	용량
L-Arginine	하루에 3 g, 1~3번
Folic acid	하루에 25~100 mg
Vitamin B_6	하루에 800~3,000 mcg
Vitamin B_{12}	하루에 500~2,000 mcg
Vitamin E	하루에 400~800 IU
N-acetyl-L-eysleine	하루에 1,500~2,000 mg
Pycnogenol®[a] (French pine bark; *Pinus maritima*)	하루에 100 mg, 3번
Garlic (*Allium sativum*)	하루에 600~1,200 mg
Grape (*Vitis vinifera*)	하루에 75~300 mg
American ginseng (*Panax quinquefolius*)	하루에 400 mg
Artichoke (*Cynara scolymus*)	하루에 320~640 mg, 3번
Dehydroepiandrosterone (DHEA)[b]	하루에 25~100 mg

[a] Horphag Research, Ltd., Geneva, Switzerland.
[b] DHEA levels should be measured prior 10 and monitored after beginning this therapy.
IU=international unit(국제단위).

키고, 혈관확장을 촉진한다는 것을 보여 주었다.[35,36] 뿐만 아니라 관련연구자들은 아르기닌보충제가 경증의 고혈압을 가진 제2형 당뇨병환자들의 혈압을 개선시킨다는 것을 발견하기도 하였다.[37] L-아르기닌은 대개 하루에 3~9 g 정도 섭취하도록 권장된다. 임상적으로 아르기닌은 단순포진을 악화시킨 일회성 증거로 인한 우려가 남아 있어서 여전히 포진이 있는 경우에는 일반적으로 L-아르기닌을 피하는 것이 좋다. 아울러 L-시트룰린보충제는 복용량에 의존하여 증가하는 방식으로 혈장 L-아르기닌농도를 증가시키고, 산화질소의존성신호전달 또한 증대시키는 것으로 보고된다.[38]

엽산(Folic acid)

여러 연구들에 의해 엽산보충제는 관상동맥질환환자들의 내피의존성혈관확장을 증가시킨다는 것을 확인하였다.[39,40] 또한 엽산은 지속적인 니트로글리세린에 대한 질산염내성을 향상시키고, 뿐만 아니라 BH4(tetrahydrobiopterin)를 재생함으로써 산화질소의 합성효소기능도 향상시킬 수 있다고 믿어진다.[41] 엽산은 세포내 초과산화물생성을 억제하여 산화질소의 반감기를 증가시켜 주는데, 이로 인해 보다 효과적인 혈관확장을 가능하게 한다. 게다가 엽산은 심혈관질환의 독립위험인자인 호모시스테인수치를 감소시킨다.[42] BH4의 결핍은 아르기닌-산화질소경로의 짝풀림(uncoupling)의 결과를 낳아 산화질소합성효소에 의한 초과산화물생성을 증가시키고 산화질소의 가용성을 감소시킨다. 따라서 엽산에 의한 BH4의 재생은 산화스트레스를 막고 산화질소 합성을 높이는 데 중요한 역할을 하게 된다.[43]

비타민 B_6와 B_{12}

엽산과 더불어 비타민 B_6와 B_{12}는 호모시스테인의 수치를 낮춰준다. 높은 호모시스테인수치는 내피손상을 일으켜 산화질소방출량을 줄이는 것으로 알려져 있다.[44,45]

비타민 E

비타민 E는 곡물, 과일, 야채, 그리고 육가공품에서 발견되는 지용성비타민으로 항산화작용과 항염증작용을 가지는 것으로 알려져 있다. 혼합토코페롤을 가지고 시행된 연구에서는 이러한 형태의 비타민 E가 산화질소합성효소(eNOS)를 활성화시키고 산화질소방출을 증가시키며, 체내의 혈소판응집을 감소시키는 것을 보여 주었다. 알파토코페롤 또한 산화질소합성효소활동과 산화질소생성을 높이는 것으로 보였지만 그 효과는 다소 적은 것으로 나타났다.[46]

NAC(N-Acetyl-Cysteine)

NAC는 아미노산시스테인에서 유래된 티올(thiol)이다. 이는 강력한 항산화제인 글루타티온의

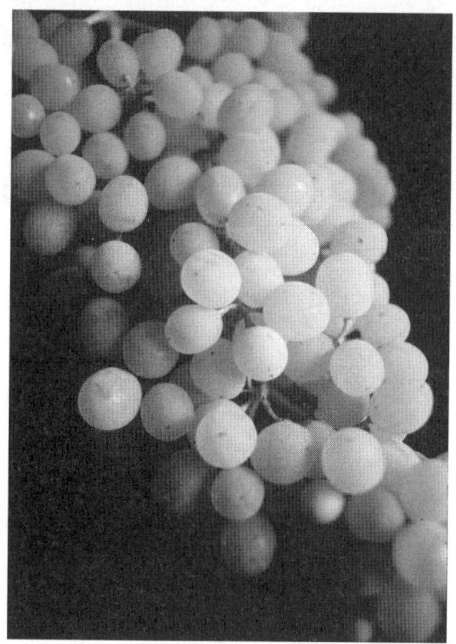
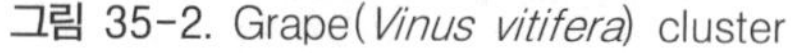

그림 35-2. Grape(*Vinus vitifera*) cluster

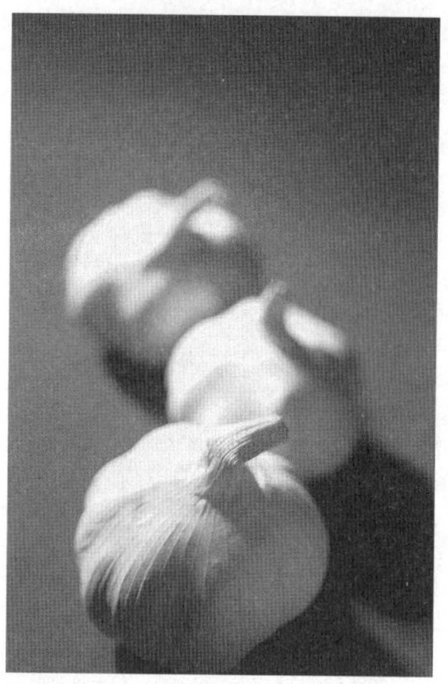

그림 35-3. Garlic(*Allium sativium*)

전구물질이다. NAC는 산화질소의 생체이용도를 높임으로써 혈소판응집을 직접적으로 감소시키는 것으로 나타났다.[47]

피크노제놀(Pycnogenol)

피크노제놀®(Horphag Research, Ltd., 제네바, 스위스)은 프랑스 남서부해안에 서식하는 해안소나무(*Pinus maritima*)의 껍질에서 추출한 것이다. 이 산물은 일반적으로 정맥부전, 천식, 고혈압을 치료하기 위해 사용된다. 피크노제놀은 항염증과 항산화 속성을 가지고 있다. 또한 혈소판응집을 감소시키고 저밀도지단백(LDL)의 산화를 막아 준다.[48,49] 또한 피크노제놀은 혈관내피세포에서 산화질소합성효소의 활동을 증가시켜 산화질소수치를 증가시키는 것으로 나타났다.[50]

마늘(Garlic)

마늘(*Allium sativum*)은 주로 동맥경화증, 고혈압, 고지혈증을 예방하는 데 사용되고, 항진균제와 암예방제로도 사용된다.[51–53] 또한 마늘은 산화질소생성을 증가시키는 것으로 관련 연구에 의해 제안되었다. 쥐실험연구에서는 산화질소합성효소를 억제하는 L-NAME (N-omega-nitro L-arginine methylester)에 의해 발생한 동맥고혈압이 마늘에 의해 예방되는 것으로 나타났다. 아울러 산화질소대사물질은 마늘이 투여된 그룹에서 더 높게 측정되어 마늘섭취가 산화질소의 발생을 증가시켜 주는 것을 알 수 있었다.[54]

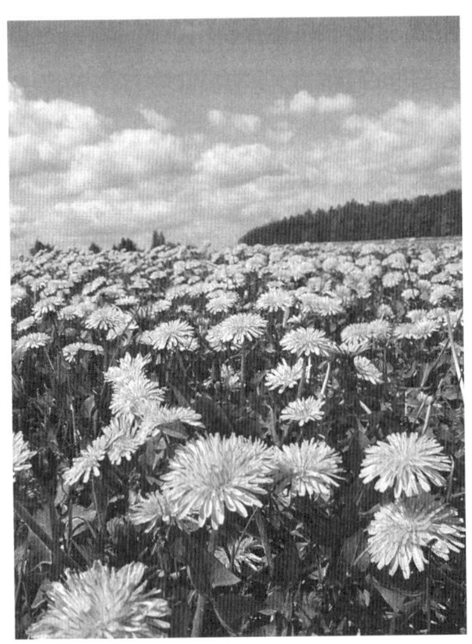

그림 35-4. Dandelion(*Taraxicum officinale*)

포도(Grape)

비티스비니페라(*Vitis vinifera*)는 전형적인 와인포도로 알려져 있다. 포도와 그 즙은 플라보노이드가 많은데, 레드와인에 들어 있는 플라보노이드들이 심혈관을 보호하는 효능을 준다고 알려져 있다. 포도주스나 레드와인 같은 포도산물은 혈소판에서의 산화질소방출량을 높이고, 혈소판응집과 초과산화물의 생성을 줄이는 것으로 확인되었다.[55] 더 구체적으로 말하면 레스베라트롤(resveratrol)로 알려진 포도껍질과 씨의 성분이 위와 같은 효과를 유발하는 것으로 관련 연구에 의해 밝혀졌다. 레스베라트롤은 에스트로겐유사활성과 항산화, 항혈소판, 항염증 그리고 항암 속성을 갖고 있는 것으로 확인되었다. 레스베라트롤은 산화질소합성효소의 유전자발현을 상향조절해서 산화질소수치가 높아지게 하는 것으로 나타났다.[56]

미국인삼(American Ginseng)

미국인삼(*Panax quinquefolius*)은 뿌리의 아답토겐(adaptogen)성분 때문에 종종 건강기능식품으로 사용된다. 미국인삼은 종종 면역조절과 스트레스저항에 사용되고, 당뇨병과 호르몬불균형을 치료하기 위해서도 사용된다. 인삼은 체내의 산화질소방출을 자극하는 것으로 알려져 있다.[57]

아티초크(Artichoke)

Cynara scolymus(or *Cynara cardunculus*)는 일반적으로 돼지감자(아티초크)로 알려져 있는 식물이다. 이 식물은 지질을 낮춰 주고 항산화성분을 가지고 있으며, 소화계통을 안정시켜 준다. 아티초크에는 루테올린(luteolin)과 시나로시드(cynaroside)라는 두 가지 플라보노이드가 발견되는데, 이들 모두 산화질소에 영향을 주는 것으로 알려져 있다. 이 플라보노이드들은 내피세포에서 산화질소합성효소의 발현을 증가시킨다.[58]

쿼세틴(Quercetin)

쿼세틴은 감귤류의 바이오플라보노이드로 동맥경화증, 관상동맥심장질환, 고콜레스테롤혈증, 혈관부전, 당뇨병, 알레르기 같은 상태들을 치료하기 위해 사용된다. 많은 당뇨병쥐실험을 통해서

퀴세틴이 산화질소합성효소경로를 통해 산화질소유용성을 증가시키고, 혈관이완을 유발한다는 것이 증명되었다.[59,60]

DHEA(Dehydroepiandrosterone)

DHEA는 부신, 간 그리고 고환에서 만들어지는 안드로겐이다. 이 안드로겐은 다른 안드로겐들과 에스트로겐으로 대사되는 안드로스텐디온으로 전환된다. 연구에 의하면 DHEA가 산화질소의 존성 계통을 통해 동맥경화증을 감소시킨다고 주장한다. 연구진들은 DHEA보충을 통해 산화질소가 증가하는 것을 측정하였다. 이는 부분적으로 DHEA의 에스트로겐으로의 전환을 통해 설명될 것이다.[61]

멜라토닌(Melatonin)

멜라토닌은 박테리아에 의해 유도된 미토콘드리아의 산화질소합성효소를 감소시키는 것으로 알려졌다.108) 노화가 진행되면서 멜라토닌이 감소하는 것은 노화와 함께 나타나는 미토콘드리아 손상과 관련이 있을 것이라고 제안된다. 하지만 멜라토닌은 우리 몸을 산화스트레스로부터 보호한다고 믿어지는데, 이는 패혈증과 쇼크 등의 노화와 유사한 상황에서 많은 양의 산화질소가 분비되기 때문이다.109)[62]

산화질소수치를 줄이는 식물성제제

많은 식물들과 영양소들이 산화질소수치를 (높이기보다) 줄이는 것으로 알려져 있다. 일반적으로 이 식물성분들은 정상 수준의 산화질소를 줄이기보다는 정상보다 과도하게 분비된 산화질소를 줄여 준다고 보는 것이 맞다. 이들 중 많은 수는 항염증작용과 항산화작용으로도 알려진 식물들이 많다.

- 녹차(*Camellia sinensis*)는 epigallocatechin gallate(EGCG)와 같은 여러 종류의 카테킨이 들어 있어 인체내 생리작용을 도와준다. 이 특정 플라보놀(flabonol)은 산화질소합성효소의 활동을 억제하는 것으로 보인다.[63]

---

108) 역자주: 박테리아의 NOS는 최근 세균의 항생제내성과도 연관된 것으로 밝혀지기도 했다. 따라서 박테리아의 NOS유도를 막아 박테리아를 억제한다는 뜻으로 이해함이 옳다.

109) 역자주: 위의 모호한 문장들을 이해하기 쉽게 조금의 부연을 단다. 상추, 버섯, 호박씨, 해바라기씨 등에 소량씩 함유된 멜라토닌은 글루타티온과산화효소를 직접 자극하여 직접적인 항산화효과를 발휘한다. 그리고 멜라토닌 수준이 최고일 때인 새벽 2~3시 경에 우리의 혈관 속을 순환하는 면역세포의 수가 현저히 증가하는 것으로 면역력증진과 관련 있음을 알 수 있다. 또한 산화질소와의 관계를 직접적으로 말하면 산화질소는 멜라토닌분비를 촉진시키는 것으로 알려져 있다.

- 악마의 발톱(*Harpagophytum procumbens*)은 종종 항염증과 진정 효과를 목적으로 사용된다. 이 식물은 산화질소합성효소발현을 억제한다.[64]
- 민들레(*Taraxacum officinale*)는 항염증, 이뇨작용 및 소화를 도와주는 작용도 가진다. 민들레는 COX-2와 산화질소합성효소의 발현을 억제하는 것이 실험적으로 증명되었다.[65]
- 차조기(*Perilla frutescens*), 바질(*Ocimum basilicun*), 민트(*Mentha spp.*), 세이지(*Salvia spp.*)에는 로즈마린산(rosmarinic acid)이 풍부하다. 로즈마린산은 대식세포에서 산화질소활동과 산화질소 합성효소 합성을 억제하는 항산화제이다.[66]

산화질소수치에 영향을 주는 약제

산화질소 기능장애를 치료하는 많은 자연의학적 제제가 명백히 많이 있긴 하지만, 이를 치료하기 위한 현대의학약물도 존재한다. Nitroglycerin, sodium nitroprusside와 다른 질산염 및 아질산염은 내피세포의 산화질소를 증가시키고, 동맥의 혈관확장을 유발한다. 이 약물들은 고혈압성 위기상황, 협심증, 급성심근경색증, 심부전 등을 치료하기 위해 사용된다. 또한 타달라필(Cialis), 바데나필(Levitra), 실데나필(Viagra)은 발기부전을 위해 처방되는 약물이다. 이것들은 혈관확장과 저혈압을 일으키는 포스포디에스테라아제(PDE-5)를 억제하는 기전으로 약효를 발휘한다. 산화질소는 효소인 guanyl cyclase를 활성화시켜 cGMP를 증가시키고, 포스포디에스테라아제는 cGMP를 대사시키기 때문에 이 약물들은 아질산염을 복용하고 있는 환자들에서는 사용을 금해야 한다. 즉 약물을 통한 산화질소활동증대는 아질산염의 효과를 강력하게 만들 수 있다는 것이다.[67] 이 약제들은 특히 백혈병, 겸상적혈구빈혈 등 다른 기초질환들을 앓고 있는 환자들에서 더욱 주의해서 사용하는 것이 현명하다. cGMP경로를 통해서 산화질소는 독소루비신(doxorubicin)110) 같은 화학요법 약품의 효과를 향상시키는 치료용으로 사용될 수 있다.[68]

스타틴계 약물(또는 3-hydroxy-3-methylglutaryl coenzyme A reductase inhibitors)은 콜레스테롤과 심혈관질환의 위험 그리고 뇌졸중의 위험을 감소시키기 위해 처방된다. 스타틴계 약물인 메바스타틴에 관한 연구에서는 메바스타틴의 심장보호효과는 산화질소합성효소를 증가시켜 뇌혈류량을 증가시키고 혈관평활근을 이완시키는데, 이는 혈관확장을 유도한 결과라고 보고하였다.[69] 에스트로겐과 DHEA 같은 스테로이드호르몬 또한 심장보호효과가 있고 산화질소활동에 영향을 미치는 것으로 알려져 있다. 17-β 에스트라디올을 대상으로 한 연구에서는 에스트라디올의 영향으로 산화질소합성효소의 활동이 증가하는 것을 보였는데, 이는 적어도 부분적으로는 에스트로겐의 항동맥경화효과를 설명해 준다.[70]

---

110) 역자주: doxorubicin은 항암제, 참고로 34장에 소개된 잎새버섯이 항암제의 부작용을 줄여 주는 것으로 FDA승인을 받아 병용하면 더욱 도움이 된다.

'산화질소' 만들기 음식과 생활방식의 긍정적 변화

산화질소수치는 엽산, L-아르기닌, 생선오일 그리고 콩식품과 같은 특정영양소들이 있는 음식을 섭취함으로써 조절될 수 있다. 지중해식식단(채소, 올리브오일, 레드와인, 생선을 많이 먹는)은 내피기능을 개선시켜 주는 것으로 알려져 있다.[71] EPA와 DHA는 연어, 대구, 고등어 같은 생선오일에서 발견되는 오메가-3 지방산이다. 이 지방산들은 리폭시게나제(LOX)와 사이클로옥시게나제(COX)의 경로에서 아라키돈산과 싸워 염증유발성 아이코사노이드(eicosanoid)를 감소시켜 준다.[72-74] DHA와 EPA가 풍부한 생선오일은 IL-1과 IL-2, TNF를 포함하는 염증유발성시토카인 생성을 줄여 준다.[75-77] 산화질소합성효소의 보조인자인 비타민 B_2와 B_3, 그리고 엽산은 산화질소 생성을 향상시킬 것이다. 게다가 비타민 C, 비타민 E, 글루타티온, 알파리포산 같은 항산화제는 활성산소를 줄임으로써 산화질소수치를 개선시킨다.[78] 비타민 B_6와 B_{12}는 호모시스테인을 감소시킴으로써 심혈관 위험인자를 줄일 수 있다. 신체활동 역시 산화질소활동을 증가시킨다.[79] 빈도가 낮더라도 운동은 내피기능을 향상시키고, 혈압을 낮추며(적어도 경증의 고혈압환자에서는) 고밀도지단백(HDL)의 수치를 높여 준다.[80]

결론

산화질소경로의 장애는 여러 질환들을 일으킬 수 있다. 자연치유법은 산화질소합성과 생체이용도를 증대시키고, 전체적인 건강을 개선하는 많은 방법을 제시한다. 영양소, 음식, 그리고 식물성 접근은 산화질소를 조절하고 산화질소결핍으로 인해 생기는 여러 병리적 상태를 치료하는 데 증명된 방법이다. 모든 건강개선안들은 당연히 각각의 환자에게 맞춰 개별화되어야 할 것이다.

참고문헌

[1]Morishita T, Tsutsui M, Shimokawa H, et al. Nephrogenic diabetes insipidus in mice lacking all nitric oxide synthase isoforms. Proc Natl Acad Sci USA. 2005;102:10616-10621.

[2]Champe, PC, Harvey RA. Lippincott' s Illustrated Reviews: Biochemistry, 2nd Edition. Philadelphia: Lippincott-Raven Publishers, 1994.

[3]Balligand JL, Cannon PJ. Nitric oxide synthases and cardiac muscle: Autocrine and paracrine influences. Arterioscler Thromb Vasc Biol. 1997;17:1846-1858.

[4]Wyatt AW, Steinert JR, Mann GE. Modulation of the L-arginine/nitric oxide signaling pathway in vascular endothelial cells. Biochem Soc Symp. 2004;71:143-156.

[5]Guyton AC, Hall JE. Textbook of Medical Physiology, 9th Edition. Philadelphia: W.B. Saunders, 1996.

[6]Schild L, Jaroscakova I, Lendeckel U, et al. Neuronal nitric oxide synthase controls enzyme activity pattern of mitochondria and lipid metabolism. FASEB J. 2005;20:145-147.

[7]Cotran RS, Kumar V, Robbins SL. Pathological Basis of Disease, 5th Edition. Philadelphia: W.B.

Saunders, 1994.
[8]Persichini T, Mazzone V, Polticelli F, et al. Mitochondrial type I nitric oxide synthase physically interacts with cytochrome c oxidase. Neurosci Lett. 2005;384:254–259.
[9]Schulz R, Rassaf T, Massion PB, et al. Recent advances in the understanding of the role of nitric oxide in cardiovascular homeostasis. Pharmacol Ther. 2005;108:225–256.
[10]Gonzales GF, Chung FA, Miranda S, et al. Heart mitochondrial nitric oxide synthase is upregulated in male rats exposed to high altitude (4,340 m). Am J Physiol Heart Circ Physiol. 2005;288:H2568–H2573.
[11]Moreno-Lopez B, Noval JA, Gonzalez-Bonet LG, Estrada C. Morphological bases for a role of nitric oxide in adult neurogenesis. Brain Res. 2000;869(1–2):244–250.
[12]van't Hof RJ, Macphee J, Libouban H, et al. Regulation of bone mass and bone turnover by neuronal nitric oxide synthase. Endocrinology. 2004;145:5068–5074.
[13]Lane P, Gross SS. The autoinhibitory control element and calmodulin conspire to provide physiological modulation of endothelial and neuronal nitric oxide synthase activity. Acta Physiol Scand. 2000 Jan;168(1):53–63.
[14]Panza JA, Casino PR, Kilcoyne CM, Quyyumi AA. Role of endothelium-derived nitric oxide in the abnormal endothelium-dependent vascular relaxation of patients with essential hypertension. Circulation. 1993;87:1468–1474.
[15]Cockcroft JR. Exploring vascular benefits of endothelium-derived nitric oxide. Am J Hypertens. 2005;18(suppl.):177–183.
[16]Mander P, Brown GC. Nitric oxide, hypoxia and brain inflammation. Biochem Soc Trans. 2004;32(pt6):1068–1069.
[17]Mander P, Borutaite V, Moncada S, Brown GC. Nitric oxide from inflammatory-activated glia synergizes with hypoxia to induce neuronal death. J Neurosci Res. 2005;79(1–2):208–215.
[18]Endres M, Laufs U, Liao JK, Moskowitz MA. Targeting eNOS for stroke protection. Trends Neurosci. 2004;27:283–289.
[19]Gladwin MT, Kato GJ. Cardiopulmonary complications of sickle cell disease: Role of nitric oxide and hemolytic anemia. Hematology [Am Soc Hematol Educ Program]. 2005;51–57.
[20]Nitenberg A. Endothelial dysfunction in patients with diabetes: Identification, pathogenesis and treatment [in French]. Presse Med. 2005; 34:1654–1661.
[21]De Vriese AS, Verbeuren TJ, Van de Voorde J, et al. Endothelial dysfunction in diabetes. Br J Pharmacol. 2000;130:963–974.
[22]McGrowder D, Ragoobirsingh D, Brown P. Acute effects of exogenous nitric oxide on glucose uptake in skeletal muscle of normoglycaemic and diabetic rats. Med Sci Monit. 2005;12:BR28–BR35.
[23]Agarwal A, Nandipati KC, Sharma RK, et al. Role of oxidative stress in pathophysiology of erectile dysfunction. J Androl. 2005;[Epub ahead of print]. Abstract in online document at: www.ncbi.nlm.nih.gov/entrez/query.fcgi?cmd=Retrieve&db=pubmed&dopt=Abstract&list_uids=16339449&query_hl=7&itool=pubmed_docsum. Accessed March 9, 2006.
[24]Kaya C, Uslu Z, Karaman I. Is endothelial function impaired in erectile dysfunction patients? Int J Impot Res. 2006;18:55–60.
[25]Lechner M, Lirk P, Rieder J. Inducible nitric oxide synthase (iNOS) in tumor biology: The two sides of the same coin. Semin Cancer Biol. 2005; 15:277–289.
[26]Xie K, Fidler IJ. Therapy of cancer metastasis by activation of the inducible nitric oxide synthase. Cancer Metastasis Rev. 1998;17:55–75.
[27]Ohia SE, Opere CA, Leday AM. Pharmacological consequences of oxidative stress in ocular tissues. Mutat Res. 2005;579(1–2):22–36.
[28]Tsai DC, Chiou SH, Lee FL, et al. Possible involvement of nitric oxide in the progression of diabetic retinopathy. Ophthalmologica. 2003;217:342–346.
[29]Ibba-Manneschi L, Niissalo S, Milia AF, et al. Variations of neuronal nitric oxide synthase in systemic sclerosis skin. Arthritis Rheum. 2005;54:202–213.
[30]Lowes MA, Chamian F, Abello MV, et al. Increase in TNF-a and inducible nitric oxide synthaseexpressing dendritic cells in psoriasis and reduction with efalizumab (anti-CD11a). Proc Natl Acad Sci USA. 2005;102:19057–19062.

[31]Prabhakar SS. Pathogenic role of nitric oxide alterations in diabetic nephropathy. Curr Diabetes Rep. 2005;5:449–454.

[32]Thatcher GR, Bennett BM, Reynolds JN. Nitric oxide mimetic molecules as therapeutic agents in Alzheimer's disease. Curr Alzheimer Res. 2005;2:171–182.

[33]Okuno T, Nakatsuji Y, Kumanogoh A, et al. Loss of dopaminergic neurons by the induction of inducible nitric oxide synthase and cyclooxygenase-2 via CD 40: Relevance to Parkinson's disease. J Neurosci Res. 2005;81:874–882.

[34]Bredt DS. Endogenous nitric oxide synthesis: Biological functions and pathophysiology. Free Radic Res. 1999;31:577–596.

[35]Lerman A, Burnett JC Jr, Higano ST, et al. Long-term L-arginine improves small-vessel coronary endothelial function in humans. Circulation. 1998;97:2123–2128.

[36]Creager MA, Gallagher SJ, Girerd XJ, et al. L-Arginine improves endothelium-dependent vasodilation in hypercholesterolemic humans. J Clin Invest. 1992;90:1248–1253.

[37]Huynh NT, Tayek JA. Oral arginine reduces systemic blood pressure in type 2 diabetes: Its potential role in nitric oxide generation. J Am Coll Nutr. 2002;21:422–427.

[38]Schwedhelm E, Maas R, Freese R, Jung D, Lukacs Z, Jambrecina A, Spickler W, Schulze F, Böger RH. Pharmacokinetic and pharmacodynamic properties of oral L-citrulline and L-arginine: impact on nitric oxide metabolism. Br J Clin Pharmacol. 2007 Jul 27;[Epub ahead of print]

[39]Voutilainen S, Rissanen TH, Virtanen J, et al. Low dietary folate intake is associated with an excess incidence of acute coronary events. Circulation. 2001;103:2674–2680.

[40]Thambyrajah J, Landray MJ, Jones HJ, et al. A randomized double-blind placebo-controlled trial of the effect of homocysteine-lowering therapy with folic acid on endothelial function in patients with coronary artery disease. J Am Coll Cardiol. 2001;37:1858–1863.

[41]Gori T, Burstein JM, Ahmed S, et al. Folic acid prevents nitroglycerin-induced nitric oxide synthase dysfunction and nitrate tolerance. Circulation. 2001:104;1119–1123.

[42]Das UN. Folic acid says NO to vascular diseases. Nutrition. 2003; 19(7–8):686–692.

[43]Werner ER, Gorren AC, Heller R, Werner-Felmayer G, Mayer B. Tetrahydrobiopterin and nitric oxide: mechanistic and pharmacological aspects. Exp Biol Med (Maywood). 2003 Dec;228(11):1291–1302.

[44]Mayer EL, Jacobsen DW, Robinson K. Homocysteine and coronary atherosclerosis. J Am Coll Cardiol. 1996;27:517–527.

[45]Holven KB, Holm T, Aukrust P, et al. Effect of folic acid treatment on endothelium-dependent vasodilation and nitric oxide-derived end products in hyperhomocysteinemic subjects. Am J Med. 2001;110: 536–542.

[46]Liu M, Wallmon A, Olsson-Mortlock C, et al. Mixed tocopherols inhibit platelet aggregation in humans: Potential mechanisms. Am J Clin Nutr. 2003;77:700–706.

[47]Anfossi G, Russo I, Massucco P, et al. N-acetyl-L-cysteine exerts direct anti-aggregating effect on human platelets. Eur J Clin Invest. 2001;31:452–461.

[48]Packer L, Midori H, Toshikazu Y, eds. Antioxidant Food Supplements in Human Health. San Diego: Academic Press, 1999.

[49]Rice-Evans CA, Packer L, eds. Flavonoids in Health and Disease. New York: Marcel Dekker, 1998.

[50]Fitzpatrick DF, Bing B, Rohdewald P. Endothelium-dependent vascular effects of Pycnogenol. J Cardiovasc Pharmacol. 1998;32:509–515.

[51]Koscielny J, Klussendorf D, Latza R, et al. The antiatherosclerotic effect of Allium sativum. Atherosclerosis. 1999;144:237–249.

[52]Auer W, Eiber A, Hertkorn E, et al. Hypertension and hyperlipidaemia: Garlic helps in mild cases. Br J Clin Pract Symp Suppl. 1990;69:3–6.

[53]Ledezma E, Lopez JC, Marin P, et al. Ajoene in the topical short-term treatment of tinea cruris and tinea corporis in humans: Randomized comparative study with terbinafine. Arzneimittelforschung. 1999;49:544–547.

[54]Pedraza-Chaverri J, Tapia E, Medina-Campos ON, et al. Garlic prevents hypertension induced by chronic inhibition of nitric oxide synthesis. Life Sci. 1998;62:71–77.

[55]Freedman JE, Parker C, Li L, et al. Select flavonoids and whole juice from purple grapes inhibit platelet

function and enhance nitric oxide release. Circulation. 2001;103:2792–2798.

[56]Wallerath T, Deckert G, Ternes T, et al. Resveratrol, a polyphenolic phytoalexin present in red wine, enhances expression and activity of endothelial nitric oxide synthase. Circulation. 2002;106:1652–1658.

[57]Yuan CS, Attele AS, Wu JA, et al. Panax quinquefolium L. inhibits thrombin-induced endothelin release in vitro. Am J Chin Med. 1999;27:331–338.

[58]Li H, Xia N, Brausch I, Yao Y, Forstermann U. Flavonoids from artichoke (Cynara scolymus L.) upregulate endothelial-type nitric-oxide synthase gene expression in human endothelial cells. J Pharmacol Exp Ther. 2004;310:926–932.

[59]Ajay M, Achike FI, Mustafa AM, Mustafa MR. Effect of quercetin on altered vascular reactivity in aortas isolated from streptozotocin-induced diabetic rats. Diabetes Res Clin Pract. 2005;[Epub ahead of print]. Abstract in online document at: www.ncbi.nlm.nih.gov/entrez/query.fcgi?orig_db=PubMed&db=PubMed&cmd=Search&term=Diabetes+Res+Clin+Pract[Jour]+AND+2005[pdat]+AND+Ajay+M[author]. Accessed March 8, 2006.

[60]Roghani M, Baluchnejadmojarad T, Vaez-Mahdavi MR, Roghani-Dehkordi F. Mechanisms underlying quercetin-induced vasorelaxation in aorta of subchronic diabetic rats: An in vitro study. Vascul Pharmacol. 2004;42:31–35.

[61]Hayashi T, Teiji Esaki T, Emiko Muto E, et al. Dehydroepiandrosterone retards atherosclerosis formation through its conversion to estrogen: The possible role of nitric oxide. Arterioscler Thromb Vasc Biol. 2000;20: 782–792.

[62]Escames G, Leon J, Macias M, et al. Melatonin counteracts lipopolysaccharide-induced expression and activity of mitochondrial nitric oxide synthase in rats. FASEB J. 2003;17:932–934.

[63]Ahmed S, Rahman A, Hasnain A, et al. Green tea polyphenol epigallocatechin-3-gallate inhibits the IL-1 beta-induced activity and expression of cyclooxygenase-2 and nitric oxide synthase-2 in human chondrocytes. Free Radic Biol Med. 2002;33:1097–1105.

[64]Jang MH, Lim S, Han SM, et al. Harpagophytum procumbens suppresses lipopolysaccharide-stimulated expressions of cyclooxygenase-2 and inducible nitric oxide synthase in fibroblast cell line L929. J Pharmacol Sci. 2003 Nov;93:367–371.

[65]Hu C, Kitts DD. Luteolin and luteolin-7-O-glucoside from dandelion flower suppress iNOS and COX-2 in RAW264.7 cells. Mol Cell Biochem. 2004;265:107–113.

[66]Qiao S, Li W, Tsubouchi R, et al. Rosmarinic acid inhibits the formation of reactive oxygen and nitrogen species in RAW264.7 macrophages. Free Radic Res. 2005;39:995–1003

[67]Medscape. Contraindicated Drug Combination: CGMP Specific PDE Type-5 Inhibitors/Nitrates 1994–2005. Online document at: www.medscape.com/druginfo/monoinfobyid?cid=med&monotype=druginter&monoid=363&mononame=CGMP+SPECIFIC+PDE+TYPE-5+INHIBITORS%2FNITRATES&drugid=7418&drugname=Sildenafil+Oral&intertype=contr. Accessed December 30, 2005.

[68]Muir CP, Adams MA, Graham CH. Nitric oxide attenuates resistance to doxorubicin in threedimensional aggregates of human breast carcinoma cells. Breast Cancer Res Treat. 2005;[Epub ahead of print]. Abstract in online document at: www.ncbi.nlm.nih.gov/entrez/query.fcgi?orig_db=PubMed&db= PubMed&cmd=Search &term=Breast+Cancer+Res+Treat.[Jour]+AND+2005[pdat+ AND+Muir+CP[author]. Accessed March 8, 2006.

[69]Amin-Hanjani S, Stagliano NE, Yamada M, et al. Mevastatin, an HMG-CoA reductase inhibitor, reduces stroke damage and upregulates endothelial nitric oxide synthase in mice. Stroke. 2001;32:980–986.

[70]Hayashi T, Yamada K, Esaki T, et al. Estrogen increases endothelial nitric oxide by a receptor-mediated system. Biochem Biophys Res Commun. 1995;214:847–855.

[71]Cuevas AM, Germain AM. Diet and endothelial function. Biol Res. 2004;37:225–230.

[72]Leaf A. On the reanalysis of the GISSI-Prevenzione. Circulation. 2002;105:1874–1875.

[73]Connor WE. n-3 Fatty acids from fish and fish oil: Panacea or nostrum? Am J Clin Nutr. 2001;74;415–416.

[74]Calder PC. N-3 polyunsaturated fatty acids, inflammation and immunity: Pouring oil on troubled waters or another fishy tale? Nutr Res. 2001;21:309–341.

[75]Center for Food Safety and Applied Nutrition, U.S. Food and Drug Administration. Letter Regarding Dietary Supplement Health Claim for Omega-3 Fatty Acids and Coronary Heart Disease. Online document

at: http://vm.cfsan.fda.gov/~dms/ds-ltr11.html. Accessed May 10, 2005.

[76]Kelley DS, Rudolph IL. Effect of individual fatty acids of omega-6 and omega-3 type on human immune status and role of eicosanoids. Nutrition. 2000;16:143–145.

[77]Meydani SN, Dinarello CA. Influence of dietary fatty acids on cytokine production and its clinical implications. Nutr Clin Pract. 1993;8:65–72.

[78]Osiecki H. The role of chronic inflammation in cardiovascular disease and its regulation by nutrients. Altern Med Rev. 2004;9:32–53.

[79]Jackson MJ. Reactive oxygen species and redox-regulation of skeletal muscle adaptations to exercise. Philos Trans R Soc Lond B Biol Sci. 2005;29;360:2285–2291.

[80]Moriguchi J, Itoh H, Harada S, et al. Low frequency regular exercise improves flow-mediated dilatation of subjects with mild hypertension. Hypertens Res. 2005;28(4):315–321.

36

영양에서 상승작용(Synergy)

자연의학의 출발점은 인간이 역사상 음식을 최초로 섭취하기 시작한 때와 같다고 볼 수 있다. 현대의 캡슐화된 자연의학의 도래 이전에 우리 조상은 개선(공급과 저장의 증가와 다른 의미) 없이 자연상태에서 약을 이용하였다. 자연의학의 중심주의는 음식이 약이라는 점이다. 주로 식물이나 광물에서 파생되는 천연의약품의 다양함을(그리고 현대의학의약품의 약 35%를 차지함을) 고려할 때 자연의 은혜는 진정으로 놀라운 것이다. 히포크라테스의 고대금언에서도 '음식이 약이 되게, 약을 음식이 되게 하라(Let your food be your medicine and let your medicine be your food).'라고 말한다. 이 금언은 자연의학의 기본원리를 웅변적으로 표현해 준다. 이 행성에 살았던(그리고 오늘날 살고 있는) 인간들의 대다수는 압도적으로 천연의약품을 활용한다. 현대(종래의)의약품의 사용(식품 이외의 물질에서 추출한 것이 아닌, 화학적 합성된 약품을 말함)은 약 150~200년 전부터 시작되었다.

모든 의약품은 지속적으로 증가할 뿐만 아니라, 개별적인 '활성' 구성요소로 구분하고 알약으로 대체하면서 의료기술의 발전은 의약품사고에 대한 자연의학적 접근방식에서 우리를 멀리 이끌고 있다. 활성구성요소에 대한 식별 및 분리 과정에서 이러한 기술진보에도 불구하고 우리는 이 과정이 전체 의학의 궁극적인 사용을 완전히 보장하지 않는다는 사실을 알고 있다. 자연이 이 세상을 이루고 있는 한 인류는 결코 인류가 만든 의학으로 자연의학치료의 전체를 대체할 수는 없을 것이다. 오늘날 미국인 중 3분의 1에 가까운 사람이 자연의학의 일부 형태를 사용하는 것으로 보고된다. 가공식품 및 합성약품은 건강에 자신의 대가를 요구하기 때문에 자연의학을 이용하는 인구가 늘어나는 것은 당연한 상황이다. 우리는 정상적인 생리기능을 유지하기 위해 음식에서 유래된 보충제에 의존해야 하는 것 또한 놀랍지만 당연한 이유인 것이다. 이 때문에 자연의학의약품을 이용하고 이해함에 있어 우리는 인간이 시간에 걸쳐 은혜를 입어 온 이러한 당연한 자연의학을 어떻게 더 효율적으로 사용할 수 있는지를 알아볼 필요가 있다. 이 장에서는 영양치료제를 극대화하고자 할 때 임상의가 고려해야 하는 수천 개의 시너지관계 중 몇 개를 증명하고자 한다.

보조효소 Q10(Coenzyme Q10)

심장근육 및 기타 높은 신진대사가 이루어지는 장기(뇌 및 간)에서 높은 농도에서 발견되는 영양소인 보조효소 Q10의 주된 목적은 에너지생산경로의 동반자역할로 보인다. 아마도 가장 중요한 기능은 ATP(adenosine triphosphate)의 합성과 산소호흡 과정에서의 신체에너지의 흐름에 관여하는 기능일 것이다.[1] 보조효소 Q10은 세포내에서 발견되는데, 모든 세포의 에너지가 생산되는 곳인 미토콘드리아(mitochondria)에서 가장 높은 농도로 발견된다. 보조효소 Q10의 다른 중요한 기능은 산화방지 및 세포막안정화를 포함한다.[2] 보조효소 Q10은 에너지생산의 마지막 단계(ATP합성)에서 일하고 있으며, 심혈관계통에 대사적으로 유발된 손상을 방지(항산화와 막의 안정화를 통해)할 수 있다. 보조효소 Q10은 심혈관계통에 유용할 뿐만 아니라 근육, 결합조직, 뇌의 질병 등의 치료에도 큰 도움을 준다.

L-카르니틴(L-Carnitine)

아미노산 L-카르니틴은 라이신(lysine)과 메티오닌(methionine)이란 두 개의 다른 아미노산에서 합성되며, L-카르니틴의 98%가 심장조직 및 골격근육에서 발견된다. 카르니틴이 베타-산화가 이루어지도록 지방산을 미토콘드리아에 운반하는 역할을 하는데, 이 과정을 통해 심장에너지원천이 만들어지기 때문에 L-카르니틴은 심장조직의 건강에 필수적이다.111)[3] L-카르니틴의 낮은 혈중농도는 협심증으로 고통받는 환자에서 쉽게 관찰된다. L-카르니틴보충제를 사용하여 협심증의 발현횟수를 줄일 수 있고, 인체의 운동성능도 향상시킬 수 있다. 뿐만 아니라 심전도상 나타나는 심근의 산소결핍 표지자인 심전도ST분절의 하향곡선횟수도 줄여 줄 수 있을 것이다.[4] 심장질환을 가진 환자에서 L-카르니틴의 농도는 대개 50% 정도 감소된 것으로 나타나며,[5] 이에 반해 L-카르니틴보충제의 섭취는 울혈성심부전의 증상을 줄여 주고, 이 질환에 대한 생존율도 높여 준다.[6] 허혈성심근병증, 심부전, 심장비대, 확장성심근병증 같은 심장질환은 모두가 에너지대사의 문제를 가진다. 불충분한 지방산연료가 미토콘드리아로 전달되기 때문에 ATP합성이 감소되는 문제가 지적되는데, 앞서 언급한 대로 L-카르니틴을 통한 미토콘드리아로의 지방산전달이 더욱 필요하다. 따라서 L-카르니틴은 이러한 질병에서 소진되는 중요한 영양소로 보고된다.[7] 보조효소 Q10과 마찬가지로 L-카르니틴은 심장근육대사 및 에너지생산에 중요한 영양소인 것이다.

보조효소 Q10과 L-카르니틴

보조효소 Q10과 L-카르니틴은 모두 미토콘드리아의 에너지생산을 지원하고 심장의 산화손상을 방지하는 역할을 한다.[8] 이 두 가지 영양분이 함께 흡수되면 에너지를 생산하는 미토콘드리아

111) 역자주: beta-oxidation이란 지방산이 acetyl-CoA로 변환되어야 크렙스사이클이 돌아가고 여기서 에너지가 만들어지는데, 미토콘드리아에서 지방산이 acetyl-CoA로 전환되는 것을 베타-산화라고 한다.

에 원료에너지원(지방산)의 수송을 증가시켜 베타산화를 도와주고 심장근육도 보호하는 작용을 한다. 지방산분해가 완료되면 ATP라는 신체가 스스로 만든 에너지원이 생산된다. 보조효소 Q10은 심장에서 에너지의 최종합성과정 중 꼭 필요한 성분이다. 연계하여 사용될 때 이러한 영양소의 심장을 보호하는 효과는 재관류의 부상에 노출된 실험동물에서 증명되었다.[9] 연구원들은 이 두 영양소를 서로 조합하여 사용하면 개별적으로 사용할 경우보다 산화손상과 대사이상(혈류역학의 지표)예방을 위해 보다 효과가 있다는 것을 종합적으로 보고하였다.

게다가 이전에 언급한 심혈관계의 건강에서 보조효소 Q10과 L-카르니틴의 역할뿐만 아니라 이 영양소들은 미토콘드리아의 에너지생산과 산화방지기능을 갖추어 파킨슨병의 예방 및 치료에 큰 역할을 할 수 있다.[10] 미토콘드리아 기능장애 및 이에 수반하는 산화손상이 파킨슨병의 핵심병인으로 작용한다는 강력한 증거가 제시되어 이 두 가지 영양소의 보호효과에 더욱 관심이 집중되고 있으며, 이에 대한 연구가 더 필요한 것으로 제안되고 있다. 실제로 동물연구에서는 이러한 영양소가 실제로 파킨슨병에 도움이 될 수 있다고 보고되었다.

미토콘드리아 기능장애에 영향을 미치는 또 다른 조건은 나이가 듦에 따라 변성이 진행되는 것으로 알려진 황반변성(ARMD; age-related macular degeneration)이다. 미토콘드리아 기능개선을 위한 영양성분의 활성도를 연구하던 연구팀이 다른 성분들(고도불포화지방산과 비타민 E 등)과 함께 L-카르니틴과 보조효소 Q10의 검사를 시행하였다.[11] 그리고 ARMD환자에서 미토콘드리아 기능을 개선시킬 것으로 보여지는 비타민 E, L-카르니틴, 보조효소 Q10 등의 영양소들을 투여하였다. 이 혼합물(L-카르니틴, 보조효소 Q10)을 섭취한 환자에서 황반시력의 측정(광스트레스 후 복구시간, 망막중심와(foveal)의 민감도와 가시영역 결함 등)결과를 비타민 E 단독으로 주어진 환자의 측정결과와 비교해 보았다. 그다음 3, 6, 9, 12, 24개월 동안 추적하면서 비교한 결과 모든 영역에서 시력기능의 향상이 나타났고, 반면 대조군에 있는 환자는 악화증상을 경험하면서 후속기간 동안 개선의 여지가 전혀 나타나지 않았다. 여러 논문들은 이러한 영양분을 함께 사용하여 얻는 시너지 효과의 사례를 많이 설명하고 있다.

콜린(Choline)

오랫동안 비타민 B의 일종으로 간주된 콜린은 최근에 인체에서 아주 소량이지만 실제로 합성되는 것이 발견되었다. 인체내에서 자체적으로 생산되지만 콜린의 양은 최소한이기 때문에 보충제로 섭취해야 콜린 고유의 여러 가지 유익한 효과를 얻을 수 있다. 간에서 생산되는 콜린은 세포막을 합성[12]하는 데 사용되고, 몸에 여러 가지 생리활성물질에 필요한 메틸기(methyl)를 제공하는 역할도 한다. 메틸기의 제공은 DNA의 생성과 호모시스테인(심장혈관시스템에 부정적인 영향을 미치는 아미노산)을 메티오닌으로 전환하는 데 매우 중요하다. 콜린은 포스파티딜콜린형태의 보충제로 섭취할 수 있으며, 몸속에 콜레스테롤의 용해도를 증가시키고 콜레스테롤수치를 낮추며, 혈소판응집을 억제할 수 있다.[13] 높은 콜레스테롤 및 중성지방 농도를 가진 32명 환자에게 포스파티딜콜린 3.5 g을 식사 전에 하루 세 번 투여하고 혈중농도를 추적하는 실험이 진행되었다. 치료 30일 이후 환자의 콜레스테롤농도는 33% 감소하였고, 중성지방농도도 33% 감소한 것으로 나타났을 뿐만 아니라 고밀도지단백(HDL)은 46% 증가하는 것으로 나타났다.[14] 콜린의 투여는 에너지 생산과 콜레스테롤신진대사를 가속하는 데에도 유용하다.

콜린과 L-카르니틴

L-카르니틴과 콜린이 함께 투여되는 경우에 콜린은 L-카르니틴의 소변배설을 낮춘다. 한 연구에 의하면 콜린을 투여한 환자에서 L-카르니틴의 소변배설이 최대 84% 정도까지 감소한 것으로 나타났다.[15] 또 다른 연구에서는 체중 kg당 20 mg의 콜린을 투여한 젊은 성인여성들은 대조군보다 L-카르니틴의 소변배설이 75% 감소했는데, 안타깝게도 혈중 L-카르니틴농도는 크게 변하지 않는 것으로 나타났다.[16] 두 영양소의 조합은 L-카르니틴의 체내농도를 유지시켜 주고, 각 영양소의 신진대사에서 활용도를 증가시켜 주는 것으로 나타났다. 19명 여성을 대상으로 21일 동안 경구로 콜린과 함께(또는) L-카르니틴을 보충하는 위약-대조군을 이용한 소규모연구가 진행되었다. 결과는 티오바르비투르산(thiobarbituric acid)에 반응하는 물질에 의해 측정된 산화스트레스는 콜린, 카르니틴 또는 둘 다로 보충한 그룹에서 현저하게 낮게 나타났고, 가벼운 운동(산책)은 이 효과를 감소시키지 않는 것으로 나타났다. 또한 비타민소비가 그룹 간에 차이가 없었다고 해도 비타민 A와 E의 혈청농도는 보완그룹에서 높은 것으로 나타났다. 또한 콜린과 카르니틴의 보충이 지질과산화를 감소시키고, 레티놀과 알파토코페롤의 보유를 유지시켜 주는 것으로 보고되었다.[17]

L-카르니틴과 비타민 C

비타민 C 또는 아스코르빈산은 L-카르니틴의 합성에 보조인자(cofactor)로 역할을 하는데, 특히 L-카르니틴의 생합성경로인 두 가지의 α-ketoglutarate를 필요로 하는 2산소화효소(dioxygenase)반응에서 그러하다.[18] 연구에 의하면 아스코르빈산의 과량보충은 L-카르니틴합성을 향상시킬 것이라고 발표하였다.[19] 아스코르빈산 및 L-카르니틴의 생합성연구의 결과에서 아스코르빈산보충농도의 증가가 케톤체생성(ketogenesis)의 향상으로 이어지고 중성지방의 축적을 감소시킨 것으로 나타났으며, 이 결과는 곧 L-카르니틴합성은 아스코르빈산에 의존한다는 것을 보여준다.112)[20] 보조효소 Q10과 함께 사용할 경우 L-카르니틴은 앞에서 언급한 재관류손상을 치료하는 데에도 역할을 한다. 다른 연구를 통한 추가증거에서도 재관류손상치료를 위한 비타민 C와 L-카르니틴의 중요성이 거듭 언급되고 있다.[21] 동물실험을 통한 연구결과 비타민 C와 L-카르니틴을 투여한 동물조직에서 그렇지 않은 조직보다 허혈성변화가 더 적게 나타나는 것으로 보고되었다. 이런 결과들을 종합하여 연구진들은 이러한 영양소가 골격근에 재관류손상을 줄이는 데에도 효과가 있다고 결론내렸다.

L-카르니틴과 아스코르빈산의 시너지용도의 또 다른 예는 신체에서 그들의 상대적 농도와 관련된다. L-카르니틴대사가 비타민 C의 필요량을 결정하기 위한 유용한 매개변수인지 확인하기 위해서 연구팀은 비타민 C의 억제된 양이 L-카르니틴수준에 어떤 영향을 미칠 것인지에 대해 조사하였다.[22] L-카르니틴 (및 히스타민과 또 다른 매개변수)의 혈중농도는 비타민 C의 농도와 반대의 상관관계를 가지는 것으로 나타났다. 이것은 곧 L-카르니틴 농도가 정상 이하의 농도로 변화가 있을 때 괴혈병이 명백하게 되기 전에 콜라겐대사장애 이외의 신진대사변화가 발생하는 것을 보여 주는데, 이것으로 비록 괴혈병은 없지만 비타민 C가 부족할 수도 있다는 것을 제시한다. 따라서 연구자들은 비타민 C의 필요성을 결정함에 있어 최종지점으로 괴혈병의 유무를 따지는 것은 최적의 건강상태를 유지하기 위한 비타민 C의 기준량을 확립하는 데에 전혀 도움이 되지 않는다고 말한다. L-카르니틴의 합성과 L-카르니틴의 에너지생산효과에서 비타민 C의 필요성 때문에 비타민 C는 적절한 기능과 최적의 에너지생산을 보장하기 위해 반드시 충분히 보충되어야 한다.

> L-카르니틴은 보조효소 Q10과 함께 사용할 경우에
> 재관류손상을 치료하는 역할을 할 수 있다.

플라보노이드(Flavonoid)

플라보노이드는 각종 과일, 채소, 기타 식물의 짙은 색깔을 띠게 하는 식물성색소의 큰 그룹을 말한다. 이러한 분자는 혈관계에 도움을 주는 것으로 알려져 있는데, 특히 작은 혈관들의 취약한 문제들을 교정하는 데 도움을 준다. 혈관계의 특정부분을 둘러싸고 있는 근육을 강화시켜 혈관들의 강도를 높여 준다고 볼 수 있다.[23] 이런 이유로 플라보노이드는 혈관계질병과 관련하여 잘 연구되고 있다. 연구로 밝혀진 플라보노이드의 효과로는 경색 후 조직손상감소, 심실세동 발생의 감소, 심장근육의 활성산소감소, 심근경색 후 심실기능향상, 죽상경화의 시작에 해당하는 혈관내

112) 역자주: 지방산의 β-산화로 생성된 Acetyl-CoA는 크렙스사이클로 산화되어 ATP를 생성하지만 고지방식섭취, 절식, 운동시 크렙스사이클의 용량을 넘는 지방산산화가 일어날 때에는 Acetoacetyl-CoA에서 아세토아세트산이 만들어지고 다시 β-히드록시아세트산, 아세톤이 생성되어 혈액내로 확산되는데, 이렇게 케톤체가 형성되는 반응을 ketogenesis라고 한다.

foam cell의 형성감소 등이 있다.[24] 앞서 언급한 연구의 또 다른 결과로는 플라보노이드의 보충은 혈중콜레스테롤이 높은 환자의 저밀도지단백(LDL)의 양을 줄여 주는 효과가 있었다.

포도(*Vitis vinifera*)종자추출물에서 파생한 플라보노이드는 결합조직을 파괴하는 단백분해효소(proteolytic enzyme)의 활동을 감소시킴으로써 정맥구조의 조기파괴를 막아 준다.[25] 빌베리(*Vaccinium myrtillus*)에서 추출된 플라보노이드는 콜라겐합성[26]을 안정화시키고, 콜라겐구조 또한 강화하여 혈관투과성의 감소와 혈관의 취약성을 보완해 주는데, 이를 통해 플라보노이드가 모세혈관의 누출과 부종을 예방하는 효과가 있다는 것을 알 수 있다.[27] 이러한 빌베리플라보노이드의 효과로 미루어 볼 때 콜레스테롤 침착으로 유도된 동맥내 죽종(atherome)의 치료에 사용할 수 있는데, 이러한 적용은 혈관내벽의 병적 확산과 병변의 지질침착 및 칼슘침착을 감소시키는 것으로 나타났다.[28]

플라보노이드와 비타민 C

플라보노이드가 비타민 C와 결합하면 플라보노이드는 비타민 C의 흡수개선 및 산화억제를 통해 비타민 기능을 향상시켜 준다. 한 연구는 플라보노이드가 풍부한 감귤류추출물과 비타민 C가 함께 보충되면 아스코브산은 단독으로 보충되었을 때보다 35% 이상 흡수가 증가된 것으로 나타났다.[29] 다른 연구에서는 콩(*Glysine soja*)과 알팔파(*Medicago sativa*)의 추출물에는 항산화력이 매우 강한 활성성분인 플라보노이드가 포함된 것을 발견하였는데[30], 저밀도지단백(LDL)의 산화를 막는 효과로 실험해 본 결과 두 추출물은 주목할 만한 항산화기능을 가지는 것으로 나타났다. 하지만 아세로라(*Malpighia glabra*)추출물(아스코르빈산이 풍부함)이 추가되었을 때는 이러한 항산화 효과가 더욱 향상되는 것으로 보고되었다. 이것으로 이 연구를 진행한 연구원들은 아스코르빈산이 플라보노이드의 풍부한 항산화활동을 향상시킬 수 있다고 결론지었다. 이것은 저밀도지단백의 안정화 및 활성산소억제에 대한 플라보노이드의 효과에 아스코르빈산의 시너지에 의해 완성되는 'peroxidolitic' 효과로 제안되었다. 또한 연구팀은 이 조합이 중요한 항산화활동을 달성하기 위해 필요한 식물에스트로겐(phytoestrogen)의 양을 감소시킨다는 지적도 하였다. 이러한 연구는 심혈관질환과정을 방지할 뿐만 아니라 혈관계를 안정화하고 강화하는 데 도움이 되는 플라보노이드에 의한 보호기전을 보여 준다.

마그네슘(Magnesium)

마그네슘의 불충분한 섭취는 고혈압, 심장근육병증, 죽상경화증과 뇌졸중을 포함한 심혈관질환 발병과 연관된다.[31] 또한 심근조직에 비정상조직이 증가하여 심장부정맥 및 심장혈관의 합병증에 이르게 되기도 한다.[32] 마그네슘의 높은 순환혈액농도가 관상동맥심장질환의 위험감소[33]와 연관되고, 마그네슘 같은 미네랄의 세포내 농도의 불균형은 심혈관질환과 관련이 있는 것으로 보고된다.[34] 적절한 마그네슘섭취는 지속적으로 건강한 심장을 유지할 수 있게 하는데, 혈압을 낮추는 효과와도 연관된다. 고혈압은 종종 추후에 발병할지도 모를 심장질환을 예측할 수 있는 신뢰도가 높은 지표가 되기 때문에 혈압을 낮게 유지할 수 있다는 것은 심장병예방의 중요한 부분에 해당된다.

> 마그네슘은 심장병의 예방을 위해 사용되는 것 이외에
> 비타민 B_6의 흡수를 위해서도 필요하다.

마그네슘과 비타민 B

마그네슘은 심장병의 예방을 위해 사용되는 것 이외에 비타민 B_6의 흡수를 위해서도 필요하다. 마그네슘결핍은 조직에서의 피리독살인산(pyridoxal phosphate)의 흡수에 필요한 효소인 ALP(alkaline phosphatase)를 자극하는 세포내 마그네슘감소를 통해 비타민 B_6의 상태에 악영향을 미친다.113)[35] 한 연구에서는 높은 혈청 호모시스테인이 대뇌 혈관평활근세포(VSMC; vascular smooth-muscle cells)에서 마그네슘농도를 떨어뜨리려고 마그네슘결핍상태를 유발하는 것을 보여주었다.[36] 마그네슘은 비타민 B_6, 엽산보충제, 비타민 B_{12} 등의 도움 없이 혼자 혈관평활근세포를 부양하는 것으로 인해 쉽게 고갈될 수도 있다. 하지만 관련 연구를 진행한 연구원들은 이 세 가지에서 비타민 B가 충분히 보충되면 마그네슘소실을 막을 수 있다는 것을 알려 주었다. 이러한 결과는 상승된 호모시스테인의 혈청농도는 호모시스테인 유발 죽상경화증(atherogenesis), 혈관연축(vasospasm) 및 뇌졸중 등을 유발하도록 세포를 손상시킨다는 것으로 대뇌 혈관평활근세포에서 마그네슘의 비정상대사로 이어질 것이란 가설을 지원하는 추가증거에 해당한다. 이 연구는 결론적으로 호모시스테인혈증(homocysteinemia)에 의해 유도되는 대뇌혈관병을 방지하기 위해 적절한 마그네슘(생리적으로 필요한 수준을 달성하기 위하여) 이외에 세 가지 비타민에 대한 필요성을 보여 주었다.

결론

이것은 얼마나 놀랍게 그리고 효율적으로 인간의 신체가 비교적 간단한 영양소의 추가에 의해

113) 역자주: Pyridoxal phosphate 비타민 B_6의 활성형태

육체적이나 정신적 영역에서 이러한 효과에 응답하는지를 알려 준다. 현대의학기술이 진일보함에도 불구하고, 약품이 원시상태에 해당하는 천연의약품을 모방하는 능력을 달성하는 것은 아직 요원해 보인다. 간단한 영양요인이 신체에서 작용하는 여러 가지 방법을 기억(그리고 지속적으로 발견)하고, 하나의 영양소가 여러 영양소의 조합에 의해 달성되는 효능에 미치지 못함을 충분히 인식하면, 이를 응용한 자연치료의 적극적인 노력으로 진정한 치유에 이를 수 있을 것이다. 자연의 지혜를 기억하는 것은 그 은혜의 상승작용에 대한 이해도 필요로 하며, 자연의학의 실무자들은 영양소를 치료에 적용하는 의약품을 사용할 때에는 이러한 영양소의 시너지가 얼마나 강력한지 깨달아야 한다.

참고문헌

[1]Greenberg S, Fishman WH. Coenzyme Q10: A new drug for cardiovascular disease. J Clin Pharmacol. 1990;30:596–608.

[2]Pizzorno JE Jr, Murray M. Textbook of Natural Medicine, 2nd Edition. New York: Churchill Livingstone, 1999.

[3]Evans A, Fornasini G. Pharmacokinetics of L-carnitine. Clin Pharmacokinet. 2003;42:941–967.

[4]Cacciatore L, Cerio R, Ciarimboli M, et al. The therapeutic effect of L-carnitine in patients with exerciseinduced stable angina: A controlled study. Drugs Exp Clin Res. 1991;17:225–235.

[5]Sole MJ, Jeejeebhoy KN. Conditioned nutritional requirements and the pathogenesis and treatment of myocardial failure. Curr Opin Clin Nutr Metab Care. 2000;3:417–424.

[6]Rizos I. Three-year survival of patients with heart failure caused by dilated cardiomyopathy and L-carnitine administration. Am Heart J. 2000;139 (2pt3):S120–S123.

[7]Carvajal K, Moreno-Sanchez R. Heart metabolic disturbances in cardiovascular diseases. Arch Med Res. 2003;34:89–99.

[8]Bertelli A, Ronca G. Carnitine and coenzyme Q10: Biochemical properties and functions, synergism and complementary action. Int J Tissue React. 1990;12:183–186.

[9]Bertelli A, Ronca F, Ronca G, Palmieri L, Zucchi R. L-Carnitine and coenzyme Q10 protective action against ischaemia and reperfusion of working rat heart. Drugs Exp Clin Res. 1992;18:431–436.

[10]Beal MF. Bioenergetic approaches for neuroprotection in Parkinson's disease. Ann Neurol. 2003;53 (suppl.3)S39–S47;discussion S47–S48.

[11]Feher J, Papale A, Mannino G, Gualdi L, Balacco Gabrieli C. Mitotropic compounds for the treatment of age-related macular degeneration: The metabolic approach and a pilot study. Ophthalmologica. 2003;217: 351–357.

[12]Zeisel SH. Choline: Needed for normal development of memory. J Am Coll Nutr. 2000;19(5 suppl.): 528S–531S.

[13]Brook JG, Linn S, Aviram M. Dietary soya lecithin decreases plasma triglyceride levels and inhibits collagen- and ADP- induced platelet aggregation. Biochem Med Metabol Biol. 1986;35;31–39.

[14]Wojcicki J. Clinical evaluation of lecithin as a lipid-lowering agent. Phytotherapy Res. 1995;9:597–599.

[15]Dodson WL, Sachan DS. Choline supplementation reduces urinary carnitine excretion in humans. Am J Clin Nutr. 1996;63:904–910.

[16]Daily JW 3rd, Sachan DS. Choline supplementation alters carnitine homeostasis in humans and guinea pigs. J Nutr. 1995;125:1938–1944.

[17]Sachan DS, Hongu N, Johnsen M. Decreasing oxidative stress with choline and carnitine in women. J Am Coll Nutr. 2005 Jun;24(3):172–176.

[18]Rebouche CJ. Ascorbic acid and carnitine biosynthesis. Am J Clin Nutr. 1991;54(6 suppl.):1147S–1152S.

[19]Otsuka M, Matsuzawa M, Ha TY, Arakawa N. Contribution of a high dose of L-ascorbic acid to carnitine synthesis in guinea pigs fed high-fat diets. J Nutr Sci Vitaminol (Tokyo). 1999;45:163–171.

[20]Ha TY, Otsuka M, Arakawa N. Ascorbate indirectly stimulates fatty acid utilization in primary cultured guinea pig hepatocytes by enhancing carnitine synthesis. J Nutr. 1994;124:732–737.

[21]Akar H, Sarac A, Konuralp C, Yildiz L, Kolbakir F. Comparison of histopathologic effects of carnitine and ascorbic acid on reperfusion injury. Eur J Cardiothorac Surg. 2001;19:500–506.

[22]Johnston CS, Solomon RE, Corte C. Vitamin C depletion is associated with alterations in blood histamine and plasma free carnitine in adults. J Am Coll Nutr. 1996;15:586–591.

[23]Henriet JP. Veno-lymphatic insufficiency: 4,729 patients undergoing hormonal and procyanidol oligomer therapy Phlebologie. 1993;46:313–325.

[24]Bagchi D, Sen CK, Ray SD, Das DK, Bagchi M, Preuss HG, Vinson JA. Molecular mechanisms of cardioprotection by a novel grape seed proanthocyanidin extract. Mutat Res. 2003;523–524:87–97.

[25]Peirce A. The American Pharmaceutical Association Practical Guide to Natural Medicines. New York: William Morrow and Co., 1999.

[26]Harvsteen B. Flavonoids, a class of natural products of high pharmacological potency. Biochem Pharmacol. 1983;32:1141–1148.

[27]Bottecchia D, et al. Preliminary reports on the inhibitory effect of Vaccinium myrtillus anthocyanosides on platelet aggregation and clot retraction. Fitoterapia. 1987;48:3–8.

[28]Kadar A, Robert L, Miskulin M, Tixier JM, Brechemier D, Robert AM. Influence of anthocyanoside treatment on the cholesterol-induced atherosclerosis in the rabbit. Paroi Arterielle. 1979;5:187–205.

[29]Vinson JA, Bose P. Comparative bioavailability to humans of ascorbic acid alone or in a citrus extract. Am J Clin Nutr. 1988;48:601–604.

[30]Hwang J, Hodis HN, Sevanian A. Soy and alfalfa phytoestrogen extracts become potent low-density lipoprotein antioxidants in the presence of acerola cherry extract. J Agric Food Chem. 2001;49:308–314.

[31]Appel LJ. Nonpharmacologic therapies that reduce blood pressure: A fresh perspective. Clin Cardiol. 1999;22:1111–1115.

[32]Institute of Medicine, Food and Nutrition Board. Dietary Reference Intakes: Calcium, Phosphorus, Magnesium, Vitamin D and Fluoride. Washington, DC: National Academy Press, 1999.

[33]Ford ES. Serum magnesium and ischaemic heart disease: Findings from a national sample of U.S. adults. Intl J Epidemiol. 1999;28:645–651.

[34]Resnick LM. Cellular ions in hypertension, insulin resistance, obesity, and diabetes: A unifying theme. J Am Soc Nephrol. 1992;3(4 suppl.):S78–S85.

[35]Planells E, Lerma A, Sanchez-Morito N, Aranda P, Llopis J. Effect of magnesium deficiency on vitamin B2 and B6 status in the rat. J Am Coll Nutr. 1997;16:352–356.

[36]Li W, Zheng T, Wang J, Altura BT, Altura BM. Extracellular magnesium regulates effects of vitamin B6, B12 and folate on homocysteinemia-induced depletion of intracellular free magnesium ions in canine cerebral vascular smooth muscle cells: Possible relationship to [Ca2+]i, atherogenesis and stroke. Neurosci Lett. 1999;274:83–86.

37

치료작용을 하는 효소

신체의 도우미를 치료자로 응용하기

효소요법은 많은 효소업체가 들어서면서 질병치료에 대한 효과를 부각하는 등 오늘날 더 만연해지고 있으며, 실제로 치료에도 효과를 발휘하고 있다. 지난 100년 동안 효소는 점점 더 다양한 질병을 치료하는 데 사용되어 왔다. 초기에 관찰된 녹농균(*bacillus pyocyaneus*)은 균이 분비하는 물질이 탄저균(*anthrax bacilli*)을 파괴하는 것으로 보고되어 이 치명적인 박테리아를 접종하여 쥐를 보호할 수 있다고 믿어져 왔다. 이 원리는 과학자들에 의해 밝혀졌는데, 녹농균의 분비물이 탄저균의 효소저하를 통해 핵산을 파괴하여 탄저균을 파괴시킬 수 있다는 것을 알게 되었다. 이것이 의학계의 효소에 관한 첫 번째 인식에 해당한다.

오늘날의 효소는 항암효과(oncolytics), 항응고효과(anticoagulants), 항혈전효과(thrombolytics), 항염증효과(antiinflammatories), 섬유소용해효과(fibrinolytics), 점액용해효과(mucolytics), 항균효과(antimicrobials) 및 소화를 도와주는 효과 등에 두루 사용된다. 효소는 자연계 전체에 걸쳐 발견되며, 의학 외에도 산업의 다양한 분야에서 효소 관련 용도가 엄청나다. 효소는 동물과 식물 자원에서 모두에서 찾을 수 있다.

효소는 살아 있는 생물의 수많은 생물학적 반응을 촉진 및 억제하는 단백질분자로 밝혀졌다. 효소는 신진대사 및 소화과정에서도 사용된다. 대사효소는 크게 인체내에서 생화학적 대사가 잘 일어나도록 속도를 증가시키고, 효소 없는 세포들은 해당기능을 수행할 수 없다. 따라서 삶의 모든 부분은 효소가 제공하는 정력적인 자극에 따라 달라지게 된다. 아마도 효소의 치료적 기능에 대해서는 소화기능의 향상이 가장 자주 사용될 것이다. 효소는 음식을 가장 작은 구성요소로 분해하는 데 많은 도움을 준다. 인간에 의해 분비효소는 펩신과 단백질분해를 위한 단백분해효소, 지방을 위한 리파아제, 그리고 탄수화물에 대한 아밀라아제 등을 포함한다.

그리고 또 하나 셀룰라아제(cellulase), 이것은 식물세포의 소화를 위해 인간이 자체적으로 만든 것이 아니라 기계적으로 분해된 식물의 조직에서 추출되는 효소이다. 식물을 재료로 한 음식들은 열로 조리를 하지만 열이 효소를 파괴하기 때문에 조리하지 않은 신선한 상태가 조리된 것보다 셀룰라아제 같은 효소들을 더 많이 제공할 수 있다.

활동기전(Mechanism of Action)

효소는 의학에서 치료효과로 기대하는 것과 마찬가지로 수많은 효과를 발휘한다. 효소작용 중 하나의 주요초점은 단백질섬유소(fibrin)에 있다. 섬유소는 혈액응고에 관여하는 불용성단백질이다. 응고가 이뤄지는 여러 단계 중에서 섬유소는 최종적으로 만들어지는 성분에 해당한다. 이 섬유소는 그것의 가용성단백질전구체인 섬유소원(fibrinogen)에서 파생된다. 섬유소는 질병이나 부상에 의해 손상된 혈관내 아래쪽에 쌓이게 된다. 섬유소는 작은 가닥을 형성하여 결국 딱딱하게 굳어지는데, 이는 효과적으로 혈관구성요소를 유지하도록 해 준다. 물론 섬유소는 건강과 치유에 중요한 역할을 차지하고 있지만, 치유를 위해 생성되어야 할 혈관벽이 아닌 다른 부위에서 작용하거나 혈관벽에서 혈류에 휩쓸려 떨어져 나가는 경우에는 혈전을 형성하여 건강에 해가 되는 역할을 할 수도 있다. 혈전은 섬유소의 부적절한 작용인 것은 물론, 심근경색 및 뇌졸중에 대한 주요위험요인에 해당한다.[1] 이러한 섬유소작용이 적절히 균형 있게 작동할 경우에는 섬유소를 통한 출혈억제와 동시에 반대작용에 해당하는 혈관내 혈액점도도 적당히 유지할 수 있다. 그러나 섬유소의 과잉생산이 유발되는 등의 균형이 깨지면 혈액응고가 일어나 위험한 상태에 이를 수도 있다.

낫토키나제(Nattokinase): 심장질환의 예방과 치료

단백분해효소는 예방 목적으로 섬유소의 과잉활동을 억제하기 위해 보조적으로 사용되는 치료효소에 해당한다. 낫토키나제(nattokinase)로 알려진 특정효소는 섬유소용해의 효과가 입증된 단백분해효소이다.[2] 낫토키나제는 콩의 일종인 대두와 Bacillus subtilis natto로 알려진 박테리아와 함께 발효하여 만들어진 일본음식인 낫토에서 추출된다.114)[3] 시카고대학의 Hirouki Sumi 박사가 낫토키나제를 낫토에서 처음 발견하였다. 발효과정에서 특별히 생산되는 것으로 생각되는 낫토키나제는 콩을 기반으로 하는 다른 여러 식품에서는 만들어지지 않는 것으로 보고된다.

섬유소용해효과와 조직 플라스미노겐(plasminogen)의 활성화효소의 생산유발효과 및 혈액응고가 일어나는 조직에서의 혈전용해효과 등에 미치는 낫토키나제의 영향을 고려해 볼 때 낫토키나제는 혈중의 섬유소용해능력의 향상에 영향을 미치는 것으로 입증되었다.[4] 낫토키나제는 PAI-1(plasminogen activator inhibitor-1)를 억제함으로써 작동하는 것으로 생각된다.[5] 즉, 낫토키나제는 PAI-1을 억제함으로써 혈중에 응고된 물질을 녹이는 잠재적인 효과도 지닌다고 생각된다. 낫토키나제의 섬유소용해효과는 인체에서 발견되는 주요섬유소용해효소인 플라스민(plasmin)의 4배에 해당하는 것으로 보인다.[6]

동물연구에서 낫토키나제는 혈관내피손상에 따라 현저하게 발생하는 혈관벽이 부분적으로 두

114) 역자주: 낫토키나제는 한국의 청국장에서도 매우 풍부하게 발견되는 효소이기도 하다.

꺼워지는 현상을 줄여 주는 것으로 나타났다. 또한 낫토키나제는 손상에 대한 반응으로 혈관벽 내부에 형성되는 혈전을 제거하여 주는 것으로 나타났다.[7] 이러한 반응은 낫토키나제가 혈관벽에서 자신의 섬유소용해활동을 통해 죽상경화증을 치료하고 예방하는 데 사용할 수 있을 것으로 예상된다. 인간에게 경구투여된 경우에 낫토키나제의 활동은 유지되고(소화과정에서 분해되거나 그로 인한 기능저하를 보이지 않음) 섭취 후 몇 시간 동안 확실히 섬유소용해활동의 증가를 보여 주었다.[4]

낫토키나제의 다른 응용방법은 뇌졸중, 협심증, 심부정맥혈전증(DVT), 죽상경화증, 정맥울혈, 말초혈관질환, 간헐성파행(caludication) 등의 혈관질환치료를 포함한다. 동맥에서 플라크가 형성될 때의 일반적인 과정은 동맥경화, 응고과다, 혈관염증의 세 가지를 거친다. 효소요법은 이러한 과정을 효과적으로 막아 주는데, 섬유소를 용해하고 염증을 억제함은 물론 동맥플라크의 크기를 감소시킨다. 협심증, 뇌로 가는 혈류장애, 그리고 다리의 냉증 등의 증상은 종종 심장혈관에 대한 효소치료와 함께 사라지는 것으로 보고된 바 있다. 심혈관질환을 예방하는 낫토키나제의 조용하면서도 효과적인 작용을 이용하는 것은 심혈관질환의 예방과 치료의 관점에서 최적의 선택이 될 것이다. 그러나 다른 항응고요법이나 약물과의 병용은 신중하게 접근해야 한다. 낫토키나제는 오늘날 광범위하게 사용될 수 있는 유용한 효소이며, 이 효소 중 하나인 특정제제는 이미 오랫동안 심부정맥혈전증에 대한 예방치료제로 판매되어 오고 있다.[8]

단백분해효소에 의한 다른 질환의 치료

섬유소를 조절하는 효소의 사용은 여러 가지 다른 질병에도 적용할 수 있다. 섬유소조절 중 하나의 흥미로운 측면은 다발성경화증(MS)에 대한 섬유소용해효소의 적용이다. 샌디에이고의 캘리포니아의과대학에서 연구가 이뤄진 바로는 섬유소가 몸(다발성경화증의 동물모델에서)에서 제거되었을 때는 다발성경화증으로 인한 조직손상이 감소되었으며, 동물의 수명이 더욱 길어진 것으로 나타났다. 이 동물들은 염증을 감소시키는 조치로 주요 조직적합성 복합체(MHC) 클래스 I의 항원표현이 감소했고, 탈수초화(demyelination) 또한 감소된 것으로 나타났다.[9] 그러나 섬유소는 이런 다발성경화증에 대한 영향보다는 혈액응고에 미치는 영향이 더욱 잘 알려져 있다.

또한 단백분해효소에 의한 섬유소용해는 역사적으로 치료에 저항력이 있었던 몇 가지 조건에 영향을 미칠 수 있었다. 페이로니병(Peyronie's disease), 뒤프트렝구축(Dupuytren's contracture)과 수장족척섬유종증(Ledderhose's disease) 같은 질환들은 모두 출혈 및 응고형성에 이르는 조직의 끊어짐과 탄성소실을 특징으로 한다.115) 또한 국소적 혈전형성은 섬유소축적을 특징으로 한다.

115) 역자주: Peyronie's disease–음경만곡증, Dupuytren's contracture–수장건막의 비후와 섬유화에 의하여 일어나는 손가락의 진행성굴곡구축, Ledderhose's disease–손바닥의 근막이나 발바닥의 근막에 생기는 섬유종증

두 가지 효소에 대한 추천용량*

- Nattokinase: 72~200 mg(임상적 필요에 따라 증량가능)
- Serrapeptase: 10~30 mg(임상적 필요에 따라 증량가능)

* 경고: 혈액응고장애환자들은 이 효소의 사용을 금해야 한다. 혈액응고와 관련된 약품을 복용하는 환자(와파린, 헤파린, 비타민 K 등)의 경우 반드시 사전 및 사후에 검사를 요하며, 복용 중에도 계속적인 모니터링이 필요하다. 임신 중이거나 모유수유 중인 여성환자도 동일하다. 궤양과 같은 위장관질환이 있는 환자에서도 이 효소의 복용으로 증상이 더욱 유발될 수 있음을 고지하여야 한다.

이러한 질환들을 포함하여 대부분의 반복적인 외상과 출혈로 형성된 반흔조직은 섬유소용해효소의 지속적인 치료로 회복될 수 있다고 본다.

인간의 여러 질병의 병리과정은 염증유발과 흉터형성으로 이해되며, 이러한 병리의 고전적인 예로는 천식을 들 수 있다. 시간이 지나면서 천식의 지속적인 염증상태는 폐포의 흉터로 이어질 수 있다. 효소를 이용한 예방치료는 이러한 조건을 치료하는 데 충분히 적용될 수 있을 것이다. 소화과정에서 자신의 역할로 잘 알려진 효소는 면역복합체의 순환을 중단하고 상처, 골절, 그리고 관절에 침착되는 섬유소의 양을 조절하여 건강을 유지하는 데 효과적으로 사용될 수 있다. 이 효소는 괴사되어 쓸모없어진 조직파편을 소화시킬 뿐만 아니라 혈액에서 유발되는 과잉섬유소를 소화할 수도 있다. 종양(암)세포는 종종 섬유소의 코팅에 둘러싸여 있는 것으로 발견된다.[10] 이것은 그들이 면역세포에 의한 파괴를 피할 수 있도록 암세포 스스로에 의해 고안된 보호요소인 것으로 추측된다. 이러한 암세포의 자가보호기전을 제거하기 위해 적절한 양의 단백분해효소를 이용하여 항암치료에 보조적으로 이용하기도 한다.

효소요법은 골격근외상에 대해 첫 번째로 시도될 수 있는 훌륭한 치료법에 해당한다. 단백분해(proteolysis)는 염증조직에서 통증을 유발하는 화학물질의 생산을 차단할 수 있다. 실례로, 복합효소제품(Phlogenzym™, MUCOS Pharma GmbH & Co., Geretsreid, 독일)으로 치료한 퇴행성관절염환자는 현대의학에서 흔히 상용하는 퇴행성관절염치료제인 디클로페낙(diclofenac)에 비해 통증억제 및 무릎기능개선에서 비슷한 효과가 나타나는 것으로 보고되었다.[11] 골격근외상의 유형에 따라 조기에 공격적으로 효소를 사용하는 것은 염증조절 및 상처복구를 향상시킬 수 있다. 상처치유에 효소이용을 조사한 연구에서는 효소의 국소응용은 상처부위의 괴사조직을 청소하는 데 기여하고, 조직복구과정을 가속화하는 것으로 나타났다.[12]

염증에 대한 세라펩타제(Serrapeptase)

Serratiopeptidase로 알려진 세라펩타제(serrapeptase)는 일본의학계에서 흔히 사용되는 효소이다. 세라펩타제는 누에의 소장에 사는 미생물인 Serratia E15에서 분리된다. 이 유기체의 진정한 목적은 누에가 자신의 고치를 해체하도록 돕는 것이다. 세라펩타제는 괴사조직, 혈전, 동맥플라크, 그리고 염증요인을 제거하는 데 매우 효과적이다.

거의 250년 전부터 유럽과 아시아에서 임상적으로 사용되어 온 세라펩타제는 만성부비동염, 기관지분비물, 염좌 및 근긴장, 부종 그리고 심지어는 수술 후 염증상태와 같은 여러 염증조건을 치료해 왔으며, 항염증효과가 매우 뛰어난 것으로 알려져 있다. 이 효소에 대한 새로운 연구는 여러 질병에 대해 직접적인 치료에 응용하는 추세로 진행되고 있다. 이렇게 세라펩타제가 직접 치료로 시도되어 연구되는 질환들에는 만성폐질환, 귀, 코, 인후 질환, 손목굴증후군(CTS; carpal tunnel syndrome) 그리고 수술 및 손상에 따르는 부종 등이 있다.

만성기도질환환자(기도에서 점액생산 및 제거에 생기는 문제)에게 4주 동안 세라펩타제를 하루 30 mg씩 투여한 결과 가래에서 변화가 발생하였다. 중량, 점도, 탄성 및 호중구(neutrophil)에서 모두 감소하는 결과가 나타났다. 뿐만 아니라 기침과 객담의 빈도도 현저히 감소되었다.[13] 낭성섬유증(cystic fibrosis)과 같이 가래생산에 문제가 발생하는 만성폐질환치료에 세라펩타제를 사용하면 여러 방면에서 생활 매개변수가 향상되는 것으로 나타났다. 별도의 조사를 통해 성인의 만성부비동염에 대한 세라펩타제의 유효성이 함께 연구되었다. 또다시 4주 동안 30 mg을 투여한 결과 이러한 환자들에서 비강점액점도(viscosity)는 감소한 것으로 나타났지만, 더 나은 삶의 질을 제공하는 데 중요한 비강점액탄성(elasticity)에 대해서는 조사되지 않았다.[14] 비강점액점도감소가 점액제거향상 및 그로 인한 상태의 빠른 소실로 이어진다고 보기 어려우므로 현재의 결과만으로는 만성부비동염에 대한 효소요법의 유효성은 정확히 판단하기 어렵다.

세라펩타제는 귀, 코, 인후에 염증성병리과정이 진행되는 여러 만성질환을 치료하는 데 사용되어져 왔다.[15] 만성질환에 대한 이러한 연구들은 여러 병원에서 실시되었으며, 193명의 환자를 대상으로 7~8일 동안 지속적으로 치료하고, 위약-대조군 비교연구하였다. 세라펩타제가 투여된 그룹은 치료 3일 후부터 증상의 상당한 감소를 경험하였다. 연구팀은 위약에 비해 세라펩타제의 빠른 반응을 지적했고, 세라펩타제를 투여받은 환자들의 순응도도 매우 높았다. 연구진들은 세라펩타제가 항염증, 항부종 및 섬유소분해활동을 생산하고 그 속도도 매우 빠른 것으로 결론내렸다. 유사한 방법으로 세라펩타제는 만성축농증(empyema)에 대한 특정수술(Caldwell-Luc antrotomy) 후에 유발되는 구강점막의 부종을 치료하는 데에도 사용되었다.[16] 총 174명 환자가 이 임상시험에 참여했는데, 그중 80명은 효소로 치료를 받았다. 세라펩타제의 복용량은 수술 전날부터 투여되기 시작하여 하루에 30 mg씩 수술 후 5일간 계속적으로 투여되었다. 세라펩타제치료환자들은 수술한 다음 관찰의 각 시점에서 위약을 투여받은 환자에 비해 구강점막의 부종이 훨씬 적은 것으로 보고되었다. 이러한 환자에서 최대한의 부종요점을 비교한 결과 위약으로 치료한 환자는 효과가 결코 접근하지 못했다. 뿐만 아니라 치료를 받은 환자에서는 효소요법의 아무런 부작용이 보고되지 않았다.

세라펩타제의 다른 응용방법

- 손목굴증후군 : 10 mg의 세라펩타제를 하루 두 번씩 6주간 복용한 결과, 65%의 손목굴증후군환자에서 임상적으로 확연한 증상개선이 있었던 것으로 나타났다. 이 증상개선은 환자들의 주관적 호소뿐만 아니라 근전도검사를 통한 신경전도에 관한 연구결과로도 증명되었고, 치료 중 또는 치료 후에 어떤 다른 부작용도 나타나지 않았다.[a]
- 유방울혈 : 70명의 유방울혈을 앓는 산모들을 대상으로 세라펩타제를 투여한 결과 85%에서 증상경감이 나타났다. 실험에서는 대조군에 비해 세라펩타제는 유방통증, 유방부기 그리고 유방경화 등의 모든 증상에서 효과가 있는 것으로 나타났다. 또한 실험이 진행되는 동안 다른 부작용은 보고된 바 없었다.[b]
- 염증성정맥질환 : 염증성정맥질환환자를 대상으로 두 가지의 세라펩타제유형을 이용한 연구가 진행되었다. 이 실험결과는 두 가지 유형의 유효성은 각각 65%, 85%로 나타났고, 한 사례에서 설사의 부작용이 보고되었다. 이 부작용은 복용을 중단시킴으로써 해소되었다. 이 실험의 결론은 염증성정맥질환에 세라펩타제가 유효하다는 것이다.[c]

[a] Malshe Pc. A preliminary trial of serratiopeptidase in patients with carpal tunnel syndrome. J Assoc Physicians India. 1999;47:1170-1172.
[b] Kee WH, Tan SL, Lee Y, Salmon YM. The treatment of breast engorgement with serrapeptase (Danzen): A randomised double-blind controlled trial. Singapore Med J. L989;30:48-54.
[c] Bracale G, Selvetella L Clinical study of the efficacy of and toLerance to seaprose S in inflammatory venous disease. Controlled study versus serratio-peptidase. Minerva Cardioangiol. 1996;44:515-524.

세라펩타제를 이용한 다른 수술 후 관리와 관련된 연구로는 발목관절의 수술 후 부종의 양에 대한 세라펩타제의 유효성연구가 있다.[17] 발목측면인대의 급성파열에 대한 수술이 시행된 후 부기의 강도를 조사했다. 수술 후 세라펩타제로 치료받은 환자들은 수술한 다음 3일 만에 부기의 50% 감소를 경험하였다. 종래의 수술 후 조치(다리높이기, 침대휴식, 얼음)로 치료한 환자들은 부종의 감소가 없었던 것으로 나타났다. 게다가 통증감소의 정도는 부기감소와 상호관련이 있는 것으로 나타났다. 연구진들은 세라펩타제가 수술 후 부기를 위한 실용적 치료라는 것으로 결론지었고, 효소는 이전의 표준 보수적인 방법보다 훨씬 더 나은 결과를 나타냈다. 세라펩타제의 추가적인 치료응용의 경우에는 위의 '세라펩타제의 다른 응용방법'을 참고하기 바란다.

브로멜라인(Bromelain)

브로멜라인은 파인애플(*Ananas comosus*)에서 획득되는 단백분해성분으로 설프하이드릴기(sulfhydryl=thiol=-SH)를 가지는 단백분해효소그룹을 포함한다. 브로멜라인은 파인애플의 과일이나 줄기 중 하나에서 추출되는데, 일반적으로 줄기에서 추출한 브로멜라인이 여러 용도로 사용된다. 브로멜라인은 단백분해작용 이외에 과산화효소작용(peroxidase), 산성인산분해작용(acid phosphatase)과 단백분해억제작용(protease)이 포함되어 있다. 이런 여러 가지 작용으로 미루어

볼 때 전체 브로멜라인 추출물에서 순수하게 단백분해작용이 차지하는 분율은 혈소판응집억제작용, 섬유소용해작용, 항염증작용, 시토카인조절작용, 점액분해작용 등의 심혈관 및 순환계 개선효과를 나타냄에도 불구하고, 생리학적으로는 비활성상태로 나타난다는 것이 매우 흥미롭다.[17] 브로멜라인의 섬유소용해작용은 섬유소저하로 플라스미노겐이 플라스민으로 변환되는 등의 응고과정을 제한하여 유발된 결과로 생각된다.[18] 혈장에서 발견되는 항프로테아제화합물 때문에 브로멜라인은 생체내에 비해 생체외에서 보다 효율적으로 섬유소용해작용을 하는 것으로 보인다.[17] 브로멜라인은 혈청 섬유소원(fibrinogen)의 용량에 비례한 방식으로 생산감소를 보이고, 높은 농도에서 프로트롬빈시간(PT) 및 활성부분트롬보플라스틴시간(aPTT)이 연장되는 것으로 보고된다.[116)][19]

브로멜라인의 보충은 여러 질환에서 효과를 보이고 있다. 급성부비동염으로 진단받은 11세 미만의 아동 116명에게 브로멜라인을 투여하고, 이에 따른 효과를 조사하는 연구가 진행되었다. 브로멜라인을 복용한 그룹은 표준치료와 위약과 병합요법 등의 치료에 비해 증상에서 통계적으로 의미 있는 정도로 빠른 회복을 보여 주었다.[18] 루토시드(rutosid) 및 효소 브로멜라인과 트립신을 포함하는 조합의 처방으로 6주 동안 무릎퇴행성관절염환자 103명을 대상으로 투여하여 비스테로이드소염제(NSAID)인 디클로페낙과 효능을 비교하는 무작위 이중맹검임상시험이 진행되었다.[117)] 두 치료 모두 의사가 직접 여러 측면을 비교하여 판단한 결과로 분명한 개선 결과가 있었다고 보고되었고, 이중효소조합(루토시드+트립신+브로멜라인) 투여그룹에서는 51.4%, 그리고 디클로페낙 투여환자에서는 37.2%에서 개선이 있었다는 평가가 나왔다.[19] 또한 다른 한 연구는 근골격계 손상환자 59명에 대해서 브로멜라인투여가 그에 따른 증상에 어떤 효과가 있는지를 조사하였다. 브로멜라인투여는 휴식과 운동기간 동안 부기, 통증 그리고 해당관절의 유연성에서 명확한 개선이 있는 것으로 나타났다. 특히 부기와 통증은 모든 평가 시점에서 기준에 비해 눈에 띄게 개선된 것으로 나타났다.[118)][20]

결론

효소와 같은 천연약물은 여러 가지 질환을 해결하기 위한 안전하고 독성이 없는 치료제에 해당한다. 우리가 다른 동물의 내부에서 정상세균총으로 발견되는 미생물에 의해 생산되는 분비물을

116) 역자주: 혈액응고검사로 혈액응고인자의 병리적 상황을 검사할 때 쓰이는 검사방법에는 BT, PT, aPTT의 세 종류가 있으며, 이 검사로 혈액응고에서 문제가 되는 특정과정과 그에 해당하는 질환을 스크리닝할 수 있다.

117) 역자주: rutosid는 rutis과 동일하게 봐도 무난한 성분으로 회화나무(Sophora Japonica), 메밀 등에서 추출되고 모세혈관벽을 튼튼하게 하고 출혈성질환을 막아 준다고 알려져 있다.

118) 역자주: 현대의학에서 가장 흔히 사용되는 효소제제는 단연 소염제로 처방되는 스트렙토키나제(streptokinase)일 것이다. 스트렙토키나제는 용혈연쇄상구균 란스필드분류의 S군, C군, G군의 균이 생산하는 단백분해효소를 말한다. 스트렙토키나제는 hemolytics treptococci 유래의 분자량 약 45,000의 단백으로서 플라스미노겐액티베이터의 하나이다. 스트렙토키나제는 플라스미노겐과 복합체를 형성하여 플라스미노겐의 구조를 변화시켜서 활성화한다. 결국 항염증 및 항응고 작용을 가지는 효소제라고 할 수 있다.

사용할 수 있게 되면서, 이것이 자연이 제공하는 놀라운 혜택 중 하나란 것을 실감하게 되었다. 효소는 원활한 기능을 보장하기 위해 몸 안에서 화학반응을 촉진하는 데 유용한 물질이다. 이러한 다양한 화학물질은 많은 질병을 예방하고 치료하기 위해 사용될 수 있다. 그러나 환자는 가능한 부작용 및 반작용을 아는 것도 중요하다. 앞서 소개된 효소 외에도 관련된 정확한 지식을 가진 의사 및 한의사의 교육을 제대로만 사용한다면 여러 가지 효소들은 심장질환 및 다양한 형태의 염증 등의 환자에게 매우 큰 도움이 될 수 있을 것이다.

참고문헌

[1]Nesheim M. Myocardial infarction and the balance between fibrin deposition and removal. Ital Heart J. 2001;2:641–645.

[2]Fujita M, Nomura K, Hong K, Ito Y, Asada A, Nishimuro S. Purification and characterization of a strong fibrinolytic enzyme (nattokinase) in the vegetable cheese natto, a popular soybean fermented food in Japan. Biochem Biophys Res Commun. 1993;197:1340–1347.

[3]Sumi H, Hamada H, Tsushima H, et al. A novel fibrinolytic enzyme (nattokinase) in the vegetable cheese natto; a typical and popular soybean food in the Japanese diet. Experientia. 1987;43:1110–1111.

[4]Sumi H, Hamada H, Nakanishi K, Hiratani H. Enhancement of the fibrinolytic activity in plasma by oral administration of nattokinase. Acta Haematol. 1990;84:139–143.

[5]Suzuki Y, Kondo K, Matsumoto Y, et al. Dietary supplementation of fermented soybean, natto, suppresses intimal thickening and modulates the lysis of mural thrombi after endothelial injury in rat femoral artery. Life Sci. 2003;73:1289–1298.

[6]Fujita M, Hong K, Ito Y, et al. Thrombolytic effect of nattokinase on a chemically induced thrombosis model in rat. Biol Pharm Bull. 1995;18:1387–1391.

[7]Suzuki Y, Kondo K, Ichise H, et al. Dietary supplementation with fermented soybeans suppresses intimal thickening. Nutrition. 2003;19:261–264.

[8]Cesarone MR, Belcaro G, Nicolaides AN, et al. Prevention of venous thrombosis in long-haul flights with Flite Tabs: The LONFLIT-FLITE randomized, controlled trial. Angiology. 2003;54:531–539.

[9]Akassoglou K, Adams RA, Bauer J, Mercado P, Tseveleki V, Lassmann H, Probert L, Strickland S. Fibrin depletion decreases inflammation and delays the onset of demyelination in a tumor necrosis factor transgenic mouse model for multiple sclerosis. Proc Natl Acad Sci USA. 2004;101:6698–6703; Epub 2004 April 19.

[10]Bardos H, Molnar P, Csecsei G, Adany R. Fibrin deposition in primary and metastatic human brain tumours. Blood Coagul Fibrinolysis. 1996;7:536–548.

[11]Klein G, Kullich W. Short-term treatment of painful osteoarthritis of the knee with oral enzymes. Clin Drug Invest. 2000;19:15–23.

[12]Latha B, Ramakrishnan M, Jayaraman V, Babu M. Serum enzymatic changes modulated using trypsin: Chymotrypsin preparation during burn wounds in humans. Burns. 1997;23:560–564.

[13]Nakamura S, Hashimoto Y, Mikami M, Yamanaka E, Soma T, Hino M, Azuma A, Kudoh S. Effect of the proteolytic enzyme serrapeptase in patients with chronic airway disease. Respirology. 2003;8:316–320.

[14]Majima Y, Inagaki M, Hirata K, Takeuchi K, Morishita A, Sakakura Y. The effect of an orally administered proteolytic enzyme on the elasticity and viscosity of nasal mucus. Arch Otorhinolaryngol. 1988;244:355–359.

[15]Mazzone A, Catalani M, Costanzo M, Drusian A, Mandoli A, Russo S, Guarini E, Vesperini G. Evaluation of Serratia peptidase in acute or chronic inflammation of otorhinolaryngology pathology: A multicentre, double-blind, randomized trial versus placebo. J Int Med Res. 1990;18:379–388.

[16]Tachibana M, Mizukoshi O, Harada Y, Kawamoto K, Nakai Y. A multi-centre, double-blind study of

serrapeptase versus placebo in postantrotomy buccal swelling. Pharmatherapeutica. 1984;3:526–530.

[17]Esch PM, Gerngross H, Fabian A. Reduction of postoperative swelling: Objective measurement of swelling of the upper ankle joint in treatment with serrapeptase—a prospective study. Fortschr Med. 1989;107:67–68, 71–72.

[18]Braun JM, Schneider B, Beuth HJ. Therapeutic use, efficiency and safety of the proteolytic pineapple enzyme Bromelain-POS in children with acute sinusitis in Germany. In Vivo. 2005 Mar–Apr;19(2):417–421.

[19]Akhtar NM, Naseer R, Farooqi AZ, Aziz W, Nazir M. Oral enzyme combination versus diclofenac in the treatment of osteoarthritis of the knee— double-blind prospective randomized study. Clin Rheumatol. 2004 Oct;23(5):410–415. Epub 2004 Jul 24.

[20]Masson M. [Bromelain in blunt injuries of the locomotor system. A study of observed applications in general practice]. Fortschr Med. 1995 Jul 10;113(19):303–306.

38

의약품에 의한 흔한 영양고갈

의약품과 영양소의 상호작용은 종종 의료전문가들에 의해 적당히 연구되거나 임상적으로 무시되는 경우가 많다. 광범위하게 처방된 많은 약품은 인체에 꼭 필요한 여러 비타민, 미네랄 및 아미노산의 흡수감소 또는 배설증가로 이어질 수 있다. 이러한 의약품은 또한 영양소의 적절한 활용에 필요한 생화학적 경로도 변경시킬 수 있다. 질병통제예방센터(CDC; Centers for Disease Control and Prevention)에 따르면 지난달에 하나 이상의 의약품을 복용한 55~64세 성인의 수가 1988년부터 1994년까지는 62%에서 1999년부터 2002년까지는 73%로 상승한 것으로 나타났다.[1] 의약품을 복용하는 많은 사람에게 약물과 영양소 사이의 상호작용에 대한 문제의 가능성은 실질적인 문제일 뿐만 아니라 점차 충분히 문제시될 수 있는 것으로 파악되고 있다. 시장에서 의약품 복용의 과도한 증가로 인하여 이 장에서는 흔히 처방되는 약물 몇 가지를 대상으로 하여 의약품과 영양고갈에 관해 설명하도록 하겠다.

영양소를 고갈시키는 흔한 의약품

에스트로겐과 프로게스틴

호르몬대체요법(HRT)은 갱년기여성을 위한 흔한 처방에 해당한다. 이러한 에스트로겐/프로게스틴의 조합은 안면홍조, 질건조, 수면방해 그리고 피로와 같은 폐경과 관련된 증상을 줄이는 데 흔히 사용된다. 미국에서는 1999년에서 2002년까지 약 1,500만 명의 여성이 연간 9,000만 건에 달하는 처방을 받고 호르몬대체요법을 시행하였다.[2] 광범위하게 연구된 여성의 전반적인 건강과 관련된 연구(The Women's Health Initiative study)가 2002년에 발표되었다. 본 연구에서는 호르몬대체요법이 관상동맥심장질환, 유방암 및 뇌졸중의 위험을 증가시킨 것으로 나타났다.[3] 연구간행물에 따르면 호르몬대체요법처방은 2003년에는 약 32% 정도 감소하였다.[4] 경구피임약(contraceptive pill)도 에스트로겐/프로게스틴의 조합을 포함한다. 경구피임약은 심장혈관병의 위험뿐만 아니라 유방, 자궁경부, 그리고 간암을 높이는 것으로 보고되고 있다.[5,6]

뿐만 아니라 에스트로겐/프로게스틴호르몬제제는 많은 영양소도 고갈시키는 것으로 나타났다. 연구에 의하면 에스트로겐은 크게 몇 가지의 비타민 B를 고갈시키는 것으로 제안된다. 또한 경구에스트라디올(estradiol)제제는 피리독신(비타민 B_6)과 폐경 후 여성에서 알부민을 감소시킨다.[7] 이 비타민 B_6의 결핍은 트립토판대사장애와도 관련된 것으로 생각된다.[8] 다른 연구를 통해서 알려진 바로는 경구피임약이 리보플라빈(비타민 B_2), 엽산, 코발라민(비타민 B_{12}), 아스코르빈산(비타민 C), 아연 등의 비타민과 미네랄도 고갈시키는 것으로 나타났다.[9] 또 다른 연구에서는 경구피임약사용으로 혈청 엽산과 비타민 B_{12}의 수치를 모두 40% 감소하는 것으로 나타났다.[10] 임상적으로 낮은 엽산수치는 비정상 파파니콜로도말표본(Pap smear) 결과의 증가와 서로 관련이 있는 것으로 생각된다. 또한 관련 연구에서는 에스트로겐보충은 마그네슘수치를 낮추는 반면, 뼈 및 연부조직에서의 마그네슘흡수를 증가시키는 것으로 나타났다. 낮은 마그네슘섭취는 칼슘 대 마그네슘의 비율을 변경시킨다. 이로 인한 비율변경은 혈액응고증가를 일으킬 수 있고, 에스트로겐보충과 함께 발생하는 혈전증의 위험을 증가시킬 수도 있다.[11]

제산제(Acid Blockers)

프로톤펌프억제제(PPIs)와 히스타민-2 수용체길항제(H_2차단제)는 일반적으로 궤양과 위식도역류질환(GERD)의 치료를 위해 처방되는 약물이다. Lansoprazole, Prevacid는 2004년 미국에서 제약사 매출에서 3위를 차지한 PPI약물이다.[12] 많은 연구를 통해서 밝혀진 바로는 이러한 약물의 투여가 몇 가지 영양결핍을 일으키는 것으로 나타났다. 연구는 PPI와 H_2차단제를 모두 복용하는 노인환자에서 더욱 현저하게 비타민 B_{12} 결핍증의 위험이 증가한 것으로 나타났다.[13] 연구에서 H_2차단제는 위산 및 펩신의 분비를 감소시켜 결과적으로 단백질과 결합한 비타민 B_{12}의 흡수를 억제시키는 것으로 나타났다. 또 다른 작은 연구에서도 H_2차단제를 복용한 사람에서 단백질과 결합한 비타민 B_{12}의 흡수가 53% 감소한 것으로 나타났다.[14] 또한 단백질과 결합한 비타민 B_{12}의 흡수감소는 표준실링검사(Schilling test)에서 발견되지 않고, 단지 단백질과 결합하지 못한 코발라민만 측정되어 이러한 영양결핍을 확인하는 데도 어려움이 있는 것으로 나타났다.[15]

연구에 의하면 엽산흡수 또한 H_2차단제 및 기타 제산제의 복용으로 감소되어 있음을 알 수 있었다.[16] 연구에서 H_2차단제는 위산분비감소와 함께 철과 아연의 흡수감소도 유발하는 것으로 나타났다.[17,18] 한 연구에서는 H_2차단제인 시메티딘(cimetidine)의 복용량과 nonheme iron의 흡수감소 사이에 직접적인 상관관계를 보여 주었는데, 그 범위는 28~65%에 이르는 것으로 나타났다.[19]

동물연구를 통해서 입증된 바로는 시메티딘이 장내 칼슘수송을 크게 감소시킨다는 것이다.[20] 또한 시메티딘은 비타민 D 25-수산화효소(hydroxylase)의 활동을 변경하여 비타민 D의 대사를 바꿀 수도 있는데, 이로 인해 25-hydroxyvitamin D의 수준의 계절적 증가를 억제할 수도 있다. 실제로 25-hydroxyvitamin D의 수치는 약물중단 이후 크게 증가한 것으로 나타났다.[21] PPI인 omeprazole로 수행된 작은 연구에서 베타카로틴의 혈중농도가 PPI의 영향으로 위의 산도(pH)가 증가되어 이로 인해 줄어들었음을 보여 주었다.[22] 이러한 연구결과는 골다공증과 각종 암 및 다발성경화증과 같은 다른 비타민 D와 관련된 질병위험이 증가하는 잠재적 결과를 유발하는 것이 제기되고 있다. 그리고 감소된 비타민 B_{12}와 엽산의 결과로는 RNA 및 DNA의 생산이 변경되는 것도 유사한 결론에 이른 것으로 보인다.

코르티코스테로이드(Corticosteroids)

코르티코스테로이드는 종종 항염증 및 면역억제활동을 생성하기 위해 처방된다. 프레드니손(prednisone)과 하이드로코르티손(hydrocortisone)은 자가면역질환과 염증성과정을 포함하는 다양한 병리상태와 연관된 증상을 완화하는 데 도움을 주기 위해 자주 처방되는 글루코코르티코이드이다. 이러한 류의 약물들은 여러 영양소의 흡수와 배설에 영향을 미친다. 한 예로 코르티코스테로이드 치료는 골밀도 증가감소와 직접적으로 연결되어 있다. 연구에서 이러한 약물은 칼슘흡수를 감소시키고, 칼슘배설을 증가시키는 것으로 나타났다.[23] 또한 만성기도폐쇄가 있는 환자에 대한 연구에서 장기간의 경구스테로이드치료가 혈청 마그네슘수치감소와 관련됨을 보여 주었다.[24] 스테로이드약물은 또한 동물과 사람의 연구 모두에서 저칼륨혈증(hypokalemia)과도 관련된 것으로 나타났다.[25] 연구서는 프레드니손은 칼륨의 비뇨기배설을 증가시키는 것도 증명되었다.[26]

류마티스관절염(RA)환자에 대한 연구에 의하면 아연과 구리의 혈청수치가 코르티코스테로이드치료와 함께 감소하고 있으며, 아연 및 구리의 소변배설은 상승하는 것으로 나타났다.[27] 코르티코스테로이드치료를 받은 류마티스관절염환자에 대한 추가연구에서 혈장 셀레늄수치의 감소도 나타나는 것으로 보고되었다.[28] 비록 증거가 불완전하거나 여러 의견들이 충돌하는 것으로 보이지만, 일부 연구결과에서는 비타민 C의 섭취를 억제하고, 코르티코스테로이드요법으로 인한 뼈소실을 피하기 위해 비타민 D는 보충되어야 한다고 제안한다.[29,30]

아스피린(Aspirin)

아스피린은 해열, 진통 그리고 항염증효과가 필요할 때 흔히 처방된다. 일과성허혈발작, 뇌졸중, 그리고 혈전색전증을 방지하기 위해 혈소판응집을 감소시키는 예방치료로서 아스피린(예; 바이엘아스피린)이 많이 처방되며, 또한 처방전 없이도 많이 사용되고 있다.[31]

아스피린 또는 아세틸살리실산(acetyl salicylic acid)의 치료는 여러 가지 영양소에 영향을 미친다. 많은 연구에서 아스피린요법은 비타민 C의 흡수를 감소시키는 것으로 나타났다.[32] 일부 연구에서 증가된 아스피린복용량은 소변에서 아스코르빈산의 배설이 증가한 것과 직접적으로 상호관련된 것으로 나타났다.[33] 또한 아스피린요법은 혈중 철의 감소로 이어지는 위장관출혈증가의 원인으로 제안된다.[34] 연구에 의하면 아스피린은 혈청 총엽산과 단백질 등과 결합한 유형의 엽산 모두를 확연히 감소시키고, 엽산배설 또한 어느 정도 증가시키는 것으로 나타났다.[35]

당뇨병약(Antidiabetic Drugs)

미국당뇨병협회 2005년 통계에 따르면 미국인구의 약 7%가 제1형 또는 제2형 당뇨병으로 고생하고 있는 것으로 보고된다. 이 협회에 따르면 당뇨병성인의 57%가 경구약물만 복용하고, 12%는 당뇨병관리를 위해 경구약물복용과 함께 인슐린을 사용하는 것으로 추정하고 있다.[36]

당뇨병을 치료하는 비구아니드(biguanide)와 설포닐유레아(sulfonylurea)는 체내 영양소 수준을 유지하는 데 부정적인 영향을 미치는 약물에 해당한다. 가장 흔히 처방되는 비구아니드제제인 메트포르민(metformin)은 비타민 B_{12}와 엽산의 고갈을 보인다. 연구에 의하면 장기간 메트포르민 치료는 크게 혈청 비타민 B_{12}의 수치감소를 나타낸다. 추가연구에서 메트포르민의 단기치료는 호모시스테인 혈중농도를 증가시키고, 여기에는 비타민 B(엽산, 비타민 B_6, B_{12})만이 이 반응을 조절할 수 있다고 보고된다.[37] 더 구체적으로 제2형 당뇨병환자에서 메트포르민요법을 시행한 경우에 혈청 엽산농도가 7%가 감소하고, 비타민 B_{12}의 농도는 14% 감소한 것으로 나타났다.[38] 제한은 있지만 일부 연구에서는 설포닐유레아의 치료는 보조효소 Q10 결핍의 위험을 증가시킨다고 보고한다.119)[39]

스타틴(Statins)

스타틴약물은 상승된 콜레스테롤수치감소와 죽상경화증과 관상동맥질환을 예방하는 데 사용된다. 대표적 스타틴약물인 리피토는 전 세계에서 상용되는 약물로 2005년 화이자의 추정매출 122억 달러의 최고의 효자의약품 중 하나이다.[40] 스타틴은 HMGCoA(3-hydroxy3-methylglutarylcoenzyme A) 환원효소를 억제하여 콜레스테롤합성을 감소시키는데, 그 원리는 acetyl CoA의 mevalonate로의 변환을 억제하는 것이다. 그러나 문제는 mevalonate는 ubiquinone(CoQ10)의 생산에 필요한 요소라는 것이다. 실제로 많은 연구에서 스타틴약물요법이 CoQ10의 혈중농도를 낮추는 것이 입증되었다.[41] CoQ10은 미토콘드리아의 에너지생산에 필요할 뿐만 아니라 강력한 항산화활동을 가지고 있다.[42] 일부 연구자들은 CoQ10의 고갈은 근육독성(myotoxicity) 및 간독성 등 스타틴약물과

---

119) 역자주: 현대의학 DM치료는 제1형 DM은 인슐린주사치료이고, 제2형 DM은 Antidiabetes Drug처방을 first line option으로 한다. 여기서 Antidiabetes Drug의 이해를 위해 이에 대한 간단한 설명을 아래에 표로 첨부한다.

혈당강하제		작용기전	장점	단점	금기
인슐린 분비 촉진제	Sulfonylureas (glimepride)	insulin↑	공복 혈당↓ 식후 혈당↓	저혈당, 체중↑, 고인슐린혈증	신장/간 질환 type 1 DM
	Meglitinide (Repaglinide)	insulin↑	빠른 작용 식후혈당↓	저혈당	신장/간 질환
Biguanides (Metformin)		당합성↓, 체중↓, 당활용도↑, 인슐린저항성↓	체중↓, 지질 개선, 저혈당(-)	Lactic acidosis, 설사, 구역감	신장질환, 중증 질환자, 산혈증
α-glucosidase inhibitor (Acarbose)		포도당흡수 (식후혈당 감소)	체중↓, 저혈당(-)	속이 부글거림, LFT 이상	신장/간 질환, 흡수장애
Thiazolidinediones (Rosiglitazone)		인슐린저항성↓, 당활용도↑	insulin↓, Sulfonylurea↓, TG↓	간손상, 부종, 체중↑, 골밀도↓	간질환, 심부전

관련된 몇 가지 부작용이 연관될 것으로 추정한다.[43,44] 또한 피로와 횡문근변성(rhabdomyolysis) 등 스타틴의 비교적 흔한 부작용은 CoQ10 상태와 어느 정도 연관시킬 수 있는 것으로 학계에서 받아들여지고 있다.

고혈압약(Antihypertensive)

일반적으로 고혈압치료약물에는 베타아드레날린차단제, 칼슘채널차단제, 안지오텐신-변환효소(ACE)억제제, 이뇨제 그리고 혈관확장제 등을 포함한다. 미국심장협회에 따르면 약 6,500만 명의 미국인이 고혈압으로 고생하는데, 거의 전체 성인의 3명 중 1명에 해당한다고 볼 수 있다.[45] Hydralazine과 같은 혈관확장제는 비타민 B_6를 고갈시킨다.[46] 안지오텐신-변환효소억제제인 Captopril은 나트륨배설을 증가시켜서 저나트륨혈증을 일으키는 것으로 알려져 있으며, 고칼륨혈증도 유발할 수 있다.[47,48] 또한 다른 연구에서 베타차단제인 propranolol은 심근의 CoQ10을 억제하는 것으로 나타났다.[49] 이러한 고혈압치료제로 인한 잠재적이고 명백한 준임상적인 결핍상태를 충분히 미리 인지하고 조절하는 것이 필수적인데, 그렇지 않으면 치료를 받고 있는 질병 자체에도 충분히 악영향을 미칠 수 있다. 이에 대한 보충이 없으면 우리 신체를 구성하는 50조 개 이상의 세포에 악영향을 주어 치료하고자 하는 질환 이외의 새로운 불리한 생화학적 불균형이 분명하게 나타나게 될 것이다.

이뇨제(Diuretics)

이뇨제는 칼륨 같은 특정영양소의 농도를 변경하는 것으로 알려져 있지만 다른 많은 영양소들도 영향을 받는다. 티아지드(thiazide)이뇨제복용은 인체에 마그네슘, 나트륨, 칼륨, 아연 등을 고갈시키는 것으로 나타났다. 한 연구에서 티아지드이뇨제로 치료한 환자의 13.7%에서 저나트륨혈증이 발견되었고, 이러한 환자의 8.5%에서 저칼륨혈증 또한 발견되었다.[50] 뿐만 아니라 티아지드를 사용하는 환자의 약 20%에서 마그네슘도 감소한 것으로 나타났다.[51] 또한 혈청 아연농도도 크게 감소시키는 것으로 드러났다.[52]

다른 연구에 의하면 루프이뇨제(loop diuretics)는 칼륨, 마그네슘, 칼슘, 아연, 피리독신, 티아민, 아스코르빈산 등을 고갈시키는 것으로 나타났다. 또 다른 한 연구에서는 매일 푸로세미드(furosemide) 80 mg을 투여받는 울혈성심부전환자의 98%에서 티아민결핍증이 발견되었고, 매일 40 mg을 투여받는 환자에서는 57%에서 발견되었다고 보고되었다.[53] 아스코르빈산 및 피리독신의 배설도 푸로세미드치료와 함께 증가하는 것으로 나타났다.[54]

또한 여러 연구결과는 루프이뇨제가 나트륨, 칼륨, 칼슘, 마그네슘 및 염화물의 배설을 증가시키는 것을 보여 준다.[55] 이렇게 실험적으로 입증된 영양소 이외의 영양소는 이뇨제사용과 관계되는 해당영양소의 고갈에 증거가 부족하다고 공격받지만, 예리한 임상의사는 비타민 B군과 카르니

표 38-1. 처방약과 영양결핍

의약품	영양고갈
Estrogen/progestins	Riboflavin, pyridoxine, cobalamin, folic acid, ascorbic acid, zinc, magnesium
Statins	CoQ10
Acid Blockers	CoQ10, cobalamin, folic acid, iron, vitamin D, beta-carotene, zinc
Corticosteroid	Calcium, magnesium
Aspirin	Ascorbic acid, iron, folic acid
Antidiabetes drugs	Cobalamin, folic acid, CoQ10
Anticonvulsanls	Biotin, thiamine, cobalamin, folic acid, CoQ10, vitamin D, vitamin K, calcium, L-carnitine
Antihypertensives	Pyridoxine, sodium, CoQ10
Diuretics	Thiamine, pyridoxine, ascorbic acid, potassium, magnesium, calcium, zinc, sodium
Antibiotics	B vitamins, vitamin K, magnesium, calcium potassium, zinc, iron

CoQ10=coenzyme Q10.

틴(L-carnitine) 같은 영양소를 포함하여, 하나 이상의 수용성비타민, 미네랄 및 기타 미량원소의 잠재적 고갈가능성에 대하여 주의 깊게 살펴야 할 것이다.

항경련제(Anticonvulsant)

미국의 질병통제예방센터에 따르면 간질은 270만 명의 미국인과 연관된 질환이라고 보고한다.[56] 항경련제는 일반적으로 발작장애증상을 치료하는 데 사용될 뿐만 아니라 종종 불안, 만성통증이나 편두통을 가진 환자들을 위해서도 처방된다.[57,58] 여러 층의 항경련제는 영양소대사에 많은 영향을 보여 왔다. 바르비투르산염(Barbiturate)은 여러 영양소와 부정적인 상호작용 및 골연화증을 일으키는 것으로 보고되고, 여러 논문에 자주 인용되기도 한다. 저칼슘혈증 및 혈청 25-히드록시 비타민 D의 감소는 phenytoin과 phenobarbitone으로 치료받은 환자에서 유발되는 것으로 보고되었다. 이 연구에서는 이러한 환자의 약 11%에서 비타민 D의 부족이 나타나는 것으로 보고하였고, 비타민 D의 초생리적 용량복용을 통해 칼슘수치를 정상으로 복원할 필요가 있다는 것 또한 보여 주었다.[59] 또 다른 연구에서는 phenobarbital이나 phenytoin으로 치료받은 환자의 29%에서 저칼슘혈증이 나타나는 것으로 보고하였다.[60] 동일한 연구에서 이러한 약물은 아직 엽산보충제의 흡수에는 영향을 미치지 않는 것으로 나타났는데, 실험적으로 항경련제를 복용하는 모든 환자의 혈청 엽산감소는 보이지 않았다.[61] 그러나 다른 연구에서 보고된 바로는 항경련제를 복용 중인 간질환자에서 과량의 엽산이 보충될 때는 간질발작이 유발되는 경우가 많으므로 주의하는 것이 좋다.[62]

Carbamazepine, phenytoin, phenobarbital과 같은 항경련제는 비타민 B의 일종인 비오틴(biotin)의 이화작용과 배설을 증가시키는 것으로 보고되는데, 실제로 항경련제의 장기복용시 비오틴의 혈중농도가 감소하는 것으로 보고되었다.[63] 또한 Phenytoin을 복용하는 간질환자에서 뇌척수액(CSF) 및 혈중 티아민(Thiamine)의 농도가 감소한 것도 발견되었다.[64] 여러 연구결과에서 항경련제 복용과 비타민 K 농도의 관계는 결과가 상반되는 보고가 있긴 하지만, 아직 일부 연구자의 보고 및 동물연구결과에서 phenytoin과 phenobarbital은 비타민 K 대사를 변화한다고 제안되고 있다.[65,66] 몇몇 연구에서 데파코트(depakote)로 더 많이 알려진 valproate는 혈청 L-carnitine 농도감소를 유발하는 것으로 나타났다. 연구에 의하면 valproate로 치료한 성인환자의 76.5%에서 L-carnitine 부족이 나타난 반면, 기타 다른 항경련제로 치료한 환자에서는 21.5%만이 L-carnitine의 부족을 나타냈다.[67] Valproate치료의 대부분의 의사는 이제 일상적으로 환자의 부작용을 미리 완화하기 위해 적극적으로 L-carnitine을 처방하고 있다.

표 38-2. 영양결핍증상

영양소	결핍증상
Thiamine	각기병(beriberi), 우울감, 기억력저하, 저린감각, 피로
Riboflavin	구순구각염, 설염(glossitis), 피부염, 시력감퇴
Niacin	Pellagra, 피부염, 정신착란, 설사
Pantithenic acid	피로, 발의 저린감각과 통증
Pyridoxine	우울감, 피로, 피부염, 빈혈, 당불내성
Cobalamin	빈혈, 피로, 신경계 문제(poor nerve function), 설사
Folate	빈혈, 피로, 자궁경부이형성증(cervical dysplasia), 설사, 잇몸질환, 우울감, 흥분성(irritability), 불면증
Biotin	탈모, 우울감, 피부염, 메스꺼움, 거식증(anorexia)
Vitamin C	괴혈병(scurvy), 면역력저하, 상처치유부진
Calcium	구루병(rickets), 골다공증, 골연화증, 근육연축
Magnesium	피로, 흥분성(irritability), 근력약화, 근육연축, 불면증, 거식증(anorexia), 신경전도이상(poor nerve conduction)
Potassium	피로, 불규칙 심박동, 흥분성, 정신착란, 신경전도장애
Iron	빈혈, 근력약화, 피로, 면역력저하
Zinc	상처치유부진, 면역력저하, 미각 및 후각 소실, 탈모, 피부트러블
Selenium	Keshan disease, 면역력저하
CoQ10	고혈압, 피로, 심혈관질환
L-carnitine	근력약화, 지질대사이상(poor lipid metabolism), 성장장애

From ref. 75. / CoQ10=coenzyme Q10.

항생제(Antibiotic)

항생제의 몇몇 종류들은 체내의 비타민과 미네랄농도에 영향을 미치는 것으로 이미 보고되고 있다. 항생제의 일종인 아미노글리코시드(aminoglycosides)는 매년 미국에서 320만 명의 환자에게 처방되고 있다.[68] Gentamicin과 같은 아미노글리코시드는 마그네슘, 칼슘 및 칼륨의 불균형을 일으키는 것으로 보고되었다.[69] 한 연구에서는 gentamicin이 칼슘배설증가를 5% 일으키고, 마그네슘에는 8.4% 일으키는 것으로 보고되었다.[70] Tetracycline은 위장관에서 알루미늄, 칼슘, 마그네슘, 아연, 철 등의 양이온과 결합하는 것으로 알려져 있다. 이러한 결합은 인체로의 해당원소의 흡수를 막고, 해당원소의 불용성을 유발한다.[71,72]

광범위한 균들에서 효과가 있는 항생제는 평범하고 유익한 유산균과 같은 장내 정상세균총에게 나쁜 영향을 미친다.[73] 비록 비타민합성과 항생제와의 관계를 조사한 연구가 현재까지 없다고 하지만, 이러한 장내세균은 비타민 B와 비타민 K 그리고 다른 영양소의 체내합성을 위해 반드시 필요한 것으로 보고된다.[74] 이러한 상호작용은 잠재적으로 인체내의 영양소농도에 영향을 미칠 수 있다. 여러 의학논문을 참고하면 항생제로 인한 설사 및 이차적 위장관감염을 막기 위해 유산균(*Lactobacillus GG*)의 사용에 관한 증거가 충분한 것으로 보여지지만, 아직 실제 임상에서 이러한 환자에 대한 처방으로 표준화하지는 못하였다.

의약품에 의해 고갈되는 흔한 영양소

일상적으로 처방되는 의약품에 의해 잠재적인 생화학적 변화와 예상치 못한 영양불균형 등이 유발될 수 있는데, 이를 막기 위해서는 다음에 나오는 여러 내용들을 숙지할 필요가 있다.

티아민(Thiamine)

티아민(비타민 B_1)은 에너지대사, 특히 뇌의 탄수화물대사를 위한 필수적인 보조효소이다. 또한 이 비타민은 신경전달물질인 아세틸콜린(acetylcholine)의 합성에도 필요하다.[75] 항경련제와 이뇨제는 이러한 티아민결핍을 유발할 수 있다.[76]

리보플라빈(Riboflavin)

리보플라빈(비타민 B_2)은 세포의 에너지생산에 필요한 보조효소인 FNM과 FAD로 통합된다. 또한 이 비타민은 피리독신활성화, 엽산의 보조효소로의 전환과 트립토판의 니아신으로의 전환 및 포도당대사에 관여한다.[77] 리보플라빈고갈과 관련된 의약품은 티아지드(thiazide)이뇨제, tetracycline, sulfonamide, 피임약, 항말라리아제(antimalarial), 그리고 probenecid를 포함한다.[75,77] 삼환계항우울제(TCA)와 정신병약인 chlorpromazine도 결핍의 원인이 될 수 있다.[76]

니아신(Niacin)

니아신(비타민 B_3)은 조효소 NAD(nicotinamide adenine dinucleotide)와 NADP(nicotinamide adenine dinucleotide phosphate)로 통합되어 아미노산, 지방, 탄수화물 등의 대사 및 세포에너지 생산에 필수적으로 작용한다. 니아신보충은 종종 고콜레스테롤혈증를 해결하고 불안완화제로도 사용되고 있다.[77] 결핵치료를 위한 이소니아지드(isoniazid)는 트립토판의 니아신으로 변환을 억제하고 펠라그라(pellagra)를 유발할 수 있음을 보여줘 왔다.[78]

피리독신(Pyridoxine)

피리독신(비타민 B_6)은 트립토판, 세로토닌, 가바(GABA), 아세틸콜린, 히스타민, 노르에피네프린의 합성에 필요한 보조인자로 작용한다. 이 비타민은 호모시스테인대사에도 중요하다.[120)] 또한 피리독신은 헤모글로빈합성 및 에너지생산에도 관여한다. 부정적인 피리독신농도에 영향을 미치는 약물은 이소니아지드, 피임약 및 기타 경구 에스트로겐, penicillamine, hydralazine 그리고 levodopa 등을 포함한다.[76] 루프이뇨제 또한 피리독신결핍을 유발하는 약물의 하나이다.[54]

코발라민(Cobalamin)

코발라민(비타민 B_{12})은 체내 여러 생화학반응에서 필요한 메틸기를 제공해 주는 역할을 하며, 적절한 DNA합성에도 필요하다. 이 비타민은 탄수화물대사에 관여하며 미엘린합성에도 관여한다. 코발라민 또한 앞서 언급된 피리독신처럼 호모시스테인을 메티오닌으로 변환하는 데 필요로 하는 비타민이다. 코발라민결핍을 유발할 수 있는 약물에는 경구피임약, H_2차단제, PPI, tetracycline, neomycin 같은 항생제, cholestyramine 같은 담즙제거제, 그리고 phenformin와 metformin 같은 biguanide계통의 당뇨병치료제 등이 포함된다.[37,76]

엽산(Folate)

엽산은 DNA합성과 세포분열에서 필요로 하는 성분이다. 또한 신경계의 발달 및 암예방에서도 필수적으로 작동한다. 임신시기의 엽산결핍은 신경관결손과 같은 여러 선천적 신경계통결손과 연관된다. 뿐만 아니라 엽산은 앞서 언급된 피리독신, 코발라민과 함께 심혈관질환예방에 중요한 지표에 해당하는 호모시스테인을 메티오닌으로 변환하는 역할을 한다. 많은 약물들이 이러한 엽산농도와 대사에 영향을 미친다. 엽산농도 저하와 관련된 약물로는 에스트로겐, 항경련제, barbiturate, sulfasalazine, methotrexate 등을 포함한다.[75] 또한 제산제, 아스피린, cholestyramine, 스테로이드 및 항생제 trimethoprim도 엽산결핍을 유발할 수 있는 약물에 해당한다.[76]

---

120) 역자주: 심혈관질환의 단일위험인자에 해당하는 호모시스테인은 비타민 B_6, B_{12}, 엽산의 충분한 공급으로 혈중농도를 낮출 수 있다.

비오틴(Biotin)

비오틴은 탄수화물, 아미노산, 지방 대사와 관련된 여러 효소에 대해 공통된 보조인자이다. 이 영양소는 포도당이용에도 관여한다. 비오틴은 정상적인 장내세균총에서 생산되며, 따라서 항생제는 비오틴수치를 떨어지게 할 수 있다.[75] 또한 phenytoin, phenobarbital, carbamazepine 같은 항경련제도 비오틴결핍을 유발할 수 있다.[63]

아스코르빈산(Ascorbic acid)

아스코르빈산(비타민 C)은 인체내의 많은 생리적 기능을 위해 필요로 한다. 이 비타민은 콜라겐 합성과 적절한 면역기능에 필요하고, 강력한 항산화 및 항히스타민제 역할도 하고 있다. 비타민 C는 티로신(tyrosine)이 노르에피네프린(NE)으로 변환되는 작용과 철분이 섭취된 즉시 작은창자에서 흡수되도록 하는 작용에 해당하는 효소들에 대한 공통보조인자이다.[77] 아스코르빈산은 스테로이드, 이뇨제, 아스피린, 그리고 에스트로겐 등에 의해 고갈될 수 있다.[9,54,76]

비타민 D

비타민 D는 적절한 칼슘대사 및 암예방을 위해 중요하다. 비타민 D에 영향을 미칠 수 있는 약물은 제산제, 스테로이드 그리고 항경련제를 포함한다.[76]

비타민 K

비타민 K는 혈액응고인자의 합성에 필요하고, 또한 뼛속의 칼슘을 유지시켜 주는 단백질인 오스테오칼신(osteocalcin)의 활성화를 위해서도 중요하다. Menaquinone이라 불리는 비타민 K2는 장내 정상세균총에 의해 만들어지는데, 항생제사용에 의해 결핍될 수도 있다.[74] 또한 항경련제도 비타민 K의 혈중농도에 부정적인 영향을 미칠 수 있다.[76]

칼슘(Calcium)

칼슘은 인체내에서 많은 생리적 기능에 필요로 하는 미네랄이다. 이것은 뼈 및 치아의 견고함과 혈액응고, 근육수축 및 신경전달물질의 조절에 중요하게 작용한다. 칼슘의 혈중농도를 감소시키는 약물로는 스테로이드, 항경련제, tetracycline과 aminoglycoside 같은 항생제, 루프이뇨제, methotrexate, isoniazid 등이 포함된다.[76]

마그네슘(Magnesium)

마그네슘은 정상적인 심장의 수축력을 위해 필수적이며, 평활근을 진정시켜 준다. 이 미네랄은 또한 적절한 칼슘균형과 뼈 및 치아의 견고함을 위해서도 필요하다. 마그네슘은 또한 잠재적으로 혈압을 감소시켜 주고 심장기능을 개선하는 등의 칼슘채널차단제(CCB)로서의 역할도 한다. 마그네슘결핍을 유발할 가능성이 있는 약물로는 이뇨제, 스테로이드, 항생제, cyclosporine 그리고 항암화학요법에 사용되는 약물들이 포함된다.[77]

칼륨(Potassium)

칼륨은 세포내 물의 균형뿐만 아니라 산과 알칼리의 균형에도 필요한 미네랄이다. 이 미네랄은 포도당을 글리코겐으로 변환시켜 포도당을 저장하고, 신경전도와 근육수축도 조절한다. 칼륨은 이뇨제, tetracycline, 아미노글리코시드 계통의 항생제와 아스피린 등에 의해 결핍될 수 있다.[76]

철(Iron)

철은 헤모글로빈과 미오글로빈을 구성하는 헴의 구성요소이면서 산소수송을 위해 필요한 미네랄이다. 철분결핍을 일으킬 수 있는 약품에는 아스피린, 제산제, 티록신, quinolone계 항생제 등이 포함된다.[76]

아연(Zinc)

아연은 많은 생리적 기능을 위해 필요하다. 이것은 적절한 면역기능, 호르몬생산, 미각인식, 상처치유, 전립선기능, 그리고 시각에 관여하고 있다. 아연은 제산제, 피임약, zidovudine(AZT), 이뇨제 등에 의해 고갈될 수 있다.121)[9,76]

셀레늄(Selenium)

셀레늄은 해독반응과 티록신을 보다 적극적인 형태인 triiodothyronine으로 변환하는 것에 연관된 중요한 미네랄이다. 스테로이드는 셀레늄결핍을 유발하는 것으로 알려져 있다.[28]

보조효소 Q10

CoQ10은 지질과산화방지뿐만 아니라 미토콘드리아에서의 에너지생산에 필요한 강력한 항산화제이다. 스타틴약물은 HMG CoA 환원효소의 억제를 통해 CoQ10의 합성을 저해한다. 베타차단제, 삼환계항우울제(TCA) 그리고 phenothiazine 등이 CoQ10 기능을 떨어뜨릴 수도 있다.[75]

카르니틴(L-Carnitine)

카르니틴은 라이신(lysine)과 메티오닌(methionine)으로부터 합성되는 비필수아미노산이다. 이

121) 역자주: zidovudine은 AIDS치료에 사용되는 항바이러스 제제이다.

것은 근육조직에서 에너지생산을 조절하고 심장기능을 위해 특히 중요한 아미노산이다. 카르니틴은 또한 에너지생산을 위해 아미노산뿐만 아니라 지방대사와도 관련된다. Valproate와 같은 항경련제는 카르니틴을 크게 고갈시키는 것으로 보고된다.[79] Zidovudine(AZT) 또한 카르니틴결핍을 유발한다.[80]

결론

약품에 의해 유도된 영양결핍은 대부분의 의사나 한의사가 현재 인정하는 것보다 훨씬 더 일반적일 수 있다. 약물유발성영양결핍에 대한 위험이 가장 큰 환자들은 경계선영양상태에 있거나 또는 충분한 영양소섭취에 부족한 식단을 제공받는 사람일 수 있다. 임상에서의 비타민과 미네랄 보충 등의 새로운 지원은 환자들의 영양상태를 최적화하고, 투약에 의한 잠재적 영양결핍의 위험을 감소시킬 수 있을 것으로 기대된다.

참고문헌

[1]Centers for Disease Control and Prevention. Health United States 2005. Online document at: www.cdc.gov/nchs/data/hus/hus05.pdf#095. Accessed January 18, 2007.

[2]Hersh AL, Stefanick ML, Stafford RS. National use of postmenopausal hormone therapy: Annual trends and response to recent evidence. JAMA. 2004;291:47–53.

[3]Rossouw JE, Anderson GL, Prentice RL, et al., Writing Group for the Women's Health Initiative Investigators. Risks and benefits of estrogen plus progestin in healthy postmenopausal women: Principal results from the Women's Health Initiative randomized controlled trial. JAMA. 2002;288:321–333.

[4]Majumdar SR, Almasi EA, Stafford RS. Promotion and prescribing of hormone therapy after report of harm by the Women's Health Initiative. JAMA. 2004;292:1983–1988.

[5]La Vecchia C. Oral contraceptives and cancer. Minerva Ginecol. 2006;58:209–214.

[6]Wu O, Robertson L, Langhorne P, et al. Oral contraceptives, hormone replacement therapy, thrombophilias and risk of venous thromboembolism: A systematic review. The Thrombosis: Risk and Economic Assessment of Thrombophilia Screening (TREATS) Study. Thromb Haemost. 2005;94:17–25.

[7]Smolders RG, de Meer K, Kenemans P, et al. Oral estradiol decreases plasma homocysteine, vitamin B6, and albumin in postmenopausal women but does not change the whole-body homocysteine remethylation and transmethylation flux. J Clin Endocrinol Metab. 2005;90:2218–2224.

[8]Haspels AA, Bennink HJ, Schreurs WH. Disturbance of tryptophan metabolism and its correction during oestrogen treatment in postmenopausal women. Maturitas. 1978;1:15–20.

[9]Webb JL. Nutritional effects of oral contraceptive use: A review. J Reprod Med. 1980;25:150–156.

[10]Bielenberg J. Folic acid and vitamin deficiency caused by oral contraceptives [in German]. Med Monatsschr Pharm. 1991;14:244–247.

[11]Seelig MS. Interrelationship of magnesium and estrogen in cardiovascular and bone disorders, eclampsia, migraine and premenstrual syndrome. J Am Coll Nutr. 1993;12:442–458.

[12]Anonymous. The Top 2000 Prescriptions for 2004 by U.S. Sales (↔billions). NDC Health. Online document at: www.rxlist.com/top200_sales_2004.htm. Accessed July 8, 2006.

[13]Valuck RJ, Ruscin JM. A case-control study on adverse effects: H2 blocker or proton pump inhibitor use and risk of vitamin B12 deficiency in older adults. J Clin Epidemiol. 2004;57:422–428.

[14]Salom IL, Silvis SE, Doscherholmen A. Effect of cimetidine on the absorption of vitamin B12. Scand J Gastroenterol. 1982;17:129–131.

[15]Steinberg WM, King CE, Toskes PP. Malabsorption of protein-bound cobalamin but not unbound cobalamin during cimetidine administration. Dig Dis Sci. 1980 Mar;25:188–191.

[16]Russell RM, Golner BB, Krasinski SD. Effect of antacid and H2 receptor antagonists on the intestinal absorption of folic acid. J Lab Clin Med. 1988;112:458–463.

[17]Sturniolo GC, Montino MC, Rossetto L, et al. Inhibition of gastric acid secretion reduces zinc absorption in man. J Am Coll Nutr. 1991;10:372–375.

[18]Aymard JP, Aymard B, Netter P, et al. Haematological adverse effects of histamine H2-receptor antagonists. Med Toxicol Adverse Drug Exp. 1988;3:430–448.

[19]Skikne BS, Lynch SR, Cook JD. Role of gastric acid in food iron absorption. Gastroenterology 1981;81:1068–1671.

[20]Ghishan FK, Walker F, Meneely R, et al. Intestinal calcium transport: Effect of cimetidine. J Nutr. 1981;111:2157–2161.

[21]Odes HS, Fraser GM, Krugliak P, et al. Effect of cimetidine on hepatic vitamin D metabolism in humans. Digestion. 1990;46:61–64.

[22]Tang G, Serfaty-Lacrosniere C, Camilo ME, Russell RM. Gastric acidity influences the blood response to a beta-carotene dose in humans. Am J Clin Nutr. 1996;64:622–626.

[23]Lems WF, Van Veen GJ, Gerrits MI, et al. Effect of low-dose prednisone (with calcium and calcitriol supplementation) on calcium and bone metabolism in healthy volunteers. Br J Rheumatol. 1998;37:27–33.

[24]Rolla G, Bucca C, Bugiani M, et al. Hypomagnesemia in chronic obstructive lung disease: Effect of therapy. Magnes Trace Elem. 1990;9:132–136.

[25]Widmer P, Maibach R, Kunzi UP, et al. Diuretic-related hypokalaemia: The role of diuretics, potassium supplements, glucocorticoids and beta 2-adrenoceptor agonists. Results from the Comprehensive Hospital Drug Monitoring programme, Berne (CHDM). Eur J Clin Pharmacol. 1995;49(1–2):31–36.

[26]Shenfield GM, Knowles GK, Thomas N, Paterson JW. Potassium supplements in patients treated with corticosteroids. Br J Dis Chest. 1975;69:171–176.

[27]Peretz A, Neve J, Famaey JP. Effects of chronic and acute corticosteroid therapy on zinc and copper status in rheumatoid arthritis patients. J Trace Elem Electrolytes Health Dis. 1989;3:103–108.

[28]Peretz A, Neve J, Vertongen F, et al. Selenium status in relation to clinical variables and corticosteroid treatment in rheumatoid arthritis. J Rheumatol. 1987;14:1104–1107.

[29]Levine MA, Pollard HB. Hydrocortisone inhibition of ascorbic acid transport by chromaffin cells. FEBS Lett. 1983;158:134–138.

[30]Anonymous. Recommendations for the prevention and treatment of glucocorticoid-induced osteoporosis: 2001 update. American College of Rheumatology Ad Hoc Committee on Glucocorticoid-Induced Osteoporosis. Arthritis Rheum. 2001;44:1496–1503.

[31]Anonymous. Bayer Health Care. Online document at: www.bayeraspirin.com/asp_hd.htm. Accessed July 8, 2006.

[32]Basu TK. Vitamin C–aspirin interactions. Int J Vitam Nutr Res Suppl. 1982;23:83–90.

[33]Das N, Nebioglu S. Vitamin C aspirin interactions in laboratory animals. J Clin Pharm Ther. 1992;17:343–346.

[34]Palme G, Koeppe P. Comparative experimental studies in animals and humans on gastrointestinal blood loss following antirheumatic pharmacotherapy. Arzneimittelforschung. 1978;28:426–428.

[35]Lawrence VA, Loewenstein JE, Eichner ER. Aspirin and folate binding: In vivo and in vitro studies of serum binding and urinary excretion of endogenous folate. J Lab Clin Med. 1984;103:944–948.

[36]National Diabetes Fact Sheet, 2005 American Diabetes Association. Online document at: www.diabetes.org/uedocuments/NationalDiabetesFactSheetRev.pdf. Accessed January 18, 2007.

[37]Kilicdag EB, Bagis T, Tarim E, et al. Administration of B-group vitamins reduces circulating homocysteine in polycystic ovarian syndrome patients treated with metformin: A randomized trial. Hum Reprod. 2005;20:1521–1528.

[38]Wulffele MG, Kooy A, Lehert P, et al. Effects of short-term treatment with metformin on serum concentrations of homocysteine, folate and vitamin B12 in type 2 diabetes mellitus: A randomized,

placebocontrolled trial. J Intern Med. 2003;254:455–463.

[39]Kishi T, Kishi H, Watanabe T, Folkers K. Bioenergetics in clinical medicine: XI. Studies on coenzyme Q and diabetes mellitus. J Med. 1976;7(3–4):307–321.

[40]Pfizer. Pfizer Annual Review. Online document at: www.pfizer.com/pfizer/annualreport/2005/annual/p2005ar20.jsp. Accessed July 8, 2006.

[41]Langsjoen PH, Langsjoen AM. The clinical use of HMG CoA-reductase inhibitors and the associated depletion of coenzyme Q10: A review of animal and human publications. Biofactors. 2003;18(1–4):101–111.

[42]Crane FL. Biochemical functions of coenzyme Q10. J Am Coll Nutr. 2001;20:591–598.

[43]Folkers K, Langsjoen P, Willis R, et al. Lovastatin decreases coenzyme Q levels in humans. Proc Natl Acad Sci USA. 1990;87:8931–8934.

[44]Hargreaves IP, Duncan AJ, Heales SJ, Land JM. The effect of HMGCoA reductase inhibitors on coenzyme Q10: Possible biochemical/clinical implications. Drug Saf. 2005;28:659–676.

[45]High Blood Pressure Statistics. American Heart Association. Online document at: www.americanheart.org/presenter.jhtml?identifier=2139. Accessed January 18, 2007.

[46]Vidrio H. Interaction with pyridoxal as a possible mechanism of hydralazine hypotension. J Cardiovasc Pharmacol. 1990;15:150–156.

[47]Pierpont GL, Francis GS, Cohn JN. Effect of captopril on renal function in patients with congestive heart failure. Br Heart J. 1981;46:522–527.

[48]Schilling H, Scheler F. Angiotensin-converting enzyme inhibition: Side effects and risks. Z Kardiol. 1988;77(suppl.3):47–54.

[49]Kishi T, Watanabe T, Folkers K. Bioenergetics in clinical medicine XV: Inhibition of coenzyme Q10-enzymes by clinically used adrenergic blockers of beta-receptors. Res Commun Chem Pathol Pharmacol. 1977;17:157–164.

[50]Clayton JA, Rodgers S, Blakey J. Thiazide diuretic prescription and electrolyte abnormalities in primary care. Br J Clin Pharmacol. 2006 Jan;61:87–95.

[51]Pak CY. Correction of thiazide-induced hypomagnesemia by potassium-magnesium citrate from review of prior trials. Clin Nephrol. 2000;54:271–275.

[52]Khedun SM, Naicker T, Maharaj B. Zinc, hydrochlorothiazide and sexual dysfunction. Cent Afr J Med. 1995;41:312–315.

[53]Zenuk C, Healey J, Donnelly J, et al. Thiamine deficiency in congestive heart failure patients receiving long term furosemide therapy. Can J Clin Pharmacol. 2003;10:184–188.

[54]Mydlik M, Derzsiova K, Zemberova E. Influence of water and sodium diuresis and furosemide on urinary excretion of vitamin B6, oxalic acid and vitamin C in chronic renal failure. Miner Electrolyte Metab. 1999;25(4–6):352–356.

[55]Lameire N, Dodion L. Acute and chronic effects of torasemide in healthy volunteers. Arzneimittelforschung. 1988;38(1A):167–171.

[56]One of the Nation's Most Common Disabling Neurological Conditions. Centers for Disease Control and Prevention. Online document at: www.cdc.gov/Epilepsy. Accessed January 18, 2007.

[57]Modi S, Lowder DM. Medications for migraine prophylaxis. Am Fam Physician. 2006;73:72–78.

[58]Skidmore-Roth L. Mosby's Nursing Drug Reference. St Louis: Mosby, Inc., 2002.

[59]Davie MW, Emberson CE, Lawson DE, et al. Low plasma 25-hydroxyvitamin D and serum calcium levels in institutionalized epileptic subjects: Associated risk factors, consequences and response to treatment with vitamin D. Q J Med. 1983;52:79–91.

[60]Schmitt BP, Nordlund DJ, Rodgers LA. Prevalence of hypocalcemia and elevated serum alkaline phosphatase in patients receiving chronic anticonvulsant therapy. J Fam Pract. 1984;18:873–877.

[61]Shafer RB, Nuttall FQ. Calcium and folic acid absorption in patients taking anticonvulsant drugs. J Clin Endocrinol Metab. 1975;41:1125–1129.

[62]Ch'ien LT, Krumdieck CL, Scott CW Jr, Butterworth CE Jr. Harmful effect of megadoses of vitamins: Electroencephalogram abnormalities and seizures induced by intravenous folate in drug-treated epileptics. Am J Clin Nutr. 1975;28:51–58.

[63]Mock DM, Mock NI, Nelson RP, Lombard KA. Disturbances in biotin metabolism in children undergoing long-term anticonvulsant therapy. J Pediatr Gastroenterol Nutr. 1998;26:245–250.

[64]Botez MI, Joyal C, Maag U, Bachevalier J. Cerebrospinal fluid and blood thiamine concentrations in phenytoin-treated epileptics. Can J Neurol Sci. 1982;9:37–39.

[65]Keith DA, Gundberg CM, Japour A, et al. Vitamin K-dependent proteins and anticonvulsant medication. Clin Pharmacol Ther. 1983;34:529–532.

[66]Onodera K, Takahashi A, Wakabayashi H, et al. Effects of menatetrenone on the bone and serum levels of vitamin K2 (menaquinone derivatives) in osteopenia induced by phenytoin in growing rats. Nutrition. 2003;19:446–450.

[67]Rodriguez-Segade S, de la Pena CA, Tutor JC, et al. Carnitine deficiency associated with anticonvulsant therapy. Clin Chim Acta. 1989;181:175–181.

[68]Kumin GD. Clinical nephrotoxicity of tobramycin and gentamicin: A prospective study. JAMA. 1980;244:1808–1810.

[69]Landau D, Kher KK. Gentamicin-induced Bartter-like syndrome. Pediatr Nephrol. 1997;11:737–740.

[70]Elliott C, Newman N, Madan A. Gentamicin effects on urinary electrolyte excretion in healthy subjects. Clin Pharmacol Ther. 2000;67:16–21.

[71]Neuvonen PJ. Interactions with the absorption of tetracyclines. Drugs. 1976;11:45–54.

[72]Mapp RK, McCarthy TJ. The effect of zinc sulphate and of bicitropeptide on tetracycline absorption. S Afr Med J. 1976;50:1829–2230.

[73]Madden JA, Plummer SF, Tang J, et al. Effect of probiotics on preventing disruption of the intestinal microflora following antibiotic therapy: A double-blind, placebo-controlled pilot study. Int Immunopharmacol. 2005;5:1091–1097.

[74]Cummings JH, Macfarlane GT. Role of intestinal bacteria in nutrient metabolism. J Parenter Enteral Nutr. 1997;21:357–365.

[75]Murray MT. Encyclopedia of Nutritional Supplements: The Essential Guide for Improving Your Health Naturally. Roseville: Prima Publishing, 1996.

[76]Meletis C, Jacobs T. Interactions Between Drugs and Natural Medicines: A Simple Guide to a Complex Subject, 2nd Edition. Sandy, OR: Eclectic Medical Publications, 2005.

[77]Marz RB. Medical Nutrition from Marz, 2nd Edition. Portland: Omni-Press, 1999.

[78]Ishii N, Nishihara Y. Pellagra encephalopathy among tuberculous patients: Its relation to isoniazid therapy. J Neurol Neurosurg Psychiatry. 1985;48:628–634.

[79]Coppola G, Epifanio G, Auricchio G, et al. Plasma free carnitine in epilepsy [sic] children, adolescents and young adults treated with old and new antiepileptic drugs with or without ketogenic diet. Brain Dev. 2006;28:358–365.

[80]Semino-Mora MC, Leon-Monzon ME, Dalakas MC. The effect of L-carnitine on the AZT-induced destruction of human myotubes: Part II. Treatment with L-carnitine improves the AZT-induced changes and prevents further destruction. Lab Invest. 1994;71:773–781.

39

자연의학치료는 검사실검사의 결과를 변화시킬 수도 있다

자연의학을 사용하는 의사나 한의사들은 "단지 자연에서 기원한 치료이기 때문에 자연의학적 치료는 모두 안전하다고는 생각하지 않는다."는 것을 자유롭게 인정한다. 이것은 기존 현대의학 처방의 25~33%가 천연물에서 유래하기 때문에 특정식물의 추출물도 충분히 부작용이 있을 수 있다는 것이 논리적이기 때문이다. 철학적으로 어떤 사람들은 약물형태와 식물추출물이라는 사실이 현대의학과 자연의학의 분리된 두 의학 사이에 차이가 있다는 것을 주장할 수도 있다. 그러나 많은 제품에 대한 이러한 논쟁은 '의약외품'을 만들기 위해 식물에서 활성물질을 분리시켜 표준화된 제품을 시중에 출시하고, 그 제품의 사용이 대중화되면서 약화되고 있다. 사실 의사들에게 독점되는 의약품이 제약회사에 의해 만들어지면 기존에 사용되었던 식물의약품의 전통적인 사용은 변화하기 마련이다. 식물에서 추출한 활성성분이 처방되는 현대의학의약품으로 연구되고, 시장에 출시될 때 부작용이 염려된다면, 이러한 상황에서는 비록 의약외품이라 해도 해당식물요법의 상호작용과 부작용이 발생할 가능성을 충분히 인식해야 한다. 의약외품은 자연의 의도적 균형에 대한 충분한 지식 없이 사용되는 경우에는 이러한 상호작용과 부작용의 염려가 더욱 커질 것이다. 물론 이것은 환자를 직접 대하는 의사나 한의사의 경우도 마찬가지이다. 의사라고 모두 자연의학에 대한 충분한 지식이 있는 것은 아니기 때문이다.

약물과 약물 간에 상호작용이 발생할 수 있는 것처럼, 약물과 자연의약품과의 상호작용도 충분히 발생할 수 있다. 생리적으로 발행하지 않는 반응이 특정의약품을 복용하는 동안 발생할 경우에는 부작용 및 상호작용에 대한 대상은 식물의약품, 비타민, 미네랄 및 다른 영양소의 보충 등에만 국한되지 않는다. 이렇게 변화되었을 것이라 염려되는 생리적, 화학적 기능 모두의 가능성이 계속 증가하고, 때때로 이러한 상호작용이 긍정적이고 부정적인 두 가지 영향을 모두 생산하는 광범위한 인체의 변화가 예상된다. 이러한 물질들의 생화학적 균형의 조작을 막기 위해 '최고의 의약품으로서 식품'의 개념을 변경시켜야 할 뿐만 아니라 더욱 적극적으로 이러한 약물을 포함한 모든 섭취되는 것들에 대한 상호작용을 연구하고 알려야 하겠다. 따라서 자연의학을 위시한 통합의학을 임상에 적용하는 의료인들은 기존의 것들과 자연요법을 결합하여 응용하기 때문에 이러한 의약품의 정교한 이해, 특히 어떻게 그것들이 기존의 약물과 어떤 상호작용을 하는지에 대한 이해가 중요하다. 이 사항은 최근 들어 학계에서 더 많은 관심을 받고 있는 주제에 해당한다. 이러한 필수적인 요소의 또 다른 영역은 자연의학의 식물성의약품이 현대의학적 검사결과에 미치는 영향을 조사하는 것이다. 이번 장에서는 이러한 상호작용에 대한 몇 가지 중요한 정보를 제공할 것이다.

건강기능식품과 검사결과 간의 상호작용

여러 가지 영양제를 시중에서 쉽게 접할 수 있는 현재의 시점에서 현대의학적 검사결과에 영향을 미칠 수 있는 건강기능식품은 10개 중 1개조차 해당하지 않는 것으로 보고된다. 이 사실은 아마도 이러한 건강기능식품들이 일반적으로 안전하기 때문이기도 하지만, 소비자들에게 제공되기 전에 필수적으로 이러한 상호작용에 대한 선별검사가 이루어지고 있지 않기 때문이기도 하다. 그러나 상호작용이 발생할 때의 결과는 주어진 검사실검사결과의 참고치에 대한 설정이 복잡다단한 인체내의 조건을 충분히 만족시키지 못해서 나타나는 결과일 수도 있다. 아무리 실험적으로 건강기능식품과 처방의약품과의 상호작용을 파악하는 데 한계가 있다 하더라도 문제가 상존하는 것은 사실이다. 특정질환 또는 건강하지 못한 상태를 해결하기 위한 특정건강기능식품에 대한 선호도는 의료인으로 하여금 알고자 하는 환자의 건강상태에 대한 검사결과치를 바꾸어 환자의 치료에 혼란을 주는 엄청난 결과를 초래할 수도 있다. 이번 장에서는 이러한 상호작용에 대해 최소한의 결과만을 다루고 있으며, 이는 의료인으로서 반드시 숙지하여야 할 사항에 해당한다고 하겠다.

알파리포산(α-Lipoic acid)

알파리포산은 일반적으로 특정한 건강목표를 달성하는 데 사용되는 목표가 정해진 영양소 중의 하나에 해당한다.

- **혈당** : 독일 프랑크푸르트의 한 내과팀에서 실시한 피루브산탈수소효소(pyruvate dehydrogenase) 복합체의 보조인자에 해당하는 알파리포산의 인슐린민감도와 포도당이용의 효용성에 대해 미치는 영향을 연구한 보고가 있었다. 이 연구는 제2형 당뇨병이 있는 10명의 마른 환자와 10명의 뚱뚱한 환자 그리고 건강한 10명의 마른 사람과 10명의 뚱뚱한 사람으로 구성된 대조군을 대상으로 진행되었다. 인슐린민감도와 포도당이용의 효용성은 경구 포도당부하 후 측정되었다. 정맥주사(IV)를 이용한 포도당내성검사는 4주 동안 하루에 두 번 알파리포산 600 mg의 경구투여 후에 계속적으로 수행되었다. 알파리포산은 당뇨병환자의 두 그룹에서 증가한 포도당이용의 효용성과 관련되었다. 높은 인슐린민감도와 낮은 공복혈당치는 당뇨병환자 중 마른 환자에서만 언급되었다. 또한 락테이트(lactate) 및 피루브산(pyrubate)은 포도당부하 전후, 당뇨병환자 중 비만환자와 마른 환자 모두에서 약 45%의 감소가 나타났다.[1]

표 39-1. 자연의학치료와 현대의학검사결과의 상호작용

자연치료제	상품명	응용	상호작용
Alpha-lipoic acid	α-lipoic acid, ALA, lipoic acid, thioctacid, thioctan	항산화작용: 당뇨, 망막병증, 백내장, 녹내장 예방 / HIV, 월슨병, 유산산증 보조적 예방	• 혈당: 제2형 당뇨병환자에서 인슐린내성을 줄이고, 당의 활용도를 높여 혈당을 낮춰 준다. • HbA1C: Th세포/Ts세포의 비율을 낮춰 준다.
Androstenedione	Andro, androstene	낮아진 남성호르몬농도를 조정해 준다. 운동능력을 높여 주고, 지구력을 키워 주며, 에너지 충전시간을 줄여 주며, 성적 능력도 증진시킨다.	• HDL: HDL 농도를 낮춘다. • Estrone, estradiol, testosterone, dihydrotestosterone: 이 모든 성호르몬의 농도를 높여 준다. • Nandrolone: 19-norandrostenedione 때문에 소변에서 nandrolone이 검출된다. • Testosterone: 초기에는 증가하지만 결국 정상치로 돌아온다.
Beta-glucan	β-glucan, beta-glycan, gifolan, schizophyllan	고콜레스테롤혈증, 암, HIV, 당뇨병, 알레르기 등의 질환에 도움이 된다.	WBC 계산: 백혈구를 증진시켜 준다.
Boron	Borate, boric acid, sodium borate	뼈를 튼튼하게 하여 퇴행성관절염을 치료한다. 정신의 기능을 북돋워 주고, 근력도 키워 준다.	• 에스트로겐: 이론적으로는 에스트로겐을 높여 준다. • 골밀도: 여성운동선수에서 골밀도를 높여 준다. • 인: 혈청 인농도를 낮춘다.
Glucosamine sulfate	D-Glucosantine, glucosanline sulphate (British spelling)	턱관절질환을 포함하여 퇴행성관절염환자에게 도움이 된다.	• 포도당: 혈당을 높여 준다. • 인슐린: 인슐린농도를 잠재적으로 높여 줄 수 있다.
N-acetyl cysteine	NAC	항염증작용; 점액용해; 글루타티온농도를 증가시켜 준다.	• PT: 응고시간 PT를 줄여 준다. • BP: NAC와 nitroglycerin의 조합은 혈압을 낮춰 준다. • Salicylate: 살리실산농도검사결과를 실제보다 낮게 나타낸다. • Chloride: 위양성결과를 나타낸다. • Creatinine: 크레아티닌농도검사결과를 실제보다 낮게 나타낸다. • Free cysteine: 혈청농도를 높여 준다. • Ketone: 소변 dipstick 검사에서 위양성을 나타낸다. • Lipoprotein A: 혈청농도를 낮춰 준다. • Lithium: 과량의 NAC는 리튬농도검사결과를 실제보다 낮게 나타낸다. • ALT/AST: 농도를 높여 준다.

자연치료제	상품명	응용	상호작용
Vitamin C		항산화작용: 암, 감염, 알레르기 등의 상태에서 정상면역기능을 유지시켜 준다. 인체 여러 생화학 반응의 보조인자로 작용한다.	• Acetaminophen: 소변검사에서 위음성 결과를 나타낸다. • AST: 실제보다 높게 나타낸다. • Bilirubin: 실제보다 높게 나타낸다. • Theophylline: 실제보다 낮게 나타낸다. • Carbamazepine (Tegretol): 실제보다 높게 나타낸다. • LDH: 실제보다 낮게 나타낸다. • Creatinine: 혈청 크레아티닌 및 소변검사 결과에서 실제보다 높게 나타낸다. • Calcium/sodium: 요중 칼슘을 실제보다 높게 나타내고, 요중 나트륨을 실제보다 낮게 나타낸다. • Glucose: 요중 포도당을 실제보다 높게 나타낸다. • Uric acid: 혈청 요산농도를 낮춰 준다. • HDL-2: 혈청 HDL-2 농도를 낮춰 준다. • Iron: 혈청 철과 페리틴의 측정결과가 증가한다. • Vitamin B_{12}: 비타민B_{12} 농도를 실제보다 낮게 나타낸다. • 분변잠혈: 구아약시험결과[122]에서 위음성반응을 나타낸다.
Calcium		골미네랄밀도	• 골밀도: 잠재적 증가 • 11-hydroxycorticosteroid 혈장농도: 잠재적 증가 • 17-hydroxycorticosteroid 요중농도: 잠재적 감소 • Gastrin: 잠재적 증가 • Glucose: 잠재적 감소 • 요오드(I-131) 흡수: 잠재적 감소 • Insulin: 혈장인슈린 잠재적 증가 • Lipase: 검사결과에서 감소한 것으로 잘못 나타남. • Magnesium: 검사결과에서 감소한 것으로 잘못 나타남.

122) 역자주: 분변잠혈검사

- **당화혈색소(HbA1C) 수준** : 아무런 효과가 관찰되지 않았지만, 알파리포산을 보충받는 환자에서 혈당수준은 충분히 평균보다 낮아질 수 있다.[2,3] 7개월간 여러 기관의 무작위 위약대조군 임상시험에서는 당뇨병환자에서 당뇨병과 연관된 증상에 대한 알파리포산의 효과를 조사했다. 연구는 6개월 동안 무작위 배정된 509명의 외래환자를 참여시켜 6개월간 알파리포산 600 mg을 하루에 세 번으로 나누어 투여하였다. 위약그룹은 3주 동안 알파리포산 600 mg을 투여받은 후, 하루 3회의 위약이 후속되었다. 이 실험을 진행해 본 결과 당화혈색소에는 명백한 효력이 없는 것으로 나타났다. 이 실험의 연구자들은 비록 당화혈색소와는 무관하지만 환자에게 악영향 없이 당뇨병성신경장애증상을 감소시키는 좋은 효과를 가지고 있다는 결론을 내렸다.[3]
- **Th세포/Ts세포의 비율(T-helper cell/T-suppressor cell ratio)** : 알파리포산은 HIV에 감염된 환자에서 Th세포/Ts세포의 비율을 향상시켜 주는 것으로 나타났다.[4]
- **Triiodothyronine(T3)** : 어떤 실험모델에서는 알파리포산이 T4보충제에 추가되었을 때 22~56% 정도의 T3생산감소가 발생한 것으로 나타났다.[5]

안드로스텐디온(Androstenedione)

호르몬의 개입으로 생리적 활동이 변경되거나 반대로 인체의 생화학적 과정을 변경하기 위해 사용될 때 잠재적인 약물과의 상호작용은 매우 많이 발생할 수 있다. 모든 환자들은 너무 자주 이러한 사용에 대해 의사에게 말하지 않고 진료에 임하며, 이러한 호르몬보충제가 환자의 복용유형과 복용량에 따라 수많은 체내 생화학적 작용을 한다는 것을 실감하지 못한다. 이 보충제는 인체의 건강을 지킨다는 목적으로 많은 환자에게 복용되지만, 안드로스텐디온은 실제로 중요한 심혈관계의 검사결과를 변화시킬 수 있다.

- **고밀도지단백(HDL)** : 안드로스텐디온은 고밀도지단백(HDL)을 억제할 수 있다.[6] 안드로스텐디온을 28일간 하루 세 번 100 mg씩 섭취한 젊은 남성들에서 HDL 혈중농도가 10% 정도 감소된 것으로 나타났다.[7]
- **Estrone 및 estradiol** : 안드로스텐디온은 estrone의 전구체이기 때문에 안드로스텐디온 보충제는 estrone과 estradiol의 수준을 높이는 원인이 될 수 있다.[6,7] 앞서 언급되었던 12주 연구에서 안드로스텐디온의 보충으로 방향화(aromatization)를 통한 부산물로 estrone과 estradiol이 다량발생하여 콜레스테롤의 확연한 증가를 보이는 부작용을 소개하였다.[6] 또한 55명의 남성을 대상으로 무작위 이중맹검임상시험을 28일간 진행하였는데, 55명 중 28명에게 100 mg의 안드로스텐디온을 하루 세 번 투여하였고, 나머지 27명에게는 위약을 투여하였다. 실험 후 혈청농도를 비교한 결과 안드로스텐디온의 증가(300%), 프리테스토스테론의

증가(45%), dihydrotestosterone의 증가(83%), estradiol의 증가(68%)가 나타났다.123)[7]

• Nandrolone : 환자의 소변검사결과를 살펴보면, 안드로스텐디온의 섭취에 의해 19-norandrostenedione과 안드로스텐디온이 소변으로 배출되어 nandrolone검출검사에서 양성으로 나타나게 된다.[8] Nandrolone는 화학구조와 생물학적 활동에서 남성호르몬과 유사한 근육강화스테로이드이다. 이것은 체육감독위원회에서 염려하는 대상이며, 대사물의 소변농도는 19-norandrostenedione을 측정하여 금지약물복용선수들을 찾아내는 검사로 사용한다. 제품에 따라 다르긴 하지만 안드로스텐디온의 복용으로 소변에서 19-norandrostenedione이 흔적 정도로 소량이지만 검출될 수 있어서, 선수가 불법적으로 스테로이드를 사용했다고 부당한 고발을 당할 수도 있다. 마찬가지로 미국의학협회저널(JAMA)에 주의용지에 명시된 바와 같이[8] 그것은 소비자 분석의 인증서를 제공하는 믿을 만한 제조업체에서 보충제구입을 권고하는 것도 중요하다.

도핑테스트의 억울함을 예방하고자 이에 대한 실험을 준비하였는데, 41명의 20~44세 남성을 대상으로 7일 동안 안드로스텐디온의 하루에 100 mg 또는 300 mg을 투여하는 임상시험을 진행하였다. 이 실험의 결과로 연구팀이 처방전 없이 약국이나 마트 등에서 판매된 안드로스텐디온에 19-norandrostenedione가 포함된 경우 nandrolone의 소변검출검사에서 양성반응이 나옴을 증명하였다. 또한 연구팀은 무작위로 7개의 처방전 없이 구입한 안드로스텐디온제품에 실제로 19-norandrostenedione이 포함되었는지를 확인하기 위해 소변검사를 시행하였다. 검사된 7개 제품에서 1개는 안드로스텐디온을 하나도 포함하지 않았고, 1개는 10 mg의 테스토스테론을 포함하였으며, 4개는 제품라벨에 명시된 용량보다 90% 적게 포함되어 있었다. 이로써 연구팀의 19-norandrostenedione이 있는 안드로스텐디온미량포함 추적은 대부분의 시중에 처방전 없이 판매되는 제품들이 도핑테스트에 양성으로 적발될 수 있다는 결론을 내렸다.

환자의 소변검사결과는 안드로스텐디온섭취에 의해 19-norandrostenedione과 안드로스텐디온이 소변으로 배출되어 nandrolone검출검사에서 양성으로 나타나게 된다.

• Testosterone : 자유 및 총테스토스테론의 농도는 비록 많은 환자에서 복용 후 시간이 경과하면 테스토스테론의 농도이상이 다시 정상화하기 시작한다고 하지만, 특히 안드로스텐디

123) 역자주: 여성호르몬인 에스트로겐은 E1, E2, E3의 세 종류로 구분되는데, 여기서 estrone은 E1으로 난소에 의해 분비되는 호르몬으로 안드로스텐디온에서 아로마타아제효소를 통해 합성되고, estradiol은 E2로 초경부터 월경 휴지기까지의 일차적인 에스트로겐으로 테스토스테론에서 생성된다. 그리고 estriol은 E3로서 임신기간 동안 16-Hydroxydehydroepiandrosterone sulfate(16-OH DHEAS)로부터 생성된다.

온사용의 첫 두 달 동안에는 높아질 수 있다. 이 효과는 테스토스테론생산을 위한 전구체로서의 안드로스텐디온 자체의 자연적 결과이다.[6]

베타글루칸(Beta-Glucan)

베타글루칸의 이용은 백혈구(WBC)수를 증가시킬 수 있다(백혈구증가증). 여러 가지 다른 복용량으로 베타글루칸을 수술 후 환자에게 투여하는 무작위 이중맹검위약대조군 임상시험이 진행되었다. 0.1 mg/kg, 0.5 mg/kg 또는 1.0 또는 2.0 mg/kg 등의 복용량에 차등을 두어 흉부 또는 복부 수술 후 감염이 발생하기 쉬운 높은 위험군환자 67명에게 투여하였다. 그 결과 심각한 감염은 0.1 mg/kg의 가장 낮은 용량을 복용한 3명의 환자와 위약을 받은 4명의 환자에서 발생하였고, 높은 용량을 복용한 환자 중에서는 단지 1명에서 감염이 나타났다. 모든 투여군에서는 일반적으로 백혈구증가증이 관찰되었고, 이에 실험을 진행한 연구원들은 베타글루칸이 수술 후의 감염속도를 줄일 수 있다는 결론을 내렸다.[9] 신체의 방어는 베타글루칸에 의해 상승되기 때문에 이러한 환자에서 높은 수치의 WBC계산이 발생한 것일 수 있다. 이 실험결과는 베타글루칸보충제의 치료효과를 보여 주었다고 볼 수 있다. 그러나 베타글루칸이나 기타 면역자극물질의 사용을 임상의에게 보고하지 않은 경우에는 보충제를 복용한 환자의 상승된 WBC count가 건강한 공급자에서 실제로 존재하지 않는데도 감염 또는 기타 면역에 문제가 있다고 생각하도록 하는 원인을 제공할 수 있다.

붕소(Boron)

골다공증치료에 대한 많은 보충제가 존재하는데, 붕소와 같은 미량원소는 골밀도를 최적화하기 위한 보조요법으로 사용되고 있으며 실질적인 효과를 가지고 있다. 미네랄 또한 에스트로겐과 인의 농도에도 영향을 줄 수 있다.

- **에스트로겐** : 붕소는 에스트로겐농도를 높이는 것으로 알려져 있다. 따라서 에스트로겐약물과 동반해서 사용하면 예상되는 것보다 혈청 에스트로겐농도가 더욱 증가할 수 있다.[10] 이러한 잠재적인 상호작용은 몸의 에스트로겐효과를 향상하는 붕소의 능력으로부터 발생할 수 있는 이론적 상승효과에 기반을 두고 있다. 따라서 붕소는 에스트로겐의존성질병을 앓는 환자나 관련 질환의 위험을 가지고 사람들에게 생리적 및 병리적 영향을 미칠 가능성 때문에 조심스럽게 사용되어야 한다.
- **골밀도** : 붕소는 여성운동선수의 골밀도를 높일 수 있는 것으로 나타났다.[11] 임상시험에서 움직임이 별로 없는 대조군에서 골밀도가 다소 감소한 반면, 17명의 여성운동선수에서는 1년간의 연구기간 동안 골밀도가 약간 증가한 것으로 나타났다.

• **인** : 붕소는 또한 몇몇의 환자에서 혈청 인농도를 줄이는 것으로도 보고되었다.[11] 연구에 의하면 이 미네랄을 복용한 여자대학생은 혈청 인 농도가 낮아진 것으로 나타났다. 동일연구에서 붕소를 투여한 그룹은 마그네슘농도도 낮게 나타났는데, 이 결과는 운동의 참여와도 확연한 관련이 있는 것으로 생각된다.[11]

글루코사민황산염(Glucosamine Sulfate)

시장에서 가장 인기 있는 영양소 중 하나인 글루코사민은 퇴행성관절염의 불편감을 덜어 주고 관절의 퇴행성변화를 억제하는 효과를 가지고 있는 것으로 알려진 안전한 영양소이다. 그러나 일부 민감한 환자에서 혈당치가 상승될 수도 있는 몇 가지 증거가 있다. 따라서 이러한 영양제를 사용하는 경우에는 당불내성이 있거나 당뇨병이 있는 관절염환자에서는 의사나 한의사와의 상담을 통해 신중히 복용하는 것이 중요하다.

• **혈당** : 글루코사민은 인슐린저항을 증가시키거나 인슐린생산을 감소시켜서 혈당을 상승시킬 수 있다.[12,13] 글루코사민을 투여한 쥐의 골격근에서 인슐린에 의한 PI 3K(phosphoinositide 3-kinase)의 조기활성화에 문제가 있는 것으로 나타났다. 하지만 오랫동안 인슐린을 계속 주입하자 인슐린에 대한 PI 3K 반응이 다시 되살아나는 것으로 나타났다.124)[13]
• **인슐린** : 한 연구결과에 의하면 글루코사민은 포도당에 유도되는 인슐린분비과정에 손상을 일으킬 수 있다고 한다.[14] 이 연구결과는 글루코사민을 계속적으로 투여한 연구모델에서 발견되었는데, 연구팀은 글루코사민이 포도당유발인슐린분비에 심각한 장애를 일으키는 것으로 결론지었다. 또한 동일연구팀은 글루코사민에 유도되는 베타세포분비기능장애가 아르기닌 같은 비혈당의 자극에서도 발견되었다고 발표하였다. 이러한 인슐린분비기능장애의 패턴은 비인슐린의존당뇨병(NIDDM) 환자에서 볼 수 있다. 따라서 이러한 연구결과로 미루어 볼 때 글루코사민은 비인슐린의존당뇨병 환자의 베타세포에 포도당독성을 증가시킬 수 있다.

이러한 잠재적인 부작용이 광범위하게 입증되지는 않았지만, 연구에서 나타난 것처럼 글루코사민주사 또는 동물모델을 통한 결과에 근거하여 임상적으로 환자가 글루코사민을 경구섭취하는 경우에는 유사한 효과를 경험할 수 있을 것이라고 충분히 예상가능하다. 그러나 또 다른 연구결과를 살펴보면 12주 동안 하루에 1,500 mg으로 글루코사민황산염을 복용한 환자그룹에서 혈중

---

124) 역자주: PI 3K는 인슐린에 의해 활성화되어 Akt/PKB와 PKC7 cascade를 활성화시킨다. 활성화된 Akt는 GSK-3를 억제하여 글리코겐을 만들고, mTOR를 통해 단백질도 만들며, 세포자멸사를 유발하는 BAD 등을 억제하여 세포생존에 관여한다. 여기서 글리코겐을 생성하면서 혈당을 낮추게 된다. 따라서 PI 3K는 세포의 생존, 사멸과 증식, 유전자 복제, 전이 등에 핵심적인 역할을 하는 단백질가수분해효소이다. 참고로 이러한 중요한 효소가 저산소증과 같은 극심한 스트레스에 시달리다 보면 돌연변이를 일으켜 암을 유발할 수도 있고, 암세포를 성장시키고 증식, 침윤, 전이를 일으키게 하는 악질 분자로 변신할 수도 있다. 대부분의 암종에서 매우 흔하게 발견되는 돌연변이유전자이다.

인슐린농도가 증가한 사실이 발견되기도 하였다. 이것은 아직 개체 간의 변이를 수용할 만한 대규모연구가 시행되지 않았기 때문에, 글루코사민이 혈당이나 인슐린저항성에 악영향을 미친다고 결정할 만한 근거는 아직 미비하다고 할 수 있다.

N-아세틸-시스테인(NAC)

NAC는 L-시스테인의 아세틸유도체이다. 이것은 강력한 항산화작용, 자유라디칼청소작용, 항염증과 뮤코다당류가수분해작용 등을 가지고 있으며, 글루타티온농도도 높여 주는 효과를 가진다. 이것은 아세트아미노펜의 간세포독성방지를 위해 현대의학에서 처방되는 의약품의 하나로 약국에 비치되어 있다.125)

- **프로트롬빈시간**126) : 건강한 사람에서 NAC의 정맥주입은 프로트롬빈시간을 상당하고 급격하게 감소시키는 결과를 초래한다. 한 연구에서 응고인자 II, VII 및 X, 프로트롬빈시간(PT)의 세 가지 요소는 변화의 정도가 다양하긴 하지만 크게 감소한 것으로 나타났다.[15]
- **혈압** : 현대의학의 일반치료에 반응이 없는 불안정협심증(unstable angina)환자 46명을 대상으로 니트로글리세린정맥주사효과와 니트로글리세린에 NAC를 추가한 제제의 정맥주사효과를 비교하는 무작위 이중맹검 임상시험이 진행되었다. 니트로글리세린에 NAC를 추가한 제제의 정맥주사를 시행한 그룹은 대조군에 비해 급성심근경색위험이 확연히 줄었고, 대조군에 비해 저혈압증상이 자주 관찰되었는데, 이로써 니트로글리세린에 NAC를 추가한 제제의 정맥주사가 혈압도 낮추는 것으로 결론지어졌다.[16]
- **살리실산** : 혈청 NAC농도가 50 mg/dL 이상으로 나오도록 NAC를 정맥주사로 투여한 경우에는 실제보다 낮은 혈청 살리실산의 검사결과가 발생할 수 있다.[17]
- **염화물** : NAC는 혈청 염화물검사에서 위양성(false-positive)의 결과를 유발할 수 있다.[17]
- **크레아티닌** : NAC는 낮은 혈청 크레아티닌의 검사결과를 유발할 수 있다.[17]
- **Free cysteine** : NAC는 시스테인(free cysteine)의 혈청농도를 높일 수 있다.[17]
- **케톤** : 비뇨기 딥스틱(dipstik)검사에서 NAC는 소변내 케톤의 위양성(false-positive)결과를 유발할 수 있다.[17]
- **지질단백질[lipoprotein(a)]** : NAC는 지질단백질[lipoprotein (a)]의 혈청농도의 검사결과를 낮춘다.[17]
- **리튬** : 높은 혈청 NAC농도는 혈청 리튬농도를 실제보다 낮게 나타낼 수 있다.[17]
- **간기능검사(LFT), ALT/AST** : NAC는 AST와 ALT의 농도검사결과를 실제보다 높게 나타낼

125) 역자주: NAC가 의사들에 의해 가장 자주 처방되는 것은 감기의 기침을 억제하는 데 사용된다.
126) 역자주: 응고시간

수 있다. 실제 사례를 예로 들면 낭포성섬유증(cystic fibrosis)치료를 위해 대량으로 NAC가 투여된 두 아동에서 간기능검사결과가 실제보다 높게 나타났다.[18]

칼슘(Calcium)

칼슘은 골밀도, 신경전달, 근육수축, 혈관확장, 세포막투과성, 효소반응, 그리고 혈액응고를 유지하는 등 다양한 생리기능을 위한 중요한 미네랄이다.

- **골밀도(BMD)** : 60세 이상의 골다공증이 없는 폐경 후 여성을 대상으로 1,000 mg의 탄산칼슘알약이나 우유섭취를 통해 칼슘을 보충하여 보충된 칼슘량당 골밀도의 변화를 관찰하는 무작위 위약대조군 임상시험이 진행되었다. 하루평균 1,633 mg의 총칼슘섭취량의 여성은 대전자에서 뼈소실이 더 이상 없었고, 척추와 대퇴골목부위의 골밀도에 상당한 증가를 보여 주었다. 위약그룹은 하루평균 683 mg의 칼슘을 섭취하고 2년 후 평가를 통해 자신의 대전자 골밀도의 3.0%를 잃은 것으로 나타났다. 우유로 하루평균 1,028 mg의 칼슘섭취를 한 여성은 골밀도의 큰 저하는 발견되지 않았으나 대전자에서 최소한의 소실이 인정되었다.[19]
- **11-, 17-Hydroxycorticosteroids** : 사례보고에 따르면 칼슘 글루콘산(calcium gluconate)이 정맥으로 주입될 경우는 혈장 11-hydroxycorticosteroid의 농도를 증가시킬 수 있고, 소변내 17-hydroxycorticosteroid의 농도는 줄여 줄 수 있다.[17]
- **Gastrin** : 탄산칼슘(calcium carbonate)은 섭취 후 30~75분 이내에 혈청 가스트린농도를 증가시킬 수 있다.[17]
- **포도당** : 보고된 대로 칼슘글루콘산은 신생아에서 혈당을 떨어뜨릴 수도 있다.[17]
- **I-131 흡수** : 칼슘글루콘산은 I-131의 혈청 흡수율을 떨어뜨릴 수 있다.[17]
- **인슐린** : 신생아에서 보고된 대로 칼슘글루콘산은 혈장 인슐린농도를 증가시킬 수 있다.[17]
- **Lipase** : Teitz방법을 사용하여 5 mmol/L 이상의 농도로 혈청 리파제농도를 측정하면 칼슘이온의 검사결과를 실제보다 낮출 수 있다.[17]
- **마그네슘** : 칼슘글루콘산은 혈청 마그네슘농도 검사결과를 실제보다 낮게 변화시킬 수 있다.[17]

비타민 C

비타민 C(아스코르빈산)는 다양한 조건에 사용되는 수용성비타민이다. 이것은 감염, 암 및 알레르기에 대한 면역기능을 정상적으로 유지하는 항산화기능 및 자유라디칼청소기능이 중요하고, 여러 생화학적 경로에 필요로 하는 보조인자이다. 이러한 다양한 용도로 인해 다량으로 소비되는 비타민 C는 잠재적으로 많은 검사에서 상호작용으로 결과에 혼란을 자주 초래한다.

- **Acetaminophen** : 비타민 C는 acetaminophen 관련 소변검사결과에서 위음성(false-negative)을 초래할 수 있다.[17]
- **AST** : 아스코르빈산은 산화환원반응(Redox reactions)을 이용한 간기능검사에서 AST가 실제보다 높게 측정되는 거짓결과를 유발할 수 있다.[17]
- **빌리루빈** : 비타민 C는 간기능검사에서 빌리루빈이 실제보다 높게 측정되는 거짓결과를 유발할 수 있다.[17]
- **테오필린(Theophylline)** : 많은 양의 비타민 C는 테오필린이 실제보다 낮게 측정되는 거짓결과를 유발할 수 있다.[17]
- **Carbamazepine(Tegretol)** : 비타민 C는 카르바마제핀이 실제보다 높게 측정되는 거짓결과를 유발할 수 있다.[17]
- **락트탈수소효소(LDH)** : 비타민 C는 LDH가 실제보다 높게 측정되는 거짓결과를 유발할 수 있다.[17]
- **크레아티닌** : 비타민 C가 혈액검사 또는 소변검사에서 크레아티닌이 실제보다 높게 측정되는 거짓결과를 유발할 수 있다.[17]
- **칼슘/나트륨** : 비타민 C는 소변검사에서 칼슘은 실제보다 높게, 나트륨은 실제보다 낮게 측정되는 거짓결과를 유발할 수 있다.[18]
- **포도당** : 비타민 C는 구리감소법(예; Clinitest)으로 측정하는 경우 포도당소변검사결과의 거짓증가를 일으킬 수 있고, 포도당산화효소법(예; Clinistix, Tes-Tape)으로 측정하는 경우에는 포도당의 거짓감소를 일으킬 수 있다.[18]
- **요산** : 많은 양의 비타민 C는 혈청요산이 실제보다 낮게 측정되는 거짓결과를 유발할 수 있다.[18]
- **고밀도지단백-2(HDL-2)** : 3년간 낮은 HDL콜레스테롤수치와 정상 LDL콜레스테롤수치의 관상동맥질환환자 160명을 대상으로 항산화제 및 simvastatin, 니아신 등의 다양한 조합으로 치료를 시행하였다. 이러한 치료에서 비타민 C는 베타카로틴, 셀레늄과 비타민 E와 함께 심장질환환자의 HDL-2농도를 15% 이상 낮추어 주는 것으로 나타났다.[20]
- **철** : 비타민 C는 철흡수와 혈청 철, 페리틴과 같은 철의 혈중농도 측정수치를 높이는 것으로 나타났다.[21]
- **비타민 B_{12}** : 많은 양의 비타민 C는 비타민 B_{12}가 실제보다 높게 측정되는 거짓결과를 유발할 수 있다.[22]
- **Occult stool** : 비타민 C는 구아약검사 결과[127]에서 위음성(false-negative) 반응을 나타낸다.[23]

---

127) 역자주: 분변잠혈검사

식물성제제와 검사결과 간의 상호작용

식물성제제는 의약품과 잠재적으로 많은 상호작용을 일으킬 수 있다. 복잡하지만 풍부한 치료 혜택을 제공하는 식물의 활성화학성분 역시 긍정적으로든지 부정적으로든지 검사실 결과의 정확성을 변경시킬 수 있고, 신체의 생화학적 경로에 효과를 변화할 수 있다.

표 39-2. 식물성제제와 의학적 검사결과의 상호작용

자연치료제	상품명	응용	상호작용
Goldenseal (Hydrastis canadensis)	Goldenroot, hydrastis, Indian turmeric, yellow root	항균작용: 비충혈, 고창(flatulence, 위창자내 공기참), 상기도감염 등을 치료한다.	빌리루빈농도를 증가시킨다.
Grapefruit	Grapefruit, pomelo, toronja	체중감소, 항암약물: 콜레스테롤 환원작용: 칼륨, 비타민 C, 섬유질공급원	다음의 여러 가지 약물의 혈청농도를 증가시킨다. amlodipine, nifedipine, nisoldipine, felodipine, nimodipine, nicardipine, diltiazem, verapamil, buspirone, midazolam, triazolam, diazepam, carbamazepine, cisapride, cyclosporin, estradiol, lovastatin, saquinavir, simvastatin, atorvastatin, terfenadine, losartan
Botanical componentglucosinolates	Indole-3-carbinol, 3-indolyl-carbinol, 13C (흔한 공급원은 브로콜리, 콜리플라워, 기타 십자화과채소 등)	유방암과 결장암을 예방하고, 간해독을 통해 SLE환자에게 도움이 된다.	ALT/SGIT를 약간 상승시킨다.
Hypericum perforatum	St. John's Wort (성요한풀)	우울증	여러 약물대사에 영향을 미친다. PT/ INR: warfarin (Coumadin)을 투여받는 환자의 PT/INR을 감소시킨다. TSH: TSH농도를 높일 수도 있다.
Olea europaea	Olive leaf	고혈압: 정균작용	혈압, 혈당, 칼슘 농도의 감소

Note: 위의 식물성제제와 약물 간의 상호작용은 현재까지 발표된 논문자료를 기준으로 작성하였으며, 계속적인 업데이트가 필요하다.
HIV=human immunodeficiency virus, OA=osteoarthritis, TMJ=tempormandibular joint, URI=upper respiratory infection, SLE=systemic lupus erythematosus, HDL=high-density lipoprotein,
WBC=white blood cells, ALT=alanine aminotransferase, SGPT=serum glutamic pyruvic transaminase.

골든실(Goldenseal)

골든실-히드라스티스(*Hydrastis canadensis*)는 항균작용으로 잘 알려진 식물성치료제이다. 골든실은 항균작용과 함께 빌리루빈수치에도 영향을 줄 수 있는데, 간기능검사에서 빌리루빈수치를 높이는 것으로 보고된다. 이러한 효과는 골든실에서 berberine을 분리하여 사용할 경우에 나타나지만, 전체 골든실이 사용되었을 때는 이러한 효과가 결정적으로 입증되지는 않았다. 빌리루빈은 알부민으로부터 변환되기 때문에 총빌리루빈과 비결합빌리루빈 수치의 실질적 증가는 berberine을 이용할 때 상승될 수 있다. 이 효과는 정상적인 쥐를 이용한 과산화효소동역학방법(peroxidase kinetic method)을 사용하여 연구되었다. Berberine은 빌리루빈생성과 관련된 약리작용을 가진 phenylbutazone에 비해 10배 우수한 빌리루빈생성효과를 가진 것으로 실험에서 발견되었다.128) 같은 연구에서 berberine 또한 papaverine이라는 berberine과 유사한 구조를 가진 알칼로이드보다 빌리루빈을 생성하는 데 약 100배 더 효과적인 것으로 나타났다.[24] 따라서 연구팀은 핵황달(kernicterus)로 고생하는 신생아들은 berberine을 함유한 어떠한 제제도 투여하지 말아야 할 것이라고 경고하였다. 이러한 berberine이 포함된 식물로는 오레곤포도(*Berberis vulgaris*) 등이 포함된다.

의약품과 자몽주스를 동시에 섭취하면
체내에서 해당약물의 농도가 증가한다.

자몽(Grapefruit)

자몽은 명성이 자자한 할리우드자몽다이어트 때문에 매우 유명하게 되었고, 이 열매는 수많은 의약품을 포함하여 체내에서 대사되는 여러 가지 물질들의 혈중농도를 극적으로 증가시킬 수 있는 효과를 가지고 있다. 수많은 의약품의 혈중농도가 증가된 사례들이 많이 보고되고 있고, 의학적으로 필요한 혈액 및 소변 검사시 많은 영향을 줄 수 있다. 혈중농도가 상승될 수 있는 약물 중에는 amlodipine, nifedipine, nisoldipine, felodipine, nimodipine, nicardipine, diltiazem, verapamil, buspirone, midazolam, triazolam, diazepam, carbamazepine, cisapride, cyclosporin, estradiol, lovastatin, saquinavir, simvastatin, atorvastatin, terfenadine, losartan 등이 있다.[4] 이러한 의약품과 자몽주스를 동시에 섭취하면 체내에서 해당약물의 농도가 증가한다.[25]

자몽의 주된 효과는 간과 소장에서(주로 소장에서) 시토크롬 P450(CYP450) 효소와 CYP3A4 및

128) 역자주: phenylbutazone은 해열진통제의 일종임. 진통 및 해열 작용은 다른 NSAIDs보다 약하지만 항염증작용과 항류마티스작용이 강하다. 모세혈관 투과성을 억제함으로서 작용하는 것이 약리기전. 부작용으로서 부종, 위장장애, 피부발진, 조혈장기의 장애(백혈구감소, 과립구감소, 빈혈, 혈소판감소 등)가 발생할 수 있어 장기복용은 금한다.

P-glycoprotein pump의 억제를 통해 작용하는 것으로 보인다. 이것은 자몽주스와 함께 섭취하는 의약품의 1상 대사감소를 유발하여 해당약물의 생체이용률의 향상과 혈장농도증가로 나타난다. 대부분 이러한 현상의 영향을 받는 약물은 체내 1상대사에서 생체이용률의 저하도가 큰 약물들이다. 이러한 약물 중에는 felodipine, nitrendipine, nisoldipine 및 saquinavir 등이 있다. 이러한 경우에 약물과 상호작용은 대부분 해당약물의 70%를 초과하는 값, 단일복용 이후 혈장농도 변화 커브의 최고 혈장 약물농도 이하영역의 평균증가로 표시된다. Nifedipine, nimodipine, verapamil, cyclosporin, midazolam, triazolam 및 terfenadine 등의 혈중농도증가는 적은 정도이지만 여전히 임상적으로 영향이 있는 것으로 보인다.

이러한 상호작용의 가장 큰 원인으로 여겨지는 자몽주스의 구성요소는 psoralen에서 파생된 요소이고, 보다 정확하게는 furanocoumarins과 플라보노이드 naringenin으로 알려진 성분들이다. 최근의 연구에 의하면 furanocoumarins epoxybergamottin 및 dihydroxybergamottin은 자몽주스에서 앞서 언급한 인체대사의 억제작용을 하는 주요성분으로 나타났으며, naringin과 그 배당체들도 이러한 효과에 보조적으로 기여하는 것으로 나타났다.129) 환자가 어떤 약물과 함께 자몽주스를 마시면 해당약물의 효과가 너무 증가하기 때문에, 자몽효과에 관한 연구자들은 광범위하게 CYP3A4경로에 의해 대사되는 약물을 먹게 된다면 약효가 증가하여 약물과다복용의 위험에 노출될 수 있어서, 이러한 약물을 복용하는 환자들은 자몽주스를 마시는 것을 회피해야 한다는 결론을 내렸다.[25]

또 다른 연구에서 자몽주스 250 mL를 마시면 amlodipine 5 mg의 단일 경구복용에서 115%의 단일 최대혈중농도(Cmax)를 일으키는 것으로 보고되었다.[26] 또 다른 시험에서는 자몽주스와 함께 복용한 felodipine의 평균생체이용률은 물로 섭취한 해당약물의 생체이용률과 비교하여 284%(범위 164~469%)에 해당한다고 지적하였다. 또 다른 약물인 buspirone에 대한 자몽주스의 효과는 10명의 건강한 자원봉사자가 2일 동안 두 배로 농축한 자몽주스 혹은 물 200 mL를 하루에 세 번 마시면서 비교하는 실험으로 연구되었다. 셋째 날에는 200 mL의 자몽주스 또는 물과 buspirone이 투여된 후 추가로 200 mL를 마시고, 그 후 0.5시간과 1.5시간마다 buspirone 10 mg이 주어졌다. 그 결과 자몽주스의 소비로 인한 buspirone의 혈중농도 평균증가는 4.3배(범위 2~15.6배)에 달하는 것으로 나타났다.[27]

글루코시놀레이트(Glucosinolate)

과학적인 검증을 통해 브로콜리와 콜리플라워 및 이들 식물들과 같은 종류의 식물은 심각한

---

129) 역자주: 자몽과 감귤류에 포함되어 있는 naringin은 위와 같은 대사억제작용도 갖지만, 항산화효과도 뛰어난 것으로 보고된다. 특히 1999년 국립감귤시험장의 연구에서 덜 익은 감귤(靑皮)에는 기능성 물질인 Naringin과 Hesperidin이라는 항산화와 비만예방에 상당히 유효한 성분이 완숙된 감귤에 비해 각각 5배와 10배 더 많이 함유되어 있다는 사실을 밝혀냈다.

여러 질병을 충분히 예방할 수 있다고 증명되었다. 비록 보조제형태로 복용했을 때에도 식물들의 유효성분인 글루코시놀레이트에 의해 인체에 충분히 유익한 효과를 발휘할 수 있었다. 보조제로서 글루코시놀레이트를 복용한 일부 환자에서 간기능검사의 효소치로 알려진 ALT의 약간 증가가 발생할 수 있지만, 이로 인한 간 등의 장기에 악영향은 없는 것으로 보인다.[28]

이러한 글루코시놀레이트의 유방암에 대한 효과를 관찰하기 위한 실험이 시도되었는데, 유방암유발위험군에 해당하는 60명의 여성에 대한 연구에서 해당환자들에서 50, 100, 200, 300, 또는 400 mg의 indole-3-carbinol을 투여하고 경과관찰을 시행하는 실험이 진행되었다.130) 유방암에 대한 화학방어적 요소로서 하루 최소유효용량은 300 mg이었다. 이런 최소유효량 측면에서 더 큰 단위의 indole-3-carbinol이 투여되어야 하겠지만, 환자들에 대한 최소한의 위험부담을 위해 안전하게 사용될 수 있도록 용량을 조절하였다. 그리고 일부 환자에서 ALT의 경미한 증가가 발생하였지만 이에 대한 이유는 아직 알려져 있지 않다.131)

성요한풀(芒种花, St. John's Wort)

성요한풀(*Hypericum peiforatllm*)은 우울증과 기분장애의 치료를 위해 자주 활용되는 식물성의 약품이다. 탁월한 항우울제활성에 주된 성분은 hypericin, hyperforin 및 adhyperfori 등이 해당된다. 성요한풀은 시토크롬 P450 1A2(CYP1A2), 2C9(CYP2C9) 및 3A4(CYP3A4) 효소를 유도하는 것으로 생각된다. 성요한풀은 광범위하게 의약품대사와 연관되어 상호작용한다는 것이 잘 확립되어 있다. 이 중 몇 가지는 에스트로겐/프로게스틴피임약, warfarin(Coumadin), SSRI항우울제, alprazolam(Xanax), barbiturates, amitriptyline, nortriptyline, Nefazodone(Serzone), Digoxin (Lanoxin), Clopidogrel(Plavix), cyclosporin, H_2 antagonist, 항진균제, protease inhibitor, 칼슘채널차단제 CCB, 스테로이드, erytltromycin, cisapride(propulsid), fexofenadine(Allegra), loperamide(Imodium), quinidine, meperidine(Demerol), Irinotecan(Camptosar), Imatinib (Gleevec)[4] 등을 포함한다. 하지만 현재 데이터에 의하면 실제 체내에서 일어나는 상호작용은 실

130) 역자주: Indole-3-carbinol은 인돌그룹의 부속물로 회색빛이 도는 흰색의 고체이며, 절단, 분쇄, 저작과 같은 분해과정 혹은 조리과정 및 생체내 효소에 의해 생성된다. Myrosinase에 의해 전구체인 indole-3-glucosinolate로부터 만들어진다. 배추, 콜리플라워, 브로콜리, 케일, 콜라드, 싹눈양배추와 같은 십자화과채소에 많이 들어 있다.

131) 역자주: 참고로 위 십자화식물에 풍부한 글루코시놀레이트가 유방암 및 대장암을 예방하는 효과가 있는데, 여기에 또 다른 유방암과 대장암의 치료와 관련된 플라보노이드인 아피제닌을 소개한다. 아피제닌(apigenin)은 염증과 산화스트레스를 억제하고 탄수화물대사를 증진시키는 효과가 있는 파슬리, 캐머마일, 황근, 페퍼민트, 양파, 셀러리 등에 포함된 플라보노이드이다. 미국 웨스턴리저브대학 암센터의 연구에 따르면 아피제닌은 결장직장암을 위시하여 전립선암, 유방암, 폐암 등의 발병위험성을 높이는 것으로 알려진 IGF-1(Insulin-like Growth Factor-1)의 수치를 낮추고, 발암위험성을 낮추는 요인으로 꼽히는 IGFBP-3(Insulin-like Growth Factor Binding Protein-3)의 수치를 크게 증가시킨 것으로 밝혀졌다. 파리대학 세인트루이스병원의 '아피제닌의 에스트로겐민감성유방암세포주 MDA-MB231에 대한 연구'에서 아피제닌이 유방암세포주 MDA-MB231의 신생혈관을 차단하여 암세포를 죽게 하는 것으로 알려졌다. 또한 우리나라의 서울가톨릭대학 암연구센터의 '자궁경부암세포주에서 아피제닌에 의한 세포사유도'라는 제목으로 발표된 논문에 따르면, 아피제닌은 대장암 및 유방암 등 여러 가지 인체암세포주에서 세포성장억제, 세포주기억제 및 세포자멸사를 유도하는 것으로 나타났다. 이는 아피제닌이 cyclin D1, D2, E 및 CDK 2,4,6을 감소시켜 세포주기를 억제하거나 종양억제유전자 Fas/APO-1과 카스파제발현유도를 통해 세포자멸사를 일으키는 것으로 알려졌다.

험실값과 유사한 광범위한 상호작용을 가지고 있는 것은 아니라고 제시한다.

- **프로트롬빈시간(PT)/국제정상화비율(INR)** : 비록 최근의 연구에서 감소된 INR의 이유를 밝혀내지는 못하였지만 성요한풀은 warfarin(Coumadin)[29]이 투여되는 환자에서 PT/INR의 결과를 줄이는 것으로 나타났다.[30]
- **갑상선자극호르몬(TSH)** : 일부 예비자료에 따르면 성요한풀은 TSH의 수준을 향상시킬 수도 있는 것으로 나타났다. 혈액검사 3~6개월 전부터 성요한풀이 보충되어 온 환자들에 대한 전화조사에서 TSH의 증가는 상호연관된 것으로 나타났다.[31]

올리브잎

올리브(*Olea europaea*)의 기름과 잎 모두 의학적으로 사용되고 있다. 잎의 주요성분은 항산화 및 정균 활동이 있는 oleuropein이다.[132] 올리브잎은 고혈압뿐만 아니라 독감, 폐렴, 엡스타인-바(Epstein-Barr)바이러스(EBV)와 간염과 같은 수많은 종류의 바이러스성 및 세균성 감염의 치료에 사용된다. 소규모 연구에서 3개월 동안 올리브잎의 물추출물을 복용한 결과 통계적으로 의미있는 혈압, 혈당, 그리고 칼슘농도의 감소를 보여 주는 것으로 나타났다.[32]

결론

한약을 포함한 자연의약품은 우리의 조상들이 수천 년 동안 우리의 존재 자체를 유지하기 위해 필요한 것으로 인정하며 응용하여 왔다. (자연의약품을 먹고 죽은) 소크라테스가 증명하듯이 모든 천연물질은 안전한 것은 아니고, 때로는 도움을 주는 요소와 해를 끼치는 요소 사이에는 아주 미세한 차이가 있을 수 있다. 기술의 발전과 자연의약품에 대한 관심증가 때문에 우리는 예전부터 의약품으로 소비하고 있다는 것을 깨닫지 못하고 자연의약품을 일상적으로 활용하는 경향이 있다. 이러한 상황은 이들 의약품의 임상효과에서 때로는 긍정적이고, 때로는 부정적으로 의학적 검사결과치를 변경할지도 모르고, 이들이 일으키는 약물 간 상호작용 때문에 자연의약품소비에 부정적인 의사들도 많은 실정이다. 따라서 이러한 상호작용에 관련된 정보가 충분히 제공되어 자연의약품을 사용하는 데 안전하고 신중한 방법을 의사와 소비자들에게 안내할 것으로 믿는다. 따라서 한약을 포함한 아직 증명되지 못한 여러 자연의약품에 대한 연구가 계속 진행되어야 할 것이다.

---

132) 역자주: 정균(bacteriostatic)은 세균의 발육을 억제하는 것으로 세균을 완전히 사멸시키는 것은 아니며, 반면 살균(bacteriocidal)은 경우에 따라 유익한 균까지 모두 죽이는 것을 말하는 것이다.

참고문헌

[1]Konrad T, Vinci P, Kusterer K. Alpha-lipoic acid treatment decreases serum lactate and pyruvate concentrations and improves glucose effectiveness in lean and obese patients with type 2 diabetes. Diabetes. 1999;22:280–287.

[2]Ziegler D, Hanefeld M, Ruhnau K. Treatment of symptomatic diabetic polyneuropathy with the antioxidant thiotic acid (a-lipoic acid): A 2 year, multicenter, randomized, double blind, placebo controlled trial (ALADIN II). Free Radic Res. 1999;13:171–177.

[3]Ziegler D, Hanefeld M, Ruhnau KJ, Hasche H, Lobisch M. Treatment of symptomatic diabetic polyneuropathy with the antioxidant alpha-lipoic acid: A 7-month multicenter randomized controlled trial (ALADIN III Study): ALADIN III Study Group. Alpha-Lipoic Acid in Diabetic Neuropathy. Diabetologia. 1995;38:1425–3143.

[4]Jellin JM. Natural Medicine Comprehensive Database. Stockton, CA: Therapeutic Research Faculty, 2002.

[5]Segermann J, Hotze A, Ulrich H, Rao GS. Effect of alpha-lipoic acid on the peripheral conversion of thyroxine to triiodothyronine and on serum lipid-, protein- and glucose levels. Arzneimittelforschung. 1991 Dec;41(12):1294–1298.

[6]Broeder CE, Quindry J, Brittingham K. The Andro Project: Physiological and hormonal influences of androstenedione supplementation in men 35 to 65 years old participating in a high intensity resistance training program. Arch Intern Med. 2000;160:3093–3104.

[7]Brown GA, Vukovich MD, Martini ER, Kohut ML, Franke WD. Endocrine responses to chronic androstenedione intake in 30- to 56-year old men. J Clin Endocrinol Metab. 2000;85(11):4074–4080.

[8]Catlin DH, Leder BZ, Ahrens B. Trace contamination of over the counter androstenedione and positive urine tests results for a nandrolone metabolite. JAMA. 2000;284:2618–2621.

[9]Babineau TJ, Hackford A, Kenler A. A phase II multicenter, double blind randomized, placebo controlled study of three dosages of an immunomodulator (PGG-glucan) in high risk surgical patients. Arch Surg. 1994;129(11):1204–1210.

[10]Shils M, Olson A, Shike M. Modern Nutrition in Health and Disease, 8th Edition. Philadelphia: Lea and Febiger, 1994.

[11]Meacham SL, Taper LJ, Volpe SL. Effects of boron supplementation on bone mineral density and dietary, blood, and urinary calcium, phophorus, magnesium, and boron in female athletes. Environ Health Perspect. 1994;102(suppl.7):79–82.

[12]Adams ME. Hype about glucosamine. Lancet. 1999;354(9176):353.

[13]Holmang A, Nilsson C, Nikasson M. Induction of insulin resistance by glucosamine reduces blood but not interstitial levels of either glucose or insulin. Diabetes. 1999;48:106–111.

[14]Shanker RR, Zhu JS, Baron AD. Glucosamine infusion in rats mimic the beta-cell dysfunction of non–insulin-dependent diabetes mellitus. Metabolism. 1998;47(5):573–577.

[15]Jepsen S, Hansen AB. The influence of N-acetylcysteine on the measurement of prothrombin time and activated partial thromboplastin time in healthy subjects. Scand J Clin Lab Invest. 1994 Nov;54(7):543–547.

[16]Horowitz JD, Henry CA, Syrjanen ML, Louis WJ, Fish RD, Antman EM, Smith TW. Nitroglycerine/N-acetylcysteine in the management of unstable angina pectoris. Eur Heart J. 1988 Jan;9(suppl. A):95–100.

[17]Young DS. Effects of Drugs on Clinical Laboratory Tests, 4th Edition. Washington: AACC Press, 1995.

[18]McKevoy GK, ed. AHFS Drug Information. Bethesda, MD: American Society of Health-System Pharmacists, 1998.

[19]Storm D, Eslin R, Porter ES, Musgrave K, Vereault D, Patton C, Kessenich C, Mohan S, Chen T, Holick MF, Rosen CJ. Calcium supplementation prevents seasonal bone loss and changes in biochemical markers of bone turnover in elderly New England women: A randomized placebo-controlled trial. J Clin Endocrinol Metab. 1998 Nov;83(11):3817–3825.

[20]Brown BG, Zhao XQ, Chait A, Fisher LD, Cheung MC, Morse JS, Dowdy AA, Marino EK, Bolson EL, Alaupovic P, Frohlich J, Albers JJ. Simvastatin and niacin, antioxidant vitamins, or the combination for the prevention of coronary disease. N Engl J Med. 2001 Nov 29;345(22):1583–1592.

[21]Fishman SM, Christian P, West KP. The role of vitamins in the prevention and control of anaemia.

Public Health Nutr. 2000 Jun;3(2):125-150.
[22]Vilter RW. Nutritional aspects of ascorbic acid: Uses and abuses. West J Med. 1980;133:485-492.
[23]Gogel HK, Tandberg D, Strickland RG. Substances that interfere with guaiac card tests: implications for gastric aspirate testing. Am J Emerg Med. 1989 Sep;7(5):474-480.
[24]Chan E. Displacement of bilirubin from albumin by berberine. Biol Neonate. 1993;63(4):201-208.
[25]Fuhr U. Drug interactions with grapefruit juice: Extent, probable mechanism and clinical relevance. Drug Saf. 1998;18(4):251-272.
[26]Josefson M, Zackrisson AL, Ahlner J. Effect of grapefruit juice on the pharmacokinetics of amlopidine in healthy volunteers. Eur J Clin Pharmacol. 1996;51(2):189-193.
[27]Bailey DG, Spence JD, Munoz C, Arnold JM. Interactions of citrus juices with felopidine and nifedipine. Lancet. 1991;337(8736):268-269.
[28]Wong GY, Bradlow L, Sepkovic D. Dose-ranging study of indole-3-carbinol for breast cancer prevention. J Cell Biochem. 1997;28(suppl.):111-116.
[29]Yue QY, Bergquist C, Gerden B. Safety of St. John's Wort (Hypericum perforatum). Lancet. 2000;355:576-577.
[30]Jiang X, Williams KM, Liauw WS, Ammit AJ, Roufogalis BD, Duke CC, Day RO, McLachlan AJ. Effect of St John's wort and ginseng on the pharmacokinetics and pharmacodynamics of warfarin in healthy subjects. Br J Clin Pharmacol. 2004 May;57(5):592-599.
[31]Ferko N, Levine MA. Evaluation of the association between St. John's wort and elevated thyroidstimulating hormone. Pharmacotherapy. 2001 Dec;21(12):1574-1578.
[32]Cherif S, Rahal N, Haouala M, Hizaoui B, Dargouth F, Gueddiche M, Kallel Z, Balansard G, Boukef K. [A clinical trial of a titrated Olea extract in the treatment of essential arterial hypertension]. J Pharm Belg. 1996 Mar-Apr;51(2):69-71.

찾 아 보 기

ㄴ

ㄷ

ㄹ

ㅁ

ㅇ

ㅈ

ㅊ

ㅋ

ㅎ

기타

A

B

C

D

E

F

G

H

I

J

K

L

M

N

O

P

Q

R

S

T

Z

etc

〈옮긴이 소개〉

김영우 Ph.D. 한의사

대구한의대학교 한의학과 한의사 (OMD)
대구한의대학교 한의학과 석사 (한약방제학 전공)
서울대학교 약학과 박사 Ph.D. (분자약물학 전공)
현, 대구한의대학교 한의과대학 방제학교실 교수

대한방제학회 정회원 학술이사
한국분자세포생물학회 정회원
한국독성학회 정회원

이종진 MD, OMD, MA, MBA

대구한의대학교 한의학과 졸업 O.M.D
부산대학교 의학과 졸업 M.D
고신대학교 의학과 박사과정 Ph.D.
방송통신대학교 법학과 졸업
경원대, 대구한의대, 부산대, 수성대 등 외래교수

대한의사한의사복수면허의사협회 기획이사, 전문인정의
응용근신경학회(Applied Kinesiology) 학술이사
Carrick Institute Functional Neurology 수료
ICMS certificate member
(Professional Membership for Stem Cell Physicians and Researchers)

ISBN: 0-013113-44-1
ISBN: 978-0-913113-44-8

Copyright © 2008 Mary Ann Liebert, Inc. 140 Huguenot Street, New Rochelle, NY, 10801
All rights reserved.
No part of this book may be reproduced, stored in a retrieval system, or transmitted in any form or by any means, electronic, mechanical, photocopying, microfilming, recording, or otherwise, without written permission from the publisher.
Printed in the United State of America.

의사 · 한의사를 위한 자연의학 바이블

1판 1쇄 펴냄 • 2014년 3월 15일

엮은이 • CHRIS D. MELETIS, ND, Nieske Zabriskie, MD, Robert Rountree, MD
옮긴이 • 김영우, 이종진
펴낸이 • 권오현
펴낸곳 • 대성의학사

출판등록 2009년 6월 22일(제301-2013-095호)
서울특별시 중구 을지로 126-1 (을지로3가, 3층)
전화 02)2279-3444 / 팩스 02)2285-0108
Homepage www.medibook.co.kr

© 대성의학사, 2014

값 55,000원

ISBN 978-89-97436-14-9(93510)

본 서적의 무단 복제 및 복사를 금하며, 이를 위반할 시에는
복사 의뢰자와 복사업자 및 복사본 소지자 모두 형사 처벌을 받게 됩니다.